ムーア
臨床解剖学 第3版
Essential Clinical Anatomy
Fifth Edition

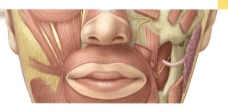

Keith L. Moore, MSc, PhD, DSc, FIAC, FRSM, FAAA
Professor Emeritus, Division of Anatomy, Department of Surgery
Former Chair of Anatomy and Associate Dean for Basic Medical Sciences
Faculty of Medicine
University of Toronto
Toronto, Ontario, Canada

Anne M. R. Agur, BSc(OT), MSc, PhD
Professor, Division of Anatomy, Department of Surgery, Faculty of Medicine
Division of Physiatry, Department of Medicine
Department of Physical Therapy
Department of Occupational Science & Occupational Therapy
Division of Biomedical Communications, Institute of Medical Science
Graduate Department of Rehabilitation Science
Graduate Department of Dentistry
University of Toronto
Toronto, Ontario, Canada

Arthur F. Dalley II, PhD
Professor, Department of Cell and Developmental Biology
Adjunct Professor, Department of Orthopaedic
Surgery and Rehabilitation
Vanderbilt University School of Medicine
Adjunct Professor for Anatomy
Belmont University School of Physical Therapy
Nashville, Tennessee, U.S.A.

監訳
坂井建雄
順天堂大学大学院医学研究科解剖学・生体構造科学 教授

訳
長瀬美樹
順天堂大学大学院医学研究科解剖学・生体構造科学 准教授

尾﨑紀之
金沢大学医薬保健研究域医学系機能解剖学 教授

竹田　扇
山梨大学医学部解剖学講座細胞生物学教室 教授

メディカル・サイエンス・インターナショナル

Authorized translation of the original English edition,
"Essential Clinical Anatomy", Fifth Edition
by Keith L. Moore, Anne M. R. Agur, Arthur F. Dalley II

Copyright © 2015 by Wolters Kluwer
All rights reserved.

This translation is CoPublished by arrangement with Wolters Kluwer Health Inc., USA

© Third Japanese Edition 2016 by Medical Sciences International, Ltd., Tokyo

Printed and Bound in Japan

愛する Marion の思い出に
親友であり，妻であり，同志であり，5人の子どもの母であり，9人の孫の祖母であった彼女の愛と，惜しみない支援と理解に対して捧げる．彼女の思い出はわれわれの心にながく刻まれるであろう
── Keith L. Moore

家族に
夫の Enno と2人の子ども Erik と Kristina に．彼らの支援と励ましに対して
── Anne M. R. Agur

Muriel に
花嫁であり，親友であり，よき相談相手であり，息子たちの母親である彼女に．そして大切な家族である Tristan, Lana, Elijah, Finley, Sawyer, Denver, Skyler にも愛を込めて．彼らの支援，理解，ユーモア，そして何よりもその忍耐に感謝したい
── Arthur F. Dalley

献体いただいたすべての方に心から感謝の意を表したい．彼らなくして，われわれの研究はなしえなかったであろう

監訳者序文

　本書『ムーア臨床解剖学』は私の単独の訳書として，初版が1997年に，第2版が2004年に刊行された．臨床解剖学の本格的な教科書として，幸いに多くの人たちから好評をもって迎えられた．その後，原書の"Essential Clinical Anatomy"は改訂を重ねて2015年の第5版まで出版されたが，本書の改訂版の刊行はしばらく見送っていた．というのも，私自身もかつてのように翻訳のために時間を割くことが難しい事情もあり，同じ著者による"Clinically Oriented Anatomy"の翻訳を『臨床のための解剖学』として2008年に初版，2016年に第2版として刊行したということもある．

　初版以来20年近くを経て，本書『ムーア臨床解剖学』は，多くの図版を新しいものに改め，コラム記事を追加し，内容を大幅に充実させてきた．本書の親本にあたる『臨床のための解剖学』が，解剖学と臨床医学に関わる多面的な内容を豊富に収めて研修医や臨床の専門家にとっても有用なものとなることを目指しているのに対し，本書『ムーア臨床解剖学』は，医学の基礎として解剖学を学ぶ学生にとって重要な知識を分かりやすい形で提示するという特徴をもっており，その特徴は改訂を重ねてますます強化されている．

　この度，メディカル・サイエンス・インターナショナルのお申し出により，『ムーア臨床解剖学』の改訂版を刊行できることになったのは，まことに嬉しい限りである．翻訳は力量がありかつ気鋭の3人の解剖学の専門家にお願いし，用語とスタイルの統一，問題となる個所の調整などを，監訳者が行った．訳文については，原書の内容を忠実に反映するように心がけつつ，読みやすい文章になるように努めた．本書が，医学を学ぶ学生に有用なものとなれば，この上ない幸いである．

2016年5月

訳者を代表して
坂井建雄

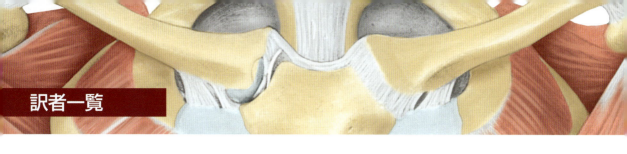

訳者一覧

長瀬美樹 順天堂大学大学院医学研究科解剖学・生体構造科学 准教授
Introduction, 7章, 8章, 9章

尾﨑紀之 金沢大学医薬保健研究域医学系機能解剖学 教授
1章, 2章, 3章

竹田 扇 山梨大学医学部解剖学講座細胞生物学教室 教授
4章, 5章, 6章

著者

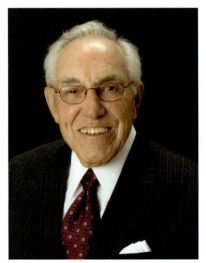

**Keith L. Moore,
MSc, PhD, DSc, FIAC,
FRSM, FAAA**

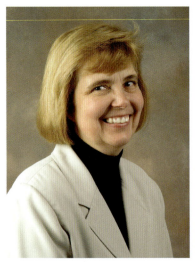

**Anne M. R. Agur,
BSc (OT), MSc, PhD**

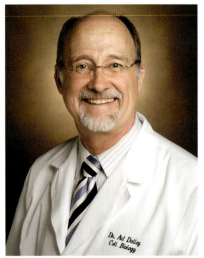

**Arthur F. Dalley II,
PhD**

原著序文

Essential Clinical Anatomy の初版が発行されてから19年が経過した。第5版のおもな目的は、コンパクトでありながら詳細な臨床解剖学の教科書を、ヘルスケアおよび関連分野を専門に学ぶ学生や臨床家に提供することにある。われわれは以下の点について、本書が学生にとってより一層使いやすくなるよう工夫した。

- ヘルスサイエンスのカリキュラムにおいて学ぶ、人体臨床解剖学の基本的な教科書を提供する。
- 臨床に関連した解剖学的知識を読みやすく興味をひくような形で提供する。
- 臨床解剖に重点をおいている。
- 高学年の臨床課程において、臨床に役立つ簡潔な解剖学的概要を提供する。
- 試験に備える際、特に National Board of Medical Examiners が行う試験に備える際に、簡単に復習ができる。
- 臨床解剖に関する知識を繰り返し確認したいと望む者にとって十分な情報を提供する。

学生や同僚、査読者からもらった多くの有益なコメントを念頭におきながら、今版では全面改訂を行った。おもな変更点は以下のとおりである。

- イラストについて本書全体で大きな改訂がなされ、モダンで新鮮な印象に仕上がっている。イラストはすべてオールカラーで、重要な事実が引き立つように描かれており、かつ臨床医学と外科学の関係性を紹介している。イラストは Clinically Oriented Anatomy 第7版または本書用にすべて作り直され、統一感が生まれ、利用しやすくなった。さらに、ラベル文字の明快さをより高め、図を配置する際に本文の引用部分とより近くなるように工夫するなど、多くの努力がなされた。
- より臨床に役立つように改訂されている。
- イラストを多用した臨床関連事項は「ブルーボックス」として知られており、解剖の実用的な価値を理解できるように挿入されている。読者からの要望に応え、関連し合うブルーボックスは1つにまとめた。また、以下の6つのアイコンを用いることで、内容を分類した。

解剖学的変異 解剖学教室、実習室において遭遇するであろう解剖学的変異を示している。これらの変異を認識するうえで重要となる臨床的事項に重点をおいている。

ライフサイクル 出生前の発生過程で生じるさまざまな要因に重点をおいている。また出生後、特に小児期、青年期、成人期、老年期といった人生の各段階における解剖および解剖学的事象に影響を与える要因を紹介する。

外傷 骨折、関節脱臼といった外傷イベントが正常解剖と臨床症状に与える影響、またこれらの損傷に由来する機能障害について述べている。

診断手技 診断において重要な役割をなす解剖学的特徴と所見を扱っている。

外科手技 外科手技を行う際の解剖学的指標、切開または区域麻酔を行う際の指標などについて述べている。

病理 乳癌などの疾患が正常解剖に与える影響、疾患の流布や分娩に関連した解剖学的構造と原理について述べている。

- 体表解剖は各章において、各部位について議論し、解剖と身体診察・診断・臨床手技の関連事項について紹介した後、1つにまとめて掲載している。
- 画像診断(X線、CT、MRI、超音波)が多くの場合、

相関するイラストとともに収載されている。また，最近の画像診断技術によって，多くの場合，解剖が実地臨床で役立つように紹介されている。
- 読者は，臨床的問題と解剖学的問題を伴ったケーススタディ，USMLE形式の多肢選択問題はthePoint.lww.comからアクセスでき，手軽かつ包括的な手段でセルフテストとレビューが行える。
- 指導者用の教材および器具（パワーポイント形式にエクスポートできる画像も含む）についてもthePoint.lww.comから入手できる。

本書で扱う解剖学的用語は，International Federation of Associations of Anatomists（IFAA）で承認されている「Terminologia Anatomica」（1998年）に準拠している。公式な英語表記を今版でも用いているが，新たな用語として欧州，アジア，諸外国で用いられているラテン語表記も使用している。用語の語源や由来を説明することで，学生が用語の意味を理解して記憶の助けとなるようにしている。IFAAでは是認されていないが，由来となった人名である名祖を付記してある。

本書の親本であるClinically Oriented Anatomyは，人体解剖についてより詳しく学んだり，医学や外科学との関係性や両分野における解剖学の重要性を詳しく理解する際におすすめできる。本書は，独自のイラストや記述はもちろんのこと，Clinically Oriented AnatomyやGrant's Atlas of Anatomyからも図版を引用している。

われわれはこの先も，よりよい版が重ねられるよう，読者諸君からのコメントや提案を楽しみに待っている。

Keith L. Moore
University of Toronto
Faculty of Medicine

Anne M. R. Agur
University of Toronto
Faculty of Medicine

Arthur F. Dalley II
Vanderbilt University
School of Medicine

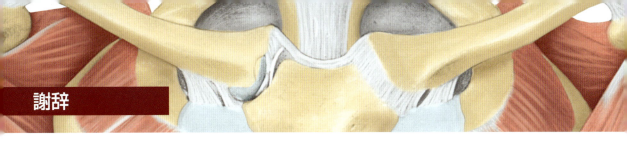

謝辞

われわれは，本書第 5 版の改訂にあたり，出版社の求めに応じて貴重な意見を寄せてくれた以下の仲間たちに感謝の意を表する。

査読者

Kacie Bhushan
Nova Southeastern University
Fort Lauderdale, Florida

Leonard J. Cleary, PhD
Professor
The University of Texas Health Science Center Medical School
Houston, Texas

Alan Crandall, MS
Idaho State University
Pocatello, Idaho

Bertha Escobar-Poni, MD
Loma Linda University
Loma Linda, California

Thomas Gillingwater, PhD
Professor of Neuroanatomy
University of Edinburgh
Edinburgh, United Kingdom

William Huber, PhD
Professor
St. Louis Community College at Forest Park
St. Louis, Missouri

Lorraine Jadeski, PhD
Associate Professor
University of Guelph
Ontario, Canada

Marta Lopez, LM, CPM, RMA
Program Coordinator/Professor
Medical Assisting Program
Miami Dade College
Miami, Florida

Yogesh Malam
University College London
London, United Kingdom

Volodymyr Mavrych, MD, PhD, DSc
Professor
St. Matthew's University
Cayman Islands

Karen McLaren

Monica Oblinger, MS, PhD
Professor
Rosalind Franklin University of Medicine and Science
North Chicago, Illinois

Onyekwere Onwumere, MA, MPhil
Adjunct Faculty
The College of New Rochelle
New Rochelle, New York

Simon Parson, BSc, PhD
Professor
University of Edinburgh
Edinburgh, United Kingdom

Gaurav Patel
Windsor University School of Medicine
Cayon, Saint Kitts

Ryan Splittgerber, PhD
Assistant Professor
University of Nebraska Medical Center
Omaha, Nebraska

Christy Tomkins-Lane, PhD
Assistant Professor
Mount Royal University
Calgary, Alberta, Canada

Victor Emmanuel Usen
Medical University of Lublin
Lublin, Poland

Edward Wolfe, DC
Instructor
Central Piedmont Community College
Charlotte, North Carolina

Andrzej Zeglen
Lincoln Memorial University-DeBusk College of Osteopathic Medicine
Harrogate, Tennessee

上記の査読者に加えて，多くの方々が協力してくれ，一部の人においては意図せずに，原稿について議論するうえで助けとなってくれた。また，旧版かつ今版に掲載しているイラストと本文についても建設的な意見を寄せてくれた。

- Dr. Peter H. Abrahams, Professor of Clinical Anatomy, Warwick Medical School, United Kingdom
- Dr. Robert D. Acland, Professor of Surgery/Microsurgery, Division of Plastic and Reconstructive Surgery, University of Louisville, Louisville, Kentucky
- Dr. Edna Becker, Associate Professor of Medical Imaging, University of Toronto Faculty of Medicine, Toronto, Ontario
- Dr. Donald R. Cahill, Professor of Anatomy (retired; former Chair), Mayo Medical School; former Editor-in-Chief of Clinical Anatomy, Tucson, Arizona
- Dr. Joan Campbell, Assistant Professor of Medical Imaging, University of Toronto Faculty of Medicine, Toronto, Ontario
- Dr. Stephen W. Carmichael, Professor Emeritus, Mayo Medical School, Rochester, Minnesota
- Dr. Carmine D. Clemente, Professor of Anatomy and Cell Biology and Professor of Neurobiology, Emeritus, University of California Los Angeles School of Medicine, Los Angeles, California
- Dr. James D. Collins, Distinguished Professor of Radiological Sciences, University of California Los Angeles School of Medicine/Center for Health Sciences, Los Angeles, California
- Dr. Raymond F. Gasser, Emeritus Professor of Cell Biology and Anatomy and Adjunct Professor of Obstetrics and Gynecology, Louisiana State University School of Medicine, New Orleans, Louisiana
- Dr. Douglas J. Gould, Professor of Neuroscience and Vice Chair, Oakland University William Beaumont School of Medicine, Rochester, Michigan
- Dr. Daniel O. Graney, Professor of Biological Structure, University of Washington School of Medicine, Seattle, Washington
- Dr. David G. Greathouse, former Professor and Chair, Belmont University School of Physical Therapy, Nashville, Tennessee
- Dr. Masoom Haider, Associate Professor of Medical Imaging, University of Toronto Faculty of Medicine, Toronto, Ontario
- Dr. John S. Halle, Professor, Belmont University School of Physical Therapy, Nashville, Tennessee
- Dr. Jennifer L. Halpern, Associate Professor, Department of Orthopaedic Surgery and Rehabilitation, Vanderbilt University, Nashville, Tennessee
- Dr. Walter Kuchareczyk, Professor, Department of Medical Imaging, Faculty of Medicine, University of Toronto, Toronto, Ontario
- Dr. Nirusha Lachman, Professor of Anatomy, Mayo Medical School, Rochester, Minnesota
- Dr. H. Wayne Lambert, Associate Professor, De-

- partment of Neurobiology and Anatomy, West Virginia University School of Medicine, Morgantown, West Virginia
- Dr. Lillian Nanney, Professor of Plastic Surgery, Vanderbilt University School of Medicine, Nashville, Tennessee
- Dr. Todd R. Olson, Professor of Anatomy and Structural Biology, Albert Einstein College of Medicine, Bronx, New York
- Dr. Wojciech Pawlina, Professor and Chair of Anatomy, Mayo Medical School, Rochester, Minnesota
- Dr. T. V. N. Persaud, Professor Emeritus of Human Anatomy and Cell Science, Faculties of Medicine and Dentistry, University of Manitoba, Winnipeg, Manitoba, Canada
- Dr. Cathleen C. Pettepher, Professor of Cancer Biology, Vanderbilt University School of Medicine, Nashville, Tennessee
- Dr. Thomas H. Quinn, Professor of Biomedical Sciences, Creighton University School of Medicine, Omaha, Nebraska
- Dr. George E. Salter, Professor Emeritus of Anatomy, Department of Cell Biology, University of Alabama, Birmingham, Alabama
- Dr. Tatsuo Sato, Professor and Head (*retired*), Second Department of Anatomy, Tokyo Medical and Dental University Faculty of Medicine, Tokyo
- Dr. Ryan Splittgerber, Assistant Professor, Department of Genetics, Cell Biology and Anatomy, University of Nebraska Medical Center, College of Medicine, Omaha, Nebraska
- Dr. Joel A. Vilensky, Professor of Anatomy, Indiana University School of Medicine, Indianapolis, Indiana
- Dr. Edward C. Weber, The Imaging Center, Fort Wayne, Indiana
- Dr. David G. Whitlock, Professor Emeritus of Anatomy, University of Colorado Medical School, Denver, Colorado

図版は特に解剖学において，学習の理解を助けるうえで大きな役割をなすものである。本書の制作にあたり，図版を準備してくださったメディカルイラストレーターの技術と才能および迅速な対応に尊敬の念と感謝の意を表したい。Imagineering 社の Wynne Auyeung と Natalie Intven，Lippincott Williams & Wilkins 社の Jennifer Clements は正確さと繊細さをもって，本書の全イラストについて見直し，素晴らしい仕事をしてくれた。また，初版のイラストを担当してくれた Kam Yu にも感謝したい。旧版から引き続き，Vanderbilt Medical Art Group 社のシニア・フォトグラファーである E. Anne Raynor が，著者である Arthur Dalley および Anne Agur と連携し，Lippincott Williams & Wilkins 社の協力を得て，多くの体表解剖写真を撮影してくれた。Edward C. Weber 博士および Joel A. Vilensky 博士は臨床関連事項（ブルーボックス）や画像診断（グリーンボックス）で扱う材料を提供してくれた。

また Lippincott Williams & Wilkins 社の編集制作チームは，今版でも内容を高めるべく専門性を発揮してくれた。編集者の Crystal Taylor，制作部長の Julie Montalbano および Lauren Pecarich，アートディレクターの Jennifer Clements，編集アシスタントの Joshua Haffner，制作進行を担当した Mary Stermel にも感謝の意を表したい。Absolute Service 社の Harold Medina にも感謝したい。最後になるが，本書の成功において重要な役割をはたしてくれた LWW の営業部の方々にも感謝の意を表したい。

Keith L. Moore
Anne M. R. Agur
Arthur F. Dalley II

目次

Introduction ... 1
解剖学の学習の方法 ... 2
解剖学および医学の用語 ... 3
解剖学的な姿勢 ... 3
解剖学的な平面 ... 3
位置関係と比較の用語 ... 4
左右差に関する用語 ... 4
運動に関する用語 ... 4
解剖学的な変異 ... 5
外皮系 ... 6
骨格系 ... 9
骨 ... 10
連結 ... 16
筋系 ... 18
骨格筋 ... 18
心筋 ... 21
平滑筋 ... 21
心血管系 ... 22
動脈 ... 24
静脈 ... 25
毛細血管 ... 26
リンパ系 ... 26
神経系 ... 28
中枢神経系 ... 29
末梢神経系 ... 30
体性神経系 ... 30
典型的な脊髄神経の構造と成分 ... 33
自律神経系 ... 34
交感神経性内臓運動支配 ... 36
副交感神経性内臓運動支配 ... 40
内臓求心性感覚 ... 40
人体の画像診断 ... 42
単純X線撮影 ... 42
CT ... 44
超音波検査 ... 44
MRI ... 44
PET ... 44

1章　胸部 ... 47
胸壁 ... 48
胸郭 ... 48
胸郭口 ... 48
胸壁の関節 ... 53
胸壁の運動 ... 54
乳房 ... 56
胸壁の筋 ... 60
胸壁の神経 ... 62
胸壁の血管 ... 64
体表解剖：胸壁 ... 66
胸腔と胸部内臓 ... 68
胸内筋膜 ... 68
胸膜と肺 ... 68
体表解剖：胸膜と肺 ... 71
縦隔 ... 80
前縦隔 ... 81
中縦隔 ... 81
心臓と大血管 ... 85
体表解剖：心臓 ... 92
上縦隔 ... 102
後縦隔 ... 108
画像診断：胸部 ... 114

2章　腹部 ... 117
腹腔 ... 118
腹壁の前外側部 ... 119
腹壁の前外側部の筋膜 ... 119
腹壁の前外側部の筋 ... 120
腹壁の前外側部の内面 ... 122
体表解剖：腹壁の前外側部 ... 125

腹壁の前外側部の神経	126
腹壁の前外側部の血管	126
鼡径部	127
腹膜と腹膜腔	**136**
腹膜の血管と神経	137
腹膜形成	137
腹膜腔の区分	138
腹部内臓	**143**
食道	144
胃	148
小腸	151
体表解剖：胃	152
大腸	157
脾臓	164
体表解剖：脾臓と膵臓	166
膵臓	166
肝臓	168
体表解剖：肝臓	170
胆管と胆嚢	173
肝門脈と門脈大循環吻合	177
腎臓，尿管，副腎	178
腹部内臓の神経支配の概要	183
体表解剖：腎臓と尿管	185
横隔膜	**189**
横隔膜の孔	191
横隔膜の血管と神経	192
後腹壁	**193**
後腹壁の筋膜	193
後腹壁の筋	194
後腹壁の神経	195
後腹壁の血管	196
後腹壁のリンパ管	198
画像診断：腹部	201

3章　骨盤と会陰　207

骨盤	**208**
下肢帯（骨性骨盤）	208
骨盤の関節と靱帯	212
腹膜と骨盤の腹膜腔	214
骨盤の壁と底	214
骨盤筋膜	218
骨盤の神経	219
骨盤の動脈と静脈	223

骨盤のリンパ節	225
骨盤腔と骨盤内臓	**226**
泌尿器	226
男性の内生殖器	236
女性の内生殖器	241
直腸	250
会陰	**254**
尿生殖三角の会陰筋膜と会陰隙	257
肛門三角の特徴	261
男性の会陰	265
女性の会陰	272
画像診断：骨盤と会陰	275

4章　背部　279

脊柱	280
脊柱の弯曲	281
体表解剖：脊柱弯曲	281
脊椎の構造と機能	282
椎骨の部位別特徴	283
体表解剖：脊柱	291
脊柱の連結	293
脊柱の運動	298
脊柱の血管支配	299
脊柱の神経支配	300
脊髄と髄膜	**302**
脊髄神経の構造	305
脊髄髄膜と脳脊髄液	306
脊髄と脊髄神経根の血管系	307
背部の筋	**310**
外部背筋	310
固有背筋	310
体表解剖：背筋	311
後頭下筋群と頸部深層の筋	315
画像診断：背部	321

5章　下肢　323

下肢の骨格	**325**
寛骨	325
大腿骨	329
膝蓋骨	329
脛骨	330
腓骨	330

足根骨，中足骨，趾骨	330
体表解剖：下肢骨	335
下肢の筋膜，脈管と皮神経	337
皮下組織と筋膜	337
下肢の静脈路	339
下肢のリンパ路	340
下肢の皮膚の神経支配	341
大腿と殿部	344
大腿前部の筋群	344
大腿内側の筋群	347
大腿前内側部の神経・脈管とその相互関係	348
大腿三角と内転筋管	348
大腿神経	349
大腿鞘	350
大腿動脈	352
大腿静脈	353
閉鎖動脈と閉鎖神経	353
殿部と大腿後面	355
殿部の筋群	355
殿部滑液包	356
大腿後部の筋群	357
殿部と大腿後部の神経	359
殿部と大腿後部の脈管	361
膝窩	363
膝窩の筋膜	363
膝窩の脈管	363
膝窩の神経	363
下腿	365
下腿の前区画	365
下腿の外側区画	367
下腿の後区画	371
足	379
足の筋膜	379
足の筋	380
足の神経	381
足の動脈	381
足の静脈路	385
足のリンパ路	385
歩行と歩行周期	386
下肢の関節	388
股関節	388
膝関節	394
脛骨と腓骨の関節	401
足根関節	406
足の関節	409
足弓	412
画像診断：下肢	416

6章　上肢 …………………… 419

上肢骨	421
鎖骨	421
肩甲骨	421
上腕骨	424
尺骨と橈骨	424
手の骨	425
体表解剖：上肢骨	429
上肢浅層の構造	432
上肢の筋膜	432
上肢の皮神経	434
上肢の静脈路	436
上肢のリンパ路	436
前体幹上肢筋群	437
後体幹上肢筋群と肩甲上腕筋群	442
浅層の後体幹上肢筋群	442
深層の後体幹上肢筋群	442
肩甲上腕筋群	442
体表解剖：胸部および肩甲部（腹側と背側で体幹と四肢をつなぐ筋群と肩甲上腕筋群）	443
腋窩	445
腋窩動静脈	446
腋窩リンパ節	448
腕神経叢	448
上腕	456
上腕の筋群	456
上腕の動静脈	459
上腕の神経	459
肘窩	462
体表解剖：上腕と肘窩	463
前腕	464
前腕の筋	464
前腕の神経	472
前腕の動静脈	472
手	478
手掌の筋膜	479
手の筋	479
外在屈筋の腱	483
手の動静脈	483

手の神経	485
体表解剖：前腕と手	489
上肢の関節	491
胸鎖関節	492
肩鎖関節	492
肩関節	495
肘関節	499
上橈尺関節	503
下橈尺関節	503
手の関節	505
画像診断：上肢	511

7章　頭部 515

頭蓋	516
頭蓋の前面	516
頭蓋の外側面	516
頭蓋の後面	518
頭蓋の上面	519
外頭蓋底	519
内頭蓋底	520
頭皮	523
脳の髄膜	523
硬膜	524
クモ膜と軟膜	529
髄膜腔	529
脳	531
脳の区分	531
脳室系	534
脳の血管	536
顔面	538
顔面の筋	538
顔面の神経	538
顔面と頭皮の表在血管	540
耳下腺	545
眼窩	547
眼瞼と涙器	549
眼球	553
眼窩の外眼筋	559
眼窩の神経	563
眼窩の血管	566
側頭部	569
側頭窩	569
側頭下窩	569
顎関節	575
口	576
口腔	576
口腔前庭	578
歯と歯肉	578
口蓋	581
舌	583
唾液腺	588
翼口蓋窩	589
鼻	594
外鼻	594
鼻腔	594
副鼻腔	597
耳	599
外耳	600
中耳	602
内耳	603
画像診断：頭部	609

8章　頸部 613

頸の筋膜	614
頸の皮下組織と広頸筋	614
深頸筋膜	614
頸の浅層の構造：頸の部位	616
外側頸三角部	619
前頸部	624
体表解剖：頸の部位と三角	630
頸の深部の構造	631
椎前筋	631
頸根部	631
頸の内臓	637
頸部内臓の内分泌腺層	638
頸部内臓の呼吸器層	641
体表解剖：喉頭	641
頸部内臓の消化器層	649
頸のリンパ管	655
画像診断：頸部	657

9章　脳神経 661

脳神経の概観	662
嗅神経（脳神経Ⅰ）	669
視神経（脳神経Ⅱ）	670

動眼神経（脳神経Ⅲ）	673
滑車神経（脳神経Ⅳ）	677
外転神経（脳神経Ⅵ）	677
三叉神経（脳神経Ⅴ）	677
顔面神経（脳神経Ⅶ）	677
体性（鰓弓）運動	680
内臓性（副交感神経性）運動	680
体性（一般）感覚	680
特殊感覚（味覚）	680
内耳神経（脳神経Ⅷ）	682
舌咽神経（脳神経Ⅸ）	682
体性（鰓弓）運動	685
内臓性（副交感神経性）運動	685
体性（一般）感覚	685
特殊感覚（味覚）	685
内臓感覚	685
迷走神経（脳神経Ⅹ）	688
体性（鰓弓）運動	689
内臓性（副交感神経性）運動	689
体性（一般）感覚	690
特殊感覚（味覚）	690
内臓感覚	690
副神経（脳神経Ⅺ）	690
舌下神経（脳神経Ⅻ）	691

臨床関連事項

Introduction

皮膚切開と創傷	9
緊張線	9
皮膚の妊娠線	9
熱傷	9
骨の力学	11
異所性骨	11
骨の適応	11
骨の外傷と修復	11
骨変性─骨粗鬆症	11
付加骨	14
骨年齢の評価	14
骨端の変位と分離	14
無血管性壊死	14
変形性関節疾患	14
筋検査	21
筋電図	21

筋萎縮	22
代償性肥大と心筋梗塞	22
吻合，側副循環，終動脈	25
動脈硬化：虚血と梗塞	25
静脈瘤	26
リンパ管炎，リンパ節炎，リンパ浮腫	28
中枢神経系の損傷	30
末梢神経変性	32

1章　胸部

肋軟骨の役割	54
肋骨骨折	54
動揺胸郭・フレイルチェスト	54
過剰肋骨	54
開胸術，肋間切開，肋骨切除術	54
胸骨生検	55
胸骨正中切開	55
胸郭出口症候群	55
肋骨脱臼	55
横隔膜麻痺	56
胸骨骨折	56
乳房の四分円	58
乳房の変化	58
多乳房，多乳頭	58
乳癌	59
乳房撮影	60
乳房の外科手術	60
男性の乳癌	60
帯状疱疹感染	65
呼吸困難	65
肋間神経ブロック	65
肺虚脱	78
気胸，水胸，血胸，乳ビ胸	78
胸膜炎	78
肺葉の変異	78
胸腔穿刺	78
肺の聴診と打診	79
異物の吸引	79
肺切除術	79
胸膜の損傷	79
胸腔鏡検査	79
肺塞栓症	79
炭素粒子の吸入	79
気管支原性癌	80

気管支鏡	80
心膜横洞の外科的な意義	84
心膜炎，心膜滲出	84
心タンポナーデ	84
縦隔の区分と関連した臓器の高さ	84
心臓の打診	91
心房と心室の中隔欠損	91
血栓	91
心臓弁膜症	91
冠状動脈疾患	100
冠状動脈バイパス術	100
冠状動脈形成術	101
冠状動脈の変異	101
心エコー検査	101
心臓の関連痛	101
心臓の刺激伝導系の損傷	102
胸管の破損	112
心臓への静脈の側副路	112
上行大動脈の動脈瘤	112
反回神経の損傷	112
大血管の変異	113
大動脈縮窄症	113
胸腺の加齢による変化	113

2章　腹部

腹壁の筋膜と筋膜間隙の臨床的意義	123
腹部の外科切開	123
内視鏡手術	124
切開創ヘルニア	124
腹部の膨隆	124
腹壁の前外側部の触診	124
水腫と血腫	133
精管切除術	133
浅鼠径輪の触診	133
精索静脈瘤	134
精巣と卵巣の再配置	135
鼠径ヘルニア	135
精巣癌	136
精巣挙筋反射	136
腹膜と手術操作	142
腹膜炎と腹水	142
腹膜の癒着と癒着剝離術	142
腹腔穿刺	142
大網の機能	142
病的液体の広がり	142
発生にみられる中腸の回転の概要	158
裂孔ヘルニア	162
胃癌と胃切除術	162
胃潰瘍，消化性潰瘍，Helicobacter pylori，迷走神経切離術	163
十二指腸潰瘍（消化性潰瘍）	163
回腸憩室	163
憩室症	163
虫垂炎	163
虫垂切除術	163
結腸炎，結腸切除術，回腸造瘻術	163
大腸内視鏡検査	164
脾破裂，脾腫	168
膵破裂	168
膵臓癌	168
横隔膜下膿瘍	170
肝生検	176
肝破裂	176
肝硬変	176
肝葉切除と肝区域切除	176
胆石	176
胆囊摘出	176
門脈圧亢進症	178
腎周囲膿瘍	186
腎移植	186
腎副動静脈	186
尿管結石および腎結石	186
腹腔内注入と腹膜透析	186
腎臓と尿管の先天性異常	186
内臓関連痛	188
横隔神経切離	193
横隔膜の関連痛	193
横隔膜破裂，内臓脱出	193
先天性横隔膜ヘルニア	193
腰筋膿瘍	200
後腹部痛	200
腹骨盤部の静脈血の側副路	200
腹部大動脈瘤	200

3章　骨盤と会陰

骨盤の性差	211
骨盤骨折	212

妊娠時における骨盤靱帯の弛緩と関節可動性の
　上昇 ……………………………………………… 214
骨盤底の損傷 …………………………………………… 219
骨盤神経の損傷 ………………………………………… 221
尿管結石 ………………………………………………… 227
恥骨上膀胱穿刺 ………………………………………… 231
膀胱破裂 ………………………………………………… 231
膀胱鏡検査 ……………………………………………… 231
男性の避妊手術 ………………………………………… 236
前立腺の肥大と癌 ……………………………………… 238
腟の伸展と腟の診察 …………………………………… 242
骨盤の膿瘍 ……………………………………………… 242
子宮摘出術 ……………………………………………… 247
子宮頸部の検査とPapanicolaou塗抹検査 ………… 247
出産時の局所麻酔 ……………………………………… 248
子宮の触診 ……………………………………………… 249
女性の生殖路の感染 …………………………………… 249
卵管の疎通性：卵管造影法 …………………………… 249
卵管結紮 ………………………………………………… 249
骨盤臓器の腹腔鏡検査 ………………………………… 249
異所性の卵管妊娠 ……………………………………… 250
直腸診 …………………………………………………… 252
直腸切除術 ……………………………………………… 252
会陰体裂傷 ……………………………………………… 257
会陰切開術 ……………………………………………… 257
男性の尿道破裂と尿の漏出 …………………………… 260
坐骨肛門膿瘍 …………………………………………… 262
痔核 ……………………………………………………… 264
尿道カテーテル法 ……………………………………… 265
勃起不能と勃起不全 …………………………………… 270
包茎，嵌頓包茎，包皮切除 …………………………… 270
女性の膀胱の拡張 ……………………………………… 274
大前庭腺の炎症 ………………………………………… 274
陰部神経と腸骨鼡径神経ブロック …………………… 274

4章　背部
病的な脊柱弯曲 ………………………………………… 281
椎弓切除術 ……………………………………………… 289
椎骨骨折 ………………………………………………… 289
二分脊椎 ………………………………………………… 289
頸椎脱臼 ………………………………………………… 289
腰椎脊柱管狭窄症 ……………………………………… 290
脳幹への血液供給の減少 ……………………………… 290
椎間板ヘルニア（髄核のヘルニア） ………………… 300

環椎横靱帯の断裂 ……………………………………… 300
翼状靱帯断裂 …………………………………………… 301
椎骨と椎間円板の老化 ………………………………… 301
椎間関節の外傷と疾患 ………………………………… 302
椎体の骨粗鬆症 ………………………………………… 302
背部痛 …………………………………………………… 302
脊髄虚血 ………………………………………………… 307
側副血行路 ……………………………………………… 307
腰椎穿刺 ………………………………………………… 309
硬膜外麻酔（硬膜外ブロック） ……………………… 309
背部挫傷と捻挫 ………………………………………… 319

5章　下肢
寛骨の骨折 ……………………………………………… 325
大腿骨骨折 ……………………………………………… 332
内反股と外反股 ………………………………………… 332
脛骨，腓骨骨折 ………………………………………… 333
骨移植 …………………………………………………… 334
骨端軟骨剥離を伴う骨折 ……………………………… 334
足の骨の骨折 …………………………………………… 334
感覚異常 ………………………………………………… 343
下腿のコンパートメント症候群と筋膜切開 ………… 343
伏在神経の損傷 ………………………………………… 343
静脈瘤，静脈血栓と血栓性静脈炎 …………………… 343
鼡径リンパ節の腫大 …………………………………… 343
下肢の局所神経ブロック ……………………………… 344
殿部と大腿の打撲傷 …………………………………… 349
膝蓋腱反射 ……………………………………………… 349
大腿四頭筋麻痺 ………………………………………… 349
膝蓋軟骨化症 …………………………………………… 349
薄筋の移植 ……………………………………………… 349
鼡径部過伸展 …………………………………………… 349
大腿ヘルニア …………………………………………… 354
閉鎖動脈の置換 ………………………………………… 354
大腿動脈拍動とカニュレーション …………………… 354
大腿静脈のカニュレーション ………………………… 354
転子滑液包炎および坐骨滑液包炎 …………………… 361
上殿神経損傷 …………………………………………… 361
ハムストリングの損傷 ………………………………… 362
坐骨神経の損傷 ………………………………………… 362
殿筋内注射 ……………………………………………… 362
膝窩動脈の拍動 ………………………………………… 365
膝窩動脈瘤 ……………………………………………… 365
脛骨過労性骨膜炎（シンスプリント） ……………… 369

下腿筋区画での感染症の封じ込めと蔓延	369
総腓骨神経障害と下垂足	369
深腓骨神経絞扼	370
浅腓骨神経絞扼	370
足背拍動の触知	370
腓腹筋の捻挫	378
後脛骨動脈の拍動	378
脛骨神経の損傷	379
底屈不全	379
踵骨腱反射	379
踵骨腱炎と断裂	379
踵骨包炎	379
足底筋膜炎	388
足底の出血性創傷	388
腓腹神経移植	388
足底反射	388
短趾伸筋打撲	388
内側足底神経絞扼	388
大腿骨頸部骨折（股関節骨折）	394
股関節置換術	394
股関節脱臼	394
内反膝と外反膝	402
膝蓋大腿関節症	402
膝蓋骨脱臼	402
膝窩嚢胞	403
膝関節の損傷	403
膝関節の関節鏡	404
膝関節置換術	404
膝部の滑液包炎	404
脛骨神経の絞扼	409
足くびの捻挫	409
剥離骨折-足根関節の脱臼	409
外反母趾	415
扁平足	415

6章　上肢

鎖骨の骨折	427
鎖骨の骨化様式	427
肩甲骨の骨折	427
上腕骨の骨折	427
尺骨と橈骨の骨折	428
手の骨折	428
前鋸筋麻痺	439
静脈穿刺	439
腋窩神経の損傷	443
回旋腱板筋損傷と棘上筋	443
腋窩動脈の圧迫	447
肩甲骨周囲での動脈吻合	447
腋窩静脈の損傷	448
腋窩リンパ節の腫大	449
腕神経叢の変異	455
腕神経叢の損傷	455
腕神経叢遮断（腕神経叢ブロック）	456
上腕二頭筋腱の炎症	460
上腕二頭筋長頭腱の断裂	460
上腕二頭筋伸張反射	460
筋皮神経の損傷	460
橈骨神経の損傷	461
上腕動脈閉塞，裂傷	461
血圧測定	461
上腕動脈の圧迫	461
浅指屈筋と深指屈筋の徒手筋力試験	477
肘腱炎と上腕骨外側上顆炎	477
手くびの滑液嚢胞	477
槌指または野球指	477
Dupuytren拘縮（手掌腱膜拘縮）	486
腱鞘滑膜炎（腱鞘炎）	487
手根管症候群	487
正中神経の損傷	487
尺骨神経の損傷	488
橈骨神経の損傷	488
掌側動脈弓の裂傷	488
手掌の外傷と外科切開	488
指の虚血	489
回旋筋腱板の損傷	497
肩鎖関節の脱臼	498
肩関節の脱臼	498
石灰沈着性（棘上筋）腱炎	499
癒着性肩関節包炎	499
肘の滑液包炎	504
内側上顆の剥離	504
内側側副靱帯の再建術	504
肘関節の脱臼	504
橈骨頭の亜脱臼と脱臼	504
手くびの骨折と脱臼	510

7章　頭部

頭蓋骨の骨折	518

頭皮の損傷と感染	524
大脳静脈と硬膜静脈洞の閉塞	527
腫瘍細胞の硬膜静脈洞への転移	527
頭蓋底の骨折	527
硬膜性頭痛	529
頭部外傷と頭蓋内出血	530
大脳の損傷	533
水頭症	533
脳脊髄液の漏出	534
大槽穿刺	534
脳卒中	537
一過性脳虚血発作	538
顔面の外傷	538
顔面の動脈の拍動	545
顔面動脈の圧迫	545
口唇の扁平上皮癌	545
三叉神経痛	546
耳下腺の感染	547
三叉神経の病変	547
Bell 麻痺	547
耳下腺摘出術	547
眼窩の骨折	548
眼窩腫瘍	548
眼瞼を支配する神経の損傷	552
瞼板腺の炎症	552
眼底鏡検査	557
網膜剥離	557
乳頭浮腫	558
老眼と白内障	558
緑内障	558
角膜潰瘍と角膜移植	558
網膜の発生	558
網膜中心動脈の閉塞	568
網膜中心静脈の閉塞	568
瞳孔の対光反射	568
角膜反射	568
外眼筋麻痺と眼窩神経の麻痺	568
動眼神経麻痺	568
外転神経麻痺	569
下顎神経ブロック	577
下歯槽神経ブロック	577
顎関節の脱臼	577
顎関節炎	577
う歯, 歯髄炎, 歯痛	579
歯肉炎と歯周炎	579
唾液腺の画像化	589
咽頭反射	589
オトガイ舌筋麻痺	589
舌下神経の損傷	589
薬物の舌下吸収	589
舌癌	589
鼻骨骨折	598
鼻中隔弯曲	598
鼻炎	598
鼻出血	598
副鼻腔炎	598
篩骨蜂巣の感染	598
上顎洞の感染	598
歯と上顎洞との関係	599
外耳の損傷	607
耳鏡検査	607
急性外耳炎	608
中耳炎	608
鼓膜穿孔	608

8章　頸部

頸部での感染の広がり	616
先天性斜頸	617
外側頸三角部の神経ブロック	623
横隔神経切断と横隔神経のブロック	623
鎖骨下静脈穿刺	623
外頸静脈の怒張	623
外頸動脈の結紮	629
頸動脈三角の外科解剖	629
頸動脈閉塞と血管内膜切除術	629
頸動脈の拍動	629
内頸静脈の拍動	629
内頸静脈穿刺	630
頸胸神経節ブロック	637
頸部交感神経幹の病変	637
甲状腺切除術	640
甲状副腺組織	640
喉頭神経の損傷	647
喉頭骨格の骨折	647
異物の吸引	647
気管切開術	648
喉頭鏡	648
根治的頸部郭清術	656

アデノイド扁桃炎 ……………………… 656	顔面神経の損傷 ……………………… 680
咽喉頭部の異物 ………………………… 656	角膜反射 ……………………………… 680
扁桃摘出術 ……………………………… 656	内耳神経の損傷 ……………………… 683
貫通創の区域 …………………………… 657	難聴 …………………………………… 683
	聴神経腫瘍 …………………………… 684
9章　脳神経	舌咽神経の病変 ……………………… 686
嗅覚脱失 ………………………………… 669	迷走神経の病変 ……………………… 689
視野欠損 ………………………………… 672	副神経の損傷 ………………………… 691
脱髄疾患と視神経 ……………………… 673	舌下神経の損傷 ……………………… 692
眼筋麻痺 ………………………………… 676	
三叉神経の損傷 ………………………… 677	**索引** …………………………………… 695

図版の出典

記載のないものに関してはすべて Lippincott Williams & Wilkins 社の出版物からの出典である。

Introduction

図 I.32　Dr. E.L. Lansdown, Professor of Medical Imaging, University of Toronto, Ontario, Canada の厚意による

図 I.33A-C　Wicke L. *Atlas of Radiologic Anatomy*. 6th English ed. Taylor AN, trans-ed. Baltimore: Williams & Wilkins; 1998. [Wicke L. *Roentgen-Anatomie Normalbefunde*. 5th ed. Munich: Urban and Schwarzenberg; 1995.]

図 I.34-I.35A　Wicke L. *Atlas of Radiologic Anatomy*. 6th English ed. Taylor AN, trans-ed. Baltimore: Williams & Wilkins; 1998. [Wicke L. *Roentgen-Anatomie Normalbefunde*. 5th ed. Munich: Urban and Schwarzenberg; 1995.]

図 I.35B　Dean D, Herbener TE. *Cross-Sectional Human Anatomy*. 2000.

図 I.36　Posner MI, Raichle M. *Images of Mind*. New York: Scientific American Library; 1994.

図 BI.1A, B　Willis MC. *Medical Terminology, The Language of Health Care*. Baltimore: Lippincott Williams & Wilkins; 1995 より掲載

図 BI.2　*Roche Lexikon Medizin*. 4th ed. Munich: Urban & Schwarzenberg; 1998 より許可を得て掲載

1章

図 1.20A　DE Saunders, University of Toronto, Ontario, Canada の厚意による

図 1.27A　Dr. E.L. Lansdown, Professor of Medical Imaging, University of Toronto, Ontario, Canada の厚意による

図 1.50B, D　I. Morrow, University of Manitoba, Canada の厚意による

図 1.50C　I. Verschuur, Joint Department of Medical Imaging, UHN/Mount Sinai Hospital, Toronto, Canada の厚意による

図 B1.4A, B　Bickley LS, Szilagyi PG. *Bates' Guide to Physical Examination*. 10th ed. 2009. Table 10-2, p. 414 より掲載

図 B1.10　*Stedman's Medical Dictionary*. 27th ed. 2000. (Neil O. Hardy, Westport, CT)；気管枝，気管竜骨，気管の写真—Feinsilver SH, Fein A. *Textbook of Bronchoscopy*. Baltimore: Williams & Wilkins; 1995；気管枝鏡検査の写真—Temple University Hospital, Philadelphia の厚意による

図 B1.13　*Stedman's Medical Dictionary*. 27th ed. 2000. (Neil O. Hardy, Westport, CT) より掲載

図 B1.15　Anatomical Chart Company より提供された図による

図 B1.17　*Stedman's Medical Dictionary*. 27th ed. 2000. (Neil O. Hardy, Westport, CT) より掲載

図 SA1.2C　Anatomical Chart Company より提供された図による

2章

図 2.2　Tank PW, Gest TR. *Lippincott Williams & Wilkins Atlas of Anatomy*. 2008, plate 5.10B, 5.11B, and 5.11C, pp. 222-223 より掲載

図 2.4B-E　Clay JH, Pounds DM. *Basic Clinical Massage Therapy: Integrating Anatomy and Treatment*. 2nd ed. 2008, plate 7-3, p. 270.

図 2.19A　*Stedman's Medical Dictionary*. 27th ed. 2000. (Neil O. Hardy, Westport, CT) より掲載

図 2.22C　Dr. E.L. Lansdown, Professor of Medical Imaging, University of Toronto, Ontario, Canada の厚意による

図 2.28A　*Stedman's Medical Dictionary*. 27th ed. 2000. (Neil O. Hardy, Westport, CT) より掲載

図 2.28C, D　Sauerland EK. *Grant's Dissector*. 12th ed. 1999 より掲載

図 2.38B, C　Karaliotas C, Broelsch C, Habib N, et al. *Liver and Biliary Tract Surgery: Embryological Anatomy to 3D-Imaging and Transplant Innovations*. Vienna: Springer; 2007. Fig. 2.13, p. 28 より許可を得て掲載

図 2.40A, C　Dr. GB Haber, University of Toronto, Ontario, Canada の厚意による

図 2.50A　Ed Weber & Joel Vilensky より提供

図 2.56B　Clay JH, Pounds DM. *Basic Clinical Massage Therapy: Integrating Anatomy and Treatment*. 2nd ed. 2008. Fig. 4-64, p. 171 より掲載

図 2.67A-F　MA Haider, University of Toronto, Ontario, Canada の厚意による

図 2.68A-CⅡ　Tom White, Department of Radiology. The Health Sciences Center, University of Tennessee, Memphis, Tennessee の厚意による

図 2.69A-F　AM Arenson, University of Toronto, Ontario, Canada の厚意による

図 2.70A　M. Asch, University of Toronto, Ontario, Canada の厚意による

図 2.70B　Dean D, Herbener TE. *Cross-Sectional Human Anatomy*. 2000.

図 2.70C　Dr. CS Ho, University of Toronto, Ontario, Canada の厚意による

図 B2.5　Tank PW, Gest TR. *Lippincott Williams & Wilkins Atlas of Anatomy*. 2008, plate 5.11B&C, p. 223 より掲載

図 B2.8　Brant WE, Helms CA. *Fundamentals of Diagnostic Radiology*. 2nd ed. 1999.

図 B2.9 挿入図　*Stedman's Medical Dictionary*. 28th ed. 2005.

図 B2.10　Bickley LS. *Bates' Guide to Physical Examination*. 10th ed. 2008, p. 429.

図 B2.11　Dr. Prem S. Sahni, formerly of Department of Radiology, Children's Hospital, Winnipeg, Manitoba, Canada の厚意により Moore KL, Persaud TVN. *The Developing Human*. 8th ed. Philadelphia: Saunders (Elsevier); 2008, Fig. 8.12C より許可を得て掲載

図 B2.12B　Eckert P, et al. *Fibrinklebung, Indikation und Anwendung*. München: Urban & Schwarzenberg; 1986 より掲載

図 SA2.2B　Basmajian JV, Slonecker CE. *Grant's Method of Anatomy*. 11th ed. Baltimore: Williams & Wilkins; 1989. Fig. 12.30, p. 150 より掲載

図 SA2.3C　*Stedman's Medical Dictionary*. 27th ed. 2000. (Neil O. Hardy, Westport, CT).

図 SA2.4　Bickley LS, Szilagyi PG. *Bates' Guide to Physical Examination*. 10th ed. 2009, p. 440 より掲載

3章

図 3.8E　DeLancey JO. Structure support of the urethra as it relates to stress urinary incontinence: the hammock hypothesis. *Am J Obstet Gynecol*. 1994; 170: 1713-1720 より掲載

図 3.20B　Tank PW. *Grant's Dissector*. 13th ed. 2005, Fig. 5.21, p. 117 より改変

図 3.27A　右：Based on Agur AMR, Dalley AF. *Grant's Atlas of Anatomy*. 12th ed. 2009, Fig. 3.21A, p. 217；左：Based on Dauber W. *Pocket Atlas of Human Anatomy*. 5th rev ed. New York: Thieme: 2007, p. 195.

図 3.36B　AM Arenson, University of Toronto, Ontario, Canada の厚意による

図 3.42B　Clemente CD. *Anatomy: A Regional Atlas of the Human Body*. 5th ed. 2006, Fig. 272.1 より掲載

図 3.56A-E　MA Heider, University of Toronto, Ontario, Canada の厚意による

図 3.58A　Beckmann CR et al. *Obstetrics and Gynecology*. 5th ed. 2006.

図 3.58D　Daffner RH. *Clinical Radiology: The Essentials*. 2nd ed. 1998.

図 3.58E　Erkonen WE, Smith WL. *Radiology 101: The Basics and Fundamentals of Imaging*. 3rd ed. 2009.

図 3.58F　Daffner RH. *Clinical Radiology: The Essentials*. 2nd ed. 1998.

図 B3.2　Hartwig W. *Fundamental Anatomy*. 2007, p. 176.

図 B3.4A　*Stedman's Medical Dictionary*. 27th ed. 2000 より掲載

図 B3.6　*Stedman's Medical Dictionary*. 27th ed. 2000 より掲載

図 B3.7　Tank PW, Gest TR. *Lippincott Williams and Wilkins Atlas of Anatomy*. 2008, plate 6.19A, p. 276 より掲載

図 **B3.8** Fuller J, Schaller-Ayers J. *A Nursing Approach*. 2nd ed. 1994, Fig. B3.11 (Larry Ward, Salt Lake City, UT) より掲載

図 **B3.9** *Stedman's Medical Dictionary*. 27th ed. 2000 より掲載

図 **B3.10A** *Stedman's Medical Dictionary*. 27th ed. 2000 より掲載

図 **B3.10B** Bristow RE, Johns Hopkins School of Medicine, Baltimore, MD より許可を得て掲載

4章

図 **4.1C** Olson TR. *Student Atlas of Anatomy*. 1996 より掲載

図 **4.3C** Dr. J. Heslin, University of Toronto, Ontario, Canada の厚意による

図 **4.4C** Dr. D. Salonen, University of Toronto, Ontario, Canada の厚意による

図 **4.4E** Dr. D. Armstrong, University of Toronto, Ontario, Canada の厚意による

図 **4.5D** Becker RF et al. *Anatomical Basis of Medical Practice*. Baltimore: Williams & Wilkins; 1974.

図 **4.6C, E** Dr. J. Heslin, University of Toronto, Ontario, Canada の厚意による

図 **4.6D** Becker RF et al. *Anatomical Basis of Medical Practice*. Baltimore: Williams & Wilkins; 1974.

図 **4.22B-E** Olson TR. *Student Atlas of Anatomy*. 1996 より掲載

図 **4.26B, C** Wicke L. *Atlas of Radiologic Anatomy*. 6th English ed. Taylor AN, trans-ed. Baltimore: Williams & Wilkins; 1998. [Wicke L. *Roentgen-Anatomie Normalbefunde*. 5th ed. Munich: Urban and Schwarzenberg; 1995.]

図 **4.27A, B** the Visible Human Project, National Library of Medicine, Visible Man 1715 の厚意による

図 **4.27C** Dr. D. Salonen, University of Toronto, Ontario, Canada の厚意による

図 **4.27D** Dr. D. Armstrong, University of Toronto, Ontario, Canada の厚意による

図 **B4.3** Van de Graaff K. *Human Anatomy*. 4th ed. Dubuque, IA: WC Brown; 1995, p. 163.

図 **B4.4** Clark CR. *The Cervical Spine*. 3rd ed. Philadelphia: Lippincott Williams & Willkins; 1998.

図 **B4.7** Median MRI ©LUHS2008. Loyola University Health System, Maywood, IL; transverse MRI — Choi SJ et al. The use of MRI to predict the clinical outcome of non-surgical treatment for lumbar I-V disc herniation. *Korean J Radiol*. 2007; 8: 156-163: 5a.

図 **SA4.1-3** LWW Surface Anatomy Photo Collection.

5章

図 **5.12B, C** Clay JH, Pounds DM. *Basic Clinical Massage Therapy: Integrating Anatomy and Treatment*. 2nd ed. 2008, plate 9.2.

図 **5.12D** Melloni JL. *Melloni's Illustrated Review of Human Anatomy: By Structures — Arteries, Bones, Muscles, Nerves, Veins*. 1988 より掲載

図 **5.13B-G** Clay JH, Pounds DM. *Basic Clinical Massage Therapy: Integrating Anatomy and Treatment*. 2nd ed. 2008, Figs. 9.24-9.28, pp. 352-356.

図 **5.19C-F** Clay JH, Pounds DM. *Basic Clinical Massage Therapy: Integrating Anatomy and Treatment*. 2nd ed. 2008, Figs. 8.16-8.18 & plate 9.5, pp. 309-311, 322.

図 **5.22F-H** Clay JH, Pounds DM. *Basic Clinical Massage Therapy: Integrating Anatomy and Treatment*. 2nd ed. 2008, Figs. 9.12-9.14, pp. 342-344 より掲載

図 **5.27D-F** Clay JH, Pounds DM. *Basic Clinical Massage Therapy: Integrating Anatomy and Treatment*. 2nd ed. 2008, Figs. 10.10, 10.14, & 10.16, pp. 378, 380, & 382 より掲載

図 **5.29B, C** Clay JH, Pounds DM. *Basic Clinical Massage Therapy: Integrating Anatomy and Treatment*. 2nd ed. 2008, plate 10.3, p. 364.

図 **5.30B-G** Clay JH, Pounds DM. *Basic Clinical Massage Therapy: Integrating Anatomy and Treatment*. 2nd ed. 2008, plate 10.4, Figs. 10.22, 10.29, and10.30, pp. 388, 393-394.

図 **5.39** Clay JH, Pounds DM. *Basic Clinical Massage Therapy: Integrating Anatomy and Treatment*. 2nd ed. 2008, Fig. 10.41, p. 403.

図 **5.40C-G** Clay JH, Pounds DM. *Basic Clinical Massage Therapy: Integrating Anatomy and Treatment*. 2nd ed. 2008, plates 10.5 & 10.6, pp. 366-367 より掲載

図 5.43　Rose J, Gamble JG. *Human Walking*. 2nd ed. Baltimore: Williams & Wilkins; 1994 より掲載

図 5.44A　Clay JH, Pounds DM. *Basic Clinical Massage Therapy: Integrating Anatomy and Treatment*. 2nd ed. 2008, plate 9.1, p. 328.

図 5.44B　Dr. E. Becker, University of Toronto, Ontario, Canada の厚意による

図 5.45C　Kapandji, IA. *The Physiology of the Joints. Vol. 2: Lower Limb*. 5th ed. Edinburgh, UK: Churchill Livingstone; 1987 より掲載

図 5.48B, D　Dr. P. Bobechko, University of Toronto, Ontario, Canada の厚意による

図 5.49B　Dr. D. Salonen, University of Toronto, Ontario, Canada の厚意による

図 5.51D　Dr. D. Salonen, University of Toronto, Ontario, Canada の厚意による

図 5.55A　Clay JH, Pounds DM. *Basic Clinical Massage Therapy: Integrating Anatomy and Treatment*. 2nd ed. 2008, plate 10.1, p. 371.

図 5.55B, C　Dr. E. Becker, University of Toronto, Ontario, Canada の厚意による

図 5.57A　Dr. W. Kucharczyk, University of Toronto, Ontario, Canada の厚意による

図 5.59　Clay JH, Pounds DM. *Basic Clinical Massage Therapy: Integrating Anatomy and Treatment*. 2nd ed. 2008, plate 10.1, p. 362 より掲載

図 5.61C, D　Dr. D. Salonen, University of Toronto, Ontario, Canada の厚意による

図 5.62D-F　Dr. D. Salonen, University of Toronto, Ontario, Canada の厚意による

図 B5.3B　Yochum TR, Rowe LJ. *Essentials of Skeletal Radiology*. 3rd ed. 2005.

図 B5.4　©eMedicine.com, 2008.

図 B5.6A　*Roche Lexikon Medizin*. 4th ed. Munich: Urban & Schwazernberg; 1998 より許可を得て掲載

図 B5.6B-D　*Stedman's Medical Dictionary*. 28th ed. 2005. (Neil O. Hardy, Westport, CT), p. 2090.

図 B5.14A　Willis MC. *Medical Terminology: A Programmed Learning Approach to the Language of Health Care*. Baltimore: Lippincott Williams & Wilkins; 2002.

図 B5.14B　Daffner RH. *Clinical Radiology: The Essentials*. 2nd ed. Baltimore: Williams & Wilkins, 1998.

図 B5.16A-C　Palastanga NP, Field DG, Soames R. *Anatomy and Human Movement*. 4th ed. Oxford, UK: Butterworth-Heinemann; 2002 より改変

図 B5.16D, E　*Stedman's Medical Dictionary*. 27th ed. 2000.

6章

図 6.9　Dr. E. Becker, University of Toronto, Ontario, Canada の厚意による

図 6.13A　Tank PW, Gest TR. *Lippincott Williams & Wilkins Atlas of Anatomy*. 2008, plate 2.53, p. 82.

図 6.14B-E　Clay JH, Pounds DM. *Basic Clinical Massage Therapy: Integrating Anatomy and Treatment*. 2nd ed. 2008, Figs. 4.1, 4.4, 4.9, 4.49, pp. 129, 131, 135, 162.

図 6.17D　Clay JH, Pounds DM. *Basic Clinical Massage Therapy: Integrating Anatomy and Treatment*. 2nd ed. 2008, Fig. 4.31, p. 149 より掲載

図 6.26B　Clay JH, Pounds DM. *Basic Clinical Massage Therapy: Integrating Anatomy and Treatment*. 2nd ed. 2008, plates 5.3, 5.4, Fig. 5.10, pp. 184-185, 199.

図 6.27D　Hoppenfeld S, de Boer P. *Surgical Exposures in Orthopaedics*. 3rd ed. 2003, Fig. 2.27, p. 89 より掲載

図 6.52C　Hamil J, Knutzen KM. *Biomechanical Basis of Human Motion*. 2006, Fig. 5.8, p. 153 より改変

図 6.54A　Dr. E. Lansdown, University of Toronto, Ontario, Canada の厚意による

図 6.55A, B　Dr. E. Becker, University of Toronto, Ontario, Canada の厚意による

図 6.58C　Dr. J. Heslin, University of Toronto, Ontario, Canada の厚意による

図 6.61A-C　Dean D, Herbener TE. *Cross-sectional Human Anatomy*. 2000, plates 7.2, 7.5, 7.8, pp. 134, 135, 140, 141, 146, 147.

図 6.62A　Dr. W. Kucharczyk, University of Toronto, Ontario, Canada の厚意による

図 6.62B, C　Lee JKT, Sagel SS, Stanley, RJ, Heiken, JP. *Computed Body Tomography with MRI Correlation*. Baltimore: Lippincott Williams & Wilkins; 2006, Fig. 22.13A&C, p. 1491.

図 B6.2　Hoppenfeld S, de Boer P. *Surgical Exposures in Orthopaedics*. 3rd ed. 2003, Fig. 2.27, p. 89.

図 **B6.5** Rowland LP. *Merritt's Textbook of Neurology*. 9th ed. Baltimore: Williams & Wilkins; 1995.

図 **B6.7** Anderson MK, Hall SJ, Martin M. *Foundations of Athletic Training*. 3rd ed. 1995.

図 **B6.8** Bickley LS. *Bates' Guide to Physical Examination*. 10th ed. 2008, p. 697.

図 **B6.19** http://www.xray200.co.uk.

7章

図 **7.8B** Tank PW, Gest TR. *Lippincott Williams & Wilkins Atlas of Anatomy*. 2008, plate 7.60B, p. 365 より掲載

図 **7.15A, B** Tank PW, Gest TR. *Lippincott Williams & Wilkins Atlas of Anatomy*. 2008, plate 7.29, p. 324.

図 **7.19** Tank PW, Gest TR. *Lippincott Williams & Wilkins Atlas of Anatomy*. 2008, plate 7.73, p. 368 より掲載

図 **7.20** Tank PW, Gest TR. *Lippincott Williams & Wilkins Atlas of Anatomy*. 2008, plate 7.74, p. 369 より掲載

図 **7.24E** Dr. W. Kucharczyk, University of Toronto, Ontario, Canada の厚意による

図 **7.25A** Tank PW, Gest TR. *Lippincott Williams & Wilkins Atlas of Anatomy*. 2008, plate 7.58, p. 353.

図 **7.28A** Melloni JL. *Melloni's Illustrated Review of Human Anatomy: By Structures — Arteries, Bones, Muscles, Nerves, Veins*. 1988, p. 149 より掲載

図 **7.28B** Van de Graaff K. *Human Anatomy*. 4th ed. Dubuque, IA: WC Brown; 1995, Fig. 15.18, p. 419 より掲載

図 **7.29** Welch Allyn, Inc., Skaneateles Falls, NY.

図 **7.30** Van de Graaff K. *Human Anatomy*. 4th ed. Dubuque, IA: WC Brown; 1995, Fig. 15.17 より掲載

図 **7.33A** Melloni JL. *Melloni's Illustrated Review of Human Anatomy: By Structures — Arteries, Bones, Muscles, Nerves, Veins*. 1988, p. 143 より掲載

図 **7.33B** Melloni JL. *Melloni's Illustrated Review of Human Anatomy: By Structures — Arteries, Bones, Muscles, Nerves, Veins*. 1988, p. 141 より掲載

図 **7.34A-D** Girard L. *Anatomy of the Human Eye. II. The Extra-ocular Muscles*. Houston, TX: Teaching Films, Inc. より掲載

図 **7.37A** Melloni JL. *Melloni's Illustrated Review of Human Anatomy: By Structures — Arteries, Bones, Muscles, Nerves, Veins*. 1988, p. 189 より掲載

図 **7.41A-C** Clay JH, Pounds DM. *Basic Clinical Massage Therapy: Integrating Anatomy and Treatment*. 2nd ed. 2008, Figs. 3.15, 3.16, & 3.19, pp. 82, 83, 86 より掲載

図 **7.46D, E** Langland OE, Langlais RP, Preece JW. *Principles of Dental Imaging*. 2002, Fig. 11.32A&B, p. 278.

図 **7.51A** Dr. M. J. Phatoah, University of Toronto, Ontario, Canada の厚意による

図 **7.57** Dr. B. Liebgott, University of Toronto, Ontario, Canada の厚意による

図 **7.58A** Tank PW, Gest TR. *Lippincott Williams & Wilkins Atlas of Anatomy*. 2008, plate 7.40A, p. 335 より掲載

図 **7.58C** Tank PW, Gest TR. *Lippincott Williams & Wilkins Atlas of Anatomy*. 2008, plate 7.38C, p. 333 より掲載

図 **7.62B** Paff GH. *Anatomy of the Head & Neck*. Philadelphia: WB Saunders Co. 1973, Figs. 238-240, pp. 142-143 より掲載

図 **7.64A, B** Paff GH. *Anatomy of the Head & Neck*. Philadelphia: WB Saunders Co. 1973, Figs. 238-240, pp. 142-143 より掲載

図 **7.64D, E** Hall-Craggs ECB. *Anatomy as the Basis of Clinical Medicine*. 2nd ed. 1990, Fig. 9.100, p. 536 より掲載

図 **7.68B** Dr. E. Becker, University of Toronto, Ontario, Canada の厚意による

図 **7.68C** Dr. D. Armstrong, University of Toronto, Ontario, Canada の厚意による

図 **7.70A, B** Tank PW, Gest TR. *Lippincott Williams & Wilkins Atlas of Anatomy*. 2008, plate 7.66B&C より掲載

図 **7.79** Seeley RR, Stephens TR, Tate P. *Anatomy & Physiology*. 6th ed. New York: McGraw-Hill; 2003, Fig. 15.28, p. 532.

図 **7.80A** Dr. E. Becker, University of Toronto, Ontario, Canada の厚意による

図 **7.80B, C** Dr. D. Armstrong, University of Toronto, Ontario, Canada の厚意による

図 **7.81A** W. Kucharczyk, University of Toronto,

Ontario, Canada の厚意による

図 **7.81B**　Dr. D. Armstrong, University of Toronto, Ontaio, Canada の厚意による

図 **7.81C-F**　The Visible Human Project, National Library of Medicine, Visible Man 1107 & 1168 の厚意による

図 **B7.3**　©Photographer/Visuals Unlimited, Hollis, New Hampshire.

図 **B7.6**　Skin Cancer Foundation.

図 **B7.7**　Welch Allyn, Inc., Skaneateles Falls, NY の厚意による

図 **B7.8**　Cohen BJ. *Medical Terminology*. 4th ed. 2003.

図 **B7.9**　Mann IC. *The Development of the Human Eye*. New York: Grune & Stratton; 1974.

図 **B7.13**　Hall-Craggs ECB. *Anatomy as the Basis of Clinical Medicine*. 3rd ed. 1995.

図 **B7.14**　Bechara Y. Ghorayeb MD, Houston, TX.

8章

図 **8.2**　Tank PW, Gest TR. *Lippincott Williams & Wilkins Atlas of Anatomy*. 2008, plate 7.10A&B, p. 305 より掲載

図 **8.4A**　Clay JH, Pounds DM. *Basic Clinical Massage Therapy: Integrating Anatomy and Treatment*. 2nd ed. 2008, Fig. 3.28, p. 94 より掲載

図 **8.16B**　Dr. D. Salonen, University of Toronto, Ontario, Canada の厚意による

図 **8.22A**　Tank PW, Gest TR. *Lippincott Williams & Wilkins Atlas of Anatomy*. 2008, plate 7.10, p. 305 より掲載

図 **8.23A**　Dr. B. Liebgott, University of Toronto, Ontaio, Canada の厚意による

図 **8.24B**　Tank PW, Gest TR. *Lippincott Williams & Wilkins Atlas of Anatomy*. 2008, plate 7.21, p. 316 より掲載

図 **8.27**　Dr. J. Heslin, University of Toronto, Ontario, Canada の厚意による

図 **8.28A**　Dr. M. Keller, University of Toronto, Ontario, Canada の厚意による

図 **8.28B**　Dr. Walter Kucharczyk, University of Toronto, Ontario, Canada の厚意による

図 **8.28C**　I. Veschuur, UHN/MSH, Toronto, Ontario, Canada の厚意による

図 **8.29**　Siemens Medical Solutions, USA.

図 **B8.1**　Rowland LP. *Merritt's Textbook of Neurology*. 9th ed. 1995 より掲載

図 **B8.5**　Klima G. *Schilddrüsen-Sonographie*. München: Urban & Schwarzenberg; 1989.

図 **B8.6**　Rohen JW, et al. *Color Atlas of Anatomy: A Photographic Study of the Human Body*. 5th ed. 2003.

9章

図 **9.9A**　Melloni, JL. *Melloni's Illustrated Review of Human Anatomy: By Structures — Arteries, Bones, Muscles, Nerves, Veins*. 1988 より掲載

注意：*Grant's Atlas of Anatomy* および *Clinically Oriented Anatomy* から掲載した図版の出典については thePoint.lww.com から入手できる。

Introduction

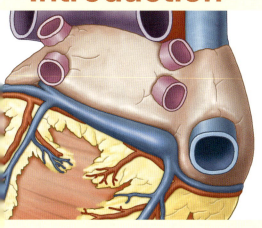
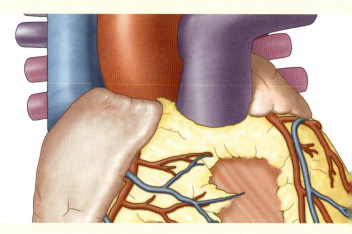

解剖学の学習の方法 2
解剖学および医学の用語 3
  解剖学的な姿勢 3
  解剖学的な平面 3
  位置関係と比較の用語 4
  左右差に関する用語 4
  運動に関する用語 4
  解剖学的な変異 5
外皮系 6
骨格系 9
  骨 10
  連結 16

筋系 18
  骨格筋 18
  心筋 21
  平滑筋 21
心血管系 22
  動脈 24
  静脈 25
  毛細血管 26
リンパ系 26
神経系 28
  中枢神経系 29

末梢神経系 30
  体性神経系 30
  典型的な脊髄神経の構造と成分 33
  自律神経系 34
  交感神経性内臓運動支配 36
  副交感神経性内臓運動支配 40
  内臓求心性感覚 40
人体の画像診断 42

 解剖学的変異   ライフサイクル   外傷

診断手技   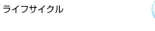 外科手技   病理

『ムーア臨床解剖学』では，人体の構造と機能を扱い，医学，歯学および関連する健康科学の一般診療に広く役立ててもらうようにする．解剖学の詳細な知識は膨大で，学習をはじめたばかりの多くの学生は圧倒されるので，『ムーア臨床解剖学』では情報を簡素化し，関連づけ，統合して理解しやすくした．**臨床関連事項**（ブルーボックス）と臨床の事例研究（http://thePoint.lww.com）では，解剖学の臨床応用を説明する．**体表解剖**（オレンジボックス）では，皮膚の下に何があるかを理解しやすくし，各章の途中や最後にのせた**画像診断**（グリーンボックス）では，どのように解剖学が臨床の場で可視化されているかを紹介する．

解剖学の学習の方法

人体の肉眼解剖学を学習するには3つの方法がある．局所解剖学，系統解剖学，臨床解剖学である．この導入の章では系統解剖学の方法を用い，以後の章では臨床解剖学，局所解剖学の方法を用いる．

局所解剖学 regional anatomy は，人体の構造を，頭部，頸部，体幹（さらに胸部，腹部，骨盤／会陰，背部に分けられる），上肢，下肢，といった領域に分けて，解剖学を学ぶ方法である．特に，その領域内で，さまざまな器官系の構造（例えば筋肉，神経，動脈）の位置関係を学ぶ（図I.1）．各領域は孤立した部分ではなく，隣接領域と関連づけて，また人体を全体としてとらえる必要がある．体表解剖学は，局所解剖学的学習法に必須であり，静止時や運動時の生体において，どの構造が観察可能か，あるいは触知可能か，という知識を与えてくれる．患者の身体診察は，体表解剖学を臨床拡張したものである．例えば，刺し傷のある人々をみて，医療従事者は，損傷されているかもしれない深部構造を視覚化できなければならない．

系統解剖学 systemic anatomy は，器官系ごとに体系化して解剖学を学ぶ方法である．器官系とは，複雑な機能を行うために一緒に働く**臓器群**である．単独で機能する器官はない．例えば，骨格系，関節系，筋肉系の多くが集まって**運動系**を構成する．そして，運動に直接かかわる構造は筋肉，骨，関節，靱帯であるが，他の系も関与する．循環系の動脈と静脈は酸素を供給し，老廃物を排除する．神経系の神経はそれらが作用するよう刺激する．人体の系について，以下に簡単に記載し，その研究分野の名称を括弧内に示す．

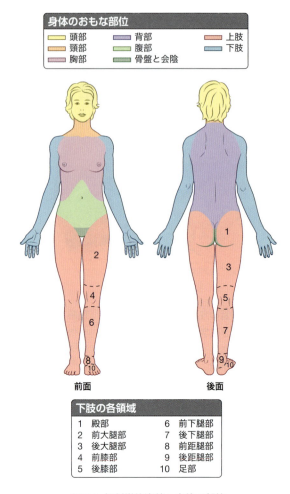

図I.1 解剖学的姿勢と身体の部位

- **外皮系**（皮膚科学）：皮膚（外皮）とその付属器（毛髪，爪など）からなる．皮膚は広大な感覚器官であり，身体の保護的覆いを形成する．
- **骨格系**（骨学，整形外科学）：骨と軟骨からなる．身体の支持組織で，重要臓器を保護する．筋肉系は，骨格系に作用して運動を生じる．
- **関節系**（関節学）：関節とそれに付属する靱帯からなる．骨格系の骨部を連結し，運動が起こる部位を提供する．
- **筋肉系**（筋学）：筋肉からなり，これは身体の部分（例えば，関節部で接合する骨）を動かしたり，配置したりするために作用する（収縮する）．
- **神経系**（神経学）：**中枢神経系**（脳と脊髄）と**末梢神経系**

（神経と神経節，その運動・感覚神経終末）からなる。神経系は器官系の機能を制御，調整する。
- **循環系**（脈管学）：心血管系とリンパ系からなり，並行して働き，体内の液体を分配する。
  - **心血管系**（心臓病学）：心臓と血管からなり，身体中に血液を送りだし伝える。
  - **リンパ系**：リンパ管網からなり，過剰な組織液（リンパ）を身体の間質（細胞間）液区画から回収し，それをリンパ節で濾過し，血流に戻す。
- **消化器系**（消化器病学）：食物の摂取，咀嚼，嚥下，消化，吸収，および栄養素が吸収された後の便（固形排泄物）の排泄に関係する器官と腺からなる。
- **呼吸器系**（呼吸器病学）：気道と肺からなり，酸素を供給し，二酸化炭素を排泄する。この系を介する気流の調節により音がつくられ，それがさらに修飾されて音声がつくられる。
- **泌尿器系**（泌尿器科学）：腎臓，尿管，膀胱，尿道からなり，血液を濾過して，引き続き液状排泄物（尿）の生成，輸送，貯留，断続的な排泄を行う。
- **生殖器系**（女性のための産婦人科学，男性のための男性科学）：卵母細胞と精子を作り出す生殖腺（卵巣と精巣），および生殖にかかわる他の生殖器からなる。
- **内分泌系**（内分泌学）：ホルモンを分泌する，導管のない腺組織（例えば甲状腺）や，腸，血管壁や特殊な神経終末の細胞からなる。ホルモンは，心血管系によって全身に運ばれ，身体のあらゆる部位に存在する受容器官に到達する。これらの腺は代謝に影響したり，他の過程（例えば月経周期）を調整・制御する。

臨床解剖学 clinical（applied）anatomy は，医学，歯学および関連する健康科学の診療をするうえで重要となる人体の構造と機能，という観点から学習する方法である。局所解剖学，系統解剖学の両者を包含して解剖学を学習し，臨床応用を重視する。

解剖学および医学の用語

解剖学には国際的な用語があり，それが医学用語の基盤になっている。この命名によって，基礎や応用健康科学の学者の間で，また世界中の医療従事者の間で，正確な情報のやりとりができるようになる。**エポニム**（人名からつくられた構造の名前）は公式の解剖学用語では使用されないが，臨床家がよく用いるものは括弧の中に記し，学生が臨床にでたときに役に立つようにした。同様に，以前使われていた用語は初出の際に括弧の中に表記している。例えば，内胸動脈（内乳動脈）というようにである。本書の用語は『国際解剖学用語』Terminologia Anatomica：International Anatomical Terminology（Federative Committee on Anatomical Terminology, 1998）に準拠している。

解剖学的な姿勢

すべての解剖学的記述は，記述内容が曖昧にならないように，解剖学的な姿勢において表現される（図I.1）。解剖学的な姿勢では，人々が（実際の姿勢がどのようであっても）まるで直立しているように，以下の状態をとっているとする。

- 頭，眼（視線），つま先を前方に向ける。
- 上肢をわきにつけ，手掌を前方に向ける。
- 下肢は2足を並行にして閉じ，つま先を前方に向ける。

解剖学的な平面

解剖学的な記述は，解剖学的な姿勢にある身体を横切る4つの仮想平面を基準に行われる（図I.2）。矢状面，前頭面，水平面はたくさんあるが，正中面は1つしかない。

- **正中面** median plane（**正中矢状面** median sagittal plane）は，縦方向に身体の中心を通る垂直面で，身体を左右半に分ける。
- **矢状面** sagittal plane は，**正中面と平行な**，身体を通る垂直面である。その平面の位置を示すために参照点を示すと役に立つ。例えば，鎖骨の中点を通る矢状面など。正中面に平行でその近くにあるものは，**傍正中面**ということがある。
- **前頭面** frontal plane（**冠状面** coronal plane）は，身体を通る垂直面で，**正中面と直交するもので**，身体を前方部と後方部に分ける。例えば，下顎頭を通る前頭面など。
- **水平面** transverse plane は，**正中面と前頭面に直交する**，身体を通る面で，身体を上部と下部に分ける。例えば，臍を通る水平面など。放射線科医は水平面のことを，**横断面**または**軸断面**という。

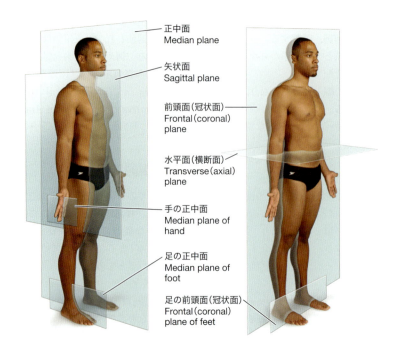

図 I.2　身体の平面

位置関係と比較の用語

　さまざまな，反対の意味を示す形容詞の対語が，解剖学的な姿勢をとった身体の部位の位置関係を記述したり，2つの構造の相対的位置関係を比較するのに用いられる。これらの対の形容詞について，図 I.3 で説明，図示する。例えば，眼は鼻より上にあり，鼻は眼より下にある。

　用語を組み合わせて，中間的な位置的配置を以下のように記述する。

- **下内側** inferomedial は，足により近く，正中面により近いことを意味する。例えば，肋骨の前方部は下内側に向かう。
- **上外側** superolateral は，頭により近く，正中面からより遠いことを意味する。

　近位 proximal と **遠位** distal は，方向を示す用語で，位置を記述するときに用いられる。例えば，構造が体幹や起始部により近い（すなわち近位）かどうか，など。**背側** dorsum は，身体から前方に突出するあらゆる部位に対して，上面ないし背面であることを示す。例えば，**足背，手背，陰茎背，舌背**など。イヌのように，つま先で歩く四足の蹠行動物のことを考えると，なぜこれらの面が背側と考えられるのか，理解しやすい。**底側**（足底）sole は，足の下面ないし底部で，裸足で立つときにその大部分が地面と接触する。**掌側**（手掌）palm は，5本の指を除く，手の平らな前面（手のひら）をさし，これは手の背側の対語である。

左右差に関する用語

　右と左の仲間がある有対の構造（例えば腎臓）は**両側** bilateral であり，1側のみにあるもの（例えば脾臓）は**片側** unilateral である。**同側** ipsilateral は，身体の同じ側にあることを意味する。例えば，右の母指と右の母趾は同側である。**対側** contralateral は，身体の反対側にあることを意味する。例えば，右手は左手の対側である。

運動に関する用語

　四肢や身体の他の部位の運動を記述するために，さま

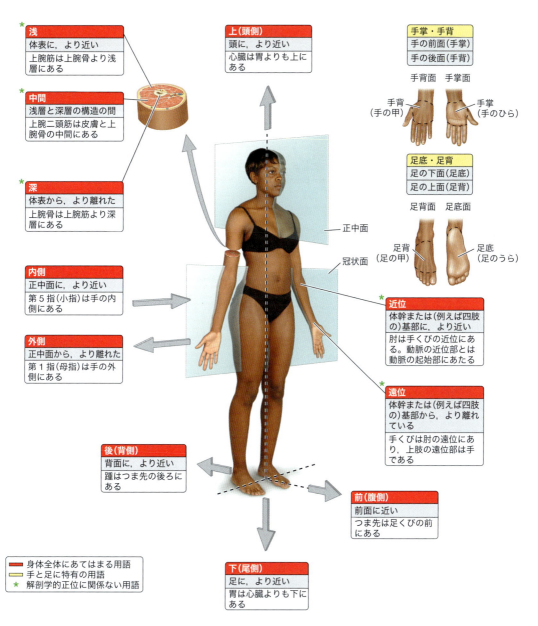

図 I.3 相対的位置関係を示す用語 これらの用語はある構造物の位置を別の構造物に対する相対的な位置を記述するのに用いられる。

ざまな用語が用いられる(図I.4)。ほとんどの運動は，2つ以上の骨や軟骨がお互いに接合する関節部で起こるが，非骨格性構造の中にも運動を生じるものがある(例えば舌，口唇，眼瞼など)。関節部で起こる運動は，運動の回転軸や回転面に対して記述される。例えば，肩の屈曲と伸展は，矢状面において前頭(冠状)軸の周りで起こる。

解剖学的な変異

解剖学の教科書では，たいていの人で観察される人体の構造(すなわち最もよくみられる型)を記述するが，詳

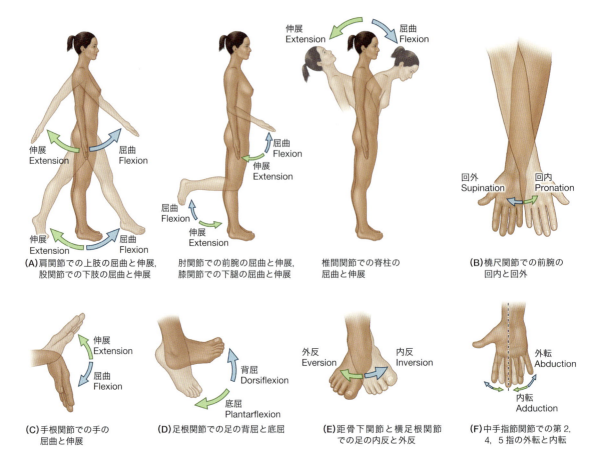

図 I.4　運動の用語　これらの用語は四肢と身体の他の部位の運動を記述する。たいていの運動は2つ以上の骨や関節が互いに接合する関節で行われる。(続く)

しい構造は個人によってかなり異なる。学生は，自分が観察や解剖している身体が，彼らの使っている図譜や教科書と一致しないと，しばしば不満を抱く。学生は，自分で解剖したり，解剖された遺体で学ぶときには，解剖学的な変異があることを考えておかなければならない。骨格の骨は，基本的な形が互いに異なるだけでなく，表面構造の細かい部分もさまざまある。大きさ，形，筋肉の付着の形態にも大きな差異がある。同様に，脈管や神経の分岐様式にも変異があり，最も変異が大きいのが静脈である。人種差や性差以外にも，人間はかなりの遺伝的変異を示す。新生児の約3％は1つ以上の有意な先天異常をもつという(Moore & Persaud, 2010)。

外皮系

皮膚は，人体最大の器官で，容易に到達でき，全体的な健康状態を示す最もよい指標の1つである(Swartz, 2005)。**皮膚には下記のような役割がある。**

- 擦り傷や有害物質などの環境要因から身体を**保護する**。
- 身体の組織や器官，重要な物質を**封じ込め**，脱水を予防する。
- 汗腺や血管や脂肪蓄積を介して**体温調節**をする。
- 感覚(例えば痛み)を，皮神経やその感覚終末を介して**感じる**。
- ビタミンDの**合成と貯蔵**。

Introduction

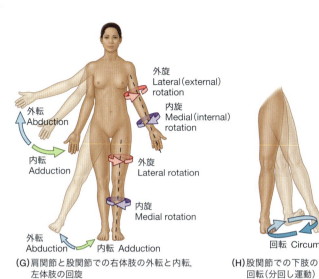
(G) 肩関節と股関節での右体肢の外転と内転，左体肢の回旋

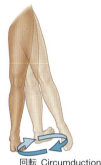
(H) 股関節での下肢の回転（分回し運動）

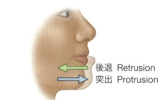
(I) 肩の挙上と下制

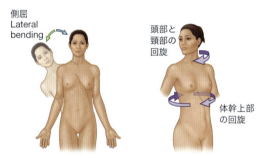
(J) 体幹の側屈と，体幹上部，頸部，頭部の回旋

(K) 顎関節での下顎の突出と後退

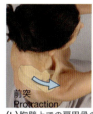
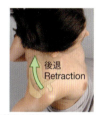
(L) 胸壁上での肩甲骨の前突と後退

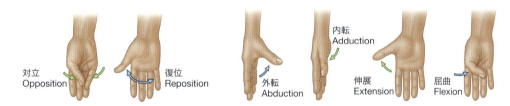

(M) 母指と小指の対立と復位は，母指の手根中手関節における運動に中手指節関節の屈曲が加わったものである

(N) 母指を手の残りの部分に対して90°回転させる．他指のすべての関節の動きとは逆で，母指の中手指節関節での外転と内転は矢状面で起こり，屈曲と伸展は前頭面で起こる．他の指では外転と内転は前頭面で，屈曲と伸展は矢状面で起こる

図 I.4　運動の用語（続き）

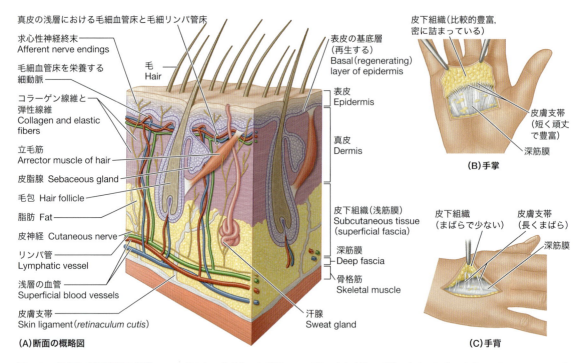

図 I.5　皮膚と皮下組織の構造　A. 皮膚とその特殊化した構造。B. 手掌の皮膚支帯。手掌の皮膚は足底の皮膚のように，下層の深筋膜にしっかりと付着している。C. 手背の皮膚支帯。皮膚支帯が長く比較的まばらであるため，この部位の皮膚は可動性がある。

　皮膚は，浅層の細胞層である，丈夫で保護的な外表面をなす表皮と，基底部(深部)の，再生能のある色素性結合組織層である真皮からなる(図I.5A)。

　表皮 epidermis は角化した重層上皮で，ケラチン(線維性蛋白質)からなる頑丈な外表面をもつ。表皮の外層はたえずこすり落とされ，基底層からの新しい細胞で置き換えられる。この過程により，全身の表皮は25～45日ごとに新しい細胞に入れ替わっている。表皮には血管，リンパ管がなく，下層の真皮の血管によって栄養される。皮膚には触覚，痛覚，温度覚を感知する求心性神経終末が分布している。ほとんどの神経終末は真皮内にあるが，一部は表皮まで貫通している。

　真皮 dermis は**コラーゲン線維**と**弾性線維**が織り交ざる密な層から形成される。これらの線維は皮膚に張りを与え，皮膚の強さと丈夫さのもととなる。ある領域のコラーゲン線維のおもな方向が，皮膚に特徴的な緊張線(割線)と皺線をつくる。真皮の深層には毛包とそれに付属する立毛筋(平滑筋)と皮脂腺がある。**立毛筋** arrector muscle of hairs(ラテン語では *musculus arrector pili*)が収縮すると毛を立たせ(鳥肌)，その際，皮脂腺を圧迫して皮脂の分泌を助ける。その他の外皮の構造物として，毛髪，爪，乳腺，歯のエナメル質などがある。

　皮下組織 subcutaneous tissue(浅筋膜)は疎な結合組織と脂肪からなる。真皮と下層の深筋膜の間にあり，汗腺の最深部，血管とリンパ管，皮神経が含まれる。身体の蓄積脂肪の大部分がここにたまるので，その厚さはその人の栄養状態に依存して大きく変わる。無数の小線維束からなる**皮膚支帯** skin ligament(ラテン語では *retinaculum cutis*)は，皮下組織を通って真皮の深層面を下層の深筋膜に付着させる(図I.5BC)。この支帯の長さと密度が，深部構造に対する皮膚の可動性を規定する。

　深筋膜 deep fascia は密な秩序だった結合組織層で，脂肪を欠き，皮膚と皮下組織の深層で，身体の大部分を包みこむ。その内表面からの延長部として下記の構造がある。

- 個々の筋肉や神経血管束のような，深部の構造を包みこむ(**被覆筋膜** investing fascia)。
- 筋肉をグループまたは区画に分ける(**筋間中隔** inter-muscular septa)。

- 筋骨格壁と体腔を裏打ちする漿膜との間に存在する（漿膜下筋膜 subserous fascia）。

深筋膜はまた(1)関節運動の際に，腱をその場に保持するための**支帯** retinaculum，(2)摩擦を防ぎ，構造物がその上を自由に動けるようにする**滑液包** bursa（液を含む閉じた嚢）を形成する。

生きている人では，**筋膜面** fascial plane（筋膜間と筋膜内）は，近接する筋膜や，筋膜で裏打ちされた構造の間の潜在的な空間である。手術中，外科医は筋膜面を利用して，構造を分離して実際の空間を作り出し，深部の構造に到達できるようにする。筋膜面は，防腐処置を施された遺体ではしばしば融合している。

臨床関連事項

皮膚切開と創傷

緊張線

緊張線（割線）は，皮膚をピンと張った状態に保つが，動きの際には折り目をつけるとこができる。緊張線に平行な裂傷や外科切開は，コラーゲン線維の切断が最小限なので，通常瘢痕をほとんど残さずにきれいに治癒する。緊張線を横切るような切開や裂傷はより多くのコラーゲン線維を切断し，傷口が大きく開き，過剰な瘢痕（ケロイド）を伴って治る可能性がある。外科医は，他の考慮（十分な露出，神経を避けるなど）がさほど重要でないときには，切開を緊張線に平行に入れる。

皮膚の妊娠線

真皮のコラーゲン線維と弾性線維は，組織の丈夫で柔軟性のある網工をつくる。例えば妊娠中などで，お腹が大きくなったときに，皮膚はかなり伸展することができる。しかし，もしあまりに過剰に引きのばされると，真皮のコラーゲン線維が損傷を受ける。薄く皺のよった帯状の皮膚は，はじめ赤く，つぎに紫色になり，後に白くなる。妊娠線は妊娠中に，腹部，殿部，大腿部，乳房に出現する。これらの線は肥満者にもできる。妊娠線は一般に，妊娠後や減量後には薄れる（しかし完全にはなくならない）。

熱傷

熱傷は，熱や電気，放射線や化学物質によって引き起こされる組織傷害である。
- 第Ⅰ度の熱傷では，傷害は表皮の表層部に限局する。
- 第Ⅱ度の熱傷では，傷害は表皮から真皮の浅部まで広がる。しかし，最浅部を除き，汗腺と毛包は損傷されないため，表皮基底層の細胞の交換のための細胞源を提供できる。
- 第Ⅲ度の熱傷では，表皮と真皮の全体，そしておそらく下層の筋が破壊される。傷の縁では若干の治癒が起こるかもしれないが，閉じていない潰瘍部は皮膚移植を必要とする。

熱傷が患者の健康に与える影響を推定するには，一般に熱傷の広がり（受傷部の総体表面積のパーセント）のほうが熱傷の深達度（深さの重症度）よりも重要である。

骨格系

身体の骨格は骨と軟骨からなり，大きく2部に分かれる（図 I.6）。

- **中軸骨格** axial skeleton は頭部の骨（頭蓋骨），頸部の骨（頸椎），体幹の骨（肋骨，胸骨，椎骨，仙骨）で構成される。
- **付属骨格** appendicular skeleton は上肢帯や下肢体の骨を含む，四肢の骨からなる。

骨 bone は生きた組織で，高度に特殊化された硬性の結合組織で，骨格の大部分をつくり，身体のおもな支持組織である。**骨の役割は以下のとおりである。**

- 生命維持に重要な構造の保護。
- 身体とその重要な腔の支持。

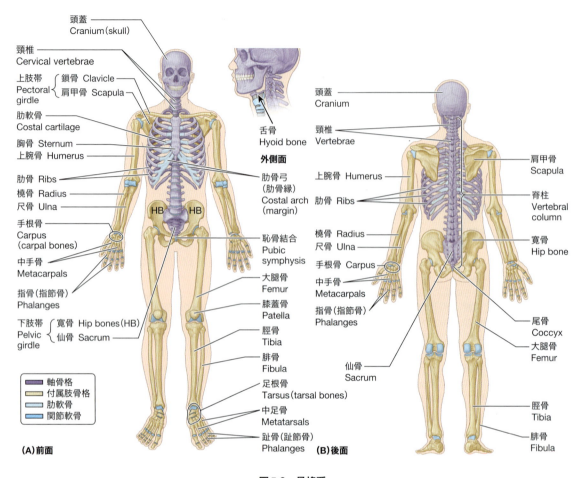

図 I.6　骨格系

- 運動の力学的基礎。
- 塩類(カルシウムなど)の貯蔵。
- 新しい血液細胞の持続的な供給(多くの骨の髄腔にある骨髄により産生される)。

軟骨 cartilage は，弾力性のある，半硬質で血管のない型の結合組織で，骨格の柔軟性が必要とされる部分(例えば肋骨を胸骨に付着させる肋軟骨)をつくる。滑膜関節をなす骨の関節面は**関節軟骨** articular cartilage で覆われ，関節軟骨により，接合する骨が自由に動くことができる，平滑で摩擦が低く，滑るような表面をつくる(例えば図 I.6 の上腕骨の青い部分)。軟骨には血管がなく，そのため軟骨の細胞は酸素や栄養を拡散で受け取る。骨格における骨と軟骨の割合は身体の成長とともに変化する。若いほど軟骨の割合が大きい。新生児の骨は大部分軟骨でできているので，柔らかく柔軟性がある。

骨を囲む，線維性の結合組織の膜は**骨膜** periosteum である(図 I.10 参照)。関節軟骨以外の軟骨成分を取り囲むものは**軟骨膜** perichondrium である。骨膜と軟骨膜は組織を栄養するのを助け，より多くの軟骨や骨をつくることができるようにし(特に骨折治癒の際)，腱や靱帯が付着する面を提供する。

骨

骨には2つの型，**緻密質** compact bone と**海綿質** spongy bone がある。両者の違いは，固形物質の相対的な量や，そこに含まれる腔の数と大きさによる(図 I.7)。

すべての骨は，表層の薄い緻密質の層と，中央の海綿質の塊からなる。ただし海綿質の一部は**髄腔 medullary (marrow) cavity** に置き換わっている。成人の骨の髄腔内と，海綿質の骨梁の間で，血球と血小板がつくられる。海綿質と緻密質の構築の違いは機能の違いによる。

緻密質は荷重に耐えるための強度を与える。長骨では，硬さをもたらし，また筋肉や靱帯の付着部となるために，緻密質の量は骨幹(体)の中央部付近で最も大きい。そこはもともと曲がりやすいところである。生体の骨はある程度の弾力性(柔軟性)と大きな強固性(硬さ)をもつ。

臨床関連事項

骨の力学

異所性骨

骨はときどき，正常では存在しない軟部組織に形成される。騎手はしばしば大腿部や殿部に異所性骨を生じる(**騎手骨**)が，これはおそらく，慢性的な筋の緊張が小出血部位を生じ，そこが石灰化，最終的には骨化するためである。

骨の適応

骨は生きている器官で，傷つくと痛み，骨折すると出血し，荷重に従って再構築し，加齢とともに変化する。他の器官と同様に，骨には血管，リンパ管，神経があり，病気になることがある。麻痺やギプスなどで固定されて動かせない四肢のように，骨は使用されないと**萎縮**(大きさの減少)する。骨は吸収されることもあり，例えば抜歯後の下顎骨にみられる。骨は長期間にわたり重い荷重を支えていると**肥大**する(大きくなる)。

骨の外傷と修復

骨は外傷により**骨折**することがある。骨折を適切に治癒させるためには，折れた端をくっつけて正常な位置に近づけなければならない(**骨折の整復**)。骨治癒の間，周囲の**線維芽細胞**(結合組織細胞)が増殖し，コラーゲンを分泌して，骨をまとめて保持するための**仮骨**をつくる。骨の再構築が骨折部位で起こり，仮骨が石灰化する。最終的に仮骨は吸収されて骨に置き換わる。

骨変性—骨粗鬆症

人間は年をとるにつれ，骨の有機質成分と無機質成分の両方が減少し，しばしば**骨粗鬆症**という，骨量の減少，骨組織の萎縮状態になる。骨はもろくなり，弾力性を失い，簡単に骨折するようになる。

骨の分類

骨はその形状から以下のように分類される(図 I.6)。

- **長骨** long bone は管状の構造である(例えば腕の上腕骨，指の指骨)。
- **短骨** short bone は立方状で，足くび(足根骨)と手くび(手根骨)のみにみられる。
- **扁平骨** flat bone は通常保護機能を担う(例えば，頭蓋の扁平骨は脳を保護する)。
- **不規則形骨** irregular bone(顔面の骨など)は長，短，扁平以外のさまざまな形をしている。
- **種子骨** sesamoid bone(膝蓋骨など)は特定の腱の中に発生する。これらの骨は腱を過度の摩耗から保護し，腱が付着部に向かう際に，しばしばその角度を変える。

骨の目印

骨の目印は，腱や靱帯，筋膜が付着する部位や，動脈が近くを走行する部位，または動脈が骨に入る部位にみられる。他に，腱の走行に関係するもの(しばしば腱の向きを決めたり，てこの作用を改善する)や，関節で生じる運動の型の調節にかかわっているものもある。**骨の目印とその特徴を以下に記す**(図 I.8)。

- **顆** condyle：丸い関節領域(大腿骨顆など)。
- **稜** crest：骨の尾根(腸骨稜など)。
- **上顆** epicondyle：顆の上方の隆起(上腕骨の外上顆など)。
- **面** facet：平滑で平らな領域で，通常軟骨に覆われ，そこで別の骨と関節をつくる(椎骨の関節面など)。
- **孔** foramen：骨を通る通路(閉鎖孔など)。

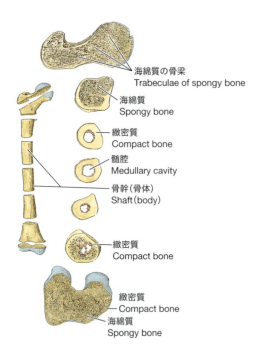

図 I.7 **大腿骨の横断面**。この骨の体重を支える機能に関係する骨梁(張力縁)を観察すること。

- 窩 fossa：中空のくぼみ(肩甲骨の棘下窩など)。
- 線 line(linea)：線状の高まり(脛骨のヒラメ筋線など)。
- 果 malleolus：丸い突起(腓骨の外果など)。
- 切痕 notch：骨の縁の切れこみ(寛骨の後縁にある大坐骨切痕など)。
- 突起 process：棘状に突出部(椎骨の棘突起など)。
- 隆起 protuberance：骨の突出部(頭蓋の外後頭隆起など)。
- 棘 spine：トゲ状の突起(肩甲棘など)。
- 転子 trochanter：大きく鈍な高まり(大腿骨の大転子など)。
- 結節 tubercle：小さな高まり(上腕骨の大結節など)。
- 結節，粗面 tuberosity：大きな丸みを帯びた高まり(寛骨の坐骨結節など)。

骨の発生

すべての骨は間葉(胚子期の結合組織)に由来し，2つの異なる過程のいずれかによりつくられる。膜内骨化(間葉から直接生じる)と，軟骨内骨化(間葉から軟骨がつくられ，そこから生じる)。どちらの場合でも，でき

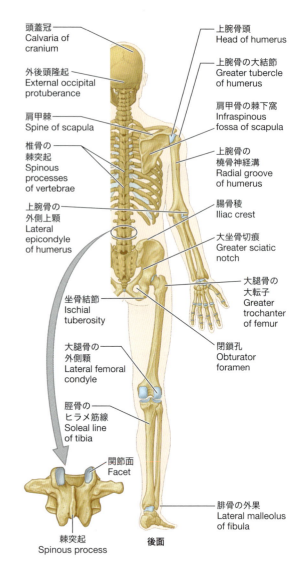

図 I.8 **骨の目印と形成**

た骨の組織像は同じである。

- 膜内骨化 intramembranous ossification(膜性骨形成)では，胚子期に間葉性の骨のひな形がつくられ，胎児期になると間葉の直接の骨化がはじまる。
- 軟骨内骨化 endochondral ossification(軟骨性骨形成)では，胎児期に軟骨性の骨のひな形が間葉からつくられ，引き続き骨が大部分の軟骨を置換する。

つぎの，軟骨内骨化に関する簡潔な記述は，長骨がどのように成長するかを説明する．間葉細胞は凝集して，**軟骨芽細胞**（成長中の軟骨組織の中で分裂する細胞）に分化し，その際，**軟骨性の骨のひな形**ができる（図I.9A）．骨のひな形の中央部で，軟骨が石灰化し，**骨膜の毛細血管**（ひな形を取り囲む線維鞘からの毛細血管）が骨のひな形の石灰化軟骨の中にのびて内部を栄養する．これらの血管は，同伴する**骨形成性細胞**とともに，**骨膜性骨芽** periosteal bud をつくる．

毛細血管は**一次骨化中心** primary ossification center をつくる．そのように名づけられるのは，それがつくる骨組織が，骨のひな形の軸部の軟骨の大部分を置換するからである．一次骨化中心から骨化する骨の軸部は**骨幹** diaphysis と呼ばれ，骨の発生が進むにつれ伸長する．

ほとんどの**二次骨化中心** secondary ossification center は，生後，発生中の骨の他の部位に出現する．二次骨化中心から骨化する部位は**骨端** epiphysis と呼ばれ

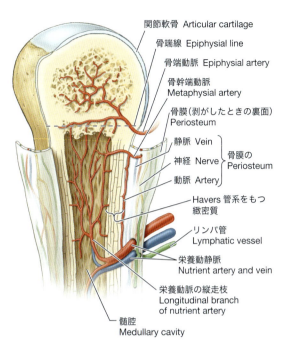

図I.10 **長骨の血管と神経** 緻密質の大部分は Havers 管系（骨単位）からなる．この系で，Havers 管は骨細胞を栄養するための1ないし2本の小さな血管を収める．

る．骨端動脈が，骨形成性細胞を伴って，発生中の髄腔にのびる．骨端に最も近い，骨幹の広がった部分は，**骨幹端** metaphysis と呼ばれる（図I.9B）．成長を継続するために，骨が成人の大きさに達するまでは，一次骨化中心からつくられた骨幹の骨は，二次性骨化中心からつくられた骨端の骨と融合しない．すなわち，長骨が成長する際には，軟骨性の**骨端板** epiphysial plate が骨幹と骨端の間に介在する．この成長板は，最終的には骨幹側と骨端側の両側から骨に置換される．これが起こると，骨の成長は止まり，骨幹は骨端と融合する．この過程（**骨癒合**）で生じる継ぎ目は密で，X線写真上，**骨端線** epiphysial line として認められる（図I.10）．骨端での骨の融合は思春期から成熟期にかけて急速に起こる．

骨の血管と神経

骨には豊富に血管が分布している（図I.10）．動脈の供給は以下による．

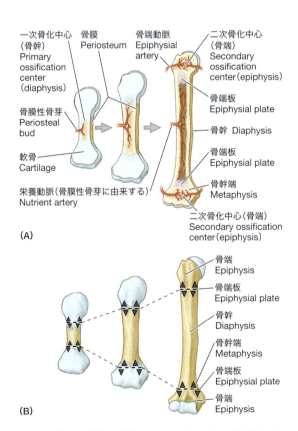

図I.9 **長骨の発生と成長** A. 一次骨化中心，二次骨化中心の形成．B. 骨の長さの成長は骨端板の両側で起こる（矢尻）．

- **栄養動脈** nutrient artery（1つの骨に1〜2本ある）は，骨膜の外で生じ，**栄養孔** nutrient foramen を通って長骨の骨幹の中を通り，髄腔内で縦走枝をだす。これらの血管は骨髄，海綿質，緻密質の深部を養う。
- 骨膜の**骨膜動脈** periosteal artery からの小枝は，ほとんどの緻密質を栄養する。そのため，骨膜を除去すると，骨は壊死に陥る。
- **骨幹端動脈** metaphysial artery と**骨端動脈** epiphysial artery が骨の両端を栄養する。これらの血管はおもに関節を栄養する動脈から生じる。

静脈 vein は動脈に伴行して**栄養孔**を通る。太い静脈の多くは，骨の関節端近くの栄養孔を通って骨からでる。**リンパ管** lymphatic vessel は骨膜に豊富に存在する。

神経 nerve は骨を栄養する血管に伴行する。骨膜には感覚神経（**骨膜神経** periosteal nerve）が豊富に分布し，痛覚線維を運ぶ。骨膜は特に外傷や張力に敏感で，このことは，骨折時に激しい疼痛が生じることを説明する。骨そのものにはあまり神経終末は分布していない。骨の内部では，**血管運動神経**が血管の収縮や拡張をつかさどり，骨髄の血流を調節している。

臨床関連事項

付加骨

過剰な骨化中心が現れて余分な骨がつくられると，付加骨（過剰骨）が生じる。多くの骨はいくつかの骨化中心から生じ，分離した部分は通常融合する。ときどき，これらの骨化中心のうちの1つが主骨と融合せず，過剰骨のようにみえることがある。しかし，注意深く調べると，みかけ上の付加骨は主骨の欠損部であることがわかる。付加骨はよく足にみられる。

骨年齢の評価

骨化中心が生じる部位，それらの出現時期や成長速度，その部位の融合（骨癒合）の時期に関する知識は，臨床医学や法医学，人類学で，ある人の年齢を決めるのに用いられる。骨年齢を決定するおもな基準は以下のとおりである。(1)骨幹と骨端における石灰化成分の出現，(2)骨端線にあたる暗線の消失（この線の欠如は骨端の融合が生じたことを示す。それぞれの骨端において，融合は特定の時期に起こる）。骨端と骨幹の融合は女子のほうが男子より1〜2年早く起こる。

骨端の変位と分離

成人において骨折を引き起こすような外傷は，子どもでは通常骨端の変位を起こす。骨の成長について，またX線写真や他の診断画像でさまざまな年齢の骨がどのようにみえるかについて知識がないと，変位した骨端板のことを骨折であるとか，骨端の分離を骨折した骨片の変位であると誤診してしまう可能性がある。骨は骨端板の両側でなめらかに彎曲するが，骨折が生じると尖ってでこぼこした骨縁を残す。

無血管性壊死

骨端や骨の他の部分への血液供給がなくなると，骨組織の壊死，すなわち**無血管性壊死**が生じる。どのような骨折の後でも，近接する小さな領域の骨は壊死に陥る。骨折のなかには，骨の大きな領域が無血管性壊死を起こすものがある。

変形性関節疾患

滑膜関節は摩耗に耐えられるようによく設計されているが，何年にもわたって激しく使用すると変形性変化を生じうる。成人期の初期にはじまり，その後ゆっくり進行して，関節軟骨の老化は，関節する骨の両端で，特に股関節，膝関節，脊柱の関節，手関節で起こる。こうした関節の不可逆的な変形性変化により，衝撃吸収装置や潤滑表面としての関節軟骨の働きが弱まる。その結果，関節運動の間（例えばジョギング中），関節は繰り返す摩擦により傷つきやすくなる。これらの変化でかなりの疼痛が引き起こされる人もいる。変形性関節炎（変形性関節症）のような**変形性関節疾患**は，しばしばこわばり，不快感，疼痛を伴う。**変形性関節症**は高齢者によくみられ，通常体重を支える関節（例えば股関節や膝関節）が侵される。

表 I.1　連結の種類

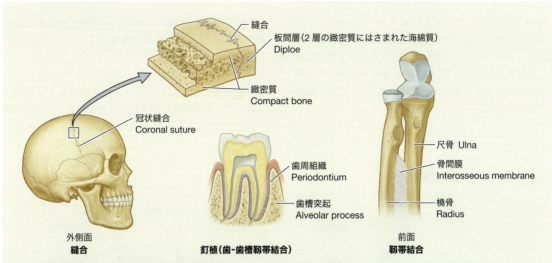

線維性結合では，接合する骨は線維組織で結合する。頭蓋の縫合は線維性結合で，骨が密接して線維組織でつながれ，しばしば波状線に沿ってかみ合っている。扁平骨は 2 枚の緻密質とその間の海綿質と骨髄（板間層）からなる。**靱帯結合**では，骨は骨間靱帯すなわちシート状の線維組織（例えば前腕の骨をつなぐ骨間膜）で結合される。**釘植**では，釘のような突起が受け口にはまる（例えば歯根と歯槽突起の間の接合）。線維組織である歯周組織が受け口の中に歯を固定する。

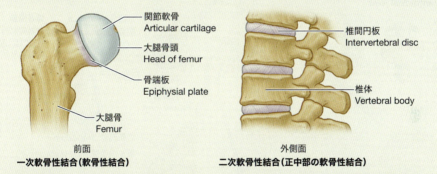

軟骨性結合では，接合する骨は線維軟骨または硝子軟骨でつながれる。成長中の長骨などでみられる**軟骨結合**では，骨性骨端と骨幹は骨端板（硝子軟骨）でつながれる。正中部の**軟骨性結合**では，結合する組織は線維軟骨板である（2 つの椎体の間など）。

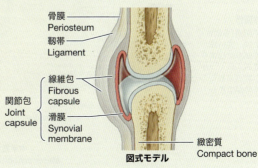

滑膜性結合（関節）では，2 つの骨は特徴的な関節腔（滑液を含む）で隔てられるが，関節包（滑膜で裏打ちされた線維包）でつながれている。骨の支持面は関節軟骨で覆われる。滑膜関節は機能的に最もよくみられる重要な型の関節である。接合する骨の間で自由に運動ができ，四肢のほとんどすべての関節で典型的にみられる。

連結

　連結 joint とは，2つ以上の硬成分（骨，軟骨，ときに同じ骨の別の部分）の間の接合，すなわち結合ないし連結する場所である。連結はさまざまな形状と機能を示す。まったく動かないものもある。わずかに動くことができるものもある。また，肩関節のように，自由に動かせるものもある。

連結の分類

　3種類の連結（線維性，軟骨性，滑膜性）を，結合の様式や，骨と結合する素材の種類によって分類する（表I.1）。

- 線維性結合 fibrous joint は，線維組織によって結合される。線維性結合部で起こる運動の量は，多くの場合，骨をつなぐ線維の長さに依存する。靱帯結合

表 I.2　滑膜性結合（関節）の種類

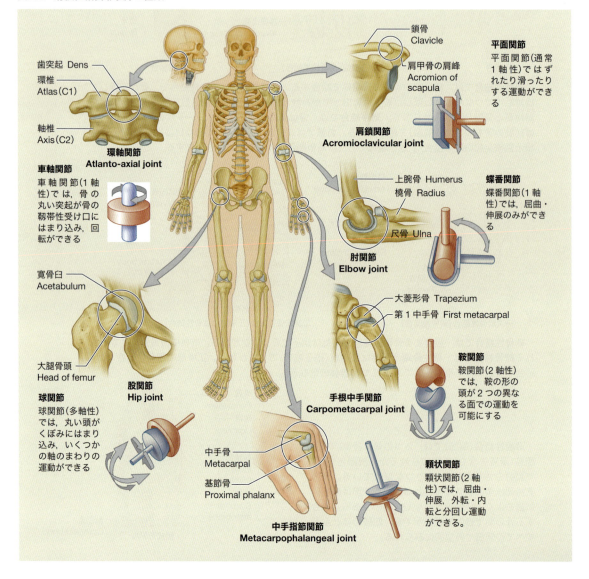

syndesmosis は，靱帯や線維性の膜といった，シート状の線維組織で骨をつなぐ．したがって，このタイプでは若干の可動性がある．**釘植 gomphosis**（**歯根-歯槽靱帯結合**）は線維性結合の一種で，くぎ様の線維性突起が歯を安定化させ，固有感覚情報（噛んでいるものや歯の食いしばりがどれくらい硬いか，など）を提供する．

- **軟骨性結合 cartilaginous joint** は，硝子軟骨や線維性軟骨によって結合する．**一次軟骨性結合**は硝子軟骨で結合される．この結合では，骨端板が骨に代わり，骨端が骨幹と融合するまでの若い時期に，骨が伸長し，若干屈曲することができる．**二次軟骨性結合**は，線維性軟骨によってつながる，強くやや可動性のある結合である．

- **滑膜性結合（関節）synovial joint** の関節腔は，少量の滑液を含む潜在的な空間である．滑液には関節軟骨に栄養を与え，関節面に潤滑油を与える，という2つの働きがある．滑膜性結合の際立った特徴は表 I.1 に図示し，説明する．滑膜性結合は，最もよくみられるタイプの連結で，通常，副靱帯によって補強されるが，副靱帯のあるものは関節包から独立しており（外因性），あるものは関節包の肥厚した一部分である（内因性）．一部の滑膜性結合には，他のめだった特徴として，**線維軟骨性関節円板**や**半月**などがあるが，これは骨の関節面が一致しないときに存在するものである．滑膜性結合は，関節面の形状や可能な運動の種類によって6つのおもな型に分類される（表 I.2）．

表 I.3　筋の種類

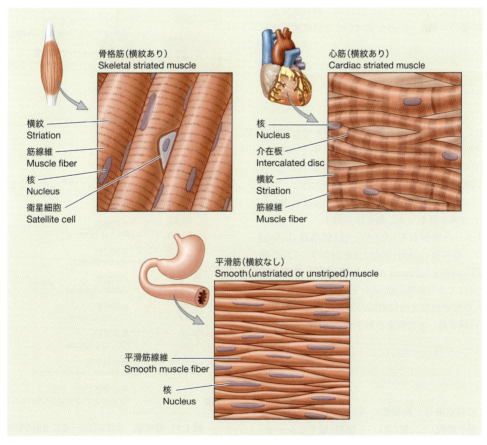

関節の血管と神経

関節は血液を，周囲の血管から起こる**関節動脈**から血液を受ける。動脈はしばしば**吻合**して網工をつくり(**関節周囲動脈吻合**)，関節の位置によらず，たえず血液を供給できるようにしている。**関節静脈**も吻合が多く，動脈に伴行する(**伴行静脈**)。そして動脈と同様に，関節包に，たいていは滑膜に分布する。

関節は豊富な神経支配を受ける。神経終末は関節包に豊富に存在する。四肢の遠位部では，**関節神経**は上を覆う皮膚を支配する皮神経の枝である。それ以外は，たいていの関節神経は，その連結(関節)を横切り，それゆえ関節を動かす筋肉を支配する神経の枝である。Hiltonの法則とは，関節を支配する神経はまた，その関節を動かす筋肉と，筋の付着部を覆う皮膚をも支配する，というものである。

疼痛線維は，関節包の線維層と副靱帯に無数にある。滑膜は比較的痛覚に鈍感である。関節は，**固有感覚**という，身体の部分の動きや位置を気づかせる感覚情報を伝達する。

筋系

筋細胞は，弛緩しているときには細長いのでしばしば**筋線維**と呼ばれる。身体の部分を動かしたり，一時的に内部の器官の形を変えたりするように組織化された，特殊化した収縮性細胞である。付属する結合組織は，筋線維を束に分けて，神経線維と毛細血管を筋線維に運ぶ。筋肉はまた身体に形を与え，熱を作り出す。

筋には3つの型がある(表I.3)。(1) **骨格筋** skeletal muscle は，骨や他の構造(眼など)を動かす。(2) **心筋**(**心横紋筋**) cardiac striated muscle は心臓と隣接する大血管の壁の大部分をつくる。(3) **平滑筋** smooth muscle は，大部分の血管と内腔臓器の壁の一部をつくり，腸などの内臓を通して物質を移動させ，血管内の流れを調節する。

骨格筋

すべての骨格筋は，横紋筋からなる肉質の収縮部(1つ以上の**頭**や**筋腹**)と，**腱**(丸い)や**腱膜**(扁平なシート)といった，おもにコラーゲン束からなる非収縮部をもつ。

筋の長さについて言及する際には，筋腹と腱を含め

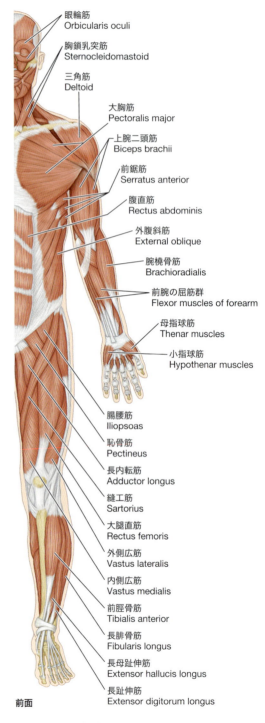

図 I.11 骨格筋 大きな筋の一部に名前を記す。

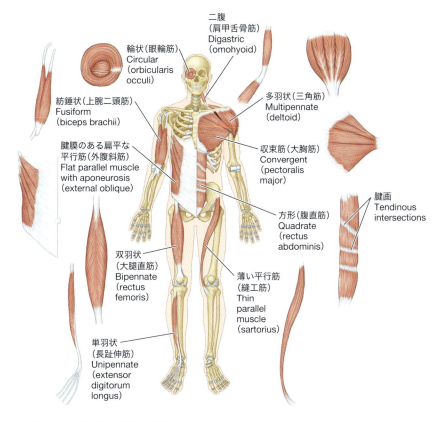

図 I.12　骨格筋の構築と形状　形が筋線維の配置に依存するさまざまな型の筋を示す。

る。ほとんどの骨格筋は直接的に，または腱や腱膜を介して間接的に，骨，軟骨，靱帯，筋膜やこれら構造の組み合わせに付着する。しかし，筋肉のなかには，器官（眼球など）や皮膚（表情筋など），粘膜（内舌筋など）に付着するものもある。筋肉は運動器官であるが，また静止時に身体を支持し，形を与え，熱を生み出す。図 I.11 にはいくつかの浅層の筋について記述する。深部の筋に関しては1章以降で述べる。

　たいていの筋は，その機能や付着する骨にちなんで名づけられる。例えば，小指外転筋は小指を外転させる。胸鎖乳突筋は下方で胸骨と鎖骨に，上方で頭蓋の側頭骨の乳様突起に付着する。形（三角筋）や位置（内側，外側，前，後），長さ（短，長），大きさ（最大，最小），付着の数（二頭，三頭）によって命名される筋もある。筋肉は形状や構造によって記述されることもある（図 I.12）。例を下記にあげる。

- **羽状筋** pennate muscle（ラテン語では *pennatus*，羽を意味する）は，筋線維束の配列が羽状である：単羽状，双羽状，多羽状。
- **紡錘状筋** fusiform muscle は，紡錘形である（丸く，筋腹がふくらみ，端がすぼんでいる）。
- **平行筋** parallel muscle では，筋線維束が筋の長軸に平行である。平行筋をもつ扁平筋はしばしば腱膜をもつ。
- **収束筋** convergent muscle は広い付着部をもち，そこから筋線維束が1つの腱に収束する。
- **輪筋** circular muscle は身体の開口部を取り囲み，収縮するとその開口部を閉じる。
- **二腹筋** digastric muscle は2つの筋腹が直列に連なっており，共通の中間腱を共有する。

筋の収縮

筋が収縮すると，筋線維は安静時の長さの約70％に短縮する。長い平行な筋束配列をもつ筋が最も短縮し，関節部での大きな運動範囲を提供するが，筋力は強くない。筋力は，筋細胞の総数が増えると増す。そのため，線維束を最大に詰めこんでいる短く幅広い羽状筋は，短縮効率は悪いが最も筋力が強い。

筋が収縮して短縮するとき，付着部の一方はたいてい固定されており，もう一方が動く。筋の付着部はよく起始と停止と記述される。通常，**起始**は筋の近位端で，筋収縮のときに固定されており，**停止**は筋の遠位端で可動性がある。しかし，異なる状況では異なる方向に作用しうる筋もある。そのため本書ではほとんどの筋の付着を記述する際に，**近位**と**遠位**，あるいは**内側**と**外側**という用語を用いる。

骨格筋は以下の3つの様式で収縮することができる。

1. **反射性収縮** reflexive contraction は，例えば横隔膜の呼吸運動のように，自動的で随意的には制御できない。打腱器で腱を叩くと，筋の伸展が反射性収縮を引き起こす。
2. **緊張性収縮** tonic contraction では，わずかに収縮する（**筋緊張** muscle tone）が，動きや能動的抵抗は生じず，筋肉に硬さを与え，関節の安定性や姿勢の維持を補助する。
3. **一過性収縮** phasic contraction には2つのおもなタイプがある。**等尺性収縮** isometric contraction では，筋の長さは同じで，動きは生じないが，筋の緊

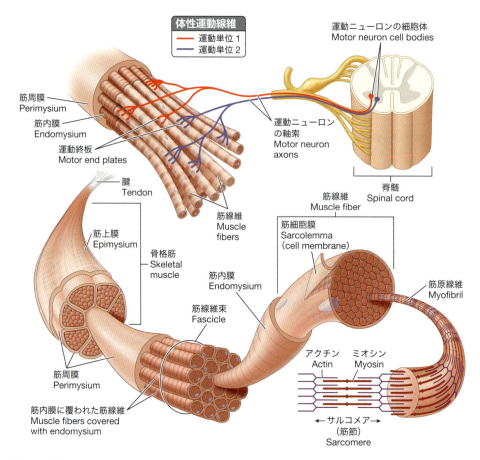

図I.13　骨格筋の構造と運動単位　運動単位は1本の運動ニューロンとそれが支配するすべての筋線維からなる。アクチン（細い）とミオシン（太い）フィラメントは筋線維の中の収縮要素である。

張は高まる(例えば,三角筋が腕を外転位に保つ)。等張性収縮では,筋肉は長さを変えて運動を引き起こす。**等張性収縮** isotonic contraction には2つの形式がある。**求心性収縮** concentric contraction では,筋肉の短縮により運動が起こる(例えば,三角筋は短縮して腕を外転位に挙上する)。**遠心性収縮** eccentric contraction では,収縮した筋がだんだんに弛緩する(例えば,三角筋は伸長し,重力により内転位に腕を下げる)。

筋の**構造単位**は**筋線維** muscle fiber である(図I.13)。個々の筋線維を包む結合組織を**筋内膜** endomysium といい,一群の筋線維(筋線維束)は**筋周膜** perimysium で覆われ,筋全体は**筋上膜** epimysium で囲まれる。筋の**機能単位**は,運動神経とそれが支配する筋線維からなり,**運動単位** motor unit と呼ばれる。脊髄の運動神経が刺激されると,興奮を発してその運動単位により支配されるすべての筋線維がいっせいに収縮する。運動単位の筋線維の数は,その筋の大きさや機能により,1本から数百本まで変わる。1つのニューロンが数百の筋線維を支配するような大きな運動単位は,体幹や大腿の大きな筋にみられる。正確な運動が要求されるような眼や手の小さな筋では,運動単位には数本の筋線維しか含まれない。

筋は,身体を動かしたり,ある姿勢をとる際に,特定の機能を担う。同じ筋が,状況によって主動筋,対抗筋,協力筋,固定筋として働きうる。その機能は以下のとおりである。

- **主動筋** prime mover(**作動筋** agonist)は,身体の特定の動きを生じさせるおもな筋である(例えば,求心性収縮)。
- **固定筋** fixator は,運動が四肢の遠位部で起こるときに,近位部を安定化する。
- **協力筋** synergist は,主動筋の作用を補助する。例えば,主動筋が複数の関節をまたぐとき,介在する関節の動きを阻止する。
- **対抗筋** antagonist は,主動筋の作用に拮抗する筋である。主動筋が収縮すると,対抗筋は進行性に弛緩して,なめらかな運動が引き起こされる。

心筋

心筋(心横紋筋)は,横紋が心臓の筋肉の壁(**心筋層** myocardium)をつくる(表I.3)。心筋のなかには,大動脈や肺静脈,上大静脈の壁に存在するものもある(図I.14)。心筋収縮は随意的には制御できない。心拍数は特殊な心筋線維からなる**ペースメーカ細胞**によって内因性に調節され,それは自律神経系の影響を受ける(本章の後半で述べる)。

平滑筋

平滑筋は,顕微鏡的な横紋がないためにこのように呼ばれるが,ほとんどの血管の壁の中膜や,消化管や消化腺の壁の筋層の大部分をつくる(図I.15A,表I.3)。平滑筋はまた,皮膚(毛包に付属する**立毛筋**,図I.5A)や,眼球(水晶体の厚さや瞳孔の大きさを調節する)にもみられる。心筋と同様に,平滑筋は自律神経系により支配される(表I.3)。したがって,これは**不随意筋**で,長時間にわたり部分的に収縮することができる。これは,管状構造物の内腔の大きさを調節するのに重要である。消化管,卵管,尿管の壁では,平滑筋は律動的な収縮(蠕動波)を行う。この過程(**蠕動** peristalsis)は,内容物をこれら管状構造に沿って送りだす。

臨床関連事項

筋検査

筋検査は神経損傷の診断に役立つ。この方法により検者は患者の運動の力を正確に測定することができる。通常,筋肉は比較のために両側対で検査される。一般的に2つの方法がある。
1. 被検者が検者の動きに抵抗するような運動をする(能動的)。前腕の屈曲を調べるときには,検者は被検者に,検者の前腕を屈曲するように頼み,検者はそれに抵抗する。
2. 検者が被検者の動きに抵抗するような運動をする。例えば,被検者は前腕を屈曲し,検者はそれを伸展させようとする。

筋電図

筋電図検査による筋の電気刺激は,筋の作用を検査するもう1つの方法である。検者は筋肉のうえに表面電極をとりつけ,被検者にある運

動をするよう指示する。検者はそれから筋の電気的活動電位の差を増幅し，記録する。正常な安静時の筋では基線活動（緊張）のみ認められ，これは睡眠中，麻痺のとき，麻酔時にのみ消失する。収縮する筋はさまざまな高さの一過性活動を示す。筋電図を用いると，さまざまな運動の際の個々の筋の活動を解析できる。筋電図はまた，筋の作用を回復させる治療計画の一部にもなる。

筋萎縮

四肢の筋組織の消耗（萎縮）は，例えば筋肉の原発性疾患や神経の病変によって起こることがある。筋萎縮はまた四肢のギプスなどによる固定によって生じることもある。

代償性肥大と心筋梗塞

代償性肥大では，心筋はその線維（細胞）の大きさを増加させることによって増大する負荷に対応する。心臓発作の際に心筋線維が傷害されると，組織は壊死に陥り，生じてくる線維性瘢痕組織によって，**心筋の壊死**（心筋組織の病的な死）領域である**心筋梗塞**が形成される。平滑筋細胞も増大する負荷に対して代償性肥大を起こす。妊娠中には，子宮壁の平滑筋細胞は大きさ（肥大）だけでなく，数も増加する（過形成）。

心血管系

循環系 circulatory system は血液を全身に送る。この系は，心血管系とリンパ系からなる。心臓と血管は血液輸送網である**心血管系** cardiovascular system をつくる（図 I.14）。心臓は身体の広大な脈管系に血液を拍出する。血液は栄養素と酸素を細胞に運び，老廃物を細胞から回収する。

心臓は 2 つの筋ポンプからなる。これらは隣接して存在するが，直列で働き，心血管系を 2 つの循環系に分ける。**肺循環**では，右心は戻ってきた酸素濃度の低い血液を肺へ送りだし，酸素と二酸化炭素を交換する。**体循環**では，左心に戻ってきた酸素濃度の高い血液が，身体の残りの部位に送りだされ，酸素，栄養素と二酸化炭素が交換される。

3 種の血管がある。**動脈** artery，**静脈** vein，**毛細血管** capillary である（図 I.15）。高い圧をかけられた血液が心臓からでていき，壁の厚い動脈の分岐系によって身体に分配される。分配血管の終末部分である**細動脈** arteriole は，酸素化された血液を毛細血管に届ける。毛細血管は毛細血管床をつくり，そこで酸素，栄養素，老廃物や他の物質を細胞外液と交換する（図 I.15A）。毛細血管床からの血液は，壁の薄い細静脈に入る。これは太めの毛細血管に似ている。**細静脈** venule は小さな静脈に注ぎ，それがより大きな血管に開く。最大の静脈である上大静脈と下大静脈は，酸素濃度の低い血液を心臓に戻す。

循環系のたいていの血管は 3 層からなる。**内膜** tunica intima は薄い血管の裏打ちである。**中膜** tunica media は中央の平滑筋層である。**外膜** tunica adventitia は外層の結合組織層である。

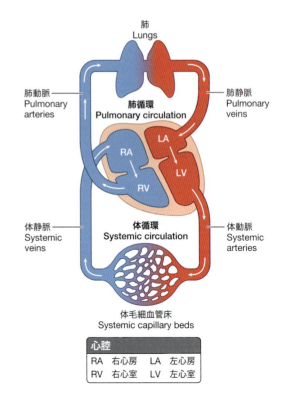

図 I.14 心血管系の図解 連続性の回路は肺循環と体循環の 2 つの回路からなり，それぞれ心臓の半分が受け持っている。

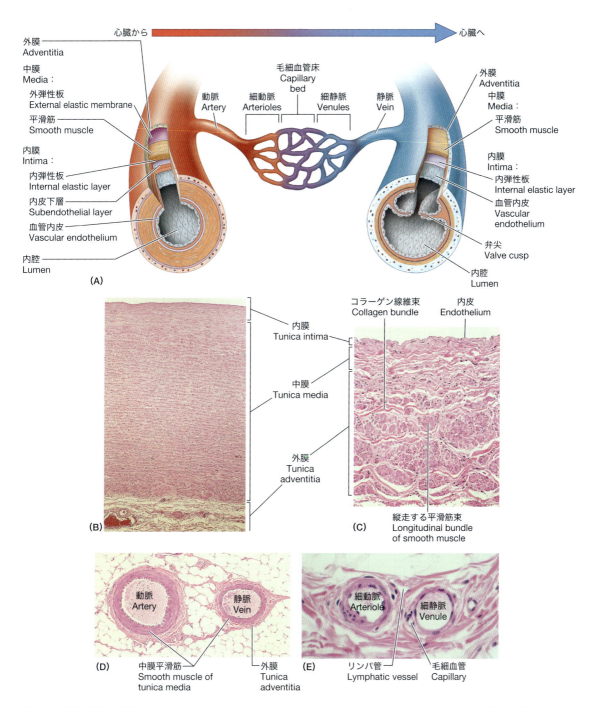

図 I.15 **動脈と静脈の構造** A. 概観。B. 弾性動脈である大動脈（低倍率）。C. 下大静脈（低倍率）。D. 筋性動静脈（低倍率）。E. 細動脈と細静脈（高倍率）。

動脈

動脈 artery は血液を心臓から運び出し，全身に分配する（図 I.16A）。血液は心臓をでて，どんどん狭くなる動脈を通る。動脈の型の違いは，全体の大きさ，中膜における弾性線維や筋の相対的な量，内腔に対する壁の厚さの相対量により区別される（図 I.15）。動脈の大きさと型は連続的である，すなわち，形態的特徴は１つの型から別の型に徐々に変化する。３つの型の動脈がある。

- 大型の弾性動脈 large elastic artery（伝導動脈）は，壁に弾性線維をたくさん含む，例えば，大動脈や大動脈弓からの枝である（図 I.15B）。心臓の収縮の合間の動脈系の血圧は，弾性動脈の弾力性によって維持される。この特質により，動脈は，心臓が収縮すると拡張し，収縮期の合間にはもとに戻る。

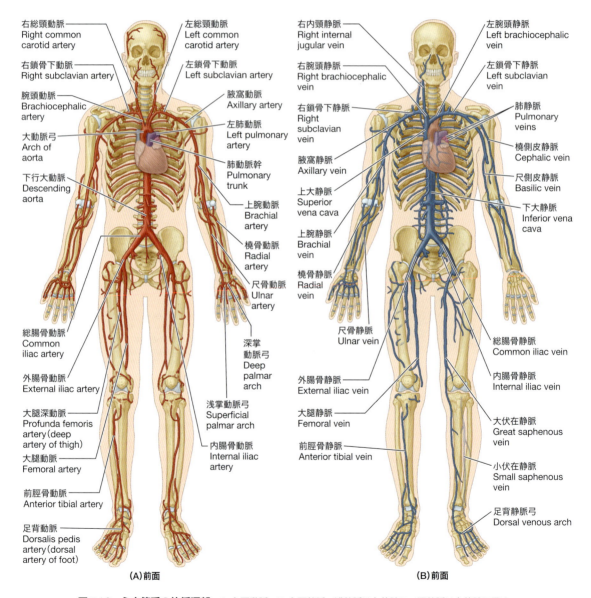

図 I.16　心血管系の体循環部　A. 主要動脈。B. 主要静脈。浅静脈は左体肢に，深静脈は右体肢に示す。

- **中型の筋性動脈** medium muscular artery（分配動脈）は，おもに平滑筋が輪状に配列する中膜をもつ．例として大腿動脈があげられる（図I.15D）．これらの動脈は，血管径を減らす（収縮する）ことにより，必要に応じて身体の異なる部位への血流を調節する．
- **小型の動脈** small artery と **細動脈** arteriole は比較的狭い内腔と厚い筋層をもつ（図I.15E）．血管系内の動脈の圧力は，おもに細動脈の平滑筋の緊張度（硬さ）により制御される．動脈壁の筋の緊張度が正常を上回ると **高血圧** が生じる．

静脈

静脈 vein は，酸素化の減少した血液を毛細血管床から心臓に戻す．太い肺静脈は，肺からの十分酸素化された血液を心臓へ運ぶ，という点で非典型的である（図I.16A）．静脈系は低圧なので，静脈の壁は伴行する動脈よりも薄い（図I.15）．最も小型の静脈である細静脈は，合流してより大きな静脈となり，**足背静脈弓** dorsal venous arch of foot のような **静脈叢** を形成する（図I.16B）．血流が重力に逆らうような，四肢や他の部位の **中型静脈** は，**弁** valve を有し，血液が心臓の方向のみに流れ，逆流しないようにしている（図I.15，I.17A）．上大静脈や下大静脈といった **大型の静脈** large vein の特徴として，長軸方向の平滑筋の幅広い筋束と，よく発達した外膜を有することがあげられる（図I.15B）．体循環の静脈は動脈よりも変異が多く，吻合の頻度も高い．

1本の血管として記載されていても，静脈は2本ないしそれ以上に分かれる傾向がある．深部の動脈に伴行する静脈（伴行静脈）は，動脈の周囲に分岐網をつくり（図I.17B），伴行する動脈とともに比較的変形しにくい **血管鞘** の中を占める．その結果，心臓の収縮期に動脈が拡張すると，静脈は圧迫されて，静脈血を心臓に送り戻すのを助ける．例えば，下肢の骨格筋が収縮して筋腹が外方へふくらむと，静脈を圧迫して，上方の心臓へ血液を「絞りだす」．これは **筋静脈ポンプ** として知られる（図I.17A）．

臨床関連事項

吻合，側副循環，終動脈

動脈の複数の枝の間の **吻合**（交通）は，通常の経路が圧迫，関節の位置，病気，外科的結紮によって閉塞する場合にそなえて，多数の潜在的な血流の迂回路を提供する．おもな血管が閉塞すると，より小さな代替血管が通常太さを増し，閉塞部より遠位の構造に血液を供給するための **側副循環** を提供する．しかし側副経路が発達するには時間がかかり，通常突然の閉塞や結紮を代償するには不十分である．側副循環が存在しない，あるいは主血管の代理をするには不十分な領域がある．近傍の動脈と吻合しない動脈は真の **終動脈** である．終動脈の閉塞は，その血管が支配する構造や器官の部分への血液供給を途絶えさせる．例えば，網膜の終動脈の閉塞により失明が生じる．真の終動脈ではないが，**機能的終動脈**（無力な吻合を有する動脈）が脳，肝臓，腎臓，脾臓，小腸の一部に血液を供給する．

動脈硬化：虚血と梗塞

動脈の後天性疾患の中で最も頻度の高いものは **動脈硬化症**（動脈の硬化）で，これは動脈壁の肥厚と弾力性の低下を特徴とする一群の疾患である．アテローム性動脈硬化症は動脈硬化症のよくある型で，動脈壁への脂肪（おもにコレステロール）の集積が関係する．カルシウムの沈着は粥状斑（アテローム）を形成し，動脈の内腔が狭小化し，不規則になる（図BI.1A）．その結果，**血栓** が形成され，その動脈を閉塞したり，血流に流れ込んで，虚血（ある臓器や領域の血液供給の低下）や梗塞（ある臓器や組織の局所的な死）を引き起こすことがある（図BI.1B）．血栓によってもたらされる疾患として，**心筋梗塞**（心臓発作），脳卒中，壊疽（四肢の一部の壊死）があげられる（図BI.1）．

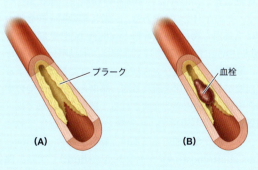

図 BI.1　プラークと血栓

臨床関連事項

静脈瘤

静脈の壁が弾力性を失うと，静脈は脆弱になり，重力に逆らって血液柱を支える圧によって拡張する。その結果，**静脈瘤**が生じる。これは異常に膨れて捻じ曲がった静脈で，下肢に最もしばしばみられる（図BI.2）。

静脈瘤は径が正常より大きく，弁尖は触れあわなかったり，炎症により破壊されていたりする。これらの静脈の弁は**機能不全**に陥っており，そのため心臓へ向かって上行する血液柱は弁で仕切られることなくつながって，脆弱化した静脈壁に高い圧をかけ，静脈瘤を悪化させる。

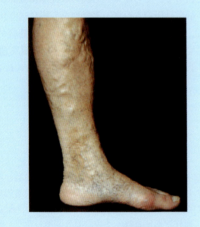

図BI.2　静脈瘤

毛細血管

毛細血管 capillary は，循環系の動脈側と静脈側をつなぐ，単純な内皮の管である。一般に細動脈と細静脈の間に毛細血管網（**毛細血管床** capillary bed）を形成する（図I.15A）。毛細血管を通る血液は，細動脈により運ばれ，細静脈により運び去られる。細動脈の静水圧によって血液が毛細血管床を流れる間，酸素と栄養素と他の細胞性物質が周囲組織と交換される。指などの領域では，毛細血管床より近位で，小動脈と小静脈が直接交通する。そのような交通のある部位〔**動静脈吻合** arteriovenous anastomosis（**AVシャント** AV shunt）〕では，血液は循環系の動脈側から静脈側へ直接流れ，毛細血管を通らない。AVシャントは皮膚に多数存在し，体温の保持を保存に重要な役割を果たす。

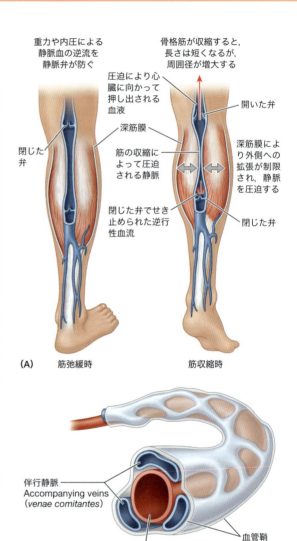

図I.17　**静脈**　**A**. 筋ポンプ。四肢の筋の収縮は静脈弁とともに，血液を心臓へ送る働きをする。収縮する筋の筋腹の外方への拡張は深筋膜により制限され，それが静脈への圧迫力となり，重力に逆らって血液を押し上げる。**B**. 伴行静脈。

リンパ系

リンパ系は過剰な組織液と漏れでた血漿蛋白質を血液に回収し，細胞残屑や感染を除去する機能を有する（図I.18）。この系は過剰な細胞外組織液を**リンパ** lymph として集める。リンパは通常透明で水様で，血漿の組成と似ている。リンパ系は以下の要素からなる。

Introduction

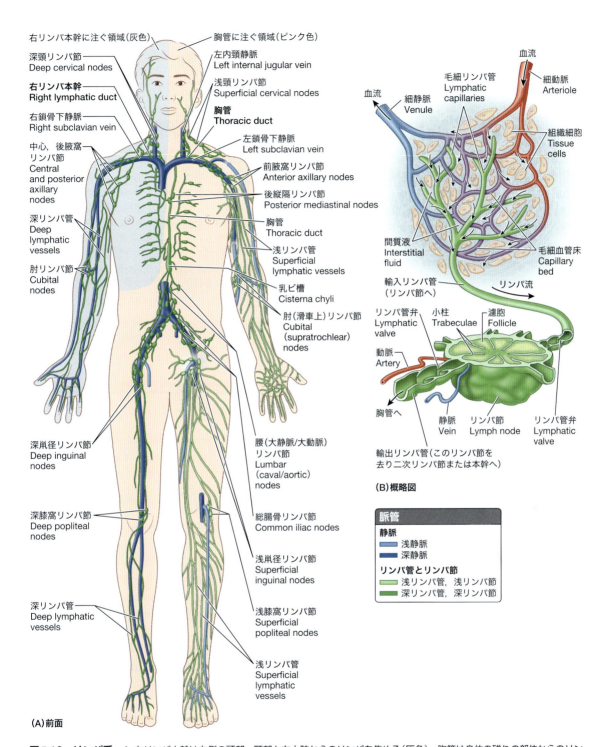

図I.18　リンパ系　A. 右リンパ本幹は右側の頭部，頸部と右上肢からのリンパを集める（灰色）。胸管は身体の残りの部位からのリンパを集める。深リンパ管は身体の右に，浅リンパ管は身体の左に記す。B. リンパは細胞外腔からリンパ節を通って流れる。小さな黒い矢印は，毛細血管を出て毛細リンパ管に入る間質液の流れを示す。

- **リンパ管叢** lymphatic plexus は，毛細リンパ管と呼ばれる小さなリンパ管の網工で，ほとんどの組織の細胞外スペースからはじまる。
- **リンパ管** lymphatic vessel (lymphatics) は，ほぼ身体中に広がる，薄壁の脈管網で，弁が豊富で，リンパ管叢からはじまり，ところ々にリンパ節がある。リンパ管は，毛細血管が存在するほぼあらゆるところにある。ただし，歯，骨，骨髄，中枢神経系全体にはない（中枢神経系では過剰な液は，脳脊髄液に排出される）。
- **リンパ節** lymph node は，リンパ組織の小さな塊で，リンパは静脈系に戻る途中でここを通り，濾過される。
- **リンパ球** lymphocyte は，全身を循環する免疫系細胞で，異物と反応する。
- **リンパ組織** lymphoid organ は，リンパ球を産生する部位で，消化管壁，**脾臓** spleen，**胸腺** thymus，リンパ節，赤色骨髄の**骨髄性組織** myeloid tissue などである。

1つ以上のリンパ節を通過した後，リンパはリンパ本幹と呼ばれるより大きなリンパ管に入り，これらは合流して右リンパ本幹ないし胸管となる（図 I.18A）。

- **右リンパ本幹** right lymphatic duct には，身体の右上 1/4（右側の頭部，頸部，胸部，右上肢全体）からのリンパが注ぐ。右リンパ本幹は**右静脈角** right venous angle という，右鎖骨下静脈が右内頸静脈に注ぐところで終わる。
- **胸管** thoracic duct には，身体の残りの部分からのリンパが注ぐ。胸管は腹部で**乳ビ槽** cisterna chyli という囊としてはじまり，胸部を上行し，**左静脈角** left venous angle と呼ばれる，左内頸静脈と左鎖骨下静脈の境界部に注ぐ。

皮膚と浅筋膜にある**浅リンパ管**は，最終的に深リンパ管に注ぐ。**深リンパ管**は主要な血管に伴行する。リンパ系の他の機能として以下のものがあげられる。

- **食事中の脂肪の吸収と輸送**。特殊な毛細リンパ管（乳ビ管）が小腸から吸収したすべての脂肪（乳ビ）を受け取り，それを胸管を介して静脈系に運ぶ。
- **身体の防御機構をつくる**。外来性蛋白質が感染領域から流れてくると，その蛋白質に特異的な抗体が免疫能をもつ細胞やリンパ球でつくられ，感染領域に送りこまれる。

臨床関連事項

リンパ管炎，リンパ節炎，リンパ浮腫

リンパ管炎とリンパ節炎という用語は，それぞれリンパ管とリンパ節の二次性炎症をさす。これらの病的過程は，リンパ系に癌の転移が生じたとき（癌細胞のリンパ行性播種）に起こることがある。リンパ浮腫（間質液の貯留）は，リンパが身体のある領域から排出されないときに起こる。例えば，癌が転移したリンパ節が腋窩から外科的に切除されると，上肢のリンパ浮腫が生じることがある。

神経系

神経系は，体外・体内の環境のたえまない変化に身体が対応できるようにする。神経系はまた，循環や呼吸など，身体のさまざまな活動を調節・統合する。記載の都合上，神経系を以下のように分ける。

- 構造的には，**中枢神経系** central nervous system と，**末梢神経系**に分けられる。中枢神経系は脳と脊髄からなる。末梢神経系は，中枢神経系の外の神経線維と細胞体からなり，興奮の出入りを行う。
- 機能的には，**体性神経系** somatic nervous system と自律神経系に分けられる。体性神経系は随意的な神経系で，皮膚（痛覚など）や関節（位置覚など）からの感覚を運び，骨格筋を支配する。**自律神経系**は不随意的な内臓神経系で，平滑筋（血管壁など），腺（汗腺など），体腔内の内臓（心臓，胃，膀胱など）を支配する。

神経組織は，おもに2種類の細胞からなる。**ニューロン**（神経細胞）と**支持細胞**（神経膠細胞，グリア細胞）である。

- ニューロン neuron は神経系の構造機能単位で、迅速な連絡のために特殊化したものである（図 I.19）。ニューロンは細胞体 cell body と、**樹状突起** dendrite と**軸索** axon という突起からなり、興奮の出入りを行う。**ミエリン** myelin という脂質と蛋白質の層が、一部の軸索の周りに**ミエリン鞘** myelin sheath をつくり、興奮の伝導速度を大きく速める。ニューロンは**シナプス** synapse という、ニューロン間の接合点で互いに連絡する。この連絡は**神経伝達物質**という、一方の神経から分泌される化学物質によりなされ、他方の神経を興奮ないし抑制して、興奮の中継を継続したり終止させたりする。
- **支持細胞**（グリア細胞, **グリア** neuroglia）はニューロンの約5倍の数があり、非神経性、非興奮性細胞で、神経組織の主要な要素（足場）となる。支持細胞はニューロンを支持し、絶縁し、栄養する。

中枢神経系

中枢神経系 central nervous system は脳 brain と脊髄 spinal cord からなる（図 I.20）。中枢神経系の主要な役割は、出入りする神経信号を統合・協調し、思考や学習といった高次精神機能を営むことである。

中枢神経系における神経細胞体の集まりを**神経核** nucleus という（図 I.21）。中枢神経系の隣接する、あるいは遠隔の核を連結する神経線維（軸索）の束を**伝導路** tract という。神経細胞体は**灰白質** gray matter 内に存在する。相互連結する神経線維伝導路系は**白質** white matter をなす。脊髄の横断面で、白質の基質の中に、灰白質がおよそ H 形の領域として埋め込まれている（図 I.20）。この H 形の支柱（縦棒）を**角** horn という。灰白質には左右の**後角（背側角）** posterior (dorsal) gray horn、**前角（腹側角）** anterior (ventral) gray horn がある。

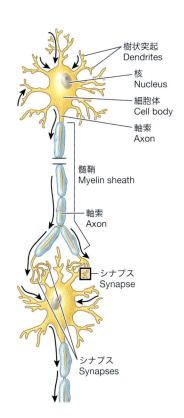

図 I.19 運動ニューロンの構造　運動ニューロンの一部を示す。

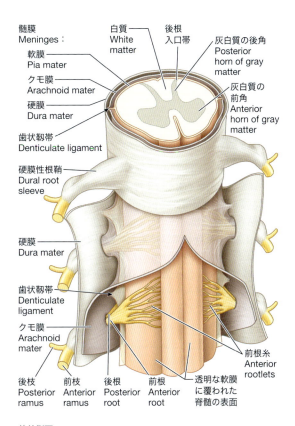

前外側面

図 I.20 脊髄と髄膜

3つの膜層(軟膜，クモ膜，硬膜)があり，あわせて**髄膜** meninges をなす(図I.20)。髄膜と**脳脊髄液** cerebrospinal fluid(CSF)は中枢神経系を包み保護する。脳と脊髄はその外表面を，髄膜の最内層の繊細で透明な**軟膜 pia mater** によって密に覆われる。脳脊髄液は軟膜と**クモ膜 arachnoid mater** の間のクモ膜下腔に存在する。軟膜とクモ膜の外側には，厚く丈夫な**硬膜 dura mater** が存在し，神経頭蓋を包む骨の内面に密着している。脊髄の硬膜は，**硬膜上腔**という脂肪がつまった空間により脊柱から離れている。

臨床関連事項

中枢神経系の損傷

中枢神経系が損傷されると，傷害を受けた軸索はほとんどの場合回復しない。その近位側断端は再生しはじめ，病変部にのびだしていく。しかし，その成長は，障害部位で増殖する星状膠細胞(グリア細胞の1種)によって阻止される。その結果，中枢神経系の伝導路が破壊され，永続的な機能障害が引き起こされる。

末梢神経系

末梢神経系 peripheral nervous system(PNS)は，中枢神経系と末梢構造をつなぐ**神経線維**と**神経細胞体**からなる(図I.21)。**末梢神経** peripheral nerve は神経線維束，結合組織の鞘，神経を栄養する血管からなる(図I.22，I.23)。**神経線維**は軸索と神経線維鞘，神経内膜からなる。軸索は神経からのびる1本の突起である。**神経線維鞘** neurolemma はSchwann細胞の細胞膜で，軸索を直接囲み，他の軸索から隔離する。**神経内膜**は結合組織の鞘である。末梢神経系では，神経線維鞘は2つの型をとり，2種類の神経線維をつくる(図I.22)。
1. **有髄神経線維** myelinated nerve fiber では，**1本の軸索**の周りを1個のSchwann細胞の細胞質が連続して何重にも取り囲んでできる髄鞘を有する。
2. **無髄神経線維** unmyelinated nerve fiber の神経鞘では，1個のSchwann細胞の細胞質の中にたくさんの軸索が別々に埋め込まている。これらのSchwann細胞は髄鞘をつくらない。皮神経(皮膚の感覚を支配する神経)のほとんどの神経線維は無髄である。

末梢神経はかなり強靭で弾力性があるが，それは神経線維が3種の結合組織の覆いで支持・保護されているからである(図I.23)。
1. **神経内膜** endoneurium は，神経鞘細胞と軸索を包む繊細な結合組織の鞘である。
2. **神経周膜** perineurium は，末梢神経線維束を包む1層の密な結合組織で，外来物質が神経線維に入り込まないための効果的な障壁をなす。
3. **神経上膜** epineurium は，神経線維束の束を包むむ厚い結合組織鞘で，神経の最外層の覆いをなす。脂肪組織や血管やリンパ管も含む。

末梢神経は電話ケーブルに似ている。軸索が個々の電線にあたり，神経線維鞘と神経内膜によって絶縁されている。絶縁された電線は神経周膜によって束ねられ，その束は今度は神経上膜により包まれ，「ケーブル」の外の覆いをなす。

中枢神経系の外にある神経細胞体の集まりを**神経節 ganglion** という。運動神経節，(自律神経節)，感覚神経節がある。

末梢神経には脳神経と脊髄神経がある。12対の**脳神経 cranial nerve** のうち，11対は脳から起こる。1対(脳神経XI)はほとんどが上位脊髄から起こる。すべての脳神経は頭蓋にある孔を通って頭蓋腔をでる。31対の**脊髄神経 spinal nerve** のすべて，すなわち8対の頸神経，12対の胸神経，5対の腰神経，5対の仙骨神経，1対の尾骨神経は，脊髄から起こり脊柱の椎間孔からでる(図I.21)。

体性神経系

体性神経系 somatic nervous system は随意的な神経系で，中枢神経系と末梢神経系の体性部からなり，身体(ギリシア語では *soma*)のすべての部分の一般感覚，運動を支配するが，体腔内にある内臓と平滑筋と腺は例外である。**体性(一般)感覚神経**は，感覚受容器からの圧覚，痛覚，温度覚，位置覚を伝える(図I.24)。**体性運動神経**は骨格筋(随意筋)のみを刺激し，その収縮によって随意的，反射的運動を引き起こす。

Introduction 31

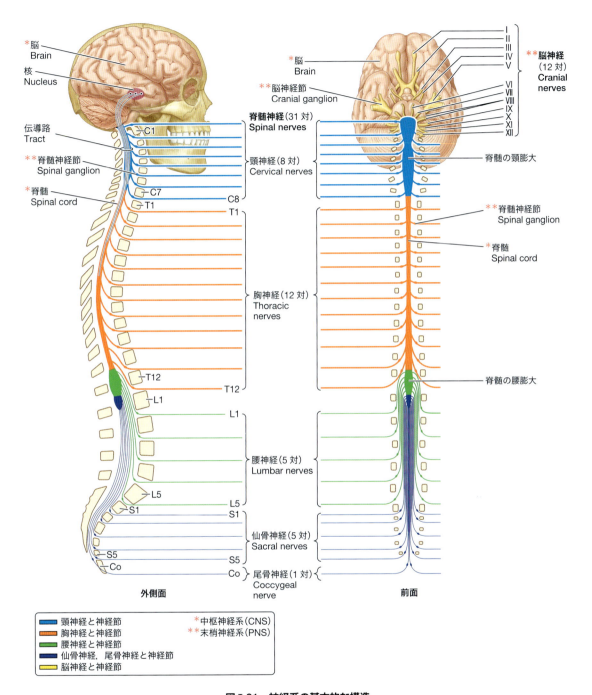

図 I.21 神経系の基本的な構造

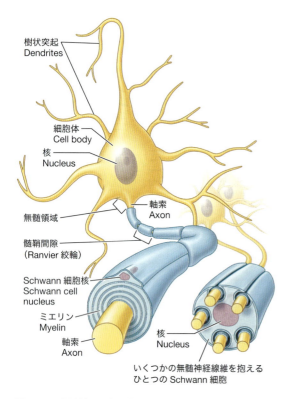

図 I.22　有髄神経と無髄神経　髄鞘間隙（Ranvier 絞輪）は髄鞘の間の部分である（すなわち，軸索の短い部分がミエリンによって覆われていない）。

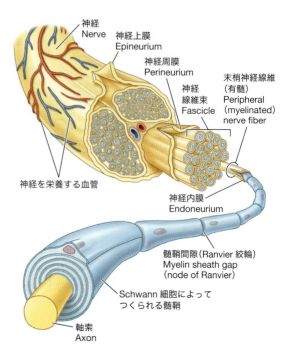

図 I.23　末梢神経線維の構成と被膜

臨床関連事項

末梢神経変性

末梢神経が押し潰されたり切断されたりすると，軸索の生存には細胞体の存在が必須なので，病変より遠位側の軸索は変性する。**押し潰すような神経傷害**により，損傷部位より遠位の軸索は傷つき，壊死に陥る。しかし，神経細胞体は通常生き残り，神経の結合組織性の被覆は無傷である。この型の神経傷害では，無傷の結合組織性の鞘が成長する軸索を標的まで導くので，外科的な修復は必要ない。もし神経が切断されていたら，軸索を再生させるには，神経外膜を縫合して断端を密着させる必要があり，外科的介入が必要となる。個々の神経線維束はできるだけ正確に再配置させる。神経を養う血管（図 I.23）の圧迫により神経の血液供給が長い間途切れると，**虚血**が起こり，神経変性を引き起こすことがある。神経の虚血が長引いて生じる傷害は，神経の押し潰しや神経切断によって引き起こされる傷害に劣らず重篤になりうる。

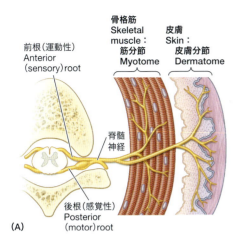

典型的な脊髄神経の構造と成分

典型的な脊髄神経は脊髄から2つの**神経根糸** nerve rootlet として起こり，合わさって2つの**神経根** nerve root をつくる（図I.25）。**前根（腹側根）**anterior（ventral）root は運動（遠心性）線維で，脊髄灰白質の前角にある神経細胞体から，末梢にある効果器までのびる。**後根（背側根）**posterior（dorsal）root は感覚（求心性）線維からなり，神経興奮を身体のさまざまな部分にある感覚受容器から中枢神経系へ伝える。後根は一般感覚神経を脊髄の後角に運ぶ。前根と後根は椎間孔のところで合わさって脊髄神経をつくり，直ちに分かれて2つの**枝** rami，後枝と前枝になる。混合性の脊髄神経の枝であるため，前枝と後枝とその枝は，いずれも運動神経と感覚神経を含む。

- **後枝** posterior ramus は神経線維を脊柱の滑膜関節と背部深層の筋とそれを覆う皮膚に送る。
- **前枝** anterior ramus は神経線維を残りの大部分の領域に送る。体幹の前面と外側面と，そこからでる上下肢である。

典型的な脊髄神経は以下の成分を含む。

- **体性感覚線維** somatic sensory fiber と**体性運動線維** somatic motor fiber。
- **一般感覚線維（一般体性求心性線維）**は身体からの感覚を中枢神経系（脊髄）に伝える。皮膚からの**外受容感覚**（痛覚，温度覚，触覚，圧覚）である場合と，筋，腱，関節からの痛覚と**固有感覚**である場合がある。固有感覚は無意識の感覚で，関節の位置や，腱と筋の張力に関する情報を伝え，視覚情報とは独立に，身体と四肢が空間内でどのような向きにあるかに関する情報を与える。1つの脊髄神経由来の一般感覚神経によって支配される片側の皮膚の領域を**皮膚分節（デルマトーム）** dermatome という（図I.24A）。後根や脊髄神経の病変の臨床研究から，特定の脊髄神経によって支配される皮膚の典型的パターンを示す**皮膚分節図**が考案された（図I.24B）。しかし，隣接する脊髄神経からの一般感覚神経が皮膚に分布する際にオーバーラップし，二重支配の型をとるので，単独の後根や脊髄神経の病変はまれにしか，この地図でその神経の支配域として境界線が引かれた領域に感覚消失をきたさない。臨床家は，感覚試験（ピン試験など）を用いて，特定の脊髄神

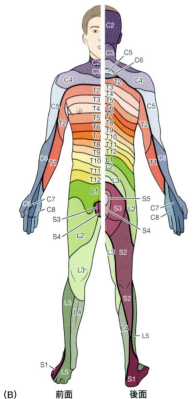

図I.24 皮膚分節と筋分節 **A**．ある1本の脊髄神経の支配を受ける皮膚分節（皮膚での分布域）と筋分節（骨格筋での分布域）の略図。**B**．皮膚分節図。この地図は Foerster の研究（1933）にもとづいており，解剖学的（実際の）分布や分節支配と臨床経験の両者を反映する。

経/脊髄分節が正常に機能しているかどうかを決定できるように，皮節神経支配を理解する必要がある。
- **体性運動（一般体性遠心性）線維**は興奮を骨格筋（随意筋）に伝える（図I.25）。1つの脊髄神経由来の体性運動神経支配を受ける片側の筋肉塊を**筋分節 myotome**という（図I.24A）。それぞれの骨格筋は通常いくつかの脊髄神経由来の体性運動線維により支配される。そのため，筋の筋節はいくつかの小グループに分けられるであろう。筋の筋節は，臨床的な検査を理解しやすくするために，関節運動によってグループ化されている。例えば，肩関節を屈曲させる筋はおもに第5頸神経によって支配され，膝関節を伸展させる筋は第3および第4腰神経により支配される。
- 自律神経系（次項で解説する）の交感神経部の**内臓運動線維**は，血管平滑筋と皮膚の汗腺と立毛筋にいくすべての脊髄神経の枝によって伝えられる。（自律神経系の副交感神経部の内臓運動線維と内臓求心性線維は脊髄神経とはほとんど関係ない）。
- **結合組織性の覆い**（図I.23）。
- **神経の血管 vasa nervorum** は，神経を養う血管である。

自律神経系

自律神経系は古典的には**内臓神経系**や**内臓運動系**と記述され，血管や器官の平滑筋（不随意筋），特殊化心筋（心臓の内因性刺激伝導系），および腺を刺激する**内臓遠心性（運動）線維 visceral efferent (motor) fiber** からなる（表I.4）。しかし，体腔の内臓を支配する自律神経系の内臓遠心性線維には，**内臓求心性（感覚）線維 visceral afferent (sensory) fiber** が伴行している。自律神経反射の求心性成分として，また内臓の痛覚の興奮伝導において，これら内臓求心性線維も内臓機能を制御する（図I.25）。

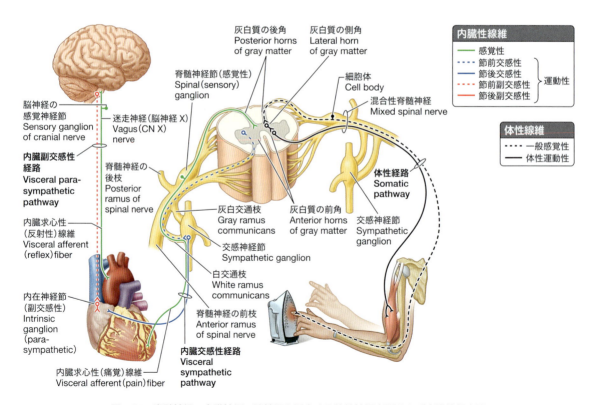

図I.25　脊髄神経，内臓神経，脳神経を経由する体性神経支配および内臓神経支配

表 I.4　自律神経系の機能

器官，経路または系		交感神経刺激の影響	副交感神経刺激の影響
眼	瞳孔	瞳孔散大(離れたものを見るとき正確性を増すためにより多くの光を入れる)	瞳孔収縮(過剰に明るい光から瞳孔を保護する)
	毛様体		毛様体筋を収縮して近方視のために水晶体を厚くする(遠近調節)
皮膚	立毛筋	毛を立たせる(鳥肌を立たせる)	影響なし(支配しない)[a]
	末梢血管	血管収縮(皮膚や口唇が白く，指先が青くなる)	影響なし(支配しない)[a]
	汗腺	発汗促進[b]	影響なし(支配しない)[a]
他の腺	涙腺	軽度分泌抑制[c]	分泌促進
	唾液腺	分泌減少，より濃厚で粘稠になる	多量の水様分泌を促進
心臓		心拍と心収縮力を増やす，副交感系の冠血管収縮作用を抑制し，冠血管を拡張させる	心拍と心収縮力を低下させる(エネルギーを倹約)，需要減少にあわせて冠血管を収縮する
肺		副交感系の作用を抑制し，気管支拡張，分泌抑制を生じ，ガス交感の効率を最大にする	気管支を収縮し(エネルギーの倹約)，気管支分泌を促進する
消化管		蠕動を抑制し消化管への血管を収縮させ，骨格筋への血流を増やす。内肛門括約筋を収縮し排便を抑制する。	蠕動と消化液分泌を刺激する。直腸を収縮し内肛門括約筋を抑制して排便を引き起こす
肝臓，胆嚢		グリコーゲン分解によるグルコース生成を促進(エネルギー供給を増やす)	グリコーゲンの合成，貯蔵を促進。胆汁分泌を増やす
泌尿器		腎血管の収縮は尿生成を遅らせる。膀胱の内括約筋を収縮して尿を保持する	膀胱の内括約筋の収縮を抑制し，膀胱壁の排尿筋を収縮して排尿を起こす
生殖器		射精と血管収縮を引き起こし，勃起を終わらせる	外生殖器の勃起組織を充血(勃起)させる
副腎髄質		アドレナリンを血中に放出する	影響なし(支配しない)

[a] 副交感神経系は(外生殖器の勃起組織を除き)頭部，頸部と体腔に限られている。それ以外は，副交感神経系線維は体壁や四肢にはみられない。それに対して交感神経線維は血管が分布する身体のすべての部位に分布する。
[b] 汗腺を除き，腺分泌は副交感神経によって刺激される。
[c] 冠状動脈を除き，血管収縮は交感神経刺激により引き起こされる。腺に対する交感神経刺激の影響は(汗腺を除く)血管収縮の結果，間接的に生じるものである。

内臓運動支配

自律神経系の遠心性神経線維と神経節は2つの系に分かれている。
1. **交感神経系(胸腰系)** sympathetic (thoracolumbar) division。一般に，交感神経刺激の効果は**異化的**である〔身体を闘争か逃走の状態(闘争-逃走反応)にする〕。
2. **副交感神経系(頭仙系)** parasympathetic (craniosacral) division。一般に，副交感神経刺激の効果は**同化的**である(正常機能を促進しエネルギーを保存する)。

交感神経系と副交感神経系は同一の構造を支配するが，異なる(通常逆の)，しかし協調的な効果を示す(表I.4)。

中枢神経系から効果器まで興奮が伝導するときに，交感神経系でも副交感神経系でも，一連の2つの神経が関与する。**節前ニューロン** presynaptic (preganglionic) neuron (**第1ニューロン**)の細胞体は中枢神経系の灰白質にある。その神経線維(軸索)は**第2ニューロン**である**節後ニューロン** postsynaptic (postganglionic) neuron の細胞体とシナプスをつくる(図I.25)。そのような第2ニューロンの細胞体中枢神経系の外の自律神経節にあり，節後線維は効果器(平滑筋，特殊化心筋，

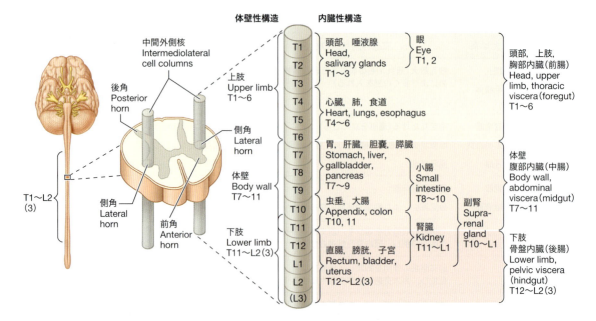

図 I.26　中間外側核

腺)に終わる。両者の機能的な違いは，2つの系の節後ニューロンは通常異なる神経伝達物質を放出するということである。**交感神経部ではノルアドレナリン(汗腺の場合を除く)で，副交感神経部ではアセチルコリンである**。このことは医療の現場においても薬理学的な面から重要である。自律神経系の交感神経部と副交感神経部の解剖学的な違いは，おもに(1)節前ニューロンの細胞体の位置，(2)中枢神経系からの節前線維をどの神経が伝えるか，の違いにもとづく。これらの違いについては本章で後ほど詳細に議論する。

交感神経性内臓運動支配

自律神経系の交感神経部の**節前ニューロン**の細胞体は脊髄の**中間外側核** intermediolateral cell column にある(図 I.26)。1対の(左右)中間外側核は灰白質の一部で，脊髄の第1胸髄(T1)から第2ないし第3腰髄(L2または L3)の間に広がる。脊髄のこの部の水平断では，中間外側核は H 形の灰白質の小さな**側角** lateral horn として現れ，灰白質の後角と前角の間で H の横棒の延長のようにみえる。交感神経系の**節後ニューロン**の細胞体は，2個所(椎傍神経節と椎前神経節)にみられる(図 I.27，I.28)。

- **椎傍神経節** paravertebral ganglion はつらなって脊柱の両側に左右**交感神経幹(鎖)**をつくる，これは本質的に脊柱の長さより長い。上椎傍神経節(左右交感神経幹の**上頸神経節** superior cervical ganglion)は頭蓋底にある。**不対神経節** ganglion impar は左右の交感神経幹が下方の尾骨の高さで合流する部位にある。
- **椎前神経節** prevertebral ganglion は腹大動脈の主要分枝の起始部周辺の神経叢の中にある(そのためこのように命名された)。例えば，腹腔動脈(大動脈から生じるおもな血管)の起始部を囲む大きな**腹腔神経節** celiac ganglion がある。

節前ニューロンは運動線維なので，その軸索は前根を通って脊髄をでて，脊髄神経 T1 から L2 ないし L3 の前枝に入る(図 I.26)。前枝に入った直後に，すべての交感神経節前線維は脊髄神経前枝をでて，**白交通枝** white ramus communicans を通って**交感神経幹**に入る。交感神経幹の中で，節前線維は4つの経路のいずれかをとる。(1)交感神経幹を上行して，上位の椎傍神経節の節後ニューロンとシナプスをつくる。(2)交感神経幹を下行して，下位の椎傍神経節の節後ニューロンとシナプスをつくる。(3)その高さの椎傍神経節にすぐに入って節後ニューロンとシナプスをつくる。(4)シナプ

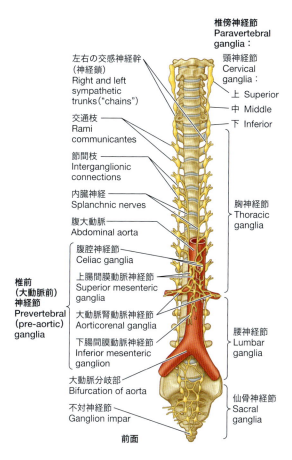

図 I.27　交感神経系の神経節

じる)を刺激し，発汗を引き起こす(**発汗運動性**)．頭部でこれらの機能(および瞳孔散大筋支配)を担う交感神経節後線維の細胞体は，交感神経幹の上端の上頸神経節にある．それらは神経節から**頭部の動脈の枝** cephalic arterial branch を使って**動脈周囲神経叢** periarterial plexus をつくり(図 I.28，I.29)，内頸動脈の枝に沿って，あるいは近くの脳神経に直接入り，頭部の目的部位に達する．

内臓神経 splanchnic nerve は体腔の内臓への内臓遠心性線維(自律神経)と内臓からの求心性線維を伝える(図 I.27〜I.29)．胸腔内臓(例えば心，肺，食道)に向かう交感神経節後線維は，**心肺内臓神経**を通って心臓神経叢，肺神経叢，食道神経叢に入る．腹腔骨盤内臓(胃，腸など)を支配する交感神経節前線維は**腹骨盤内臓神経**(大内臓神経，小内臓神経，最下内臓神経，腰内臓神経)を通って椎前神経節に入る．副腎を支配するものを除き，腹骨盤内臓神経のすべての交感神経節前線維は，椎前神経節でシナプスをつくる．椎前神経節からの節後線維は動脈周囲神経叢をつくり，腹大動脈の枝に沿って目的臓器に達する．

交感神経節前線維のなかには，腹腔神経節(椎前神経節の1つ)に至ってもシナプスをつくらずにこれを素通りし，**副腎髄質** suprarenal medulla の細胞に直接終わるものもある(図 I.30)．副腎髄質細胞は特殊な型の節後ニューロンとして機能し，神経伝達物質を特定の効果器器官の細胞に放出する代わりに，血流に放出して身体中を循環し，幅広い交感性反応を引き起こす．このように，副腎の交感神経支配は例外的である．

先に述べたように，交感神経節後線維は実質上すべての脊髄神経のすべての枝の成分である．このように脊髄神経を通って，また動脈周囲神経叢を通って，交感神経節後線維は全身の血管(交感神経系のおもな機能)と汗腺，毛の立毛筋，内臓構造までのびて支配する．そのため，交感神経系は，軟骨や爪など，血管のない組織はまれな例外であるが，事実上身体のすべての部位に到達する．節前線維は比較的短く，節後線維は比較的長く，身体のあらゆる部位へのびる．

スをつくらずに交感神経幹を通過して，腹骨盤内臓神経(腹部骨盤の内臓を支配する)を通り，椎前神経節に達する(図 I.29)．

頭部，頸部，体壁，四肢，胸腔で自律神経支配を担う**交感神経節前線維** presynaptic sympathetic fiber は，上記(1)〜(3)のいずれかの経路をとり，椎傍神経節でシナプスをつくる．腹骨盤内臓を支配する交感神経節前線維は(4)の経路をとる．

交感神経節後線維 postsynaptic sympathetic fiber は節前線維よりはるかに数が多い．頸部，体壁，四肢に分布する節後線維は，交感神経幹の椎傍神経節から**灰白交通枝** gray ramus communicans を通って，近傍の脊髄神経前枝に入る．この方法により，節後線維は31対の脊髄神経のすべての枝(後枝も含む)に入る．そして血管収縮(**血管運動**)や毛の立毛筋収縮(**立毛運動**，鳥肌を生

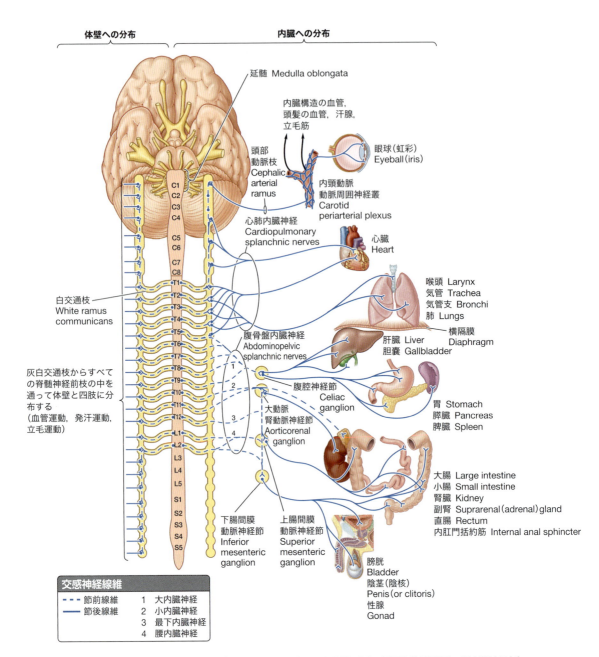

図 I.28 交感神経節後線維の分布　大内臓神経(1)，小内臓神経(2)，最下内臓神経(3)，腰内臓神経(4)。

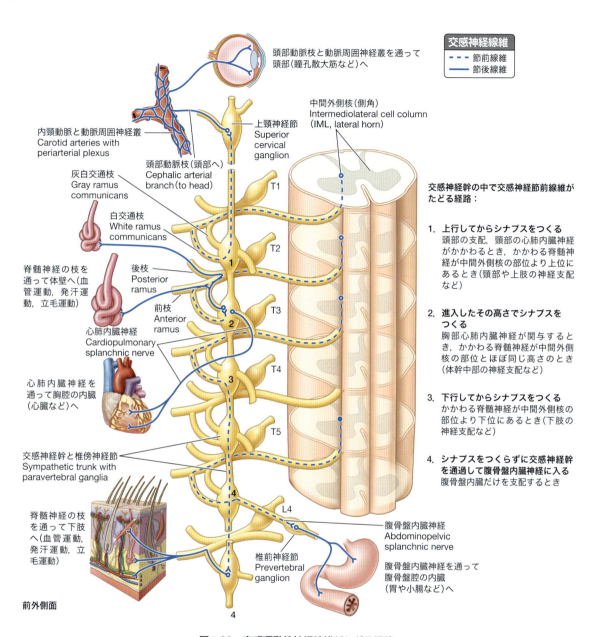

図 I.29　交感運動性神経線維がたどる経路

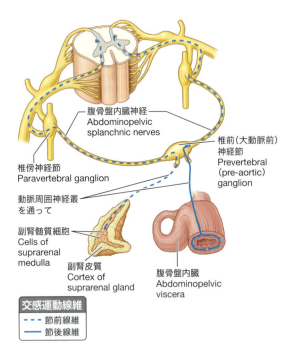

図 I.30　副腎髄質の交感性支配

副交感神経性内臓運動支配

副交感神経節前ニューロンの細胞体は中枢神経系の中で2個所(頭部と仙骨部)にある。それらの線維は2つの経路を通ってでてくる(図I.31)。このため、自律神経系の副交感神経部(頭仙骨部)に別の名前がつけられる。

- 細胞体は脳幹の灰白質にあり、線維は脳神経III、VII、IX、Xの中を通って中枢神経系からでる。これらの線維は**副交感頭部出力路** cranial parasympathetic outflow をなす。
- 細胞体は脊髄の仙髄部(第2～4仙髄)の灰白質にあり、線維は第2～4仙骨神経の前根と、それらの前枝から生じる骨盤内臓神経を通って中枢神経系から外にでる。これらの神経は**副交感仙骨部出力路** sacral parasympathetic outflow をなす。

当然であるが、頭部出力路は頭部の副交感神経支配を、仙骨出力路は骨盤内臓の副交感神経支配をする。しかし、胸部内臓と腹部内臓に関しては、迷走神経(脳神経X)を介する頭部出力路が優位に働く。これは、すべての胸部内臓と、食道から大腸の大半(左結腸曲まで)までの大部分の消化管を支配する。仙骨出力路は下行結腸、S状結腸と直腸のみを支配する。

頭部出力路の影響は非常に大きいが、副交感系は交感神経と比較してその分布がはるかに限られている。副交感系は頭部、体幹の内臓腔、外性器の勃起性組織にしか分布しない。最後のものを除いて、副交感系は体壁や四肢には到達せず、また第2～4仙骨神経の前枝の起始部を除いて、その線維は脊髄神経やその枝に含まれない。

4対の独立した副交感神経節が頭部にある(7章、9章参照)。その他の場所では、副交感神経節前線維は、標的器官の壁内や壁上に散在する節後細胞体(**内在性神経節**もしくは**腸管神経節**)とシナプスをつくる。たいていの副交感神経節前線維は長く、中枢神経系から効果器官までのびるのに対し、節後線維は短く、効果器官の近傍やその中にある神経節からのびる。

内臓求心性感覚

内臓求心性線維は解剖学的にも機能的にも自律神経系と重要な関係をもつ。われわれは通常、身体の内部環境の状態に関する情報を与えるこれら神経の感覚入力を意識していない。この情報は中枢神経系で統合され、しばしば内臓反射や体性反射やその両方を引き起こす。内臓反射は、心拍数や呼吸数や血管抵抗などの機能を変えることによって血圧や血液生化学を調節する。意識レベルに達する内臓感覚は一般に局在がはっきりしない痛みと分類される。空腹や悪心として感知されることもある。しかし、以下のような刺激が十分に働くと、本当の疼痛が呼び起こされることがある。突然の伸展、攣縮や強い収縮、化学的刺激、機械的刺激(特にその器官が活動中のとき)、病的状態(特に血液の供給が不十分な**虚血時**)は刺激に対する閾値を正常より下げる。正常な活動は通常何の感覚も引き起こさないが、虚血があると感覚を引き起こすことがある。たいていの内臓反射を引き起こす(無意識の)感覚と一部の疼痛は、副交感神経線維に逆行性に伴行する内臓求心性線維を走行する。たいていの内臓痛の興奮(心臓や腹膜腔のほとんどの臓器からの)は交感線維に伴行する内臓求心性線維に沿って中枢へ伝わる。

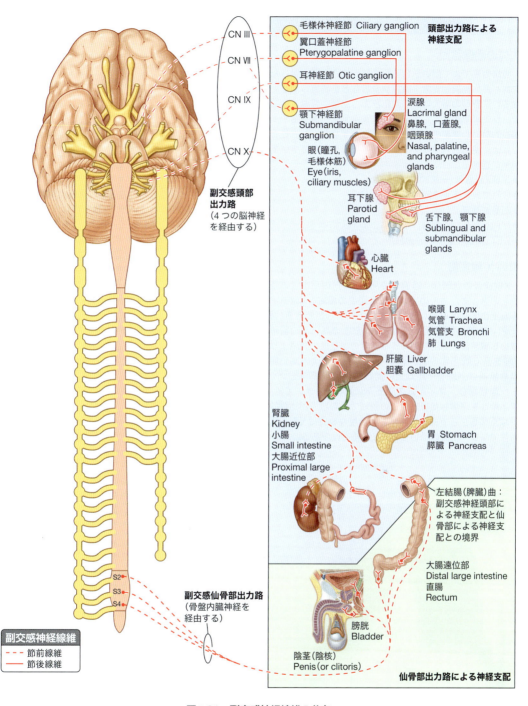

図 I.31 副交感神経線維の分布

画像診断

人体の画像診断

臨床の場でよく用いられる画像診断技術に慣れ親しんでおくと，先天性異常，腫瘍や骨折などを認識しやすくなる。造影剤の導入により消化器系，血管，腎臓，滑膜腔，クモ膜下腔など，さまざまな管腔臓器，血管系や，潜在的ないし実際の空間の解析がしやすくなった。ここではよく使用される以下の画像診断技術の原理について簡単に述べる。

- 単純X線撮影（一般的なX線画像）
- CT（コンピュータ断層撮影）
- 超音波検査
- MRI（磁気共鳴画像）
- PET（陽電子放出断層撮影）

単純X線撮影

X線検査の原理は，透過性の高いX線光線が患者の身体を通過して，体内のさまざまな密度の組織をX線フィルム上に明暗度の異なる画像として示すことである（図I.32）。肋骨の緻密質など，比較的密度の高い塊の組織ないし臓器は，海綿質のような密度のより低い組織よりX線を多く吸収する（表I.5）。その結果，密度の高い組織や臓器は，X線フィルム上に比較的明るい領域をつくる。なぜなら，フィルムの感光剤にX線が届きにくく，フィルムを現像したときにこの領域では銀粒子が比較的少なくなるからである。非常に高密度な物質は**X線不透過性**であり，密度の低いものは**X線透過性**である。

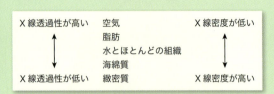

| X線透過性が高い ↕ X線透過性が低い | 空気
脂肪
水とほとんどの組織
海綿質
緻密質 | X線密度が低い ↕ X線密度が高い |

表I.5　X線画像形成の基本原理

同じ原理にもとづく多くの方法が，単純X線撮影に影をつけるために応用されている。X線写真は，画像の鮮明さを最大にして拡大によるアーチファクトを最小限にするために，患者の身体の調べたい側をX線フィルムや検出器の近くにおいて撮影される。基本的な放射線学的命名法では，**後前方向（PA）撮影**は，X線が患者の後ろ（P）から前（A）へ透過するX線像をさす。X線管は患者の後ろにあり，X線フィルムや検出器が前にある。**前後方向（AP）撮影**を用いたX線像はこの逆である。PA方向写真とAP方向写真は，まるであなたと患者が互いに向き合っているようにみえる（患者の右側はあなたの左側の向かいにある）。これを**前後像**という。このように，心臓や肺を調べるために撮影される，標準的な胸部X線写真は後→前方向にX線が照射された前後図である。側面のX線写真では，X線フィルムや検出器の近くにおかれた側を示すために，X線不透過の文字（RまたはL）が使われ，画像は光線が照射されたのと同じ方向からみたものである。

造影剤（ヨード化合物やバリウムなどX線不透過性の液体）の導入により，単純撮影ではみることができなかった，消化器系，血管，腎臓，滑膜腔，クモ膜下腔など，さまざまな管腔臓器，血管系や，潜在的ないし実際の空間の解析が可能となった。ほとんどのX線検査は互いに直交する少なくとも2つの照射方向で行われる。それぞれのX線像は三次元の構造を二次元に表したものであるので，X線光線によって順番に貫通した構造は互いに重なってしまう。そのため，異常を正確に検出し位置を決めるためには，2つ以上の方向の画像が通常必要である。

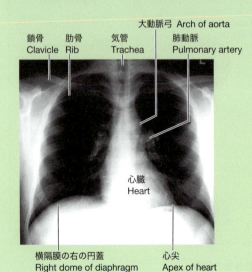

図I.32　胸部単純X線写真
後前方向（PA）撮影

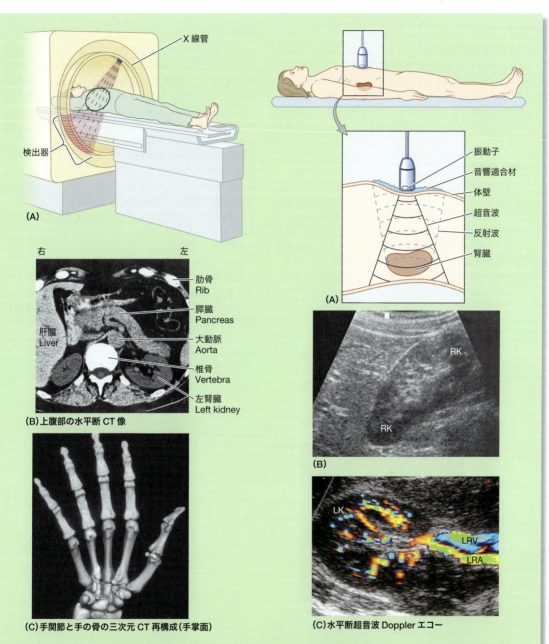

図 I.33　コンピュータ断層撮影（CT）　**A**. X 線管が CT スキャナの中にいる患者のまわりを回転し，さまざまな角度から身体を透過するように X 線の扇形ビームを送る。患者の身体と反対側にある X 線検出器で，人体の横断面を透過した放射線量を測定する。**BC**. コンピュータは CT 像を再構成する。水平断（横断）像の方向は，検者が，仰臥位で横たわっている患者のベッドの足元に立ち，頭の方を見上げた際にみえる向きである。

図 I.34　超音波検査　**A**. さまざまな密度の構造に超音波をあてたときの反射波から画像がつくられる。**B**. 右腎（RK）の長軸方向の画像が示されている。**C**. Doppler エコーでは腎臓に向かう，あるいは腎臓から出る血流が示される。LK：左腎，LRA：左腎動脈，LRV：左腎静脈

CT

　CTは解剖学的な水平断に似た身体の像を示す（図I.33）。X線管と検出器が体軸の周りを回転しながら，X線光線が身体を透過する。選択された身体の断面において，さまざまな種類の組織が吸収するX線量は，脂肪や骨，水の含量によって異なる。コンピュータは情報を蓄積して二次元スライスとして画像をつくり，三次元再構成する。

超音波検査

　超音波検査は，組織から反射する超音波のパルスを記録することにより，身体の浅層や深部構造を観察することができる（図I.34）。構造の動きや血流（Dopplerエコーを用いる）を示す画像はリアルタイムにみることができ，1枚の写真や動画として記録に残すこともできる。超音波検査は非侵襲的で放射線を使用しないので，胚子や胎児の成長と発達を評価するための標準的方法となっている。

MRI

　MRIはCTでつくられるのと似たような身体の画像を示すが，CTよりも組織の区別がつきやすい（図I.35）。MRIを使えば，臨床家は組織をいかなる面でも再構成することができる。任意の斜めの断面で切ることも可能である。患者は強い磁場のかかったスキャナーの中に横たわり，身体に電磁波があてられる。続いて患者の組織から発せられるシグナルがコンピュータに保存され，二次元像や三次元像に再構成することができる。得られた画像での組織のみえ方は，高周波パルスの送受信の方法をコントロールすることによって変えられる。心臓や血流など動く構造をリアルタイムに観察するために，スキャナーにゲートをかけたりペーシングすることができる。

PET

　PETは，サイクロトロンでつくられた，陽電子を放出する半減期が極端に短いアイソトープを用いる。PETは代謝活性にもとづき，脳などの臓器の生理機能を評価するために使われる。脳の活動が増加した領域は，注入したアイソトープの選択的取り込みを示す（図I.36）。

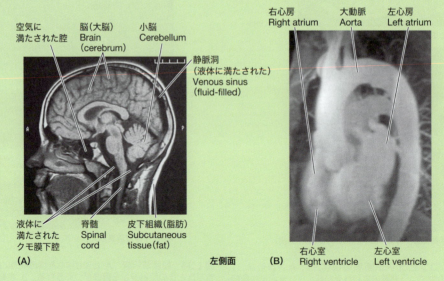

図I.35　MRI画像　A．頭部と上頸部の矢状断像。B．心臓と大血管のMR血管造影。

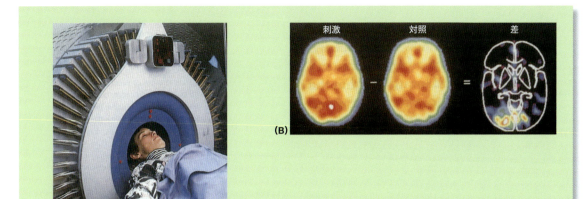

図 I.36　**陽電子放出断層撮影**　A. PET。B. 横断像。対照の脳と比較して，特定の業務を計画，実行するときの脳の活動の差異を観察すること。

thePoint　USMLE 形式の質問，症例問題，画像など，さらなる助けとなる学習ツールは thePoint.lww.com へアクセスを！

1章 胸部

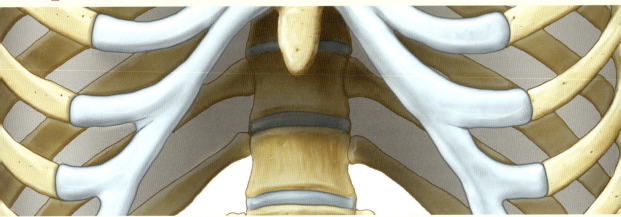

胸壁 48
胸郭 48
胸郭口 48
胸壁の関節 53
胸壁の運動 54
乳房 56
胸壁の筋 60
胸壁の神経 62

胸壁の血管 64
 体表解剖：胸壁 66
胸腔と胸部内臓 68
胸内筋膜 68
胸膜と肺 68
 体表解剖：胸膜と肺 71
縦隔 80

前縦隔 81
中縦隔 81
心臓と大血管 85
 体表解剖：心臓 92
上縦隔 102
後縦隔 108
画像診断：胸部 114

 解剖学的変異   ライフサイクル   外傷
 診断手技   外科手技   病理

胸郭 thorax は体幹の上部で，頸部と腹部の間にある。胸腔 thoracic cavity は胸壁 thoracic wall で囲まれ，心臓，肺，胸腺，気管の遠位部，食道の大部分を含む。胸郭の身体検査を行うためには，その構造と生命に不可欠な器官についての十分な知識が必要である。

胸壁

胸壁は皮膚，筋膜，神経，血管，筋，軟骨，骨から成り立つ。胸壁の役割は，胸腔および腹部臓器を守るだけでない。肺の弾性収縮と吸気運動によって生じる胸腔内の陰圧に抵抗し，上肢と連結し，その重量を支え，上肢，頸，腹，背部の多くの筋や，呼吸筋の付着部となる。乳房の乳腺は，胸壁の前外側面にある胸筋を覆う皮下組織の中にある。

胸郭

胸郭 thoracic cage は軟骨と骨でできた鳥かごのような形をなし（図1.1），12対の肋骨と肋軟骨，12個の胸椎と椎間円板，そして胸骨から構成される。肋軟骨 costal cartilage は肋骨の前方への延長部で，胸骨につながり関節をつくる（図1.1A）。肋骨とその軟骨は肋間隙 intercostal space によって隔てられており，そこに肋間筋・神経・血管がある。

胸郭口

胸腔は胸郭上口 superior thoracic aperture（解剖学的には胸郭入口と呼ばれる）を介して頸や上肢とつながる（図1.1A）。この開口部を通して胸腔に出入りする構造には気管，食道，血管，神経がある。成人の胸郭上口は前後径が約 6.5 cm，横径が約 11 cm である。第1肋骨が斜めに位置するために，胸郭上口は前下方に傾いている。胸郭上口はつぎのものに囲まれている。

- 第1胸椎（後方の境界）。
- 左右の第1肋骨ならびに第1肋軟骨（側方の境界）。
- 胸骨柄の上縁（前方の境界）。

胸腔と腹腔との間は，胸郭下口 inferior thoracic aperture（解剖学的には胸郭出口と呼ばれる）でつながる（図1.1A）。横隔膜によって塞がれ，胸腔と腹腔がほぼ完全に分けられている。胸郭下口は上口よりもかなり広い。胸腔と腹腔の間を行き来する構造には，横隔膜を通るもの（例えば下大静脈や食道）とその後方を通るもの（例えば大動脈）がある。

胸郭下口はつぎのものによって囲まれる。

- 第12胸椎（後方の境界）。
- 左右の第11・第12肋骨。
- 第7〜10肋軟骨（肋骨弓）。
- 胸骨剣結合（前方の境界）。

肋骨と肋軟骨

肋骨 rib は曲がった扁平な骨で，胸郭の大部分を占める（図1.1）。肋骨の重さはとても軽く，弾力性に富む。おのおのの肋骨は血液細胞を産生する骨髄（図1.2）を含む海綿質を有する。肋骨には3つの種類がある（図1.1）。

- 真肋 true rib（脊椎胸骨性 vertebrocostal，12対のうち上位7対）。それ自身の肋軟骨を介して直接胸骨につながる。
- 仮肋 false rib（脊椎軟骨性 vertebrochondral，第8〜10肋骨）。その軟骨がすぐ上位の肋軟骨に加わる。そのため間接的に胸骨もつながる。
- 浮遊肋 floating rib（自由性 free，第11・12肋骨，ときどき第10肋骨がこのタイプを呈することがある）。その軟骨は発達不全であり，胸骨とのつながりをまったくもたず，腹筋群の後部に終わる。

典型的な肋骨（第3〜9）は，つぎの構造をもつ。

- 肋骨頭 head は楔形をしており，肋骨頭稜 crest of head によって2つの関節面がある（図1.2A）。1つの関節面は同じ高さの椎骨と関節し，もう1つは1つ上位の椎骨と関節する。
- 肋骨頸 neck は肋骨頭と肋骨体を隔てており，その位置に肋骨結節がある。
- 肋骨結節 tubercle は瘤状の膨大部で，肋骨頸と肋骨体の境目にある。そこには対応する椎骨の横突起と関節するなめらかな関節面と，肋横突靱帯が付着する粗い非関節面とがある。
- 肋骨体 body は細く平たく曲がっており，弯曲が前外方に大きく変わるところで肋骨角 angle をつくる。内側の凹面には肋骨溝 costal groove があり，肋間神

1章 胸部 49

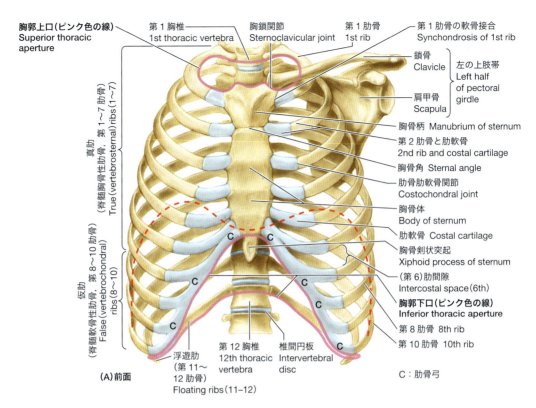

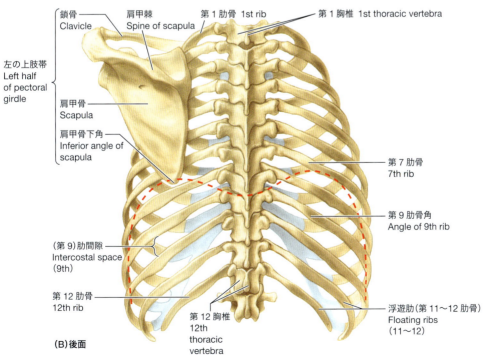

図1.1 胸部の骨格 胸郭上口および胸郭下口はピンク色の実線で示す。赤い点線は胸腔と腹腔を隔てる横隔膜の位置を示す。

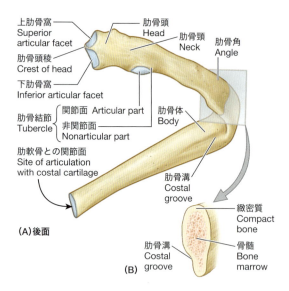

図 1.2　典型的な肋骨（右側）　A. 第3～9肋骨は同じ特徴をもつ。B. 肋骨体部中央部での横断面。

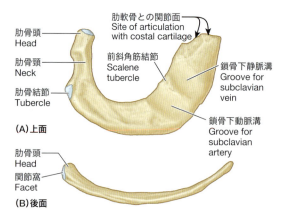

図 1.3　非典型的な肋骨（右側）　A. 第1肋骨。B. 第12肋骨。

経・動静脈をおさめている（図1.2）。

非典型的な肋骨（第1, 2, 第10～12）は形が異なる（図1.1, 1.3）。

- 第1肋骨は7つの真肋の中で最も幅広（肋骨体が太く，水平に近い）で短く，かつ最も曲がりが大きい。そのため胸腔の壁というより，天井である。その上面には2つの鎖骨下動静脈のための溝が横切ってい

る。この溝は**前斜角筋結節** scalene tubercle と隆起によって区切られる。第1胸椎とのみ関節する。
- 第2肋骨は第1肋骨に比べてより扁平で，より典型的である。第1肋骨より曲がりが少なく，ずっと長い。第1, 2胸椎体と関節するために肋骨頭に2つの関節面があり，前鋸筋や後斜角筋の付着部がある。
- 第10～12肋骨は，第1肋骨と同様に肋骨頭に1つだけ関節面がある。
- 第11, 12肋骨は短く，肋骨頚や肋骨結節はない。

肋軟骨 costal cartilage は肋骨の前方への延長部で，胸壁の弾性をつくる。上下の肋骨とその軟骨は**肋間隙** intercostal space によって隔てられている。肋間隙と神経・血管は肋間隙の上縁を形成する肋骨にちなんで命名される。11の肋間隙と11の肋間神経が存在する。**肋下隙** subcostal space は第12肋骨の下であり，第12胸椎の前枝は肋下神経である。

胸椎

胸椎 thoracic vertebrae は個々の骨が独立していて，椎体，椎弓と筋や関節と接続する7個の突起をもった典型的な椎骨である（4章を参照）。胸椎の特徴は以下のとおりである。

- 椎体には，両側に上下の肋骨窩（肋骨小窩）があり，肋骨頭と関節する（図1.4）。例外的な胸椎には肋骨小窩ではなく，完全な関節窩をなすものもある。
- 横突起には，肋骨結節と関節するための肋骨窩があるが，下位の2ないし3胸椎にはない。
- 棘突起は長く，下方に傾斜している。

胸骨

胸骨 sternum は扁平で縦長の骨で，胸郭の前方部の中央をつくる。胸骨は胸骨柄，胸骨体，剣状突起の3部よりなる（図1.1A, 1.5）。

胸骨柄 manubrium は胸骨の最上部をなすおおむね台形の形状の骨で，第3, 4椎の高さにある。その上縁は厚く，**頸切痕** jugular notch（**胸骨上切痕** suprasternal notch）というくぼみがある。この切痕の両側には**鎖骨切痕** clavicular notch があり，鎖骨の内側縁と関節する。この鎖骨切痕のすぐ下では，第1肋骨の肋軟骨が胸骨柄の外側縁に融合する。**胸骨柄結合** manu-

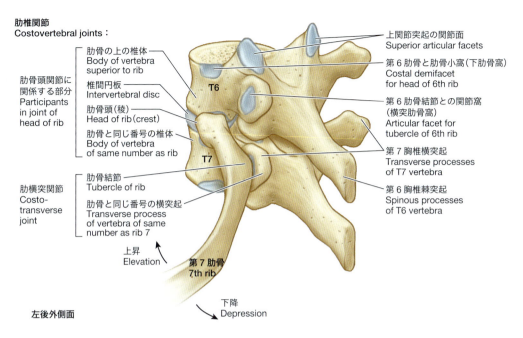

図1.4　典型的な肋骨における肋椎関節　肋椎関節は，肋骨頭関節（肋骨頭は2つの隣接する椎体とその間に位置する椎間円板と関節する），および肋横突関節（肋骨結節が椎体と関節する）からなる。

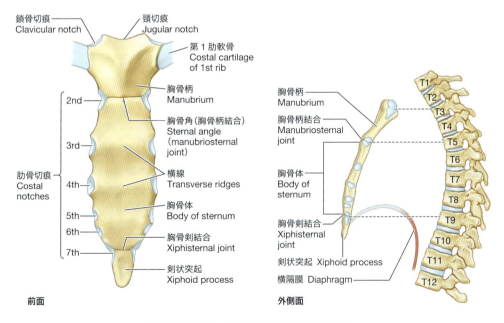

図1.5　胸骨　A. 特徴。B. 胸骨と脊柱の関係。

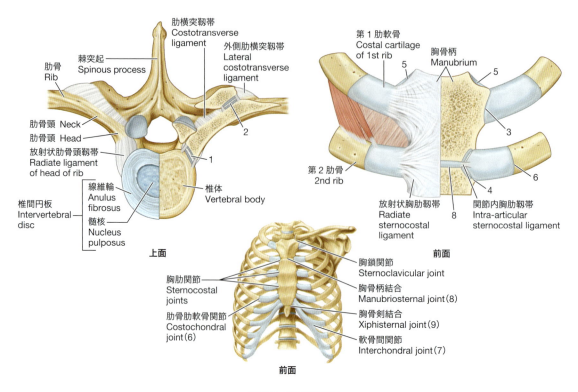

図1.6 胸壁の関節

表1.1 胸壁の関節

名称[a]	型	関節する構造	靱帯	注記
椎間結合	線維軟骨結合（二次軟骨性）	隣接する椎体とその間を結ぶ椎間円板	前・後縦靱帯	4章を参照
肋椎関節(1)（肋骨頭関節）	滑膜性の連結	肋骨頭と，同番号の椎体の上肋骨小窩およびその上位椎体の下の肋骨小窩	放射状肋骨頭靱帯と関節内肋骨頭靱帯	第1, 11, 12（ときどき第10）肋骨頭は，同番号の椎体とだけ関節する
（肋横突関節）(2)		肋骨結節と，同番号の胸椎横突起	外側・上肋横突靱帯	第11, 12肋骨は同番号の椎骨と，肋横突関節を形成しない
胸肋関節(3, 4)	第1：一次軟骨結合 第2～7：滑膜性の連結	第1肋軟骨と胸骨柄 第2～7肋軟骨と胸骨	前・後放射状靱帯	
胸鎖関節(5)	鞍状の滑膜性の連結	鎖の胸骨端と胸骨柄，第1肋軟骨	前・後胸鎖靱帯，肋鎖靱帯	関節円板によって2部に分けられる
肋骨肋軟骨関節(6)	一次軟骨結合	肋軟骨の外側端と肋骨の胸骨端	軟骨と骨は骨膜で結ばれる	通常，非可動性
軟骨間関節(7)	滑膜性の連結	第6・7，第7・8，第8・9の肋軟骨間の結合	軟骨間靱帯	第9・10の肋軟骨は線維性結合
胸骨柄結合(8)	二次軟骨結合	胸骨柄と胸骨体		老化に伴い，融合する
胸骨剣結合(9)	一次軟骨結合	胸骨体と剣状突起		

[a] 番号は図に対応する。

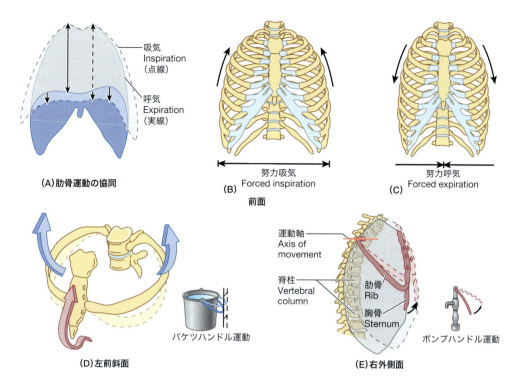

図1.7 呼吸中の胸壁の動き　A.（安静時または努力）吸気時のおもな動きは横隔膜の収縮であり，胸腔の垂直方向の径を増やす（矢印）。B. 努力吸気時には胸郭はふくらむ（矢印）。C. 努力呼気時には肋骨は狭くなる（矢印）。D. 下部肋骨の中央部は，挙上時に外側に移動し（矢印），前後径と横径を増加させる（バケツハンドル運動）。E. 上部の肋骨が挙上すると，胸郭の前後径が増加し（ポンプハンドル運動），ポンプハンドルの末端では下方において大きな運動（増加）が生じる。

briosternal joint のところで，胸骨柄と胸骨体はわずかに角度を変えて接し，この結合部は**胸骨角** sternal angle となってつきだす（Louis角）。この触ってわかりやすい**臨床的な目印**は，第2肋軟骨の対と並び，第4，5胸椎の椎間円板の高さにある（図1.5B）。

胸骨体 body of sternum は長くて細く，胸骨柄よりも薄く，第5～9胸椎の高さにある。その幅は一定ではなく，外側縁が肋軟骨と関節する**肋骨切痕** costal notch のために扇形になっている。

剣状突起 xiphoid process は第10胸椎の高さにあり，最も小さく，かつ最も変異に富む部分で，薄く細長いが形はさまざまである。若年者では軟骨性だが，40歳以上では多かれ少なかれ骨化している。高齢者では剣状突起が胸骨体と融合することもある。**胸骨剣結合** xiphisternal joint は第9胸椎の高さにあり，肝臓の上部，横隔膜の腱中心，そして心臓の下縁を示す正中線上のマーカーである。

胸壁の関節

胸壁の関節の動きは（例えば，呼吸運動の際に）頻繁に生じるが，個々の関節の可動域は狭い。この関節の障害で可動性が減ると，呼吸が妨げられる。**胸壁の関節**は以下の構造の間にある（図1.6，表1.1）。

- 椎骨と椎骨（**椎間関節**）。
- 肋骨と椎骨（**肋椎関節：肋骨頭関節と肋横突関節**）。
- 胸骨と肋軟骨（**胸肋関節**）。
- 胸骨と鎖骨（**胸鎖関節**）。
- 肋骨と肋軟骨（**肋骨肋軟骨関節**）。
- 肋軟骨と肋軟骨（**軟骨間関節**）。
- 若年者の胸骨の結合（**胸骨柄結合と胸骨剣結合**）：前者およびときどき後者も高齢者では融合している。

隣り合う椎骨の間の椎間関節は，前・後縦靱帯と**椎間円板**によって結合している（4章を参照）。

胸壁の運動

吸気の際，胸壁と横隔膜が動くと胸腔内容積と胸郭の直径を増す。それにより生じる圧変化により，空気が鼻，口，喉頭，気管を通って，肺内に吸い込まれる（吸気）。同じ経路を通って，肺から空気が排出される（呼気）。受動的な呼気の際に，横隔膜，肋間筋および他の筋は弛緩し，**胸腔内容積**が減少し，**胸腔内圧**が増す。同時に，腹腔内圧は減少し，腹部内臓の圧迫は減少する。これにより伸展されていた肺の弾性組織が収縮し，空気の大部分を排出する。

横隔膜の中央部での**胸郭垂直径**（高さ）は，吸気の際に増し，横隔膜中央部は沈下し（下方に引かれ），下にある腹部内臓を圧迫する（図1.7AB）。呼気の際（図1.7AC）に垂直径はもとに戻り，肺の弾性組織が収縮することにより，肺と胸壁の間の胸膜腔圧が大気圧よりも低くなる。また圧迫されていた内臓の抵抗がないために，横隔膜の頂部が上昇し，垂直径が減少する。肋間筋が収縮すると胸郭の**前後径**も増す（図1.7DE）。肋椎関節での肋骨の運動は，肋骨頸を通る軸の周囲に起こり，肋骨端をポンプのとっ手（ハンドル）のように持ち上げる（ポンプハンドル運動）（図1.7E）。さらに胸郭の**横径**は，胸壁の肋間筋が収縮するとわずかに増し，肋骨の外側部を持ち上げる〔バケツのとっ手（ハンドル）に似た運動（バケツハンドル運動）〕（図1.7BD）。

臨床関連事項

肋軟骨の役割

肋軟骨は，肋骨を前にのばし，胸壁に弾力性を与え，外からの打撃によって胸骨や肋骨が骨折するのを防ぐ。高齢者の肋軟骨は石灰化し，弾力性が減り，X線が不透過性を呈するようになる。

肋骨骨折

肋骨の最も弱い部分は肋骨角のすぐ前である。**肋骨骨折**は一般に，直接の打撃ないし間接的な圧迫性の損傷により生じる。中位肋骨が最も骨折しやすい。直接の打撃が加われば，骨折は肋骨のどこにでも生じ，その骨折端は肺や脾臓などの内臓を損傷することがある。

動揺胸郭・フレイルチェスト

動揺胸郭は複数の肋骨が骨折し，胸壁の前・外側がかなりの範囲にわたって不安定に動くようになったものである。この状態では，胸壁の不安定な部分が逆の動きをする（吸気で内向きに，呼気で外向きに動く）。動揺胸郭は激しい痛みのある損傷として，換気を妨げ，血液の酸素供給に影響を及ぼす。治療にあたっては不安定な部分をホックやワイヤーで固定し，肋骨が動かないようにする。

過剰肋骨

ヒトは通常，左右それぞれ12本の肋骨をもつが，その数は頸椎や腰椎の肋骨が存在して増えたり，第12肋骨の形成不全で減ったりすることがある。**頸部肋骨（頸肋）**cervical rib（1％以下のヒトにみられる）は，C7の椎骨と関節し，臨床的には第8頸神経と第1胸神経すなわち上肢を支配する腕神経叢の下神経幹を圧迫し，前腕の内側に沿ってうずくような痛みや感覚鈍麻を引き起こす。頸部肋骨はまた，鎖骨下動脈を圧迫し，虚血性の筋痛（血液供給の不足による）を上肢に起こす。**腰部肋骨（腰肋）**lumbar rib は頸部肋骨よりも少ないが，臨床的にはX線像上で椎骨の高さを同定する際に混乱が生じる。

開胸術，肋間切開，肋骨切除術

胸膜腔に進入するために胸壁を開放する外科的処置を**開胸術**と呼ぶ（図B1.2）。**前方開胸術**は1つ，または複数の肋軟骨の軟骨膜を通してH型に切開し，胸郭への入り口を広げるために肋軟骨を取り出す術式である。

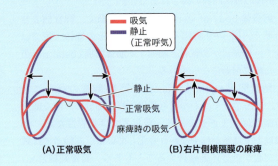

図B1.1　正常および麻痺時の横隔膜の運動

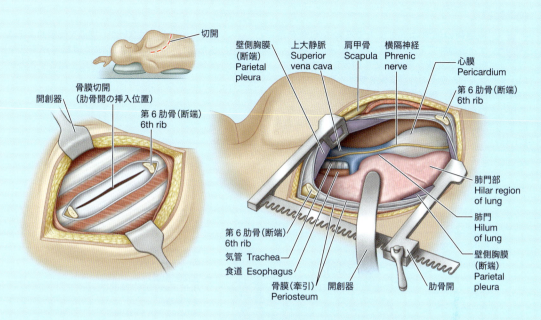

図 B1.2　開胸術

胸骨生検

胸骨体はしばしば**骨髄穿刺**の場所として用いられ，幅が広く皮下に位置するので好都合である。穿刺針は薄い緻密質を貫通し，海綿質に入る。胸骨生検は骨髄移植や癌転移の検査のために試料を得るのによく行われる。

胸骨正中切開

例えば，心臓や大血管の外科手術で胸腔に到達する際に，胸骨を正中線で切断（分割）し，左右に牽引する。手術後に，両側に広げた胸骨を合わせ，針金を使って縫合する。

　第5～7肋間の後側方は，**後方開胸術**の重要な部位である。一般的に側方からの進入は胸腔内に入る最もやりやすい方法である（図B1.2）。患者は反対側を下にした側臥位をとり，上肢を十分に外転し，前腕を患者の頭の下におく。これによって肩甲骨の下角が上昇し，外側に回転するので，第4肋間の高さで進入することができるようになる。

　H型切開を行う場合，よりよい進入路構築のために，肋骨を鞘状に包む胸膜の表面を肋骨から剥ぎ，そして広範囲で肋骨を切除することによって肺を切除する（**肺切除術**）ために必要な胸腔への入り口を確保する。肋骨を除いて，骨膜鞘の深部面を介して胸腔への入り口を構築し，周囲の肋間筋を温存する。手術後，十分ではないが，消滅した肋骨片に代わって骨膜組織を用いて骨の再生を試みる。

胸郭出口症候群

臨床医は，胸郭上口のことを「胸腔出口」と呼び，重要な神経と血管がこの口から上肢や頸の下部にでていくことを強調する。さまざまな種類の胸郭出口症候群があるが，例えば肋骨鎖骨症候群では上肢の皮膚の蒼白と冷感がみられ，橈骨動脈の脈拍が減弱する。これは鎖骨下動脈が鎖骨と第1肋骨の間で圧迫されることによって生じ，特に頸と肩のなす角が増したときに起こる。

肋骨脱臼

肋骨脱臼（**すべり肋骨症候群**）とは，胸骨から肋軟骨がはずれる，すなわち胸肋関節の脱臼である。これは激しい痛みを起こし，特に深呼吸運動の際に著しい。この傷害は脱臼部位にコブのような変形を起こす。肋骨脱臼は身体と身体でぶつかり合うスポーツでよく起こり，合併症としては近くを走る神経，脈管，筋の圧迫や損傷を起こす。

　肋骨分離症とは**肋骨肋軟骨連結**，すなわち肋骨と肋軟骨の間の脱臼である。第3～10肋骨の分離では軟骨膜と骨膜の断裂をよく伴う。その結果，肋骨は上方に動き，上位の肋骨に重なり，痛みを起こすことがある。

横隔膜麻痺
横隔膜の麻痺は，X線像上で奇妙な動きを示す．運動神経を含む横隔神経の傷害によって，横隔膜の片側が麻痺しても対側には影響しない．それは左右が別々の神経支配を受けるからである．麻痺側の横隔膜は，吸気時に下がらずに腹部内臓によって押しあげられるが，健常側の内臓は押し下げられる．呼気の際には麻痺側が肺の陽圧によって下がる（図B1.1）．

胸骨骨折
胸骨骨折は多くはないが，胸壁を衝撃的に圧迫した際（例えば自動車事故で運転者が胸部をハンドルに強打する）に圧挫傷を起こすことがある．

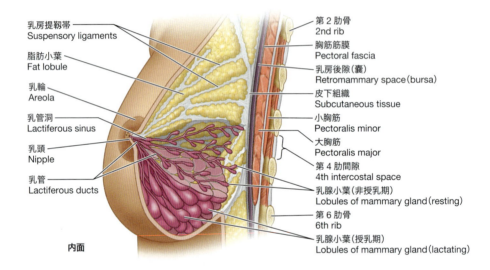

図1.8　女性の乳房と前胸壁の矢状断面　図の上部は乳房提靱帯と脂肪小葉を示す．図の中部は非授乳期の乳腺小葉を示す．図の下部は授乳期の乳腺小葉を示す．

乳房

　乳房 breast（ラテン語で *mammae*）は男女ともにあるが，乳腺は通例，女性のみ発達する．乳房の中の**乳腺** mammary gland は女性の生殖器系の付属器であるが，男性ではごくわずかの小さな管と上皮細胞索だけしか観察されず，発育不全で機能していない．乳腺は汗腺が変化したものであり，特殊な膜や鞘はない．乳腺が発達し，新しい腺組織が形成される妊娠期を除いて，乳房の輪郭と大きさは腺組織周囲の皮下脂肪によって規定される．思春期（8〜15歳）に女性の乳房は成長し，腺組織が発達し脂肪が増量する．乳房の大きさと形は遺伝，人種，食事により影響を受ける．

　女性の乳房の基底部はほぼ円形で，その広がりは横方向では胸骨の外側縁から中腋窩線までであり，垂直方向では第2肋骨からほぼ第6肋骨までである．乳腺の一部は大胸筋の下縁に沿ってのびて腋窩に向かい，**腋窩尾部** axillary process（tail）をつくる．乳房基底部の2/3は，大胸筋を覆う**深筋膜** deep pectoral fascia（**胸筋筋膜**）である．一方，残りの1/3は，前鋸筋を覆う筋膜である（図1.8，1.9）．乳腺と深筋膜の間には疎性結合組織があり，**乳房後隙** retromammary space（bursa）という．この組織層はわずかな脂肪を含み，これにより乳房は深筋膜に対してある程度可動性がある．乳腺と表面の

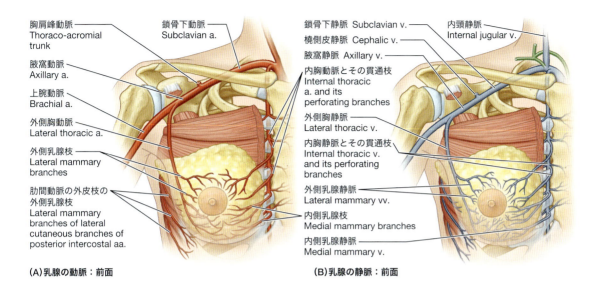

(A) 乳腺の動脈：前面
(B) 乳腺の静脈：前面

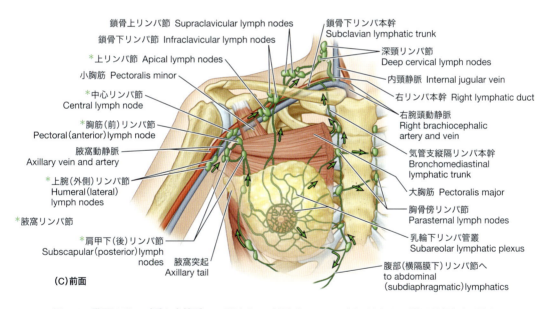

(C) 前面

図1.9　乳房のリンパ系と血管系　A．動脈系。B．静脈系。C．リンパ系。腋窩リンパ節は星印（＊）で示す。

皮膚の真皮の間は，**乳房提靱帯 suspensory ligament (Cooper 靱帯)** と呼ばれる皮膚支帯でつながっている。この皮膚支帯は乳腺の上部でよく発達しており（図1.8），**乳腺小葉 lobule of mammary gland** を支えるのを助ける。

乳房の頂点には**乳頭 nipple** がめだち，その周りを**乳輪 areola** と呼ばれる色素をもった環状の領域が取り巻く。乳房には15〜20個ほどの小葉がそなわり，乳腺の実質組織を構成している。それぞれの小葉が**乳管 lactiferous duct** を通して乳頭に開く。乳輪のすぐ深層で乳管の拡張部があり，**乳管洞 lactiferous sinus** という（図1.8）。

乳房の血管

乳房の動脈は以下の枝から血液を供給する（図 1.9A）。

- **内胸動脈** internal thoracic artery の**前肋間枝**と貫通枝の**内側乳腺枝**は鎖骨下動脈からの枝である。
- **外側胸動脈** lateral thoracic artery および**胸肩峰動脈** thoraco-acromial artery は，腋窩動脈からの枝である。
- **肋間動脈**は胸大動脈からの枝で，肋間隙を通る。

乳腺の静脈路（図 1.9B）はおもに**腋窩静脈** axillary vein に向かうが，一部は**肋間静脈**にも向かう。

乳房のリンパ路は重要であるが，それは癌細胞の転移路となるからである。リンパは乳頭，乳輪と乳腺から**乳輪下リンパ管叢** subareolar lymphatic plexus に注ぎ（図 1.9C），そこから以下のところに流れる。

- リンパの大部分（75％以上）は，乳腺の外側部から**腋窩リンパ節** axillary lymph node（上・中心・上腕・胸筋・肩甲下リンパ節）に注ぐ。
- 大半のリンパは，まず**胸筋（前）リンパ節**に注ぐ。しかし，いくつかのリンパは直接他の腋窩リンパ節に注いだり，さらに胸筋間・三角筋胸筋・鎖骨上リンパ節ないし深頚リンパ節の下方群に注ぐ。
- 残りのリンパの大部分，とりわけ乳腺内側部からのものは，**胸骨傍リンパ節** parasternal lymph node ないし対側の乳腺に向かう。
- 乳腺下部からのものは深部に向かい**下横隔リンパ節** inferior phrenic lymph node に注ぐ。

腋窩リンパ節からのリンパは鎖骨下のリンパ節に向かい，そこから**鎖骨下リンパ本幹** subclavian lymphatic trunk に注ぐ。胸骨傍リンパ節からのリンパは**気管支縦隔リンパ本幹** bronchomediastinal lymphatic trunk に注ぎ，ここから最終的に左右のリンパ本幹に注ぐ。

乳房の神経

乳房の神経は，第 4～6 胸神経の前皮枝と外側皮枝から分かれる（図 1.11）。肋間神経の枝は大胸筋を覆う深筋膜を貫いて皮膚に達する。これらの神経は乳房の皮膚にいく感覚神経線維と，乳房の血管および皮膚と乳頭の平滑筋への交感神経線維を運ぶ。

臨床関連事項

乳房の四分円

解剖学的な位置や病変（例えば嚢胞や腫瘍）部位を記述するために，乳房は四分円に分けられる。腋窩尾部は上外側の四分円からのびだす（図 B1.3）。

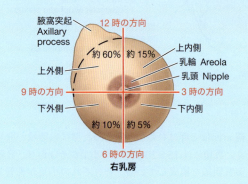

図 B1.3　乳房の四分円

乳房の変化

乳管の分岐などの変化が月経周期や妊娠の間に乳房組織の中で起こる。乳腺では妊娠中期までに乳汁分泌のための準備が行われるが，子どもが生まれる直後までは乳汁産生は行われない。**初乳**は乳白色からやや黄色がかった乳汁になる前の分泌液で，妊娠第 3 半期または授乳のはじめの間に乳頭から分泌される。初乳には蛋白質，免疫物質，成長因子などの乳児の腸に影響を与える物質が豊富に含まれていると信じられている。2 回以上出産経験のある経産婦は乳房が大きく，垂れ下がっていることが多い。高齢女性の乳房は脂肪が減り，腺組織が退化するために通常小ぶりである。

多乳房，多乳頭

2 個を超える過剰な乳房を**多乳房**あるいは**多乳頭**といい，正常の乳房の上ないし下に生じる。過剰な乳房には通常，痕跡的な乳頭と乳輪だけがある。過剰な乳房は腋窩から鼠径部に至る線上のどこにでも生じるが，これは発生期に乳房を生じる乳腺堤（「乳腺」）の位置にあたる。

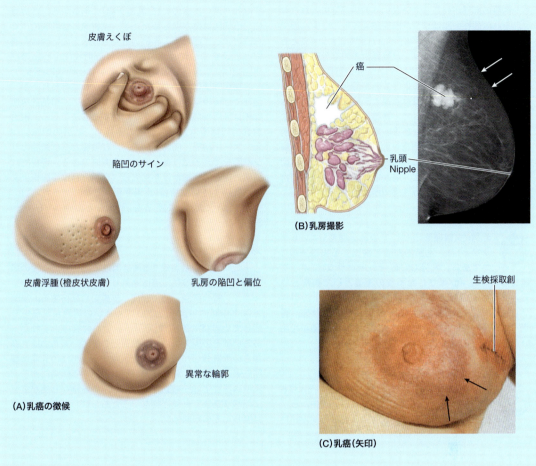

図 B1.4　乳癌

乳癌

　乳房のリンパ系を理解することは，**乳癌の転移**を予測するために臨床上重要である。乳癌は悪性腫瘍であり，多くは乳腺小葉内の乳管上皮に由来する腺癌である（図B1.4）。リンパ管に進入した転移性の癌細胞は通常静脈系に入る前に，2，3のリンパ節群を通る。乳癌はリンパ管と静脈を介して広がり，そして直接進入することもある。

　癌によるリンパ管の閉塞は，**リンパ浮腫**（皮下組織へのリンパの過剰な貯留）を引き起こす。その結果，乳頭の偏位，皮膚の肥厚化や皮革様の外観をきたす（図B1.4A）。陥凹した孔の間に隆起，「膨化」した皮膚はオレンジの皮のようになる（**橙皮状皮膚**）。指先ほどの大きさの陥凹部では，腺組織の癌性浸潤や，線維化が起こり，乳房提靭帯の縮小や収縮が生じる。**乳輪下乳癌**は乳管に関係した同様の機序によって，乳頭の陥没を引き起こす。

　乳癌は，一般的にはリンパ管を伝わって広がり（**リンパ行性転移**），乳房からおもに腋窩のリンパ節へと癌細胞を運ぶ。リンパ節にとどまった癌細胞は，そこで腫瘍細胞の巣をつくる（**転移**）。リンパ経路は腋窩，頸部リンパ節や胸骨傍リンパ節も含めて豊富であり，乳房から鎖骨下リンパ節，反対側の乳房，腹部への転移も引き起こす。大多数の乳房のリンパ経路は**腋窩リンパ節**と連絡しているので，この腋窩リンパ節が最もよくみられる乳房からの転移部である。これらの触知可能なリンパ節の腫大は，乳癌の可能性を予知し，早期発見の重要な所見と

なる。しかし，この腋窩リンパ節の腫大がないとしても，乳癌の転移が起こっていないことの保証にはならない。それは悪性細胞はリンパ節を越えて他のリンパ節，例えば鎖骨下リンパ節，鎖骨上リンパ節などにいくことも考えられるからである。リンパ経路は複雑な分布・走行をしているため，乳癌のリンパ行性転移の管理は難しい。

肋間静脈は椎体のそばを走行する**奇静脈・半奇静脈系**に注ぎ，脊髄周辺の内椎骨静脈叢と連絡する。癌細胞はこれらの静脈ルートを介して，脊椎にも広がり，さらに頭部，脳へも広がることがある。癌は近接した組織に浸潤することもある。乳癌細胞が乳房後隙に侵入し，大胸筋を覆う深部の胸筋筋膜に触れるか侵入し，あるいは胸筋間リンパ節に転移すると，筋が収縮する際に乳房が持ち上がる。この動きは進行乳癌の臨床徴候である。

乳房撮影

乳房のX線撮影法としての乳房撮影（マンモグラフィ）は，乳房内腫瘤を検出する検査法の1つである。乳房X線像（マンモグラム）によって腫瘤は大型のギザギザした不整の濃度として観察される。皮膚は腫瘍の上で厚くなる（図B1.4B）。下の引きだし線は陥没している乳頭を示す。外科医は腫瘍，嚢胞，膿瘍を取り除くときに，ガイドとして乳房撮影を用いる。

乳房の外科手術

乳房の切開は，可能であれば上部の四分円よりも血管が少ない（出血が少ない）という理由から，下乳房四分円から行う。胸壁と乳房の間の移行部は下方に向かって最も急な傾斜をなし，1本の線（皺），すなわち深い皮膚のヒダ（**乳房下線**）を形成する。この線に沿う切開は跡が最もめだたず，実質的には乳房のふくらみによって隠れる。乳輪の近くや乳房上の切開は，通常は乳頭を中心に片側に向かって放射状（Langerの皮膚割線はここを横断する），あるいは円周状に行う。

乳房切除術は，かつて乳癌の治療として行われたが，現在では当時ほどは一般的な方法ではない。**単純乳切除術**は乳房後隙からすべてを切除する方法である。**根治的乳房切除術**はより広範囲の手術で，乳房の切除に加え，大・小胸筋，脂肪，筋膜および腋窩と胸部周囲のリンパ節をできるだけ多く切除する方法である。現在では腫瘍と周囲の組織だけを除去し〔(**乳腺**)**腫瘍切除術**，または**乳腺1/4切除術**（乳房温存手術として知られる）〕，引き続いて放射線療法を行うことが多い（Goroll, 2009）。

男性の乳癌

乳癌のおよそ1.5％は男性で起こる。女性の場合のように，癌は通常リンパ節に転移するが，骨や胸膜，肺，肝臓，皮膚にも転移する。米国では1年間におよそ1,000人くらいの男性が乳癌を発症している（Swartz, 2009）。視診か触診のいずれか，あるいはその両方による乳輪周囲の腫瘤，あるいは乳頭からの異常分泌が悪性腫瘍を示唆する。男性の乳癌は胸筋筋膜，大胸筋，腋窩リンパ節へ浸潤する傾向にある。乳癌は男性では一般的ではないが，骨転移など癌が広範に転移するまで発見されないこともしばしばあり，予後は厳しいものがある。

胸壁の筋

上肢の筋のいくつかは胸郭から起こる。例えば，大胸筋や小胸筋，前鋸筋，後側の広背筋である。前外側部の腹筋群や，頸部や背部の筋の一部も同様である。大胸筋，小胸筋，前鋸筋の下部，頸椎から第1，2肋骨にかけて走る斜角筋群などは呼吸の補助筋としても作用し，深く強く吸気する際に胸腔を広げるのを助ける。この強く吸気する際は第1，2肋骨を固定し，努力呼吸の間，下方の肋骨と連絡する筋群がより効果的に下部肋骨を挙上できるように助ける。胸壁の筋群を図1.10と表1.2に示す。

典型的な**肋間隙** intercostal space は，3層の肋間筋を含む（図1.11, 1.12）。その浅層は**外肋間筋** external intercostal muscle（下前方に走行），中層は**内肋間筋** internal intercostal muscle（下後方に走行），深層は**最内肋間筋** innermost intercostal muscle（内肋間筋に似ているが，肋間動静脈，肋間神経より深層を走行）である。前方部では外肋間筋が**外肋間膜** external intercostal membrane に置き換わり，後方部では内肋間筋が**内肋間膜** internal intercostal membrane に置き換わっている。最内肋間筋は肋間隙の最も外側でのみみられる。

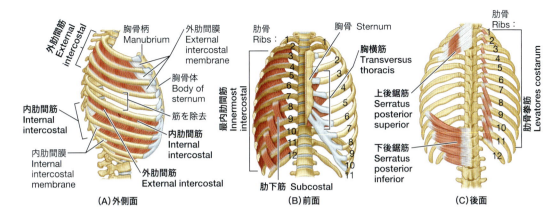

図 1.10　胸壁の筋　**A**. 外肋間筋と内肋間筋。**B**. 最内肋間筋と肋下筋，胸横筋。**C**. 上後鋸筋と下後鋸筋，肋骨挙筋。

表 1.2　胸壁の筋

筋	上部の付着部	下部の付着部	神経支配	おもな働き[a]
外肋間筋	肋骨下縁	下位肋骨の上縁	肋間神経	努力吸気の際の肋骨挙上[a]
内肋間筋				努力呼吸の間に（骨間部）肋骨を下行，（軟骨間部）肋骨を挙上[a]
最内肋間筋				
胸横筋	胸骨下部の後面	第2～6肋軟骨内面		弱い肋骨下降作用
肋下筋	肋骨角に近い肋骨内面	第2・3肋骨下方の上縁		内肋間筋と同じ作用
肋骨挙筋	第7～11胸椎横突起	肋骨結節と肋骨角の間の下方の肋骨	第8頸神経～第11胸神経の後枝	肋骨を挙上
上後鋸筋	項靱帯，第7頸椎～第3胸椎棘突起	第2～4肋骨の上縁	第2～5肋間神経	肋骨を挙上[b]
下後鋸筋	第8～12肋骨の肋骨角に近い下縁	第11胸椎～第2腰椎棘突起	第9～12胸神経の前枝	肋骨の下降[b]

[a] すべての肋間筋は肋骨に固定されており，したがって呼気の間の突出，吸気の間のへこみから防がれている。肋骨運動における個々の肋間筋と呼吸補助筋の役割を説明することは，多くの筋電図を用いた研究があるにもかかわらず難しい。
[b] 付着にもとづく基本的な動き，おもに固有受容の機能をもつと思われる。

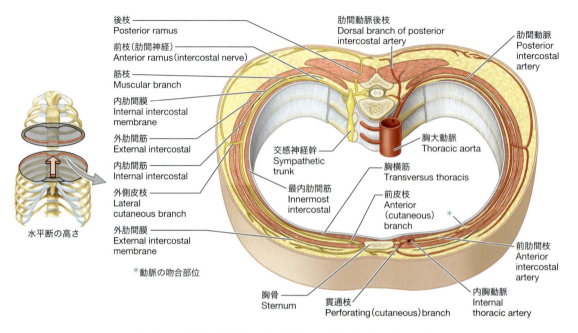

図 1.11 肋間隙の内容物 この水平断にある神経(右側)と動脈(左側)。

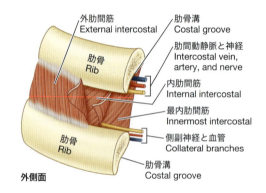

図 1.12 肋間隙の内容物 肋間溝に存在する構造物は上から下に静脈(V),動脈(A),神経(N)と並び,VAN と覚えるとよい。

胸壁の神経

　胸壁には 12 対の胸神経がある。胸神経は椎間孔をでるとすぐに前枝と後枝に分かれる(図 1.11)。第 1〜11 胸神経の前枝は**肋間神経 intercostal nerve** をつくり,肋間隙に入る。第 12 胸神経の前枝は第 12 肋骨の下に位置し,**肋下神経 subcostal nerve** と呼ばれる(3 章を参照)。後枝は後方に向かい,椎骨の関節突起のすぐ外側で骨,関節,胸の高さの背部の深層の筋と皮膚にいく。

　典型的な肋間神経(第 3〜6)は,まず後方から肋間隙の壁側胸膜(胸腔を内張りする漿膜)と内肋間膜の間に入る。はじめのうち肋間神経は,内肋間膜と内肋間筋の内面に沿って肋間隙の中央あたりを走る。肋骨角の近くで神経は内肋間筋と最内肋間筋の間を通る(図 1.12, 1.13)。ここで神経は,対応する肋骨に近づき,**肋骨溝 costal groove** に入って隠れ,肋間動脈のすぐ下を走る。

　この神経から側副枝が肋骨角の近くで起こり,1 つ下位の肋骨の上縁を走行する。肋間神経は前方にのびて内肋間筋と最内肋間筋の間を走り,これらの筋やその他の筋への枝,および中腋窩線で**外側皮枝 lateral cutaneous branch** をだす(図 1.11)。前方部で肋間神経は内肋間筋の内表面に現れる。胸骨の近くで肋間神経は前方に向きを変え,肋軟骨の間を通って皮下組織に入り,**前皮枝 anterior cutaneous branch** となって終わる。また筋枝が肋間神経の走行の途中で生じ,肋間筋,肋下筋,胸横筋,肋骨挙筋,後鋸筋を支配する(表 1.2)。**感覚枝**は壁側胸膜より走る。

　第 1・2 肋間神経,第 7〜11 肋間神経は非典型的である。他の肋間神経が肋骨溝の下縁に沿って走行するのに対して,第 1・2 肋間神経は走行の最初の部分で第 1・2 肋骨の内面を通る。第 7〜11 肋間神経は外側皮枝をだしたのち,腹部の皮膚,筋に分布する。

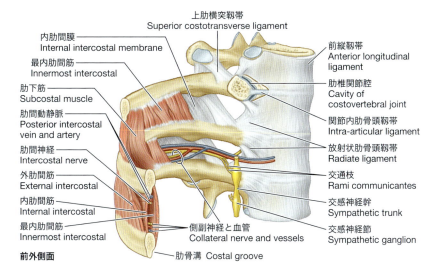

図1.13 肋間隙の後面 肋間神経と交感神経幹が交通枝によってつながっていることに注意。

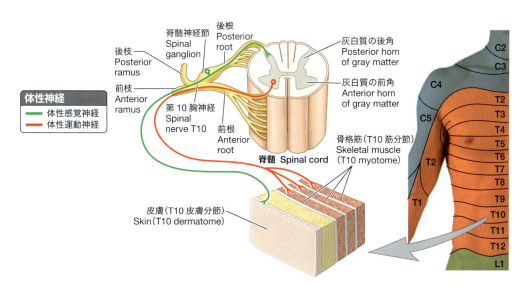

図1.14 体幹の皮膚分節と筋分節 脊髄神経や脊髄が支配する皮膚の領域（皮膚分節）と骨格筋の領域（筋分節）の関係に注意。胸部の皮膚分節を右側に示す。

後枝，および前枝の外側皮枝と内側皮枝を通して，それぞれの脊髄神経は後方から前面の正中線までのびる帯状の皮膚の領域を支配する。この帯状の領域は**皮膚分節** dermatome といい，1本の後根からの**感覚神経**が，その脊髄神経の後枝と前枝を通して支配する皮膚の領域である（図1.14）。近接する皮膚分節にはかなりの重複があるため，2つ，またはそれ以上の肋間神経に麻酔をかけない限り，はっきりした感覚脱失は起こらない。前枝と後枝のうち運動線維によって支配される筋群は**筋分節** myotome という（図1.14）。

交通枝 ramus communicans は各肋間神経と反対側の**交感神経幹** sympathetic trunk をつなぐ（図1.13）。節前線維は白交通枝となって各肋間神経から分かれ，**交感神経節** sympathetic ganglion に至る。体壁と四肢に

向かう節後線維は，幹神経節から灰白交通枝となってでて，すべての肋間神経を含め近くの脊髄神経の前枝に戻る．交感神経線維は，すべての脊髄神経の枝(前枝と後枝)を通って血管，汗腺，平滑筋，および体壁と四肢の筋に至る．

胸壁の血管

胸壁は以下の動脈から血液を供給される(図1.11，1.15A，表1.3)．

- **胸大動脈** thoracic aorta からの肋間動脈と肋下動脈．
- **鎖骨下動脈** subclavian artery からの内胸動脈と最上肋間動脈．
- **腋窩動脈** axillary artery からの最上胸動脈と外側胸動脈．

各肋間隙は3本の動脈が分布している．1本は大きな肋間動脈で，残り2本は1対の内胸動脈前肋間枝である．

胸壁の静脈は肋間動脈・神経に伴行し，肋骨溝の中で最上位にある(図1.11，1.15B)．左右それぞれ11本の肋間静脈と1本の肋下静脈がある．肋間静脈は内胸静脈の枝である前肋間静脈と吻合するが，その最後部は奇静脈系に終わり，これが静脈血を上大静脈まで運ぶ．

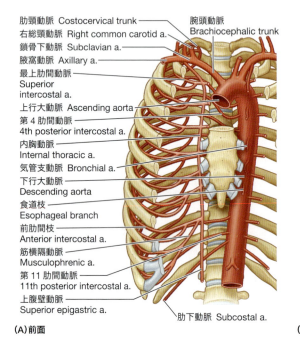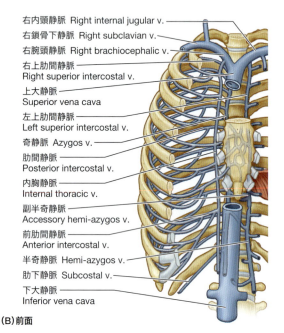

図1.15　胸壁の動脈と静脈　A．動脈．B．静脈．

表 1.3　胸壁の動脈

動脈	起始	走行	分布
肋間動脈	（第1, 2肋間隙の）上肋間動脈と（それ以外の肋間隙の）筋横隔動脈	内肋間筋と最内肋間筋の間を走行	内肋間筋と覆う皮膚，壁側胸膜
前肋間枝	（第1～6肋間隙の）内胸動脈，（第7～9肋間隙の）筋横隔動脈		
内胸動脈	鎖骨下動脈	肋軟骨と胸横筋の間，胸骨の下外側方を通り，上腹壁動脈と筋横隔動脈に分岐する	前肋間枝を経由して，第1～6肋間隙へ分布し，筋横隔動脈から第7～9肋間隙に分布する
肋下動脈	胸大動脈	第12肋骨の下縁に沿って走行	前外側腹壁の筋

臨床関連事項

帯状疱疹感染

帯状疱疹は，脊髄神経節のウイルス感染症で，**皮膚分節に沿って病変が広がる**。ヘルペスウイルスは脊髄神経節に侵入し，軸索に沿って皮膚に運ばれ，そこに感染を起こして，感染した神経が支配する皮膚領域に激しい痛みを起こす。数日後に皮膚分節の領域は赤くなり，小水疱性皮疹が出現する（図 B1.5）。

肋間神経ブロック

肋間神経の周辺に局所麻酔薬を注入することによって，肋間隙における局所麻酔がなされる。
　この**肋間神経ブロック**は，肋間神経とその分枝である側副枝の周辺に麻酔液を浸潤させる方法である（図 B1.6）。皮膚のある特定の領域は，通常2つの隣接する神経の支配を受けているので，隣接する皮膚分節はかなり重なりうる。したがって，完全な感覚消失のためには，通常2つあるいはそれ以上の肋間神経の麻酔が必要である。

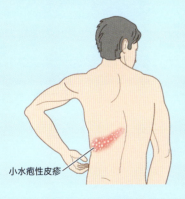

図 B1.5　帯状疱疹

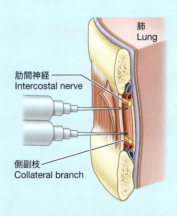

図 B1.6　肋間神経ブロック

呼吸困難

喘息や**肺気腫**のような呼吸器の疾患，あるいは**心不全**をもつ患者が，努力性呼吸をするとき，補助呼吸筋が胸腔を広げるのを助ける。通常，机や自分の大腿によりかかり，上肢帯（鎖骨と肩甲骨）を固定し，補助呼吸筋の力が肋骨に作用するようにして，胸郭を広げるようすがみられる。

体表解剖

胸壁

骨格の目印および基準線を知ると，胸部の領域や銃創などの傷害部の解剖学的記述や同定が容易になる。

- **前正中線** anterior median line（**胸骨中線** midsternal line）は，正中面と前胸壁の交線である（図SA1.1A）。
- **鎖骨中線** midclavicular line は，鎖骨の中央を通り，前正中線に平行である（図SA1.1A）。
- **前腋窩線** anterior axillary line は，前腋窩ヒダに沿って垂直に走る。前腋窩ヒダは大胸筋が胸壁から上腕に広がるところにつくるヒダである（図SA1.1B）。
- **中腋窩線** midaxillary line は腋窩の頂部（最深部）を通り，前腋窩線に平行である。
- **後腋窩線** posterior axillary line も前腋窩線に平行で，広背筋と大円筋が背部から上腕に広がるところにつくる後腋窩ヒダに沿って垂直に走る（図SA1.1B）。
- **後正中線** posterior median line（**椎骨中線** midvertebral line）は，椎骨の棘突起の先端をつなぐ垂直線

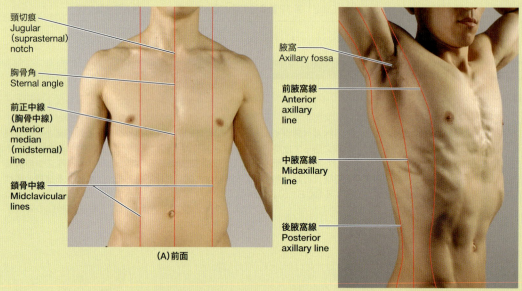

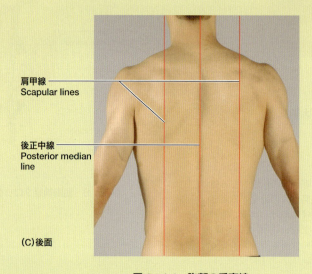

図SA1.1　胸郭の垂直線

である（図 SA1.1C）。
- **肩甲線** scapular line は後正中線に平行で，肩甲骨の下角と交わる（図 SA1.1C）。

図示はされていないが，骨格の境から補助線が推定される。例えば，**胸骨傍線** parasternal line（ギリシア語で para は隣接するを意味する）である。

鎖骨 clavicle は皮下にあり，胸部と頸部の境目に骨の出っ張りをなす（図 SA1.2）。鎖骨は全長にわたって容易に触れ，特に胸骨柄と関節する内側端が触れやすい。

胸骨 sternum も皮下にあり，前正中線に沿って全長を触れやすい。

胸骨柄は
- 第 3，4 胸椎体の高さにある。
- 大動脈弓の前方にある。
- 頸切痕があり，鎖骨の胸骨端がつきでたその間に触れる。
- 胸骨角のところで胸骨体と関節し，その高さは第 4，5 胸椎間の椎間円板に一致する。

胸骨角 sternal angle は，第 2 肋軟骨の高さにある目印で触れることができる。主気管支は，胸骨角の高さにある気管分岐部から分かれて下外側に向かう。胸骨角

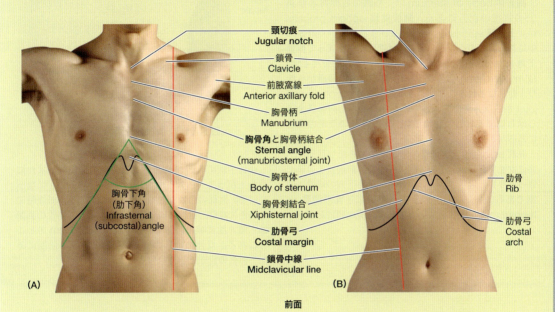

図 SA1.2　前胸壁の表面

は上縦隔と下縦隔の境界部の高さにあり，大動脈弓の起始部にも位置する。**上大静脈** superior vena cava は，胸骨柄の深部を下方に向かい，この骨の右に1横指飛びだしている。

　第1肋骨は鎖骨の深部にあって触知できないため，**前胸壁で肋骨と肋間隙を数える**には指を胸骨角から外側に滑らせて，第2肋軟骨に触れる。第2肋骨からはじめて，指を下外側に動かしながら肋骨と肋間隙を数える。第1肋間隙は第1肋骨の下方にある。同様にほかの肋間隙は同番号の肋骨の下方にある。

　胸骨体 body of sternum は，心臓の右縁および第5〜9胸椎の前方にある。**剣状突起** xiphoid process は，**上胃部** epigastric fossa というごく浅いくぼみの中にある。このくぼみの周囲には肋骨弓が集まって**胸骨下角** infrasternal angle をつくっている。**肋骨弓** costal margin(arch) は，第7〜10肋軟骨の内側縁からなり，容易に触れることができ，**胸骨剣結合** xiphisternal joint から下外側に向かってのびている。この骨結合はしばしば隆起として認められ，第9胸椎の下縁の高さにある。

　乳房 breast は，前胸壁の体表で最もめだつ目印で，特に女性で著しい。その上面は平坦で，前胸壁との間にはっきりした境目がない。しかし外側と下方の境界は明瞭である（図 SA1.3）。前正中線の領域を**乳房間溝** intermammary cleft といい，左右の乳房の間にある。

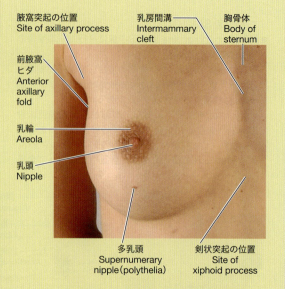

図 SA1.3　女性の乳房の体表解剖

　鎖骨中線に**乳頭** nipple があり，その周囲はわずかに持ち上がって，色素をもつ輪状域の**乳輪** areola になっている。乳輪の色は女性の肌色により変わる。妊娠時には暗色になり，分娩の後はもとの色に戻る。男性の乳頭は，第4肋間隙の前面で前正中線から約10cmのところにある。女性の乳頭の位置は不定で，第4肋間にあたる体表の目印としては役立たない。

胸腔と胸部内臓

　胸腔は，胸壁に囲まれた空間で，3つの区画に分かれる（図 1.16A）。

- 左右にある2つの**肺腔** pulmonary cavity。これは肺と胸膜（肺を覆う漿膜）を含む。
- 中央にある**縦隔** mediastinum。これは胸腔の他の構造すべて，すなわち心臓，大血管の胸部，気管の胸部，食道，胸腺，リンパ節などを含む。

胸内筋膜

　胸膜腔を裏うちする膜（壁側胸膜）と胸壁の内表面の間にある薄い線維と空気の層を**胸内筋膜** endothoracic fascia という（図 1.16）。この胸膜外にある疎性結合組織の層は，肋骨胸膜を胸壁から外科的に分ける際に自然に分離するので，外科医は胸壁の外から器具を中に入れて動かすことができる。

胸膜と肺

　胸膜と肺の関係を理解するために，握り拳を少しふくらませた風船に押しつけてみよう（図 1.16A の挿入図）。握り拳（肺にあたる）に接する風船壁の部分は**肺胸膜**にあたる。風船壁の残りの部分は**壁側胸膜**にあたる。風船壁の間の空間は**胸膜腔**に相当する。手首（肺根にあたる）のところで，風船の内壁と外壁がつながるが，これは臓側と壁側の胸膜にあたり，両者が合わさって**胸膜腔**をなす。

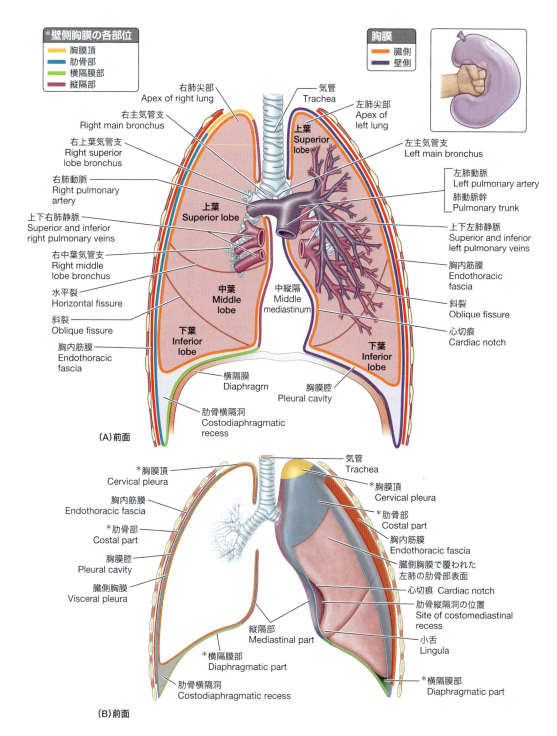

図 1.16 肺と胸膜 A．肺と胸膜腔．挿入図：ふくらんだ風船におしつけた握りこぶしは肺（握りこぶし）と胸膜嚢（壁側胸膜と臓側胸膜）を表す．胸膜腔は風船の内腔に相当する．B．壁側胸膜と胸膜洞．星印（＊）は壁側胸膜を表す．

胸膜

各肺を覆う膜の袋は，**胸膜** pleura と呼ばれる2枚の漿膜からなる（図1.16）。

- **臓側胸膜** visceral pleura（**肺胸膜** pulmonary pleura）は肺を包みこみ，水平裂と斜裂の中にも入り込む。
- **壁側胸膜** parietal pleura は肺腔の内面を覆い，胸壁，縦隔，横隔膜に密着する。

肺根 root of lung の周りで，臓側胸膜が折り返して壁側胸膜に移行する。この壁側と臓側胸膜のつながりである**肺間膜** pulmonary ligament が，この領域から下方にのびる（図1.17）。

胸膜腔 pleural cavity は2枚の胸膜の間の隙間で，漿液性の**胸膜液**の薄い層を含み，胸膜の表面を覆い，呼吸の際に2葉の胸膜がなめらかに動くのを助ける。その表面張力により，肺表面が胸壁に接触する。

壁側胸膜には4つの部位がある（図1.16）。

- **肋骨部** costal part は胸壁（胸骨，肋骨，肋軟骨，肋間筋と肋間膜，胸椎に接する面）の内面を覆う。そして**胸内筋膜**によって胸壁と分離される。
- **縦隔部** mediastinal part は縦隔の外側面を覆う。
- **横隔膜部** diaphragmatic part は横隔膜の上面を縦隔の両側の領域で覆う。
- **胸膜頂** cervical pleura（pleural cupula）は胸郭上口を抜けて頸根に入り，肺尖を覆う帽子状の盛りあがりをつくる。胸膜頂の頂点は鎖骨の内側1/3のあたりより2〜3 cm 上方にのびだし，第1肋骨頸の高さに達する。

壁側胸膜が胸膜腔のある壁から他の壁への移行はかなり急激で，その境界は**胸膜反転線** line of pleural reflection をなす。

- **胸膜反転線の胸骨線** sternal line of pleural reflection は鋭角かつ急激で，前方で肋骨胸膜が縦隔胸膜に移行するところにある。
- **胸膜反転線の肋骨線** costal line of pleural reflection も鋭く，下方で肋骨胸膜が横隔胸膜につながるところにある。
- **胸膜反転線の脊椎線** vertebral line of pleural reflection は丸みを帯び，後方で肋骨胸膜が縦隔胸膜になだらかに反転するところにある。

肺は呼気の間に胸膜腔を完全に占めるわけではなく，横隔胸膜の周縁部が肋骨胸膜の最下部と接する。この部の胸膜腔のゆとりは，**肋骨横隔洞** costodiaphragmatic recess と呼ばれる。これは胸膜に覆われた「溝」で，上に凸の横隔膜を取り巻き，胸壁の内面にある（図1.16）。同様の小さな胸膜洞は，肋骨胸膜が縦隔胸膜に接する胸骨の後部にもある。この部の胸膜腔のゆとりを**肋骨縦隔洞** costomediastinal recess と呼ぶ（図1.16B）。左の肋骨縦隔洞の広がりは左肺に心切痕があるために大きい。肺の下縁は深い吸気時に**胸膜洞** pleural recess の中に入り込み，呼気時には戻る。

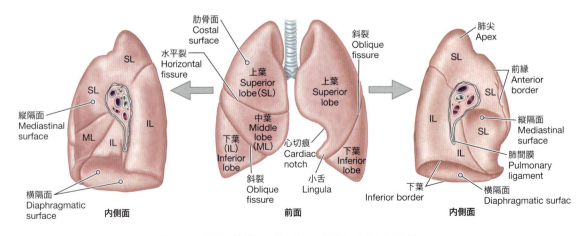

図1.17　肺葉と肺裂　両側の肺門は縦隔面の中心に位置する。

体表解剖

胸膜と肺

頸胸膜と肺尖は胸郭上口から上方にでて頸根に入り，鎖骨の後上方に達する。肺の前縁は，第2～4肋軟骨の高さでは胸膜反転線の前縁に接する（図SA1.4）。この高さで左の胸膜反転線は外側に進み，それから下方に進み，第6肋軟骨の高さで心切痕になる。左肺の前縁は心切痕によって深く凹んでいる。右側では胸膜反転線は下方に続き，第4～6肋軟骨に達し，右肺の前縁と密接に平行する。左右の反転線は外方に進み，第8肋軟骨の高さで鎖骨中線に達し，第10肋骨で中腋窩線に，第12肋骨で肩甲線に達し，第10胸椎の棘突起に向かう。それから第12胸椎の棘突起に向かって進む。したがって壁側胸膜は肺よりもほぼ2肋骨分下方に広がっている。肺の斜裂は，後方では第2胸椎の棘突起の高さから，前方では第6肋軟骨にのびており，上肢を頭よりあげたときの肩甲骨の内側縁（肩甲骨が回転して下角が外側に向かう）にほぼ一致する。右肺の水平裂は，斜裂から第4肋骨と肋軟骨に沿って前方にのびる。

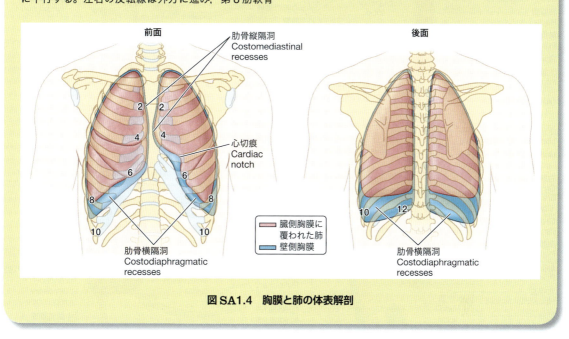

図SA1.4 胸膜と肺の体表解剖

肺

肺 lung は，呼吸を行う生命に不可欠の器官である。そのおもな働きは，血液に酸素を供給することであり，吸い込んだ空気は肺の毛細血管内の静脈血に近接する。

解剖体の肺は収縮し，触ると堅く，退色しているが，生きている人の健康な肺は軽く軟らかく，スポンジ状である。また弾性があり，胸腔を開放すると弾性により1/3ほどにまで縮む。

水平裂 horizontal fissure と**斜裂** oblique fissure は肺を葉に分ける（図1.16）。**右肺には3葉，左肺には2葉がある**。右肺は左肺より大きくて重いが，丈が低く幅広である。それは横隔膜の右頂がより高く，心臓と心膜がより左に張りだしているからである。右肺の前縁はかなり直線的であるのに対し，左肺の前縁には深い**心切痕** cardiac notch がある。心切痕は基本的に左肺上葉の前下部の切れこみである。これによりしばしば上葉に薄い舌状の突起が生じ，**小舌** lingula と呼ばれる（図1.17）。これは心切痕の下にのび，吸気と呼気の際に肋骨縦隔洞に出入りする。左右の肺には以下の領域がある（図1.17，1.18）。

- **肺尖** apex は肺の丸い上端で，第1肋骨よりも上にでて，頸根に進入し，胸膜頂によって覆われる。
- **3つの面**：肺の**肋骨面** costal surface of lung は胸骨，肋軟骨，肋骨に接する。肺の**縦隔面** mediastinal

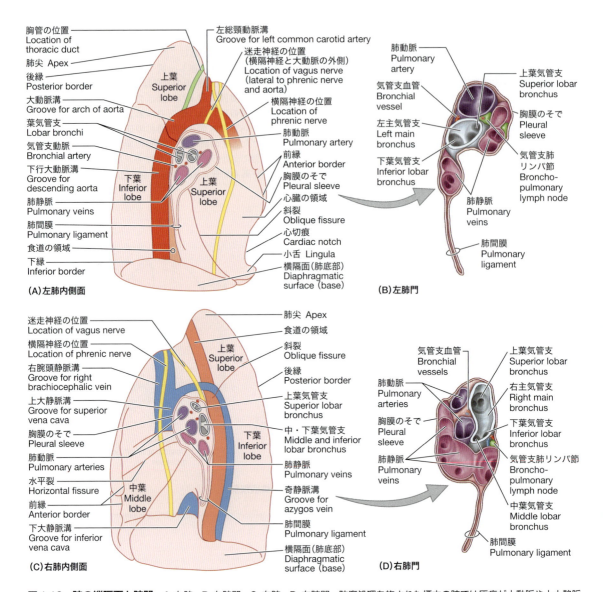

図1.18 肺の縦隔面と肺門 A. 左肺。B. 左肺門。C. 右肺。D. 右肺門。防腐処理を施された標本の肺では圧痕が大動脈や上大静脈などの隣接構造物によって形成される。

surface of lung は肺門を含み，内側では縦隔に，後方では脊柱の側面に接する。肺の横隔面 diaphragmatic surface of lung は横隔膜の頂部に接する。
- **3つの縁**：肺の前縁 anterior border of lung は肋骨面と縦隔面が前方で接するところで心臓に重なる。心切痕は左肺の前縁のくぼみである。肺の下縁 inferior border of lung は肺の横隔面を取り巻き，横隔面を肋骨面と縦隔面とから分ける。肺の後縁 posterior border of lung は，肋骨面と縦隔面が後方で出会うところで，幅広く，丸みがあり，胸部の脊柱に隣接する。

肺根 root of lung は，肺門から肺に出入りする構造からなる（図1.17, 1.18）。肺根は肺を心臓と気管に結び付ける。主気管支や肺動脈の分岐手前で肺根を分ける場合，これらの一般的な配置は以下のとおりである。

- 左では最も上に肺動脈がある（右では上葉気管支，すなわち"動脈上"気管支が最も上にある）。
- 上肺静脈が1番前に，下肺静脈が1番下方にある。
- 気管支は後部境界の前，ほぼ中央に位置する。気管支に接して周囲を気管支血管が走っている。

肺根は壁側胸膜と肺胸膜の移行部〔胸膜のそで pleural sleeve（図1.18A），肺間膜〕に囲まれている。肺門 hilum of lung は左右の肺の内側面にあり，肺根をなす主気管支，肺動脈，気管支動静脈，リンパ管，神経といった構造が肺に出入りする場所である（図1.19E）。

気管と気管支

左右の肺に向かう**主気管支** main bronchus は，**気管分岐部** bifurcation of trachea から下外方に進み，胸骨角の高さで肺門に達する（図1.19E，1.20A，B）。気管と気管支の壁はC字形をした硝子軟骨の環によって支持されている。

- **右主気管支** right main bronchus は左に比べて，太く，短く，より垂直に近く走り，直接に肺門に至る。
- **左主気管支** left main bronchus は下外側に走って大動脈弓の下，食道と胸大動脈の前を通って肺門に至る。

主気管支は肺動脈に沿って肺門に入り，肺の中で一定のパターンで分岐し，**気管支樹** bronchial tree をつくる。左右の主気管支は，それぞれ**葉気管支** lobar bronchus（二次気管支）にわかれ（左で2本，右で3本），それぞれ肺の1つの葉に分布する。それぞれの葉気管支は**区域気管支** segmental bronchus（三次気管支）に分かれて，肺区域に分布する（図1.19）。それぞれの**気管支肺区域** bronchopulmonary segment はピラミッド形で，その頂点は肺根に向かい，底は胸膜表面に向かう。それぞれの肺区域は，そこに分布する区域気管支に従って名前がついている。

肺区域にはそれぞれ独立した区域気管支や肺動脈の三次分岐が分岐しており，肺静脈の区間枝によって静脈支配を受ける。区域気管支は20〜25の**終末細気管支** terminal bronchiole に分かれ（図1.20），それらはさらにいくつかの**呼吸細気管支** respiratory bronchiole に分岐し，呼吸細気管支は2〜11の**肺胞管** alveolar duct を構成し，それらの管には5〜6の**肺胞嚢** alveolar sac がつく。**肺胞** pulmonary alveolus は，肺におけるガス交換の基本構造である。

肺と胸膜の血管と神経

左右の肺はそれぞれ1本の太い**肺動脈** pulmonary artery から血液を受け，2本の**肺静脈** pulmonary vein に血液を送りだす（図1.21）。左右の肺動脈は，1本の**肺動脈幹** pulmonary trunk が胸骨角の高さで分かれて起こり，酸素に乏しい血液（静脈血）を肺に送って酸素化する。肺動脈は左右の肺根に向かい，肺門に入る前に上葉への枝をだす。肺の中でそれぞれの動脈は主気管支の後外側を下行し，**葉動脈** lobar artery，**区域動脈** segmental artery に分かれる。すなわち，肺の各葉と各区域に向かう動脈があり，通常，対応する気管支の前面に分布する。肺静脈は左右に2本ずつあり，酸素に富む血液（動脈血）を肺から左心房に運ぶ。肺静脈は肺の毛細血管からはじまり，合流してしだいに大きな血管となる。区域内静脈は近隣の肺区域から血液を集め，肺区域の境界部にある区域間静脈に注ぐ。

壁側胸膜からの静脈は隣接する胸壁の中で体循環の静脈に合流する。肺胸膜からの静脈は肺静脈に注ぐ。

気管支動脈 bronchial branch は，肺と臓側胸膜の栄養のために血液を送る（図1.18, 1.22A）。左の気管支動脈は胸大動脈から起こる。しかし，右の気管支動脈の起こり方は以下のようにさまざまである。

- 最上肋間動脈から。
- 右の第3肋間動脈との共通幹として胸大動脈から。
- 左の上気管支動脈から。

気管支動脈は食道上部に枝をだし，主気管支の後面を走り，呼吸細気管支までの気管支に血液を送る。気管支動脈の末梢枝は，通常は主気管支の後面を通過し，主気管支に気管支動脈をだしながら細気管支や臓側胸膜の肺動脈の枝と吻合する。

気管支静脈 bronchial vein（図1.22B）は，気管支動脈によっておもに肺根のより近位に供給される血液の一部しか集めない。残りは，特に肺の遠位側の根の末梢部からのものは肺静脈に集まる。右の気管支静脈は**奇静脈** azygos vein に注ぎ，左の気管支静脈は**副半奇静脈** accessory hemi-azygos vein ないし左の上位の肋間静脈に注ぐ。

肺内リンパ管叢は，自由に交通する（図1.22C）。

浅リンパ管叢 superficial lymphatic plexus は，臓側

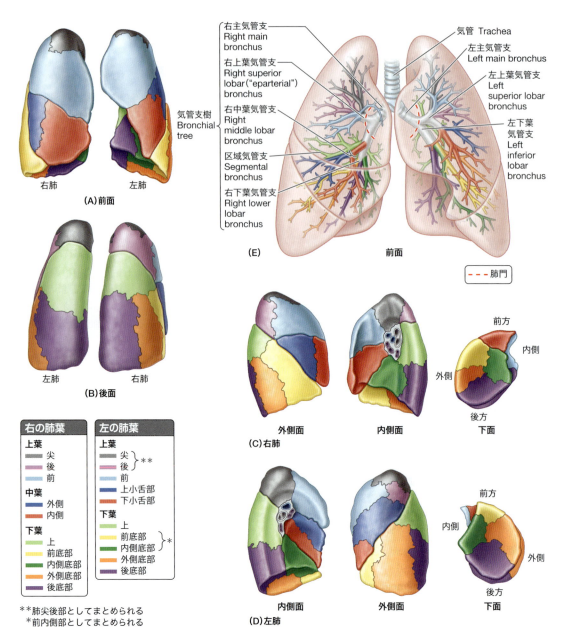

図 1.19　気管気管支樹と気管支肺区域　A〜D. 気管支肺区域は，E に示されるそれぞれの区域気管支に異なった色素を注入することによって描出してある。

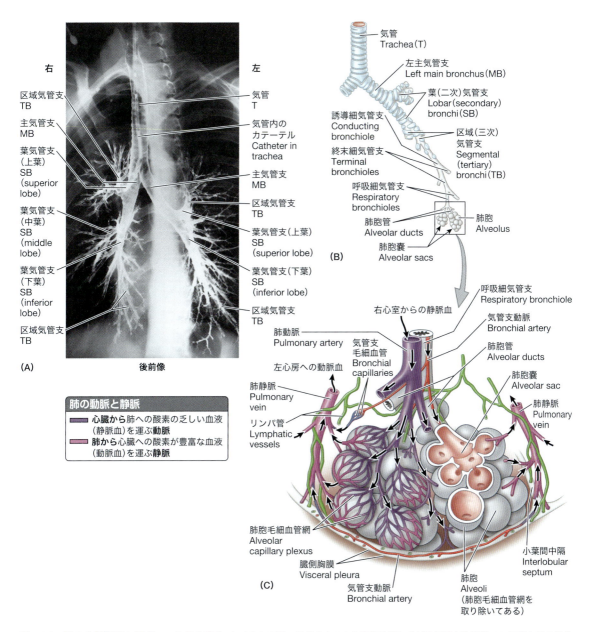

図 1.20 肺の内部構造と構成 A. 気管支造影。わずかに斜位で後前方向の左右気管支樹における気管支造影像。B. 気管支樹の細分図。C. 肺胞。

胸膜の深部にあり，肺の実質と臓側胸膜の深部のリンパを集める。そこからでたリンパ管は肺門にある**気管支肺リンパ節** bronchopulmonary lymph node に注ぐ。

深リンパ管叢 deep lymphatic plexus は，気管支の粘膜下組織と気管支周囲の結合組織にある。これは肺根をなす構造からのリンパを集める。このリンパ管叢は，主気管支の大きな枝に沿ってある**肺リンパ節** pulmonary lymph node に注ぐ。肺根で気管支肺リンパ節に注ぐ（図 1.22C）。

浅および深リンパ管叢からのリンパは，気管支肺リン

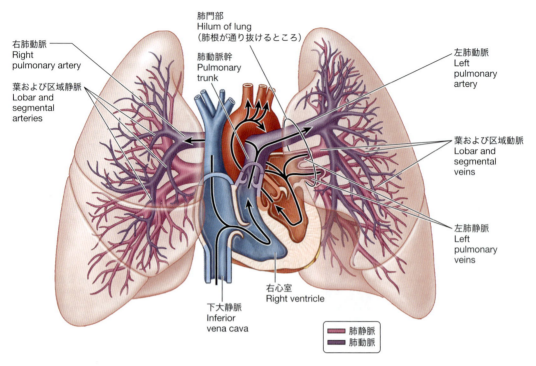

図 1.21　**肺循環**　右肺動脈は右肺に到達するために大動脈弓の下を通り，左肺動脈は大動脈弓の左を走る．

パ節から気管分岐部の上下にある上・下**気管気管支リンパ節** tracheobronchial lymph node に注ぐ．

気管気管支リンパ節からのリンパは，**左右の気管支縦隔リンパ本幹** right and left bronchomediastinal lymphatic trunk に注ぐ．この本幹は通常，左右それぞれ鎖骨下静脈と内頸静脈の合流部である静脈角に終わる．しかし右気管支縦隔リンパ本幹は，まず他のリンパ本幹とここで合流し，ごく短い**右リンパ本幹** right lymphatic duct をなすこともある．左気管支縦隔リンパ本幹は通常，**胸管** thoracic duct に注ぐ．浅（胸膜下）リンパ管叢は**肺胸膜**からのリンパを集める．壁側胸膜からのリンパは胸壁のリンパ節（肋間・胸骨傍・縦隔・横隔リンパ節）に注ぐ．頸胸膜からのいくつかのリンパ管は腋窩リンパ節に注ぐ．

肺と臓側胸膜の神経は，肺根の前と後ろにある肺神経叢に由来する（図 1.22D）．これらの神経は，**迷走神経** vagus nerve（脳神経X）からの副交感神経線維と，交感神経幹からの交感神経線維を含む．

副交感節後ニューロンの神経節細胞は，肺神経叢 pulmonary plexus と気管支樹の気管支に沿ってみられる．迷走神経からの副交感神経性線維は，気管支樹の平滑筋の運動を支配し（**気管支収縮性**），肺血管を抑制し（**血管拡張性**），気管支樹の腺の分泌を促す（**分泌促進性**）．
脳神経Xの内臓感覚線維は以下に分布する．

- 気管支粘膜に分布し，おそらく咳反射に関与する．
- 気管支の筋に分布し，伸展受容を行う．
- 肺胞間結合組織に分布し，Hering-Breuer 反射，すなわち呼吸運動を制限しようとする仕組みに関与する．
- 肺動脈に圧受容器として，肺静脈に化学受容器として分布する．

交感神経節細胞は**交感神経節後ニューロン**の細胞体で，交感神経幹の**傍椎体神経節**にある．交感神経線維は気管支平滑筋に抑制性（**気管支拡張性**），肺動静脈に運動性（**血管収縮性**），気管支樹の腺に抑制性である．

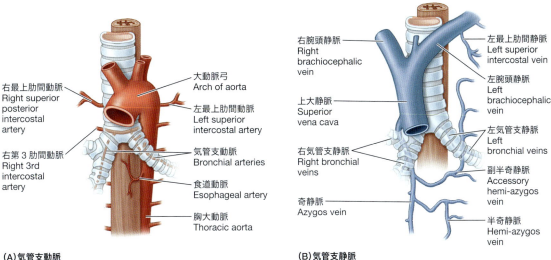

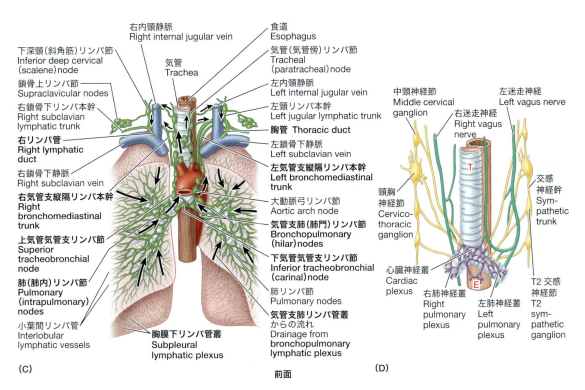

図1.22 肺と臓側胸膜の血管と神経 **A**. 気管支動脈。**B**. 気管支静脈。**C**. リンパの流れ。リンパ管は胸膜下リンパ管叢の表層や深リンパ管叢から起こる。矢印はリンパの流れを表す。**D**. 神経支配。E：食道，T：気管，緑：副交感神経，紫：神経叢，黄：交感神経

臨床関連事項

肺虚脱

十分量の空気が胸膜腔に入ると，肺胸膜を壁側胸膜に（肺を胸壁に）密着させていた表面張力が破れ，肺は自身の弾力（弾性収縮力）によって虚脱する。**肺が虚脱すると**，正常では広がりのない胸膜腔（図 B1.7 紫色）が本当の空間になる。胸膜腔は壁側胸膜（青色）と肺胸膜（赤色）の間に位置する。一側の肺が例えば外科手術後に虚脱しても，左右の胸膜腔が分かれているので，対側の肺は虚脱しない。

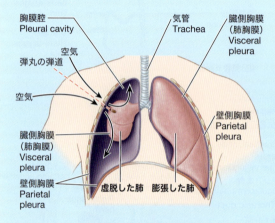

図 B1.7　肺虚脱

気胸，水胸，血胸，乳ビ胸

空気が胸膜腔に入る**気胸**は，壁側胸膜の貫通外傷や，銃弾による肺破裂などで生じ，部分的な肺虚脱を起こす。肋骨骨折も，壁側胸膜を引き裂いて気胸を起こすことがある。気胸は臓側胸膜の破裂口を介して肺から空気がもれた結果起こる。著明な量の液体が胸膜腔に蓄積する**水胸**は，胸膜腔への液の滲出によって起こることがある。胸部外傷で血液が胸膜腔に入ると，**血胸**を起こす。血胸は大きな肋間動静脈の損傷から起こることが多く，肺の裂傷によるものは少ない。損傷した胸管からのリンパが胸膜腔に入り**乳ビ胸**を起こすことがある。乳ビは胸管を流れる淡白色ないし黄色のリンパで，腸の乳ビ管に吸収されたものである（2章）。

胸膜炎

吸気と呼気の際に，なめらかで湿った正常な胸膜は，聴診で聞けるような音をださないが，**胸膜炎**があると，肺表面をざらざらにする。その結果，摩擦音（胸膜摩擦）を聴診器で聞くことができる。急性胸膜炎では，鋭い痛みが特に階段をのぼるなどの運動時に起こるが，そのとき呼吸の回数と深さがわずかに増す。

肺葉の変異

ときに，過剰な裂が肺を分けたり，裂が欠損することがある。例えば，左肺がときおり3葉で，右肺が2肺葉であったりすることがある。最もよくみられる「付属」葉は**奇静脈葉**で，ほぼ1％の人に出現する。この場合，奇静脈が肺門ではなく右肺の肺尖の上を乗り越えており，肺尖の内側部を奇静脈葉として分ける。

胸腔穿刺

胸腔内にたまった液体のサンプル採取のためや，血液，膿を取り除くために，胸腔の肋間隙から皮下針を挿入（**胸腔穿刺**）する必要がときどき生じる。肋間神経や血管にダメージを与えないために，この皮下針は，肋骨の上部に側副枝を避けて十分に高い位置から挿入する（図 B1.8）。

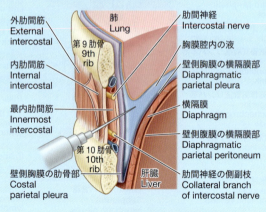

図 B1.8　胸腔穿刺術（中腋窩線にて）

肺の聴診と打診

肺の聴診(聴診器で肺の音を聞くこと)と胸部の打診(肺の表層の胸壁を叩くこと)は、肺尖の音をみきわめるために必ず頸部根部でも行う。肺の打診は内在する組織に空気が充満しているか(共鳴音)、液体物が充満しているか(鈍い音)、あるいは固形物があるか(平板音)を聞き分けるのに役立つ。医師が肺底というときはたいてい、横隔面のことではない。肺の下葉の後部肋骨面の下部のことをいう。この領域を聴診するために、医師は聴診器を第10胸椎の高さで胸壁の後下部にあてる。

異物の吸引

右の主気管支のほうが、左の主気管支よりも太く短くかつより垂直に近いので、吸い込んだ異物は左よりも右の主気管支とその枝に入り込み、そこに引っかかることが多い。歯科医が冒しうる危険の1つとして、異物、例えば歯や充填剤や小さな器具の一片を患者が吸引することがある。その物体は右の主気管支に入ることが多い。

肺切除術

肺区域の解剖の実際的な知識は、胸郭のX線写真や他の画像診断を解釈するためにも、また病気の区域を外科的に切除するためにも不可欠である。肺区域を切除する際には、外科医は区域の間を走る葉間静脈をたどる。腫瘍や膿瘍のような気管支と肺の異常は、しばしば1つの肺区域に限局しており、その区域を外科的に切除することがある。肺癌の治療の際に外科医が切り取る範囲は、肺全体のこともあれば(**肺全摘除術**)、肺葉のこともあり(**肺葉切除術**)、1ないし複数の肺区域のこともある(**気管支肺区域切除術**)。肺区域と気管支樹との関係をよく知り理解することは、特定の肺領域からの排出を促すため、またドレナージや気道クリーニングといった内科的な治療をするためにも不可欠である(肺炎や嚢胞性線維症の場合など)。

胸膜の損傷

臓側胸膜には痛覚がなく、自律神経が支配している(内臓運動性と感覚性)。自律神経は気管支動静脈とともに臓側胸膜に分布する。臓側胸膜には一般感覚の神経支配がない。

壁側胸膜は痛みにきわめて敏感であり、特に肋骨胸膜が敏感で、体性の肋間神経と横隔神経が分布している。壁側胸膜の刺激は局所の痛みと、同じ脊髄分節の神経支配を受ける皮膚領域に関連痛を起こす。肋骨胸膜と横隔胸膜周縁部の刺激は、局所痛ならびに胸腹壁にいく肋間神経に沿う関連痛を起こす。縦隔胸膜と横隔胸膜中心部の刺激は、頸根部と肩から上の領域(第3〜5頸髄の皮膚分節)に関連痛を起こす。

胸腔鏡検査

胸腔鏡検査は胸腔内を胸腔鏡によって調べる方法で、診断のため、あるいはときに治療として用いられる(図B1.9)。肋間隙を介して、胸腔鏡に小さな切開をつくる。さらに観察のために、生検を行ったり、何らかの胸腔の状態を治療する(例えば、癒着の分離、プラークの除去)。

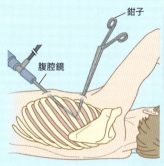

図B1.9　胸膜切開術

肺塞栓症

凝凝血塊(塞栓)による肺動脈の閉塞はかなり多い重篤かつ致死的な疾患である。剥離した塞栓、脂肪滴、空気の泡が血流に乗って下肢や骨盤の静脈から肺にくる。**栓子** embolus (可動性の塊)は、右心から肺動脈を通って肺に達する。栓子は肺動脈やその枝の1つに詰まって**肺塞栓症**を起こす。それにより直ちに肺の血流が部分的ないし完全に途絶する。閉塞によって、肺の一部で換気は起こるが血流は止まることになる。大きな塞栓が肺動脈を閉塞すると、血液中の酸素が著しく減少して**急性呼吸促迫症候群**を起こし、患者は数分で死に至ることもある。中程度の大きさの塞栓は肺区域に分布する動脈を塞ぎ、組織が壊死して**肺梗塞**を生じる。

炭素粒子の吸入

肺からのリンパは、吸い込んだ空気からの炭素粒子を取り込んで抱えている**食細胞**を運ぶ。多くの人たち、特に喫煙者は、これらの粒子が肺の表面や付属のリンパ節を染めて、まだらの灰色や黒色にする。**喫煙者の咳**はタバコの刺激物質を吸入したために生じる。

気管支原性癌

気管支原性癌(肺癌)はよくある型の癌で，気管支樹の上皮から生じる。**肺癌**はおもに喫煙によって起こる。気管支原性癌は通常，リンパ管の配置のために広範に転移する。癌細胞はおそらく，肺の洞様毛細血管や細静脈に進入して体循環に入り，肺静脈，左心，大動脈を通して全身各部，特に頭蓋と脳に達する。

気管支鏡

気管支鏡は，診断のために気管支樹の内部を調べる内視鏡であるが，これを使うと左右の主気管支の開口の間に**気管竜骨** carina of trachea という隆起部がみえる(図B1.10)。気管竜骨は最後の気管軟骨輪がつきだしたものである。左右の主気管支の間にはさまる気管気管支リンパ節が，例えば気管支由来の癌から転移した癌細胞によって腫大すると，気管竜骨が変形し，後方に拡張し，動かなくなる。

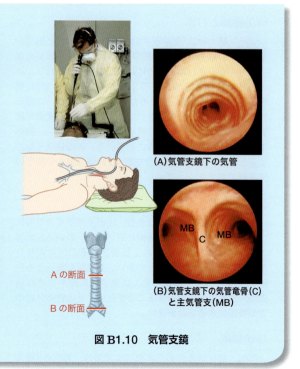

(A) 気管支鏡下の気管
(B) 気管支鏡下の気管竜骨(C)と主気管支(MB)

図 B1.10 気管支鏡

縦隔

左右の肺腔にはさまれた部分を**縦隔** mediastinum といい，胸腔の中央部分をなす(図1.23)。
縦隔にはつぎのような特徴がある。

- 左右を縦隔胸膜に覆われ，肺を除くすべての胸部内臓と構造を含んでいる。
- **胸郭上口** superior thoracic aperture から，下は横隔膜までのび，前方の胸骨と肋軟骨から後方の胸椎体まで広がる。
- 生体ではきわめて可動性のある領域で，おもに(液体や空気を含む)中空の管腔臓器からなる。

縦隔内のおもな構造も，神経，血管，リンパ管，リンパ節，脂肪に取り巻かれている。
結合組織が軟らかく，縦隔の両側の肺と壁側胸膜に弾力があるため，縦隔は胸腔の動きや容積・圧変化に対応することができる。例えば呼吸の際の横隔膜，胸壁，気管支樹の動き，大血管の拍動，食道の嚥下運動，肺と心臓の動きなどである。この結合組織は年齢とともに線維が増えて堅くなり，縦隔の構造は動きにくくなる。
縦隔は便宜上，上部と下部に分けられる。

- **上縦隔** superior mediastinum は胸郭上口から下へ，胸骨角と第4胸椎下縁を通る面までのびる。この面は通常，**胸部横断面** transverse thoracic plane と呼

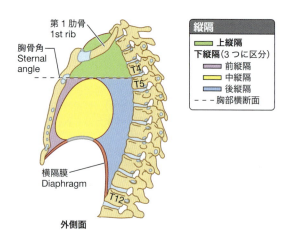

図 1.23 縦隔の区分

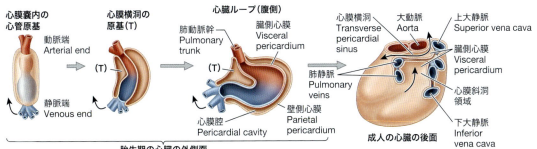

図1.24 心臓と心臓の発生 細長い胎児の心管は二重の層構造の心膜に陥入する（ちょうどホットドッグのウィンナーのような状態）。心管の原基はそこで垂直方向に"ループ"を形成し，原始動脈と静脈の末端を引きよせ，これらの間に心膜横洞の原基(T)をつくる。胎児の成長に伴って，静脈は広がり，下方，側方に別々に拡張する。心膜はこれらの周囲に反転し，心膜斜洞の境界を形成する。

発達過程にある動脈端と静脈端の原基は合わさって心膜横洞を形成する

静脈は広がり，その周辺に心膜反転が起こり，心膜斜洞を形成する

ばれ，胸骨角と，第4・5胸椎間の椎間円板とを通る（図1.21）。上縦隔には上大静脈，腕頭静脈，大動脈弓，胸管，気管，食道，胸腺，迷走神経，左反回神経，横隔神経が含まれる。
● **下縦隔** inferior mediastinum は胸部横断面と横隔膜の間にあり，心膜によってさらに前部，中部，後部に分かれる。**縦隔の前部(前縦隔)** には胸腺の一部，リンパ節，脂肪，結合組織が含まれる。**縦隔の中部(中縦隔)** には心膜，心臓，大血管の根，奇静脈弓，主気管支が含まれる。**縦隔の後部(後縦隔)** には食道，胸大動脈，奇静脈と半奇静脈，胸管，迷走神経，交感神経幹，内臓神経が含まれる。

前縦隔と中縦隔が通常はじめに記載され，上縦隔や後縦隔はその後で記載される。これは食道など大半の構造は縦隔を縦に貫き，縦隔のいくつかの部分にまたがるからである。

前縦隔

前縦隔 anterior mediastinum は縦隔の領域で最も小さく，前方の胸骨体と胸横筋と，後方の心膜との間にはさまれる（図1.23）。前縦隔は胸骨角のところで上縦隔につながり，下方は横隔膜で境される。前縦隔は，疎性結合組織(**胸骨心膜靱帯** sternopericardial ligament は心膜から胸骨に向かう線維束である)，脂肪，リンパ管，いくつかのリンパ節，内胸動脈の枝からなる。幼児と小児では前縦隔に胸腺の下部が含まれる。

中縦隔

中縦隔 middle mediastinum には心膜，心臓，上行大動脈，肺動脈幹，上大静脈，および奇静脈弓と主気管支が含まれる。

心膜

心膜 pericardium は二重壁の線維漿膜性の袋で，心臓と大血管の起始部を包んでいる（図1.24, 1.25）。**心膜嚢** pericardial sac は円錐状の袋であり，胸骨体の後ろで第2～6肋軟骨にわたり，第5～8胸椎の高さにある。外層の丈夫な線維性の袋は**線維性心膜** fibrous pericardium といい，横隔膜の腱中心と結合している（図1.25A）。線維性心膜の内表面はつるつるとした**漿膜性心膜** serous pericardium で裏うちされており，この膜は漿膜性心膜の**壁側板**に相当する。この壁側板は反転して心臓と大血管の漿膜性心膜の**臓側板**になる。

心膜嚢は，心臓と大血管，および胸骨と横隔膜の動きに影響される。それは，線維性心膜が周囲と以下のように結合しているからである。

● 心臓に出入りする大血管の外膜と融合する。
● 胸骨の後面と胸骨心膜靱帯を介して付着する。
● 横隔膜の腱中心と融合する。

線維性心膜は心臓が突然過剰に充満するのを防いでおり，堅固で，上方につながる大血管と密接な関係にある

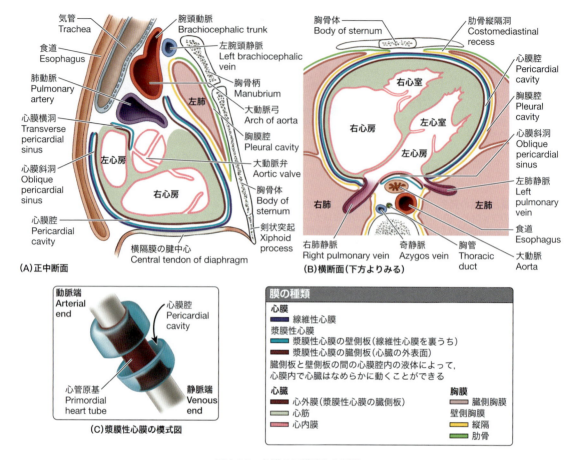

図1.25 心膜の層構造と心膜腔

（図1.24，1.25B）。上行大動脈の周囲の心膜は心臓から上方にのび，胸骨角の高さにまで達する。

心膜腔 pericardial cavity は，漿膜性心膜の壁側板と臓側板の間の薄い隙間である（図1.25C）。通常は漿液の薄い層を含んでいて，心臓が摩擦のない環境で動いたり拍動したりすることができる。

漿膜性心膜の臓側板は**心外膜** epicardium，すなわち心臓壁の最外側の層をなし，心臓と大血管から折れ返り，壁側板と以下の部位でつながる。

- 大動脈と肺動脈幹が心臓からでるところ。指を1本さし入れることのできる**心膜横洞** transverse pericardial sinus が，これらの大血管の後方で，上大静脈の前にある（図1.24，1.25A，B1.11）。
- 上および下大静脈と肺静脈が心臓に入るところ。これらの血管を部分的に包む漿膜性心膜は，**心膜斜洞** oblique pericardial sinus をつくるが，これは心臓後部にある隙間状のくぼみである（図1.24，1.26）。心膜斜洞には下方から侵入でき，指が数本入るが，いき止まりのくぼみ（盲嚢）なので，これらの血管を取り巻くことはない。

これらの心膜洞は，発生期の原始心筒が折りたたまれてできたものである（図1.24）。原始心筒が折りたたまれると，静脈端が後上方に移動し，心筒の静脈端と動脈端が近づき，間を心膜横洞が隔てる。これらの血管が拡張し離れていくと心膜は血管の周囲で折れ返り，心膜斜洞の辺縁を形成する。

心膜の動脈はおもに**心膜横隔動脈** pericardiacophrenic artery からくる（図1.26A）が，これは**内胸動脈** internal thoracic artery の細い枝で，横隔神経に伴行

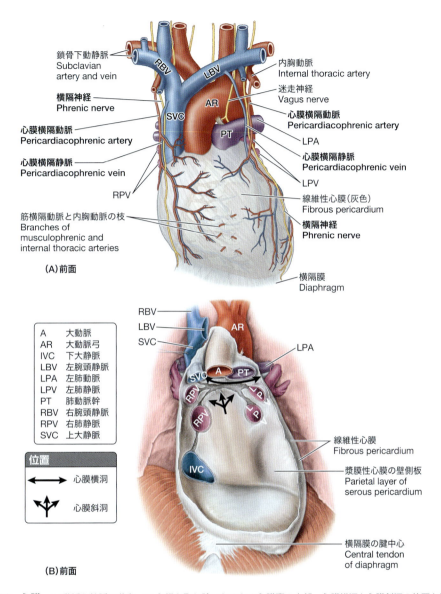

図1.26 心膜 A.動脈と静脈の分布。B.心臓を取り除いたのちの心膜嚢の内部。心膜横洞と心膜斜洞の位置を示す。

して横隔膜にいく。これより小さな動脈は**筋横隔動脈**（内胸動脈の終枝），胸大動脈からの**気管支動脈，食道動脈，上横隔動脈，冠状動脈**（漿膜性心膜の臓側板のみ）から心膜にくる（図1.15A）。

心膜の静脈は以下のところに注ぐ（図1.15B）。

- **心膜横隔静脈**は腕頭静脈ないし内胸静脈の枝である。

- 奇静脈系のさまざまな枝。

心膜の神経は以下に由来する（図1.22D，1.26A）。

- **横隔神経**（第3～5頸神経）は感覚神経線維を与える。横隔神経によって運ばれる痛覚は，同側の鎖骨上領域（肩の頂点）の皮膚に関連痛を起こす。

- **迷走神経**（脳神経Ⅹ）の機能は明らかではない。

臨床関連事項

心膜横洞の外科的な意義

心膜横洞は心臓外科できわめて重要である。心膜腔を前方から開いた後，指を大動脈と肺動脈幹の後方に回し，心膜横洞に通すことができる（図B1.11）。これらの血管に外科鉗子を通したり，結紮糸を巻いたりして，人工心肺のチューブを挿入して結紮し，外科医はこれらの大きな動脈の血液循環を止めたり，迂回させたりし，その間に冠状動脈バイパス移植のような心臓の手術を行う。患者が人工心肺装置に接続された状態で，心臓手術を行う。

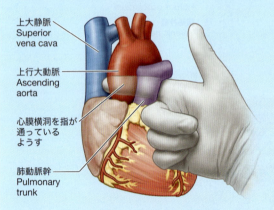

上大静脈 Superior vena cava
上行大動脈 Ascending aorta
心膜横洞を指が通っているようす
肺動脈幹 Pulmonary trunk

図 B1.11　心膜横洞

心膜炎，心膜滲出

心膜炎では胸痛を起こすのが通常である。通常，漿膜性心膜の層は聴診で聞こえるような音を生じない。しかし心膜炎は表面をざらざらにし，摩擦音（**心膜摩擦**）を生じ，聴診器で聞くと絹の衣擦れのように聞こえる。特定の炎症性疾患は心膜滲出を生じ，心膜の毛細血管から心膜腔に液が漏出する。その結果，大量の**心膜滲出**があると，過剰の液体のために心臓は圧迫され，心臓が十分に拡張できず（**心タンポナーデ**），心機能が低下する。

心タンポナーデ

線維性心膜はきわめて丈夫で伸展性に欠けるため，結果として，心臓の外，心膜腔の中にある液が増え続けて心容量が減少することがある。この現象は**心タンポナーデ**といい，死に至る危険がある病態である。心臓の大きさがゆっくり増加するのを**心肥大**といい，心膜が肥大した心臓を圧迫することはない。心臓壁の刺傷により血液が心膜腔に流入したものを，**心膜血腫**といい，これも心タンポナーデの危険がある。心膜血腫はまた，心筋梗塞後に脆弱になった心筋が破れて生じることがある。血液が貯留すると心臓は圧迫され，循環不全が起こる。

　心膜穿刺は心膜腔から漿液を排出する手技で，心タンポナーデの治療に必要とされる。過剰の液体を取り除くには，太い注射針を左の第5ないし第6肋間の胸骨近くで刺入する。

縦隔の区分と関連した臓器の高さ

縦隔の区画と内臓の高さの関係は姿勢によって変化する。背臥位における内臓と縦隔区画の位置関係を以下に示す（図B1.12A）。解剖学の記述では伝統的に，内臓の高さを臥床時ないし手術台上のこの姿勢を想定して記述する。この姿勢では腹部内臓は胸郭の構造を上に押しあげている。しかし立位では，内臓の高さは図B1.12Bに示すとおりになる。こうなるのは，縦隔内の軟らかい構造（特に心膜とその内容物），心臓，大血管，それらを支える腹部内臓が重力の影響で下がるからである。この縦隔構造の動きは，診察および画像診断にあたって考慮する必要がある。

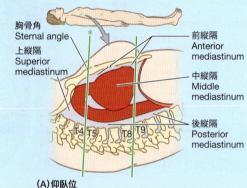

胸骨角 Sternal angle
上縦隔 Superior mediastinum
前縦隔 Anterior mediastinum
中縦隔 Middle mediastinum
後縦隔 Posterior mediastinum
T4 T5 T8 T9

(A)仰臥位

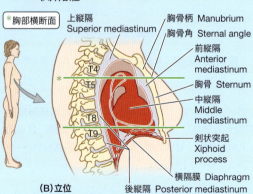

＊胸部横断面
上縦隔 Superior mediastinum
胸骨柄 Manubrium
胸骨角 Sternal angle
前縦隔 Anterior mediastinum
胸骨 Sternum
中縦隔 Middle mediastinum
剣状突起 Xiphoid process
横隔膜 Diaphragm
後縦隔 Posterior mediastinum

(B)立位

図 B1.12　仰臥位と立位での胸部内臓の位置

- **交感神経幹**は血管運動性である。

心臓と大血管

　心臓 heart は，握り拳よりもわずかに大きく，自律性の調節をする二重の機能を有する筋性のポンプで，各部が協調して全身に血液を送りだす。心臓の右側は，酸素に乏しい血液を全身から上・下大静脈を通して受け，血液に酸素を与えるために肺動脈幹を通して肺に送りだす。心臓の左側は，酸素に富む血液を肺から肺静脈を通して受け取り，大動脈を通して全身に送りだす。

　心臓の各部屋の壁は3層になっており，外側から内部の順に以下のとおりである（図1.24）。

- **心外膜** epicardium は外側の中皮の層で，漿膜性心膜の臓側板からなる。
- **心筋層** myocardium は中間の層で，心筋線維からなる。
- **心内膜** endocardium は内側の層で，内皮と内皮下結合組織からなり，心臓の部屋の内面と弁を覆う。

心臓の方向

　心臓と大血管の根元は心膜の中にあるが，心膜の前方には胸骨，肋軟骨，左側の第3〜5肋骨の前端がある。心臓と心膜は斜めに位置し，2/3が正中線の左側に，1/3が右側にある。心臓には心底，心尖と4つの面をもった三角錐を逆さにしたような形状をしている。

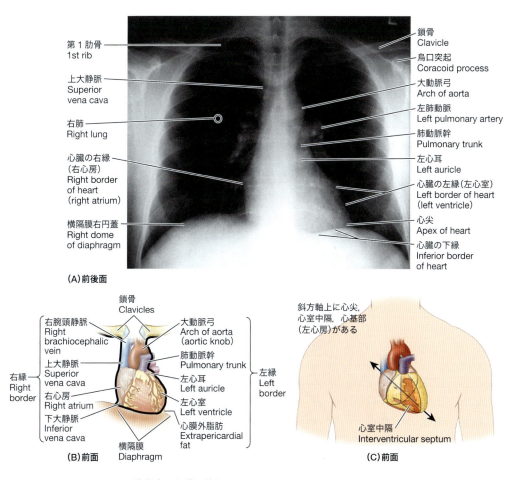

図1.27　胸郭内の心臓の位置　A. X線画像。B. 心血管陰影の境界の構成。C. 心臓の方向。

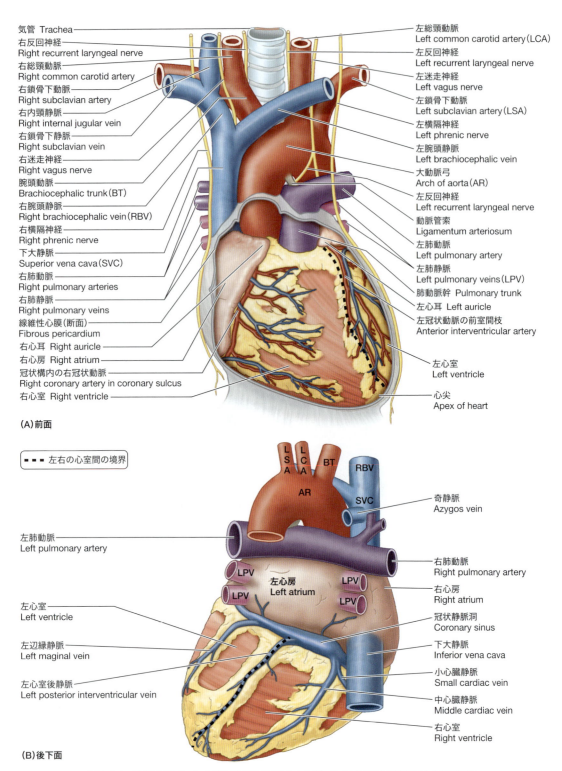

図1.28 心臓の外面　A. 心臓の前面(胸肋面)と大血管。B. 心臓の横隔面(下面)と底面(後面)。

心尖 apex of heart にはつぎの特徴がある（図1.27A，1.28B）。

- 心尖は前方向に向き，左心室の左下外側部にある。
- 成人の左第5肋間隙の後方にあり，通常は正中面から9 cm離れている。
- 心拍動を最も感じる部位（心尖拍動 apex beat）で，胸壁で「心拍動」をみたり触知したりする場所の下にある。

心底 base of heart にはつぎの特徴がある（図1.28B）。

- 心底は胸部において心臓の**後面**（心尖の反対側）にある。
- おもに左心房，それに加えて右心房からなる。
- 後面は第6～9胸椎体に面し，その間に心膜，心膜斜洞，食道および大動脈がはさまっている。
- 上方は肺動脈幹の分岐部まで，下方は冠状溝までのびる。
- 左心房が左右から肺静脈を受け入れ，上・下大静脈が右心房の上端と下端に終わる。

心臓には**4つの面**がある（図1.28AB）。

- **前面（胸肋骨面）**anterior（sternocostal）surface はおもに右心室からなる。
- **横隔面（下面）**diaphragmatic（inferior）surface はおもに左心室から，一部は右心室からなる。横隔膜の腱中心に関係する。
- **右肺面** right pulmonary surface はおもに左心室からなる。左肺の心切痕を占める。
- **左肺面** left pulmonary surface はおもに右心房からなる。

心臓は前面と後面の両面とも，台形の形状をしている。心臓には**4つの縁**がある（図1.27）。

- **右縁** right border は垂直でわずかにふくらみ，右心房からなり，上・下大静脈の間にある。
- **下縁** inferior border はほとんど水平で，おもに右心室から，ごく一部は左心室からなる。
- **左縁** left border は垂直に近い斜めで，おもに左心室から，わずかに左心耳からなる。
- **上縁** superior border は前からみて右と左の心耳からなる。上行大動脈と肺動脈幹が上縁から起こり，上大静脈がその右横に入る。大動脈と肺動脈幹の後方かつ上大静脈の前方で，上縁は心膜横洞の下縁にあたる。

心臓の部屋

心臓には**4つの部屋**がある。左右の**心房** atrium と，左右の**心室** ventricle である。

右心房　**右心房** right atrium は心臓の右縁をなし，上・下大静脈と冠状静脈洞から静脈血を受け取る（図1.28）。**右心耳** right auricle は耳に似た小さな円錐形の筋性の袋で，右心房からのびだし，上行大動脈に被さって，右心房の容積を増す。原始心房は成人の右心耳にあたる。最終的な心房は胎生期の**静脈洞** sinus venosus の大部分を取り込んで広がった。**冠状静脈洞** coronary sinus は冠状溝の後方部にあり，心臓静脈から血液を受け取る。冠状静脈洞も胎生期の静脈洞に由来する。原始心房に取り込まれた静脈洞の部分は成人の右心房の壁のなめらかな大静脈洞になる。原始心房由来の成人の心耳と，静脈洞由来の大静脈洞との境界は，外面では**分界溝** sulcus terminalis cordis（terminal groove），内面では**分界稜** crista terminalis（terminal crest）によって示される。右心房の内部には以下のものがある（図1.29，1.30）。

- 壁がなめらかで薄い後部は**大静脈洞** sinus venarum で，上・下大静脈と冠状静脈洞が開口し，酸素の乏しい血液を心臓に運んでくる。
- でこぼこしていて筋の発達した前部には**櫛状筋** pectinate muscle（ラテン語では *musculi pectinati*）がある。
- **上大静脈口**は上部にあり，その高さは右の第3肋軟骨のあたりになる。
- **下大静脈口**は下部にあり，ほとんど上大静脈の真下で，ほぼ第5肋軟骨の高さにある。
- **冠状静脈口** opening of coronary sinus は右房室口と下大静脈口の間にある。
- **右房室口** right atrioventricular orifice を通して右心房は酸素の乏しい血液を右心室に送りだす。
- **心房中隔** interatrial septum は左右の心房を隔てている。楕円形で母指大のくぼみがあり，**卵円窩** oval fossa（ラテン語では *fossa ovalis*）といい，胎生期の卵円孔とその弁の遺残である。

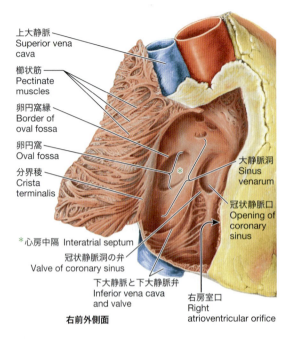
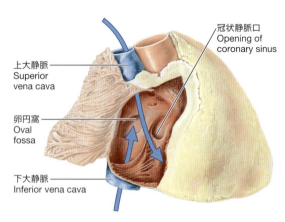

図 1.29　右心房の内面

図 1.30　右心房内の血流の方向

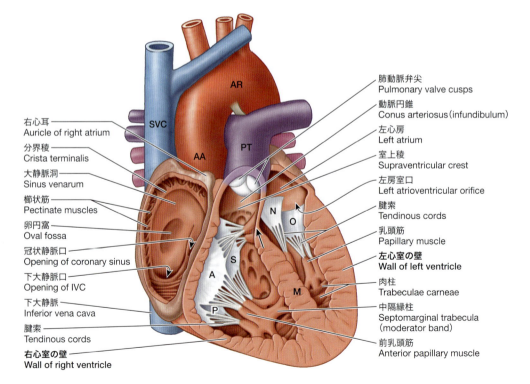

図 1.31　心臓の内部構造　心臓の各部屋の特徴を観察。A：三尖弁の前尖，AA：上行大動脈，AR：大動脈弓，IVC：下大静脈，M：心室中隔筋性部，N：僧帽弁の前尖，O：僧帽弁の後尖，P：三尖弁の後尖，PT：肺動脈幹，S：三尖弁の中隔尖，SVC：上大静脈

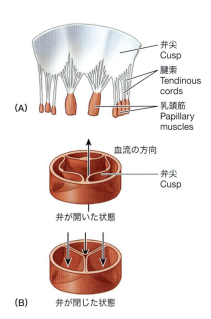

図1.32 三尖弁と肺動脈弁 A．三尖弁が開いた状態。B．肺動脈弁を介した血流。

右心室　右心室 right ventricle は心臓の前面の大部分，横隔面の小部分，下縁のほぼ全体をなす。上方では右心室は細くなって，円錐形の動脈，**動脈円錐** conus arteriosus (infundibulum) になり，肺動脈幹につながる（図1.31）。右心室の内面には**肉柱** trabeculae carneae と呼ばれる不規則な筋の盛りあがりがある。**室上稜** supraventricular crest という1つの太い筋稜が右心室を，壁に筋稜のある流入部と壁のなめらかな動脈円錐すなわち流出部に分かつ。右心室の流入部は，右心房からの血液を**右房室口**を通して受け取り，右房室口は胸骨体の後方で，第4・5肋間の高さにある（図SA1.6, SA1.8）。右房室口は，線維輪で囲まれるが，これは心臓の線維性骨格の一部で，血液が押し出されて通る際に拡張するのを防ぐ。

三尖弁 tricuspid valve（図1.31, 1.32A）は右房室口にそなわっている。弁尖の基部は右房室口の周りの線維輪に付着する。**腱索** tendinous cord（ラテン語では chordae tendineae）が前尖，後尖，中隔尖の自由縁と心室面に付着し，パラシュートをつなぐヒモによく似ている。隣接する2つの弁尖に腱索が付着するため，弁尖が離れたり心室の**収縮期**に力が加わって反転するのを防ぐ。三尖弁の弁尖は，心室圧が上昇しても脱出（右心房に押し込まれる）しないようになっている。こうして右心室から右心房への血液の逆流を弁が防いでいる。**乳頭筋** papillary muscle は心室壁に付着する底部から円錐状につきだし，腱索がその先端から起こる。通常，3つの乳頭筋が右心室にあり（前，後，中隔），弁尖の名に対応する。乳頭筋は右心室の収縮に先立って収縮しはじめ，腱索を引きしめ，弁尖を引き戻す。

心室中隔 interventricular septum は膜性部と筋性部からなり，強力で，左右の心室の間に斜めに位置し（図1.31），左右の心室の壁の一部をなす。中隔の上後部にある**心室中隔の膜性部**は薄く，線維性骨格につながる。**心室中隔の筋性部**は厚いが，左心室の圧が高いために右心室に張りだす。**中隔縁柱** septomarginal trabecula (moderator band) は弯曲した筋束で，心室中隔の下部から前乳頭筋の基部まで走る。この柱が重要なのは心臓の刺激伝導系の一部である房室束の**右脚** right branch があるからで，これが心室を横切って前乳頭筋に達する近道になっており，前乳頭筋の調和のとれた収縮を可能にする。

右心房が収縮すると血液は房室口を通り，三尖弁の弁尖をカーテンのように押しのけていく。血液の**流入路**は右心室の後部から入り，**流出路**は右心室の上部から肺動脈幹の中へ上方に向かう。そのため血液は右心室の中でU字状の進路をとる。流入口（房室口）と流出口（肺動脈口）は約2cm離れている。

肺動脈弁 pulmonary valve が**動脈円錐**の最上部にあり，その高さは左の第3肋軟骨あたりである（図1.28, 1.32B）。肺動脈弁の**半月弁尖** semilunar cusp（前・右・左半月弁）は，それぞれ上からみると凹んでいる。肺動脈洞は肺動脈幹の起始部で，拡張した動脈壁と弁尖との間の空間である。肺動脈洞の血液は，弁尖が肺動脈幹の壁にくっついて，弁が閉じ損なうのを防ぐ。

左心房　左心房 left atrium は心底の大部分をなす（図1.33）。左右各2本の**肺静脈** pulmonary vein には弁がなく，左心房に流入する。左心耳は心臓の左縁の上部をなし，肺動脈幹に重なる。

左心房の内部には以下のものがある。

- 大きい方の平滑部と，小さい方の筋性の心耳に分かれ，後者は櫛状筋を含む。
- 4本の肺静脈（上肺静脈2本と下肺静脈2本）が後壁から入る。
- 右心房よりも壁が少し厚い。
- 心房中隔は右側後方に傾く。

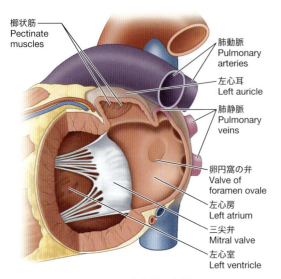

図1.33　左心房の内部

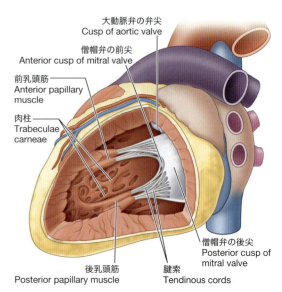

図1.34　左心室の内部

- 左房室口は心室拡張期に，酸素に富む血液を左心房から左心室に流す。

　左心房の平滑部は胎生期の肺静脈を取り込んだ部分で，凹凸のある部分はおもに心耳であるが，原始心房の左部分の遺残にあたる。

左心室　左心室 left ventricle は心尖をつくり，左側面（肺面）と左縁の大部分と，横隔面をなす（図1.31, 1.34）。体循環の圧が肺循環よりもはるかに高いために，左心室は右心室よりも多くの仕事をする。
　左心室の内部は以下のようになっている（図1.34）。

- 2枚の弁尖をもつ**僧帽弁** mitral valve が左房室口にそなわる。
- 壁は右心室の2〜3倍の厚さがある。
- 円錐部の内腔は右心室よりも長い。
- 壁は**肉柱**という厚い筋稜で覆われ，その数は右心室よりも多い。
- **前・後乳頭筋**は右心室のものより大きいが，それは左心室の仕事が右心室よりも大きいためである。
- 上前部は上行大動脈につながる，壁のなめらかな**大動脈前庭** aortic vestibule からなる。
- **大動脈口** aortic orifice は左心室の右後上部にあり，線維輪に囲まれ，そこに大動脈弁の3枚の半月弁（右・後・左半月弁）が付着している。

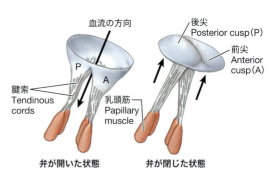

図1.35　僧帽弁

　僧帽弁（左房室弁）は左心房と左心室の間にあり，2枚の弁尖を前後にもつ（図1.34, 1.35）。僧帽弁は胸骨の後部で，左の第4肋軟骨の高さにある。それぞれの弁尖は1つ以上の乳頭筋から腱索を受け取る。これらの筋とその腱索は僧帽弁を支え，左心室の収縮時に生じた圧に弁尖が対抗できるようにする。腱索が緊張して，弁尖が左心房に押し込まれるのを防ぐ。**上行大動脈** ascending aorta は大動脈口からはじまる。
　大動脈弁 aortic valve（図SA1.6, SA1.8）は，斜めで，胸骨左縁で第3肋間の高さにある。各弁尖の上方で，大動脈壁が拡張して**大動脈洞** aortic sinus を形成する（図1.36）。右冠状動脈の入口は右大動脈洞に，左冠状動脈の入口は左大動脈洞にある。**後大動脈洞** posterior aortic sinus からは動脈は起こらない。

臨床関連事項

心臓の打診

打診によって，心臓の密度と大きさがわかる。古典的な打診法では，胸壁を指で軽く叩いて振動を起こし，音波の伝わり方の違いを聞き取る。打診は，第3〜5肋間で，左の前腋窩線から右の前腋窩線までの範囲で行う。打診では通常，反響音から濁音（心臓があるため）への変化を，胸骨の左縁から外側に6 cmのところに認める。音の性質は胸の異なる部位を叩くと変わる。

心房と心室の中隔欠損

心房中隔の先天異常では，卵円孔の不完全な閉鎖と関係する**心房中隔欠損**が多い（図B1.13A）。針穴ほどの大きさの心房中隔欠損は卵円窩の上部に，成人の15〜25％にみられる。このような小さな心房中隔欠損には通常，臨床的な意味はないが，大きな欠損では肺からの酸素に富む血液が，左心房から欠損部を通って右心房に通り抜け，右心房と右心室の肥大と肺動脈幹の拡張を起こす。

心室中隔の膜性部は筋性部とは別に発生し，その発生学的起源は複雑である。そのためこの部分に**心室中隔欠損**がよく起こる（図B1.13B）。これらの先天異常は心疾患リストの第1に掲げられる。心室中隔欠損のみの場合はあらゆる型の先天性心疾患の約25％を占める（Moore et al., 2012）。欠損部の大きさは1〜25 mmほどまでさまざまである。心室中隔欠損は欠損部を通して血液の左-右シャントを生じる。大きなシャントは肺の血流量を増して，肺疾患（高血圧）を起こし，心不全も起こしうる。

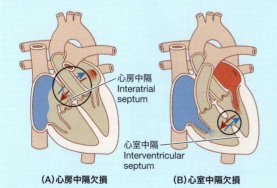

(A) 心房中隔欠損　　(B) 心室中隔欠損

心房中隔 Interatrial septum
心室中隔 Interventricular septum

図 B1.13　心房と心室の中隔欠損

血栓

血栓（不動性の血液凝固物）がある種の心疾患で左心房壁に形成される。この血栓が剥がれたりちぎれたりすると，体循環に入って末梢の動脈を閉塞する。脳の動脈の1本が閉塞すると，**脳卒中**や**脳血管障害**を起こし，脳の障害部位がそれまで支配していた身体の部分に麻痺を生じる。

心臓弁膜症

心臓の弁に関する異常は心臓の血液駆出効率を妨げる。**心臓弁膜症**は，狭窄（血管腔が狭くなる）や機能不全を引き起こす。**狭窄**は弁が十分に開かない状態で，心房や心室からの血液流出が遅くなる。一方，**閉鎖不全**または**逆流**は，弁が十分に閉じることができない状態で，通常，結節が弁の上にできたり，弁が傷ついたり，あるいは弁の短縮などにより弁尖の辺縁がきちんと重ならない（そろわない）ことによって生じる。この結果，さまざまな容量（障害の程度による）の血液が，駆出した部屋に逆流する。狭窄も閉鎖不全も，心臓の過負荷を引き起こす。高い圧の血流が制限されたり（狭窄），狭い口を通って大血管や心室へ血液が流れ込む（狭窄，逆流）際には，乱流が生じる。乱流は小さな渦を起こし，**雑音**として聴取できる振動を生じる。表在性の振動感覚（**振戦**）は，乱流が生じている領域の皮膚上に感知されることもある。

弁疾患は機械的な問題なので，障害を受けた，あるいは不完全な弁は**弁形成術**と呼ばれる外科的手法で置換することがしばしばある。最も一般的には，合成素材からつくられる**人工弁**がこうした弁置換術に用いられる。しかし，例えば豚のような他種の動物から採取した弁を用いた異種移植も行われることがある。

僧帽弁逸脱は，片方あるいは両方の弁尖の肥大，伸長（たるみ）を伴う，弁の閉鎖不全，機能不全状態で，心収縮期に左心房側に弁がつきだす。その結果，左心室の収縮の際に左心房に血液の逆流が起こり，特徴的な雑音が生じる。

大動脈弁狭窄は弁の異常の中で最もよくおこるものであり，**左心室肥大**を引き起こす。大動脈弁狭窄の大多数は石灰化による変性が原因である。

肺動脈弁狭窄では，弁尖が癒合し，中央に狭い孔が空いたドーム状の形状に変形する。肺動脈弁の漏斗部狭窄では動脈円錐が未発達であり，右心室からでる血流が妨げられる。右心室肥大の程度はさまざまである。

体表解剖

心臓

心臓と大血管は胸部のほぼ中央にあり，外側と後方を肺に囲まれ，前方は胸骨に接し，胸郭の中心部にある（図 SA1.5）。**心臓の輪郭**を胸部の前面に描くには，以下を手がかりにする。

- 心臓の**上縁**は左の第 2 肋軟骨の下縁と，右の第 3 肋軟骨の上縁を結ぶ線に対応する。
- 心臓の**右縁**は右の第 3 肋軟骨から，右の第 6 肋軟骨に向かう線に対応する。この線は右に少しふくらんでいる。
- 心臓の**下縁**は右縁の下端から，第 5 肋間隙で左鎖骨中線の近くに向かう線に対応する。この線の左端は，心尖と心尖拍動の位置に対応する。
- 心臓の**左縁**は上縁と下縁のそれぞれ左端を結ぶ線に対応する。
- 肺動脈弁，大動脈弁，僧帽弁，三尖弁は胸骨の後方に位置する。これらから生じる音は，図に示す**聴診域**でよく聞き取れる（図 SA1.6〜1.9）。

心尖拍動は心尖が前胸壁に押し付けられる際の衝撃で，左心室が収縮するときに生じる。**心尖拍動の位置**は変化するが，第 4・5 肋間隙で正中線から 6〜10 cm 離れたところである。

臨床医が心臓の体表解剖と弁の位置に関心をもつのは，弁の音を聴診するためである。聴診域が離れているために，いずれかの弁で生じた音は，他の弁の音と明確に区別される。血流の方向に音が運ばれる傾向がある。各聴診域は血液が送りこまれる心臓の部屋や血管の表面で，弁口の向かう線上にある（図 SA1.6〜1.9）。

聴診域は以下のとおりである。

- 大動脈弁領域（A）：第 2 肋間隙の胸骨右縁。
- 肺動脈弁領域（P）：第 2 肋間隙の胸骨左縁。
- 三尖弁領域（T）：第 5 または第 6 肋間隙の胸骨左縁近辺。
- 僧帽弁領域（M）：鎖骨中線上第 5 肋間隙の心尖部。

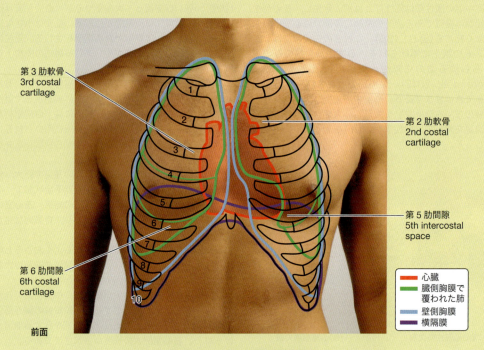

図 SA1.5　肺と心臓の体表解剖

1章 胸部

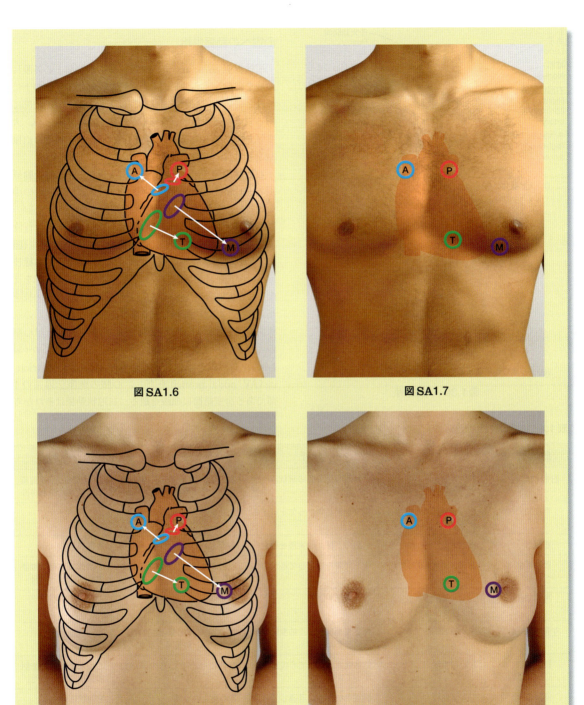

図SA1.6

図SA1.7

図SA1.8

図SA1.9

図SA1.6〜SA1.9　弁の位置と聴診領域　各弁の位置を色つきの楕円で，聴診部位を同じ色の円で示す。三尖弁（T）は緑，僧帽弁（M）は紫，肺動脈弁（P）はピンク，大動脈弁（A）は青で示している。血流の方向や白い矢印で示す。

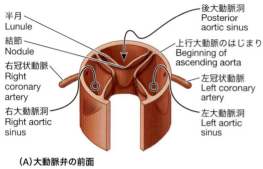

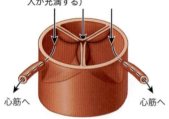

図1.36　大動脈弁

心臓への動脈供給

冠状動脈 coronary artery は心臓の心筋層と心外膜に血液を供給し、心外膜直下を走行し、通常、脂肪の下に埋没している。**右・左冠状動脈**は上行大動脈の近位部にある対応する大動脈洞から（図1.36, 1.37，表1.4），大動脈弁のすぐ上で起こる。心内膜は心臓の部屋から直接酸素と栄養の供給を受けている。

右冠状動脈 right coronary artery（RCA）は**右大動脈洞** right aortic sinus から起こり、冠状溝（房室溝）の中を走る。その起始の近くで、右冠状動脈は通常、心臓の刺激伝導系の1部である洞房結節に血液を送る上行性の**洞房結節枝** sinu-atrial（SA）nodal branch をだす（図1.37A）。右冠状動脈はそこから冠状溝を下行し、**右縁枝** right marginal branch をだすが、これは心臓の右縁を支配し、心尖に向かう（が心尖には到達はしない）。この枝をだした後、右冠状動脈は左に向きを変えながら後面の冠状溝の中を進む。**心交叉（心臓十字）** crux of heart は心臓の4つの部屋の中隔と壁が交わるところであるが（図1.39），右冠状動脈はここで**房室結節枝** atrioventricular（AV）nodal branch をだし、心臓の刺激伝導系の1部である房室結節に血液を送る。右冠状動脈はそれから

表1.4　心臓の動脈の分布

動脈・分岐	由来	走行	分布	吻合
右冠状動脈	右大動脈洞	心房と心室の間の冠状溝を下行する	右心房，洞房結節，房室結節，心室中隔の後部	左冠状動脈の回旋枝，前室間誌と吻合
洞房結節枝	右冠状動脈の起始部近く（60％において）	洞房結節に向かって上行する	肺動脈幹，洞房結節	
右縁枝	右冠状動脈	心臓の下縁、心尖部を通過	右心室，心尖部	室間枝
後室間枝	右冠状動脈（67％で）	後室間溝を走行して心尖部へ	左右の心室と心室中隔の後ろ1/3	心尖部で左冠状動脈の前室間枝と吻合
房室結節枝	右冠状動脈から後室間枝が分岐する近く	房室結節を通過	房室結節	
左冠状動脈	左大動脈洞	房室溝を走行し、前室間枝と回旋枝をだす	左心房の大部分と左心室，心室中隔，房室束，房室結節	右冠状動脈
前室間枝（左前下行枝）[a]	左冠状動脈	前室間溝に沿って心尖部へ向かって走行	左右の心室と心室中隔の前2/3	心尖部で右冠状動脈の後室間枝
回旋枝	左冠状動脈	房室溝を左方に通過し、心臓の後面に向かう	左心房と左心室	右冠状静脈
左縁枝	回旋枝	心臓の左縁に沿って	左心室	室間枝
後室間枝	左冠状動脈（33％で）	後室間溝を走行して心尖部へ	左右の心室と心室中隔の後ろ1/3	心尖部で左冠状動脈の前室間枝と吻合

[a] 臨床では左前下行枝の略語として LAD と表記する。その他には房室を AV，心室間を IV，洞房を SA と略す。

後室間溝の中を心尖に向かって下行する大きな後室間枝（後下行枝）をだす（図1.37）。**後室間枝** posterior interventricular brach は，左右の心室に血液を送り，心室中隔に**心室中隔枝** interventricular septal branch を送る。右冠状動脈の終（左心室）枝は冠状溝に続くが，距離は短い。

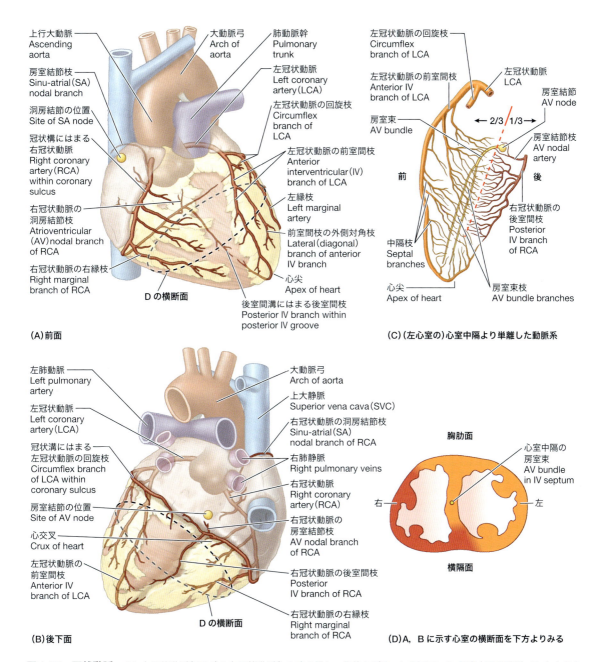

図1.37 冠状動脈 **AB**．右冠状動脈（RCA）と左冠状動脈（LCA）の最も一般的なパターンを示す。**C**．心室中隔の動脈。**D**．左右の心室の横断面で，右冠状動脈（赤）と左冠状動脈（オレンジ）による血液供給パターンを示す。

典型的な右冠状動脈は以下の部位に血液を送る。

- 右心房。
- 右心室の大部分。
- 左心室の一部（横隔面）。
- 心室中隔の一部（通常，後 1/3）。
- 洞房結節（60％の例で）。
- 房室結節（80％の例で）。

左冠状動脈 left coronary artery（LCA）は上行大動脈の**左大動脈洞** left aortic sinus から起こり，左心耳と肺動脈幹の間を通り，冠状溝に入る。ほぼ40％の人では**洞房結節枝**は左冠状動脈の回旋枝から起こり，左心房の後面をのぼって洞房結節に至る。

冠状溝の左端の，肺動脈幹のすぐ左の位置（図1.37）で，左冠状動脈は2本に分かれて**前室間枝** anterior IV branch（前下行枝）と**回旋枝** circumflex branch になる。前室間枝は前室間溝に沿って心尖に向かう。そして心臓の下縁の近くをまわりこみ，右冠状動脈の後室間枝と吻合する。前室間枝は左右の心室と心室中隔に血液を送る（図1.37C）。

多くの人で前室間枝から**外側対角枝** lateral（diagonal）branch が起こり，心臓の前面を下行する。左冠状動脈の小さい方の枝である**回旋枝**は冠状溝を進み，心臓の左縁をまわって後面に達する。**左縁枝** left marginal artery は回旋枝から分かれ，心臓の左縁に沿って進み，左心室に血液を送る。左冠状動脈の回旋枝は心交叉に達する前に，心臓の後面の冠状溝で終わるが，およそ1/3の心臓では（心交叉を越えて）走行を続け，後室間溝までのびる。

典型的な左冠状動脈は以下の部位に血液を送る。

- 左心房。
- 左心室の大部分。
- 右心室の一部。
- 心室中隔の大部分（通常，前2/3），心室中隔枝を通して刺激伝導系の房室束にも。
- 洞房結節（約40％の例で）。

心臓の静脈

心臓からでる血液は，おもに**冠状静脈洞** coronary sinus に開く静脈に，一部は小さな静脈を通して右心房に，および他の部屋に注ぐ。冠状静脈洞は心臓の主要な静脈で，冠状溝の後方部を左から右に走る太い管状の静脈である。冠状静脈洞には，最大の枝である**大心臓静脈** great cardiac vein がその左端に，**中心臓静脈** middle cardiac vein と**小心臓静脈** small cardiac vein が右端に開く。**左心室後静脈** Posterior vein of left ventricle と**左辺縁静脈** left marginal vein も冠状静脈洞に開く。小さな**前心臓静脈** anterior cardiac vein は直接右心房に注ぎ（図1.38），**細小心臓静脈** smallest cardiac vein（ラテン語で venae cordis minimae）は心筋の毛細血管網から起こる細い血管で，心臓の部屋，特に心房に直接開く。静脈といってもこれらは弁がなく心筋層の毛細血管網につながり，心臓の部屋から心筋層に血液を運ぶこともある。

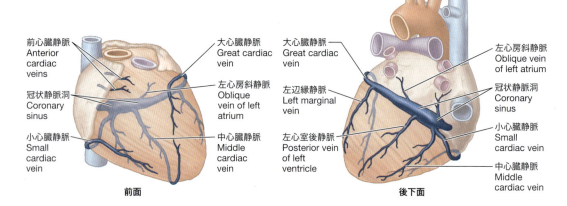

図1.38　心臓の静脈

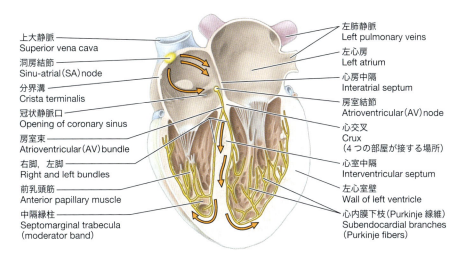

図 1.39 心臓の刺激伝導系 洞房結節で起こったインパルス(矢印)は,心房筋を通って房室結節へ伝播し,そこから房室束を通って左右の心室筋に分かれる。

心臓のリンパ管

心筋層と心内膜下結合組織のリンパ管は**心外膜下リンパ管叢** subepicardial lymphatic plexus に進む。このリンパ管叢は房室溝に進み,冠状動脈に伴行する。心臓のさまざまのリンパ管が融合してできた1本のリンパ管が,肺動脈幹と左心房の間を上行し,通常右の**下気管気管支リンパ節** inferior tracheobronchial lymph node に終わる(図1.22C)。

心臓の刺激伝導系

心臓の刺激伝導系 conducting system of heart は**心周期** cardiac cycle を調整する働きをし,心筋細胞と高度に特殊化した伝導性の筋線維からなり,後者は興奮刺激を生成し,心臓全体に急速に伝導する(図1.39)。結節組織は心拍動を起動し,4つの部屋の収縮を調整する。**洞房結節** sinu-atrial(SA)node は,たいていの人で毎分70回の刺激を生成し,送りだす。洞房結節は**心臓のペースメーカ**の働きをし,心臓の前外側で上大静脈と右心房の境界部で心外膜のすぐ下に位置する。**房室結節** atrioventricular(AV)node は結節組織の小さな集まりで,心房中隔の後下部で,冠状静脈の開口近くに位置する。洞房結節が生成した信号は右心房壁の心筋を通って広がり(**筋原性伝導**),これにより洞房結節から房室結節に急速に信号が伝わる。房室結節はそれから**房室束** atrioventricular(AV)bundle を通して心室に信号を送る。交感神経刺激は信号の生成と伝導の速度を高める。副交感神経刺激は信号の生成と伝導の速度を低下させる。

房室束は,心房と心室の心筋をつなぐ唯一の通路で,房室結節から起こり,心臓の線維性骨格を貫き,心室中隔の膜性部に沿って走る。心室中隔の膜性部と筋性部の境界で,房室束は**右脚** right bundle と**左脚** left bundle に分かれる。脚は心室中隔筋性部の両側で心内膜の深層を進み,分岐して**心内膜下枝** subendocardial branch (Purkinje 線維)になり,左右の心室壁に進入する。右脚からの心内膜下枝が刺激するのは,心室中隔,前乳頭筋(中隔縁柱を通して),右心室壁である。左脚からの心内膜下枝が刺激するのは,心室中隔,前・後乳頭筋,左心室壁である。

心臓の刺激伝導系は以下のようにまとめられる。

- 洞房結節は刺激を生成し,それが心房の心筋線維に急速に伝えられ,収縮を引き起こす。
- 筋原性伝導により広がった刺激は洞房結節から房室結節に急速に伝えられる。
- 信号は房室結節から房室束と右・左脚を通って伝えられる。右・左脚は心室中隔の両側を通り,心内膜下枝を通して乳頭筋や心室壁に刺激を送る。

心臓の神経支配

心臓は浅・深心臓神経叢 cardiac plexus からの自律神経線維を受ける(図1.22D)。この神経網は気管分岐部の前方，上行大動脈の後方にある。**心臓の交感神経支配**は，上位の5ないし6胸髄の中間外側細胞柱(側角)の細胞体からの節前線維と，交感神経幹の頸および上胸椎傍神経節の細胞体からの節後線維によって行われる。節後線維は洞房結節と房室結節に終わり，冠状動脈への副交感神経線維の終末とも関係する。交感神経が結節組織を刺激すると心拍と収縮力が増強する。交感神経刺激は間接的に冠状動脈を拡張して，細くなるのを防ぐ。これにより，心筋の活動が増大している間，酸素と栄養の供給が増える。

心臓の副交感神経支配は，**迷走神経**(脳神経X)の節前線維からくる。副交感神経節後線維も，洞房結節と房室

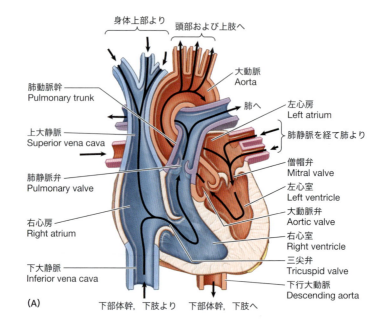

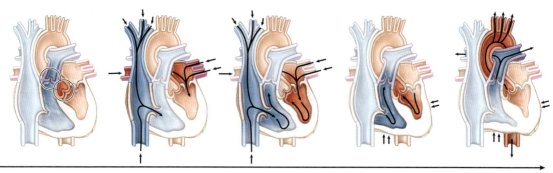

(B) 大動脈弁，肺動脈弁の閉鎖後，拡張期がはじまる
(C) 拡張期の早期に房室弁が開く
(D) 拡張期の終盤に心房の収縮が起こる
(E) 収縮期がはじまるとすぐに房室弁の閉鎖が起こる
(F) 収縮期に大動脈弁，肺動脈弁の開放が起こる

前面

図1.40 心周期 心臓の右側(青)は肺循環の，心臓の左側(赤)は体循環のポンプの役割を担う。

結節，および冠状動脈に直接終わる。節後線維の細胞体は，これらの構造の近くに内在神経節をつくる。副交感神経の刺激は心拍を遅くし，心臓の収縮力を減らし，冠状動脈を狭くし，酸素と栄養の需要が増える活動期の合間にエネルギーを節約する。

心周期

心周期は心臓の完全な動き，または心拍を表し，1つの心拍のはじめからつぎの心拍のはじめの間の期間を含んでいる。右心系と左心系の2つの房室ポンプの同期拍出が心周期を作り出している。

心房は集められた血液を急激に心室に送る受け皿である。右心系(青)は肺循環に血液を送りだし，左心系(赤)は体循環に血液を送りだす(図1.40)。心周期は心室の**拡張期** diastole からはじまり，心室の**収縮期** systole で終わる。**心音**は弁の閉鎖により生じ，聴診器で聞くことができる。Ⅰ音(lub sound)は心房が心室に血液を送るときに，Ⅱ音(dub sound)は心室が収縮し心臓から血液を駆出するときに聞こえる(図1.41)。心音は弁が閉じることにより生じ，弁は血液を一方向に流し，正常では心収縮の際に血液が逆流するのを防ぐ。

心室が収縮すると，心筋層の心筋線維がラセン状に配列しているために，ねじれ運動が起こる。この運動により，はじめは心臓の幅が狭まり，そして短くなって，心室容積が減少することで心臓から血液が駆出される。引

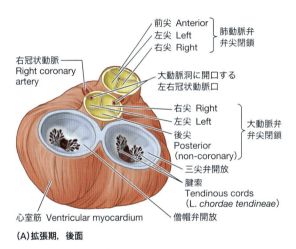
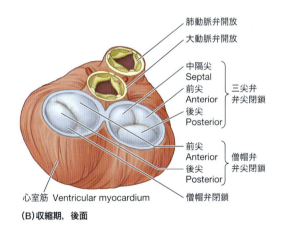
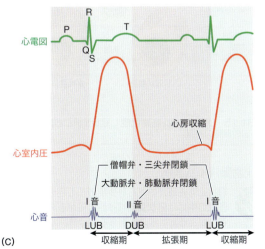
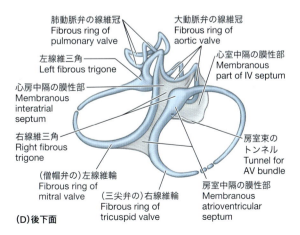

図1.41 収縮期と拡張期の心臓弁と心臓骨格 A．心室拡張期。B．心室収縮期。C．心室内圧・心電図・心音の関係。D．心臓骨格。

き続いて起こる運動によって心臓が引きのばされ，心筋が弛緩することで心臓の横幅が広がり，心室の容積が増え，心房からの血液が流入する．

心臓骨格

筋線維は**心臓の線維性骨格** fibrous skeleton of heart に付着する（図 1.41）．密なコラーゲン線維の骨組みは4つの**線維輪** fibrous ring をなし，4つの弁の開口部と，線維輪が結合してつくった左右の**線維三角** fibrous trigone と，心房中隔と心室中隔の膜性部とを囲む．心臓の線維性骨格は以下の働きをする．

- 房室弁と半月弁の開口部を広げ，駆出される多量の血液により押し広げられないようにする．
- 弁葉や弁尖の付着部をなす．
- 心筋の付着部をなす．
- 心房と心室の心筋を伝わる興奮を遮断して，電気的「絶縁」部をなし，心房と心室が独立して収縮できるようにし，房室束の最初の部分を取り囲んでその通路をなす．

臨床関連事項

冠状動脈疾患

冠状動脈疾患は主要な死因の1つである．さまざまな原因で起こるが，そのすべてが結果的に心筋組織への血液供給の減少に至る．

心筋梗塞

血栓によって太い動脈が突然閉塞すると，閉塞された動脈から血液を受けていた心筋の領域は，**梗塞**を起こし（事実上血液がなくなる），たちまち**壊死**を起こす．

閉塞しやすい冠状動脈は大きく3つある．(1)左冠状動脈の前室間枝（前下行枝）(40～50％)，(2)右冠状動脈(30～40％)，そして(3)左冠状動脈の回旋枝(15～20％)である（図 B1.14）．

壊死を起こした心筋の領域は，**心筋梗塞**と呼ばれる．**虚血性心疾患**（**虚血**は，血液供給が不足すること）の最も多い原因は，冠状動脈の機能不全であり，冠状動脈のアテローム性硬化から起こる．

冠状動脈アテローム性硬化症

アテローム性硬化では成人早期から脂肪が冠状動脈の内膜に沈着し，動脈壁の内腔の狭窄が徐々に進む（図 B1.15）．心臓への血液供給が乏しいと**心筋虚血**を引き起こし，心筋梗塞に至ることもある．

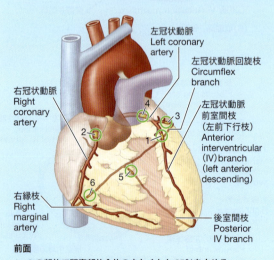

前面
1～3 の部位で閉塞部位全体の少なくとも 85％ を占める

図 B1.14 冠状動脈の閉塞部位（頻度の高い順，1～6）

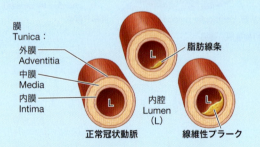

図 B1.15 アテローム性硬化症 冠状動脈におけるアテローム性硬化の進展．

冠状動脈バイパス術

冠状動脈循環が妨げられ重度の**狭心症**をもった患者の中には**冠状動脈バイパス術**が適応となることがある．1本の動脈あるいは静脈の1部を移植片とし，上行大動脈あるいは冠状動脈の近位につなぎ，狭窄した冠状動脈の遠位に結ぶ（図 B1.16）．冠状

動脈バイパス術には一般的に，**大伏在静脈**が採取される。それは(1)大伏在静脈の内径が冠状動脈の内径と同等かやや大きいこと，(2)下肢から採取しやすいこと，(3)比較的長い部位で静脈弁や枝分れが少ないこと，などの利点によっている。静脈弁をもつ移植片を用いる場合には，その静脈を表裏反転すれば，静脈弁による影響は打ち消される。移植片として**橈骨動脈**を用いることが，より一般的になりつつある。冠状動脈バイパス術では，血液を大動脈から閉塞した冠状動脈にバイパスし，閉塞部より遠位の血流を増加させる。心筋の血行再建も，内胸動脈と冠状動脈との外科的な吻合によって行われる。

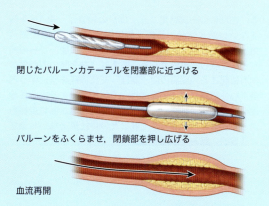

閉じたバルーンカテーテルを閉塞部に近づける

バルーンをふくらませ，閉鎖部を押し広げる

血流再開

図 B1.17　経皮経管的冠状動脈形成術

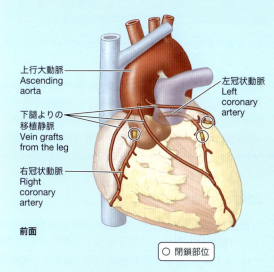

上行大動脈　Ascending aorta
左冠状動脈　Left coronary artery
下肢よりの移植静脈　Vein grafts from the leg
右冠状動脈　Right coronary artery
前面

 閉鎖部位

図 B1.16　3本の冠状動脈のバイパス

冠状動脈形成術

適応が認められた患者では，小さな可膨性のバルーンのついたカテーテルを閉塞した冠状動脈に挿入する，**経皮経管的冠状動脈形成術**が行われる(図B1.17)。カテーテルが閉塞部位に到達したら，バルーンをふくらませ，(内腔に突出した)アテローム性プラークを血管壁に押しつけて平らにし，血管を広げて内径を大きくすることによって，血流の改善をはかるものである。そのほかにはカテーテルを通して，**トロンボキナーゼ**を(患部に)注入することがある。この酵素は血栓溶解作用がある。血管拡張後は**血管内にステントを留置**し，拡張した状態を維持する。

冠状動脈の変異

冠状動脈の分岐様式の変異は多い。大部分の人で右・左冠状動脈はほぼ対等に心臓の血液供給を受けもつ。約15％の心臓では左冠状動脈が優位で，後室間枝が回旋枝から分かれる。約18％の個体では，優位性が左右同等で，左右の冠状動脈の枝が心交叉に到達し，後室間溝あるいはその近くを走る枝をだす。ごくわずかな例だが，冠状動脈がただ1本という人もいる。これ以外の人たちでは，回旋枝は右大動脈洞から起こる。冠状動脈の枝は終動脈であると考えられている。それぞれの枝は一定領域の心筋に分布し，互いに機能的な重なり合いがない。しかし冠状動脈の小さな枝の間に吻合がある。これらの吻合は，緩やかに進行する冠状動脈疾患において機能的な意義があると思われる。

心エコー検査

心エコー検査(心臓超音波検査)は，胸壁を介して超音波によって得られるエコーにより，心臓の位置や動きを画像的に記録する方法である。この技術は，心膜滲出による心膜腔の20 mL程度の液体も検出することができる。**Doppler心エコー検査**は，Doppler超音波によって心臓と大血管を通る血液の流れを記録する方法であり，中隔欠損症や左心系の弁狭窄と逆流の描出といった心臓の血流障害(特に左側)の診断や解析に有効である。

心臓の関連痛

心臓は触覚，切断，冷，熱を感じない。しかし虚血と代謝産物の蓄積は心筋の痛覚の神経終末を刺激する。求心性の痛覚線維は交感神経幹の中および下頸枝，特に胸心臓枝の中央を通って運ばれ

る。これらの一次感覚ニューロンの軸索は，第1〜4胸髄ないし第5胸髄の特に左側に進入する。心臓の関連痛は心臓から生じる侵害刺激を，身体の表層部からの痛みとして感じる現象である。例えば，左上肢の内側部の皮膚に起こる内臓痛の関連痛は，交感神経線維に伴う内臓求心性線維によって運ばれ，それを支配する求心性線維は細胞体が同じ脊髄神経節にあり，軸索が同じ後根を通って脊髄に進入する。上肢などの体性構造ないし領域に典型的に痛みが放散する。

心臓の刺激伝導系の損傷

刺激伝導系の損傷は，冠状動脈疾患による虚血からもしばしば生じ，心筋収縮の異常を引き起こす。左冠状動脈の前室間枝（左前下行枝）は，多くの人では，房室束に分布する中隔枝をだし，右冠状動脈の枝は洞房結節と房室結節の両方に分布するため，これらの血管に閉塞が起こると刺激伝導系の一部は影響を受けやすい。房室結節の損傷は心房の興奮が心室に伝わらないために**心ブロック**を引き起こす。その結果，心室は自分のリズムで独立して収縮を開始し（25〜30回/分），その速度は心房よりも遅い。脚のどちらかの損傷は**房室束ブロック**を起こし，刺激は健常脚を通って伝わり，その側の心室の収縮期を生じる。刺激はその後，反対側の心室に広がり，遅れて非同期の収縮を引き起こす。

上縦隔

上縦隔 superior mediastinum は，胸骨角と第4・5胸椎間とを通る横胸面より上に位置する。

前から後ろに向かって，上縦隔はおもに以下の内容を含む（図1.42）。

- 胸腺，一次リンパ器官。
- 心臓にかかわる大血管と心膜。
  - 腕頭静脈。
  - 上大静脈の上部。
  - 肺動脈幹分岐部と肺動脈底。
  - 大動脈弓，およびその主要な枝の根。
    - 腕頭動脈。
    - 左総頸動脈。
    - 左鎖骨下動脈。
- 迷走神経と横隔神経。
- 心臓神経叢。
- 左反回神経。
- 気管。
- 食道。
- 胸管。

胸腺

胸腺 thymus はリンパ器官であり，頸の下部と上縦隔の前部に位置する。胸骨柄の後方にあり，前縦隔の中で心膜の前方にのびる。思春期以後には胸腺はしだいに退縮して，おもに脂肪に置き換わる。胸腺には**動脈が豊富に分布**しており，おもに前肋間枝や内胸動脈の前縦隔枝から送られる。**胸腺の静脈**は左腕頭静脈，内胸静脈，下甲状腺静脈に注ぐ。**胸腺のリンパ管**は胸骨傍・腕頭・気管気管支リンパ節に至る（図1.22C）。

縦隔内の大血管

腕頭静脈 brachiocephalic vein は胸鎖関節の後方で，内頸静脈と鎖骨下静脈が合流して形成される（図1.42, 1.43A）。右第1肋軟骨の下縁の高さで，腕頭静脈は上大静脈に合流する。**左腕頭静脈** left brachiocephalic vein は右腕頭静脈の2倍以上の長さがあるが，それは左側から右側に，**大動脈弓** arch of aorta の3本の主要枝の根の前面を通り抜け，頭，頸，左上肢からの血液を右心房に運ぶからである。**右腕頭静脈** right brachiocephalic vein の起始部（すなわち右の内頸静脈と鎖骨下静脈が合流する**右静脈角** right venous angle）は，右リンパ本幹からリンパを受け取り，左腕頭静脈の起始部（**左静脈角** left venous angle）は胸管からリンパを受け取る（図1.42A）。

上大静脈 superior vena cava (SVC) は肺と心臓以外の，横隔膜より上のすべての構造からの血液を受け入れる。上大静脈は下方に走り，第3肋骨の高さで右心房に入って終わる。上大静脈は上縦隔の右側で，気管の前外側，上行大動脈の右外側にある（図1.42, 1.44A）。**右横隔神経** right phrenic nerve は上大静脈と縦隔胸膜の間にある。上大静脈の最後の半分は縦隔の中部で，上行

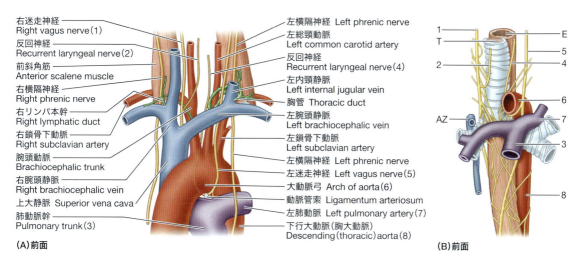

図1.42　大血管と神経　A. 頸部下方と上縦隔における大血管と神経の関係。B. 気管(T)，食道(E)，奇静脈(AZ)の関係。

　大動脈のわきにあり，心膜横洞の後ろの境界をなす(図1.26B)。大動脈弓は上行大動脈の続きの曲がった部分で，右第2胸肋関節の後方で，胸骨角の高さからはじまり，上後方に曲がりながら左方による(図1.42，1.43)。大動脈弓は右の肺動脈と気管分岐部の前を通って上行し，気管と食道の左側で頂点に達し，左肺の肺根を下行する。第4胸椎体の左側を下行し，左第2胸肋関節の後方で**胸(下行)大動脈** thoracic(descending) aorta となって終わる(図1.44B)。

　動脈管索 ligamentum arteriosum は胎生期の動脈管の痕跡で，左肺動脈の根部と大動脈弓の下縁とを結ぶ(図1.42A)。**左反回神経**は大動脈弓の下で動脈管索のすぐ外側を通り，それから気管と食道の間を上行する(図1.42，表1.5)。大動脈弓の枝には以下のものがある(図1.42，1.43)。

- 腕頭動脈。
- 左総頸動脈。
- 左鎖骨下動脈。

　腕頭動脈 brachiocephalic trunk は大動脈弓の最初のそして最大の枝で，その起こる位置は胸骨柄の後方で，気管の前方，左腕頭静脈の後方である。腕頭動脈は上外側に進み，気管と右胸鎖関節の右側に達し，そこで右総頸動脈と右鎖骨下動脈に分かれる。**左総頸動脈** left common carotid artery は大動脈弓の第2の枝で，その起こる位置は胸骨柄の後方で，腕頭動脈のわずか後方かつ左である。左鎖骨下動脈の前方を上行し，まず気管の前方を，ついでその左側を通る。左胸鎖関節の後方を通って頸部に入る。**左鎖骨下動脈** left subclavian artery は大動脈弓の第3の枝で，大動脈弓の後部で，左総頸動脈のすぐ後方で起こる。気管と左総頸動脈の外側を上行し，上縦隔を通り抜ける。縦隔内では枝をださない。胸郭をでて頸の根元に入ると，左胸鎖関節の後方で左総頸動脈の外側を通る。

上縦隔の神経

　迷走神経 vagus nerve（脳神経X）は両側で脳の延髄から起こり，頭蓋をでて，頸で総頸動脈の後外側を下行する。迷走神経は左右それぞれ胸鎖関節と腕頭静脈の後方を通って，上縦隔に入る(図1.42，1.43，1.45，表1.5)。**右迷走神経** right vagus nerve は右鎖骨下動脈の前方で胸腔に入り，ここで**右反回神経** right recurrent laryngeal nerve をだす。この神経は右鎖骨下動脈に引っかかり，気管と食道の間を上行して喉頭を支配する。右迷走神経は後下方に向かい，上縦隔の中で気管の右側を進む。それから右腕頭静脈，上大静脈，右肺根の後方を通る。迷走神経はここで多数の枝に分かれ，**肺神経叢** pulmonary plexus に加わる(図1.45C)。右迷走神経は通例，この神経叢をでて単一の神経として食道の横を通るが，そこでふたたびわかれてその枝が**食道神経叢** esophageal plexus に加わる(図1.45AB)。右迷走神経は**心臓神経叢** cardiac plexus に加わる神経もだす。

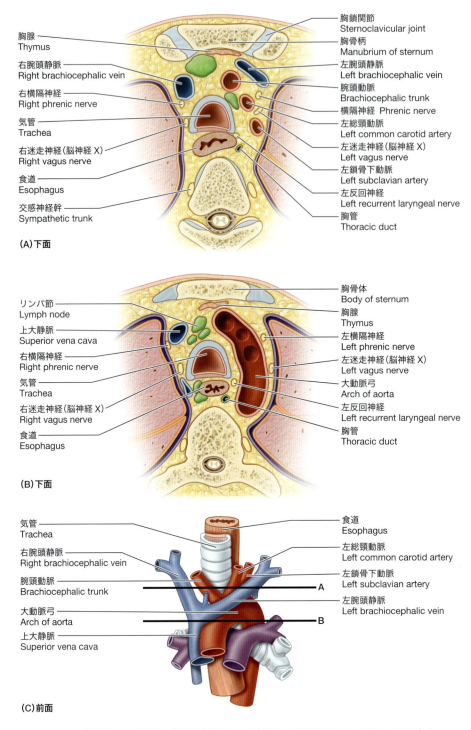

図 1.43　上縦隔　A. 大動脈弓上部の横断面。B. 大動脈弓を通る横断面。C. A 面と B 面の高さ。

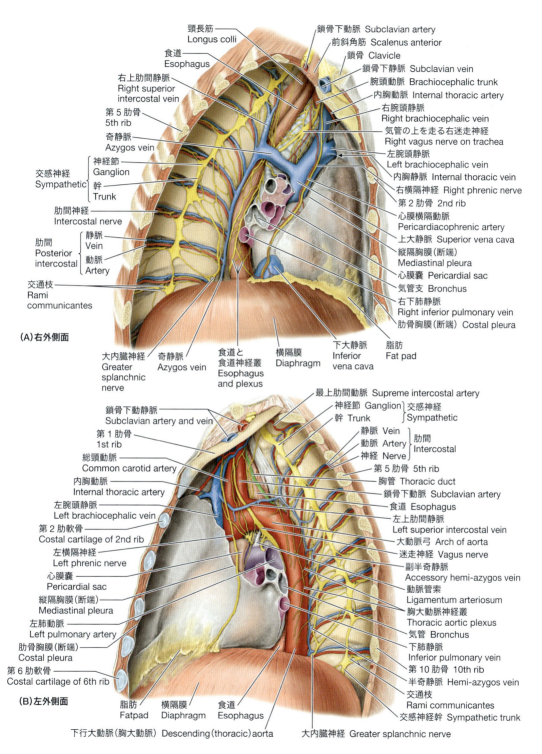

図 1.44　左右からみた縦隔　A. 縦隔の右側。縦隔の右側は静脈の構造（青）が優位である（奇静脈，奇静脈弓，上大静脈，右心房，下大静脈）。B. 縦隔の左側。縦隔の左側は動脈の構造（赤）が優位である（大動脈弓，胸大動脈，左総頸動脈，左鎖骨下動脈，左心室）。

表1.5　胸部の神経

神経	起始	走行	分布
迷走神経（脳神経X）	脳幹の延髄における8〜10の神経根	胸鎖関節と腕頭静脈の後方で上縦隔に入り，反回神経を分岐し，腹腔に続く	肺神経叢，食道神経叢，心臓神経叢
横隔神経	第3〜5頸神経の前枝	胸郭上口を通って，縦隔胸膜と心膜の間を通る	横隔膜の中央部
肋間神経（第1〜11）	第1〜11胸神経の前枝	内肋間筋の内層と最内層の間の肋間隙を走行	肋間隙の筋とその上層の皮膚。下位の神経は前外側の腹壁の筋と皮膚に分布
肋下神経	第12胸神経の前枝	第12肋骨の下縁を通り，腹腔内に入る	腹壁と殿部の皮膚
反回神経	迷走神経	右側では鎖骨下動脈を反回し，左側では大動脈弓を反回し，気管食道溝を上行する	喉頭の内在筋（輪状甲状筋を除く）。感覚神経は声帯ヒダの下方に分布
心臓神経叢	迷走神経の頸および心臓枝と交感神経幹	大動脈弓と心臓の後面から，線維は冠状動脈に沿って洞房結節に広がる	インパルスは洞房結節に伝わる。副交感神経線維は心拍数を減少させ，心拍力を低下させ，冠状動脈を収縮させる
肺神経叢	迷走神経と交感神経幹	肺根部で形成し，気管支の分岐に沿って走行	副交感神経線維は細気管支を収縮させ，交感神経を拡張させる。求心性線維は反射に対応する
食道神経叢	迷走神経，交感神経幹，大内臓神経	気管分岐部の遠位で，迷走神経と交感神経は食道の周囲で神経叢を形成する	迷走神経と交感神経線維は平滑筋と食道下部2/3の腺に分布

　左迷走神経 left vagus nerve は，頸を下行し（図1.42），左総頸動脈と左鎖骨下動脈の間で，左腕頭静脈の後方を通って縦隔に入る。大動脈弓の左側に達すると，左迷走神経は後方に向かい，左横隔神経から離れる。左迷走神経は左の上肋間静脈によって横隔神経から外側に分けられる。左迷走神経は大動脈弓の下縁で内側に曲がり，**左反回神経** left recurrent laryngeal nerve をだす（図1.45B）。この神経は大動脈弓の下を動脈管索の後外側を通過し，気管と食道の間の溝を喉頭にまで上行する（図1.42）。左迷走神経は左肺根の後方を通過し，そこで多数の枝をだし，肺神経叢と心臓神経叢に送る。左迷走神経はこの神経叢からでて単一の神経として食道に達し，そこで右迷走神経からの線維と合流して，食道神経叢をつくる（図1.45B）。

　横隔神経 phrenic nerve は横隔膜を支配する唯一の運動神経である（図1.44，表1.5）。その神経線維の1/3は横隔膜の感覚を支配する。左右の横隔神経は，鎖骨下動脈と腕頭静脈の起始部との間で縦隔に入る。右横隔神経は右腕頭静脈，上大静脈，右心房領域の心膜の右側に沿って進む。また右肺根の前方を進み，下大静脈の右側を下行して横隔膜に至り，そこで大静脈孔の近くで横隔膜を貫く。

　左横隔神経 left phrenic nerve は左鎖骨下動脈と左総頸動脈の間を下行する（図1.44B）。大動脈弓の左面を，左迷走神経の前方で通過し，左上肋間静脈を越える。それから左肺根の前方を下行し，左心房と左心室の表面の心膜に沿って進み，そこで心膜の左側で横隔膜を貫く。

気管

　気管 trachea は，頸で食道の前方を下行し，上縦隔に入り，正中線のやや右に偏る（図1.47CD）。気管の後面は平坦で，気管軟骨の輪が欠けており，食道に接する。気管は胸骨角の高さで終わり，2分して左右の主気管支となる。

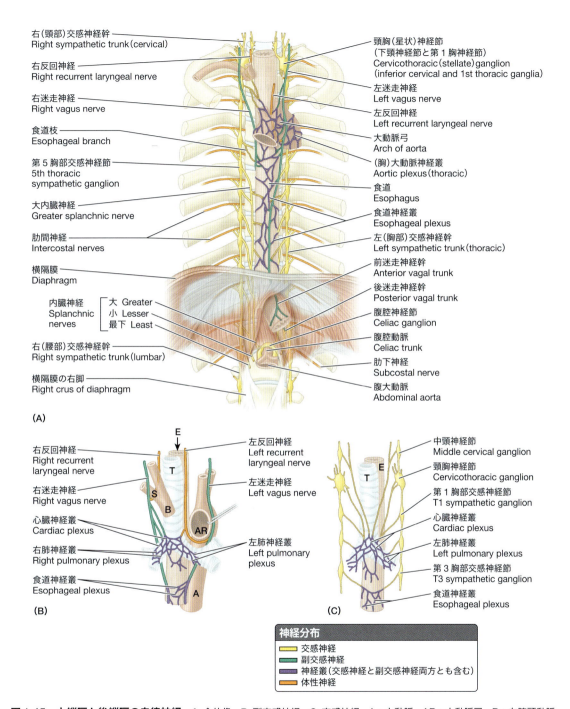

図1.45　上縦隔と後縦隔の自律神経　A. 全体像。B. 副交感神経。C. 交感神経。A：大動脈，AR：大動脈弓，B：右腕頭動脈，E：食道，S：右鎖骨下動脈，T：気管

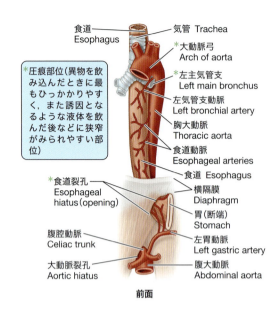

図1.46 食道　血液供給と周囲との関係を示す。

食道

食道 esophagus は，線維筋性の管で，咽頭から胃までのびる。通例，前後に平たくなっている（図1.43，1.46）。食道は気管と脊柱の間で上縦隔に入り，第1〜4胸椎体の前方にある。食道ははじめのうち左によっているが，大動脈弓と反対側の肺根に押し込まれて正中線に押し戻される。胸管は通常，食道の左側で大動脈弓の深部にある。大動脈弓より下では食道はふたたび左に偏り，横隔膜に近づき食道裂孔を貫く。

後縦隔

後縦隔 posterior mediastinum は第5〜12胸椎の前方で，心膜と横隔膜の後方にあり，左右の肺の壁側胸膜にはさまれる。後縦隔は以下の内容を含む（図1.47）。

- 胸大動脈。
- 胸管。
- 後縦隔リンパ節。
- 奇静脈と半奇静脈。
- 食道。
- 食道神経叢。
- 胸部交感神経幹。
- 胸部の下位内臓神経。

胸大動脈

　胸大動脈 thoracic aorta は下行大動脈の胸部の部分で，大動脈弓 arch of aorta の延長である（図1.47，表1.6）。第4胸椎体の下縁の左側ではじまり，第5〜12胸椎の左側で後縦隔を下行する。下行しながら胸大動脈は正中面に近づき，食道を右による。胸大動脈神経叢 thoracic aortic plexus は自律神経の神経網で，胸大動脈を囲む（図1.45A）。胸大動脈は左肺根，心膜，食道の後方にある。第12胸椎下縁の前方で終わって，横隔膜の大動脈裂孔 aortic hiatus を通って腹腔に入り，名前を腹大動脈に変える（図1.46，1.47）。胸管と奇静脈は，大動脈の右側を下行し，大動脈と一緒にこの裂孔を通る（図1.47D）。

　胸大動脈の枝には気管支動脈，心膜枝，肋間動脈，上横隔動脈，食道動脈，縦隔枝，肋下動脈がある（図1.48，表1.6）。気管支動脈は右に1本，左に細い2本がある。気管支動脈は気管，気管支，肺組織とリンパ節に血液を送る。心膜枝（心膜動脈）pericardial artery は小枝を心膜に送る。肋間動脈 posterior intercostal artery（9対）は第3〜11肋間に向かう。

　上横隔動脈 superior phrenic artery は横隔膜の上面（横隔膜はドーム状であるので実際には後方）に達し，そこで内胸動脈からの筋横隔動脈および心膜横隔動脈と吻合する。通常2本の食道動脈 esophageal artery が食道の中間1/3に血液を送る。縦隔枝 mediastinal branch は小さく，後縦隔のリンパ節や他の組織に血液を送る。肋下動脈 subcostal artery は横隔膜の起始部の腹側を通り，肋間動脈と並んでいる。

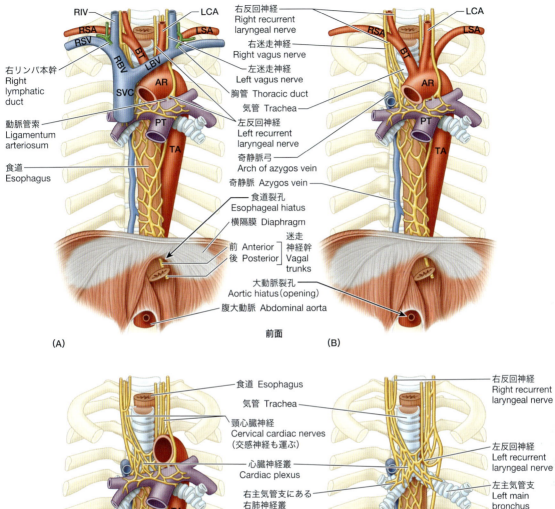

図1.47 上縦隔と後縦隔の構造物　A～D. 前から後にかけてのさまざまなレベルでの縦隔内の構造物を示す。AR：大動脈弓，BT：腕頭動脈，LBV：左腕頭静脈，LCA：左総頸動脈，LSA：左鎖骨下動脈，PT：肺動脈幹，RBV：右腕頭静脈，RIV：右内頸静脈，RSA：右鎖骨下動脈，RSV：右鎖骨下静脈，SVC：上大静脈，TA：胸大動脈

表 1.6 胸部の動脈とその分枝

動脈	起始	走行	分岐
上行大動脈	左心室大動脈口	胸角のおよそ5 cm上方，大動脈弓が起こる部位まで上行	左右の冠状動脈
大動脈弓	上行大動脈の続き	気管の左側および食道の後方，左主気管支の上方で弓を形成	腕頭動脈，左総頸動脈，左鎖骨下動脈
胸大動脈	大動脈弓の続き	後縦隔で脊柱の左側を下行し，徐々に右側に移行し，大動脈裂孔で正中位になる	肋間動脈，肋下動脈，いくつかの横隔動脈と臓側枝（食道など）
肋間動脈	胸大動脈の後面	肋骨に平行に外側，そして前方を走行	外側および前皮枝
気管支動脈（1～2分岐）	大動脈前面または肋間動脈	気管気管支樹に沿って走行	気管支および周辺組織，臓側胸膜
食道動脈（4～5分岐）	胸大動脈の前面	食道前方を走行	食道へ
上横隔動脈（分岐の数はさまざま）	胸大動脈の前面	大動脈裂孔で起こり，横隔膜の上面を通過	横隔膜へ

食道

食道 esophagus は上縦隔から後縦隔内を下行し，大動脈弓の後右側と，心膜と左心房の後方を通過する．食道は心底の後面に接するおもな構造である．そこで左にそれて，横隔膜の食道裂孔 esophageal hiatus を第10胸椎の高さで大動脈の前方で通過する（図1.46，1.47）．食道は胸部において3つの狭窄部をつくる．狭窄部は斜位の胸部X線像をバリウムを飲んで撮影すると，細い部としてみえる．

食道は3つの構造により圧迫される．大動脈弓，左主気管支，横隔膜である．中が空の食道では狭窄部はみえない．中身が詰まると上記の構造が壁を圧迫する．

胸管とリンパ本幹

胸管 thoracic duct は，後縦隔で下位の7胸椎体に接して走る（図1.49A）．胸管は身体の大部分のリンパを静脈系に運ぶ．すなわち下肢，骨盤，腹腔，胸郭の左側，頭頸部の左側，左上肢からのリンパを集める．胸管は腹部の乳び槽 cisterna chyli から上行し，横隔膜の大動脈裂孔を通り抜ける．壁が薄く，淡い白色なのが通例である．多数の弁のためにしばしば数珠状になる．胸管は胸大動脈を左手に，奇静脈を右手に，その間を上行し，前方に食道が，後方に椎体がある．第4～6胸椎の高さで胸管は食道の後面を左に横切り，上行して上縦隔

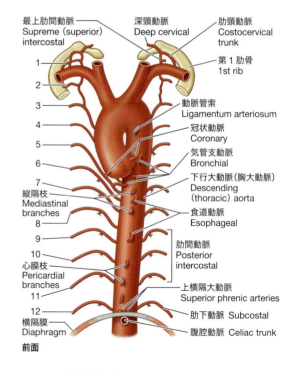

図1.48 胸大動脈の枝　上横隔動脈は胸大動脈の下方から分岐し，横隔膜を栄養する．1～12：肋間動脈

に入る．胸管は中および上位の両側の肋間隙から，いくつかの太いリンパ管を受け取る．後縦隔の構造からも枝を受け取る．終末部の近くで頸・鎖骨下・気管支縦隔リンパ本幹を受け取る．胸管は通例，左内頸静脈と左鎖骨下静脈の合流部の近くの**左静脈角**（図1.49A）で，もしくは左腕頭静脈の起始部で静脈に注ぐ．

後縦隔の血管とリンパ節

胸大動脈とその枝については前に述べた．**奇静脈系** azygos system of vein は脊柱の両側にあり，背中，胸壁，腹壁，および縦隔内臓の血液を集める（図1.49A）．奇静脈系には起始，走行，分枝，吻合，終止に広く変異がみられる．**奇静脈** azygos vein とその主要な枝である**半奇静脈** hemi-azygos vein は通常，下大静脈または腎静脈の後面から起こる根からはじまる．これらは上行腰静脈と吻合する．奇静脈は上大静脈と下大静脈を結ぶ側副路をなし，胸部と腹部の後壁から血液を受ける．奇静脈は後縦隔を下位8つの胸椎体の右側面に沿って上行する．そして，右肺根の上面を弧を描いて越え，上大静脈と合流する（図1.44A）．

右の肺根の上面をまたいで上大静脈に流入する**肋間静脈** posterior intercostal vein に加えて奇静脈は，背部，脊柱，脊柱管の構造からの血液を運ぶ椎骨静脈叢とも交通する（4章を参照）．奇静脈はまた，縦隔静脈，食道静脈，気管支静脈の血液を受け取る．半奇静脈は脊柱の左側で，第9胸椎まで胸大動脈の後方を上行する．ここで，大動脈，胸管，食道の右側後方に交差し，奇静

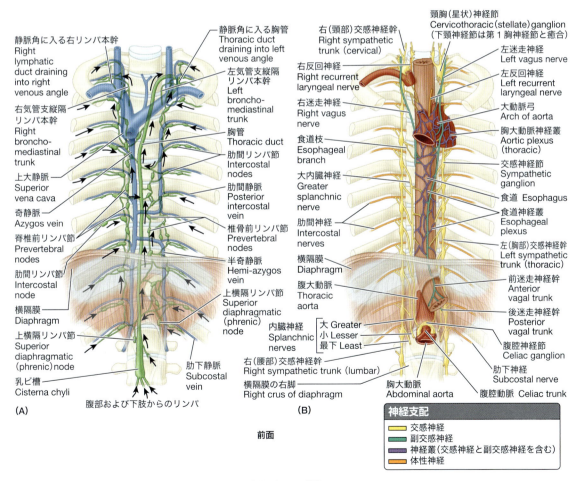

図1.49　後縦隔：リンパ系，奇静脈および神経　A. 奇静脈とリンパ系．B. 神経．

脈と合流する。

副半奇静脈 accessory hemi-azygos vein は第5〜8胸椎にかけての脊柱の左側を下行し，第7，第8胸椎を通り越して胸大動脈と胸管の後方に向かい，奇静脈と合流する（図1.44B）。ときどき，副半奇静脈は半奇静脈と合流し，奇静脈に開く。

後縦隔リンパ節 posterior mediastinal lymph node は，心膜の後方にあり，食道と胸大動脈に接する（図1.49A）。数個のリンパ節が食道下部の後方に，それより多くが前方および外側にある。後縦隔リンパ節は，食道，心膜の後面，横隔膜の後面，肋間隙の中後部からのリンパを受け取る。

後縦隔の神経

胸部交感神経幹とその関連神経節は，自律神経系の主要部分である（図1.49B，表1.5）。**胸部交感神経幹** thoracic sympathetic trunk は頸部と腰部の交感神経幹に続く。胸部交感神経幹は上胸部で肋骨頭に，中胸部で肋椎関節に，下胸部で椎体の側面に位置する。**下位の胸内臓神経** lower thoracic splanchnic nerve は大・小・最下内臓神経として知られているもので，**腹骨盤内臓神経**の一部であり，横隔膜より下の内臓を支配する。これらの神経は，第5〜12交感神経節を通り抜けた節前線維を含み，横隔膜を通過し，腹部の椎前神経節でシナプスをつくる。内臓神経は腹部内臓の多くに交感神経線維を送る。内臓神経については2章でさらに説明する。

臨床関連事項

胸管の破損

胸管は壁が薄く，無色に近いので，なかなかみつけにくい。したがって，後縦隔の検査や手術の際に，不注意に傷つけることがある。胸管の破損により，乳ビが胸腔に流出する。乳ビはまた胸膜腔に入り，**乳ビ胸**を起こす。

心臓への静脈の側副路

奇静脈，半奇静脈，副半奇静脈は，**下大静脈が閉塞した**ときに胸部，腹部，背部からの静脈路の代わりになる。副奇静脈が右側の主奇静脈と平行する人もいる。副半奇静脈系をもたない人もいる。臨床的に重要な変異は，珍しいものではあるが，奇静脈系が下大静脈からの血液を，肝臓を例外としてすべて受け取るものである。これらの人では奇静脈系は，消化管を除いて下半身からのほとんどすべての血液を受け取る。**上大静脈の閉塞**が奇静脈の開口より下で起こると，血液は下方に向かって腹壁に至り，下大静脈と奇静脈系を通って右心房に戻る。

上行大動脈の動脈瘤

上行大動脈の遠位部は，左心室が収縮する際に血流による強い圧迫を受ける。この血管壁は線維性心膜によって強化されていないため（大動脈弓の起始部で線維性心膜の大動脈外膜に入り込む），**動脈瘤**が発生することがある。動脈瘤は胸部X線にて上行大動脈輪郭のふくらみとして，明確に観察される。動脈瘤を有する人々は通常，背部に放散する胸痛を訴える。動脈瘤によって気管，食道，そして反回神経に圧力がかかり，その結果呼吸困難や嚥下困難になる。

反回神経の損傷

反回神経は，1つを除いて喉頭のすべての内在筋を支配する。したがって，上縦隔の検査処置や疾患は，この神経を巻き込み，発声に影響することがある。左反回神経は大動脈を反回し気管と食道の間を上行するので，気管支癌や食道癌，縦隔リンパ節の肥大，大動脈弓の動脈瘤と関係する。大動脈瘤の場合には，左反回神経は拡張した大動脈弓によって引きのばされることがある。

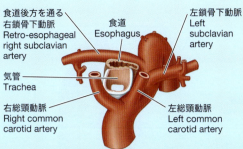

(A) 食道後方に右鎖骨下動脈が位置する例

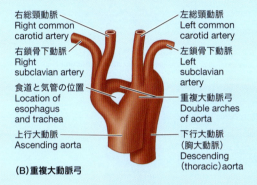

(B) 重複大動脈弓

図 B1.18　大動脈弓の変異

管輪を分離することが必要になる。

　大動脈弓の分岐のはじまりに関する変異はかなりよくみられる。大動脈弓の通常の分岐様式は，約65％の人でみられる。約27％の例で，左総頸動脈の起始が腕頭動脈で起こる。また，約2.5％の頻度で腕頭動脈の形成がうまくいかない。これらのケースでは（左右の総頸動脈と鎖骨下動脈の）4つの動脈のそれぞれが別々に大動脈弓から起こる（Bergman et al., 1988）。

大動脈縮窄症

　大動脈縮窄症では，大動脈弓あるいは下行大動脈に異常に狭い部位（狭窄）が生じ，大動脈内腔の直径が減少する。その結果，下半身の血流が障害される（図B1.19）。縮窄の最も生じやすい場所は，動脈管索の近くである。これよりも下部で狭窄が起こると（管後型大動脈縮窄症），肋間動脈と内胸動脈を介して大動脈の近位と遠位で十分な側副循環が発達する。

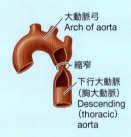

図 B1.19　大動脈の縮窄

大血管の変異

　大動脈弓の最も上部は，通常胸骨柄の上縁より約2.5cm下方に存在するが，より上方にあったり，下方にあったりすることがある。ときどき，大動脈弓のカーブが右の肺根部を越えて右側を下行し，**右大動脈弓** right arch of aorta を形成する。頻度は低いが**重複大動脈弓** double arch of aorta または**食道後方を通る右鎖骨下動脈**が食道と気管の周囲で血管輪を形成することがある（図B1.18）。これによって気管が圧迫され，呼吸に影響が生じる場合には，外科的に血

胸腺の加齢による変化

　胸腺は乳児期および小児期では，上縦隔の中で際立って大きい。乳幼児によっては胸腺が気管を圧迫することがある。胸腺は免疫系の発達とその維持において重要な役割を果たす。思春期に達すると，胸腺は適当な大きさに縮小する。成人するまでに，通常は脂肪組織に置き換わっていき，ほとんど見分けがつかなくなるが，Tリンパ球の産生は持続する。

画像診断

胸部

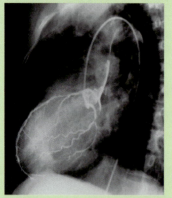

(A)左外側面

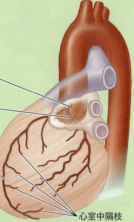

左冠状動脈
Left coronary artery (LCA)

左冠状動脈の回旋枝
Circumflex branch of LCA

左冠状動脈の前室間枝（左前下行枝）
Anterior interventricular artery

心室中隔枝
Interventricular septal branches

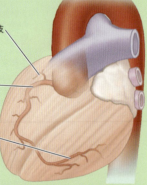

右冠状動脈の洞房結節枝
Sinu-atrial nodal branch of RCA

右冠状動脈
Right coronary artery (RCA)

右冠状動脈の後室間枝
Posterior interventricular branch of RCA

(B)左前斜面

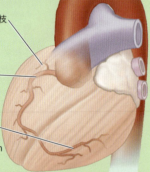

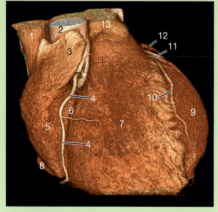

(C)前面

1	上大静脈	8	下大静脈
2	上行大動脈	9	左心室
3	右心耳	10	左冠状動脈の前室間枝（左前下行枝）
4	右冠状動脈		
5	右心房	11	左冠状動脈の回旋枝
6	冠状溝（房室間溝）	12	左心耳
7	右心室	13	肺動脈幹

図1.50 **冠状動脈の画像** **AB**. 冠状動脈造影。造影剤を左（A）および右（B）冠状動脈に注入して描出した。**C**. 心臓と冠状血管の3D再構成像。

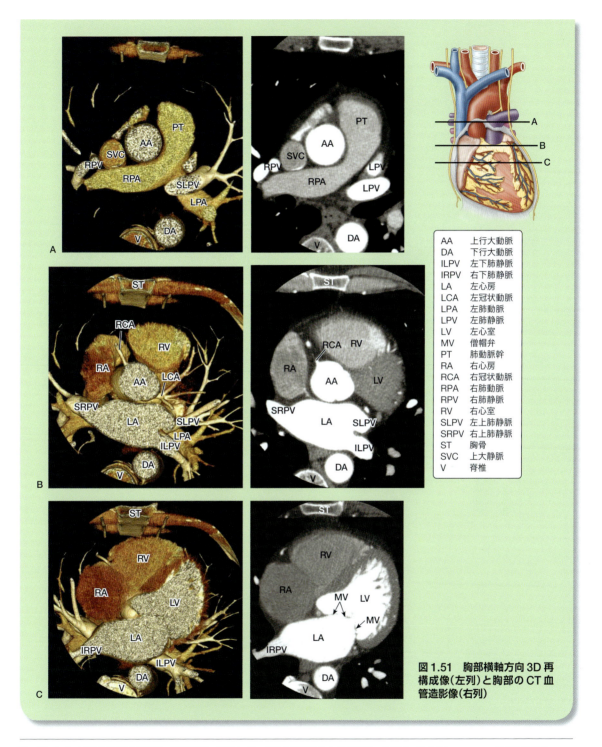

図1.51 胸部横軸方向3D再構成像(左列)と胸部のCT血管造影像(右列)

2章 腹部

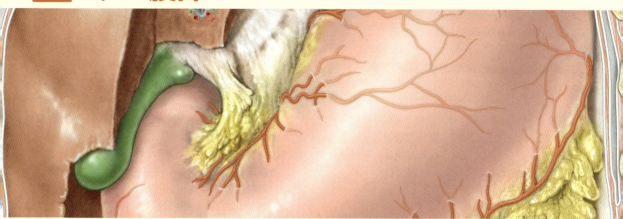

腹腔 118
腹壁の前外側部 119
　腹壁の前外側部の筋膜 119
　腹壁の前外側部の筋 120
　腹壁の前外側部の内面 122
　　体表解剖：腹壁の前外側部 125
　腹壁の前外側部の神経 126
　腹壁の前外側部の血管 126
　鼠径部 127
腹膜と腹膜腔 136
　腹膜の血管と神経 137
　腹膜形成 137
　腹膜腔の区分 138

腹部内臓 143
　食道 144
　胃 148
　小腸 151
　　体表解剖：胃 152
　大腸 157
　脾臓 164
　　体表解剖：脾臓と膵臓 166
　膵臓 166
　肝臓 168
　　体表解剖：肝臓 170
　胆管と胆嚢 173
　肝門脈と門脈大循環吻合 177

腎臓，尿管，副腎 178
腹部内臓の神経支配の概要 183
　　体表解剖：腎臓と尿管 185
横隔膜 189
　横隔膜の孔 191
　横隔膜の血管と神経 192
後腹壁 193
　後腹壁の筋膜 193
　後腹壁の筋 194
　後腹壁の神経 195
　後腹壁の血管 196
　後腹壁のリンパ管 198
画像診断：腹部 201

 解剖学的変異　 ライフサイクル　 外傷
 診断手技　 外科手技　 病理

腹部は体幹の一部で，胸部と骨盤の間にある。前外側腹壁は筋と腱膜からなる。後壁は腰部脊柱と，胸椎と下部肋骨を覆っている横隔膜の後方部を含む（図 2.1A）。腹壁は腹腔を囲み，腹腔の中には腹膜腔や消化器系の大部分と尿生殖器系の一部の内臓を含む。

腹腔

腹腔 abdominal cavity は，腹壁と横隔膜と骨盤で囲まれた空間である。腹腔は，**腹骨盤腔** abdminopelvic cavity の主要な部分をなす。腹骨盤腔は，連続する腹腔と骨盤腔を合わせたものである（図 2.1）。

腹腔は以下の構造をもつ。

- 前外側は，筋および腱でできた腹壁に覆われる。
- 上方の胸腔から，後方の胸椎から，横隔膜によって分けられる。
- 胸郭を下面から覆い，上方にのびて第 4 肋間の高さにまで達する。
- 下方では骨盤腔につながる。
- 漿膜である腹膜により覆われる。
- 消化器系の大部分，脾臓，腎臓，尿管の大部分をおさめる。

臨床家は，腹部の器官の位置や痛みの部位を記載するために，腹腔を 9 つの領域に分ける。左右・下(季)部，左右・側腹部(腰部)，左右・鼠径部，上胃部(心窩部)，臍部，恥骨部(下腹部)である。9 つの領域は 4 つの平面により分けられる（図 2.2A）。

- 2 つの水平面：
  - **肋骨下平面** subcostal plane は左右の第 10 肋軟骨の下縁を通る。
  - **結節間平面** transtubercular plane は左右の腸骨結節と第 5 腰椎体を通る。
- 2 つの垂直面：
  - **鎖骨中央面** midclavicular plane は鎖骨の中間点と**鼠径靱帯の中点** midinguinal point を通る。鼠径靱帯の中点は**上前腸骨棘**と**恥骨結合上縁**とを結ぶ線の中間点である。

臨床では一般的に，腹部を 4 方形域に分けることもある。右上腹部，右下腹部，左上腹部，左下腹部である。4 方形域は，2 つの平面により分けられる（図 2.2B）。

- **臍平面** transumbilical plane は，臍と第 3 と第 4 腰椎間の椎間円板を通る。
- **正中面** median plane は，身体を縦方向に通り，身体

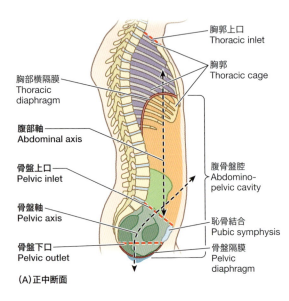

(A)正中断面

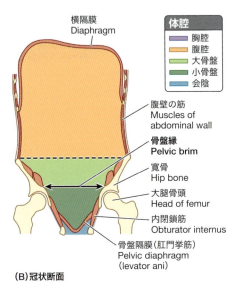

(B)冠状断面

図 2.1　腹骨盤腔　A．骨盤入口部（骨盤上口）は小骨盤への入口である。骨盤出口部（骨盤下口）は小骨盤の下方の開口部である。B．骨盤縁の平面（両方向の矢印）は大骨盤（腹腔の一部）を小骨盤（骨盤腔）から分ける。

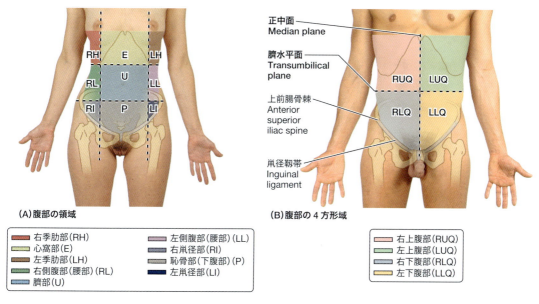

図 2.2 腹部の区分と平面

を左右両半に分ける。

腹壁の前外側部

腹壁は連続的なものであるが，便宜的に，**前壁，左右の側壁（側腹部），後壁**に分けられる。前壁と外側壁の境界は不明瞭である。そのため，両者を合わせて，胸郭から骨盤まで含めて，腹壁の**前外側部**という言葉がよく使われる。腹壁の前外側部の境界は，上方では第7～10肋軟骨と胸骨の剣状突起，下方では鼠径靱帯と恥骨結合である（図2.4）。腹壁の前外側部は，皮膚，皮下組織（浅筋膜），筋とそれに続く腱膜，深筋膜，腹膜外脂肪，臓側腹膜からなる（図2.3）。皮膚は皮下組織に緩く付着するが，臍の部分では強固に付着する。

腹壁の前外側部の筋膜

表層から深層にかけて，筋膜には，皮膚の深部に位置し，さまざまな量の脂肪組織を含む**皮下組織（浅筋膜）** subcutaneous tissue が含まれる（図2.3）。臍より下部では，皮下組織は 2 層からなり，**浅脂肪層** superficial fatty layer（Camper 筋膜）と，**深膜様層** deep membranous layer（Scarpa 筋膜）からなる（図B2.1）。

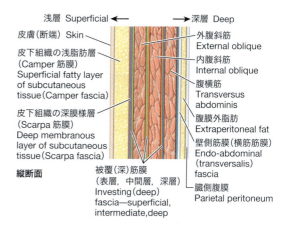

図 2.3 前腹壁の筋膜

被覆筋膜 investing fascia（筋上膜）は，腹壁の前外側部の 3 つの筋層とその腱膜の外側部を覆う。

壁側筋膜 endo-abdominal fascia は，腹壁の内側部にある厚さに個人差がある，膜状の薄いシートである。この膜は連続しているが覆っている筋肉や腱膜によって名称が変わり，例えば，腹横筋やその腱膜の内側面を裏うちしている部分は**横筋筋膜** transversalis fascia と呼ばれる。

腹腔を裏うちする**臓側腹膜** parietal peritoneum は横

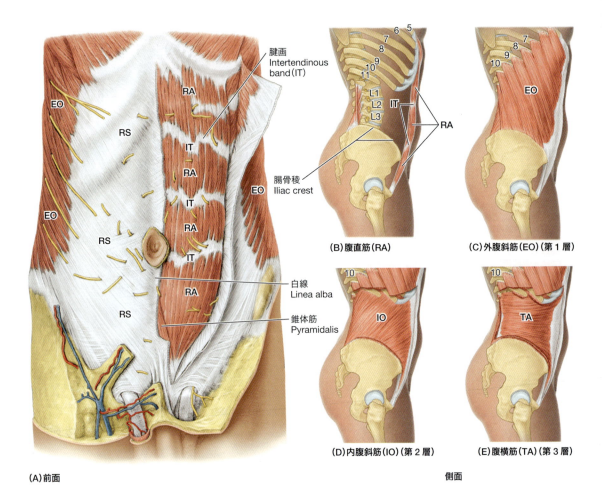

図 2.4　前外側腹壁の筋　A.右側：外腹斜筋（EO）と腹直筋鞘（RS）（切開していない），左側：開かれた腹直筋鞘と露出している腹直筋（RA）と錐体筋．

筋筋膜の内側にあり，さまざまな厚さの**腹膜外脂肪** extraperitoneal fat により横筋筋膜から分けられている．

腹壁の前外側部の筋

　腹壁の前外側部には対になった 5 つの筋がある（図 2.4）．3 つの扁平筋と 2 つの垂直筋である．これらの起始・停止，神経支配，おもな作用を表 2.1 に示す．
　3 つの扁平筋は以下のとおりである．

- **外腹斜筋** external oblique：最表層の筋．筋線維は下内方に走り，前鋸筋の筋束と噛み合う．下縁は肥厚し，上前腸骨棘と恥骨結節の間にまたがる線維性の帯である**鼡径靱帯** inguinal ligament となる．
- **内腹斜筋** internal oblique：中間層の筋．筋線維は広がり，上部線維は外腹斜筋の線維と直角に走り，下線維は外腹斜筋と平行に走る．
- **腹横筋** transversus abdominis：最深層の筋．その線維は最下部のものを除き，水平に走る．

　3 つの扁平筋は，いずれも前方で強力なシート状の**腱膜** aponeurosis となって終わる．鎖骨中線と正中線の間で，腱膜は腹直筋を包む丈夫な**腹直筋鞘** rectus sheath をつくる．腱膜は正中で交縫し正中縫線（ギリシア語の *raphe* は縫い目，縫合の意味），**白線** linea alba（ラテン語）をつくり，剣状突起より恥骨結合までのび

表 2.1 前外側腹壁のおもな筋

筋	起始	停止	神経支配	おもな作用
外腹斜筋	第5〜12肋骨の外面	白線，恥骨結節，恥骨稜の前1/2	胸腹神経(第7〜11胸神経前枝)と肋下神経	腹部内臓の圧迫と支持，体幹の屈曲と回旋
内腹斜筋	胸腰筋膜，腸骨稜の前2/3，鼠径靱帯深部の結合組織	第10〜12肋骨下縁，白線，結合腱を介して恥骨	胸腹神経(第7〜11胸神経前枝)と肋下神経，第1腰神経	
腹横筋	第7〜12肋軟骨の内面，胸腰筋膜，腸骨稜，鼠径靱帯深部の結合組織	内腹斜筋の腱膜とともに白線，恥骨稜，結合腱を介して恥骨		腹部内臓の圧迫と支持
腹直筋	恥骨結合，恥骨稜	剣状突起，第5〜7肋軟骨	胸腹神経と肋下神経(第7〜12胸神経前枝)	体幹(腰椎)の屈曲と，腹部内臓の圧迫a，骨盤を固定し傾きを調節する(脊柱前弯の調節)

a これらの筋は横隔膜の拮抗筋として働き，呼気時に働く。

る。この線維の綾は左右の筋を分けているだけでなく，表層と中間層，中間層と深層の筋を分けている。白線上でX字に交差する外腹斜筋の腱線維の大半は，反対側の内腹斜筋の腱線維に連続し，体側の外腹斜筋と内腹斜筋は，二腹筋が共通の中央の腱をもつような構造を呈する。この2つの筋は体幹を屈曲または回旋する際に協調して働く。

2つの垂直筋は以下のとおりである。

- **腹直筋** rectus abdominis：長く，幅広，帯状の筋で，その大部分は腹直筋鞘によって包まれる(図2.4，2.5)。腹直筋の筋線維は筋の全長にわたるのではなく，筋線維は3個以上の**腱画** tendinous intersection の間を走り(図2.4A)，腱画は典型的には，胸骨剣状突起，臍，および両者の中間あたりにある。腱画はそれぞれ腹直筋鞘の前葉と強固に付着している。
- **錐体筋** pyramidalis：小さな三角形の筋で(約20%の人にはみられない)，腹直筋鞘の中で，腹直筋の下部の前方にある(図2.4A)。恥骨稜からはじまり，白線に付着し，収縮すると白線は緊張する。

前外側腹筋の機能と作用

腹壁の前外側部の筋は以下の働きをする。

- 腹壁の前外側部を強力かつ柔軟に支持する。
- 腹部内臓を保護し，外傷を防ぐ。
- 腹部内臓を圧迫することで，腹腔内圧を維持ないし高める。腹部内臓を圧迫し，腹腔内圧を高めることで，弛緩した横隔膜を押しあげ，ガスの排出(例えば，呼吸，咳，ゲップなど)を助ける。吸息時に横隔膜が収縮すると，腹筋は弛緩し前外側腹壁は伸展し，空間的なゆとりができ内臓は下降する。
- 排便(直腸からの糞便の排出)，排尿，嘔吐，分娩(出産)を助ける。
- 体幹の前屈や側屈，回旋を引き起こし，姿勢保持を助ける。

腹直筋鞘は平たい腹筋の腱膜が組み合わさって形成されている(図2.5)。弓状線(臍から恥骨稜までの距離の約1/3の場所)より上部では，腹直筋は腹直筋鞘前葉と後葉とで包まれている。腹直筋鞘前葉は外腹斜筋腱膜と内腹斜筋腱膜の前葉が噛み合ってできている。腹直筋鞘後葉は，内腹斜筋腱膜の後葉と腹横筋腱膜からなる(図2.5A)。弓状線より下部では，外腹斜筋，内腹斜筋および腹横筋の3つの筋肉の腱膜は，すべて腹直筋の前方を走り腹直筋鞘の前葉を形成し，腹直筋の後方は横筋筋膜のみが覆う(図2.5B)。**弓状線** arcuate line は，腹直筋の上方部3/4を覆う腹直筋鞘後葉と腹直筋の下方部1/4を覆う横筋筋膜とが移行する部位である(図2.6)。

腹直筋鞘の内容物は，腹直筋と錐体筋，吻合する上・下腹壁動静脈，リンパ管と，筋および表面の皮膚に分布している胸腹神経と肋下神経(第7〜12胸神経前枝の終末部)である(図2.5C)。

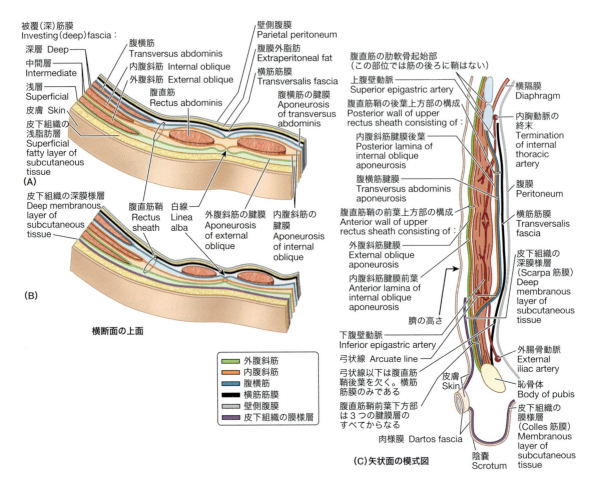

図2.5 前外側腹壁の構造　A．臍上部での横断面。B．臍下部での横断面。C．矢状断。AとBの切断平面は図2.6に示す。

腹壁の前外側部の内面

腹壁前外側部の内面は，横筋筋膜，いろいろな量の腹膜外脂肪，臓側腹膜で覆われている（図2.3，2.5AB）。臍より下の腹壁内面には腹膜ヒダがいくつかあり，それらの中には胎児の血液を運んでいた血管の遺残も含まれている（Moore et al., 2012）。

5つの臍ヒダがあり，2つが両側に，1つが正中にあって，いずれも臍に向かっている（図2.6）。

- **正中臍ヒダ** median umbilical fold：膀胱尖から臍までのび，**正中臍索** median umbilical ligament を覆う。これは胎児の膀胱尖と臍をつないでいた尿膜管の遺残である。

- 2つの**内側臍ヒダ** medial umbilical fold：正中臍ヒダの外側にあり，内側臍索を覆う。これは閉塞した胎児の臍動脈の遺残である。

- 2つの**外側臍ヒダ** lateral umbilical fold：内側臍ヒダの外側にあり，**下腹壁動静脈** inferior epigastric vessel を覆う。したがって切ると出血する。

臍ヒダの外側にあるくぼみは，**腹膜陥凹**で，ヘルニアの好発部位である。ヘルニアはこれらの陥凹のどこで起こるかにより分類される。臍ヒダの間の浅い陥凹は以下のものがある（図2.6）。

- **膀胱上窩** supravesical fossa は正中臍ヒダと内側臍ヒダの間にあり，腹膜が前腹壁から膀胱に折り返すとこ

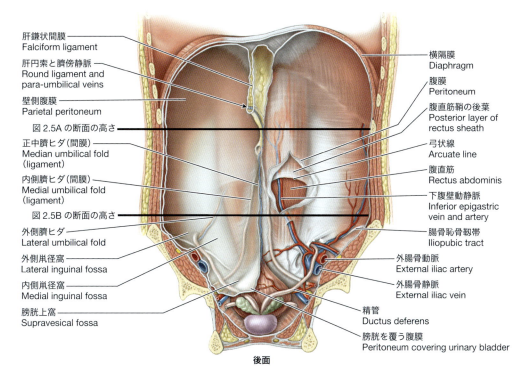

図 2.6　**前外側腹壁の後面**　腹膜間膜，ヒダ，窩を示す。

ろに形成される。膀胱上窩の高さは，膀胱が充満するとあがり，空になると下がる。

- **内側鼠径窩** medial inguinal fossa は，内側臍ヒダと外側臍ヒダの間にあり，一般に**鼠径三角** inguinal triangles（Hesselbach 三角）とも呼ばれる。**直接鼠径ヘ**ルニアの好発部位である。
- **外側鼠径窩** lateral inguinal fossa は外側臍ヒダの外側にあり，深鼠径輪を含み，腹壁下部で最もよくみられる鼠径ヘルニアである**間接鼠径ヘルニア**の好発部位である。

臨床関連事項

腹壁の筋膜と筋膜間隙の臨床的意義

腹部の皮膚を縫合する際，外科医は，丈夫な皮下組織の膜様層と他の層を分けて縫合する。この膜様層と，腹直筋と外腹斜筋を覆う深筋膜の間には狭い間隙があり，液体（破裂した尿道からの尿など）がたまる可能性がある。この間隙から液体が上方に広がるのを妨げるのは重力のであるが，下方は大腿までは広がらない。なぜならば，腹部の皮下組織の膜様層が，鼠径靱帯の下方でこれに平行し，恥骨に付着し，大腿の深部筋膜（大腿筋膜）と融合するからである（図B2.1）。

腹部の外科切開

外科医は腹腔に達するためにさまざまな皮膚切開を選択する。適切な術野と美容上最も適した切開線を選ぶ。切開部位は，手術の種類，対象となる臓器の位置，骨や軟骨による境界，神経（特に運動神経）の回避，血流の確保，創の治りをよくするために腹壁の筋や腹膜への切開を最小限にすることを考慮して決定される。筋を横断し筋線維の不可逆的な壊死を起こさないように，外科医は筋束の間で切り開く。腹直筋は例外で，筋束が短く，神経は腹直筋鞘の外側から入るため特定と温存が可能なため，横断切開することができる。運動神経を切断すると支配される筋線維が麻痺し，

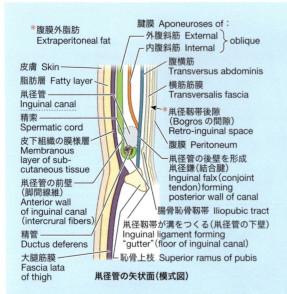

図 B2.1 鼠径管の矢状面（模式図）

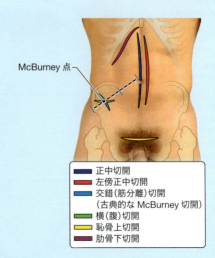

図 B2.2　腹部の外科切開

腹壁の前外側部が脆弱になる。しかし，腹壁の神経支配域には重複があるので，1本や2本の小さな神経の枝が切れたとしても筋の運動神経支配や皮膚の感覚が大きく損なわれることはほとんどない。最も一般的な外科切開を図 B2.2 に示す。

内視鏡手術

多くの腹骨盤部手術は現在内視鏡を用いて行われている。従来一般的に行われてきた大きな切開の代わりに，腹壁に小さな切開をおき，遠隔操作を行う器具を挿入する。神経損傷，切開創ヘルニア，手術創からの感染の可能性と，治癒に必要な時間を最小限にできる。

切開創ヘルニア

腹部の筋と腱膜の層が適切に治癒しないと，欠損部を介してヘルニアを起こすことがある。切開創ヘルニアは，大網（腹膜のヒダ）や内臓が外科的切開の創口や瘢痕部を通してつきだしてきたものである。

腹部の膨隆

腹部が膨隆する一般的な6つの原因は英語の頭文字Fではじまる。食べ物 food，水分 fluid，脂肪 fat，便 feces，消化管ガス flatus，胎児 fetus である。臍の陥凹がなくなるのは腹腔内圧が上昇した徴候で，一般に腹水（腹膜腔に漿液性の液体が異常に貯留したもの）あるいは大きな腫瘤（腫瘍，胎児あるいは肝臓などの内臓の腫大）が原因である。

一般的には栄養をとりすぎると皮下脂肪層に過剰な脂肪が蓄積するが，腹膜外脂肪が過剰に蓄積する場合もある。

腹壁の前外側部の触診

腹部を触診するとき，暖かい手で行うことは特に大切である。冷たい手では前外側腹壁の筋の緊張を高め，**筋性防御** guarding として知られている筋の不随意な攣縮を引き起こすためである。内臓（例えば虫垂）が炎症を引き起こすと，触診したときに激しい筋性防御，不随意で板のように堅くなる反射的な筋硬直が起き，これは**急性腹症**の臨床上の重要な徴候になる。この不随意な筋攣縮は，腹部への圧迫から炎症を起こした内臓を守ろうとする。このような筋攣縮が起こるのは，内臓と皮膚と腹壁の筋が共通の神経によって支配されているからと考えられている。

腹部内臓の触診は仰向けの状態で，前外側腹壁を適度に弛緩させるために，大腿と膝を少し曲げた状態で行う。そうしないと大腿の深筋膜が腹壁皮下組織の膜様層を引っ張り，腹壁が緊張する。横たわったときに，手を頭の下においても筋肉が緊張し，触診が難しくなる。上肢を両わきにおき，膝の下に枕を入れても腹壁前外側部の筋は緩む。

体表解剖

腹壁の前外側部

臍 umbilicus は，臍帯が胎盤からのびて胎児に侵入していた部分で，臍横断面がここを通る（図SA2.1AB）。第10胸椎の皮膚分節であり，典型的には，第3腰椎と第4腰椎間の椎間円板の高さにある。しかし，その位置は個人の皮下組織の脂肪の量により変化する。白線は皮下の線維性の帯で，**剣状突起** xiphoid process から**恥骨結合** pubic symphysis までのび，臍より下で，正中を垂直方向に走る溝としてみられる（図SA2.1AB）。恥骨結合は白線の下端で，正中面で触れることができる。第4腰椎の高さにある**腸骨稜** iliac crest は，**上前腸骨棘** anterior superior iliac spine から後方への続きとして容易に触れることができる。

筋の発達した人では，**半月線** semilunar lines（ラテン語で *linea semilunaris*）と呼ばれる曲がった皮膚の溝が腹直筋と腹直筋鞘の外側縁にある。半月線は第9肋軟骨近くの肋骨下縁から**恥骨結節** pubic tubercle までのびている。皮膚を横走するの3本の溝が，腹直筋の**腱画** tendinous intersection の表面にみえることがある（図SA2.1B）。**前鋸筋** serratus anterior と**外腹斜筋** external oblique の筋腹の噛み合いもみえる。肌の皺のように観察される**鼡径溝** inguinal groove は，鼡径靱帯の位置を示す。鼡径溝は鼡径靱帯のすぐ足方で，鼡径靱帯に平行して走り，腹壁の前外側部と大腿との境界をなす。

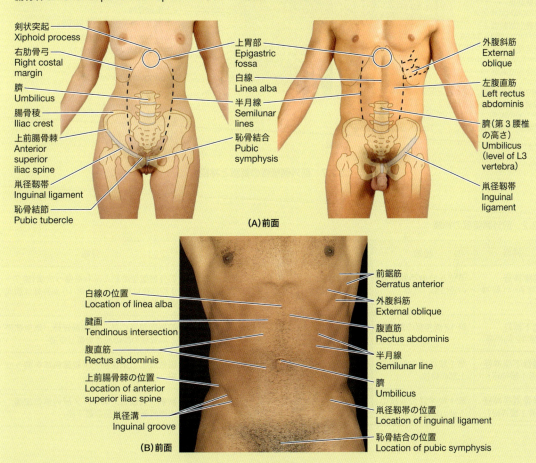

図SA2.1

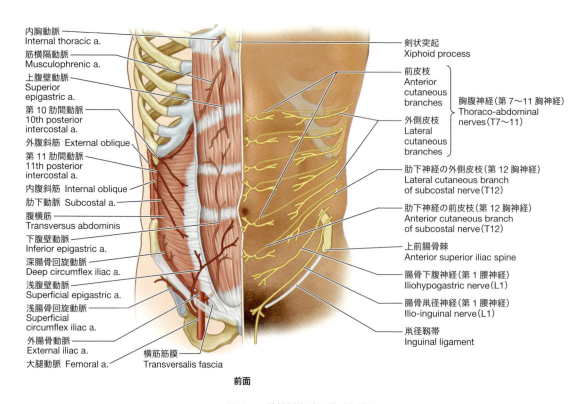

前面

図2.7　前外側腹壁の動脈と神経

表2.2　前外側腹壁の神経

神経	起始	走行	分布
胸腹神経（第7〜11胸神経）	下位5つの肋間神経の遠位部，腹部	腹筋の第2，3層の間を走る。筋枝と外側皮枝，前皮枝として皮下組織に入る	前外側腹壁の筋とそれを覆う皮膚（第7〜9胸神経は臍より上，第10胸神経は臍周囲，第11胸神経は臍すぐ下）
肋下神経（第12胸神経）	第12胸神経の前枝	第12肋骨下縁に沿う。その後，腹壁の臍下部へ達する	前外側腹壁の筋，臍と腸骨稜，鼠径靭帯と恥骨稜の間の高さを覆う皮膚
腸骨下腹神経（第1腰神経）	第1腰神経の前枝の上部の終枝	腹横筋を貫く。腹壁最下部の外腹斜筋腱膜を貫く	腸骨稜・上鼠径部・下腹壁領域を覆う皮膚，内腹斜筋，腹横筋
腸骨鼠径神経（第1腰神経）	第1腰神経の前枝の下部の終枝	腹筋の第2，3層の間を走り，鼠径靭帯を横切る	陰嚢，大陰唇，恥丘，大腿内側の皮膚，内腹斜筋と腹横筋の最下部

腹壁の前外側部の神経

　腹壁の前外側部の皮膚と筋のおもな神経支配を図2.7と表2.2に示す。

腹壁の前外側部の血管

　腹壁の前外側部の血管を図2.7と表2.3に示す。
　上腹壁動脈 superior epigastric artery は，内胸動脈からの直接の続きであり，腹直筋鞘の後葉を上方から貫

表 2.3 前外側腹壁のおもな血管

動脈	起始	走行	分布
筋横隔動脈	内胸動脈	肋骨弓に沿って下行する	季肋部の腹壁，横隔膜前外側部の腹壁
上腹壁動脈		腹直筋鞘の中で腹直筋の深層を下行する	腹直筋の上部，前外側腹壁の上部
第10，11肋間動脈	大動脈	肋骨を越えて，内腹斜筋と腹横筋の間で腹壁を下行する	腹壁の外側部
肋下動脈			
下腹壁動脈	外腸骨動脈	上方に向かい，腹直筋鞘に入り，腹直筋の深部を走る	腹直筋の下部と腹壁前外側部の内側部
深腸骨回旋動脈		前腹壁の深部面を，鼠径靱帯に沿って走る	腸骨筋と腹壁前外側部の下部
浅腸骨回旋動脈	大腿動脈	浅筋膜の中を，鼠径靱帯に沿って走る	鼠径部の浅腹壁と，近接した大腿前部
浅腹壁動脈		浅筋膜の中を，臍へ向かって走る	恥骨と臍下部を覆う皮下組織と皮膚

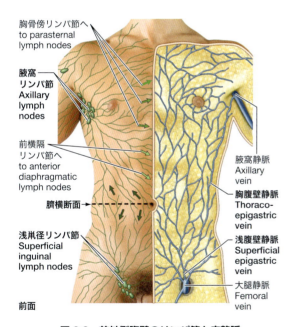

図 2.8 前外側腹壁のリンパ節と皮静脈

いて進入し（図2.5C），腹直筋の上部に分布し，下腹壁動脈と吻合する。**下腹壁動脈** inferior epigastric artery は，鼠径靱帯の深部で外腸骨動脈からでる。横筋筋膜内を上行し，弓状線の下方で，腹直筋鞘に進入する。その枝は腹直筋の下部に分布し，上腹壁動脈と吻合する。

浅腹壁静脈（大腿静脈の枝）と外側胸静脈（腋窩静脈の枝）の間にある吻合である**胸腹壁静脈** thoraco-epigastric vein は，通常は下大静脈を通り流れている血液が，下大静脈が閉塞した場合に上大静脈を通って心臓に戻るための側副路となる。

腹壁の**浅リンパ管** superficial lymphatic vessel は皮静脈に伴行し，臍より上方のものはおもに**腋窩リンパ節** axillary lymph node に流れ込み，それより下方のものは**浅鼠径リンパ節** superficial inguinal lymph node に流れ込む（図2.8）。**深リンパ管** deep lymphatic vessel は深部の静脈に伴行し，外腸骨リンパ節，総腸骨リンパ節，腰リンパ節（大静脈，大動脈）に流れ込む。

鼠径部

鼠径部は上前腸骨棘と恥骨結節の間にある（図2.9）。解剖学的には，腹腔への出入り口であるため，ヘルニアの好発部位として，臨床的に重要である。鼠径ヘルニアは男女ともにみられるが，精索が鼠径管を通るため，男性に多くみられる（約86％）。精巣が腹部から会陰へ下降することが，この領域における多くの構造的特徴と関連してくる（図B2.5）。したがって，精巣と陰嚢の解剖は前腹壁および鼠径部と関連して扱われることが多い。

鼠径靱帯と腸骨恥骨靱帯

外腹斜筋腱膜の最下部である鼠径靱帯と，横筋筋膜の下縁が肥厚した**腸骨恥骨靱帯** iliopubic tract が，上前腸骨棘から恥骨結節へとのびている。鼠径靱帯の線維の

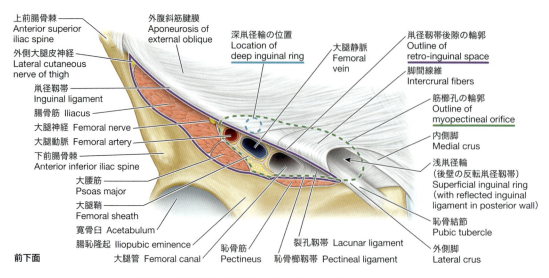

図 2.9 鼠径靭帯と浅鼠径 裂孔靭帯と恥骨櫛靭帯に注目してほしい。

大半は恥骨結節に付着するが，他に以下のような走行をとるものもある（図2.9）。

1. **裂孔靭帯** lacunar ligament として恥骨結節の外側にある恥骨上枝に付着し，続いて**恥骨櫛靭帯** pectineal ligament（Cooper靭帯）として恥骨櫛に沿って走る。
2. 上部はアーチ状の構造を呈し，**反転鼠径靭帯** reflected inguinal ligament は反対側の外腹斜筋腱膜と混ざる。

腸骨恥骨靭帯 iliopubic tract は，鼠径靭帯の後方でこれに平行して走る線維束である。内視鏡を用い鼠径部を内面（裏）からみたとき，鼠径靭帯の位置にみえる（図 2.6，2.10B）。腸骨恥骨靭帯は，**鼠径靭帯後隙** retro-inguinal space を通る構造（股関節の屈筋と下肢に分布する多くの神経や血管）をつなぎとめながら，鼠径管の後壁と下壁を補強する（図 2.9）。

鼠径管

鼠径管 inguinal canal は発生の過程で，性腺（精巣や卵巣）の移動に伴って形成される（p.135の臨床関連事項「精巣と卵巣の再配置」を参照）。鼠径管は成人で約4 cmで，下内側に斜めに走る通路（浅・深鼠径輪の間）であり，前腹壁の下部を貫通する（図2.10）。鼠径管は鼠径靭帯の内側1/2のすぐ上を平行に走る。鼠径管の中にあるおもな構造物は男性では精管を含む**精索**，女性では**子宮円索**の遺残である。鼠径管はまた，血管，リンパ管，腸骨鼠径神経を男女共通のものとして含む。鼠径管は両端が開口している（図2.10）。

- **深鼠径輪（内鼠径輪）** deep (internal) inguinal ring：鼠径管の内側からの入口にあたり，鼠径靭帯の中央上部で下腹壁動静脈の外側にあり，横筋筋膜が膨れだしている。
- **浅鼠径輪（外鼠径輪）** superficial (external) inguinal ring：鼠径管の出口にあたり，外腹斜筋腱膜に開いた細隙状の開口で，恥骨結節の上外側にある。腱膜が分かれてできた浅鼠径輪の外側縁と内側縁は，それぞれ**外脚** lateral crura および**内脚** medial crura という。**脚間線維** intercrural fiber は浅鼠径輪の上外側を補強している（図2.9）。

深鼠径輪および浅鼠径輪は，鼠径管が腹筋の腱膜を斜めに貫いて走るので，重なることはない。そのため腹腔内圧が上昇しても，鼠径管の後壁を前壁に押しつけて通路を閉じ，腹壁の脆弱性を補強する。外腹斜筋の収縮も同じように鼠径管の前壁を後壁に近づけ，外腹斜筋腱膜の外脚と内脚を緊張させて浅鼠径輪の拡大を防ぐ。内腹斜筋と腹横筋の収縮は鼠径管の天井を下げ，鼠径管を狭める。これらのすべての運動が，くしゃみ，咳，いきみ（Valsalva手技）といった腹部の内容物を押し出す（排便時などの）ために腹腔内圧をあげる行為の際に起こる。

鼠径管は2つの壁（前壁と後壁），天井，床がある（図2.10A，図B2.1）。

- **前壁** anterior wall：外腹斜筋の腱膜が鼠径管の全長を形成しており，外側部では内腹斜筋の最も下部の線維により補強されている。
- **後壁** posterior wall：横筋筋膜からなり，内側部分では内腹斜筋と腹横筋の腱膜が合わさって恥骨に付着する**鼠径鎌** inguinal falx（**結合腱** conjoint tendon）をなし，補強している。
- **天井** roof：外側は横筋筋膜，中央は内腹斜筋と腹横筋のアーチ状の部分，内側は内脚と脚間線維により構成されている。
- **床** floor：外側は腸骨恥骨靱帯（図2.6），中央は溝状の鼠径靱帯の上面，内側は裂孔靱帯により構成されている（図2.9）。

精索

精索 spermatic cord は精巣に出入りする構造を含み，陰嚢内で精巣をつり下げている。精索は下腹壁動静脈の外側にある深鼠径輪からはじまり，鼠径管を通過し，浅鼠径輪からでて陰嚢内の精巣で終わる（図2.10，表2.4）。出生前の精巣の再配置によって，腹壁の前外側部から派生した筋膜性の被膜が精索を包んでおり，被膜にはつぎのものがある。

- **内精筋膜** internal spermatic fascia：横筋筋膜に由来し深鼠径輪からはじまるもの。
- **精巣挙筋膜** cremasteric fascia：内腹斜筋の浅層と深層を覆う筋膜に由来するもの。
- **外精筋膜** external spermatic fascia：外腹斜筋腱膜とそれを包む筋膜に由来するもの。

精巣挙筋膜は**精巣挙筋** cremaster muscle のループを含んでおり，鼠径靱帯に付着する内腹斜筋の最下部の筋束がのびたものである。精巣挙筋は特に寒さによって反射的に収縮して，陰嚢内の精巣を上方へ引きあげる。暖かい環境では精巣挙筋は弛緩し，精巣は陰嚢深くに下降する。両方の反応は，**精子形成**のために精巣の温度を調節する働きがある。精子形成には，体温より約1℃低い温度に保つことが求められる。精巣挙筋は**肉様筋** dartos muscle と協調して働き，肉様筋は脂肪の少ない陰嚢の皮下組織（肉様膜）の平滑筋で皮膚につく。肉様筋は

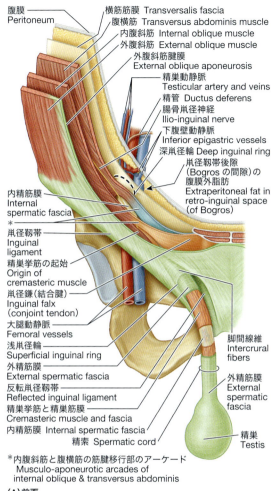

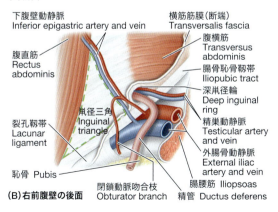

図2.10　鼠径部前腹壁の層　A. 腹壁の層とそれから発生した精索と精巣を覆う被膜。B. 深鼠径輪。

陰嚢の皮膚を収縮させ精巣の挙上を助ける。精巣挙筋は腰神経叢の枝である**陰部大腿神経の陰部枝** genital branch of genitofemoral nerve（第 1, 2 腰神経）により支配されているが，肉様膜は自律神経支配を受ける。

女性の子宮円索は鼠径管を通るとき，腹壁の層構造由来である，男性と同様の組織により包まれる。あまり発達しておらず，周囲の組織と区別が難しい線維状の構造物である。

精索の内容はつぎのとおりである（図 2.11）。

- **精管** ductus deferens（vas deferens）：筋性の管で，精子を精巣上体から射精管まで運ぶ。射精管は前立腺の実質を貫き，尿道の前立腺部に開口する。
- **精巣動脈** testicular artery：大動脈（第 2 腰椎の高さ）から起こり，精巣と精巣上体に分布する。
- **精管動脈** artery of ductus deferens：下膀胱動脈の枝。
- **精巣挙筋動脈** cremasteric artery：下腹壁動脈の枝。
- **蔓状静脈叢** pampiniform plexus：12 本ほどの静脈が吻合して形成されるネットワークで，上方でまとまり左右の精巣静脈となる。
- **交感神経線維** sympathetic nerve fiber：精管動脈に分布する。
- **陰部大腿神経の陰部枝** genital branch of genitofemoral nerve：精巣挙筋に分布する。
- **リンパ管** lymphatic vessel：精索とそれに付属する構造物のリンパを腰リンパ節に運ぶ（図 2.12）。
- **鞘状突起の遺残** vestige of processus vaginalis：精索の前部に存在し，腹膜と精巣鞘膜の間にのびる線維性のヒモとして認めることがあるが，明らかでないことも多い。

精巣

精巣 testis は卵型で，陰嚢の中で精索によってつり下げられている（表 2.4）。精巣は精液（精子）およびホルモン，おもにテストステロンをつくる。精子は**精細管** seminiferous tubule でつくられ，**直精細管** straight tubule によって**精巣網** rete testis につながっている。精巣は丈夫な外膜である**白膜** tunica albuginea で包まれており，白膜は内側後面で肥厚隆起し**精巣縦隔** mediastinum of testis となる。**精巣鞘膜** tunica vaginalis は精巣を取り囲む孤立した腹膜の閉じた袋である（図 2.11）。

左右の精巣は，精巣上体と精索が付着するところを除いて，**精巣鞘膜の臓側板** visceral layer of tunica vaginalis で覆われている。精巣鞘膜の臓側板は光沢のある透明な漿膜で，精巣と精巣上体，精管の下部に密着している。

精巣鞘膜の壁側板 parietal layer of tunica vaginalis は内精筋膜に密着している。精巣鞘膜の内腔にある少量の液体は臓側板と壁側板を分け，精巣が陰嚢の中で自由に動けるようにしている。

精巣動脈は腎下動脈のすぐ下で腹大動脈（第 2 腰椎の高さ，胎児の性腺形成の高さ）から起こる（図 2.12）。細くて長い精巣動脈の走行は，精巣下降の経路をたどるように，後腹膜領域（腹膜の後ろ）を斜めに走り，尿管と外腸骨動脈の下部を横切る。それから鼠径管を通り，精索に入り精巣に分布する。

精巣静脈 testicular vein は精巣と精巣上体からはじまり，蔓状静脈叢を形成する。これは精索の中で 8〜12 本の静脈が吻合し，精索の前方にあって精巣動脈を取り囲む（図 2.11A）。蔓状静脈叢は精巣の温度調整機構の 1 つで，この生殖線を一定の温度に保つのを助ける。**左精巣静脈** left testicular vein は蔓状静脈叢が合わさって起こり，左腎静脈に注ぐ。**右精巣静脈** right testicular vein は同様に起こり走行するが，下大静脈に注ぐ。

精巣のリンパ路は精巣動静脈に沿って流れ，**左右の腰（大静脈，大動脈）リンパ節** right and left lumbar（caval/aortic）lymph node，**大動脈前リンパ節** pre-aortic lymph node に流れ込む（図 2.12）。**精巣の自律神経支配**は精巣動脈沿いの**精巣神経叢** testicular plexus of nerve から起こり，第 10(11) 胸髄節由来の内臓求心性線維および交感神経線維を含む。

精巣上体

精巣上体 epididymis は精巣の後面に存在する長くのびた構造物であり，細かく迂曲した**精巣上体管** duct of epididymis からなり，密に集まって塊にみえる（図 2.12）。**精巣輸出管** efferent ductule は新しくつくられた精子を精巣網から精巣上体に運び，精子は成熟するまでそこで蓄えられる。精巣網は精細管の末端にある細管の網目状のネットワークである。

精巣上体はつぎの構造からなる。

- **頭** head：上部の広がった部分で，12〜14 本の精巣輸出管の迂曲した末端部が構成する小葉からなる。
- **体** body：迂曲する精巣上体管からなる。
- **尾** tail：精管と連続する部位。精管は精子を精巣上体から射精管へ運び，尿管の前立腺部へ排出する（3 章）。

表 2.4　前腹壁，精索，陰嚢の対応する層

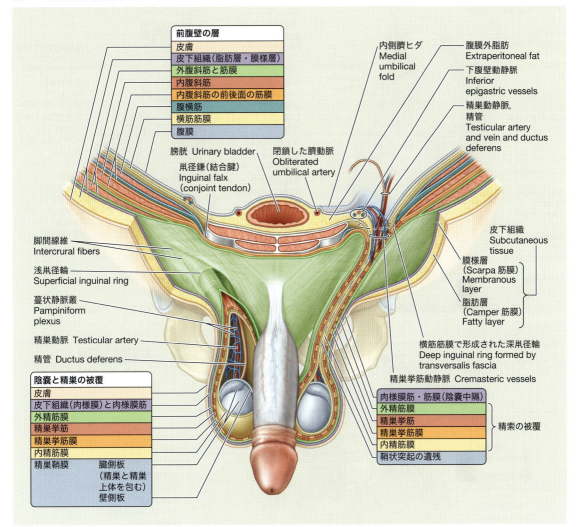

陰嚢

　陰嚢 scrotum は 2 層の皮膚組織からなる袋である。1 つは強く色素沈着した皮膚と，それに密着した**肉様膜** dartos fascia という平滑筋（肉様筋）を含んだ脂肪のない筋膜層であり，これが陰嚢の表面に皺をつくっている（表 2.4）。**肉様筋** dartos muscle は皮膚に付着するので，寒さにより収縮して陰嚢に皺ができる。そのため皮膚層が厚くなり陰嚢の表面積が狭くなる。さらに精巣挙筋を助けて，精巣を体幹に近づけ，熱の喪失を防いでいる。**陰嚢の静脈**は動脈に伴行する。**リンパ管**は浅鼠径リンパ節に流れる。

　陰嚢の動脈はつぎの動脈に由来する（図 2.12）。

- 会陰動脈の後陰嚢枝 posterior scrotal branches of perineal artery：内陰部動脈の枝。
- 深外陰部動脈の前陰嚢枝 anterior scrotal branches of deep external pudendal artery：大腿動脈の枝。
- 精巣挙筋動脈 cremasteric artery：下腹壁動脈の枝。

　陰嚢の神経はつぎからなる（図 2.12）。

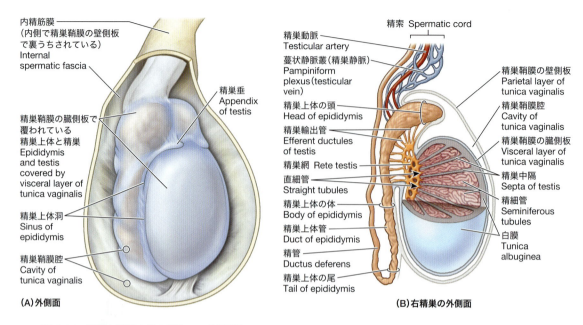

図 2.11 精巣と精巣上体の構造　A. 精巣鞘膜を開いている。B. 精索遠位部の内容，精巣上体の特徴，精巣の内部構造。

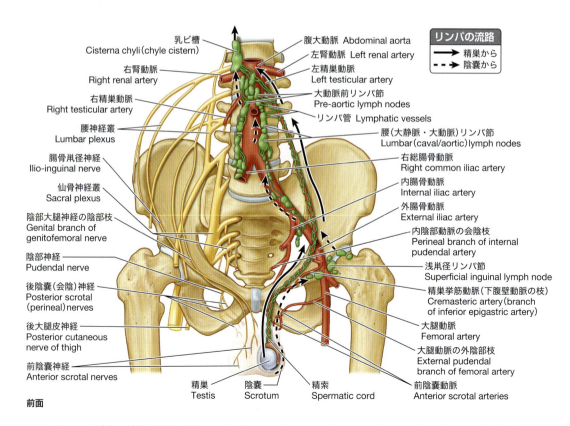

図 2.12　陰嚢，精巣，精索の神経支配，動脈分布，リンパ路　矢印はリンパがリンパ節へ流れる方向を示す。

- 陰部大腿神経の陰部枝 genital branch of genitofemoral nerve（第1，2腰神経）：前外側面に分布する。
- 前陰嚢神経 anterior scrotal nerve：腸骨鼠径神経（第1腰神経）の枝で，前面に分布する。
- 後陰嚢神経 posterior scrotal nerve：陰部神経 pudendal nerve（第2〜4仙骨神経）会陰枝の枝で，後面に分布する。
- 後大腿皮神経の会陰枝 perineal branch of posterior cutaneous nerve of thigh（第2，3仙骨神経）：下面に分布する。

臨床関連事項

水腫と血瘤

残存した鞘状突起内に過剰な液体が貯留するのが**精巣水瘤**である（図B2.3A）。精巣上体の外傷や炎症などの病的な状態では精索に水瘤が生じることがある（図B2.3B）。**精巣血瘤**は血液が精巣鞘膜内に貯留したものである（図B2.3C）。

する。しかし付属の生殖腺（精嚢，尿道球腺，前立腺）からは分泌物を射出することが可能である。精巣は内分泌腺として機能し，テストステロンを産生し続ける。

浅鼠径輪の触診

浅鼠径輪（図B2.4A）は恥骨結節の上外側で，陰嚢の上部の皮膚を示指で押し込むと触れることができる。精索の上外側をたどると浅鼠径輪に触れる（図B2.4B）。浅鼠径輪が開大していると，痛みを感じることなく指を入れることが可能である。深鼠径輪は，前腹壁で，鼠径靱帯の上方，恥骨結節の上外側2〜4 cmのところを指腹で圧すると，皮膚の陥凹として触れることがある。浅鼠径輪で，咳をしたときに触診で拍動を触れたり，深鼠径輪で，腫瘤を触れた場合は，間接鼠径ヘルニアの可能性がある。直接鼠径ヘルニアは，示指と中指の指腹を鼠径三角（浅鼠径輪の外側）にお

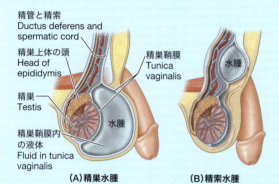

(A) 精巣水瘤　(B) 精索水瘤

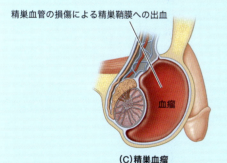

(C) 精巣血瘤

図B2.3

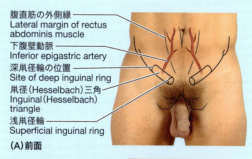

(A) 前面

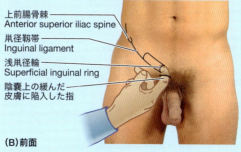

(B) 前面

図B2.4　ヘルニアの触診　A. 浅・深鼠径輪の位置。B. 浅鼠径輪の触診。

精管切除術

男性の避妊を目的に，精管を両側で結紮する手術を行うことがある。精管切除術を行うには精管を分離して，切断や小区間の切除を行う。精子は尿道に到達できず，精巣上体や精管の近位部で死滅

き，患者に咳をさせるか，いきませると，ヘルニアがあれば強い拍動を指に感じる。

精索静脈瘤

蔓状静脈叢は静脈瘤（ふくらみ）をつくり迂曲することがある。静脈瘤は通常，立位時に観察でき，しばしば精巣静脈の弁不全により起こる。拡張した静脈は虫の群のように触知できるが，仰臥位では消失する。

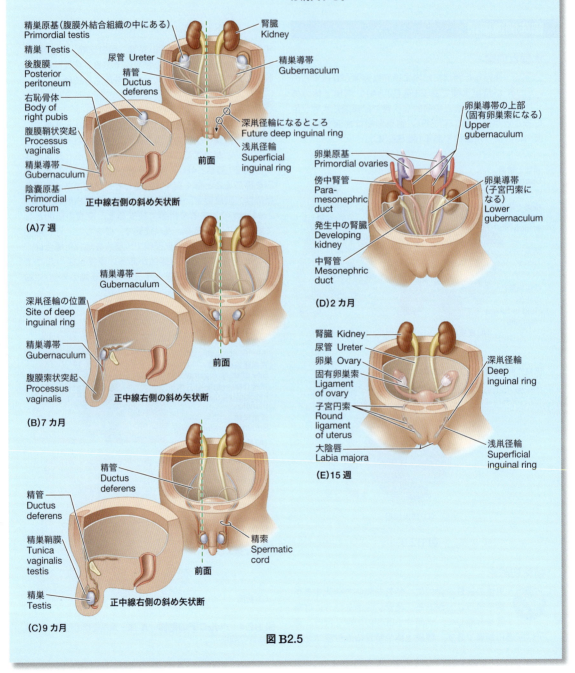

図 B2.5

精巣と卵巣の再配置

　胎児の精巣 fetal testes は，胎生 9〜12 週の頃に，上腰領域の腹壁背側部から深鼠径輪にまで下降する（図 B2.5A〜C）。この動きはおそらく脊柱と骨盤の成長によるものである。男性の**精巣導帯**は精巣の下端に付着し，腹膜の折り返しである**鞘状突起**とともに，陰嚢の中までのびている。精巣は鞘状突起の後方を下降する。鞘状突起の下部の遺残は精巣を覆う**精巣鞘膜**を形成する。精管，精巣動静脈，神経およびリンパ管は精巣に伴って下降する。精巣下降の最終段階は通常，出生前または出生直後に起こる。

　胎児の卵巣 fetal ovary も，上腰領域の腹壁背側部から胎生 12 週頃に下降し，小骨盤内に到達する（図 B2.5DE）。卵巣導帯も卵巣の下端に付着し，大陰唇の中にのびているが，途中で子宮に付着する。子宮から卵巣までの部分が**固有卵巣索**をなし，残りが**子宮円索**になる。鼠径部の発生学の詳細については成書を参照のこと（Moore et al., 2012）。

鼠径ヘルニア

　鼠径ヘルニアは壁側腹膜と小腸などの内臓が，正常あるいは異常に形成された孔を通り腹腔から脱出したものである。鼠径ヘルニアのおもなものは間接鼠径ヘルニアと直接鼠径ヘルニアの 2 つであるが，2/3 以上は間接鼠径ヘルニアである。間接鼠径ヘルニアは女性にも起こるが，あらゆる年代で発症率は男性のほうが 20 倍高い（図 B2.6，表 B2.1）。

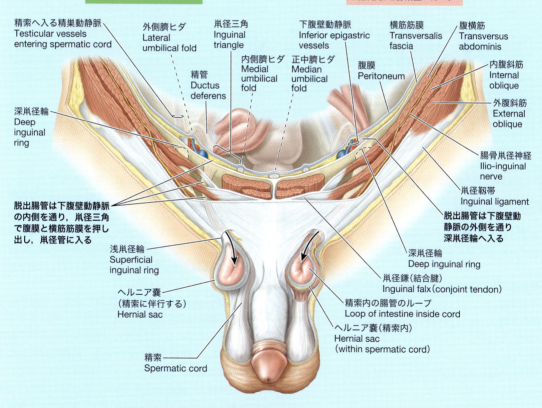

図 B2.6　直接および間接鼠径ヘルニアの経路

表 B2.1　鼠径ヘルニアの特徴

特徴	直接(後天的)鼠径ヘルニア	間接(先天的)鼠径ヘルニア
誘因	鼠径三角における前腹壁の脆弱性(例：浅鼠径輪の拡張，狭い鼠径鎌，40歳を過ぎた男性にみられる腱膜の脆弱性)	若い人にみられる腹膜鞘状突起の開存(完全な，あるいは少なくとも上部の)。大半が男性で起こる
頻度	少ない(鼠径ヘルニアの1/3～1/4)	多い(鼠径ヘルニアの2/3～3/4)
腹腔からの出口を包むもの	腹膜と横筋筋膜(精索を包む内側の1～2層の筋膜の外にある)	残存する腹膜鞘状突起と精索あるいは子宮円索を包む3枚の筋膜すべて
走行	通常，鼠径管の内側1/3を通ることが多く，腹膜鞘状突起の遺残に対して外側で平行に走行する	腹膜鞘状突起の中で鼠径管を通る(十分な大きさであれば管全体)
前腹壁からの出口	精索の外側で，浅鼠径輪からでる。まれに陰嚢に入る	精索内で，浅鼠径輪からでる。通常，陰嚢あるいは大陰唇に入る

精巣癌

精巣は胎生期に腹壁背側部から下降して陰嚢に入るので，腹壁前外側部の皮膚がのびだした陰嚢とはリンパ路も異なる(図2.13)。そのため，
- 精巣の癌は最初に**腰リンパ節 lumbar lymph node**に転移する。
- 陰嚢の癌は最初に浅鼠径リンパ節に転移する。

精巣挙筋反射

精巣挙筋反射では同側の精巣が急速に挙上する。この反射は小児で著明である。精巣挙筋の収縮は反射によって起こるもので，大腿上部の内側の皮膚をへらや舌圧子で軽く擦ると引き起こされる。この領域は腸骨鼠径神経が支配している。

腹膜と腹膜腔

腹膜 peritoneum は光沢のあるなめらかな漿膜で，つながった2葉からなる(図2.13)。

- **壁側腹膜 parietal peritoneum**：腹骨盤腔の内面を裏うちする。
- **臓側腹膜 visceral peritoneum**：脾臓や胃など，内臓(器官)を包む。

腹膜と内臓は腹骨盤腔にある。内臓と腹膜の関係は以下のとおりである。

- **腹膜内器官 intraperitoneal organ**：臓側腹膜によりほぼ完全に覆われている(例えば，脾臓，胃)。この場合の腹膜内器官という意味は字義通りではなく，概念的には，ふくらませた風船に指を押し込んだときのように，閉じた袋に器官が入り込んだものと考えるとよい。
- **腹膜外器官 extraperitoneal，腹膜後器官 retroperitoneal，腹膜下器官 subperitoneal organs**：腹膜腔の外(壁側腹膜の外ないし後方)にあり，ごく一部が腹膜に覆われる(通常は一面のみ)。腎臓のような器官は壁側腹膜と後腹壁の間にあり，壁側腹膜が前面のみを覆い，しばしば多量の脂肪とともに埋まっている(図2.13)。

腹膜腔 peritoneal cavity は腹腔にあり，骨盤腔に連続する。腹膜腔は壁側腹膜と臓側腹膜との間にあるきわめて狭い空隙である。腹膜腔には腹膜の表面を潤す**腹膜液 peritoneal fluid** の薄い層がある。**腹膜腔はいかなる臓器も含まない**。腹膜液により腹膜表面の滑りがよくなり，内臓同士の摩擦が少なくなり，消化管の運動が可能になる。さらに，この液は白血球と抗体を含み，感染を防御する。腹膜腔は男性では完全に閉じている。しかし女性では，卵管，子宮，腟を通して体外と通じている(3章)。この通路は外部からの感染経路となりうる。

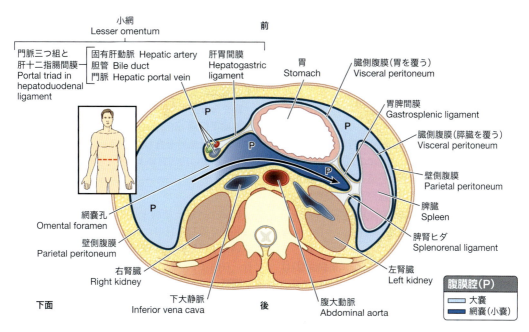

図2.13 網嚢の高さでの腹部横断面の模式図 網嚢孔と網嚢(小嚢)の水平方向への広がりを示す。矢印は大嚢から網嚢孔を通り網嚢全体の広がりを示す。

腹膜の血管と神経

壁側腹膜：

- 裏うちしている腹骨盤壁と同じ血管，リンパ管，神経(体性神経)によって支配される。
- 圧・痛み・寒熱に反応する。壁側腹膜からの痛みは一般的に局在性を示す。

臓側腹膜：

- 包んだ臓器と同じ血管，リンパ管，内臓神経によって支配される。
- 触覚，寒熱，裂傷に反応せず，原則的には伸展と化学的刺激には反応する。
- 臓側腹膜からの痛みはあまり局在性がなく，感覚神経線維が由来している脊髄神経節が支配する皮膚分節に放散する。前腸由来の臓器(例えば，咽頭，食道，胃)の痛みは通常，上胃部に感じられ，中腸由来の臓器(例えば，小腸，盲腸，虫垂，上行結腸)は臍部に，後腸由来の臓器(例えば，下行結腸，S字結腸)は恥骨部に感じられる(p.188の臨床関連事項「内臓関連痛」を参照)。

腹膜形成

いろいろな用語が，臓器を他の臓器や腹壁につなぐ腹膜，その結果生じる区画とくぼみを記載するために使われている(図2.14)。成人の腹膜の配置は，腹膜腔と内臓の発生学的な変遷がわかると理解しやすい(Moore et al., 2012)。

腸間膜 mesentery は2葉の腹膜からなり，臓器が腹膜に陥入することで形成され，臓側腹膜と壁側腹膜の間をつなぐ(例えば，**小腸と横行結腸の間膜**)(図2.15, 2.16)。腸間膜は臓器と体壁の間の神経血管の通路でもあり，間膜の芯となる結合組織には，血管，リンパ管，神経，脂肪，リンパ節が含まれる。腸間膜をもつ内臓は可動性があり，その程度は腸間膜の長さによる。

腹膜間膜 peritoneal ligament は2葉の腹膜からなり，臓器を他の臓器につないだり腹壁に固定したりする。例えば，肝臓は**肝鎌状間膜**によって前腹壁につながれている(図2.14)。

網 omentum は2葉の腹膜がのびたもので，胃や十二指腸の近位部から近くの臓器に張る。**大網** greater

omentum は大きくのび，胃の大弯と十二指腸の近位部から左側方へ，そして下方に垂れ下がる（図2.14）．大網は3つの間膜からなる．
1. **胃横隔間膜** gastrophrenic ligament：胃の大弯と横隔膜の間をつなぐ．
2. **胃脾間膜** gastrosplenic ligament：胃の大弯と脾臓の間をつなぐ．
3. **胃結腸間膜** gastrocolic ligament：胃の大弯から下方へ垂れる．胃結腸間膜は，大網の最も大きい部分で前下方へ下がり，横行結腸を越えて後方へ反転しふたたび上行し，横行結腸の臓側腹膜と横行結腸間膜の表層と融合する．大網の胃結腸間膜の下行する部分と上行する部分は，通常，密着し，4葉からなる脂肪の豊富な「大網のエプロン」を構成する．

小網 lesser omentum（肝胃間膜と肝十二指腸間膜）は胃の小弯と十二指腸近位部を肝臓につなぐ（図2.14）．これらの間膜は連続して小網を構成しているが，記述の都合上，区分される．**肝胃間膜** hepatogastric ligament は小網の膜状部で，胃を肝臓につなぐ．**肝十二指腸間膜** hepatoduodenal ligament は小網の自由縁の肥厚部で，**門脈三つ組**をなす門脈，肝動脈，胆管の通路となる．

いずれの器官も臓側腹膜によって覆われていない神経血管構造の出入り口をもつ必要がある．このような領域は**無漿膜野** bare area といわれる．そのような領域は，間膜，網，靱帯などの腹膜構造が器官につく場所にみられる．

腹膜ヒダ peritoneal fold は，下層の血管や導管，閉鎖した胎生期の血管や管（例えば，**内側と外側の臍ヒダ**）によって体壁からもりあがった，腹膜の折り返しである（図2.6）．

腹膜陥凹 peritoneal recess あるいは腹膜窩は，腹膜ヒダによってできた窪みないしくぼみである〔例えば，大網の葉の間にある**網囊の下陥凹**（図2.14），臍ヒダの間にある**膀胱上窩と臍窩**（図2.6）〕．

腹膜腔の区分

腹膜腔は大囊と網囊に分けられる（図2.16, 2.17）．**大囊** greater sac は腹膜腔の主要で大きな部分である．前外腹壁を外科的に切開すると，大囊に入る．**横行結腸間膜** transverse mesocolon（横行結腸の腸間膜）と大網の胃結腸間膜が大囊を以下の2つの領域に分ける（図2.16〜2.18）．

- **結腸上区画** supracolic compartment：胃，肝臓，脾臓を含む．
- **結腸下区画** infracolic compartment：小腸，上行腸，下行結腸を含む．結腸下区画は大網の後方にあり，小腸の腸間膜によって**左右結腸下空隙**に分けられる．

結腸上区画と結腸下区画の間は**結腸傍溝** paracolic gutter を通して自由に交通する．この溝は上行結腸あるいは下行結腸の外側面と腹壁後外側との間に形成され，右側はやや狭い．

網囊 omental bursa（小囊）は腹膜腔の小さい部分であり，胃，小網およびこれらに近接した構造物の後方に位置している．網囊の前壁と後壁は互いに円滑に滑るため，胃は近接した構造物に対して自由に可動できる．網囊には2つの陥凹がある（図2.16）．

- **上陥凹** superior recess：上方にのび，横隔膜と肝臓の冠状間膜の後葉でいき止まりになる．
- **下陥凹** inferior recess：大網の2つの葉の上方部同士で形成される．

網囊の下陥凹の大半は大網の前葉と後葉の癒合により，胃後方の網囊の主要部から隔離される（図2.16）．網囊は**網囊孔** omental foramen を通じて大囊とつながる．この孔は肝十二指腸間膜を形成する小網の自由縁の後方にある（図2.4, 2.14）．網囊孔の境界は以下のとおりである．

- **前**：門脈，肝動脈，胆管を含む肝十二指腸間膜（小網の自由縁）．
- **後**：下大静脈と横隔膜の右脚で，前面が壁側腹膜で覆われている（下大静脈と横隔膜の右脚は腹膜後器官である）．
- **上**：臓側腹膜で覆われた肝臓．
- **下**：十二指腸の上部あるいは第1部．

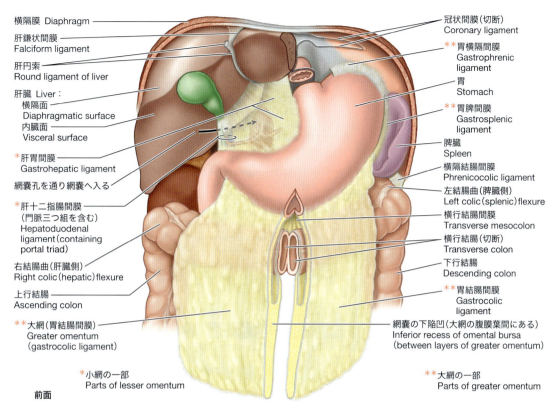

図 2.14　大網と小網の部位　肝臓と胆嚢は上に翻してある。大網の中心部分は，横行結腸と横行結腸間膜との関係を示すために切られている。矢印は網嚢孔の位置を示す。

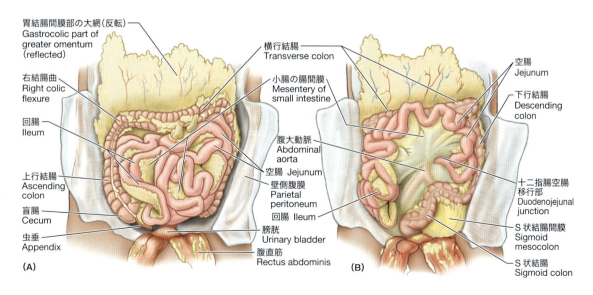

図 2.15　大網と小腸の腸間膜　A. 大網の胃結腸間膜部を持ち上げ，小腸と上行・横行結腸がみえるようにしている。B. 小腸を上方へ持ち上げ，腸間膜，十二指腸空腸移行部，S状結腸，S状結腸間膜がみえるようにしている。

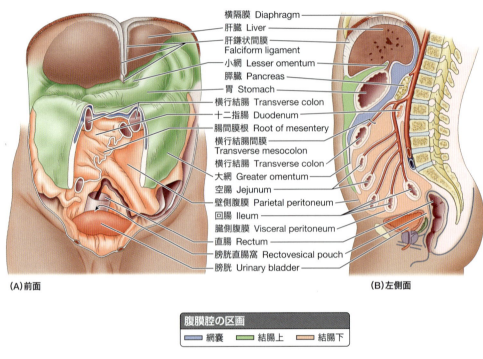

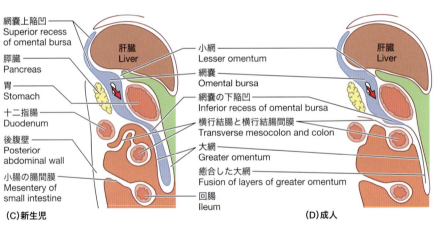

図2.16 おもな腹膜の構成　A．腹膜腔を開き，大網の一部と横行結腸，小腸とその腸間膜を切り取り，深部の構造と腸間膜の層構造がみえるようにしている。B．腹骨盤腔の正中断で，腹膜付着部の関係を示している。CD．網嚢の下陥凹部を通る矢状断で，横行結腸間膜と癒合した大網の葉の構造を示す。

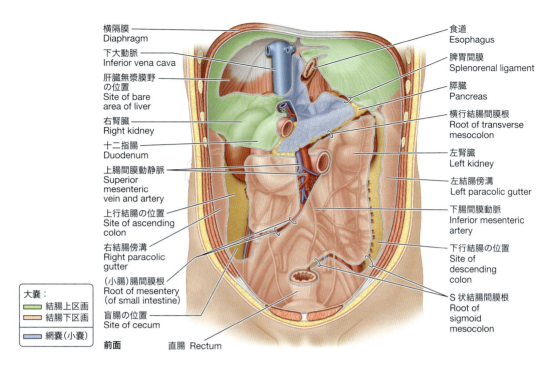

図 2.17 腹膜腔の後壁と，腹膜の反転部の根 肝臓と上行・下行結腸は取り除かれ，横行結腸間膜，S状結腸間膜，小腸腸間膜は根で切断されている。

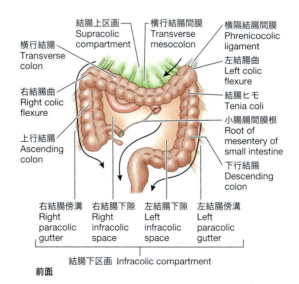

図 2.18 大網の結腸上・下区画 大網を除いている。結腸下隙と結腸傍上溝は屈曲したり背を伸ばしたときの腹水の流れを決める（矢印）。

臨床関連事項

腹膜と手術操作

腹膜は豊富な神経支配を受けるため，小切開による腹腔鏡手術や，経腟手術と比較すると，広く侵襲的に腹膜を切開する場合（**開腹術**），疼痛ははるかに強い．腹膜腔を開けると，高頻度に腹膜炎や癒着など感染症が起きるため，可能な限り，腹膜外で操作することが望ましい（例えば，腎臓への経腰部アプローチ）．開腹する必要がある場合は，腹膜腔の汚染を避けるための努力がなされるべきである．

腹膜炎と腹水

開腹時の細菌感染や，腸管の外傷による穿孔，虫垂炎のような感染，炎症による腸管破裂があると，ガス，糞便，細菌が腹膜腔へ漏れ，感染により，腹膜の炎症である**腹膜炎**になる．血清，フィブリン，細胞，膿が腹腔内に漏れ，その場所の表面の皮膚に痛みが生じ，腹部前外側の腹筋の緊張が増す．腹膜炎が**広範性**（腹膜腔で広く広がる）になると，腹膜は面積が広く吸収が迅速なため，腹膜腔から細菌毒素を含んだ物質が急速に吸収され，危険な状態となり，おそらく致死的になる．強い腹痛に加え，圧痛，悪心，嘔吐，発熱，便秘がみられる．

腹膜腔の過剰な液体は**腹水**といわれる．腹水は物理的な傷害（内出血を伴う場合もある），あるいは他の病的な状態，例えば，門脈圧亢進（静脈のうっ滞），腹部内臓への広範囲に及ぶ癌細胞の転移で産生される．これらのケースすべてにおいて，腹膜腔は数リットルの異常な液体でふくらみ，内臓の動きが悪くなる．

通常，前外側腹壁は呼吸に伴いリズミカルに動く．胸郭が広がったときに，腹部が縮小し（**奇異性胸腹運動**），筋硬直がみられる場合，腹膜炎，あるいは肺炎（肺の炎症）が疑われる．運動で強い疼痛が増強するような腹膜炎の患者では，一般的に，腹壁の前外側部の筋を緩めようとして，膝を曲げて横たわる．そして腹腔内圧と痛みを和らげようとして，呼吸が浅く（より速く）なる．

腹膜の癒着と癒着剥離術

腹膜が刺創で傷害されたり，感染が起きたりすると，腹膜表面は炎症を起こし，フィブリンが析出し，粘着性を増す．治癒する過程で，フィブリンは線維組織に代わり，その過程で近接した臓器の臓側腹膜同士で，あるいは内臓の臓側腹膜と近くの壁側腹膜の間で異常な腹膜癒着が起こる．**癒着 adhesion**（瘢痕組織）は，（例えば，穿孔した虫垂による）腹膜手術の後に形成され，内臓の正常な動きを制限する．内臓の動きが制限されると，慢性の痛みの原因や，場合によっては，腸管が癒着の部位で捻転（**腸捻転**）して腸閉塞になるなど，緊急を要する合併症を引き起こすこともある．

癒着剥離術は癒着部位の外科的解除である．癒着は解剖体にもしばしばみられる（例えば，膵臓と横隔膜の癒着）．

腹腔穿刺

広範性腹膜炎の治療には，腹水を除いたり，感染症がみられる場合は，大量の抗生物質を投与したりする．液体の吸引や排出のために腹膜腔に外科的に穿刺することを**腹腔穿刺**という．局所麻酔を行い，針，トロカール，カニューレを，例えば白線から，前外側腹壁を貫いて腹腔に挿入する．針は，膀胱を空にし，それより上部で下腹壁動脈を傷つけないようにして入れる．

大網の機能

広く，脂肪を含む大網は，壁側腹膜が臓側腹膜に癒着しないようにしている．かなりの可動性があり，内臓の蠕動運動に伴って腹腔内を動く．炎症を起こした虫垂のような器官の近くに癒着し，それを隔離し，他の内臓への炎症の広がりを抑えている．

病的液体の広がり

腹膜陥凹は，炎症の産物である膿などの病的液体の広がりに関連するので臨床的に重要である．腹膜陥凹の構造によって，内臓に疾患があったり損傷を受けたときに，腹膜腔に貯留する病的液体が浸潤する広がり方や方向が決定される．

腹部内臓

主要な腹部内臓には食道（末端部），胃，腸，脾臓，膵臓，肝臓，胆嚢，腎臓，副腎がある．食道，胃，腸は**消化管** gastrointestinal tract を形成する．食塊は，**口**や**咽頭**から**食道**を経て胃に到達する．消化はほとんど胃と十二指腸で行われる．連続して起こる消化管の輪状の収縮波である**蠕動** peristalsis には，胃の中央あたりからはじまり，幽門に向かってゆっくり動き，咀嚼された食塊と胃液とを混合し，胃の内容物を十二指腸に送る役割がある．

化学物質の吸収はおもに**小腸**，すなわち**十二指腸，空腸，回腸**で行われる（図 2.19A）．胃は十二指腸につながり，十二指腸には**膵臓**と**肝臓**という主要消化腺からの管が開口する．蠕動は空腸や回腸においても生じるが，閉塞がない限り強くはない．大腸は回腸の終末部がつながる**盲腸，虫垂，結腸（上行・横行・下行），直腸，肛門管（肛門**で終わる）からなる．水の再吸収はほとんどが上行結腸で行われる．便（反固形の排泄物）は下行結腸とS

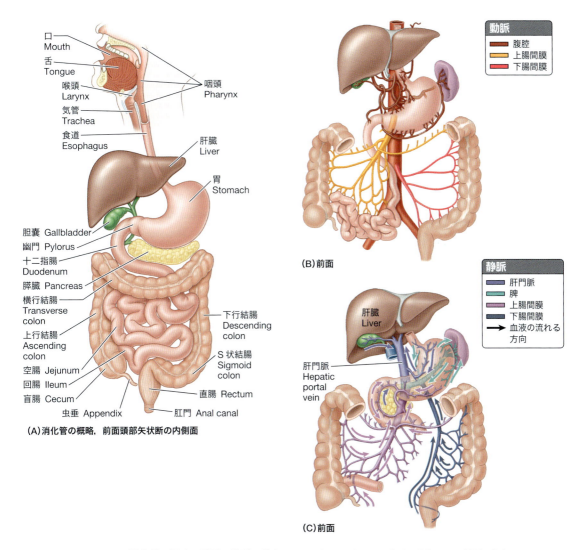

図 2.19　消化管の概略，動脈と静脈の分布　A. 消化管の概略図．B. 動脈の分布．C. 門静脈の分布．

状結腸で形成され，排便時までに直腸に蓄えられる。

消化管，脾臓，膵臓，胆嚢，肝臓に分布する動脈は**腹大動脈**から分岐する（図2.19B）．腹大動脈からの3つの大きな枝は腹腔動脈と**上・下腸間膜動脈**である．

肝門脈は上腸間膜静脈と脾静脈が合流して（図2.19C），**門脈系**の主要部分をなし，腹部消化管，膵臓，脾臓，および胆嚢の大部分の血液を集めて肝臓に運ぶ．

食道

食道 esophagus は筋性の管で，長さは約25 cmで直径は平均2 cmで，咽頭から胃までのびている（図2.19A，2.20）．食道は以下のような形態をとる．

- 脊柱の弯曲（胸部後弯）に沿う．
- 横隔膜の筋性の右脚にある楕円形の**食道裂孔** esophageal hiatus で貫く．この孔は正中線のすぐ左で，第10胸椎の高さにある（図2.20）．
- **食道胃移行部** esophagogastric junction で終わるが，これは摂取した食塊が噴門口を通して胃に入るところである（図2.21B）．それは，正中線の左側で第7肋軟骨および第11胸椎の高さである．食道は，腹腔内を走行する短い距離の間は，後腹膜領域に位置する．
- 内輪走筋層・外縦走筋層をもつ．上部1/3では，外層は随意横紋筋からなり，下1/3は平滑筋からなり，中央1/3は両者の筋からなる．

食道胃移行部は，内腔面では食道粘膜から胃粘膜への突然の移行が目印となり，臨床的には**Z線** Z-line と呼ばれている（図2.21D）．この結合部のすぐ上で，食道裂孔を形成している横隔膜の筋束は，生理学的な**下部食道括約筋** inferior esophageal sphincter として作用し，収縮と弛緩を行う．放射線医学的研究によれば，食物や飲料はここでいったんとどまることがあり，括約筋機構は，通常，胃内容が食道に逆流するのを防ぐ働きがある．

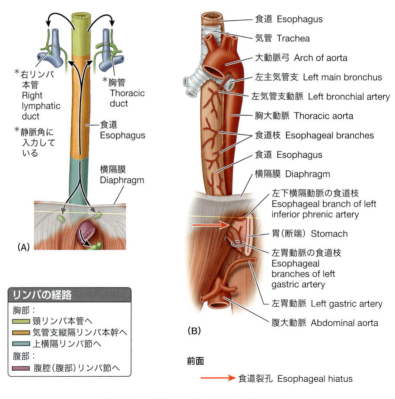

図2.20 食道 A. リンパ路．**B.** 動脈支配．

食道腹部にはつぎの特徴がある。

- **動脈血**は，**腹腔動脈**の枝である**左胃動脈の食道枝** esophageal branch of left gastric artery（図2.20B），および**左下横隔動脈** left inferior phrenic artery から供給される。
- 食道腹部からの**静脈路**は，おもに**左胃静脈** left gastric vein を通して**門脈系**に向かうが（図2.22B），食道胸部の近位部は，おもに**体循環系**に注ぎ，**食道静脈** esophageal vein から奇静脈（1章）に注ぐ。しかし食道のこれら2つの部分の静脈は交通し，臨床的に重要な門脈大循環吻合を形成する。
- 食道腹部からの**リンパ路**は，**左胃リンパ節** left gastric lymph node に注ぎ，続いておもに**腹腔リンパ節** celiac lymph node に注ぐ（図2.20A）。
- 食道腹部の**支配神経**は，**迷走神経幹** vagal trunk から（前胃枝および後胃枝として）でたものや，また**胸部交感神経幹** thoracic sympathetic trunk から**大内臓神経** greater splanchnic nerve（腹骨盤内臓神経）としてでるもの，左胃動脈または左下横隔動脈の周囲の**動脈周囲神経叢** periarterial plexus からでるものがある（図2.23B）。

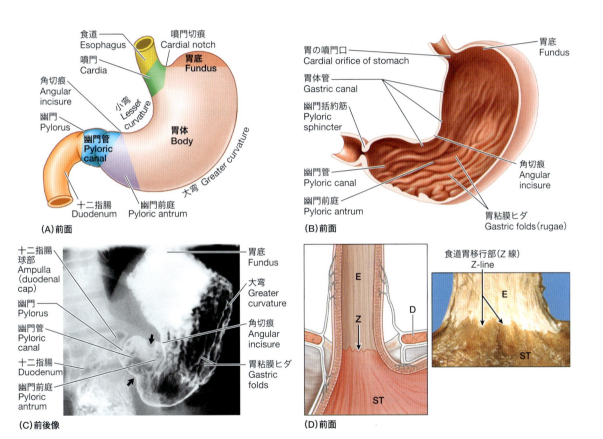

図2.21 食道（終末部），胃，十二指腸近位部 A.胃の部位。B.胃の内面。C.胃と小腸のバリウム投与後のX線像。矢印：蠕動波。D：胃食道結合部の冠状断。D：横隔膜，E：食道，ST：胃，Z：食道胃移行部（Z線）

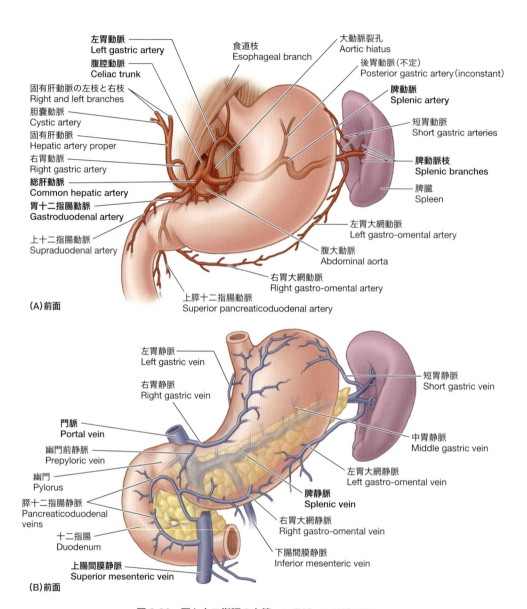

図 2.22　胃と十二指腸の血管　A. 動脈。B. 門脈の経路。

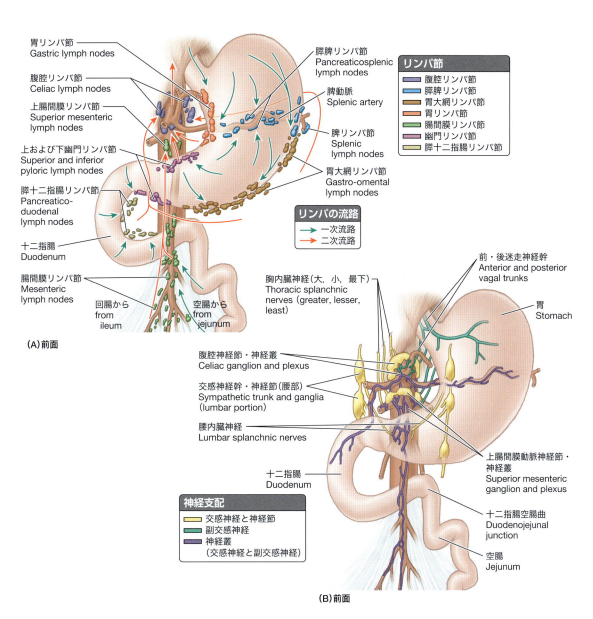

図2.23 胃と十二指腸のリンパ路(A)および神経支配(B)

胃

胃 stomach は，食物を攪拌し貯留する場所である。おもな機能は食物を酸と混ぜ，機械的な消化を行うことである。**胃液**は食塊を徐々に半液状の混合物である**糜汁**（ギリシア語でジュースを意味する）に変え，それが十二指腸に送られる。

胃の部位と弯曲

胃の形は動的であり（機能に応じて形が変わる），個人差がある（SA2.2B）。胃には4つの部位と2つの弯曲がある（図2.21）。

- **噴門** cardia は短く，**噴門口** cardial orifice を囲み，噴門口は食道が胃の中に向かってトランペットのように開いている。
- **胃底** fundus はふくらんだ胃の上方の部分で，横隔膜の左膨隆部に接しており，下方は噴門口を通る水平面によって境される。胃底の上部は通常，左第5肋間の高さに達する。**噴門切痕** cardial notch は食道と胃底の間にある。胃底は，ガス（特に立位で），液体，食物，またこれらの混合物によって拡張されることがある。
- **胃体** body は胃の大部分を占め，胃底と幽門洞の間にある（組織学者や病理学者はしばしば胃底と胃体を同類に扱う。ゆえに胃底と胃体の粘膜は胃底腺として構成される）。
- 胃の**幽門部** pyloric part は胃の遠位部にある漏斗状の領域であり，その広い部分は**幽門洞** pyloric antrum で，**幽門管** pyloric canal という細い部分に続く。**幽門** pylorus は胃の遠位部の括約筋領域で，平滑筋の輪走筋層が厚くなっており，胃内容を**幽門口** pyloric orifice を通して十二指腸に送るのを調節する。
- **小弯** lesser curvature は胃の短く凹んだ側の縁をなす。**角切痕** angular incisure（notch）は，小弯に沿って2/3ほどのところにある鋭いくぼみで，胃体と幽門部とのおよその境界を示す。
- **大弯** greater curvature は胃の長いふくらんだ側の縁をなす。

胃の内景

収縮時には，胃粘膜には縦走する**胃粘膜ヒダ** gastric fold（rugae）がある（図2.21BC）。これらは幽門部に向かい，大弯に沿って走る。**胃管（溝）** gastric canal が，嚥下の際に一時的に小弯側の縦走ヒダの間に生じる。唾液と少量の咀嚼された食物や他の液体が，胃がほとんど空のときなど，胃管を通って幽門管に達する。

胃の血管と神経

胃の血管と神経支配は以下の特徴がある。

- 胃は腹腔動脈とその枝から豊富な**動脈の分布**を受ける（図2.22A，表2.5）。ほとんどの血流は，**左右の胃動脈** right and left gastric arteries よって小弯に沿って形成された血管吻合や，**左右の胃大網動脈** right and left gastro-omental arteries によって大弯に沿って形成された血管吻合によって供給される。胃体の上部や胃底は，短または後胃動脈，すなわち脾動脈の枝から血液を受ける。
- 胃の静脈は，動脈と平行に走行し，肝門脈系に直接的，あるいは間接的に血流を送る（図2.22B）。
- **胃のリンパ管**は，胃の前面と後面からのリンパを，小弯や大弯に沿って位置する**胃リンパ節** gastric lymph node と**胃大網リンパ節** gastro-omental lymph node に送る（図2.23A）。これらのリンパ節からでたリンパ管は，**膵脾リンパ節** pancreaticosplenic lymph node や**幽門リンパ節** pyloric node，**膵十二指腸リンパ節** pancreaticoduodenal lymph node を経て，大きな動脈に伴行して，**腹腔リンパ節**に達する。
- **副交感神経**と**交感神経支配**。胃の副交感神経支配 parasympathetic nerve supply は**前迷走神経幹** anterior vagal trunk（おもに左迷走神経から），より大きな**後迷走神経幹** posterior vagal trunk（おもに右迷走神経から），およびそれらの枝に由来し，食道裂孔を通って腹部に入る（図2.23B）。胃の**交感神経支配** sympathetic nerve supply は，第6〜9胸髄から起こり，大内臓神経を通って**腹腔神経叢** celiac plexus に達し，胃動脈と胃大網動脈の周囲の神経叢として分布する（自律神経系の消化管への影響に関しては p.183 を参照）。

表 2.5 食道，胃，十二指腸，肝臓，胆嚢，膵臓，脾臓への動脈

動脈[a]	起始	走行	分布
腹腔動脈	腹大動脈（第12胸髄），横隔膜の大動脈裂孔の直下から	前下方に短く伸びた後，分かれて左胃動脈，脾動脈，総肝動脈となる	食道，胃，十二指腸（胆管開口部よりも近位部），肝臓，胆汁路，膵臓
左胃動脈	腹腔動脈	後腹膜を上行して食道裂孔に至り，食道枝を出す．小弯に沿って下行し，右胃動脈と吻合する	食道の遠位部と胃の小弯の左側
脾動脈		膵臓の上縁に沿って後腹膜を走行し，脾腎ヒダの2葉の間を通って脾門に至る	膵体，脾臓，胃の大弯．後胃枝は胃の後壁と胃底に分布する
左胃大網動脈	脾動脈，噴門の近くから	胃脾間膜の葉の間を通り，胃の大弯に向かう	胃の大弯の左側
短胃動脈（4〜5本）		胃脾間膜の葉の間を通り，胃底に向かう	胃底
肝動脈[b]	腹腔動脈	後腹膜を走って肝十二指腸間膜に至り，その葉の間を通って肝門に達し，2本に分かれて右，左肝動脈となる	肝臓，胆嚢，胃，膵臓，十二指腸，肝臓の各葉
胆嚢動脈	右肝動脈	肝十二指腸間膜の中で起こる	胆嚢と胆管
右胃動脈*	肝動脈	胃の小弯に沿って走る	胃の小弯の右側
胃十二指腸動脈		後腹膜を下行し，胃十二指腸移行部の後方を通る	胃，膵臓，十二指腸の上部，胆管の遠位部
右胃大網動脈*	胃十二指腸動脈	大網の葉の間を走り，胃の大弯に至る	胃の大弯の右側
前および後上膵十二指腸動脈		膵頭を下行する	十二指腸の近位部と膵頭
前および後下膵十二指腸動脈	上腸間膜動脈	膵頭を上行する	十二指腸の遠位部と膵頭

*起始はさまざまな変異がある．
[a] 吻合については，図2.22Aを参照．
[b] 便宜的に，肝動脈はしばしば，その起始から胃十二指腸動脈の起始までを総肝動脈，残りを固有肝動脈と呼ぶ．

胃の位置関係

胃は腹膜に覆われるが，血管が沿って走る大弯・小弯のところと，噴門口の後ろの小さな領域は覆われていない．小網の2葉の腹膜は分かれ胃の表面で広がり，大弯でふたたび合流し，大網となって大弯を離れる．

- 胃の**前方**には**横隔膜** diaphragm，肝臓の左葉，前腹壁がある（図SA2.2A）．

- 胃の**後方**には**網嚢** omental bursa，膵臓 pancreas がある．胃の後面は網嚢の前壁の大部分をなす（図2.24, 2.25）．

仰臥位になったときに胃が載るところとなる**胃床 stomach bed** は，網嚢の後壁を構成する構造物である（表2.6）．胃床は上から下へ順に，横隔膜の左膨隆部，脾臓，左腎臓・左副腎，脾動脈，膵臓，横行結腸間膜・横行結腸からなる．

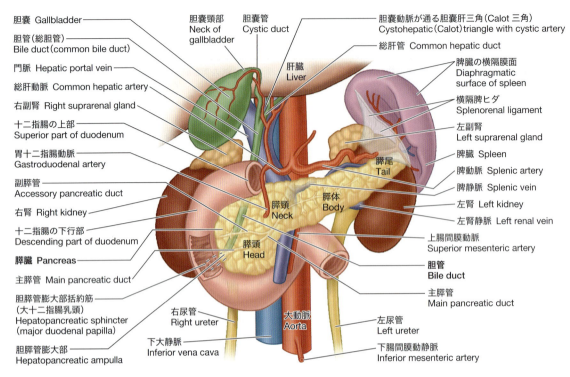

図2.24 十二指腸，脾臓，膵臓の位置関係

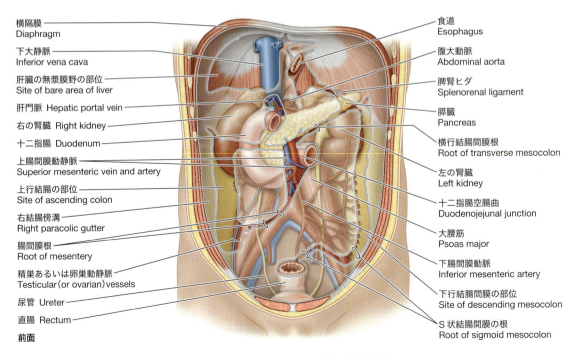

図2.25 十二指腸と膵臓の腹膜の位置関係

表 2.6 十二指腸，脾臓，膵臓の位置関係

部位	前方	後方	内側	上方	下方	高さ
十二指腸の上部(第1部)	腹膜 胆嚢 肝臓の方形葉	胆管 胃十二指腸動脈 門脈 下大静脈	幽門	胆嚢の頸	膵頭	第1腰椎の前外側
十二指腸の下行部(第2部)	横行結腸 横行結腸間膜 迂曲する小腸	右腎門 腎動静脈 尿管 右大腰筋	膵頭 膵管			第2, 3腰椎の右側
十二指腸の水平部(第3部)	上腸間膜動脈 上腸間膜静脈 迂曲する小腸	右の大腰筋 下大静脈 大動脈 右尿管		膵頭と鉤状突起 上腸間膜動脈 上腸間膜静脈		第3腰椎の前方
十二指腸の上行部(第4部)	腸間膜根の始まり 迂曲する空腸	左大腰筋 大動脈の左縁	膵頭	膵体		第3腰椎の左側
膵臓	胃	横隔膜の左部	左腎臓 膵尾	横隔膜	左結腸曲	左上腹部で第9〜11肋骨
膵頭		下大静脈 右腎動静脈	上腸間膜動脈, 上腸間膜静脈	十二指腸の上部(第1部)	十二指腸の水平部(第3部)	第2, 3腰椎
膵頸	胃の幽門	上腸間膜動脈 門脈の形成部				第2腰椎
膵体	網嚢あるいは胃	大動脈 上腸間膜動静脈 左副腎 左腎臓と腎動静脈			十二指腸空腸移行部	第2腰椎
膵尾		左腎臓		脾臓	左結腸曲	

小腸

小腸 small intestine は，十二指腸，空腸，回腸からなり，胃の幽門から回盲部に達し，回盲部では回腸が大腸のはじまりの盲腸につながる。

十二指腸

十二指腸 duodenum は小腸の最初の部分で最も短く (25 cm)，また最も太くて固定されている部分である。十二指腸は幽門からはじまり，**十二指腸回腸移行部** duodenojejunal junction で終わる。十二指腸ははじめ右にのびて，ついで左にのび，幽門と十二指腸回腸移行部は両者とも正中線に非常に近い。十二指腸には以下の4部位に分けられる(図 2.24，表 2.6)。

- 上部(第1部) superior (first) part は，短く(約5 cm)，ほぼ水平に走り，第1腰椎体の前外側にある。

体表解剖

胃

体表からみる胃の部位は，胃の大きさや位置はそのときどきの状況によって変わるので，大いに変化する。仰臥位での体表からみた胃の部位は（図SA2.2A）に示す。

- **噴門口** cardiac orifice：通常，左第6肋軟骨の後方にあり，正中面から2〜4cm離れ，第10ないし第11胸椎の高さにある。
- **胃底** fundus：通常，左第5肋骨の後方で，鎖骨中線の位置にある。
- **大弯** greater curvature：左第10肋軟骨まで左側に向かって下行し，内側に向きを変えて幽門洞に達する。
- **小弯** lesser curvature：噴門の右側から幽門洞に向かう。小弯の最下部は，**角切痕** angular incisure にあたり（図2.21A），正中線のすぐ左側にある。
- **胃の幽門部** pyloric part of stomach：通常，第9肋軟骨の高さで，かつ第1腰椎の高さにある。幽門口は正中線の約1.25 cm左側にある。
- **幽門** pylorus：通常，右側にある。位置は第2腰椎から第4腰椎の範囲にある。

短い胸部と長い腹部を伴った体格の大きな人の胃は，高位かつ横向きに位置した胃である可能性が高い。やせた，虚弱体質の人の胃は低位で垂直に位置している（図SA2.2B）。

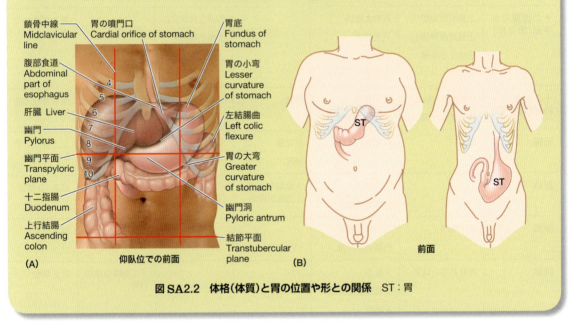

図SA2.2 体格（体質）と胃の位置や形との関係　ST：胃

- **下行部（第2部）** descending (second) part は，長く（7〜10 cm），第2・3腰椎の右側を下行し，膵頭の周りで曲がる。はじめは下大静脈の右側にあり，平行に走る。胆管や主膵管は胆膵管膨大部を介して十二指腸下行部の後内側壁に入る。
- **水平部（第3部）** inferior (horizontal or third) part は，長さ6〜8 cmで，下大静脈と大動脈の前面で，上腸間膜動静脈の後方を第3腰椎の高さで横断する。
- **上行部（第4部）** ascending (fourth) part は，短く（約5 cm），第3腰椎の左側ではじまり，第2腰椎の上縁まで，正中線の2〜3 cm左まで上行する。大動脈の左側を通って膵体の下縁に達する。ここで前方に向き

を変え，十二指腸空腸移行部で空腸に結合し，この部は急な屈曲をなすので，**十二指腸空腸曲** duodenojejunal flexure と呼ばれる。十二指腸空腸曲は，**十二指腸提筋** suspensory muscle of duodenum（Treitz靭帯）が付着し支持されている。

十二指腸提筋は通常は，横隔膜から起こる1束の骨格筋と，十二指腸の第3〜4部から起こる線維の混ざった平滑筋束からなる。この提筋は膵臓と脾静脈の後方で，左腎静脈の前方を通る。その機能についてはわかっていない。

十二指腸上部の最初の2 cmは腸間膜を有し，可動性がある。この自由部は比較的太く，かつ壁が平滑で，

十二指腸膨大部(球部)ampulla(duodenal cap)と呼ばれる(図 2.21BC)。十二指腸上部の遠位 3 cm と他の 3 部は腸間膜がなく可動性がなく，後腹膜領域にある(図 2.25)。十二指腸のおもな位置関係を表 2.6 に示す。

十二指腸の血管，神経支配について以下に示す。

- 2 つの異なった十二指腸の**動脈**によって支配される。消化管の血液供給の重要な移行部が，十二指腸下行部（第 2 部）の途中にあり，ほぼ胆管開口部にあたる。この移行部は，発生学的に，前腸と中腸の境界にあたる。そのため，**十二指腸の動脈** duodenal artery は 2 つの異なった起源に由来する(図 2.26，表 2.7)。
  - 腹部消化管の近位部は**腹腔動脈** celiac trunk から血液供給を受けており，十二指腸の第 1・2 部には**胃十二指腸動脈** gastroduodenal artery とその枝である**上膵十二指腸動脈** superior pancreaticoduodenal artery が分布する。
  - 遠位部では，消化管の主要部は(左結腸曲に至るまで)，上腸間膜動脈から血液供給を受けており，十二指腸の第 3・4 部には，上腸間膜動脈の枝である**下膵十二指腸動脈** inferior pancreaticoduodenal artery が分布する。上および下十二指腸動脈は腹腔動脈と上腸間膜動脈の間で吻合し，ループを形成する。そのため，側副路になりうる。
- 十二指腸の**静脈**は動脈に並走し，**肝門脈** hepatic portal vein に注ぐ(図 2.27)。一部の血液は直接に，残りは上腸間膜静脈や脾静脈を介して間接的に注ぐ。
- 十二指腸のリンパ管は動脈に沿って逆方向に走る。**前面のリンパ管**は上・下膵十二指腸動脈に沿う膵十二指腸リンパ節と，胃十二指腸動脈に沿う**幽門リンパ節** pyloric lymph node に注ぐ(図 2.23A)。**後面のリンパ管**は膵頭の後面に達し，**上腸間膜リンパ節** superior mesenteric lymph node に注ぐ。十二指腸のリンパ節からの輸出リンパ管は腹腔リンパ節に注ぐ。
- 十二指腸は迷走神経 vagus nerve に由来する**副交感神経**と，大および小内臓神経 greater and lesser splanchnic nerves に由来する**交感神経**によって支配され，交感神経は，**腹腔神経叢** celiac plexus と**上腸間膜動脈神経叢** superior mesenteric plexus を経由し，膵十二指腸動脈沿いの動脈周囲神経叢を通って分布する(図 2.23B)。

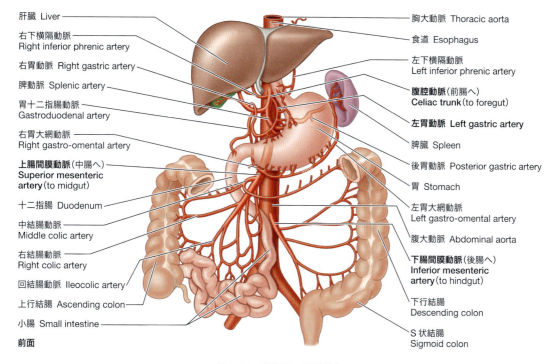

図 2.26　消化管の動脈分布

表2.7 腸の動脈

動脈	起始	走行	分布
上腸間膜動脈	腹大動脈(L1)	腸間膜根の中を回盲移行部まで	中腸に由来する消化管
小腸動脈($n=15〜18$本)	上腸間膜動脈	腸間膜の2葉のあいだ	空腸と回腸
中結腸動脈		後腹膜領域を上行し，横行結腸間膜の2葉のあいだを通る	横行結腸
右結腸動脈		後腹膜領域を通り上行結腸に達する	上行結腸
回結腸動脈	上腸間膜動脈の終枝	腸間膜根に沿って走り回腸枝と結腸枝に分かれる	回腸，盲腸，上行結腸
虫垂動脈	回結腸動脈	虫垂間膜の葉のあいだを通る	虫垂
下腸間膜動脈	腹大動脈(L3)	後腹膜領域を下行し，腹大動脈の左側へ向かう	下行結腸
左結腸動脈	下腸間膜動脈	後腹膜領域を通り左へ下行結腸に向かう	
S状結腸動脈($n=3〜4$本)		後腹膜領域を通り左へS状結腸に向かう	下行結腸とS状結腸
上直腸動脈	下腸間膜動脈の終枝	後腹膜領域を下行し直腸に達する	直腸の近位部
中直腸動脈	内腸骨動脈	後腹膜を通り直腸へ	直腸の中部
下直腸動脈	内陰部動脈	坐骨肛門窩を横切り直腸に達する	直腸の遠位部と肛門管

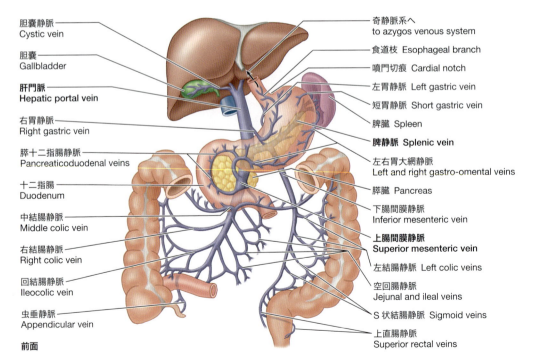

図2.27 **腹部の消化管の静脈灌流** 肝門脈は胃，腸，脾臓，膵臓，胆嚢から，栄養素は豊富だが，酸素が少ない血液を肝臓へ送る。

空腸と回腸

空腸 jejunum は十二指腸空腸移行部ではじまり，回腸 ileum は**回盲移行部** ileocecal junction, すなわち回腸終末部と盲腸との連結部で終わる（図 2.28AB）。空腸と回腸を合せると解剖体では 6〜7 m の長さがあるが，緊張性の収縮により，生体では相当に短くなっている。空腸回腸の全長のうち，空腸が約 2/5 を占め，その残りが回腸となる。回腸の終末部は通常，骨盤の中に位置して，そこから上行して盲腸の内側に終わる。空腸と回腸の間に明瞭な境界線はないが，全長にわたってみると，両者は異なった特徴を示す（図 2.28C〜G，表 2.8）。

腸間膜は腹膜の扇状のヒダで，空腸と回腸を後腹壁につなぐ。**腸間膜根** root of mesentery（腸間膜の起始 origin of mesentery, 長さ約 15 cm）は斜め右下に向かう（図 2.25）。第 2 腰椎の左側にある十二指腸空腸移行部から，回盲部や右の仙腸関節あたりに続く。腸間膜根は十二指腸の上行部や水平部，腹大動脈，下大静脈，右尿管，右大腰筋，右の精巣または卵巣動静脈と交差する。

- **上腸間膜動脈**による支配（図 2.26, 表 2.7）。上腸間膜動脈は腸間膜の 2 葉の間を走り，空腸と回腸に多くの枝を送る。動脈枝は吻合して，**動脈アーケード** arterial arcade と呼ばれるループないしアーチをつくり，そこから**直動脈** vasa recta と呼ばれるまっすぐな動脈が起こる（図 2.28BC）。
- **上腸間膜静脈**による静脈灌流（図 2.27）。上腸間膜静脈は腸間膜根の中で，上腸間膜動脈の前右側にある。上腸間膜静脈は膵頸の後ろで終わり，脾静脈と合流して肝門脈をつくる。
- 空腸と回腸には腸絨毛の中に，脂肪を吸収し，腸管壁のリンパ管叢へ集める**乳ビ管** lacteal と呼ばれる特殊な**リンパ管**がある。リンパは，リンパ管叢から腸間膜の葉の間にあるリンパ管に流入し，つぎの 3 種のリンパ節に順に流入していく（図 2.23A）。**小腸傍リンパ節** juxta-intestinal lymph node（腸壁に接している），**腸間膜リンパ節** mesenteric lymph node（動脈アーケードに散在している），**中心上腸間膜リンパ節** central superior mesenteric lymph node（上腸間膜動脈の近位部に沿う）があり，これらのリンパ節からの輸出リンパ管は上腸間膜動脈リンパ節に注ぐ。回腸末端部からのリンパ管は，回結腸動脈の回腸枝に沿って**回結腸リンパ節** ileocolic lymph node に達する。
- **交感神経**と**副交感神経支配**。
  - 一般的に，交感神経の刺激は腸の分泌と運動を抑制し，血管を収縮させ，消化を抑制ないし停止して，血液（およびエネルギー）を「逃走と闘争」に活用する。副交感神経の刺激は腸の分泌と運動を促進し，交感神経の作用で低下した消化機能を回復する。上腸間膜動脈とその枝の周りには密な**動脈周囲神経叢** periarterial plexus があり，神経線維が通過し，この動脈に支配される領域の腸に送られる。**交感神経節前線維** presynaptic sympathetic fiber は，第 8〜10 胸髄から起こり，**交感神経幹**と**胸腹**

表 2.8　生体で空腸と回腸を区別するための特徴

特徴	空腸	回腸
色	深赤色	淡ピンク
直径	2〜4 cm	2〜3 cm
壁	厚く重い	薄く軽い
血管分布	多い	少ない
直動脈	長い	短い
動脈アーケード	少数の長いループ	多数の短いループ
腸間膜の脂肪	少ない	多い
輪状ヒダ	大きく高く密につまる	小さくまばら，遠位部にはない

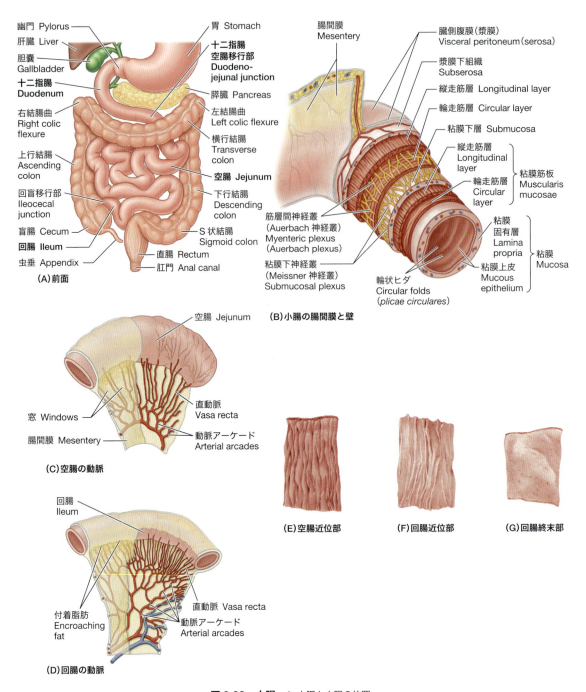

図2.28　小腸　A. 大腸と小腸の位置。

骨盤内臓神経（大・小・最下内臓神経）を通る（図2.23B, 2.29）。その後，腹腔ならびに上腸間膜動脈神経節（椎前神経節）にある節後ニューロンの細胞体にシナプスを形成する。
- 副交感神経線維 parasympathetic fiber は，後迷走神経幹から由来する。副交感神経節前線維は，小腸壁の筋層間神経叢と粘膜下神経叢で，副交感神経の節後ニューロンとシナプスする（図2.28D）。小腸にはまた感覚神経線維（内臓求心性）が存在する（図2.29）。腸は切断や熱を含めたいていの痛み刺激（侵害受容性）を感じないが，急激な伸展（腸ガス痛）や，異常に長い収縮による一過性の虚血に反応し，これらは疝痛 colic（腸痙攣）として感じられる。

大腸

大腸 large intestine は虫垂，盲腸，結腸（上行，横行，下行，S状），直腸，肛門管からなる（図2.28A, 2.30A）。大腸は以下の特徴により小腸と区別される。

- 結腸ヒモ taeniae coli：縦走平滑筋線維からなる3本の太い帯状の構造物。
- 結腸膨起 haustra：結腸ヒモの間にある嚢状のふくらみ。
- 腹膜垂 omental appendices：結腸の小さい脂肪質の突起。
- 内径 caliber：内径は小腸よりもはるかに大きい。

3本の結腸ヒモは直腸を除いて，大腸の縦走筋の大部分をなす。結腸ヒモは大腸よりも短いため，結腸壁には結腸膨起という典型的な嚢状の膨らみがみられる。結腸

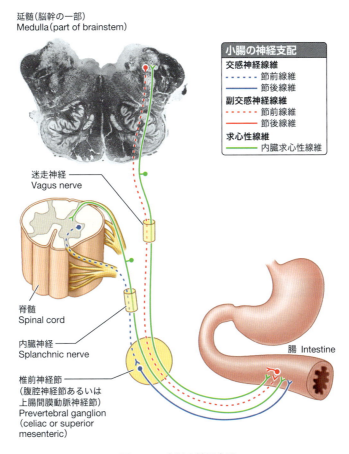

図2.29　小腸の神経支配

ヒモは虫垂基部から始まり，結腸の全長にわたって走行し，直腸Ｓ状結腸移行部で合流して直腸周囲の連続した筋層になる。

く。右下腹部にある腸の盲端部であり，回腸末端と盲腸の結合部の下方で，腸骨窩に存在する。通常，盲腸は腹膜によってほぼ完全に包まれ，自由に持ち上げることができるが，盲腸には腸間膜はない。回腸は斜めに盲腸へ入り込み，その中に一部陥入して**回盲口** ileal orifice をつくる（図 2.30B）。

盲腸と虫垂

盲腸 cecum は大腸の最初の部分で，上行結腸に続

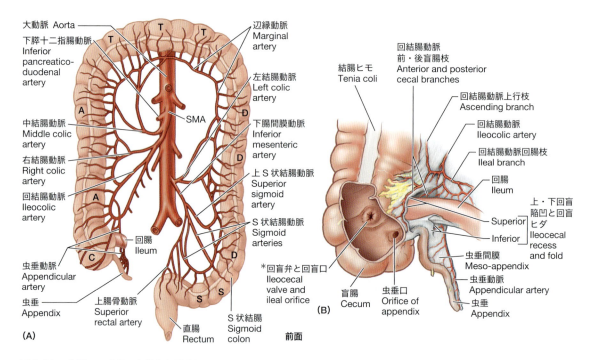

図 2.30　**大腸**　**A**. 大腸の血管分布が明らかになるように小腸の大部分を除去してある。**B**. 盲腸と虫垂の血管分布。盲腸壁を切開し，回盲口と虫垂口を示した。*回盲弁は生体において内視鏡像で観察されるような形態で示されているが，解剖体では割れ目やヒダのように観察される。A：上行結腸，C：盲腸，D：下行結腸，S：Ｓ状結腸，SMA：上腸間膜動脈，T：横行結腸

臨床関連事項

発生にみられる中腸の回転の概要

消化管の原基は**前腸**（食道，胃，膵臓，十二指腸，肝臓，胆管），**中腸**（胆管から遠位部の小腸，盲腸，虫垂，上行結腸，および横行結腸の大部分），と**後腸**（横行結腸の遠位部，下行およびＳ状結腸，直腸）で構成されている。胎生４週の間に，上腸間膜動脈によって支配され，急速に成長する中腸は，臍帯の近位部に脱出する（図 B2.7A）。中腸は，臍腸管（卵黄茎）の部位で臍小胞（卵黄嚢）に付着している。その後，中腸が腹腔に戻るとき，中腸は上腸間膜動脈を軸に 270° 回転する（図 B2.7BC）。腸の一部がその最終的な位置に到達するにつれて，腸間膜付着部の形も変化する（図 B2.7DE）。中腸の回転異常は腸捻転（ねじれ）のようなさまざまな先天性異常を生じる（Moore et al., 2012）。

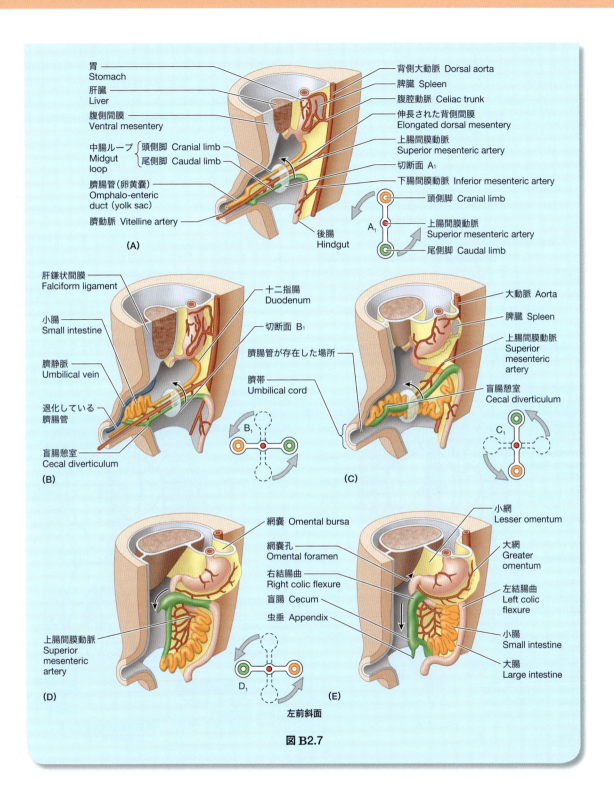

図 B2.7

虫垂 vermiform appendix（ラテン語で虫のような形を意味する）は盲端の憩室で，回盲移行部の下方で盲腸の後内側面からのびる。虫垂は長さが多様で，**虫垂間膜 meso-appendix** という短い三角形の間膜があり，それは回腸末端部の腸間膜後方に由来する（図2.30B）。虫垂間膜は盲腸と虫垂の近位部に付着する。虫垂の位置は多様だが，通常は盲腸の後方にある。虫垂基部は多くの場合，右上前腸骨棘と臍を結んだ斜線の外側1/3の点（**McBurney点**）の深部にある。

盲腸は上腸間膜動脈の枝である**回結腸動脈 ileocolic artery** から血液を受ける。虫垂は回結腸動脈の枝である**虫垂動脈 appendicular artery** から血液を受ける（図2.30B，表2.7）。**回結腸静脈 ileocolic vein** は上腸間膜静脈の枝であり，盲腸と虫垂から血液を受ける（図2.27）。盲腸と虫垂からのリンパ管は，虫垂間膜のリンパ節と回結腸動に沿う回結腸リンパ節に注ぐ（図2.31A）。輸出リンパ管は上腸間膜リンパ節に注ぐ。

盲腸と虫垂は，**上腸間膜動脈神経叢 superior mesenteric plexus** に由来する交感神経と副交感神経によって支配される（図2.31B）。交感神経線維は下部胸髄（第10〜12胸髄）から，**副交感神経線維 parasympathetic nerve fiber** は迷走神経 vagus nerve から起こる。虫垂からの求心性神経は交感神経に伴行し，第10胸髄に入る。

結腸

結腸 colon は上行，横行，下行，S状結腸の4つに区分され，この順でアーチ状に並ぶ（図2.30A）。

上行結腸 ascending colon は，通常，腸骨窩（大骨盤）にある盲腸から腹腔の右側を肝臓の右葉まで上行し，そこで左側に向かい**右結腸曲 right colic flexure**（肝弯曲部）をつくる。上行結腸は盲腸よりも狭く，後腹壁の右側の腹膜後部に存在する。上行結腸は前面と側面を腹膜に覆われているが，約25％の人で短い腸間膜をもつ。上行結腸は大網により前外側腹壁と隔てられてい

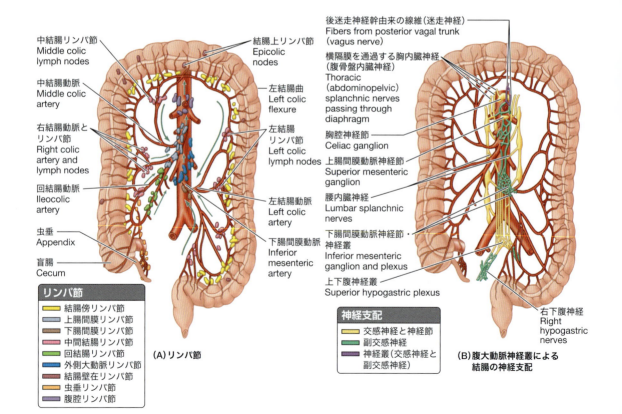

図2.31　大腸のリンパ路と神経支配　**A.** リンパ路。**B.** 神経支配。

る。壁側腹膜に裏うちされた縦溝(**右結腸傍溝** right paracolic gutter)が上行結腸の外側にある(図2.25)。

　上行結腸と右結腸曲への動脈血は上腸間膜動脈の分枝である**回結腸動脈** ileocolic artery と**右結腸動脈** right colic artery から供給される(図2.30A, 表2.7)。上腸間膜静脈の枝である**回結腸静脈** ileocolic vein と**右結腸静脈** right colic vein が，上行結腸から血液を受ける。リンパ管ははじめ**結腸壁在リンパ節** epicolic lymph node と**結腸傍リンパ節** paracolic lymph node に入り，つぎに**回結腸リンパ節** ileocolic lymph node と**右中間結腸リンパ節** intermediate right colic lymph node へ向かう。そして，そこから**上腸間膜リンパ節** superior mesenteric lymph node に入る(図2.31A)。**上行結腸の神経支配** nerve to ascending colon は上腸間膜動脈神経叢から起こる(図2.31B)。

　横行結腸 transverse colon は大腸の中で最も大きく可動性があり，腹部を右結腸曲から**左結腸曲** left colic flexure(脾弯曲部)へ横走し，左結腸曲で下方へ屈曲して下行結腸となる(図2.28A)。左結腸曲は，通常，右結腸曲より高位にあって，鋭角で可動性が少なく，左腎臓の下部の前方に存在して**横隔結腸間膜** phrenicocolic ligament によって横隔膜に付着する(図2.14)。横行結腸の間膜である**横行結腸間膜**は垂れ下がり，横行結腸の中央部は腸骨稜よりも低位に位置し，網嚢の後壁に付着する。**横行結腸間膜根** root of transverse mesocolon は膵臓の下縁に沿い，後方で壁側腹膜につながる(図2.25)。

　横行結腸の動脈血はおもに上腸間膜動脈の枝の**中結腸動脈** middle colic artery から供給される(図2.30A, 表2.7)。しかし，吻合を介して**左右結腸動脈**からもある程度の血液供給がある。**横行結腸の静脈血**は上腸間膜静脈 superior mesenteric vein へ入る。リンパ路は**中結腸リンパ節** middle colic lymph node に集まり，つぎにそこから上腸間膜リンパ節に入る(図2.31A)。**横行結腸の神経**は上腸間膜動脈神経叢から起こり，右・中結腸動脈に沿って走行する(図2.31B)。これらの神経は交感神経線維，副交感神経(迷走神経)線維を含む。**下腸間膜動脈神経叢** inferior mesenteric plexus から起こる神経の一部が左結腸動脈からの吻合枝に沿って走行し，横行結腸に分布する。

　下行結腸 descending colon は腹膜の後方を左結腸曲から左腸骨窩まで走行し，そこでS状結腸につながる。腹膜が結腸の前面と外側面を覆い，後腹壁に固定する。下行結腸は腹膜の後方にあるが，特に腸骨窩において約33％の人が短い腸間膜をもつ。下行結腸は下行する途中で左腎臓の外側縁の前方を通る(図2.25)。上行結腸と同様に，**左結腸傍溝** left paracolic gutter が，下行結腸の外側に存在する。

　S状結腸 sigmoid colon は長さがさまざまのS字型のループが特徴で，下行結腸と直腸をつないでいる(図2.30A)。S状結腸は腸骨窩から第3仙椎までのび，そこで直腸につながる。結腸ヒモの終末部は**S状結腸直腸移行部**を示す。S状結腸は通常，長い腸間膜(**S状結腸間膜**)をもっているため，かなりの可動性があり，特に中央部ではその動きに自由度が高い。**S状結腸間膜根** root of sigmoid mesocolon の後腹壁への付着部は逆V字形(図2.25)で，はじめ外腸骨動静脈に沿って内側上方へのび，つぎに総腸骨動静脈の分岐部から仙骨前面に向かって内側下方へのびる。左尿管と左総腸骨動脈の分岐部は，S状結腸間膜根の尖端の後ろの腹膜後方にある。

　腹部消化管への血液供給の重要な2つ目の移行部が左結腸曲の近くにある。この点より近位部(十二指腸中部まで)では，消化管への血液は上腸間膜動脈(胎生期の中腸)により供給され，この点より遠位部では下腸間膜動脈(胎生期の後腸)により血液が供給される。下行結腸とS状結腸の動脈血は下腸間膜動脈の分枝である**左結腸動脈** left colic artery と**S状結腸動脈** sigmoid artery から供給される(図2.30A, 表2.7)。左結腸動脈とS状結腸動脈は左側へ向かい，上行枝と下行枝に分かれる。通常，結腸へ動脈血を供給している血管のほぼすべての枝(回，右・中・左，S状結腸動脈)は結腸に近づくにつれて互いに吻合し，**辺縁動脈** marginal artery という連続した吻合路を形成する。これが重要な側副路をなす(図2.30A)。

　下腸間膜静脈 inferior mesenteric vein は下行結腸やS状結腸から血液を集め，通常，脾静脈に流入し，その後，肝門脈を介して肝臓へ注ぐ(図2.27)。下行結腸とS状結腸からのリンパ管は**結腸壁在リンパ節**と**結腸傍リンパ節**を通り，そして左結腸動脈に沿う**中間結腸リンパ節** intermediate colic lymph node に注ぐ(図2.31A)。これらのリンパ節からのリンパは下腸間膜動脈周囲の**下腸間膜リンパ節** inferior mesenteric lymph node へ向かう。しかし，左結腸曲からのリンパは，**上腸間膜リンパ節**にも集まる。

　下行結腸やS状結腸を支配する交感神経には，**腰内臓神経** lumbar splanchnic nerve(腹骨盤内臓神経 abdominopelvic splanchnic nerve)を介して腰部交感神経幹に由来するものや，**下腸間膜動脈神経節** inferior mesenteric ganglion に由来するもの，**下腸間膜動脈** inferior mesenteric artery とその枝に沿って存在する**動脈周囲神経叢** periarterial plexus に由来するものがある（図 2.31B）。副交感神経は，動脈には沿わずに，下下腹神経叢と，下下腹神経叢からつながって後腹膜を上行する下腹神経に由来する**骨盤内臓神経** pelvic splanchnic nerve を経由して分布する。S 状結腸の中央部より近位では，痛みを伝達する内臓求心性線維は，交感神経線維に伴行して，胸腰部の脊髄神経節へ向かうが，生理的な反射の情報を伝達する内臓求心性線維は，副交感神経に伴行して迷走神経の感覚神経節に伝えられる。S 状結腸の中央部より遠位では，内臓求心性線維は副交感神経に伴行し，第 2～4 仙髄神経節に入る。

直腸と肛門管

直腸 rectum は大腸終末部で，固定されており，第 3 仙椎の高さで S 状結腸から移行する。移行部は S 状結腸の腸間膜の下端にある（図 2.25）。直腸は下方で肛門管に移行する。大腸のこれらの部位については 3 章の骨盤で述べる。

臨床関連事項

裂孔ヘルニア

裂孔ヘルニアは胃の一部が横隔膜の食道裂孔を通り縦隔に突出したものである。そのヘルニアは中年以降によくみられ，横隔膜の筋性部分が弱まり食道裂孔が広がるためと考えられる。臨床的に裂孔ヘルニアにはいくつかのタイプがあるが，おもなものは 2 つで，傍食道裂孔ヘルニアと滑脱（型）裂孔ヘルニアである（Skandalakis et al., 1996）。

傍食道裂孔ヘルニアは，頻度は低く，噴門は正常な位置にある。しかし，多くの場合，胃底の一部を含んだ腹膜嚢が，食道裂孔から食道の前方に膨出する。この場合，噴門が正常な位置にあるので胃の内容物の逆流はみられない。

一般的な**滑脱（型）裂孔ヘルニア**では，食道腹部，噴門，胃底の一部が食道裂孔を通り，上方に滑脱して胸郭内に入る。特に横になるあるいはかがんだときに起きやすい（図 B2.8）。胃の内容物が食道に逆流するのは，食道下端末端にある横隔膜の右脚の括約機構が弱まることも原因の 1 つと考えられる。

胃癌と胃切除術

胃体部と幽門部に悪性腫瘍があるとき，その塊を触診できる。**胃内視鏡検査**を行うと，空気でふくらませた胃の粘膜をみることができ，胃病変の観察と生検が可能になる。癌が含まれている胃の領域を取り除くために，**胃部分切除術**（胃の一部を取り除く）が行われることがある。胃に分布する動脈は吻合により側副路がよく発達しているため，手術で 1 本あるいは数本の動脈を結紮しても，胃の残りの領域の血液供給に深刻な影響を与えない。

癌を取り除くための胃部分切除術では，通常，関連す

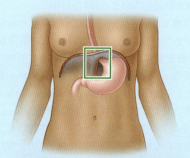

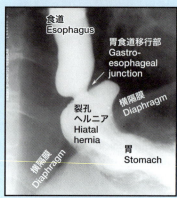

滑脱型食道裂孔ヘルニアのバリウム造影 X 線像

図 B2.8

るすべての所属リンパ節を郭清しなければならない。癌は幽門部に発症することが多く，この部位のリンパが集まる**幽門リンパ節と右胃大網リンパ節**を取り除くことは特に重要である。胃癌が進行すると，すべての胃リンパ節からのリンパが集まる腹腔リンパ節に悪性腫瘍細胞が播種する。

胃潰瘍，消化性潰瘍，Helicobacter pylori，迷走神経切離術

胃潰瘍は胃の粘膜の病変であるが，**消化性潰瘍**は幽門管あるいは多くの場合，十二指腸の粘膜の病変である。胃・十二指腸の潰瘍の多くは特殊な細菌である Helicobacter pylori の感染と関係している。胃・十二指腸における酸濃度が，通常十二指腸で産生される重炭酸塩を凌駕して，粘膜の働きを弱め，Helicobacter pylori の攻撃を受けやすくなると考えられている。この細菌は胃を保護している粘膜を傷つけ，胃粘膜に炎症を起こし，胃から分泌される胃酸と消化酵素（ペプシン）からの攻撃を受けやすくする。

潰瘍が胃の動脈まで達すると，致命的な出血を引き起こす。胃の壁細胞による酸の分泌はおもに迷走神経に制御されているため，**迷走神経切離術**（迷走神経の外科的切離）は，慢性あるいは再発性潰瘍の患者に対して，胃酸産生を減少させる目的で行う。

後壁の胃潰瘍は，胃壁を破り膵臓まで達することがあり，背中に関連痛が生じる。このような場合，**脾動脈への侵食**は腹膜腔への大量の出血を起こす。

十二指腸潰瘍（消化性潰瘍）

十二指腸潰瘍は，ほとんどが十二指腸壁の炎症性糜爛で，十二指腸の上部の後壁，幽門から3 cm 以内で起こる。潰瘍はときに，十二指腸を穿孔し，内容物が腹膜腔に漏れて腹膜炎を引き起こす。十二指腸の上部は肝臓や胆嚢と密接しているため，十二指腸潰瘍によって，これらの臓器が癒着したり，潰瘍性病変が波及することがある。十二指腸潰瘍による十二指腸上部後方にある**胃十二指腸動脈への侵食**は，腹腔膜への大量の出血を起こす。

回腸憩室

回腸憩室（Meckel 憩室）は 1～2％の人に起こる先天性奇形である。胎生期における臍腸管（卵黄茎）の近位部の遺残である憩室は，通常 3～6 cm の指のような小囊の形をしている。この憩室は回腸の反間膜縁，すなわち腸間膜付着部の向かい側にある。回腸憩室は炎症を起こすと，虫垂炎に類似した痛みを呈することがある。

憩室症

憩室症は多発性偽憩室（結腸粘膜が外側に膨出したものあるいはポケットができたもの）が腸管に沿って生じる疾患である。おもに中年や高齢者で多く，S 状結腸によくみられる。憩室は感染や穿孔によって，憩室症を引き起こす。

虫垂炎

虫垂の急性炎症は**急性腹症**（突然生じる激しい腹痛）の原因としてよく知られている。McBurney 点を指で圧迫すると腹部に非常に強い圧痛が生じる。虫垂炎の痛みは，その痛みを伝える求心性の疼痛線維が第 10 胸髄レベルで脊髄に入るため，通常，臍周囲を中心とした漠然とした痛みからはじまる。その後，後腹壁を覆う壁側腹膜の刺激で右下腹部に激しい痛みが生じる。

虫垂切除術

腹腔鏡下虫垂切除術は，小さな切開創で虫垂を摘出する標準的な術式である。まずはじめに視野と術野を確保するために，腹腔腔を二酸化炭素で膨張させ，腹壁を広げる。腹腔鏡は腹壁前外側の切開創を通す（例えば，臍孔あるいはその付近を通す）。虫垂や関係する血管に手術操作を加える（あるいは手術器具を通す）ために，さらに 1 ないし 2 個の小切開（入口）が必要となる。虫垂切除術は，必要であれば，右下腹部の McBurney 点のところで横切開あるいは交互切開（筋肉を分ける）により行う。

腸の回転異常のまれなケース，すなわち盲腸の下降がうまくいかなかった場合は，虫垂は右下腹部に存在しない。盲腸が高位にあるとき（**肝下盲腸**），虫垂は右季肋部にあり，痛みはこの場所に限局し，右下腹部にはない（図 2.10）。

結腸炎，結腸切除術，回腸造瘻術

結腸の慢性炎症（**潰瘍性大腸炎**，**Crohn 病**）は，結腸と直腸の激しい炎症と潰瘍を特徴とする。一部の例では，**結腸切除**が行われる場合もあり，この手術では回腸末端部と結腸が直腸や肛門管とともに切除される。この場合，回腸と前外側腹壁の皮膚の間に人工瘻を形成し，**回腸人工肛門**を設置する。結腸部分切除の後，結腸の末端部と腹壁の皮膚の間に人工瘻をつくり，**結腸人工肛門**や S 状結腸人工肛門を造瘻することもある。

> **大腸内視鏡検査**
>
>
> 結腸の内腔は，**大腸内視鏡検査**と呼ばれる方法で観察や撮影が可能であり，肛門から直腸を経て結腸に挿入した長い内視鏡（大腸ファイバー）を使って行う。小さな器具を内視鏡を通して結腸に挿入し，組織の採取やポリープの切除といった小外科手術を行うことができる。大腸の腫瘍の多くは直腸に生じ，それらの約12%は直腸S状結腸移行部にみられる。S状結腸の内腔は，**S状結腸内視鏡**（短い内視鏡）を用いた**S状結腸鏡検査**と呼ばれる方法で観察できる。

脾臓

脾臓 spleen は可動性のある楕円形のリンパ器官であり，左上腹部の腹腔内にある。脾臓は**脾門** hilum を除いて完全に腹膜に覆われており（図2.32），脾門のところで脾動脈・静脈の脾枝が出入りする。後方では左第9〜11肋骨に接し，横隔膜と**肋骨横隔洞** costodiaphragmatic recess によって隔てられている。肋骨横隔洞は横隔膜と胸郭下部の間に胸膜腔がのびだしたものである（図SA2.3B）。脾臓は，通常，肋骨の領域よりも下方に下がることはなく，左結腸曲に接する。脾臓の大きさ，重量，形はさまざまであるが，通常，およそ長さ12cm，幅7cmで，握り拳ほどの大きさと形である。

脾臓の横隔面 diaphragmatic surface of the spleen は凸状にふくらんで，横隔膜の凹面に合わさる（図SA2.3，2.32）。脾臓の前縁と上縁は鋭く，しばしば切痕がみられるが，後縁や下縁は丸い。脾臓は胃の後壁と接し，大弯とは胃脾間膜によって，左腎臓とは**脾腎ヒダ** splenorenal ligament によってつながっている（図2.13）。脾臓の血管を含むこれらの間膜は，脾臓内側面にある脾門につながる。それらの腹膜が折り返す脾門を除いて，脾臓は腹膜によって完全に覆われている。**脾門** hilum of spleen はしばしば膵尾と接し，網嚢の左縁をなす。

脾動脈 splenic artery は腹腔動脈の最大の枝であり，網嚢の後方，左腎臓の前面，そして膵臓の上縁に沿って蛇行する（図2.33A）。脾動脈は，脾腎ヒダの葉の間で5本以上の枝に分かれ，脾門から脾臓に入り，2〜3の分節的に分布する。**脾静脈** splenic vein は，脾門からでた数本の静脈の枝より形成される（図2.33B）。脾静脈は

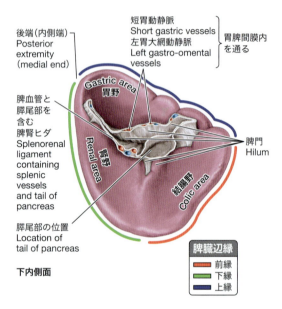

図 2.32　脾臓　臓側面。

上腸間膜静脈と合流し，膵体と膵尾の後方を走行する。脾静脈は，膵頸の後方で上腸間膜静脈と合流し，**肝門脈** hepatic portal vein となる。

脾臓のリンパ管は脾門のリンパ節からでて，脾動静脈に沿って走行し，**膵脾リンパ節** pancreaticosplenic lymph node（図2.33C）に至る。このリンパ節は脾臓の後面と上縁に面する。**脾臓の神経** nerve of spleen は腹腔神経叢からでて（図2.33D），おもに脾動脈の枝に沿って分布し，血管運動作用がある。

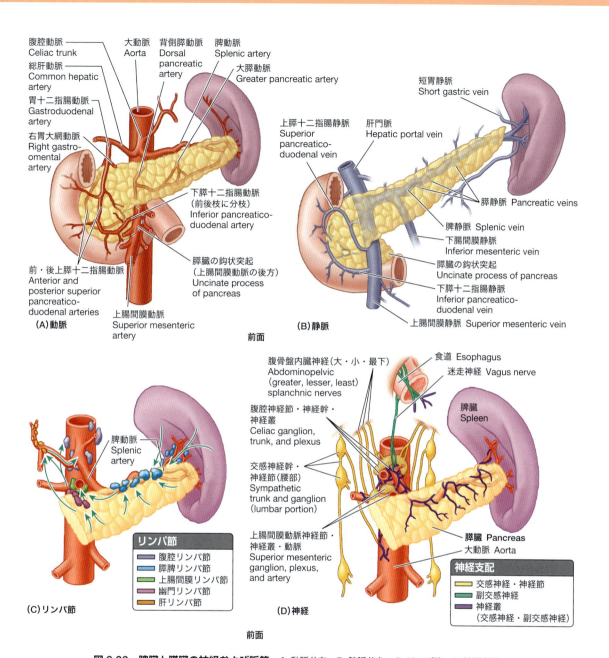

図 2.33 脾臓と膵臓の神経および脈管　A.動脈分布。B.静脈分布。C.リンパ路。D.神経支配。

体表解剖

脾臓と膵臓

脾臓 spleen は，体表面からみると第9～11肋骨の間の左上腹部にある（図SA2.3）。膨隆した肋骨面は横隔膜の下面と肋骨の弯曲に一致する。仰臥位において，脾臓の長軸は第10肋骨の長軸に対してほぼ平行である。脾臓は，正常では，腫大しない限り，前外側腹壁から触れることはほとんどできない（p.168の臨床関連事項「脾破裂，脾腫」を参照）。膵頸 neck of pancreas は幽門を通る水平面で，第1腰椎と第2腰椎の高さにある。膵頭はこの面の右下方にあり，体部と尾部は左上方にある。膵臓は腹腔深部で，胃と網嚢の後方にあり，通常は触知できない。

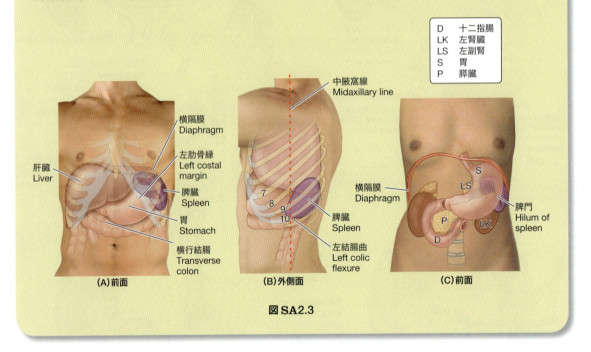

図SA2.3

膵臓

膵臓 pancreas は細長い付属消化腺で，腹膜後方にあり，後腹壁を横切り，胃の後方で右側の十二指腸と左側の脾臓の間に存在する（図2.24）。横行結腸間膜は膵臓の前縁にある。膵臓は外分泌液（腺房細胞からの**膵液**）を産生し十二指腸に送り，ホルモン〔膵島（Langerhans島）からの**グルカゴン**や**インスリン**〕を産生し，血液中にだす。

便宜上，膵臓は4つの部分：頭部，頸部，体部，尾部に分けられる（図2.24，2.34）。

- 膵頭 head of pancreas はふくらんだ部分で，十二指腸のC字型の弯曲に囲まれている。**鈎状突起** uncinate process は，膵頭下方から突出した部位で内側から左方へのび，上腸間膜動脈の後方に位置する。
- 膵頸 neck of pancreas は短く，上腸間膜動静脈と肝門脈起始部の前方にあり，膵頸の後面にはこれらの血管による溝がある。
- 膵体 body of pancreas は膵頸から続いており，上腸間膜動静脈の左方で脾静脈の前方に位置する。
- 膵尾 tail of pancreas は脾門および左結腸曲に密接している。膵尾は比較的可動性があり，脾動静脈とともに脾腎ヒダの葉間を通る（図2.32）。

主膵管 main pancreatic duct は膵尾ではじまり，膵実質を通って膵頭に達し，そこから下方へ向きを変えて胆管と合流する（図2.34）。

胆管（総胆管）bile duct は膵頭の後部上面を横切るか，膵実質に埋まっている。膵管と胆管は合流し，短く

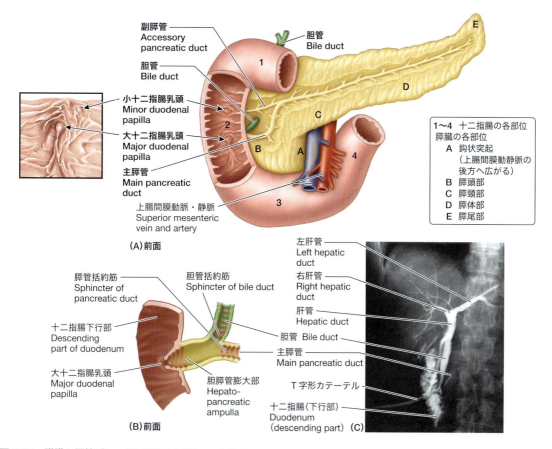

図 2.34 膵臓と胆管系　A. 肝外胆汁路と膵管。B. 括約筋。C. 内視鏡的逆行性胆管膵管造影は胆管や膵管を検査することができる。T字形チューブを通して胆管および膵管に造影剤を注入する。

て太い**胆膵管膨大部** hepatopancreatic ampulla を形成し(図 2.34B)，**大十二指腸乳頭** major duodenal papilla の尖端で十二指腸の下行部に開く。この領域には平滑筋性の括約筋がある。**胆管括約筋** sphincter of bile duct は胆管終末部の周囲にあり，胆汁の流れを調整している。**膵管括約筋** sphincter of pancreatic duct(膵管終末部の周囲にある)は，胆汁が膵管に逆流するのを防ぎ，胆膵管膨大部周囲の**胆膵管膨大部括約筋**(Oddi 括約筋)は，十二指腸の内容物が膨大部へ入るのを防ぐ。

副膵管 accessory pancreatic duct は鉤状突起および膵頭下部の膵液を運び，**小十二指腸乳頭** minor duodenal papilla で十二指腸に開いている(図 2.34A)。通常，副膵管は主膵管と連絡するが，それぞれが独立した管となっている場合もある。

膵動脈 pancreatic artery はおもに脾動脈に由来する

(図 2.33A，表 2.5)。胃十二指腸動脈の枝である前・後**上膵十二指腸動脈** superior pancreaticoduodenal artery と上腸間膜動脈の枝である前・後**下膵十二指腸動脈** inferior pancreaticoduodenal artery が膵頭部へ血液を供給する。**膵静脈** pancreatic vein は肝門脈を形成する脾静脈と上腸間膜静脈の枝であるが，多くは脾静脈に入る(図 2.33B)。**膵臓のリンパ管**は血管に沿って走行する(図 2.33C)。それらの多くは，脾動脈に沿って分布する**膵脾リンパ節** pancreaticosplenic lymph node に注ぐが，一部は幽門リンパ節に注ぐ。これらのリンパ管からの輸出リンパ管は，**肝リンパ節** hepatic lymph node を介して上腸間膜リンパ節あるいは腹腔リンパ節に入る。

膵臓の神経は，横隔膜を通過した**迷走神経** vagus nerve と**腹骨盤内臓神経** abdominopelvic splanchnic nerve に由来する（図 2.33D）。**副交感神経** parasympathetic nerve と交感神経は腹腔神経叢と上腸間膜動脈神経叢から動脈に沿って膵臓に分布する。血管に分布する交感神経に加えて，交感神経と副交感神経は膵腺房細胞と膵島に分布する。副交感神経は分泌促進性であるが，膵分泌はおもに十二指腸と近位消化管から分泌されるホルモンであるセクレチンとコレシストキニンにより促進される。内臓求心性（痛覚）線維は交感神経線維に伴行する。

肝臓

肝臓 liver は，人体最大の内在性器官ならびに腺であり，約 1,500 g の重さがある。横隔膜は肝臓を胸膜，肺，心膜，心臓から隔てる。脂肪を除いて，消化管で吸収されるすべての物質はまず肝臓に入る。多くの代謝機能に加え，肝臓はグリコーゲンを蓄え，胆汁を分泌する。

肝臓の表面

肝臓は凸状の**横隔面** diaphragmatic surface（前面，上面，後面の一部）と比較的平坦で凹状の**臓側面** visceral surface（後面，下面）をもっており，この2つの面は前方にある鋭い**下縁** inferior border によって分けられている（図 2.35）。横隔面はなめらかで円蓋状をしており，横隔膜の下部凹面に一致する。腹膜腔の上方への広がりである**横隔下陥凹** subphrenic recesses は，肝臓の前面および上面と横隔膜との間に位置する（図 2.35D）。また横隔下陥凹は，肝臓と前腹壁の間にある**肝鎌状間膜** falciform ligament により左右の陥凹に分けられる。肝下陥凹の中の**肝腎陥凹** hepatorenal recess（Morrison 窩）は肝臓の右下方にある腹膜腔の深い陥凹で，腎と副腎の前方に位置する。仰臥位の場合，**肝腎陥凹**は重力に影響され，網嚢からの液体はこの陥凹に排出される。肝腎陥凹は，前方で右横隔下陥凹につながっている。

臨床関連事項

脾破裂，脾腫

脾臓は第 9〜12 肋骨によりしっかりと保護されているが，腹部内臓の中で最も損傷を受けやすい器官である。左側を激しく殴打すると，1本または数本の肋骨が折れ，鋭い骨片が脾臓を傷つける。さらに，腹部の他の領域に加えられた鈍的外傷によっても，急に著しく腹腔内圧が高まることで，脾臓の破裂が起こりうる。脾臓の被膜は薄く，実質は柔らかい。脾臓が破裂した場合，大出血を引き起こす。**脾破裂**は重篤な腹膜内出血やショック状態の原因となる。破裂した脾臓の修復は難しいため，**脾臓摘出**（脾臓全体を取り除く）あるいは**亜全摘出・部分摘出**（脾臓の一部あるいは複数の区域を取り除く）は失血死を防ぐ目的でよく行われる。通常，脾臓を全摘しても，特に成人では重篤な副作用はない。なぜなら，脾臓の機能の多くは他の網内系の器官（例えば，肝臓と骨髄）により代償されるからである。しかし，ある種の細菌感染に感染しやすくなる可能性がある。

例えば，骨髄性白血病（白血球の数が増加する）が原因で脾臓が病気になると，脾臓は正常の 10 倍以上の大きさと重量になる（**脾腫**）。脾臓の腫大は高血圧に伴うことがある。通常，成人では脾臓を触ることができない。

膵破裂

膵臓の傷害は，自動車事故の際のハンドルからの圧迫など，突然の激しく強い圧迫を腹部に受けて起こることがある。膵臓は横方向に位置しているので，脊柱が鉄床のようにして働き，外傷による力が加わると膵臓は破裂する。**膵破裂**では，しばしば管が引き裂かれ，膵液が膵実質に入り込み，隣接する組織に浸潤する。膵液により膵臓や他の組織が消化されるため，強い痛みを生じる。

膵臓癌

膵頭部を巻き込んだ癌は，胆管の肝外閉塞の原因として最も多いといわれている。膵臓の後方に存在する構造物との関係から，膵頭部癌は胆管と胆膵管膨大部を圧迫し，閉塞することがよくある。そのため，胆汁色素の貯留や胆嚢の拡張，黄疸（閉塞性黄疸）を生じる。黄疸（フランス語の jaune は黄色を意味する）は循環している胆汁色素により，ほとんどの体組織，皮膚，粘膜，結膜を黄色く染める。

膵臓癌の多くは**管状腺癌**である。激しい背部の痛みがよくみられる。膵頸部や膵体部の癌は，脾門脈あるいは下大静脈の閉塞を引き起こすことがある。膵臓がそれらの静脈の前方に存在するためである。膵臓のリンパの多くは相対的に届きにくいリンパ節に流れ，また膵臓癌は典型的に肝門脈を介して早期に肝臓へ転移する癌であることから，膵臓癌の外科的切除を行う意義は少ない。

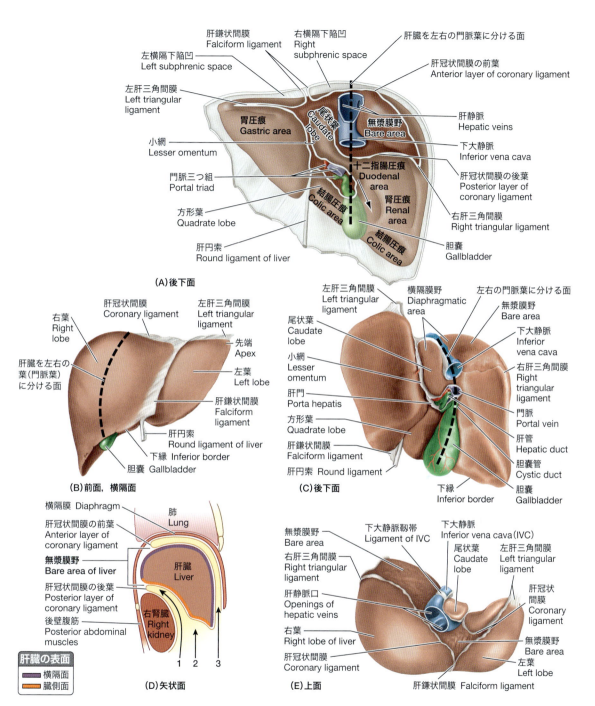

図 2.35　肝臓と胆嚢　A. 肝臓の臓側面。無漿膜野は，横隔膜から肝臓への腹膜の折り返しである肝冠状間膜前葉と後葉によって囲まれる。両葉は右側で合流して右肝三角間膜となり，左方に広がって無漿膜野を囲む。肝冠状間膜の前葉は左側で肝鎌状間膜の右葉につながり，後葉は小網の右葉につながる。肝鎌状間膜の左葉は小網と合流して左肝三角間膜となる。B. 肝臓の横隔面。C. 肝臓と門脈三つ組の臓側面。D. 表面と陥凹。1：肝腎陥凹，2：肝下陥凹，3：横隔下陥凹。E. 肝臓の上面。

体表解剖

肝臓

肝臓はおもに右上腹部にあり，胸郭と横隔膜により覆われている（図SA2.4）。正常の肝臓は右第7〜11肋骨の深部にあり，正中を横切って左乳頭まで達する。立位時には，肝臓は重力によりさらに下方に位置する。鋭い下縁は右肋骨縁に沿う。深く息を吸うと，肝臓と横隔膜が下方へ移動するため，肝臓に触れることができる。

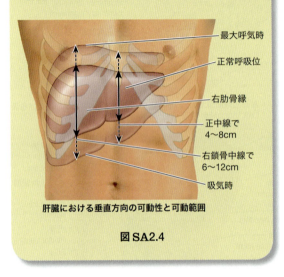

図SA2.4

臨床関連事項

横隔膜下膿瘍

 腹膜炎は腹膜腔のさまざまな場所で膿瘍（限局した膿の集まり）を形成する。膿瘍がよくみられる場所として横隔下陥凹がある。横隔膜下膿瘍は，虫垂穿孔や十二指腸潰瘍穿孔の頻度が高いため，右側により多くみられる。左右の横隔膜下膿瘍は肝腎陥凹につながるので（図2.35D），特に寝たきりの人では横隔膜下膿瘍の膿は一側の肝腎陥凹にたまる。横隔膜下膿瘍は第12肋骨下縁の切開により排膿されることがある。

肝臓の横隔面は，直接横隔膜に接している後方の肝臓の**無漿膜野** bare area of liver を除いて腹膜に覆われている（図2.35ACE）。**肝臓の臓側面** visceral surface of liver は，胆嚢窩と肝門以外は腹膜で覆われている。**肝門** porta hepatis は肝臓の臓側面中央にある横走する裂隙で，肝門脈，肝動脈，肝神経叢，肝管，リンパ管などが出入りする（図2.36）。肝臓の臓側面は以下の構造と関係がある。

- 胃の前面の右側（**胃圧痕，幽門圧痕**）。
- 十二指腸の上部（**十二指腸圧痕**）。
- 小網。
- 胆嚢（**胆嚢窩**）。
- 右結腸曲と右側横行結腸（**結腸圧痕**）。

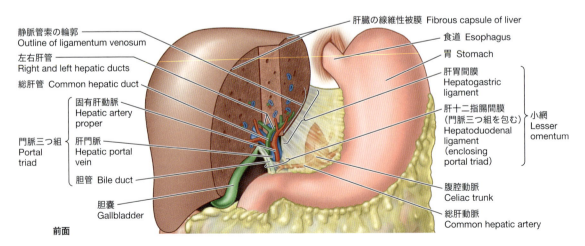

図2.36　小網　肝胃間膜と肝十二指腸間膜を示している。前方の矢状断面は胆嚢窩を通る面，後方の矢状断面は静脈管索を通る面からなる。これらの断面は肝門を通る狭い冠状断面でつながっている。

● 右腎臓と副腎 (腎圧痕, 副腎圧痕)。

小網は**門脈三つ組** portal triad (肝門脈, 肝動脈, 胆管) を包み, 肝臓から胃の小弯と十二指腸上部の最初の 2 cm までのびる (図 2.36)。肝門と十二指腸の間に広がる小網の肥厚した自由縁は, 肝十二指腸間膜である。これは, 肝門を通る構造物を包んでいる。

肝葉と肝区域

解剖学的には, 外観上から肝臓は 4 つの葉に分けられ, 右葉, 左葉, 尾状葉, 方形葉からなる。しかし, 機能的には, 血管分布と腺分泌により, 肝臓は解剖学的な葉とは別の, 独立した右葉と左葉, つまり右と左の門脈葉に分けられる (図 2.37A)。大きな解剖学的**右葉** right lobe は, 肝鎌状間膜と左矢状裂により, 小さな解剖学的**左葉** left lobe と分けられる。臓側面では左右の矢状裂と肝門が, **尾状葉** caudate lobe (後上方) と**方形葉** quadrate lobe (前下方) に分け, 両葉とも解剖学的右葉の一部を境している。**右矢状裂** right sagittal fissure は前方の胆嚢窩と後方の下大静脈窩により形成される連続した溝である。**左矢状裂** left sagittal fissure は前方の**肝円索裂** fissure for round ligament (ラテン語では *ligamentum teres*) と後方の**静脈管索裂** fissure for ligamentum venosum によって形成される連続した溝である (図 2.37B)。**肝円索** round ligament of liver は臍静脈が遺残したもので, 酸素を豊富に含んだ血液を胎盤から胎児へ運んでいた。**静脈管索** ligamentum venosum は胎児の静脈管の線維状の遺残で, 臍静脈から下大静脈へ血液を送る短絡路であった (Moore et al., 2012)。

機能的な右葉と左葉 (右と左の門脈葉) の境は, 中肝静脈の面 (主門脈裂) であり, 肝臓の臓側面では胆嚢窩と下大静脈窩を通る矢状面に近く, 横隔面では, 胆嚢底から下大静脈まで至る線を想像するとよい (図 2.37)。機能的な左葉は解剖学的な尾状葉と方形葉の大部分を含む。機能的な右葉と左葉は解剖学的区分に比べて, 右葉と左葉の大きさが似ているが, 少し右葉のほうが大きい。機能的な右葉と左葉はそれぞれ, 肝動脈と肝門脈から独自に血液を受け取り, 独自の静脈と胆管系をもつ。さらに, 肝臓の機能的な葉 – 門脈葉は, 8 つの**肝区域** hepatic segment に細分される (図 2.38)。肝区域は左右肝動脈, 肝門脈, 肝管の三次的な枝分かれにもとづいて分けられる。各肝区域は左右肝動脈と肝門脈の三次的な分枝の 1 本から血液を受け, 左または右の肝管の三次的な分枝に胆汁を送りだす。**区域間の肝静脈**が肝区域の間を通り, 下大静脈に向かう過程で肝区域の境界となっている。

肝臓の血管と神経

肝臓は門脈 (75～80％) と肝動脈 (20～25％) の 2 つから血液を受ける (図 2.26, 2.27, 2.38A)。門脈は酸素の乏しい血液を腹骨盤内の消化管から運ぶ。腹腔動脈の分枝である**肝動脈** hepatic artery は酸素の豊富な血液を大動脈から運ぶ。肝門部であるいはその付近で, 肝動脈

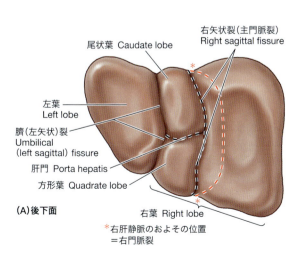
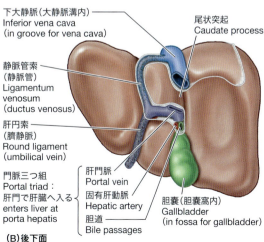

図 2.37 肝臓臓側面の解剖学的「葉」と「裂」 A. 4 つの解剖学的「葉」。B.「裂」を形成・占有する構造物。

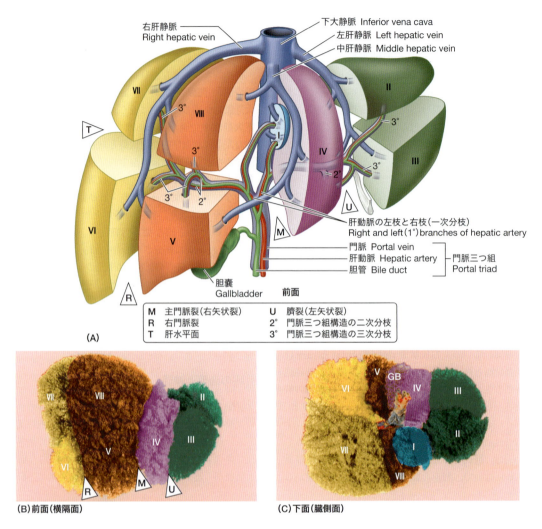

図 2.38 肝区域 **A.** 各区域（Ⅰ～Ⅷ）には固有の血管分布と胆管路がある。**BC.** 肝区域を明らかにするために肝門脈の分枝にさまざまな色のラテックス色素液を注入した。

と門脈は左右に枝分かれし，それぞれ機能的右葉と機能的左葉に血液を送る。各葉の中で，門脈と肝動脈の二次的・三次的分枝は一定の分布をとり**肝区域**をかたちづくる（図2.38）。肝区域の間には**右，中，左肝静脈** right, intermediate and left hepatic veins があり，それらは隣接する区域から血液を集める。肝静脈は横隔膜の下方で下大静脈に流入する（図2.38A）。これらの静脈が下大静脈に連絡していることは肝臓の位置を保持するのにも役立つ。

肝臓は主要なリンパ産生器官である。胸管に流入するリンパの 1/4〜1/2 は肝臓由来である。**肝臓のリンパ管** lymphatic vessel of liver は腹膜直下の肝臓表面にある**線維性被膜**（Glisson 鞘）の中の**浅リンパ管**と，門脈三つ組と肝門脈の分枝に伴行する結合組織内にある**深リンパ管**として起こる。肝臓の横隔面や臓側面の前部からの浅リンパ管と，門脈三つ組に伴行する深リンパ管は肝門に向かって合流して，小網内にある肝臓の脈管と胆管に沿って分布する肝リンパ節に入る（図2.39A）。肝リンパ節からでた輸出リンパ管は腹腔リンパ節に集まり，胸管の下端にある**乳ビ槽** cisterna chyli に入る。肝臓の横隔面と臓側面の後部からの浅リンパ管は肝臓の無漿膜野に向かう。

ここで，リンパは**横隔リンパ節** phrenic lymph node に注ぐか，下大静脈に集まる肝静脈に伴行する深リンパ節に注ぎ，下大静脈とともに横隔膜を貫通して**後縦隔リンパ節** posterior mediastinal lymph node に入る。このリンパ節の輸出リンパ管は本管と胸管に入る。いくつかのリンパ管は左胃リンパ節や，肝臓鎌状間膜に沿って胸骨傍リンパ節や，肝円索に沿って前腹壁のリンパ管に入る。**肝臓の神経** nerve of liver は**肝神経叢** hepatic nerve plexus に由来するが（図2.39B），腹腔神経叢から続く神経叢としては，最も大きい。肝神経叢からの神経は肝動脈と門脈の分枝に沿って肝臓に分布する。この神経叢は腹腔神経叢からの**交感神経線維**と前後迷走神経幹からの**副交感神経線維**からなる。

胆管と胆囊

胆汁は肝臓でたえず産生され，胆囊に貯留される（図2.40）。胆囊は胆汁の貯留に加えて，水と塩を吸収することで胆汁を濃縮する。脂肪が十二指腸に入ると，胆囊は濃縮した胆汁を胆囊管と胆管を通して十二指腸に送

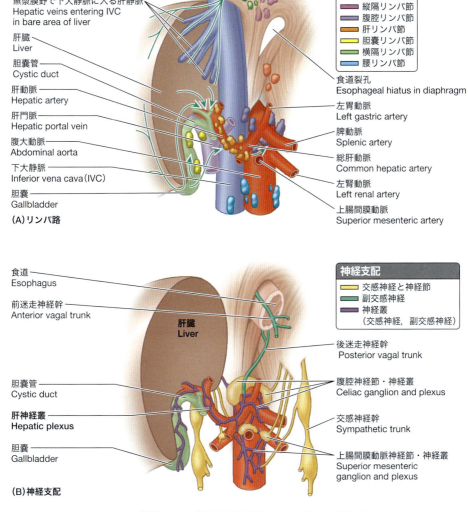

図2.39　肝臓のリンパ路と神経支配　**A**. リンパ路。**B**. 神経支配。

る．胆汁は脂肪を乳化し，小腸の遠位部で吸収される．**肝細胞**は胆汁を肝細胞間に形成される**毛細胆管** bile canaliculi に分泌する（図2.41）．毛細胆管は細い**小葉間胆管**に入り，その後，門脈三つ組の太い集合胆管となり，さらに合流して右・左肝管になる．**右・左肝管** right and left hepatic ducts には，それぞれ機能的右葉と左葉の胆汁が流入する．肝門をでてすぐに，右・左肝管は合流して**総肝管** common hepatic duct になり，さらに右側から**胆嚢管** cystic duct が加わって総胆管になる（図2.40）．

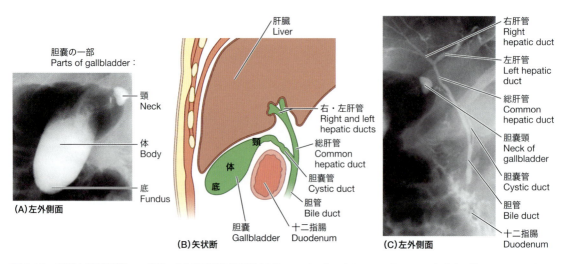

図 2.40 胆嚢と肝外胆管 A. 胆嚢の内視鏡的逆行性胆管造影像．**B**. 十二指腸上部との関連を示した矢状断の模式図．**C**. 胆道の内視鏡的逆行性胆管造影像．胆嚢管は多くの場合，総肝管の前方にある．

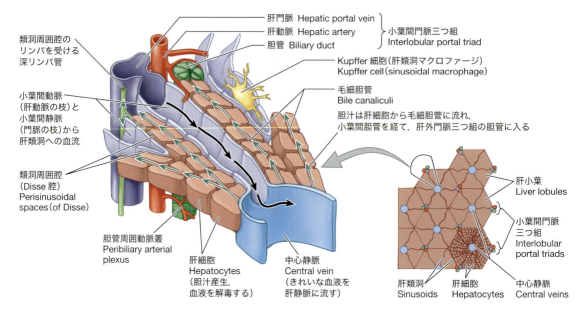

図 2.41 肝臓の血液と胆汁の流れ ここで示した肝小葉の一部は，小葉間門脈三つ組の構成要素や，肝類洞と毛細胆管の位置を示している．この図の右側は肝臓の断面図で，小葉の六角形構造を示している．

胆管

胆管 bile duct（総胆管とも呼ばれていた）は，**胆嚢管**と**総肝管**が合流して小網の自由縁の中に形成される。胆管は十二指腸上部の後方を下行し，膵頭部後面にある溝に位置する。十二指腸下行部の左側で，胆管は主膵管と接する（図 2.34，2.42）。2 本の管は十二指腸下行部の壁を斜めに通り，そこで合流して**胆膵管膨大部**（Vater 膨大部）となる。膨大部の遠位端は**大十二指腸乳頭**を経て，十二指腸に開く。胆管の遠位端を取り巻く輪状の筋は肥厚し，**胆管括約筋**となる。この括約筋が収縮すると，胆汁は膨大部および十二指腸に入ることはできない。したがって，胆汁は胆管を逆流し，胆嚢管を通って**胆嚢**に入り，濃縮され貯留される。

胆管に分布する動脈は以下のとおりである（図 2.36，2.43）。

- **後上膵十二指腸動脈** posterior superior pancreaticoduodenal artery と**胃十二指腸動脈** gastroduodenal artery：胆管の十二指腸後部に分布する。
- **胆嚢動脈** cystic artery：胆管の近位部に分布する。
- **右肝動脈** right hepatic artery：胆管の中央部に分布する。

通常，胆管近位部と肝管からの静脈は肝臓に直接入る。**後上膵十二指腸静脈** posterior superior pancreaticoduodenal vein は胆管の遠位部から血液を受け，門脈あるいはその分枝の 1 つに入る（図 2.27）。胆管からのリンパ管は胆嚢頸近くの**胆嚢リンパ節** cystic lymph node や，**網嚢孔リンパ節** node of omental foramen，肝リンパ節に入る（図 2.39A）。胆管からの輸出リンパ管は腹腔リンパ節に入る。

胆嚢

胆嚢 gallbladder（長さ 7～10 cm）は洋梨に似た形をしており，肝臓の臓側面の**胆嚢窩** gallbladder fossa にある（図 2.37B，2.40）。腹膜は胆嚢底を完全に包み，胆嚢体と胆嚢頸を肝臓に固定する。胆嚢の肝臓面は，肝臓の線維性被膜の結合組織により肝臓に付着する。胆嚢は 3 つに区分される（図 2.40，2.42）。

- **底** fundus は広がった盲端の部分で，肝臓の下縁からでており，鎖骨中線上の右第 9 肋軟骨の前端に位置する。
- **体** body は肝臓の臓側面，横行結腸，十二指腸上部に接する。
- **頸** neck はしだいに細くなり，肝門の方向に向いている。

胆嚢頸は S 字型に曲がり，胆嚢管につながる。頸内部の粘膜はぐるぐるねじれて**ラセンヒダ** spiral fold（ラセン弁）となり，胆管が開いた状態に保っている。そのため，胆管の遠位端が総胆管括約筋や胆膵管括約筋によ

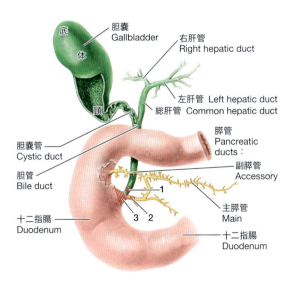

図 2.42　肝外胆管と膵管　1：胆管括約筋，2：膵管括約筋，3：胆膵管括約筋。

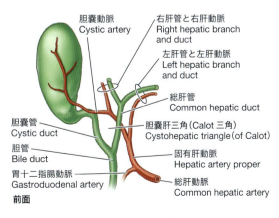

図 2.43　胆嚢の血管分布

り閉鎖されたとき，胆汁は容易に胆嚢に逆流するし，あるいは胆嚢が収縮した際に胆汁が容易に十二指腸に流れる。胆嚢管（長さ約4cm）は**胆嚢頸**を総肝管につなぐ。胆嚢管は小網の葉間で，通常，総肝管に対して平行に走行し，それらが合流して胆管を形成する。

　胆嚢動脈は胆嚢と胆嚢管に分布し，一般的に総肝管と胆嚢管の間の三角で右肝動脈から起こる（図2.43）。胆嚢動脈の起始と走行はさまざまである。**胆嚢静脈** cystic vein は胆管と胆嚢頸から血液を受け，直接肝臓に入るか，あるいは門脈を介して肝臓に入る。胆嚢底と胆嚢体からの静脈は直接肝臓の臓側面に向かい，肝類洞に注ぐ。胆嚢からのリンパ路は肝リンパ節に向かうが（図2.39A），胆嚢頸近くにある胆嚢リンパ節を通ることがよくある。これらのリンパ節からの輸出リンパ管は腹腔リンパ節に向かう。胆嚢と胆嚢管の神経は，**腹腔神経叢** celiac plexus〔交感神経と内臓求心性（痛覚）線維〕，迷走神経（副交感神経），そして**右横隔神経** right phrenic nerve（体性求心性線維）に由来し，胆嚢動脈に沿って走行する（図2.39B）。胆嚢の収縮はホルモンによって刺激される。

臨床関連事項

肝生検

診断の目的で，**肝生検**により肝組織を採取することがある。針穿刺は，中腋窩線上の右第10肋間から刺入するのが一般的である。生検を行う前，患者には息を十分に吐き出して息を止めてもらうが，これは**肋骨横隔洞**を小さくして，肺損傷と胸膜腔の汚染の可能性を最小限に減らすためである。

肝破裂

肝臓は脾臓ほどではないが破裂しやすい。これは肝臓が大きく，その位置が固定され，脆いためである。多くの場合，骨折した肋骨が横隔膜を貫通して肝臓を引き裂く。肝臓の脆さと豊富な血管のため，肝臓の裂傷は大量の出血と右上腹部痛をもたらす。

肝硬変

肝硬変では，肝細胞が破壊され，線維組織によって置換される。この組織は肝内動静脈や胆管を取り囲み，肝臓を硬くし，それらを通る血液の循環を妨げる。肝硬変は，**門脈圧亢進症**の原因として多いが，アルコール依存症でよくみられる。

肝葉切除と肝区域切除

門脈の左右の枝と同じように，左右の肝動脈と肝管に大きな交通がないことが明らかとなり，最小限の出血で，肝臓の右葉または左葉を取り除く**肝葉切除**が可能となった。重篤な損傷または腫瘍が1つまたは隣接する肝区域に及んでいた場合，損傷した区域だけを取り除くことができる（肝区域切除）。区域間の肝静脈は区域境界面を知る手がかりとなる。

胆石

胆石 gallstone（ラテン語の *calculi* は丸い小石の意味）は胆嚢，胆嚢管，肝管，または胆管にみられる結石である。胆膵管膨大部の遠位端は胆汁の経路の最も狭い部分で，胆石嵌頓がよく起こる場所である。胆石は**胆石疝痛**（上胃部の痛み）を引き起こす可能性がある。胆嚢が弛緩すると，胆嚢管につまった石が胆嚢に戻ることがある。胆石が胆嚢管を閉塞した場合，胆汁が蓄積して胆嚢が腫大し**胆嚢炎**が起こる。痛みは上胃部ではじまり，後に，右肋下部の第9肋軟骨と腹直筋鞘の外側縁が交差する部位の右季肋部へ移動する。胆嚢の炎症は横隔膜を刺激するため胸壁後部あるいは右肩に痛みを起こすことがある。胆汁が胆嚢から排出されないと，血中に入り，**閉塞性黄疸**を起こす（p.168の臨床関連事項「膵臓癌」を参照）。

胆嚢摘出

激しい胆石疝痛がある場合，通常，胆嚢を取り除く。**腹腔鏡下胆嚢摘出術**は開腹術に代わりよく用いられる。胆嚢動脈はそのほとんどが**胆嚢肝三角** cystohepatic triangle（Calot三角）の右肝動脈から分枝する。現在，臨床では，胆嚢肝三角は，下方が胆嚢管，内側が総肝管，上縁が肝臓下面であると定義されている（図2.43）。胆嚢摘出の際に，あらかじめ胆嚢肝三角を注意深く剥離しておくと，解剖学的変異がある部位なので，これらの重要な構造物を保護できる。

肝門脈と門脈大循環吻合

肝門脈は，**門静脈系** portal venous system の主要な経路である（図2.44）。門脈は酸素が乏しいが栄養の豊富な血液を腹部の消化管および胆囊，膵臓，脾臓から集め，肝臓に運ぶ。肝臓内で枝分かれして，その枝は肝区域に分布し，収縮能力のない毛細血管である**肝類洞** venous sinusoid of lilver に終わる（図2.41）。

門脈大循環吻合 portosystemic anastomose は，門静脈系と大循環静脈系とを連絡するもので，以下の部分で交通する（図2.44）。

- 食道静脈にみられる交通で，この静脈は一方では**奇静脈** azygos vein（体循環系）に注ぎ，もう一方では左胃静脈（門脈系）に注ぐ。この静脈が拡張すると**食道静脈瘤**となる。
- **直腸静脈** rectal vein にみられる交通で，下および中直腸静脈は下大静脈（体循環系）に注ぎ，上直腸静脈は下腸間膜静脈（門脈系）に注ぐ。直腸静脈が異常に拡張すると**痔核**になる。
- 前腹壁の**臍傍静脈** para-umbilical vein（門脈系）は臍の周囲の**浅腹壁静脈** superficial epigastric vein（体循環系）と吻合する。これらの静脈が拡張すると，瘤状の静脈が臍から放射状に走る**メデューサの頭**と呼ばれる現象を引き起こす。拡張した静脈がこう呼ばれるのは，ギリシア神話に登場するメデューサの頭に巻きついたヘビに似ているからである。
- **結腸静脈** colic vein の小枝（門脈系）は，後腹膜静脈（体循環系）と吻合する。

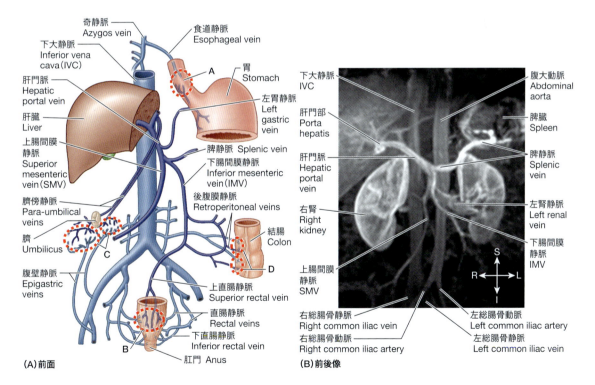

図2.44　門静脈系　**A**. 門脈大循環吻合。これらの吻合は肝臓内もしくは門脈閉塞時の側副路をなす。この模式図では門脈の枝は暗青色で，体循環の枝は明青色で示す。A：食道静脈のあいだの吻合部。B：直腸静脈のあいだの吻合部。C：臍傍静脈（門脈系）と前腹壁の小腹壁静脈との吻合部。D：結腸静脈の小枝（門脈系）と後腹膜静脈との吻合部。**B**. MR血管造影像（門脈造影）門脈系の分枝と形態を示す。

臨床関連事項

門脈圧亢進症

肝硬変による瘢痕化や線維化が門脈を閉塞すると，門脈とその枝の血圧が上昇し，**門脈圧亢進症**を起こす。門脈系と体循環系の吻合部で，門脈圧亢進症は怒張し膨隆した静脈を生じさせ，門脈系から体循環系に血液を流す。静脈の拡張がひどくなると，壁が破れて，出血することがある。食道の遠位端の**食道静脈瘤**（拡張した食道静脈）からの出血はしばしば重篤で，死に至ることがある。門脈圧亢進症を改善させる一般的な方法としては，門脈と下大静脈との吻合形成や脾静脈と左腎静脈の吻合形成による門脈系から体循環系への代替路形成が行われ，**門脈大静脈吻合**あるいは**門脈大循環シャント**と呼ばれる（図 B2.9）。

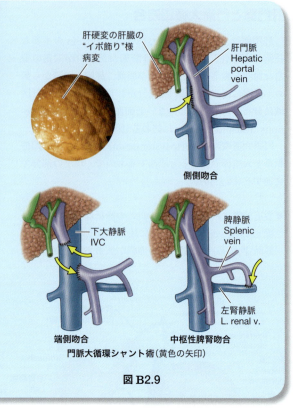

図 B2.9

腎臓，尿管，副腎

腎臓 kidney は，後腹壁の後腹膜領域にあり，脊柱の両側に 1 つずつある（図 2.44, 2.46）。泌尿器系は，余分な水分，塩，蛋白質代謝の老廃物を血液中から取り除き，栄養物や化学物質を血液中に戻す。腎臓は，老廃物を血液から尿に移し，尿管を通して尿を膀胱へ送る。**尿管**は腎臓から下方に走り，総腸骨動脈の分岐部の高さで骨盤縁を越える。そこから骨盤の外側壁に沿って走り，**膀胱**に入る。左右それぞれの腎臓の上内側面には通常，副腎が接している。弱い筋膜性の隔壁が副腎と腎臓を分ける。**副腎**は内分泌系の 1 つとして機能し，機能的に腎臓とはまったく独立しており，両者は接していない。副腎は副腎皮質ホルモンとアンドロゲンを分泌し，アドレナリンとノルアドレナリンをつくる。

腎筋膜と脂肪

腎周囲脂肪組織 perinephric fat あるいは**脂肪被膜** perirenal fat capsule は，腎臓と副腎を取り囲み，腎門部における腎洞の脂肪につながる（図 2.45）。腎臓，副腎，そしてそれらを取り囲む腎周囲脂肪組織は，下方を除いて，**腎筋膜** renal fascia と呼ばれる線維性の膜で包まれる。下内側では，腎筋膜は**尿管周囲被膜** peri-uretic fascia として尿管に沿ってのびている。腎筋膜の外側には，**腎傍脂肪体** paranephric fat（pararenal fat body）があり，腰部の腹膜外の脂肪で，腎臓の後方で顕著である。腎筋膜は，腎傍脂肪の中へコラーゲン線維の束を送る。腎臓は呼吸時または仰臥位から立位になるときに動く。通常，腎臓は約 3 cm の可動性をもっている。上方で腎筋膜は横隔膜の下面で横隔膜筋膜へとつながっている。下方では，腎筋膜の前葉と後葉が緩くつながっている。

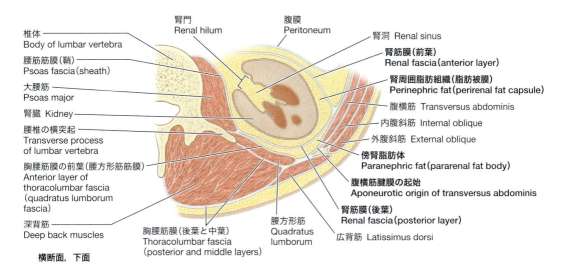

図 2.45 腎臓に関連した筋と筋膜

腎臓

　腎臓は T12～L3 の脊椎の高さで後腹膜壁に位置している．**右腎臓**は**左腎臓**よりやや低い位置に存在し，肝臓があるためと考えられている（図2.46）．左右の腎臓はそれぞれ前面と後面，内側縁と外側縁，および上端と下端がある（図2.47）．外側縁は膨隆し，内側縁は陥凹して，内部には腎洞と腎盂があり，内側縁が凹んでいるために，腎臓はソラマメ形をしている．腎臓の凹んだ内側縁には，**腎門** renal hilum と呼ばれる垂直な切れこみがある．腎門は**腎洞** renal sinus と呼ばれる腎臓内の腔所への入口で，ここはほとんど脂肪で占められ，なかには腎盂，腎杯，血管，神経が埋まっている．腎門のところで，**腎静脈** renal vein は**腎動脈** renal artery の前方にあり，腎動脈は**腎盂（腎盤）** renal pelvis の前方にある．

　左右の腎臓は上方で横隔膜に近接し，横隔膜は腎臓を胸膜腔と第12肋骨から隔てている．少し下方で，腎臓の後面は腰方形筋に近接する（図2.46）．肋下神経と肋下動静脈，および腸骨下腹神経と腸骨鼡径神経が，腎臓の後面を斜めに横切って下行する（図SA2.3B）．肝臓，十二指腸，上行結腸は右腎臓の前方に位置する．左腎臓は胃，脾臓，膵臓，空腸，下行結腸に近接する（図2.46B）．

尿管

　尿管 ureter は筋性で内腔の狭い管で，尿を腎臓から膀胱まで運ぶ．尿管の上端の拡張した部位は腎盂と呼ばれ，2ないし3個の**大腎杯** major calice が合わさってでき，大腎杯はまた2ないし3個の**小腎杯** minor calice からできる（図2.48，2.49）．小腎杯はそれぞれ，**腎乳頭** renal papilla と呼ばれる**腎錐体** renal pyramid の先端部がはまり，凹んでいる．尿管の腹部は，壁側腹膜に密接し，全長にわたって後腹膜領域に位置する．尿管は下内側に向けて大腰筋と腰椎の横突起の先端の前方を走り（図SA2.5A），総腸骨動脈が分岐した直後の外腸骨動脈と交差する．尿管はその後，骨盤の外側壁に沿って走り，膀胱に入る（図2.50）．尿管は，一般的に程度の差はあるものの3個所の狭窄部が存在する．それは（1）尿管と腎盂の移行部，（2）骨盤上口の縁にあたる骨盤縁との交差部，（3）膀胱壁への貫通部である．これらの狭窄部は，尿路結石による閉塞の好発部位である．

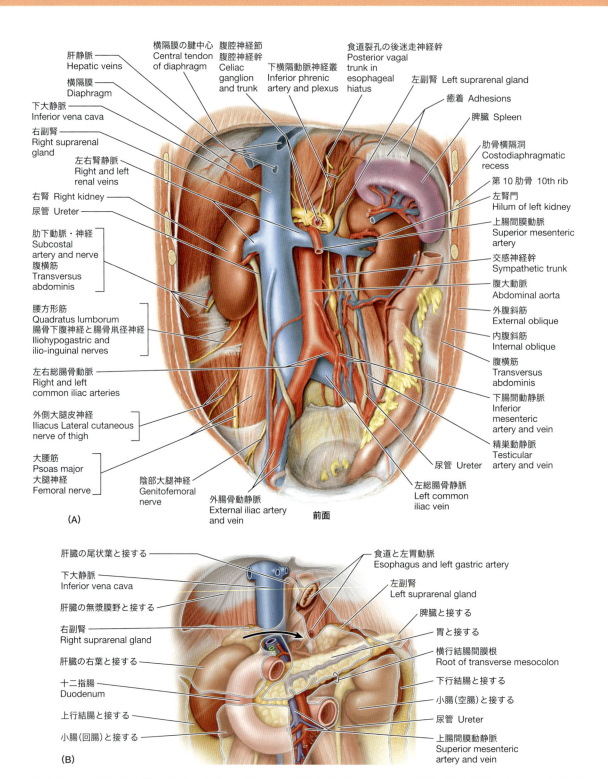

図 2.46　後腹壁にある後腹膜器官と血管　A. 後腹壁の大血管，腎臓，副腎を示す。B. 腎臓，副腎，膵臓，そして十二指腸の関係。右の副腎は網嚢孔（黒い矢印）の高さにある。

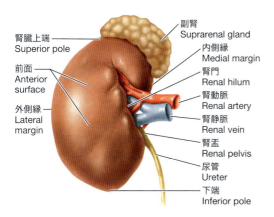

図 2.47　右腎臓と副腎

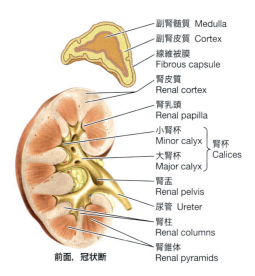

図 2.49　腎臓と副腎の内部構造

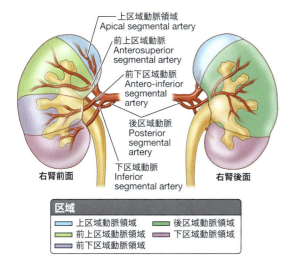

図 2.48　**腎臓の区域と区域動脈**　上区域動脈と下区域動脈だけは腎臓の前後両面に分布する。

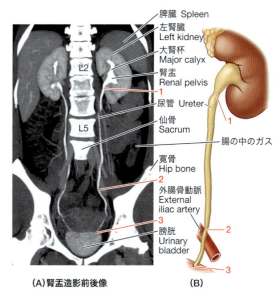

図 2.50　**逆行性腎盂造影像による尿管の生理的狭窄部**
A. 膀胱から内視鏡（尿道鏡）によって造影剤を尿管に注入した。
B. 生理的に尿管がやや狭い部分は以下のとおりである。1：腎盂尿管移行部，2：外腸骨動静脈あるいは骨盤縁と交差する部位，3：膀胱への侵入部

副腎

　副腎 suprarenal（adrenal）gland は腎臓の上内側と横隔膜の脚の間に位置し（図2.46），相当量の腎周囲脂肪組織を含む結合組織によって囲まれている．副腎は腎筋膜によって囲まれ，かつ**横隔膜の脚**に付着している．しかし，副腎は線維組織により腎臓と隔てられている．副腎の形および周囲との関係は左右で異なる．

- 三角錐形の右副腎は横隔膜の前にあり，前内側では下大静脈，前外側では肝臓と接する．
- 半月形の左副腎は，脾臓，胃，膵臓，横隔膜の左脚に近接する．

　左右の腎臓はそれぞれ2部からなる．**副腎皮質** suprarenal cortex と**副腎髄質** suprarenal medulla である（図2.49）．これらの両部は発生起源，機能が異なる．副腎皮質はコルチコステロイドとアンドロゲン，副腎髄質はアドレナリンとノルアドレナリンを分泌している．

腎臓，尿管，副腎の血管

　腎動脈 renal artery は第1，2腰椎の間の椎間円板の高さから起こる．**右腎動脈** right renal artery は長く，下大静脈の後方を通る（図2.46A）．典型的には左右の腎動脈は腎門の近くで5本の**区域動脈** segmental artery に分岐し，それぞれは終動脈，つまり吻合のない動脈である（図2.48）．区域動脈は**腎臓の区域** segment of kidney に分布する．いくつかの静脈が腎臓からでて，さまざまな形で合流して腎静脈となる．腎静脈は腎動脈の前にあり，左腎静脈は長く，大動脈の前を通る（図2.46A）．左右の腎静脈はそれぞれ下大静脈に注ぐ．

　尿管の動脈 artery to ureter は，おもに3つの部位から起こる．それは，**腎動脈，精巣動脈ないし卵巣動脈**，および**腹大動脈**である．**尿管からの静脈** vein of ureter は腎静脈と精巣ないし卵巣静脈に注ぐ（図2.46A）．

　副腎はその内分泌機能により，豊富な血液供給を必要とする．**副腎動脈** suprarenal artery は，以下の3つの部位から起こる．

- **上副腎動脈** superior suprarenal artery（6～8本）が**下横隔動脈**から．
- **中副腎動脈** middle suprarenal artery（1ないし数本）が上腸間膜動脈の起始の近くで，**腹大動脈**から．
- **下副腎動脈** inferior suprarenal artery（1ないし数本）が**腎動脈**から．

　副腎からの静脈血は1本の太い**副腎静脈** suprarenal vein に注ぐ（図2.57）．短い**右副腎静脈** right suprarenal vein は下大静脈に注ぐが，長い**左副腎静脈** left suprarenal vein はしばしば下横隔静脈が合流し，左腎静脈に流入する．

　腎臓のリンパ管 renal lymphatic vessel は腎静脈に沿い，腰リンパ節に注ぐ（図2.51）．尿管上部からのリンパ管は腎臓からのリンパ管と合流したり，直接に腰リンパ節（下大静脈リンパ節あるいは腹大動脈リンパ節）に注いだりする．尿管中部からのリンパ管は通常，**総腸骨リンパ節** common iliac lymph node に注ぐが，尿管下部からのリンパ管は総・外・内腸骨リンパ節 iliac lymph node に注ぐ．**副腎のリンパ管** suprarenal lymphatic vessel は副腎被膜の深部および副腎髄質のリンパ管叢から起こる．リンパは腰リンパ節に流れる．

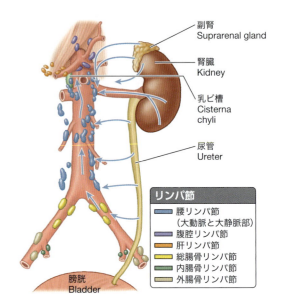

図2.51　腎臓と副腎のリンパ管　矢印はリンパ節へのリンパ流の方向を示す．

腎臓，尿管，副腎の神経

腎臓と尿管への神経は**腎神経叢** renal nerve plexus から起こり，交感神経線維と，内臓求心性線維からなる（図2.52）。腎神経叢には腹骨盤内臓神経（特に最下内臓神経）からの神経線維が入る。尿管の腹部への神経は腎神経叢，腹大動脈神経叢，上下腹神経叢からでる。内臓求心性線維のうち痛みを伝えるものは交感神経線維に伴行し，T11～L2の脊髄神経節と脊髄へ達する。副腎は腹腔神経叢ならびに**腹骨盤内臓神経** abdominopelvic splanchnic nerve（大内臓神経，小内臓神経，最下内臓神経）から豊富な神経支配を受ける（図2.52）。これらの神経はおもに脊髄側角に由来する有髄性の交感神経節前線維であり，椎傍神経節と椎前神経節をシナプスをつくらずに通過し，副腎髄質のクロム親和性細胞に分布する。

腹部内臓の神経支配の概要

腹部の自律神経は数種類の内臓神経と1種類の脳神経（迷走神経，脳神経X）とからなり，それぞれ交感神経と副交感神経の節前線維を腹大動脈神経叢とそこに含まれる交感神経節に運ぶ。これらの神経叢からの神経線維は動脈に沿ってのびて，交感神経節後線維と副交感神経線維を腹部内臓へ送り，腹部内臓に内在性の副交感神経節がある（図2.53，2.54，表2.9）。

腹部の**自律神経系** autonomic nervous system のうち**交感神経**は以下の構成をとる。

- **腹骨盤内臓神経**。胸部交感神経幹からの**下位胸内臓神経**（大・小・最下内臓神経）と，腰部交感神経幹からの**腰内臓神経**。
- 椎前交感神経節。
- **腹大動脈周囲神経叢**とそこからのびた動脈周囲神経叢。神経叢は混合性で，副交感神経系と内臓感覚神経線維を含む。

腹骨盤内臓神経は，交感神経節前線維を腹骨盤腔へ運ぶ（図2.55）。これに含まれる交感神経節前線維は，第7胸髄から第2・3腰髄の高さの脊髄灰白質の中間外側核あるいは側角にある細胞体から由来する。この線維は脊髄前根，前枝，胸神経と上位の腰神経の白交通枝を順に通って交感神経幹に達する。交感神経幹の椎傍神経節ではシナプスをつくらずに通り抜け，腹骨盤内臓神経に入り，それを通って腹腔の椎前神経節に至る。腹骨盤内

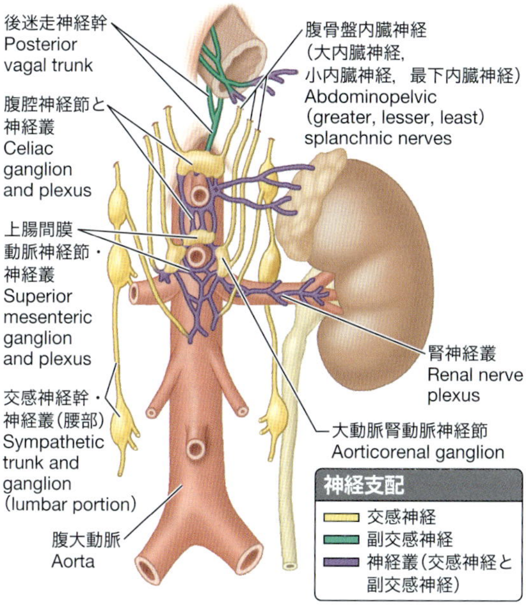

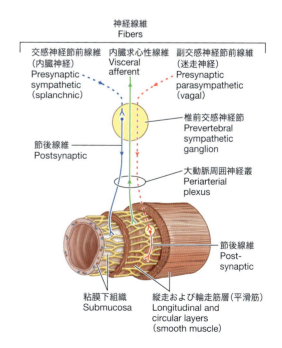

図2.52 腎臓と副腎の神経支配

図2.53 腹部内臓の内在性神経叢の自律神経支配

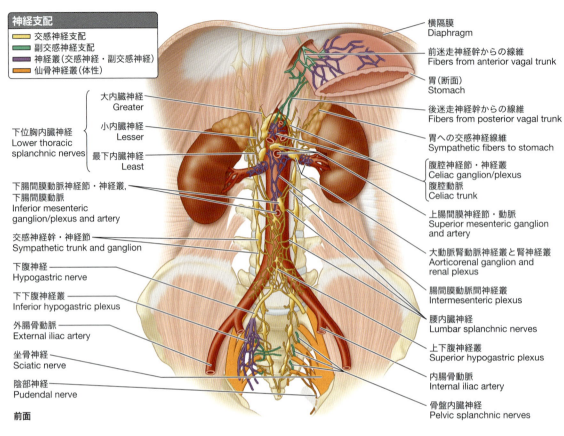

図 2.54　腹部の内臓神経，神経叢，交感神経節

表 2.9　内臓神経

内臓神経	自律神経の種類[a]	作用	起始	分布
A. 心肺の内臓神経（頸髄と上位胸髄）	節後線維		頸と上位胸の交感神経幹	胸腔（横隔膜より上位の内臓）
B. 腹骨盤部の内臓神経	節前線維	交感性	下位胸と腹骨盤交感神経幹	腹骨盤腔（横隔膜より下位の内臓を支配する椎前神経節）
1. 下位胸髄			胸交感神経幹	腹部椎前神経節
a. 大内臓神経			T5〜9(10) レベル	腹腔神経節
b. 小内臓神経			T10〜11 レベル	大動脈腎動脈神経節
c. 最下内臓神経			T12 レベル	他の腹部椎前神経節
2. 腰内臓神経			腹部交感神経幹	上・下腸間膜動脈神経節，腸間膜動脈間神経叢，下腹神経叢
3. 仙骨内臓神経			骨盤（仙）交感神経幹	骨盤の椎前神経節
C. 骨盤内臓神経	節前線維	副交感性	S2〜4 の脊髄神経の前枝	下行結腸，S状結腸，直腸，骨盤内臓の内在性神経節

[a] 内臓神経は求心性線維も伝達する。

体表解剖

腎臓と尿管

　左の腎臓の腎門は，幽門平面の高さにあり，正中矢状面から左へ約5cmのところにある（図SA2.3）。幽門平面は，右腎臓の上端を通過し，左腎臓の上端より2.5cmほど低い。後方からでは，腎臓の上部は，第11肋骨と第12肋骨の奥にある（図SA2.5A）。腎臓の高さは，呼吸に伴って移動し，また姿勢の変化によって上下に2～3cm動く。腎臓は通常触知できない。やせた成人では，右腎臓の下端は両手を用いた触診で，堅くて表面のなめらかな，いくらか丸みをもった固まりで，吸息時に下降するものとして触知される。左腎臓は，腫大したり移動しない限り通常，触知できない。尿管は，腰椎横突起の先端と交差する矢状面上にある。

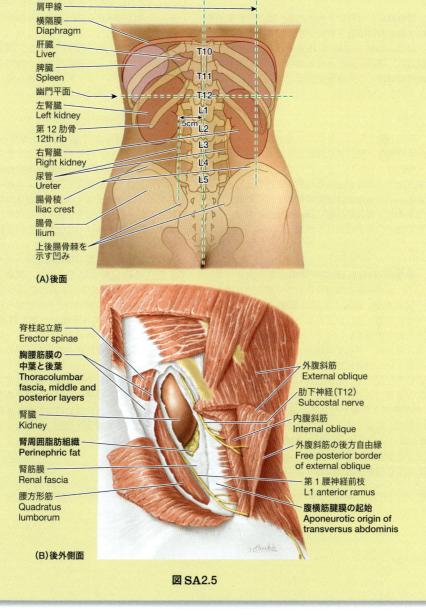

図 SA2.5

臨床関連事項

腎周囲膿瘍

腎筋膜の付着によって，**腎周囲膿瘍**の広がり方が決定される。例えば，腎門の筋膜は腎血管と尿管に強く付着しており，通常，対側へ膿が広がるのを防いでいる。しかし，膿瘍からの膿（または損傷した腎臓からの血液）は，緩く結合した骨盤筋膜の前葉と後葉との間を通って骨盤内に広がることがある。

腎移植

腎移植は，慢性腎不全のある一定の症例を治療するために確立された手術である。移植腎は大骨盤の腸骨窩（3章）に移植され，ここでしっかりと保護され，移植に必要となる血管と尿管も短くてすむ。腎動静脈は近くの外腸骨動静脈につながり，尿管は近くにある膀胱に縫合する。

腎副動静脈

腎臓が発生期に，最終的な位置まで上昇していく過程で，胎生期の腎臓を支配する動脈および静脈は，しだいに上方のものに置き換わっていく。通常，上方の血管が血液の供給または流出を行うようになると，下方の血管は退化する。これらの血管の一部が遺残すると，**腎副動静脈（腎極動静脈）**となる。これらの血管の数と位置の変異は，約25％の人にみられる。

尿管結石および腎結石

尿管結石（腎結石）は尿管の過度な伸展によって，**尿管疝痛**と呼ばれる激しい間欠的な痛みを起こすが，結石が尿管の収縮による蠕動波によって徐々に下方へ押し出されるときに起こる。結石は尿の流れを完全にあるいは間欠的に閉塞する。閉塞部位によって，痛みは，腰部や鼠径部，大腿の前面近位部，外生殖器あるいは精巣に放散する。尿管疝痛では通常，痛みは尿管を支配しているのと同じ高さの脊髄分節と感覚神経節が支配する皮膚領域に放散し，おもに第11胸髄から第2腰髄の範囲で起こる。尿管結石は，**腎盂尿管鏡**より観察，除去することができる。結石を取り除く方法（**砕石術**）としてほかに，体外衝撃波結石破砕術があり，体外から衝撃波をあて，それにより結石を細かく砕き，尿とともに尿管を通過できるようにする。

腹腔内注入と腹膜透析

腹膜は面積が広い半透性の膜であり，大部分（特に横隔膜下領域で）で血管や毛細リンパ管の分布を受けている。そのため，腹膜腔内に注入された液体は，素早く体内に吸収される。このため，麻酔薬，バルビツール系の化合物などが**腹腔内注入**によって，腹膜腔に投与されることがある。

腎不全では，尿素などの老廃物が血中や組織内に蓄積され致死的な量となる。**腹膜透析**が行われることがあり，滅菌された希釈溶液を腹腔の片側から腹膜内へ流し込み，その反対側から排出させ，水溶性の物質や過剰な水分を，腹膜を通して身体から取り除く。拡散性のある物質や水分は，血液と腹膜腔の間を，両方の液体の濃度勾配により移動する。腹膜透析は一時的に行われることは多いが，長期的には，血液透析機器を用いて，直接血流を利用する人工透析のほうが望ましい。

腎臓と尿管の先天性異常

二分腎盂と**二分尿管**はかなり一般的にみられる。これらの奇形は腎盂と尿管の原基である**後腎憩室（尿管芽）**が分離するために生じる。重複尿管の長さは，後腎憩室の胎生期における分離の程度に依存する。二分腎盂または二分尿管は片側もしくは両側に起こるが，膀胱へ別々に開くことはまれである。後腎憩室の不完全な分離は，二分尿管という結果になり，完全な分離は**過剰腎**となる。

左右の腎臓は胎生期の骨盤内では，近くに位置している。胎児の約600人に1人では，腎臓下端（まれに上端）が癒合し**馬蹄腎**を形成する。このU字型の腎臓は，**下腸間膜動脈**の根が腎臓の正常な位置へ移動するのを妨げるため，通常，第3腰椎から第5腰椎の高さに位置する。馬蹄腎自体では特別な症状を示さないが，腎臓や腎盂に，関連する奇形が存在して，尿管の閉塞がみられることがある。

ときに，片側もしくは両側の胎児性腎臓は腹部に達することができず，仙骨の前面に位置することがある。まれではあるが，**異所性骨盤腎**の可能性を知っておけば，骨盤腫瘍と誤って腎臓を摘出してしまう危険性を回避できる。

臓神経には下位の胸内臓神経と腰内臓神経が含まれる。

下位の胸内臓神経 lower thoracic splanchnic nerve は，腹部内臓に交感神経節前線維を送る主要な経路である（図 2.54, 2.55, 表 2.9）。**大内臓神経** greater splanchnic nerve（第 5～9 ないし第 10 胸神経の高さの交感神経幹から），**小内臓神経**（第 10 と第 11 胸神経の高さから），**最下内臓神経** least splanchnic nerve（第 12 胸神経の高さから）は，特異的な胸内臓神経で，腹部の交感神経幹から起こり，横隔膜の対応する脚をつき抜け，それぞれ交感神経節前線維を交感神経の腹腔神経節，大動脈腎動脈神経節，上腸間膜動脈神経節（いずれも椎前神経節）とそれらの神経節に付随する神経叢に運ぶ。

腰内臓神経叢 lumbar splanchnic plexus は，腹部の交感神経幹から起こる。腹部の交感神経幹は，内側方向に向かって 3 ないし 4 本の腰内臓神経を送りだし，**腸間膜動脈間神経叢** intermesenteric plexus，**下腸間膜動脈神経叢** inferior mesenteric plexus，**上下腹神経叢** superior hypogastric plexus に届け，これらの神経叢に付随する椎前神経節に交感神経節前線維を送る。

交感神経節後ニューロンの細胞体は，腹大動脈の太い枝の基部の周りに細胞塊（クラスター）をつくり，**腹腔神経節，大動脈腎動脈神経節，上腸間膜動脈神経節，下腸間膜動脈神経節**といった大きな椎前神経節を，また，腸間膜動脈間神経叢や腹大動脈神経叢，上下腹神経叢内にある小さな無名の椎前神経節を形成する。節前ニューロンと節後ニューロンとの間のシナプスは，椎前神経節内でつくられる。交感神経節後線維は椎前神経節から腹部内臓まで，腹大動脈の枝に沿って存在する動脈周囲神経叢を通る。腹部の交感神経支配は他の部位と同様に，主として血管運動性である。消化管領域に関しては蠕動を抑制（遅らせたり止めたり）する。副腎への交感神経支配は例外的である。副腎髄質の分泌細胞は軸索と樹状突起を欠いた交感神経節後ニューロンである。そのため，副腎髄質は交感神経節前線維により直接支配される（図 2.55）。

内臓求心性線維のうち痛覚を伝えるものは交感神経線維（血管運動性）に伴行する。痛覚の信号は運動性線維の信号とは逆方向に伝わり，内臓神経を通って交感神経幹に達する。そこから白交通枝を通って脊髄神経の前枝に入り，それから後根を経て脊髄神経節に入り，脊髄に至る。胃（前腸）は第 6 胸髄から第 9 胸髄，小腸から横行結腸まで（中腸）は第 8 から第 12 胸髄，下行結腸（後腸）は第 12 胸髄から第 2 腰髄の高さの求心性神経の支配を受ける。これらの高さは，消化管のこれらの部位が神経支配を受けている交感神経の脊髄分節と同様の高さである。S 状結腸の中央からはじまる内臓の痛覚線維は副交感神経線維に伴行し，第 2～4 仙髄の脊髄神経節と仙髄へ走行している。

腹部の自律神経系のうち**副交感神経**は以下のものからなる（図 2.54, 2.55, 表 2.9）。

- **前・後迷走神経幹**。
- **骨盤内臓神経**。
- **腹部の自律神経叢**：腹大動脈神経叢と，その延長で腹大動脈の枝の周囲の動脈周囲神経叢。混合性の神経叢で，交感神経系と内臓感覚神経も含む。
- **内在性（腸管）副交感神経節**。

前・後迷走神経幹 anterior and posterior vagal trunks は左・右迷走神経の続きであり，食道神経叢からでて，食道と胃の前面と後面で食道裂孔を通過する。迷走神経は副交感神経節前線維と内臓求心性線維（反射に伴う意識にのぼらない感覚）を腹大動脈神経叢および動脈周囲神経叢に送る。

骨盤内臓神経は他の内臓神経と以下の点で異なる。

- 交感神経幹と関連性がない。
- 第 2～4 仙骨神経の前枝から直接でる。
- 副交感神経節前線維を下下腹神経叢（骨盤神経叢）に運ぶ。

節前線維は孤立性ないし汎在性の節後ニューロン細胞体に終わる。節後ニューロン細胞体は，腹部内臓のごく近傍ないし内部にあり，内在性の神経節をなす。副交感神経の節前線維および反射にかかわる内臓求心性線維は，迷走神経を通って食道下部，胃，小腸（十二指腸を含む），上行結腸および横行結腸の大部分の内在性神経節に送られる。一方，骨盤内臓神経は下行結腸，S 状結腸，直腸，骨盤内臓に神経線維を運ぶ。すなわち消化管に関しては，迷走神経は左結腸曲までの平滑筋および腺へ副交感神経線維を送り，骨盤内臓神経は残りの部分へ副交感神経線維を送る。

腹部自律神経叢 abdominal autonomic plexus は交感神経線維と副交感神経線維からなる神経網で，腹大動脈とその主要な枝を取り囲む。腹腔神経叢，上腸間膜動脈神経叢，下腸間膜動脈神経叢はつながっている。**交感神経の椎前神経節** prevertebral sympathetic ganglia は腹腔神経叢と上腸間膜動脈神経叢の中に広がって存在す

る。**内在性の副交感神経節** intrinsic parasympathetic ganglia は，胃や腸の筋層内にある**筋層間神経叢**（Auerbach 神経叢）のように，内臓の壁内に存在する（図 2.53）。

腹腔神経叢は腹腔動脈の基部を取り囲み，右と左の**腹腔神経節**（長さ約 2 cm）を含み，この左右の神経節は腹腔動脈の上あるいは下でつながっていることがある（図 2.54）。**腹腔神経叢内の副交感神経線維**は，後迷走神経幹の枝に由来し，左右の迷走神経からの神経線維を含む。**腹腔神経叢内の交感神経線維**は大・小内臓神経に由来する。

上腸間膜動脈神経叢と神経節は上腸間膜動脈の基部を取り囲む（図 2.54）。この神経叢には腹腔神経叢と小および最下内臓神経から枝が入り，ときに交感神経幹の第 1 腰神経節からの枝が加わる。下腸間膜動脈神経叢と神経節は下腸間膜動脈を取り囲み，その動脈の枝に沿って神経線維をだす。下腸間膜動脈神経叢は腸間膜動脈間神経叢と交感神経幹の腰神経節から神経線維を受ける。

腸間膜動脈間神経叢は大動脈神経叢の一部で，上・下腸間膜動脈神経叢の間に存在する。ここから腎神経叢，精巣ないし卵巣神経叢，尿管神経叢へ枝をだす。上下腹神経叢は，腸間膜動脈間神経叢と下腸間膜動脈神経叢とつながり，腹大動脈の下部と腹大動脈の分岐部の前に位置する。右と左の**下腹神経** hypogastric nerve が上下腹神経叢と**下下腹神経叢** inferior hypogastric nerve とをつなぐ（図 2.54）。上下腹神経叢は，**尿管神経叢と精巣神経叢**，および左右の総腸骨動脈周囲の神経叢に枝を送る。右と左の下下腹神経叢は，上下腹神経叢からの下腹神経によってつくられる。右と左の下下腹神経叢は直腸，子宮頸，膀胱の両側にある。この神経叢は上位の仙骨部の交感神経節からの小さな枝と，第 2～4 仙骨神経（**副交感性の骨盤内臓神経** pelvic parasympathetic splanchnic nerve）から仙骨部の副交感神経線維を受け取る。下下腹神経叢の延長部分は自律神経線維を血管に沿って送り，骨盤内臓の壁に内臓固有の神経叢（**直腸神経叢，膀胱神経叢**など）をつくる。

臨床関連事項

内臓関連痛

胃などの内臓からの痛みの程度は，鈍痛から激痛まで さまざまである。しかし局在がはっきりせず皮膚分節に放散し，その高さは痛みの原因となる内臓を支配する内臓感覚神経によって決まる（図 B2.10）。

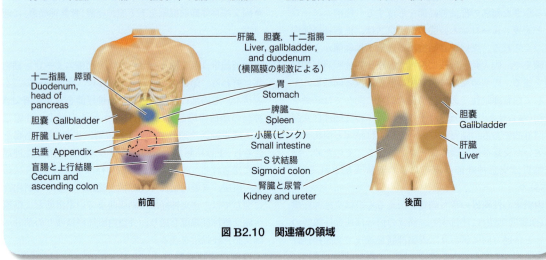

図 B2.10　関連痛の領域

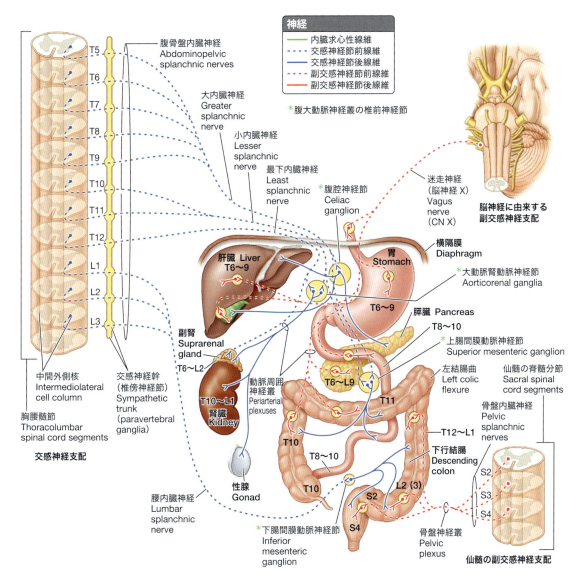

図2.55 腹部内臓の自律神経支配の概略　それぞれの腹部内臓の交感神経支配と内臓求心性神経支配にかかわる脊髄分節と脊髄神経節のおよその高さを，臓器別に示した。

横隔膜

横隔膜 diaphragm は円蓋状をしており，胸腔と腹腔を分ける筋腱性の仕切りである。横隔膜は吸息の主要な筋で，胸腔のふくらんだ床と，腹腔の凹んだ屋根をつくる（図2.56，2.57）。横隔膜は吸息時に下降するが，周辺部が筋の起始として胸郭下縁と上位腰椎に付着するため，動くのはその中央部だけである。横隔膜は左と右の膨隆部（円蓋）として上方にふくらみ，通常，右側の膨隆部は肝臓があるため左側の膨隆部より高くなる（図2.57）。呼息時には，右側の膨隆部は第5肋骨，左側の膨隆部は第5肋間の高さにまで達する。横隔膜の膨隆部の高さは，呼吸（吸息，呼息）や姿勢（仰臥位あるいは立位），腹部内臓の大きさや伸展の程度によって変わる。

横隔膜の筋性部は周辺部にあり，筋線維は3葉状の腱膜性の**腱中心** central tendon へ放射状に集まっている（図2.56AB）。腱中心は骨への付着はなく，不完全に3葉のような構造に分かれ，広がったクローバーの葉に似ている。腱中心は横隔膜のほぼ中心にあるが，胸部の前方近くに位置する。腱中心の上面は線維性心膜の下面に付着する（図2.56C）。横隔膜周辺の筋性部は連続的な膜状を呈するが，便宜的に，周辺への付着部にもとづいて以下の3つの部分に分けられる（図2.56A）。

- **胸骨部** sternal part は2つの筋束からなり，胸骨の剣状突起の後面に付着するが，必ずしも存在するとは限らない。
- **肋骨部** costal part は広範囲な筋束からなり，両側の下位6つの肋軟骨と連続する肋骨の内面に付着する。この部分が横隔膜の膨隆部をつくる。
- **腰椎部** lumbar part は2つの腱弓である**内側・外側弓状靱帯**，および上位3つの腰椎から起こる。この部分は腱中心に向かう筋性の右脚と左脚を形成する。

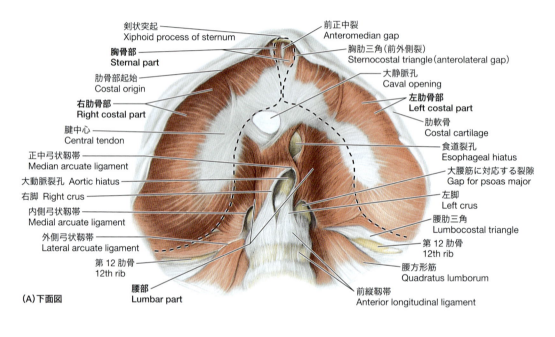

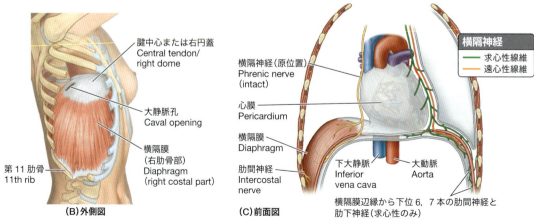

図2.56　横隔膜腹側面の付着部位，配列，特性　A. 横隔膜部。B. 横隔膜右膨隆部の付着部位。C. 横隔膜の神経支配。

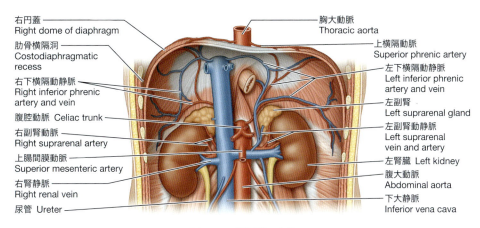

図2.57　横隔膜の血管

横隔膜の脚 crura of diaphragm は筋腱性の束で，上位3つの腰椎の椎体前面にある前縦靱帯と椎間円板から起こる（図2.56A）。右脚 right crus は左脚よりも大きくて長く，上位3〜4つの腰椎から起こるが，左脚 left crus は上位2〜3つの腰椎から起こる。両脚は正中弓状靱帯 median arcuate ligament でつながり，大動脈の前面を横切る。また，横隔膜は左右の内側弓状靱帯 medial arcuate ligament および外側弓状靱帯 lateral arcuate ligament にも付着し，これらはそれぞれ大腰筋と腰方形筋を覆う筋膜が肥厚したものである。

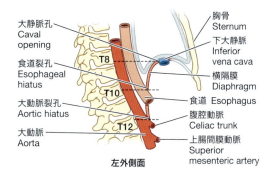

図2.58　横隔膜の孔

横隔膜の孔

横隔膜の孔 diaphragmatic aperture によって食道，血管，神経，リンパ管などの構造が胸部と腹部の間を通る（図2.56，2.57，2.58）。下大静脈，食道，そして大動脈のために3つの大きな孔があり，それぞれ大静脈孔，食道裂孔，大動脈裂孔である。

大静脈孔

大静脈孔 caval opening は腱中心にある孔で，おもに下大静脈が通る。また，大静脈孔を通るものには右横隔神経の終枝，肝臓から中横隔リンパ節および縦隔リンパ節に向かう途中のリンパ管がある。大静脈孔は正中の右側で，腱中心の右葉と中葉の結合部にある。大静脈孔の高さは3つの横隔膜の孔のうち最も上方にあり，第8胸椎あるいは第8・9胸椎の間の椎間円板の高さにある。下大静脈は大静脈孔の縁に付着しており，吸息のときに横隔膜が収縮すると，径が広がり下大静脈は拡張する。この変化によって下大静脈を通って心臓へ戻る血流が促進される。

食道裂孔

食道裂孔 esophageal hiatus は食道を通す楕円形の孔で，第10胸椎の高さで，横隔膜の右脚の筋の中にある。右脚の筋線維は裂孔の下方で交差し，横隔膜が収縮するときに食道を閉める括約筋を形成する。30％の例で，左脚由来の浅筋束が裂孔の右縁の形成に関与する。食道裂孔は前・後迷走神経幹，左胃動静脈の食道枝，数本のリンパ管が通る。

大動脈裂孔

大動脈裂孔 aortic hiatus は横隔膜の後方にある孔で

ある。大動脈孔は下行大動脈，奇静脈，胸管を通す。大動脈は横隔膜の中を貫通しているわけではないため，その血流は呼吸時の筋の収縮運動の影響を受けない。大動脈は横隔膜の脚の間で，第12胸椎の高さにある正中弓状靱帯の後方を通る(図2.56A，2.58)。

横隔膜の小孔

横隔膜の胸骨部と肋骨部の間に**胸肋三角** sternocostal triangle という小孔がある。この三角部は肝臓の横隔面からのリンパ管と上腹壁動脈静脈を通す。交感神経幹は内側弓状靱帯の奥を通る。大・小内臓神経は横隔膜の脚を通る。

横隔膜の血管と神経

横隔膜の動脈 artery of diaphragm は上面と下面の両方に枝状に配列する。横隔膜の上面に分布する動脈は内胸動脈の枝である**心膜横隔動脈** pericardiacophrenic artery と**筋横隔動脈** musculophrenic artery，および胸大動脈から起こる**上横隔動脈** superior phrenic artery である(図2.57)。横隔膜下面に分布する動脈は，**下横隔動脈** inferior phrenic artery があり，典型的には腹大動脈の最初の枝であることが多いが，腹腔動脈から起こることもある。

横隔膜上面から血液を受ける静脈は，**心膜横隔静脈** pericardiacophrenic vein と**筋横隔静脈** musculophrenic vein で，**内胸静脈**に入り，右側では**上横隔静脈**が下大静脈に入る。後方では，小静脈が**奇静脈**と**半奇静脈**に入る。下横隔静脈は横隔膜の下面からの血液が流れる(図2.57)。通常，**右下横隔静脈** right inferior phrenic vein は下大静脈へ流れるが，**左下横隔静脈** left inferior phrenic vein は2本あり，1本は食道裂孔の前方を通って下大静脈に終わる。もう1本はより後方の分枝で，通常，左副腎静脈に合流する。

横隔膜の胸側面と腹側面の**リンパ管叢** lymphatic plexus は自由に交通する(図2.59)。前・後横隔リンパ節 diaphragmatic lymph node は横隔膜の胸側面にある。これらのリンパ節からのリンパは**胸骨傍リンパ節，後縦隔リンパ節**，そして**横隔リンパ節**に入る。横隔膜の腹側面のリンパ管は前横隔リンパ節，横隔リンパ節，**上腰(大静脈，大動脈)リンパ節**に入る。リンパ管は横隔膜の下面に多く，腹膜液や腹腔内に注入された物質を吸収するおもな経路になっている。

横隔膜全体の運動神経は**右・左横隔神経** right and left phrenic nerves で，それぞれが横隔膜の半側に分布し，第3～5頸髄の脊髄神経前枝から起こる(図2.56C)。また，横隔神経は横隔膜の大部分に，感覚神経(痛覚，固有感覚)を送る。横隔膜の周辺部は**肋間神経** intercostal nerve(下位6，7本)と**肋下神経** subcostal nerve から感覚神経を受ける。

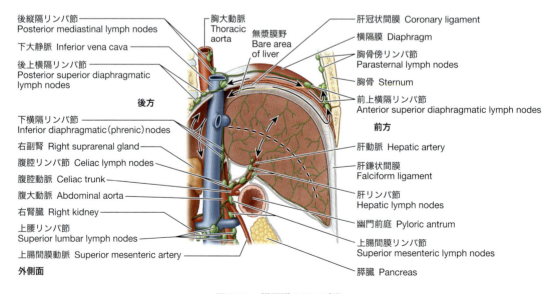

図2.59　横隔膜のリンパ路

臨床関連事項

横隔神経切離

頸部で**横隔神経** phrenic nerve が切離されると，同側の横隔膜の完全麻痺とそれに引き続いて横隔膜の筋部の萎縮が起こる。しかし，副横隔神経をもつ場合は異なる。半側の**横隔膜麻痺**は，X線像で横隔膜が常に上方に位置することと，奇異性運動により判断できる。

横隔膜の関連痛

横隔膜からの痛みは横隔膜の感覚神経の分布により，2つの異なる領域に放散する。横隔膜に接する胸膜，腹膜への刺激による痛みは肩の領域，つまり，第3〜5頸髄により支配される皮膚の領域に現れる。これらの髄節の脊髄神経前枝は横隔神経にもかかわっている。横隔膜周辺部への刺激による痛みは，この領域は下位肋間神経により支配されており，より限局して，前外側腹壁の肋骨縁を覆う皮膚へ放散する。

横隔膜破裂，内臓脱出

横隔膜破裂と**内臓脱出**は，胸腔内圧あるいは腹腔内圧が突然過度に上昇することで起こる。この損傷は，一般的に交通事故による胸部・腹部の重篤な外傷で起こる。ほとんどの横隔膜破裂は左側(95%)で起こる。なぜなら，大きな容積をもつ肝臓が横隔膜の右側と密接し，保護しているからである。

腰肋三角と呼ばれる筋を含まない領域は，人によりその大きさは異なるが，横隔膜の肋骨部と腰椎部の間に存在する。通常，横隔膜のこの領域は横隔膜の上下の筋膜のみで形成される。**外傷性横隔膜ヘルニア**が起こったときは，胃，小腸と間膜，横行結腸，そして脾臓がこの場所を通り，胸腔へ脱出することがある。

裂孔ヘルニアは，食道裂孔から胃の一部が胸腔に突出したもので，すでに本章の前半で説明している。食道裂孔を通る構造物(迷走神経幹，左下横隔動静脈，左胃動静脈の食道枝)は，食道裂孔における外科的処置(例えば，裂孔ヘルニアの修復)で損傷される場合がある。

先天性横隔膜ヘルニア

先天性横隔膜ヘルニアでは，胃の一部や腸管が，横隔膜後外側部の腰肋三角部にある欠損(Bochdalek孔)を通して脱出する。多くの場合，脱出は左側で起こるが，それは右側に肝臓があるためである。このヘルニアは横隔膜の複雑な発生過程に起因する。

横隔膜後外側部の欠損は，唯一の，比較的よくみられる横隔膜の先天性奇形であり，新生児2,200例に1例の割合で発生する(Moore, 2012)。腹部内臓が出生前の限られたスペースしかない胸腔を占めるので，片方の肺(通常，左肺)が正常に発達するための空間がなく，あるいは出生後にふくらむのに必要な空間がない。**肺形成不全**の結果，この新生児の死亡率は高くなる(約76%)。

後腹壁

後腹壁は深部(後方)から浅部(前方)へ，おもに以下のものから構成されている。

- 5個の腰椎とその椎間円板。
- 後腹壁の筋：(大・小)腰筋，腰方形筋，腸骨筋，腹横筋，内・外腹斜筋。
- 腰神経叢：腰部脊髄神経前枝からなる。
- 筋膜：胸腰筋膜など。
- 横隔膜：後腹壁の上部を形成している。
- 脂肪，神経，血管，リンパ節。

後腹壁の筋膜

後腹壁は壁側腹膜と筋の間にある連続した壁側筋膜で覆われている。後腹壁を裏うちする筋膜は，腹横筋を裏うちする横筋筋膜と連続する(図2.60)。筋膜は習慣的にそれを覆う構造に従って名前がつけられている。大腰筋を覆う**腰筋筋膜** psoas fascia は，内側で腰椎と骨盤縁につく。腰筋筋膜は上方で肥厚し**内側弓状靱帯** medial arcuate ligament をつくり，外側で腰方形筋膜，胸腰筋膜と融合する(図2.60B)。腸骨稜の下方で，腰筋筋膜は腸骨筋を覆う腸骨筋筋膜の一部と連続する。

胸腰筋膜 thoracolumbar fascia は広範囲な筋膜複合構造物で，後葉・中葉・前葉があり，その間に筋を包む。胸部の深筋を包む膜は薄く透けているが，腰部では厚く丈夫である。**胸腰筋膜の後葉と中葉** posterior and middle layers of thoracolumbar fascia は，垂直に走る深い背筋(脊柱起立筋)を包む。後葉の腰部は第12肋骨

と腸骨稜との間に広がり，外側で内腹斜筋と腹横筋につく。**胸腰筋膜の前葉** anterior layer of thoracolumbar fascia（腰方形筋筋膜）は腰方形筋を覆い，腰椎の横突起の前面，腸骨稜，第12肋骨に付着し，外側に広がって腹横筋の腱性の起始に続く。胸腰筋膜の前葉は上方で肥厚し，外側弓状靱帯となり，下方で腸腰靱帯に付着する（図2.58，2.61）。

後腹壁の筋

後腹壁のおもな対筋は以下のとおりである（図2.61）。

- **大腰筋** psoas major：下外側に走る。
- **腸骨筋** iliacus：大腰筋の下部の外側に沿って存在する。大腰筋と腸骨筋は合わさり**腸腰筋** iliopsoas を形成する。
- **腰方形筋** quadratus lumborum：腰椎横突起に近接し，大腰筋の上部の外側に存在する。

これらの筋の付着部，神経支配，おもな作用は表2.10にまとめる。

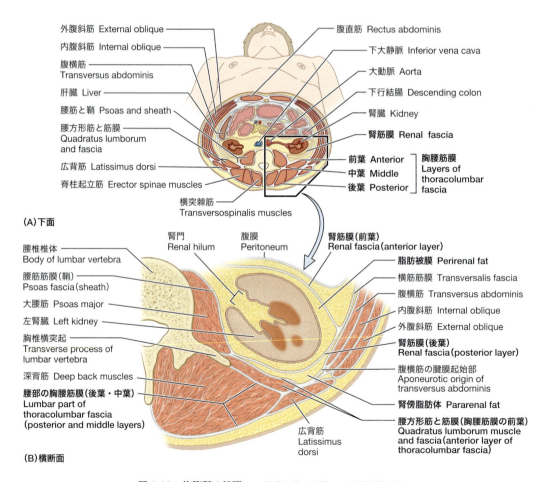

図2.60　後腹壁の筋膜　**A**. 筋膜と筋の関係。**B**. 胸腰筋膜の葉。

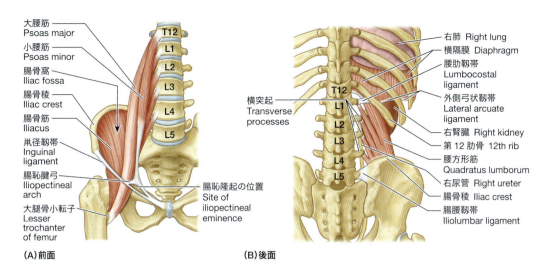

図 2.61 後腹壁の筋 A. 腸腰筋。B. 腰方形筋。

表 2.10 後腹壁のおもな筋

筋	上の付着	下の付着	神経支配	おもな作用
大腰筋[a]	腰椎横突起：第12胸椎〜第1仙椎椎体の両側とその間の椎間円板	大腿骨小転子に強い腱を介して停止する	第2〜4腰神経前枝から形成される腰神経叢	下方で腸骨筋とともに大腿を屈曲，上方で脊柱を側屈させ体幹のバランスをとる。座位で，下方で腸骨筋とともに体幹を曲げる
腸骨筋[a]	腸骨窩の上2/3，仙骨翼，前仙腸靱帯	大腿骨小転子とその下の骨幹，大腰筋腱	大腿神経（第2〜4腰神経）	大腿を屈曲し，股関節を安定させる。大腰筋とともに作用する
腰方形筋	第12肋骨の下縁の内側半分と腰椎横突起の先端	腸腰靱帯と腸骨稜の内側唇	第12胸神経と第1〜4腰神経の前枝	脊柱の伸展と側屈。吸気時に第12肋骨を固定する

[a] 大腰筋と腸骨筋は，大腿の屈曲を論じる際，しばしば合わせて腸腰筋として記載される（詳細は5章を参照）。腸腰筋は大腿の主要な屈筋で，大腿が固定されているときは体幹を強く曲げる（例：上体を起こす）。

後腹壁の神経

後腹壁には体性神経系と自律神経系が分布している。ここでは体性神経について述べる。

肋下神経は第12胸神経の前枝で，胸部からはじまり，外側弓状靱帯の後方を通り腹部に入ったあと，腰方形筋の前面を外側下方に走り（図2.62），腎臓の後方へ抜ける（図SA2.5B）。この神経は腹横筋と内腹斜筋を通り抜け，外腹斜筋と前外側腹壁の皮膚に分布する。

腰神経 lumbar spinal nerve は脊髄からでて，対応する椎骨の下方の椎間孔を通り，そこで前枝と後枝に分かれる。各枝はそれぞれ感覚神経線維と運動神経線維を含む。後枝は後方にのびて，背中の深筋と皮膚に分布し，前枝は下外側に伸び大腰筋を通り，体幹の最下部と下肢の皮膚と筋肉に分布する。第1，2，ときに第3腰神経の前枝の近位部から白交通枝がでて，交感神経節前線維を腰部交感神経幹に送る。腰部交感神経幹は腰椎体の前外側面で，大腰筋で形成された溝を下行する（図2.62）。

腹壁と下肢の神経支配のために，交感神経幹の交感神経節の中でシナプス結合が形成される。交感神経節後線維は灰白交通枝を通じて前枝に入る。脊髄神経前枝は胸神経，肋下神経，腰神経を経て，腰神経叢（体性神経）と

なるが，体性神経に伴行する交感神経節後線維は，体性神経の分布領域の血管運動，発汗，立毛運動にかかわる．骨盤内臓に分布する**腰内臓神経**は4章で説明する．

腰神経叢 lumbar plexus of nerve は大腰筋後部の中，腰椎横突起の前方に形成される（図2.62）．この神経ネットワークは第1〜4腰椎前枝からなる．すべての前枝は交感神経幹から**灰白交通枝**を受け取る．つぎに述べる神経が**腰神経叢の枝** branch of lumbar plexus で，最初の3本が最も太い．

- **閉鎖神経** obturator nerve（第2〜4腰神経）：大腰筋の内側縁からでて，骨盤を通りすぎ，大腿内側で内転筋群に分布する．
- **大腿神経** femoral nerve（第2〜4腰神経）：大腰筋の外側縁からでて，腸骨筋に分布し，鼠径靱帯の深部を通り抜けて大腿前面に達し，股関節の屈筋と膝の伸筋に分布する．
- **腰仙骨神経幹** lumbosacral trunk（第4，5腰神経）：仙骨翼を過ぎ骨盤内を下行し，第1〜4仙骨神経の前枝とともに仙骨神経叢の形成に加わる．
- **腸骨鼠径神経と腸骨下腹神経** ilio-inguinal and ilio-hypogastric nerve（第1腰神経）：第1腰神経の前枝からでて，内側弓状靱帯の後方で腹部に入り，下外側に走って腰方形筋の前面を通る．これらの神経は上前腸骨棘の近くで腹横筋に入り，内腹斜筋と外腹斜筋を通り，恥骨部および鼠径部の腹壁の筋と皮膚に分布する．
- **陰部大腿神経** genitofemoral nerve（第1，2腰神経）：大腰筋の前面を貫き，下方を走行し，腰筋筋膜の深層に潜る（図2.62）．総腸骨動脈と外腸骨動脈の外側で分岐し，大腿枝と陰部枝になる．
- **大腿外側皮神経** lateral cutaneous nerve of thigh（第2，3腰神経）：腸骨筋の下外側を走り，鼠径靱帯の後方，ちょうど上前腸骨棘の内側を通り大腿に入る．大腿の前外側面の皮膚に分布する．

後腹壁の血管

後腹壁の動脈のほとんどは**腹大動脈** abdominal aorta から起こる（図2.63）．しかし，**肋下動脈** subcostal artery だけは胸大動脈から起こり，第12肋骨の下部に分布する．腹大動脈は長さは約13 cm あり，第12胸椎の高さで，横隔膜の大動脈裂孔からはじまり，第4腰椎の高さで左右2つの総腸骨動脈に分岐して終わる．**大動脈分岐部** level of aortic bifurcation の高さは臍左下方2〜3 cm で，腸骨稜の高さにある．4ないし5対の

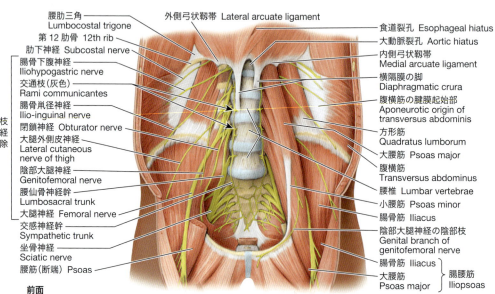

図2.62　後腹膜の筋と神経，腰仙骨神経叢

腰動脈 lumbar artery が腹大動脈から起こり，腰椎，背筋，後腹壁に分布する。

総腸骨動脈 common iliac artery は腹大動脈の最終分岐で，下外側に分かれて走り，大腰筋の内側縁を通って骨盤縁に至る。ここで総腸骨動脈は内腸骨動脈・外腸骨動脈 internal and external iliac arteries に分かれる。内腸骨動脈は骨盤に入るが，その走行と分枝については 4 章で述べる。外腸骨動脈は腸腰筋に沿って走る。腹部をでる直前に，前外側腹壁に分布する下腹壁動脈 inferior epigastric artery と深腸骨回旋動脈 deep iliac circumflex artery が分岐する。外腸骨動脈は鼠径靱帯より先で大腿動脈となる。

腹大動脈の枝は臓側枝か壁側枝か，有対か無対かで区別して記述される（図 2.63，2.64A）。

外側にあって有対の臓側枝 paired visceral branch には以下のものがある（起始の脊椎の高さを示す）。

- 副腎動脈（第 1 腰椎）。
- 腎動脈（第 1 腰椎）。
- 性腺の動脈：卵巣動脈と精巣動脈（第 2 腰椎）。

前方にあって無対の臓側枝 unpaired visceral branch には以下のものがある。

- 腹腔動脈（第 12 胸椎）。
- 上腸間膜動脈（第 1 腰椎）。
- 下腸間膜動脈（第 3 腰椎）。

後外側にあって有対の壁側枝 paired parietal branch には以下のものがある。

- 下横隔動脈は大動脈裂孔のすぐ下で分岐し，横隔膜の下面と副腎に血液を送る。
- 腰動脈は上位 4 つの腰椎の両側の周りを通り，後腹壁に血液を送る。

無対の壁側枝 unpaired parietal branch は正中仙骨動脈 median sacral artery で，大動脈分岐部近くの後面から起こり，正中線に沿って小骨盤内に下行する。

後腹壁の静脈 vein of posterior abdominal wall は下大静脈の枝であるが，左精巣静脈 left testicular ないし左卵巣静脈 left ovarian vein は下大静脈に入らず左腎静脈 left renal vein に入る（図 2.64B）。下大静脈は人体で最も太い静脈で，心臓の右心房の入口の非機能的な弁を除くと，弁をもたない。下大静脈は下肢，背部の大部分，腹壁，骨盤内臓から酸素の乏しい血液を受ける。内臓からの血液は肝静脈から下大静脈に入る前に門脈系と肝臓を通る。下大静脈は第 5 腰椎の前方で左右の総腸骨静脈が合流して形成される。この合流は正中面より右側約 2.5 cm，大動脈分岐の下，右総腸骨動脈の

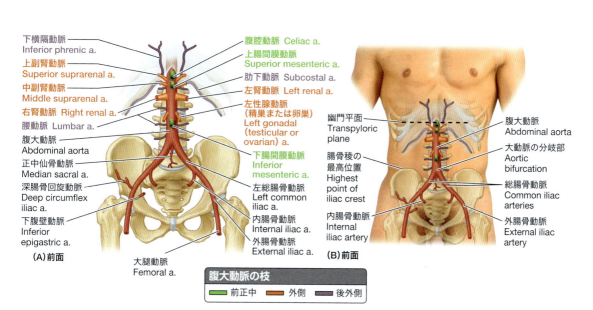

図 2.63　腹大動脈の枝　A. 概略。B. 体表解剖。

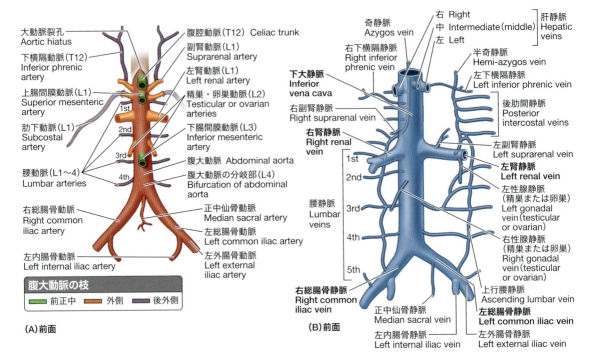

図2.64 大動脈と下大静脈 A．大動脈の枝。B．下大静脈の枝。

近位部の後方で起こる。下大静脈は第3〜5腰椎体の右側で，大動脈右側の右大腰筋に沿って上行する。下大静脈は横隔膜の大静脈孔を通って腹部をでて胸部に入る。下大静脈の枝は大動脈の枝に対応する。

- 総腸骨静脈：外腸骨静脈・内腸骨静脈の合流によりできる。
- 第3，4腰静脈。
- 右の精巣静脈・卵巣静脈（左の精巣・卵巣静脈は通常，左腎静脈に注ぐ）。
- 左右腎静脈。
- 上行腰静脈〔奇静脈または半奇静脈は一部，上行腰静脈から起こる（1章）。上行腰静脈と奇静脈は直接的または間接的に下大静脈と上大静脈を連絡する〕。
- 右副腎静脈（左の副腎静脈は通常，左腎静脈に注ぐ）。
- 下横隔静脈。
- 肝静脈。

後腹壁のリンパ管

リンパ管と**リンパ節** lymph node は大動脈，下大静脈，腸骨動静脈に沿って存在する。総腸骨リンパ節は外腸骨リンパ節・内腸骨リンパ節からリンパを受ける。総腸骨リンパ節からのリンパは腰リンパ節に入る（図2.65）。これらのリンパ節は後腹壁，腎臓，尿管，精巣または卵巣，子宮，卵管から直接リンパを受ける。また下行結腸，骨盤，下肢から**下腸間膜リンパ節** inferior mesenteric lymph node と総腸骨リンパ節を経由してリンパを受ける。腰リンパ節の輸出リンパ管は左右の**腰リンパ本幹** lumbar lymphatic trunk を形成する。腸，肝臓，脾臓，膵臓からのリンパ管は腹腔動脈，上腸間膜動脈，下腸間膜動脈に沿って走り，大動脈前リンパ節（腹腔リンパ節，上腸間膜リンパ節，下腸間膜リンパ節）に至るが，大動脈リンパ節は大動脈からこれらの動脈が分岐する部位に散在している。これらのリンパ節からの輸出リンパ管は1本あるいは複数本の**腸リンパ本幹** intestinal lymphatic trunk を形成し，合流して胸管に続くリンパ本幹となる。

乳ビ槽 cisterna chyli は壁の薄い袋で，**胸管** thoracic

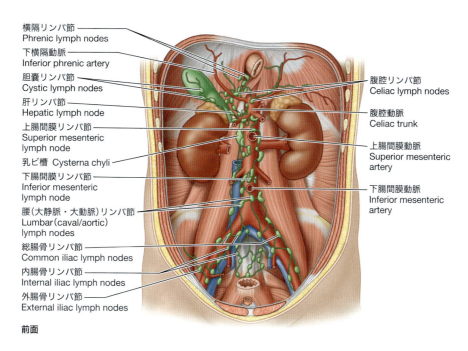

図 2.65　腹部のリンパ路

duct の下端部にあたり，大きさと形が一定しておらず，第1・2腰椎体の前面で横隔膜の右脚と大動脈の間に存在する(図2.66)。一対の**下行胸リンパ本幹** descending thoracic lymphatic trunk が両側の下位の6つの肋間隙からのリンパを運ぶ。多くの場合，乳ビ槽は左右の腰リンパ本幹，腸リンパ本幹，一対の下行胸リンパ本幹が単純に合流したり，あるいは蔓状の形態をとることがある。そのため，本質的に下半身からのすべてのリンパ(横隔膜より下の深部のリンパ，臍より下のすべての浅層のリンパ)は腹部に集められ，胸管の起始部に入る。胸管は横隔膜の大動脈裂孔を通って後縦隔に入り，そこでさらに壁側と臓側，特に左上半身からリンパを集め，最後に**左鎖骨下静脈と左内頸静脈** left subclavian and internal jugular veins の合流部(左静脈角)で静脈系に入る。

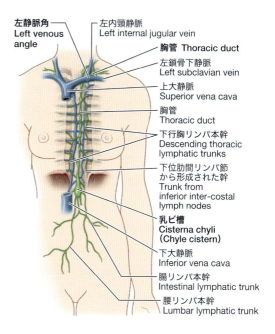

図 2.66　腹部リンパ幹

臨床関連事項

腰筋膿瘍

腰部の結核から生じた膿瘍は椎骨から腰筋筋膜に広がり，そこに**腰筋膿瘍**をつくることが多い。その結果，腰筋筋膜は肥厚し，ストッキングのような丈夫な鞘状の構造物をつくる。腰筋膿瘍の膿は腰筋に沿い，筋膜の鞘の中を下方に流れ，骨盤縁と鼡径靱帯の深部を越えていく。膿は通常，大腿上部の表面に広がる。また，胸椎がおかされた場合も後縦隔を通って腰筋筋膜に達する。

後腹部痛

腸腰筋は，腎臓，尿管，盲腸，虫垂，S状結腸，膵臓，腰リンパ節，および後腹壁の神経と，広範囲にわたり臨床的に重要な関係がある。これらの構造物のいずれかが疾患におかされても，腸腰筋が動くと通常に痛みを生じる。腹膜内の炎症が疑われるとき，**腸腰筋試験**が行われる。健側を下にして横たわってもらい，検者の手による抵抗に逆うように屈曲させる。この操作で痛みが惹起されると**腰筋徴候が陽性**となる。例えば，急性虫垂炎で陽性となる。

腹骨盤部の静脈血の側副路

3つの側副路が弁のない体幹の静脈によってつくられ，下大静脈が閉塞したり，結紮されたときに，心臓に静脈血を戻すのに使われる。

- **下腹壁静脈**は下大静脈系の外腸骨静脈の支流で，腹直筋鞘の中で上腹壁静脈と吻合し，ここから上大静脈系の内胸静脈を通って血液が流れる。
- **浅腹壁静脈**ないし**浅腸骨回旋静脈**は通常，下大上静脈系の大伏在静脈の支流であり，体幹の前外側壁の皮下組織の中で，腋窩静脈の支流の1つと，たいていは外側胸静脈と吻合する。下大静脈が閉塞すると，**胸腹壁静脈**と呼ばれるこの皮下の側副路がとりわけ太くなる(図2.8)。
- 脊柱内部の**硬膜外静脈叢**(4章)は下大静脈系の腰静脈と交通しており，上大静脈系の奇静脈の支流である。

腹部大動脈瘤

腹部大動脈瘤(局所的な拡張)の破裂は腹部または背部に激痛を起こす(図B2.11)。もし診断がつかなければ，大動脈破裂は大出血により致死率は90%に達する。外科医は治療のために大動脈瘤を切開し，人工血管(ダクロン製など)を挿入し，それを保護するため，大動脈瘤の壁で人工血管を覆い縫い合わせて治療する。動脈瘤は血管内カテーテルによっても治療される。

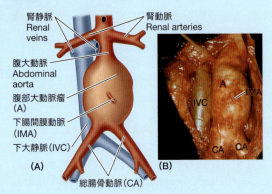

図 B2.11　腹部大動脈瘤

画像診断

腹部

　腹部の画像診断において使われる様式のいくつかを示す。腹部X線像は腫瘍によって起こる正常および異常な解剖学的変化を示すことができる。CT（図2.67），超音波画像（図2.68），核医学画像（図2.69）は，腹部内臓を調べるために使用される。MRIはCTよりも軟部組織をより明瞭に区別できる。

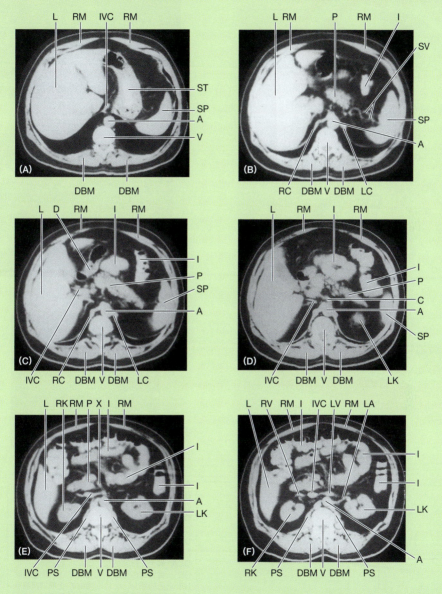

図2.67　上部から下部へ連続して腹部を横断したCTスキャン　A：大動脈，C：腹腔動脈，D：十二指腸，DBM：深背筋，I：腸，IVC：下大静脈，L：肝臓，LA：左腎動脈，LC：横隔膜左脚，LK：左腎臓，LV：左腎静脈，P：膵臓，PS：大腰筋，RC：横隔膜右脚，RK：右腎臓，RM：腹直筋，RV：右腎静脈，SP：脾臓，ST：胃，SV：脾静脈，V：椎体，X：上腸間膜動脈

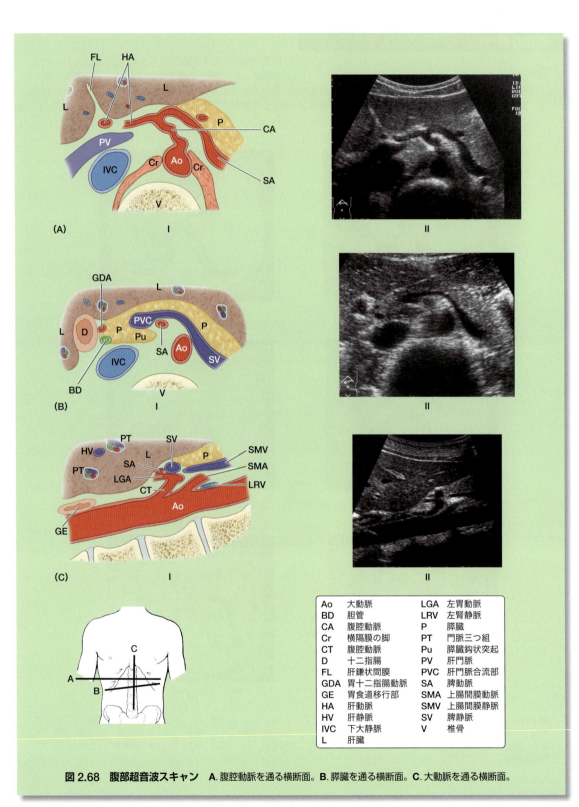

図 2.68　腹部超音波スキャン　A. 腹腔動脈を通る横断面。B. 膵臓を通る横断面。C. 大動脈を通る横断面。

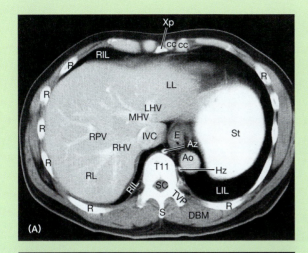
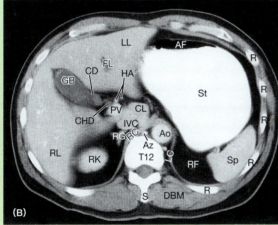
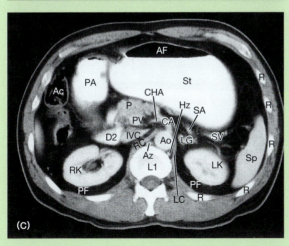
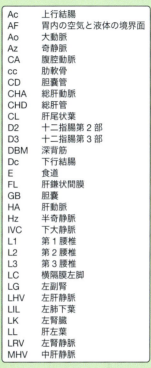
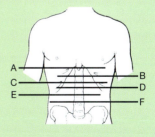

Ac	上行結腸
AF	胃内の空気と液体の境界面
Ao	大動脈
Az	奇静脈
CA	腹腔動脈
cc	肋軟骨
CD	胆嚢管
CHA	総肝動脈
CHD	総肝管
CL	肝尾状葉
D2	十二指腸第2部
D3	十二指腸第3部
DBM	深背筋
Dc	下行結腸
E	食道
FL	肝鎌状間膜
GB	胆嚢
HA	肝動脈
Hz	半奇静脈
IVC	下大静脈
L1	第1腰椎
L2	第2腰椎
L3	第3腰椎
LC	横隔膜左脚
LG	左副腎
LHV	左肝静脈
LIL	左肺下葉
LK	左腎臓
LL	肝左葉
LRV	左腎静脈
MHV	中肝静脈

図2.69 腹部のMRI横断面（続く）

P	膵臓
PA	胃の幽門前庭
PB	膵体部
PC	肝門脈合流部
PF	腎傍脂肪
PH	膵頭部
PS	大腰筋
PT	膵尾部
PU	膵臓鈎状突起
PV	肝門脈
QL	腰方形筋
R	肋骨
RA	腹直筋
RC	横隔膜右脚
RF	後腹膜脂肪
RG	右副腎
RHV	右肝静脈
RIL	右肺下葉
RK	右腎臓
RL	肝右葉
RP	腎盂
RPV	肝門脈の右枝
RRA	右腎動脈
RRV	右腎静脈
RU	右尿管
S	棘突起
SA	脾動脈
SC	脊髄
SF	結腸の脾弯曲部
SI	小腸
SMA	上腸間膜動脈
SMV	上腸間膜静脈
Sp	脾臓
St	胃
SV	脾静脈
T11	第11胸椎
T12	第12胸椎
Tc	横行結腸
TVP	横突起
Xp	剣状突起

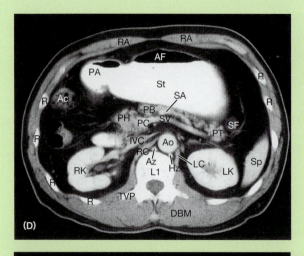

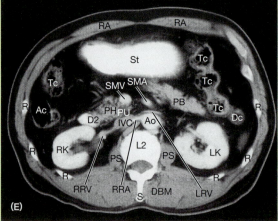

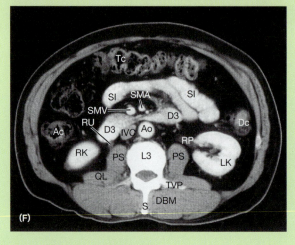

図2.69 腹部のMRI横断面（続き）

腹部動脈造影は，血管に直接，造影剤を注入した後に撮影し，腹部の動脈の異常を見出すことができる（図2.70B）。血管造影はMRIを使って行われることもある（図2.70A）。大腸を調べるために，腸管の糞塊を浣腸剤で排泄させた後，バリウム注腸を行う（図2.70CD）。

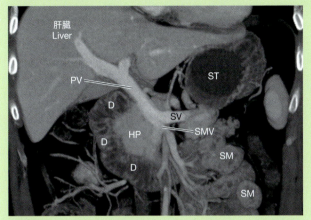

(A)前面

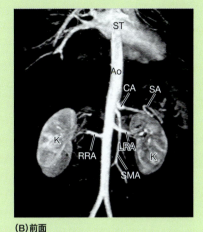

(B)前面

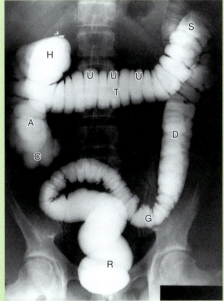

(C)前後面

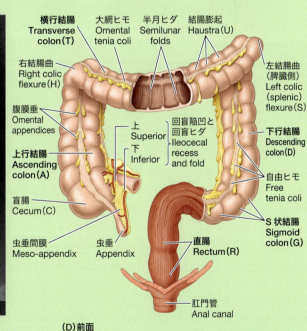

(D)前面

図2.70　その他の腹部画像　**A**. 三次元再構築した腹部CTスキャン。D：十二指腸，HP：膵頭，PV：肝門脈，SM：小腸，SMV：上腸間膜静脈，ST：胃，SV：脾静脈。**B**. MR血管造影。Ao：大動脈，CA：腹腔動脈，K：腎臓，LRA：左腎動脈，RRA：右腎動脈，SA：脾動脈，SMA：上腸間膜動脈，ST：胃。**C**. バリウム注腸後の腸の単純撮影。図中の文字は，図Dの括弧内の文字に対応している。**D**. 大腸の特徴の概略。

thePoint　USMLE形式の質問，症例問題，画像など，さらなる助けとなる学習ツールはthePoint.lww.comへアクセスを！

3章　骨盤と会陰

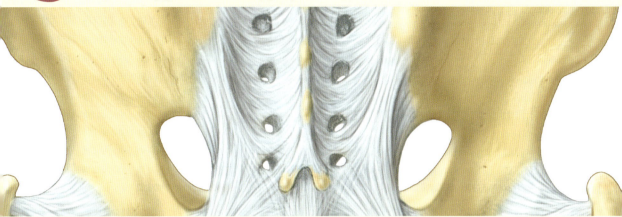

骨盤　208
　下肢帯（骨性骨盤）　208
　骨盤の関節と靱帯　212
　腹膜と骨盤の腹膜腔　214
　骨盤の壁と底　214
　骨盤筋膜　218
　骨盤の神経　219

　骨盤の動脈と静脈　223
　骨盤のリンパ節　225
骨盤腔と骨盤内臓　226
　泌尿器　226
　男性の内生殖器　236
　女性の内生殖器　241
　直腸　250

会陰　254
　尿生殖三角の会陰筋膜と会陰隙　257
　肛門三角の特徴　261
　男性の会陰　265
　女性の会陰　272
画像診断：骨盤と会陰　275

 解剖学的変異　　 ライフサイクル　　 外傷
 診断手技　　外科手技　　 病理

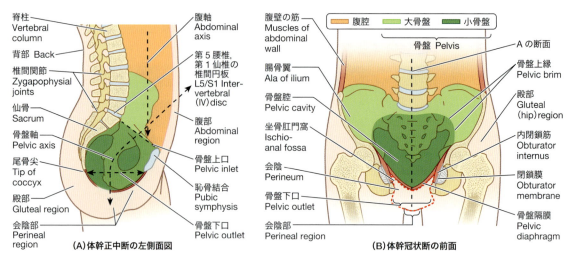

図 3.1　体幹腔　AB．骨盤は下肢帯内部にできる腔（区画）であり，外からみると腹部と殿部（下肢）そして下肢に重なる．このように骨盤は外表面部位ではない．

骨盤 pelvis（ラテン語では *basin*）は腹部後下方の体幹であり，体幹と下肢の移行領域である（図 3.1）．**骨盤腔** pelvic cavity は**骨盤上口**を境界にして腹腔につながる．**会陰部** perineal region は大腿と殿部の間にあり，恥骨から尾骨に広がる．**会陰** perineum はこの部位の深層と骨盤隔膜下方にかけて広がる浅い区画である．

骨盤

骨盤腔の上方の境界は**骨盤上口**である（図 3.1，3.2）．骨盤の下端は**骨盤下口**で，その前端は**恥骨結合**，後端は**尾骨**である．

骨盤上口 pelvic inlet（superior pelvic aperture）の縁は**分界線** linea terminalis で，以下のようにできている．

- 前方では恥骨結合の上縁．
- 恥骨結節の後縁．
- 恥骨櫛という恥骨上枝の延長部がつくる鋭い隆起．
- 腸骨の**弓状線** arcuate line．
- 仙骨翼の前縁．
- **仙骨岬角** sacral promontory．

骨盤下口 pelvic outlet（inferior pelvic aperture）の境界は以下のとおりである．

- 前方では恥骨結合の下縁．
- 前外方では恥骨下枝と坐骨結節．
- 後外側では仙結節靱帯（図 3.3B）．
- 後方では尾骨の先端．

下肢帯（骨性骨盤）

下肢帯 pelvic girdle は骨盤腔を取り囲む椀状の骨性の輪で脊柱と 2 本の大腿骨とを連結している．強力な下肢帯のおもな機能は，(1) 立位や歩行時に上半身の荷重を軸骨格から下肢の骨格に伝えること，(2) 体重を支えることからくる圧迫などの外力に抵抗すること，そして (3) 妊娠子宮を含む骨盤内臓を包み，保護することである．成人では下肢帯は 3 つの骨からなる（図 3.2，表 3.1）．

- **寛骨** hip bone は 2 つの大きく不規則な形の骨で，それぞれ思春期に 3 つの骨が融合してできる．**腸骨，坐骨，恥骨**である．
- **仙骨** sacrum はもともとは 5 つの独立した仙椎であるが，それが融合して生じる．

寛骨は，前方では**恥骨結合**でたがいにつながり，後方では仙骨との間に**仙腸関節** sacro-iliac joint をつくって骨性で輪状の骨盤をなす．

腸骨 ilium は寛骨の上部を占める，扁平で扇状の部分である（図 3.2）．**腸骨翼** ala of ilium は扇の面にあた

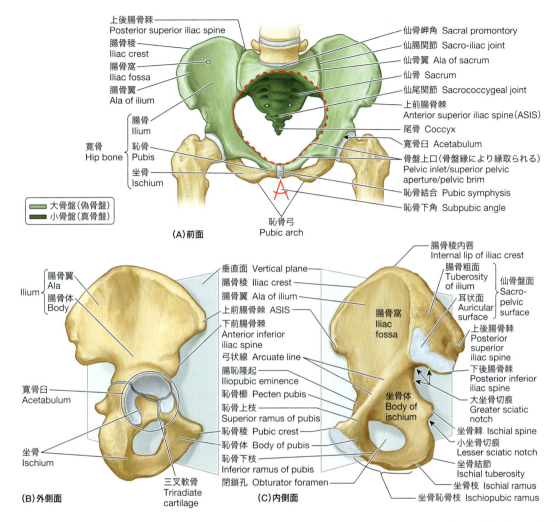

図 3.2　下肢帯（骨性骨盤）　**A**. 前面。**B**. 小児の寛骨外側面図。**C**. 右寛骨内側面図。解剖学的姿勢では，上前腸骨棘と恥骨の前面が同一垂直面内にあるのをみる。

り，**腸骨体** body of ilium は扇のもち手の部分にあたる。腸骨体は寛骨臼の上部をつくる。**寛骨臼** acetabulum はカップ形のくぼみで，寛骨の外側面にあり，大腿骨頭がここに関節する。**腸骨稜** iliac crest は腸骨の縁にあたり，腸骨翼の輪郭に沿って弯曲しながら，**上前・上後腸骨棘** anterior and posterior superior iliac spine の間をつなぐ。腸骨翼の前方の陥凹は**腸骨窩** iliac fossa である。

坐骨 ischium は体と枝とをもつ。**坐骨体** body of ischium は寛骨臼の後部を形成し，**坐骨枝** ramus は**閉鎖孔** obturator foramen の下縁の一部を形成する。坐骨の後下部の大きな突起は**坐骨結節** ischial tuberosity で

ある（図 3.2）。坐骨枝と坐骨体の移行部近くで小さく尖った後内側方向の突起は**坐骨棘** ischial spine である。

恥骨 pubis は角張った骨で，**恥骨上枝** superior pubic ramus は寛骨臼の前方部を形成し，**恥骨下枝** inferior pubic ramus は閉鎖孔の下縁の一部を形成する。上枝の上面には**恥骨櫛** pecten pubis という斜走する隆起線がある。**恥骨体** body of pubis の前部の肥厚部は**恥骨稜** pubic crest である。この恥骨稜は外側で明瞭な肥厚部，すなわち**恥骨結節** pubic tubercle となって終わる（図 3.3A）。

恥骨弓 pubic arch は，両側の**坐骨恥骨枝** ischiopubic ramus（連続した恥骨と坐骨の下縁）によって形成される。これらの枝は**恥骨結合**で会合し，その下縁は**恥骨下角** subpubic angle と呼ばれる。恥骨下角の幅は左右の坐骨結節の間の距離によって決まる。おおよそ男性の恥骨下角は示指と外転した中指のなす角，女性の恥骨下角は示指と広げた母指とのなす角度で表される（図 3.4）。

下肢帯は**骨盤上口**の斜面によって**大骨盤（偽骨盤）**と**小骨盤（真骨盤）**とに分けられる（図 3.1，3.2）。

大骨盤 greater pelvis（ラテン語で *pelvis major*）の位置関係は以下のとおりである。

- 骨盤上口よりも上部である。
- 前方では腹壁，外側では腸骨翼，後方では第 5 腰椎〜第 1 仙椎が境界になっている。
- S 状結腸や，回腸の一部などの腹部内臓をおさめている。

小骨盤 lesser pelvis（ラテン語で *pelvis minor*）の位置関係は以下のとおりである。

- **骨盤上口**と**骨盤下口**との間にある（図 3.3B）。
- 骨盤内臓をおさめる場所である。骨盤内臓には膀胱，子宮や卵巣などの生殖器がある。
- 寛骨，仙骨，尾骨の骨盤面で仕切られる。
- 下縁は筋・筋膜性の骨盤隔膜である（表 3.2，図 3.1B）。

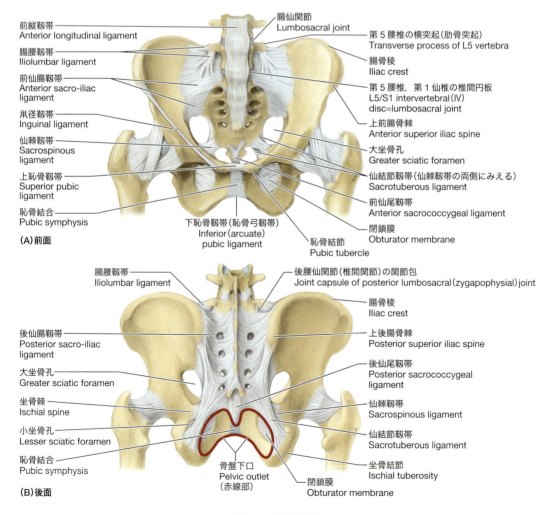

図 3.3　骨盤の靱帯

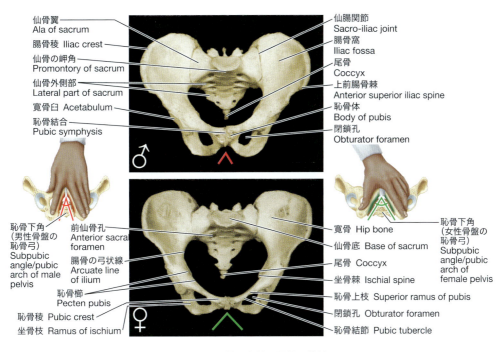

図 3.4　男性と女性の骨盤の比較

表 3.1　男性と女性の骨盤の比較

下肢帯（骨性骨盤）	男性	女性
一般構造	厚く重い	薄く軽い
大骨盤	深い	浅い
小骨盤	狭く深い	広く浅い
骨盤上口	ハート形	楕円ないし円形
骨盤下口	比較的小さい	比較的大きい
恥骨弓と恥骨下角	狭い（70°以下）	広い（80°以上）
閉鎖孔	円形	楕円形
寛骨臼	小さい	大きい

臨床関連事項

骨盤の性差

男性と女性の骨盤にはいくつかの相違がある（図3.4，表3.1）。性差に関係するのは，男性で筋が発達して大きなこと，女性の小骨盤が特に出産に適応していることである。そのため，**男性の骨盤**は女性に比べて重くかつ分厚く，突起などがより発達している。それに対して**女性の骨盤**は幅広く，浅く，骨盤入口

と出口が大きい。この口を通して胎児の頭が陣痛の際に小骨盤に進入するので骨盤入口の形と大きさは重要である。骨盤が分娩に耐えるかどうかを決めるために，種々の小骨盤の径が放射線学的あるいは骨盤検査法で調べられる。小骨盤の最短前後径，仙骨岬角の中点から恥骨結合の後上方縁までの（産科的）**真結合線** true conjugate は，経腟分娩において児頭が通過しなければならない最も狭い距離である。この距離は骨盤検査で直接測定することができない。したがって，対角結合線は記録するために，**中指先端**で仙骨岬角を触診し，他方の手で恥骨結合の下縁点をマークして検査する。手を引き抜いた距離，すなわち示指先端（中指より 1.5 cm 短い）とマークした恥骨結合レベル間の距離 11 cm あるいはそれよりやや長い距離が推測される真結合線の長さである。

骨盤骨折

骨盤骨折は，交通事故など骨盤に対する直達外力でも，落下して足で着地したときに下肢から伝わる介達外力でも起こる。骨盤骨折は血管，神経，内臓など，骨盤の軟組織の損傷を起こすことがある。

骨盤の関節と靱帯

体幹の骨格と下肢の骨格をつなぐおもな関節は，**仙腸関節**と**恥骨結合**である（図3.2A）。**腰仙関節** lumbosacral joint と**仙尾関節**は下肢帯に直接つながっている。強力な靱帯がこれらの関節を支持し強固にする（図3.3）。

仙腸関節

仙腸関節 sacro-iliac joint は体重を支える強力な複合的な関節である。仙腸関節は滑膜関節（仙骨と腸骨がつくる耳介の形をした**耳状面**の間にあり，関節軟骨に覆われている）と後方の靱帯結合（左右の腸骨粗面間）からなる（図3.2C, 3.5）。滑膜関節の関節面（耳状面）には不規則な出っ張りとくぼみがあるが，それらはかみあっている。仙腸関節はその可動性が制限されているという点では，他の滑膜関節と異なり，体重のほとんどを寛骨に伝達する。

仙骨は左右の腸骨で支持され，骨間仙腸靱帯と後仙腸靱帯によって腸骨に強くつなぎとめられている。**前仙腸靱帯** anterior sacro-iliac ligament は薄く，単に関節滑膜の線維包の前部である。**骨間仙腸靱帯** interosseous sacro-iliac ligament は大きく（仙骨と腸骨の結節の間に深く走り，約 10 cm² を占める），上体の体重を体軸骨格から体肢骨格の両腸骨へ伝え，さらに立位時は両大腿骨に，座位では坐骨結節に伝達する。**後仙腸靱帯** posterior sacro-iliac ligament は骨間仙腸靱帯の線維が後外側へ連続したものである。

仙腸関節はたいていの場合，わずかな滑り運動と回転運動しかできない。ただし走り高跳びの着地や妊娠後期（p.214 の臨床関連事項を参照）のときのように大きな力が加わるときを除く。そして，体重は仙腸関節軸の前方に伝えられるため，仙骨の上端を押し下げ，仙骨下部を押しあげようとする。このような仙骨の回転作用は強力な**仙結節靱帯** sacrotuberous ligament と**仙棘靱帯** sacrospinous ligament によって押しとどめられる（図3.3）。これらの靱帯は仙骨の下端が上方へ回転するのを制限し，腰椎に突然荷重がかかったときに仙腸骨部を復元する（図3.5C）。

恥骨結合

恥骨結合 pubic symphysis は二次的な軟骨結合であり，恥骨体が正中で合わさってできる（図3.3, 3.5D）。結合部にある線維軟骨性の**恥骨間円板** interpubic disc は通常，女性のほうが男性よりも分厚い。恥骨を結ぶ靱帯は結合部の上部と下部で厚くなり，**上恥骨靱帯** superior pubic ligament と**下恥骨靱帯（恥骨弓靱帯）**inferior (arcuate) pubic ligament を形成する。また，腹直筋の停止腱の線維と外腹斜筋腱膜の線維が交叉して合流し，恥骨結合を前方から補強する。

腰仙関節

第5腰椎と第1仙椎は，前方で椎体間にある椎間円板で形成される**椎間結合** intervertebral joint（図3.3A）と，後方で2つの関節突起間にできる**椎間関節** zygapophysial (facet) joint（面関節）（図3.3B）によってつながれる。第1仙椎の関節面は後内側に面し，第5腰椎の下関節面と前外側でかみ合うことによって第5腰椎が前方に滑り落ちるのを防ぐ。さらに**腸腰靱帯** iliolumbar ligament が第5腰椎の横突起から腸骨を連結する。

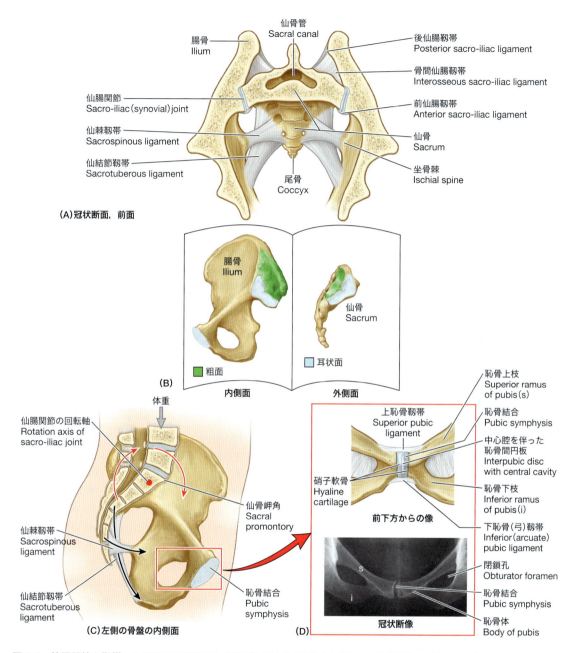

図 3.5　仙腸関節と靱帯　A. 骨盤の冠状断面で，関節が矢状方向であるのを示す。B. 仙腸関節の耳状面。C. 仙腸関節の回転軸。D. 恥骨結合。

仙尾関節

仙尾関節 sacrococcygeal joint は椎間円板とともに二次的な軟骨性関節をつくる。線維軟骨性の仙尾靱帯が仙骨尖と尾骨底をつなぐ（図 3.3A）。

前後の**仙尾靱帯** sacrococcygeal ligament は長いヒモ状の構造で，前縦靱帯・後縦靱帯が上部椎骨を補強するのと同じように仙尾関節を補強する。

臨床関連事項

妊娠時における骨盤靱帯の弛緩と関節可動性の上昇

妊娠の際に骨盤の結合と靱帯はゆるみ，骨盤関節は可動性が増す。妊娠後期のこのゆるみは性ホルモンの増加とリラキシンというホルモンにより生じる。妊娠中，このゆるみによって骨盤がより大きく回旋できるようになり，重心は中心に移動して脊柱前弯の姿勢をとるようになるため，仙腸関節の骨のかみあいが緩くなる。仙腸関節と恥骨結合が弛緩することによって骨盤径（おもに横径）が10〜15％ほども増し，骨盤管を通る胎児の通過が促進される。尾骨もまた後方へ動きやすくなる。

方に向かい，小坐骨孔から外にでて，鋭角的に曲がって外側に向かい，大腿骨に停止する（図3.7E）。内閉鎖筋の内側表面は**閉鎖筋膜** obturator fascia に覆われ，中央部では肥厚して腱弓のようになっているため肛門挙筋（骨盤隔膜）の付着部となる（図3.7AC）。

- 閉鎖神経，閉鎖動静脈といくつかの内腸骨動静脈の枝は，この骨盤の内側面に（内閉鎖筋の内側に）存在する。

骨盤の**後壁**：

- 骨性の壁と中央線での屋根（仙骨と尾骨からなる），仙腸関節とそれに付属する靱帯，および梨状筋からなる筋靱帯性の後外側壁で構成される。左右の**梨状筋** piriformis は**大坐骨孔** greater sciatic foramen を通って小骨盤腔を離れ，大腿骨大転子に停止する（図3.7DE）。
- **仙骨神経叢** sacral plexus がある。梨状筋はこの神経叢の「筋性の床」をなす（図3.7ACD）。

骨盤底 pelvic floor は盆状あるいは漏斗状の**骨盤隔膜** pelvic diaphragm によって形成される。この隔膜は，**肛門挙筋，尾骨筋**，およびこれらの筋の上面と下面を覆う筋膜から構成される（図3.7B）。肛門挙筋は前方では恥骨，後方では坐骨棘に，両側方では閉鎖筋膜（**肛門挙筋腱弓** tendinous arch of levator ani）から起こっている。肛門挙筋は3つの部分（筋）から形成され，それぞれ線維の付着部によって名づけられている。肛門挙筋の3筋は以下のとおりである。

- **恥骨直腸筋** puborectalis は肛門挙筋の内側にある厚くて狭い筋であり，左右の恥骨後面をつないでいる。すなわち，一側の恥骨から直腸肛門移行部の後面をまわり，対側の恥骨までU字形の筋性のつりヒモの形をしている。おもに排便の抑制に働く。
- **恥骨尾骨筋** pubococcygeus は肛門挙筋の内側中間にある広く薄い筋である。起始は恥骨体後面と肛門挙筋腱弓の前部から起こり，ほぼ水平に後方へと走る。その外側線維は後方で尾骨に付着し，内側線維は対側の筋線維と合わさって**肛門尾骨靱帯** anococcygeal body（ligament）の一部を形成する。
- **腸骨尾骨筋** iliococcygeus は肛門挙筋の後外側部であり，肛門挙筋腱弓の後部と坐骨棘から起こる。この筋は薄く，発達が悪い場合（腱膜状）もよくあり，後方では肛門尾骨靱帯と融合する。

腹膜と骨盤の腹膜腔

腹膜 peritoneum は，腹腔を縁取り，下方では骨盤腔に連続するが骨盤底には達しない。腹膜は大部分の骨盤内臓の上方へと反転する（図3.6，表3.2）。卵管のみは（開口している卵管腹腔口を除いて）腹腔内にあり，間膜によってつり下げられる。卵巣は腹膜腔で間膜につり下げられるが，卵巣は腹膜で覆われない。骨盤内臓器の上方へ反転するとき，腹膜は多数のヒダと窩をつくる。

腹膜は恥骨上方の腹壁に付着していないので膀胱が尿で充満したとき，腹膜と前腹壁の間でふくらむことができる。

骨盤の壁と底

骨盤腔は，1つの**前下壁**，2つの**側壁**，1つの**後壁**をもつ。骨盤壁の筋については図3.7A〜Eと表3.3にまとめてある。

骨盤の**前下壁**：

- 主として恥骨体と枝，および恥骨結合からなる。
- 膀胱の重量を支える。

骨盤の**側壁**：

- 骨盤側壁は寛骨からなる骨性の枠組みをもち，閉鎖孔を含む（図3.2C）。閉鎖孔は**閉鎖膜** obturator membrane によって塞がれる（図3.3）。
- **内閉鎖筋** obturator internus によって覆われる（図3.7A〜D）。左右の内閉鎖筋は小骨盤内の起始から後

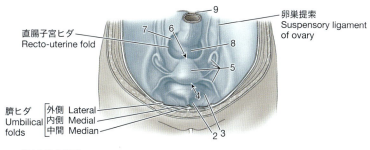

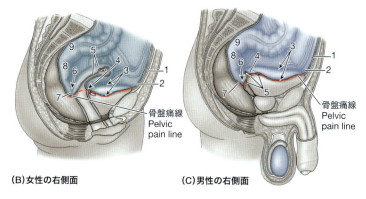

図 3.6　骨盤内における腹膜の反転　赤点線は骨盤痛線を示す。

表 3.2　骨盤内における腹膜の反転

女性（図 3.6AB）[a]	男性（図 3.6C）[a]
1. 前腹壁を下降（接着が緩いため、膨満した膀胱が入り込む）	1. 前腹壁を下降（接着が緩いため膨満した膀胱が入り込む）
2. 膀胱上面の上で反転し、**上膀胱窩**をつくる	2. 膀胱上面の上で反転し、**上膀胱窩**をつくる
3. 膀胱の凸形の上面（天井）を覆い、そのそばを下り、骨盤外側壁をのぼり、両側に**膀胱傍窩**（陥凹）をつくる	3. 膀胱の凸形の上面（天井）を覆い、そのそばを下り、骨盤外側壁をのぼり、両側に**膀胱傍窩**（陥凹）をつくる
4. 膀胱天井から子宮体上で反転し**膀胱子宮窩**をつくる	4. 2 cm も膀胱後面を下降する
5. 子宮体と底、後腟円蓋を覆う。外側では、二重ヒダあるいは腸間膜-卵管、卵巣、子宮円索を包みこむ**子宮広間膜**として子宮から広がる	5. 外側で、尿管（**尿管ヒダ**）、精管、精嚢の上端上にヒダをつくる
6. 腟からのびて直腸の上で反転し、**直腸子宮窩**[b] をつくる	6. 膀胱と精嚢からのびて直腸の上で反転し、**直腸膀胱窩**[b] をつくる
7. 直腸子宮窩は後外側に広がり、直腸の両側に**膀胱傍窩**をつくる	7. 直腸膀胱窩は後外側に広がり、直腸の両側に**膀胱傍窩**をつくる
8. 下から上に直腸を上行する。直腸の位置は腹膜外になり、その後、後腹膜になる	8. 下から上に直腸を上行する。直腸の位置は腹膜外になり、その後、後腹膜になる
9. 直腸S状結腸移行部ではじまるS状結腸をつつむ	9. 直腸S状結腸移行部ではじまるS状結腸をつつむ

[a] 番号は図 3.6 中の番号に対応している。
[b] 腹膜腔の最下端が女性よりも高い位置にある。

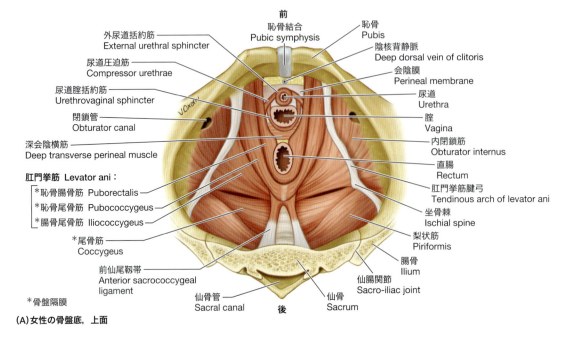

(A) 女性の骨盤底，上面

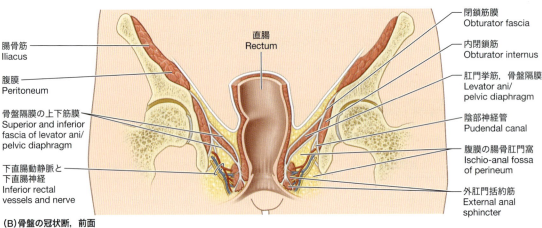

(B) 骨盤の冠状断，前面

図3.7　骨盤壁と骨盤底の筋（続く）

表3.3　骨盤壁と骨盤底の筋（続く）

筋	近位付着	遠位付着	神経支配	おもな作用
肛門挙筋 （恥骨尾骨筋，腸骨尾骨筋）	恥骨体，閉鎖筋膜の腱弓と坐骨棘	会陰体，尾骨，肛門尾骨靱帯，前立腺ないし腟壁直腸，肛門管	肛門挙筋の神経（第4仙骨神経の枝）および下肛門神経と尾骨神経叢	骨盤内臓の保持を助け，腹腔内圧の増加に抵抗
尾骨筋 （坐骨尾骨筋）	坐骨棘	仙骨と尾骨の下端	第4，5仙骨神経の枝	骨盤隔膜の小部をつくり，骨盤内臓を保持，尾骨を屈曲

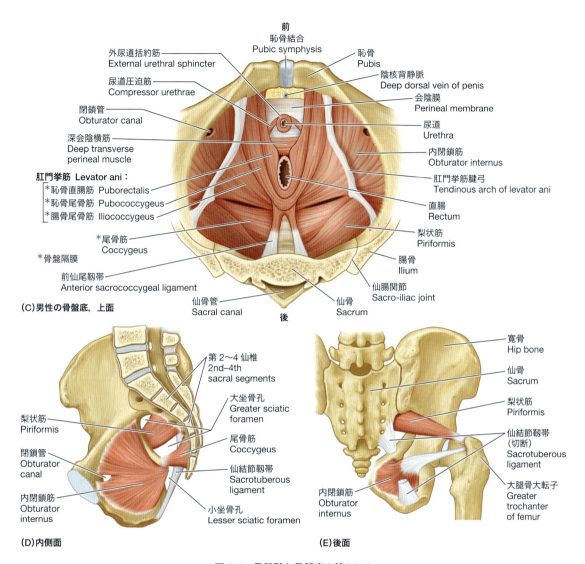

図 3.7 骨盤壁と骨盤底の筋（続き）

表 3.3 骨盤壁と骨盤底の筋（続き）

筋	近位付着	遠位付着	神経支配	おもな作用
内閉鎖筋	腸骨と坐骨の骨盤面，閉鎖膜	大腿骨の大転子	内閉鎖筋への枝（第5腰神経，第1，2仙骨神経）	大腿を外側に回旋，大腿骨頭の寛骨臼への保持を助ける
梨状筋	第2〜4仙椎の骨盤面，大坐骨切痕の上縁と仙結節靱帯		第1，2仙骨神経の前枝	大腿を外側に回旋，大腿を外転，大腿骨頭の寛骨臼への保持を助ける

肛門挙筋は腹部骨盤内臓を支持するために，ダイナミックな骨盤底を形成する。そのために肛門挙筋は排便や排尿のために骨盤底を弛緩させて下げた後，骨盤底を引きあげ，もとの位置に戻す働きをする。横隔膜と腹壁の前外側部の筋が収縮して，腹部内臓や骨盤内臓を圧迫するとき腹壁の筋はさらに収縮する。増加した腹圧に抵抗して，腹骨盤腔の内容物（ガス，固体および液体老廃物と内臓）が骨盤下口から押し出されないようにするためである。この作用は強制呼気，咳，くしゃみ，嘔吐の際，ならびに重いものを持ち上げるなど上肢の強い運動の際に体幹を固定するのに反射的に行われる。さらに肛門挙筋は排尿の意志的な制御や排便の抑制（恥骨腸骨筋を経て），子宮の支持に重要な働きをする。

骨盤筋膜

骨盤筋膜 pelvic fascia は会陰の膜と筋性の骨盤壁・底との間の空間で，骨盤内臓以外すべての部分を占める結合組織である（図 3.8）。この層は比較的薄い腹内筋膜が連続したものであり，上方では筋性の腹壁と腹膜の間にある。

膜性の骨盤筋膜：壁側と臓側

壁側骨盤筋膜 parietal pelvic fascia は，膜性の層であり，厚さはさまざまである。骨盤壁と底を形成する筋群の内側面（深部あるいは骨盤側）を裏うちする。壁側骨盤筋膜は，内閉鎖筋，梨状筋，尾骨筋，肛門挙筋，そして外尿道括約筋の一部からなる骨盤側表面を覆っている（図 3.8A～D）。この筋膜の一部は，筋にちなんだ名前がついており（例えば，閉鎖筋膜），上方では横筋筋膜と腸腰筋筋膜に連続する。

臓側骨盤筋膜 visceral pelvic fascia は骨盤内臓を直接覆う膜性の筋膜を含み，それぞれの臓器の外膜を形成する。骨盤内臓器が骨盤底を貫通する部分では，膜性の壁側と臓側の骨盤筋膜が連続する（図 3.8ACE）。この部分では，壁側筋膜は厚くなり，**骨盤筋膜腱弓** tendinous arch of pelvic fascia を形成する。この腱弓は連続した両側性の束で，骨盤内臓に隣接した骨盤底に沿って恥骨から仙骨に走る。

この腱弓（男性では**恥骨前立腺靱帯** puboprostatic ligament，女性では**恥骨膀胱靱帯** pubovesical ligament）の最前部では，男性では前立腺と恥骨，女性では膀胱底から恥骨に至る部分をつなぐ。最後部の筋束は，直腸両側の周囲の仙骨から起こり，男性では前立腺，女性では腟に付着する仙骨生殖靱帯として走る。

骨盤内筋膜：粗性と密性

壁側と臓側の膜性筋膜の間にある豊富な結合組織層は，腹膜外の**骨盤内筋膜** endopelvic fascia もしくは腹腔下骨盤内筋膜である（図 3.8A～D）。

この筋膜の一部は，非常に**粗な小隙性（脂肪性）**組織であり，比較的小さなリンパ管や栄養血管を除いてリンパ管や栄養血管がない。膀胱傍腔として後外側に広がる**恥骨後隙** retropubic space（膀胱前隙）および**直腸後隙** retrorectal space（仙骨前隙）は，拡張した膀胱や直腸膨大部に適応する粗な脂肪性組織からなる**潜在的空間**である（図 3.8BD）。骨盤内筋膜の他の部分には，線維性の多い**靱帯の筋膜**がある。これらの部分は"筋膜の集中"または筋膜の"靱帯"と呼ばれる。

下腹鞘 hypogastric sheath は骨盤筋膜が凝集した厚い束であり，基本的に骨盤側壁から骨盤臓器へいくすべての血管と神経が通過する通路で，尿管や男性では精管に沿って走る。それが側壁から内側にのびる途中で，3層（"葉"または"翼"）に分かれる。下腹鞘は骨盤臓器に向かって，またはその間を通過し，そこを神経血管構造が通ることによって，下腹鞘を支持している。

- **膀胱外側靱帯** lateral ligament of bladder は，膀胱に向って走り，上膀胱動静脈が通っている。
- 男性での中層は**直腸膀胱中隔** rectovesical septum であり，膀胱の後面と前立腺の前面，および直腸の後面との間で形成される（図 3.8D）。女性での中層は頑丈で，**基靱帯** cardinal ligament（**子宮頸横靱帯** transverse cervical ligament）として内側に子宮頸部と腟に向かって走り，臨床的には**外側頸靱帯**または **Mackenrodt 靱帯**として知られる（図 3.8BE）。その最も上部に位置する広間膜基部では，子宮動脈が子宮頸部に向かって横方向へ走る。尿管は子宮動脈のすぐ下方を走り，子宮頸の横を通って膀胱に向かう。
- 最も後方の層は直腸に向かい，中直腸動静脈が通っている（図 3.8BD）。

通常，子宮は膀胱の上で"休んでいる"状態であるため，子宮頸横靱帯はおもに子宮を受動的に支える。つぎに膀胱は，後方では腟の前壁，前方では恥骨体と恥骨結合の上で休止している（図 3.8E）。さらに腟は腟傍結合組織によって，骨盤筋膜腱弓の間でつり下げられている（図 3.8AE）。**受動的な支持**に加え腹腔内圧が上昇する瞬間に縮むことによって，会陰筋は**動的な支持**を子宮，

膀胱と直腸に与える。

　骨盤隔膜の上方に外科的に重要である潜在的な**骨盤直腸隙** pelvirectal space があり，ここには多数の粗な腹膜腔外結合組織が入っている。この隙は**外側直腸靱帯** lateral ligament of rectum によって前方部と後方部に分けられる。この靱帯は下腹鞘の後葉である。これらの靱帯は，S2〜4レベルで直腸を壁側骨盤筋膜につなぐ（図3.8BD）。

臨床関連事項

骨盤底の損傷

分娩時，子宮頸が拡大して胎児を娩出するとき，骨盤底は胎児の頭を支える。会陰，肛門挙筋，骨盤筋膜は分娩の際に損傷されることがある。肛門挙筋の主部である恥骨尾骨筋が最も裂けやすい（図B3.1）。この部分は尿道，腟，肛門管を取り巻いて支えるため，重要である。肛門挙筋や骨盤筋膜が分娩の際に伸展して裂けると，これらは弱くなり，膀胱頸と尿道の位置が変わることがある。このような変化は**腹圧性尿失禁**を起こす。これは例えば咳やものを持ち上げるときに腹圧が高まり，尿が漏れることが特徴である。

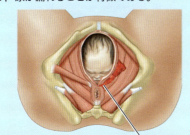

恥骨尾骨筋の断裂

図 B3.1　産科的外傷

骨盤の神経

　骨盤の構造はおもに**仙骨神経** sacral nerve（S1〜4）と**尾骨神経**および**骨盤部の自律神経**によって支配される。梨状筋と尾骨筋は仙骨神経叢と尾骨神経叢の底をつくる（図3.9CD）。第2，3仙骨神経の前枝はこれらの筋がかみ合うその間から現れる。第4腰神経の下行枝は第5腰神経の前枝と合流して，太くてヒモのような**腰仙骨神経幹** lumbosacral trunk を形成する。これは仙骨翼の前面を下行し，仙骨神経叢に合流する。

仙骨神経叢

　仙骨神経叢 sacral plexus は小骨盤の後外側壁に位置し，梨状筋の前面に近接する。仙骨神経叢からでる2本の太い神経は**坐骨神経**と**陰部神経**である。仙骨神経叢の太い枝は**大坐骨孔**を通って骨盤からでる（図3.9A）。

　坐骨神経 sciatic nerve は身体で最大の神経で，第4腰神経から第3仙骨神経の前枝から構成され（図3.9A，表3.4），梨状筋の前表面で合流する。ほとんどの場合，坐骨神経は**大坐骨孔** greater sciatic foramen から梨状筋の下を通り，殿部に入る。

　陰部神経 pudendal nerve は会陰のおもな神経で，外陰部のおもな感覚神経であり，第2〜4仙骨神経の前枝によりつくられる。この神経は内陰部動脈に伴行し，梨状筋と尾骨筋の間の大坐骨孔を通って骨盤からでる。陰部神経は坐骨棘と仙棘靱帯の周囲で曲がり，**小坐骨孔** lesser sciatic foramen を通って会陰に入る。この神経は生殖器，泌尿器および消化器の終末部を含む会陰の皮膚と筋を支配する。

　上殿神経 superior gluteal nerve は第4腰神経から第1仙骨神経の前枝から起こり，大坐骨孔で梨状筋の上方を通って骨盤からでる。殿部の3つの筋，中殿筋と小殿筋，および大腿筋膜張筋を支配する（5章を参照）。

　下殿神経 inferior gluteal nerve は第5腰神経から第2仙骨神経の前枝から起こり，大坐骨孔で梨状筋の下方かつ坐骨神経の表層を通って骨盤からでる。下殿動脈に伴行し，いくつかの枝に分かれ，表層にある大殿筋を支配する（5章を参照）。

尾骨神経叢

　尾骨神経叢 coccygeal plexus は，第4・5仙骨神経の前枝と**尾骨神経** coccygeal nerve から構成される小さな神経網である（図3.9B）。尾骨筋の骨盤面にあり，尾骨筋，肛門挙筋の一部，仙尾関節を支配する。この神経叢から起こる**肛門尾骨神経** anococcygeal nerve は仙結節靱帯を貫き，尾骨尖と肛門の間の皮膚の小さな領域を支配する（図3.9D）。

閉鎖神経

　閉鎖神経 obturator nerve は骨盤内を走行しているが，骨盤の神経ではなく，大腿内側を支配する。腹部（大骨盤）の腰神経叢の第2〜4腰神経の前枝から起こ

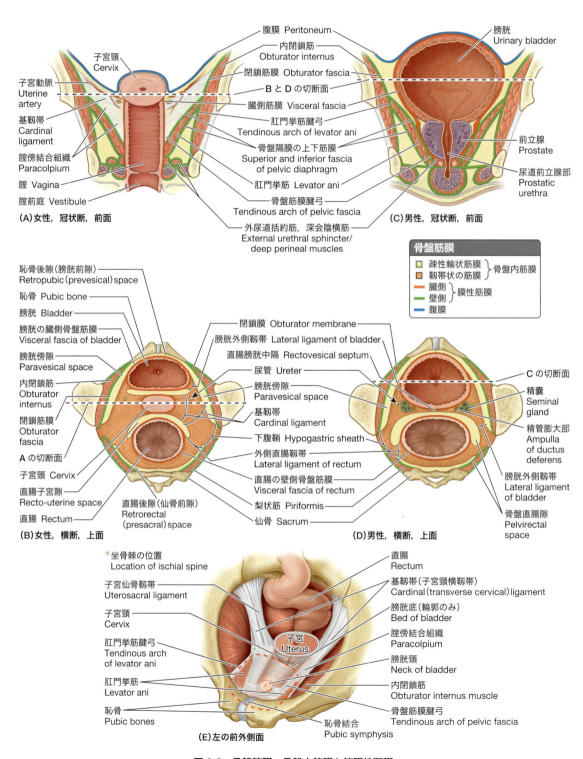

図3.8　骨盤筋膜：骨盤内筋膜と筋膜性靱帯

り，小骨盤に入る(図3.9CD)。この神経は骨盤側壁に沿って腹膜外の脂肪の中を走り，閉鎖膜の開口部である**閉鎖管 obturator canal** に至り，骨盤からでて大腿内側部に入る。

骨盤の自律神経

骨盤の自律神経は**仙骨交感神経叢，下腹神経叢，骨盤内臓神経，動脈周囲神経叢**という4つのルートを経由して骨盤腔に入る。

> **臨床関連事項**
>
> **骨盤神経の損傷**
>
> 分娩の際に，児頭が母親の仙骨神経叢の神経を圧迫して，下肢に痛みを起こすことがある。閉鎖神経は外科手術の際(例えば骨盤外側から癌におかされたリンパ節を除去する場合)損傷されやすい。閉鎖神経の損傷により，大腿内転筋の疼痛性痙攣や大腿内部の感覚消失が起こる(5章を参照)。

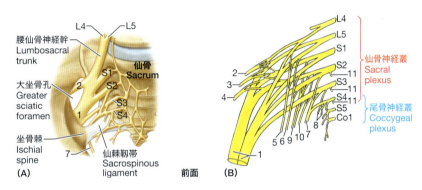

図 3.9　仙骨神経叢と尾骨神経叢の神経　AB. 模式図。(続く)

表 3.4　仙骨神経叢と尾骨神経叢の神経

神経[a]	起始分節	分布
1. 坐骨神経	第4, 5腰神経，第1〜3仙骨神経	関節枝は股関節に分布，筋枝は膝の屈筋と下腿と足のすべての筋に分布
2. 上殿神経	第4, 5腰神経，第1仙骨神経	中殿筋と小殿筋
3. 下殿神経	第5腰神経，第1, 2仙骨神経	大殿筋
4. 梨状筋神経	第1, 2仙骨神経	梨状筋
5. 大腿方形筋神経，下双子筋への枝	第4, 5腰神経，第1仙骨神経	大腿方形筋と下双子筋
6. 内閉鎖筋神経，上双子筋への枝	第5腰神経，第1, 2仙骨神経	内閉鎖筋と上双子筋
7. 陰部神経	第2〜4仙骨神経	会陰の構造：外陰部の近く，筋枝は会陰筋群，尿道括約筋と外肛門括約筋
8. 肛門挙筋と尾骨筋への枝	第3, 4仙骨神経	肛門挙筋と尾骨筋
9. 後大腿皮神経	第2, 3仙骨神経	皮枝は殿部と大腿の内側面と後面の最上部へ
10. 貫通皮枝	第2, 3仙骨神経	皮枝は殿部内側部へ
11. 骨盤内臓神経	第2〜4仙骨神経	下下腹神経叢と骨盤神経叢経由で骨盤内臓

[a] 番号は図3.9中の番号に対応している。

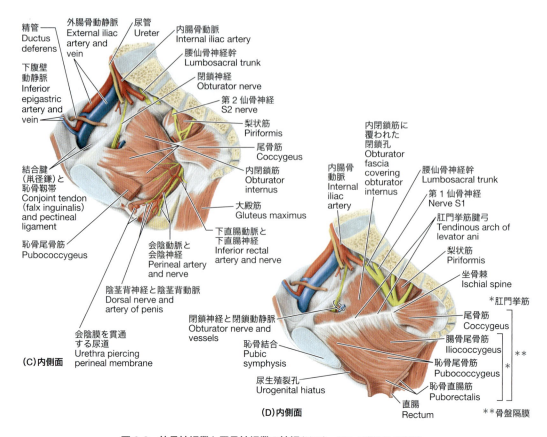

図 3.9　仙骨神経叢と尾骨神経叢の神経（続き）　CD. 骨盤底と骨盤壁。

仙骨交感神経叢 sacral sympathetic trunk は腰交感神経幹の下部へ連続する（図 3.10）。通常，4 つの交感神経節をもつ。仙骨神経幹は仙骨の骨盤面で前仙骨孔のすぐ内側を下行し，左右の幹が尾骨の前で合流して小さな**不対神経節** ganglion impar を形成する（図 3.10）。仙骨交感神経幹は直腸の後ろで腹膜外結合組織の中を下行し，灰白交通枝を仙骨神経と尾骨神経の前枝のそれぞれに送る。また正中仙骨動脈と下下腹神経叢にも小さな枝を送る。仙骨交感神経幹のおもな機能は仙骨神経叢に節後線維を送り，下肢の交感神経支配を行うことである。

上・下**下腹神経叢** hypogastric plexus は交感神経性線維と内臓求心性神経線維のネットワークである。**上下腹神経叢** superior hypogastric plexus の主要部は大動脈分岐部のすぐ下にあり，骨盤内に下行する。この神経叢は**腸間膜動脈間神経叢** intermesenteric plexus（2 章を参照）の下方への延長したもので，第 3，4 腰神経の内臓神経を受け取る。上下腹神経叢は骨盤に入ると左右の

下腹神経 hypogastric nerve に分かれ，仙骨の前面を下行する。これらの神経は直腸外側を**下腹神経鞘**内を下行してから広がって，**下下腹神経叢** inferior hypogastric plexus（骨盤神経叢）をつくる。下下腹神経叢は，男女ともに直腸の外側面と膀胱の下外側面に接し，男性では前立腺と精嚢に，女性では子宮頸部と腟円蓋の外側部に接する。

骨盤内臓神経 pelvic splanchnic nerve は副交感神経と内臓求心性神経からなり，第 2～4 仙骨神経から起こり，内臓求心性線維は対応する脊髄神経節の細胞体から起こる（図 3.9B，3.10，表 3.4）。骨盤内臓神経は下下腹神経と合わさって，下下腹神経叢（および骨盤神経叢）を形成する。

下下腹・骨盤内臓神経叢は腹内臓神経を経由する交感神経性の線維と骨盤内臓神経を経由する副交感神経の線維を受け取り，骨盤内臓を支配する。**交感神経成分**は他の組織と同様に多くの場合は血管運動を起こすが，骨盤内臓器では直腸の蠕動運動を抑制すると同時に，オルガスムの間（男性では射精の間）内生殖器の収縮を促進す

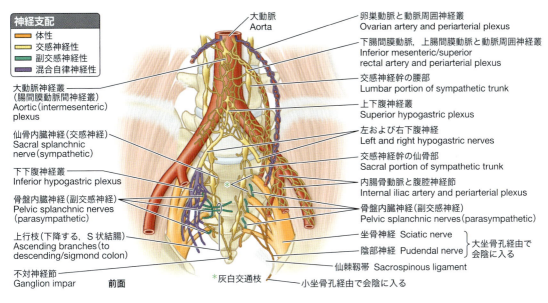

図3.10　骨盤の自律神経

る。**副交感神経** parasympathetic fiber は直腸と膀胱の収縮を促進し，それぞれ排便と排尿を起こす。前立腺神経叢の副交感神経線維は骨盤底を貫いて外生殖器の勃起体に達して，勃起を引き起こす。

上直腸，卵巣，および内腸骨動脈の**動脈周囲神経叢** periarterial plexus はシナプス後，交感神経性の血管運動性線維をだし，それぞれの動脈およびその動脈からの分枝に達する。

骨盤の内臓求心性神経支配

内臓求心性線維 visceral afferent fiber は，自律神経線維とともに走るが，感覚神経の刺激伝達は求心性であり，自律神経の遠心性の刺激伝達と逆行している。骨盤内で，**反射性の感覚**（意識にのぼらない情報）を伝える内臓求心性神経は，副交感神経とともに走行し，第2～4仙骨神経の脊髄神経節に達する。骨盤内臓の**痛覚**を伝える内臓求心性線維の走るルートは，想像上の線である**骨盤痛線** pelvic pain line との位置関係によって異なる（図3.6BC）。骨盤痛線は，腹膜の下縁に一致する。大腸の場合はS状結腸に沿ってその中間にある。**骨盤痛線より下方にある臓器**（腹膜に接しない臓器およびS状結腸遠位部と直腸）からの痛覚を伝える内臓求心性線維も副交感神経とともに走行し，第2～4仙骨神経の脊髄神経節に達する。しかしながら，**骨盤痛線より上方にある臓器**（腹膜に接する臓器，ただしS状結腸遠位部と直腸は除く）からの痛覚を伝える内臓求心性線維は，交感神経に沿って反対方向に走り，下位胸髄と上位腰髄の脊髄神経節に達する。

骨盤の動脈と静脈

大きな動脈が女性では4本，男性では3本，小骨盤に入る（図3.11AD）。

- 一対の**内腸骨動脈** internal iliac artery はほとんどの血液を小骨盤に供給する。これらは前枝と後枝に分かれて，それぞれ内臓枝，壁側枝を与える。
- 一対の**卵巣動脈** ovarian artery（女性）。
- **正中仙骨動脈** median sacral artery。
- **上直腸動脈** superior rectal artery。

これらの動脈の起始，走行，分布および分枝を表3.5にまとめている。

骨盤からの静脈は以下のとおりである。

- おもに**内腸骨静脈** internal iliac vein とその枝。
- 上直腸静脈（2章の「門脈系」を参照）。

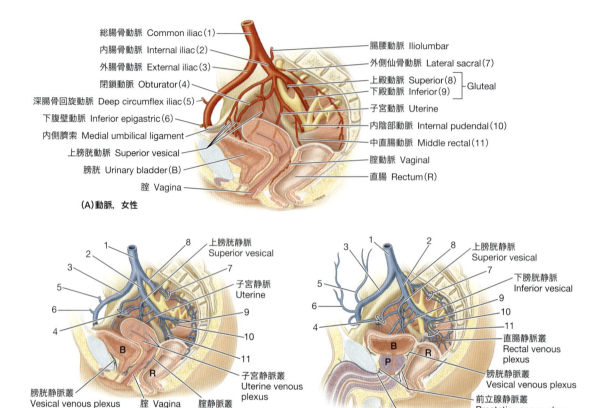
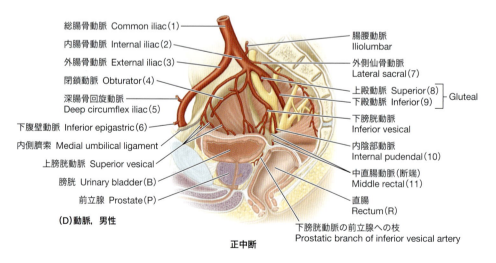

図 3.11　骨盤の動脈と静脈

表 3.5 骨盤の動脈

動脈	起源	走行	分布
内腸骨動脈	総腸骨動脈	骨盤縁を越えて骨盤腔に達する	骨盤臓器，殿筋，会陰のおもな血液供給源
内腸骨動脈前枝	内腸骨動脈	前方に走り，わかれて内臓の動脈と閉鎖動脈になる	骨盤内臓と大腿内側部の筋
臍動脈	内腸骨動脈の前枝	骨盤内を少し走り，女性の上膀胱動脈となって終わる	女性の膀胱の上面（上膀胱動脈を経由），男性の精管（精管動脈を経由）
閉鎖動脈		骨盤外側壁を前下方に走る	骨盤の筋，腸骨の栄養動脈，大腿骨頭
上膀胱動脈	開存している臍動脈	膀胱の上面	膀胱の上面：男性ではときに精管（精管動脈を経由）
精管動脈	上または下膀胱動脈	後腹膜を精管に向かう	精管
下膀胱動脈[a]	内腸骨動脈の前枝	後腹膜を男性の膀胱の下部に向かう	膀胱，尿道の骨盤部，精嚢，前立腺
中直腸動脈		骨盤内を下行して直腸に向かう	前立腺，精嚢，直腸
内陰部動脈		大坐骨孔を通り骨盤をでて，小坐骨孔を通って会陰に入る	会陰への主要な枝で，肛門管と会陰の筋，皮膚と尿生殖三角，勃起組織
下殿動脈[b]		大坐骨孔の梨状筋下部を通って骨盤をでる	梨状筋，尾骨筋，肛門挙筋，殿筋
子宮動脈		肛門挙筋に沿って内方に走り，尿管の上を横切り，子宮広間膜の基部に達する	尿管の骨盤部，子宮，子宮の靱帯，卵管，腟
腟動脈	子宮動脈	子宮体部と頸部の境界部で腟に下行する	腟，および枝を膀胱の下部にだす
生殖腺への動脈（精巣動脈・卵巣動脈）	腹大動脈	後腹膜を下行，精巣動脈は深鼠径輪に入り，卵巣動脈は骨盤縁線を越えて卵巣提索を内方に走る	それぞれ精巣と卵巣に
内腸骨動脈後枝	内腸骨動脈	後方に走り，壁側枝をだす	骨盤壁と殿部
腸腰動脈	内腸骨動脈の後枝	仙腸関節の前面を上行し，総腸骨動静脈と大腰筋の後方を走る	腸骨筋，大腰筋，腰方形筋，脊柱管内の馬尾
外側仙骨動脈（上および下）		梨状筋の上面を走る	梨状筋，仙骨管内の構造物
上殿動脈		大坐骨孔の梨状筋上部を通って骨盤をでる	殿筋，大腿筋膜張筋

[a] 女性では子宮動脈からでることがある。
[b] 内腸骨動脈の後枝からでることがある。

- 正中仙骨静脈。
- 卵巣静脈（女性）。
- 内椎骨静脈叢（4章を参照）。

骨盤静脈叢 pelvic venous plexus は骨盤内の静脈が吻合してできる（図 3.11BC）。さまざまな静脈叢（直腸，膀胱，前立腺，子宮，腟）は合流しておもに内腸骨静脈に注ぐが，一部は上直腸静脈を通して下腸間膜静脈に，あるいは外側仙骨静脈を通して内椎骨静脈叢に注ぐ。

骨盤のリンパ節

骨盤臓器から排出されるリンパを受けるリンパ節は，数，大きさ，そして場所が多種多様である。4つのおも

なリンパ節のグループがあり，それぞれ関係する血管にちなんで名前がつけられている（図3.12）。

- **外腸骨リンパ節** external iliac lymph node は，おもに鼠径リンパ節からリンパを受けるが，骨盤臓器，特に前骨盤臓器の上部域からのリンパも受ける。骨盤からのリンパ排出の大部分が静脈血の排出と平行しているのに対して，外腸骨リンパ節へのリンパ排出は平行していない。これらのリンパ節は総腸骨リンパ節へと排出する。
- **内腸骨リンパ節** internal iliac lymph node は，下部骨盤臓器，深会陰および殿部からリンパを受け取って，総腸骨リンパ節へ排出する。
- **仙骨リンパ節** sacral lymph node は，仙骨陥凹部で，後下部骨盤臓器からリンパを受けて，内腸骨リンパ節あるいは総腸骨リンパ節へと排出する。
- **総腸骨リンパ節** common iliac lymph node は，上記の3つのおもなグループから排出されたリンパを受け取る。このリンパ節は，骨盤からつぎの腰（外側大静脈・大動脈）リンパ節に向かうための一般的なルートである。

少数のリンパ節（例えば**直腸傍リンパ節** pararectal lymph node）は，おもに下腸間膜リンパ節に排出する。

骨盤内リンパ節の主要なものと二次的なものは非常に密接に交通しており，そのため，多くのリンパ節が摘出されてもそのリンパの排出は障害されない。このため，癌は実質的にどんな方向にでも，骨盤内や腹腔内のどんな臓器にでも広がる。このようなリンパの交通のため，乳癌では腋窩リンパ節を経て進行することが確実に予測されるが，骨盤臓器からの転移性癌の進行経路を予測することは困難である。

骨盤腔と骨盤内臓

骨盤内臓 pelvic viscera には消化管の下部（直腸），膀胱，尿管の一部，生殖器系が含まれる（図3.13～3.15）。S状結腸と小腸の一部は骨盤腔に入り込むが，腹腔壁に付着して動いている。そのため骨盤内臓には含めない。

泌尿器

骨盤部の泌尿器には以下のものがある（図3.13）。

- 腎臓から尿を運ぶ尿管。
- 尿を一時的にためる膀胱。
- 尿を膀胱から外に運び出す尿道。

尿管

尿管 ureter は腎臓と膀胱をつなぐ筋性の管である。

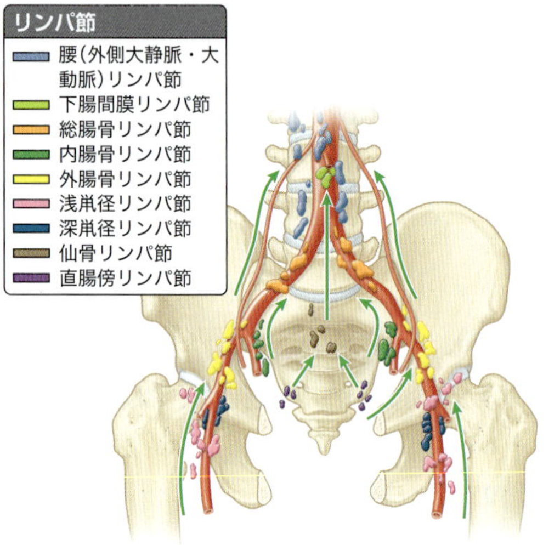

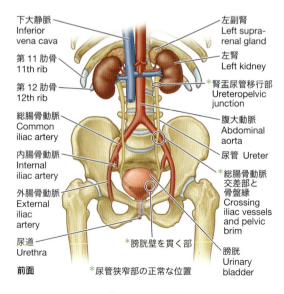

図3.12 骨盤のリンパ節

図3.13 泌尿器

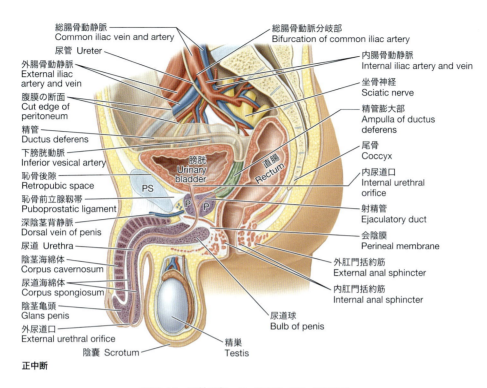

図 3.14　男性骨盤　P：前立腺，PS：恥骨結合

尿は蠕動性収縮により尿管へと運ばれる。尿管は腎臓から下方に走り，総腸骨動脈の分岐部で骨盤縁を通る（図3.14，3.15）。尿管はさらに骨盤の外側壁を後下方に走り，内腸骨動脈の前方を平行に進む。尿管はさらに坐骨棘の対側で前内側に曲がり，肛門挙筋の上方を走り，膀胱に入る。尿管は筋性の膀胱壁を下内側に通過する。このような膀胱壁の間接的な通過は一方向性の"フラップ・バルブ"を形成する。膀胱内が充満すると壁内圧が高くなり，尿管を圧迫して壁内を通過できない。男性では尿管と腹膜の間を通る唯一の構造物は**精管**である。

尿管は精管の後外側に位置し，膀胱の後上部の角で膀胱に入る（図3.14，3.18）。女性では尿管は子宮動脈の起始の内側を通り，坐骨棘の高さまで続き，そこで上方の子宮動脈と交叉する（図3.15）。それから腟円蓋の外側部に隣接して通過し，膀胱の後上部の角に入る。

尿管の血管　総腸骨動脈と内腸骨動脈の枝が骨盤部の尿管に血液を送る（図3.16）。女性の尿管のこの部に血液を送る最も恒常的な動脈は**子宮動脈** uterine artery である。男性の同様の血管の起始は下膀胱動脈である。尿管からの静脈は動脈に伴行し，同じ名前をもつ。リンパは下方へと流れ，腰（外側大動脈・大静脈）リンパ節，総腸骨リンパ節，外腸骨リンパ節，内腸骨リンパ節に流れ込む（図3.12）。

臨床関連事項

尿管結石

　尿管結石は尿の流れを完全にあるいは間欠的に閉塞する。閉塞は尿管内のどの部位でも起こりうるが，比較的狭くなるつぎの3つの場所でよく起こる。(1) 尿管と腎盤の移行部位，(2) 尿管が外腸骨動脈や骨盤縁と交叉する部位，そして(3) 尿管が膀胱壁を貫く部位である。結石に伴う痛みの強さはさまざまで，石の位置，タイプ，大きさ，性状によって異なる。尿管結石は観血的手術，内視鏡術，あるいは砕石術（ショック派を用いて，結石を小さい破片になるまで壊して尿内に排出させる方法）によって除去できる。

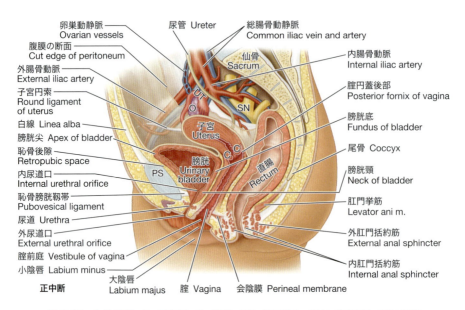

図 3.15 女性骨盤　C：子宮頸，O：卵巣，PS：恥骨結合，SN：坐骨神経，UT：卵管

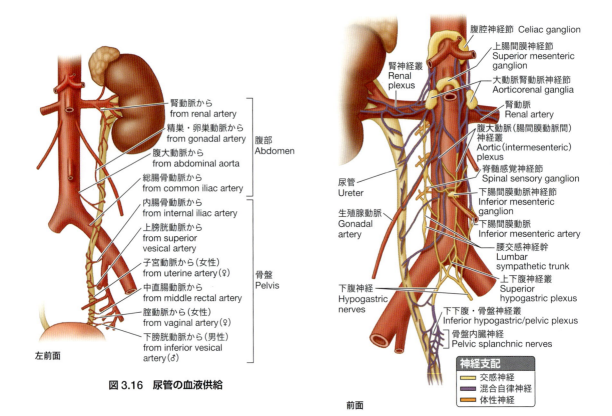

図 3.16　尿管の血液供給

図 3.17　尿管の神経支配

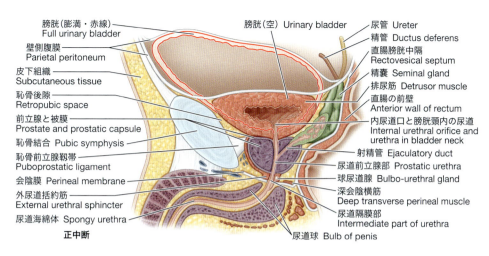

図 3.18　骨盤，男性　膀胱床がみえ，膀胱が空の状態と膨満している状態の位置を示す。

尿管の神経支配　尿管への神経は隣接する自律神経叢（腎神経叢，大動脈神経叢，上・下下腹神経叢）から起こる。尿管は骨盤痛線より上方にある。そのため，尿管からの求心性（痛覚）神経線維は交感神経線維の走行に沿って逆方向に走り，第 11 胸神経〜第 1 ないし第 2 腰神経の脊髄神経節と脊髄に達する（図 3.17）。

膀胱

　膀胱 urinary bladder は強力な筋性の壁をもつ中空の臓器で，空の状態では小骨盤内におさまり，恥骨の後上方に位置する。恥骨との間には**恥骨後隙**があり，腹膜の下，骨盤床の上にある（図 3.18，3.20）。膀胱は腹膜外脂肪組織の中で比較的自由に動くが，膀胱頸は男性では**恥骨前立腺靱帯**によって，女性では**恥骨膀胱靱帯**によってしっかり固定されている。膀胱が充満すると上方に伸展して，前腹壁の腹膜外脂肪組織および大骨盤へと入り込む。膀胱が充満すると，臍の高さにまで達することがある。

　空っぽで収縮した膀胱には 4 つの面がある。上面，2 つの下外側面，後面である（図 3.19）。膀胱には尖，体，底，頸，膀胱垂がある。**膀胱尖** apex of bladder（前端）は恥骨結合の上縁を向いている。**膀胱底** fundus of bladder は後壁からなり，いくぶんふくらんでいる。**膀胱体** body of bladder は尖と底の間の部分である。**女性**の底は腟の前壁に密接する。**男性**では直腸が近くにある。**膀胱頸** neck of bladder は底と下外側壁が合わさっ

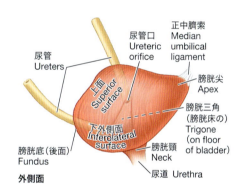

図 3.19　膀胱

た部位である。

　膀胱床 bladder bed は左右では恥骨，内閉鎖筋，肛門挙筋により，後方では直腸ないし腟によりつくられる（図 3.18，3.20）。膀胱全体は膀胱筋膜と呼ばれる疎性結合組織に包まれる。上面のみ腹膜に覆われている。

　膀胱壁はおもに**排尿筋** detrusor で構成される（図 3.20A）。男性では筋線維は膀胱頸に向かって集まり，不随意性の**内尿道括約筋** internal urethral sphincter を形成する（図 3.20）。この内尿道括約筋は射精管と接していて，射精管から膀胱に精液が逆流するのを防ぐ。筋線維の一部は放射状に走り，**内尿道口** internal urethral orifice の開口を助ける。男性では，膀胱頸の筋線維は前立腺の線維筋組織につながる。女性では膀胱頸に内括約筋がない。筋線維は縦走し，尿道壁の筋線維につながる。

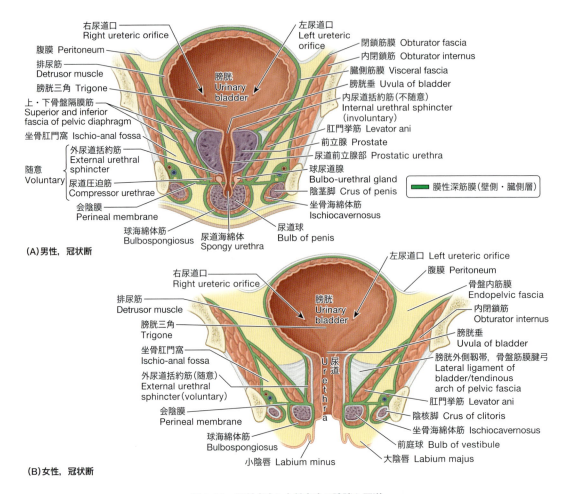

図 3.20　男性(A)と女性(B)の膀胱と尿道

　尿管口 ureteric orifice と内尿道口は**膀胱三角 trigone of bladder** の頂点にある（図 3.20）。尿管口は，排尿筋ループによって取り囲まれる。膀胱が収縮すると，その筋ループがしまり，尿が尿管に逆流するのを防ぐ。**膀胱垂 uvula of bladder** は，内尿道口のところで膀胱三角がわずかにつきだしたものである。

膀胱の血管　膀胱に血液を送るおもな動脈は**内腸骨動脈** internal iliac artery の枝である（図 3.11AD，表 3.5）。**上膀胱動脈** superior vesical artery は膀胱の前上部に血液を送る。男性では膀胱底と頸は**下膀胱動脈** inferior vesical artery から血液を送られる（図 3.21）。女性では**腟動脈** vaginal artery が下膀胱動脈の代わりになり，膀胱の後下部に小さな枝をだす。閉鎖動脈と下殿動脈も膀胱に小さな枝をだす。

　膀胱からの静脈の名前は動脈と同名であり，内腸骨静脈の支流である。男性では**膀胱静脈叢** vesical venous plexus が**前立腺静脈叢** prostatic venous plexus と一緒になり（図 3.21），膀胱底と前立腺，精嚢，精管および尿管の下端を取り囲む。前立腺静脈叢は**深陰茎背静脈**からも血液を受け取る。**膀胱静脈叢**はおもに下膀胱静脈を通って内腸骨静脈に注ぐが（図 3.11BC），仙骨静脈を介して**内椎骨静脈叢**に注ぐこともある（4章を参照）。女性では**膀胱静脈叢**は骨盤部の尿管と膀胱頸を包みこみ，**陰核背静脈**から血液を受け取り，**腟静脈叢**あるいは**子宮静脈叢**と吻合する（図 3.11B）。

　男女ともにリンパ管は膀胱の上面から**外腸骨リンパ節**に注ぎ（図 3.22，3.23，表 3.6，3.7），底部からのリン

パ管は**内腸骨リンパ節**にいく。膀胱頸からの一部のリンパ管は仙骨リンパ節ないし総腸骨リンパ節に注ぐ。

膀胱の神経支配　膀胱への**交感神経線維**は第11胸神経から第2または3腰神経までの高さから起こり、おもに下腹神経叢と下腹神経を通って、膀胱(骨盤)神経叢にいく。一方、副交感神経は仙髄レベルから起こり、骨盤内臓神経と下下腹神経叢に伝達される(図3.24)。**副交感神経**は膀胱壁の排尿筋を支配する運動神経であり、内括約筋に対して抑制性である。膀胱の伸展によってこれらの神経が刺激されると、膀胱は収縮し、男性の場合は内括約筋が弛緩して尿が尿道に流れ込む。訓練すれば、

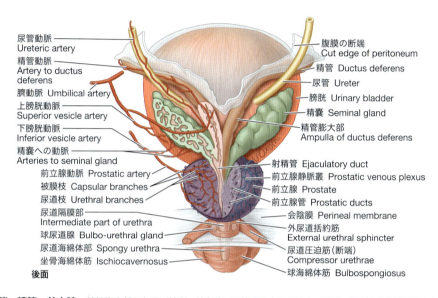

図3.21　膀胱，精管，前立腺　精管膨大部の左面，精囊，前立腺は冠状面の中央で開き，精嚢，前立腺および膀胱の血液供給を示す。

臨床関連事項

恥骨上膀胱穿刺

膀胱が充満すると上方にのびだし、前腹壁の腹膜外脂肪組織に進入する(図3.18)。そうすると膀胱は腹膜をはさまずに前腹壁に接する。したがって膀胱が伸展していると、穿刺をしたり(**恥骨上膀胱穿刺**)、外科手術をしてカテーテルや器具を膀胱に入れたりする際に、腹膜を切り開いて腹腔に入らなくてもすむ。

膀胱破裂

充満して伸展した膀胱は高い位置にあるため、前腹壁下部の傷害や骨盤の骨折によって破裂することがある。膀胱上部の破裂により、しばしば腹膜が裂かれ、尿が腹膜腔に流れ出すことがある。膀胱後部が破裂すると、通常、尿は腹膜下を通って会陰に流れ出す。

膀胱鏡検査

膀胱の内部とその3つの開口部を調べるには**膀胱鏡**を用いるが、これは光源のついた内視鏡で、尿道から膀胱に挿入する。膀胱鏡は光源、接眼レンズ、および把握、除去、切離、焼灼のための種々の付属装置からなる(図B3.2)。

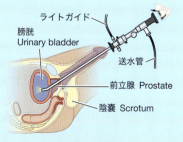

図B3.2　細胞診

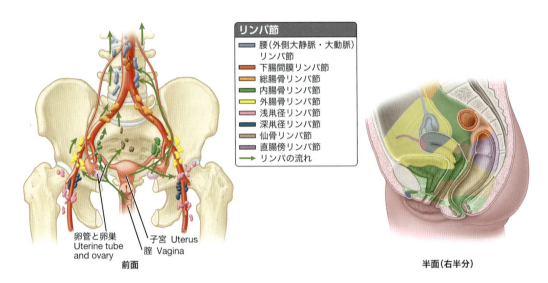

図3.22 女性の骨盤と会陰のリンパの流れ

表3.6 女性の骨盤と会陰のリンパ流

リンパ節群	リンパ節群に典型的に流出する構造
腰リンパ節（卵巣動脈に沿う）	生殖腺と付属器，総腸骨リンパ節 （卵巣，卵管（峡部と子宮内部は除く），子宮底）
下腸間膜リンパ節	直腸上部，S状結腸，下行結腸，直腸傍リンパ節
内腸骨リンパ節	骨盤下部の構造物，会陰深部の構造物，仙骨リンパ節 （膀胱底，骨盤内尿管下部，肛門管（櫛状線の上），直腸下部，腟中部と上部，子宮頸，子宮体）
外腸骨リンパ節	骨盤前上部の構造物，深鼠径リンパ節 （膀胱上部，骨盤内尿管上部，腟上部，子宮頸，子宮体下部）
浅鼠径リンパ節	下肢。臍下方の前腹壁，殿部，会陰表層の構造物，体幹下外側1/4の表面のリンパ流 （子宮上外側部（子宮円索の付着部の近く），外陰部を含む会陰の皮膚，腟口（処女膜の下），陰核包皮，肛門周囲の皮膚，櫛状線の下の肛門管）
深鼠径リンパ節	陰核亀頭，浅鼠径リンパ節
仙骨リンパ節	骨盤後下部の構造物，直腸下部，腟下部
直腸傍リンパ節	直腸上部

排尿したくないときにはこの反射は抑制できるようになる。同時に内尿道括約筋を収縮させて膀胱内への精液の逆流を防ぐ。

膀胱からの感覚神経線維は内臓感覚性神経で，反射性の求心線維は，副交感神経の経路をたどり，膀胱下部からの（過伸展で起こるような）痛覚を伝える。膀胱上部は腹膜で覆われており，骨盤痛線より上にある。したがって，膀胱上部からの痛覚線維は交感神経に沿って逆行性に進む。

女性の尿道

女性の尿道 female urethra は短く，膀胱の**内尿道口** internal urethral orifice から起こり，前下方に向か

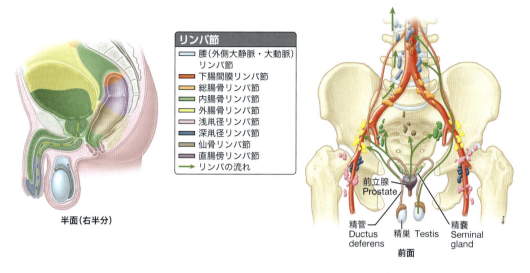

図 3.23　男性の骨盤と会陰のリンパの流れ

表 3.7　男性の骨盤と会陰のリンパ流

リンパ節群	リンパ節群に典型的に流出する構造
腰リンパ節（精巣動脈に沿う）	生殖腺と付属器，総腸骨リンパ節（精巣，精巣上体）
下腸間膜リンパ節	直腸上部，S状結腸，下行結腸，直腸傍リンパ節
内腸骨リンパ節	骨盤下部の構造物，会陰深部の構造物，仙骨リンパ節 （尿道前立腺部，前立腺，膀胱底，骨盤内尿管下部，精嚢下部，海綿体，肛門管（櫛状線の上），直腸下部）
外腸骨リンパ節	骨盤前上部の構造物，深鼠径リンパ節 （膀胱上部，骨盤内尿管上部，精嚢上部，精管骨盤部，尿道隔膜部と尿道海綿体部）
浅鼠径リンパ節	下肢。臍下方の前腹壁，殿部，会陰表層の構造物，体幹下外側 1/4 の表面のリンパ流 陰茎包皮と皮膚を含む会陰の皮膚，陰嚢，肛門周囲の皮膚，櫛状線より下の肛門管
深鼠径リンパ節	陰核亀頭，浅鼠径リンパ節，遠位の尿道海綿体部
仙骨リンパ節	骨盤後下部の構造物，直腸下部
直腸傍リンパ節	直腸上部

い，そして後方へ走り，そして恥骨結合に向かって下方へ走り，腟前庭にある**外尿道口** external urethral orifice にいく（図 3.20B）。尿道は腟の前にあり，その軸は腟と平行である。尿道は腟とともに骨盤隔膜と外尿道括約筋，および会陰膜を貫く。尿道腺があり，特に尿道の上部に多い。**尿道傍腺** para-urethral gland は前立腺の相同物である。これらの腺は通常，共通の尿道傍腺をもち（左右1つずつ）外尿道口の近くに開口する。尿管の下半部は会陰内にあるので，そちらの項で説明する。

女性の尿道の血管　女性の尿道への血液は**内陰部動脈**と**腟動脈**から供給される（図 3.11A，表 3.5）。静脈は動脈に沿って走り，同名をもつ。尿道からのリンパ管の大半は**仙骨リンパ節**と**内腸骨リンパ節**へと注ぐ（図 3.22，表

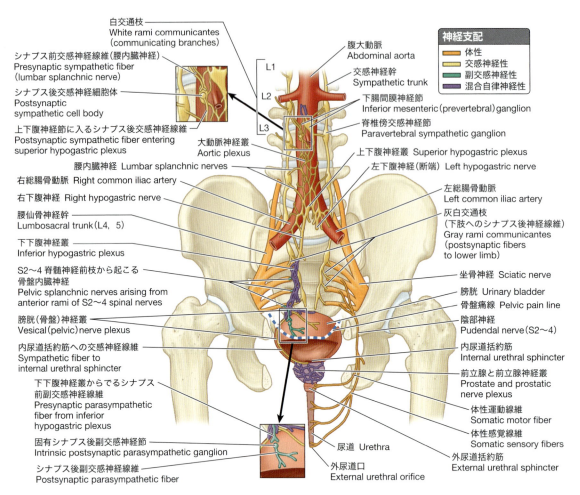

図3.24 膀胱と尿道の神経分布

3.6)。鼠径リンパ節に注ぐリンパ管もある。

女性の尿道の神経支配　尿道の神経支配は**膀胱神経叢**と**陰部神経**から起こる(図3.24)。そのパターンは男性のパターンに似ているが，前立腺神経叢と内尿道括約筋はない。尿道からの内臓求心性神経のほとんどは**骨盤内臓神経**を通るが，その終末では陰部神経から体性求心性神経も受ける。

男性の尿道

男性の尿道 male urethra は筋性の管であり，膀胱の**内尿道口**からの尿を亀頭の先端の**外尿道口**に運ぶ(図3.24)。また，尿道は精液(精子および腺分泌物)の排出口にもなる。記載しやすいように，尿道を4部に分ける。尿道膀胱壁内部(前立腺前部)，尿道前立腺部，尿道隔膜部(中間部)，尿道海綿体部である(図3.20A，3.25，表3.8)。

尿道膀胱壁内部(前立腺前部 preprostatic urethra)は交感神経支配の平滑筋である内尿道括約筋にによって囲まれる(図3.26)。この括約筋は射精の際，精液が膀胱に逆流すること(逆行性射精)を防ぐ。前立腺は**尿道前立腺部 prostatic urethra** を囲む。男性の**尿道隔膜部 intermediate(membranous)part of urethra** では体性神経支配の骨格筋である外尿道括約筋によって囲まれる。おもに外尿道括約筋の緊張性の収縮と一過性の収縮により排尿調節がなされるが，他のいくつかの筋も尿道を圧迫して排尿調節する(図3.26)。両方の括約筋が刺激さ

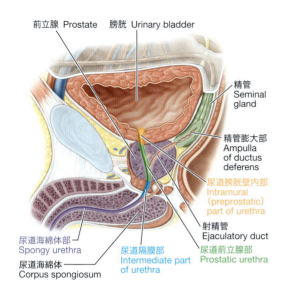

れると尿意があっても排尿しないように調節がなされる。

男性の尿道の血管　尿道膀胱壁内部と前立腺部は，**下膀胱動脈**と**中直腸動脈**からの**前立腺枝**から血液を受ける（図3.11D，表3.5）。尿道隔膜部と海綿体部は**内陰部動脈**から血液を受ける。静脈は動脈に沿った同名をもつ。**尿道からのリンパ管**はおもに内腸骨リンパ節に向かうが（図3.23，表3.7），一部は**外腸骨リンパ節**に注ぐ。海綿体部からのリンパ管は**深鼠径リンパ節**に向かう。

男性の尿道の神経支配　男性の尿道の神経は**前立腺神経叢** prostatic plexus（交感神経，副交感神経，内臓求心性線維の混合部）に由来する（図3.24）。この神経叢は骨盤神経叢（膀胱神経叢の下方延長部）の1つであり，下下腹神経叢の臓器特異的な延長として起こる。

図3.25　男性尿道

表3.8　男性の尿道部位

部位	長さ	場所・配置	特徴
尿道膀胱壁内部（前前立腺部）	0.5～1.5 cm	膀胱頸を通り，ほぼ垂直にのびる	内尿道括約筋に囲まれる。膀胱が膨満しているか空かによって直径と長さが変わる
尿道前立腺部	3.0～4.0 cm	ゆるやかに前に凹のカーブを描きながら前立腺前部の中を下降。外尿道括約筋から縦に桶状にのびた部分によって前方に曲げられる	最も広く膨張した部。尿道陵が特徴（陵の両側にある前立腺洞に前立腺管が開口する。陵は中央でふくらみ精丘を形成する）。射精管が精丘に開口し，男性の尿路と生殖器路が合流する
尿道隔膜部	1.0～1.5 cm	外尿道括約筋の輪状線維に囲まれ，深会陰窩を通る。会陰膜を貫通する	（外尿道口を除いて）最も狭く伸展性が少ない部
尿道海綿体部	～15 cm	尿道海綿体を通る。尿道球で最初に広がる。遠位では，陰茎亀頭内で再度広くなって舟状窩を形成する	最も長く可動性のある部。尿道球腺が球部に開口する。遠位では，尿道腺がこの部の内壁にある小さな陥凹に開口する

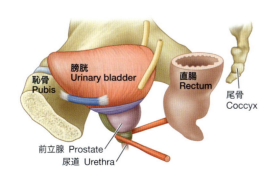

図3.26　男性尿道の圧迫筋

男性の内生殖器

男性の内生殖器には精巣，精巣上体，精管，精囊，射精管，前立腺，球尿道腺が含まれる(図3.14)。精巣と精巣上体については2章で解説した。

精管

精管 ductus deferens は精巣上体管(2章を参照)の延長である。精管は以下のように走る(図3.14, 3.21)。

- 精巣の下端にある精巣上体の尾部からはじまる。
- 精索の中を上行する。
- 鼡径管を通る。
- 外腸骨動静脈と交叉して骨盤内に入る。
- 骨盤の外側壁に沿って走り，そこで壁側腹膜の外側に位置する。
- 精囊の導管と合流し**射精管**となって終わる。

精管の走行において，精管は腹膜に接して走行する。精管と腹膜の間にはさまる他の構造はない。精管は膀胱の後外側角の近くで尿管の上を横切り，尿管と腹膜の間を走り，膀胱底に達する。膀胱の後方で，はじめ精囊の上方にあり，その後尿管と精囊の内側を下行する。精管はここでふくらんで精管として終わる前に**精管膨大部** ampulla of ductus deferens を形成する。その後精管は細くなり，精囊の導管と合流して**射精管**をつくる。

精管の血管　**精管動脈** artery to ductus deferens は細い血管で，精巣に至るまで精管に伴行する。精管の動脈は上膀胱動脈ないし下膀胱動脈から起こり(表3.5)，精巣の後方で精巣動脈と吻合して終わる。静脈は動脈に伴行し，同名をもつ。精管からのリンパ管は外腸骨リンパ節に終わる(図3.23, 表3.7)。

精囊

左右の**精囊** seminal gland は細長い構造で，膀胱底と直腸の間にある(図3.25)。精囊は前立腺の上方に斜めに位置し，精子を貯めることはない。精囊は濃いアルカリ性の液を分泌し，精子が射精管や尿道を通るときにその分泌液と混ざる。分泌液は精液の主要構成要素(65〜75%)となる。精囊の上端は腹膜で覆われ，尿管の後方にあり，**直腸膀胱窩**の腹膜によって直腸から隔てられている(図3.6, 表3.2)。精囊の下端は直腸と密接し，直腸膀胱隔膜のみが直腸との間を隔てている。精囊の導管は精管と合流して射精管となる。

精囊の血管　精囊への動脈は**下膀胱動脈**と**中直腸動脈**に由来する(表3.5)。静脈は動脈に伴行し，同名をもつ。腸骨リンパ節が精囊からのリンパを受ける。特に，**外腸骨リンパ節**は上部からのリンパ，**内腸骨リンパ節**は下部からのリンパを受ける(表3.7)。

射精管

左右の**射精管** ejaculatory duct は細い管で，精囊の導管と精管が合流してできる(図3.21, 3.25)。射精管は膀胱頸の近くで起こり，左右の管が近づきながら前立腺後部を通って前下方に走る。これらの管は細長い切りこみのような開口をつくって合流し，この開口は前立腺小室の開口部の近傍またはその中にある(図3.28)。前立腺の分泌物は尿道前立腺部において射精管の開口部から送りだされた精液と合流する。

射精管の血管　通常は上膀胱動脈(下膀胱動脈であることも多い)の枝である**精管動脈**が射精管に血液を供給する(表3.5)。静脈は**前立腺静脈叢**および**膀胱静脈叢**に流れる。リンパは**外腸骨リンパ節**に注ぐ(表3.7)。

前立腺

前立腺 prostate はクルミ大で，**尿道前立腺部**を取り囲む(図3.25, 3.27)。前立腺の約2/3は腺性部で残りの1/3は線維筋性部である。密な**前立腺被膜** capsule of prostate をもち，前立腺神経叢と前立腺静脈叢を含

臨床関連事項

男性の避妊手術

男性の避妊手術は，通常，**精管切除術**で，一般には**パイプカット(精管切断術)**と呼ばれる。この手術では精管の一部を結紮する，もしくは陰囊の上部を切開して一部を切除する。こうして精囊，前立腺，尿道球腺からの射精液は精子を含まなくなる。排出されなかった精子は，精巣上体および精管の近位部で退化する。

む。この被膜は臓側骨盤筋膜によって囲まれ，この筋膜は前方は薄く，前外側は**恥骨前立腺靱帯**に連続し，後方では密で，**直腸膀胱中隔**に続く。

前立腺は以下のような特徴がある（図3.27B）。

- 前立腺の**底** base（上面）は膀胱頸に近接する。
- 前立腺の**尖** apex（下面）は尿道括約筋の上面と深会陰横筋に接する。
- 前立腺の**前面** anterior surface は筋性で，ほとんどが水平方向に走る筋線維をもつ。垂直な桶のような半括約筋（横紋筋性括約筋）を形成し，外括約筋は尿道括約筋の一部であり，**恥骨後隙**で後腹膜脂肪によって恥骨結合と隔てられている（図3.18）。
- 前立腺の**後面** posterior surface は直腸膨大部に近接する。
- 前立腺の**下外側面** inferolateral surface は肛門挙筋に近接する。

解剖学的にはっきりと区分されるわけではないが，いくつかの**前立腺の葉**が記載されている（図3.27A）。

- **前立腺峡部** isthmus of prostate（前方の筋性部，歴史的には前葉）は尿道の前方に位置する。線維筋性で，その筋線維は外尿道括約筋の上部の延長にあたる。
- **前立腺の右葉と左葉** right and left lobes of prostate（周辺部）はそれぞれ，4つの**小葉**がある。それらの小葉は尿道と射精管に対する位置によって区別される。
  1. **下後小葉** inferoposterior lobule は尿道の後方で，射精管の下方にある。指による直腸診で容易に触知できる。

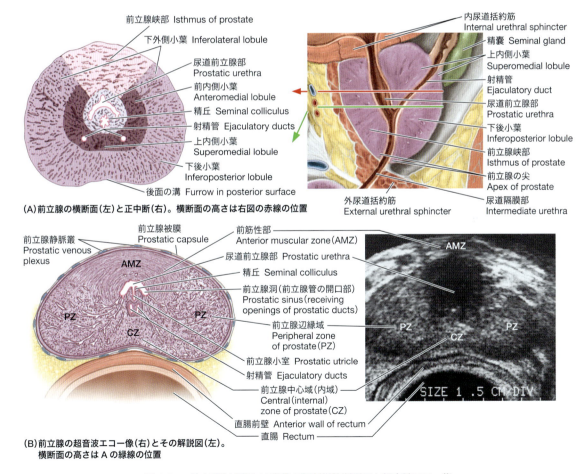

図3.27　前立腺（小葉および域）の解剖学的断面図と超音波エコー像

2. **下外側小葉** inferolateral lobule は尿道の外側にあり，前立腺の主要部をなす。
3. **上内側小葉** superomedial lobule は下後小葉の深部で射精管を取り囲む。
4. **前内側小葉** anteromedial lobule は下後小葉の深部で尿道前立腺部のちょうど外側にある。

胎生期の中葉(正中葉)は上内側小葉および前内側小葉となる。この部位は高齢になるとホルモンによって肥大化する傾向があり，部分的に内尿道口に内へ突出する垂の形成に関与すると考えられている**中葉** middle lobe (中心帯)を形成する(図 3.28)。

泌尿器科医および超音波診断医のなかには，前立腺を末梢部と中心部(内部)とに分ける者もいる(図 3.27CD)。20〜30 本の**前立腺管** prostatic duct はおもに尿道前立腺部の後壁で**精丘** seminal colliculus の両側にある**前立腺洞** prostatic sinus に開口する(図 3.28)。前立腺の液は精液の体積の 15〜30％を占める。

前立腺の血管　前立腺の動脈はおもに**内腸骨動脈**からの枝で(表 3.5)，特に**下膀胱動脈**から，また**内陰部動脈**と**中直腸動脈**からもくる。静脈は合流して前立腺の両側と底のあたりに**前立腺静脈叢** prostatic venous plexus をつくる(図 3.21，3.27B)。この静脈叢は前立腺の線維被膜と前立腺鞘の間にあり，**内腸骨静脈**に注ぐ。前立腺静脈叢はまた膀胱静脈叢，および後方では**内椎骨静脈叢**と交通する(4 章を参照)。リンパ管はおもに**内腸骨リンパ節**に入るが，と**仙骨リンパ節**に入る場合もある(表 3.7)。

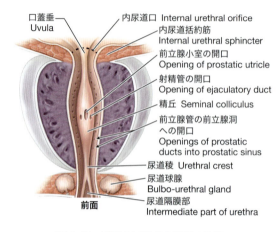

図 3.28　男性の尿道前立腺部の後壁

臨床関連事項

前立腺の肥大と癌

前立腺は医学的に興味深い。それは中年以後に，良性の腫瘍や肥大(**良性前立腺肥大**)を一般的に起こすからである。肥大した前立腺は膀胱に突出して尿道前立腺部を圧迫し，尿の通過を邪魔する。中葉肥大は最も突出が大きく，内尿道口を塞ぐ。

前立腺癌は 55 歳以上の男性によく起こる。ほとんどの場合，癌は後外側域に生じ，直腸内診によって指で触知できる(図 B3.3)。癌を生じた前立腺はかたく，しばしば不規則に触れる。進行した段階では癌細胞は腸骨リンパ節や仙骨リンパ節，さらに遠方のリンパ節と骨に転移する。前立腺神経叢が前立腺鞘に密着しており，副交感神経はこの神経叢を通り，陰茎の勃起を起こす海綿体神経はこの副交感神経線維から起こる。**前立腺切除術**で最も心配なのは，これにより勃起障害を生じることがあることである。前立腺の全部または一部，または肥大した部分のみが切除される(経尿道的前立腺切除術)。

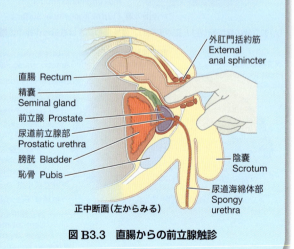

図 B3.3　直腸からの前立腺触診

尿道球腺

エンドウ豆の大きさの2つの**尿道球腺** bulbo-ure-thral gland（Cowper腺）は尿道隔膜部の後外側にあり，大部分は外尿道括約筋に埋もれる（図3.20A，3.21，3.28）。**尿道球腺管** duct of bulbo-urethral glandは尿道隔膜部のすぐ近くで会陰膜貫通する。そして陰茎球部内にある尿道海綿体部の近位部の小さな開口部に開口する。その粘液状の分泌物は性的興奮の際に尿道に入るが，その量は精液の1%未満である。

男性の内生殖器の神経支配

精管，精嚢，射精管および前立腺は脊髄側索の細胞体から起こる**交感神経線維**によって豊富に神経支配されている。交感神経幹の脊柱のそばにある神経節を横断して，腰（腹骨盤）内臓神経，下腹神経および骨盤内臓神経の構成要素になる（図3.29）。S2～4からの高さの**副交感神経節前線維**は骨盤内臓神経を通って下下腹神経叢と骨盤神経叢に入る。交感神経，副交感神経節後線維とのシナプスは骨盤内臓にいく途中または近くの神経叢で起こる。オルガスムの一部として，交感神経系は精管の収縮を促進する。精嚢および前立腺の収縮，それらからの分泌が協調して精液を供給し，射精時に精子を放出するための駆動力が得られる。内生殖器の副交感神経支配の意義はよくわかっていない。しかし，前立腺神経叢を通る副交感神経線維は海綿体神経となり，陰茎の勃起体にわたり，陰茎の勃起を引き起こす。

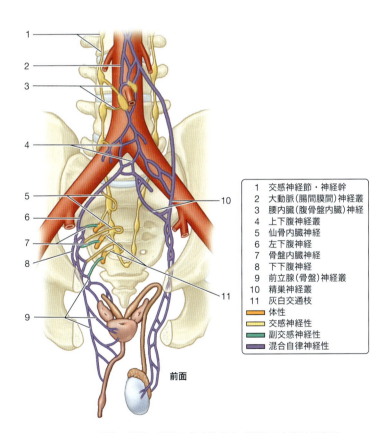

図3.29　男性の精巣，精管，前立腺および精嚢の自律神経支配

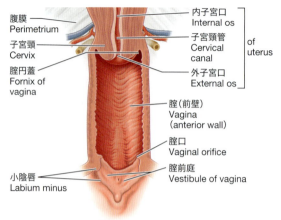

図3.30　腟

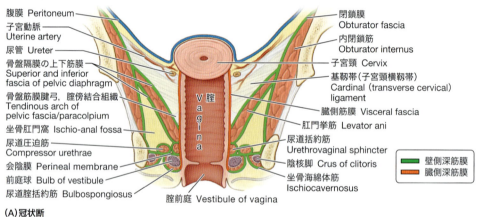

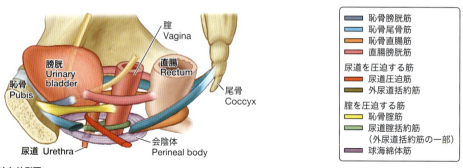

図3.31　女性の骨盤内臓を支持する筋　尿道と腟の圧迫筋。

女性の内生殖器

女性の内生殖器には腟，子宮，卵管，卵巣がある。

腟

腟 vagina は腹膜下の筋膜性の管で，子宮頸から**腟前庭** vestibule of vagina までのびる。腟前庭は小陰唇の間の裂け目で，尿道もここに開く（図3.30）。腟前庭には腟口と外尿道口，そして2つの大前庭腺の開口部がある。腟の上端は**子宮頸** cervix of uterus を取り囲む。

腟は以下の働きをする。

- 月経血の排出路となる。
- 産道の下部をなす。
- 性交の際に陰茎と精液を受け入れる。
- 上方では**子宮頸管** cervical canal につながる。これは子宮峡部から外子宮口までの部分である。下方では腟前庭につながる。

腟は通常，つぶれた形であり，前壁と後壁が接している**腟円蓋** vaginal fornix は突出した子宮頸の周りにある腟の陥凹部で，**前部，後部，外側部**に分かれる。腟円蓋の後部 posterior part of fornix は最も深い陥凹であり，**直腸子宮窩** recto-uterine pouch に接する（図3.32B）。

4つの筋が腟を圧迫し，括約筋として働く。それらは**恥骨腟筋** pubovaginalis，**外尿道括約筋** external urethral sphincter，**尿道腟括約筋** sphincter urethrovaginalis，**球海綿体筋** bulbospongiosus である（図3.31）。腟の位置関係は以下のとおりである。

- 前方：膀胱底と尿道。
- 外側：肛門挙筋，臓側骨盤筋膜，尿管。
- 後方（下方から上方に）：肛門管，直腸，直腸子宮窩。

腟の血管分布　腟上部の血液は**子宮動脈**から供給される。腟の中部と下部を供給している動脈は**腟動脈**と**内陰部動脈**である（図3.32A，表3.5）。**腟の静脈**は腟の両側と腟粘膜の中に**腟静脈叢** vaginal venous plexus をつくる（図3.32B）。これらの静脈は**子宮腟静脈叢** uterovaginal venous plexus として**子宮静脈叢**につながり，子宮静脈を通って内腸骨静脈に注ぐ。

腟のリンパ管（図3.22，表3.6）は腟から以下のところに注ぐ。

- 腟上部：内腸骨リンパ管と外腸骨リンパ節に注ぐ。
- 腟中部：内腸骨リンパ節に注ぐ。
- 腟下部：仙骨リンパ節と総腸骨リンパ節に注ぐ。
- 腟口：浅鼠径リンパ節に注ぐ。

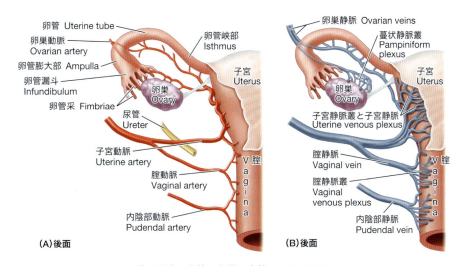

図3.32　腟，子宮，卵管，卵巣の血管　A.動脈供給。B.静脈路。

臨床関連事項

腟の伸展と腟の診察

腟は，分娩の際に胎児によって著しく伸展され，特に前後方向にのびる．腟の伸展は外側方向には制限されているが，それは坐骨棘が後外側につきだし，仙棘靱帯が坐骨棘から仙骨と尾骨の外側縁までのびているためである．腟の内面は腟鏡での診察の際にも伸展される．子宮頸も指を使って腟ないし直腸から触診できる（**骨盤の視診**）．

骨盤の膿瘍

直腸子宮窩（Douglas 窩）の骨盤膿瘍（膿の集まり）を抜きとるために腟円蓋後部の壁を切開して内視鏡（クルドスコープ）を挿入する．同様に，腹膜腔の液体（例えば血液）も，この方法により吸引することができる（**Douglas 窩穿刺**）．

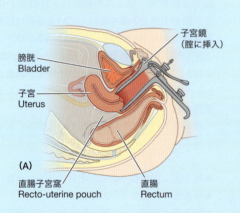
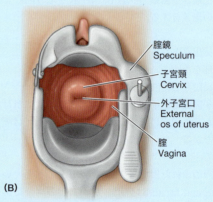

図 B3.4　子宮の検査

子宮

　子宮 uterus は壁の厚い洋梨のような形をした中空性の筋性器官である．妊娠していない場合，子宮は小骨盤の中にあり，子宮体は膀胱の上に位置し，子宮頸は膀胱と直腸の間に位置する（図 3.33B）．成人の子宮は通常，**前傾**（腟の軸に対して前方に傾く），**前屈**（子宮頸に対して前方に・屈曲）し，膀胱を覆うように位置する．子宮の位置は膀胱と直腸の充満度により変わる．子宮は体と頸のおもに 2 部から構成されている（図 3.33A）．

- **子宮体** body of uterus は子宮の上部 2/3 を占め，**子宮底** fundus of uterus と**子宮峡部** isthmus of uterus を含む．子宮底は卵管口の上方にある丸みを帯びた部分である．子宮峡部は長さがおおよそ 1 cm の細くなっている領域で子宮頸のすぐ上の部分である．子宮**角** uterine horn（ラテン語では cornua，角の意）は子宮の上外側部で卵管が進入する部位である．子宮体は子宮広間膜の葉の間にあり，自由に動く（図 3.34A）．
- **子宮頸** cervix of uterus は子宮の下部で円柱状で細くなった部分で，子宮峡と腟の間の腟上部と腟内につきだし，**外子宮口** external os of uterus を取り囲む**腟部**から構成される．頸部の腟上部は疎性結合組織によって前方で膀胱から隔てられ，後方では**直腸子宮窩**によって隔てられる（図 3.33B）．頸部はほとんどが線維質で少量の平滑筋とエラスチンを含む．

　子宮体壁はつぎの 3 層から構成されている（図 3.33A）．

- **子宮外膜** perimetrium：外層の漿膜で，腹膜とそれを支える薄い結合組織層からなる．

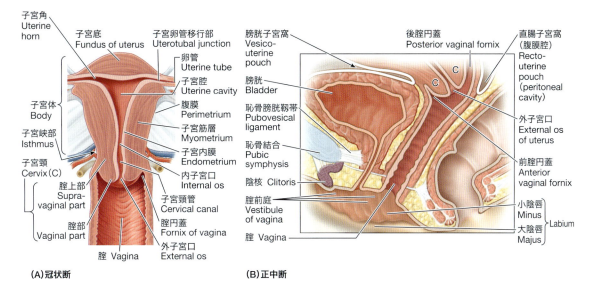

図3.33 子宮と腟の位置

- **子宮筋層** myometrium：中間にある平滑筋層で，通常は厚い層をなすが，妊娠時には著しく伸展する．子宮の血管と神経の主要な枝はこの筋層内にある．
- **子宮内膜** endometrium：最内側の粘膜層で，子宮筋層に強く付着する．この層のかなりの部分が月経周期に積極的に関与し，周期の各段階で構造を変化させる．妊娠すると胚盤胞がこの層に着床する．妊娠しなければ月経中にこの層の内面は剥奪される．

子宮の靱帯 子宮外部では，**固有卵巣索** ligament of ovary が子宮卵管移行部の後下部に付着する（図3.34A）．**子宮円索** round ligament of uterus はこの移行部の前下部に付着する．これらの2つの靱帯は**卵巣導帯**の痕跡であり，後腹壁で発生してその後に下降する（卵巣下降）際に働く．

子宮広間膜 broad ligament of uterus は子宮の両側から骨盤側壁と骨盤底に広がる腹膜（間膜）の二重の層である．この広間膜は子宮を比較的骨盤の中央に位置するように維持するのを助けるとともに，卵巣，卵管，および血管などの付属構造を含んでいる．広間膜の2葉は卵管を取り囲む自由縁で互いにつながる．外側では子宮広間膜の腹膜は上方にのびており，**卵巣提索** suspensory ligament of ovary をなす卵巣動静脈を包んでいる（図3.34）．子宮の両側にある2枚の広間膜層の間では，**固有卵巣索**が後上方にあり，**子宮円索**が前下方にある．子宮広間膜の一部で卵巣を支える部分は**卵巣間膜** mesovarium である（図3.34B）．子宮広間膜の一部で卵管の間膜をなす部分は**卵管間膜** mesosalpinx である．子宮広間膜の主要部の**子宮間膜** mesometrium は卵管間膜や卵巣間膜よりも下にある．

子宮の位置を維持するおもな支持体は，受動的かつ能動的である．この能動的な支持は骨盤底（会陰筋）によってなされる．受動的な支持は骨盤内筋膜と子宮が通常膀胱の上に載っていることによってなされる．子宮頸は子宮の中で最も可動性が少ない部分である．なぜならば，子宮頸は平滑筋を含む骨盤内筋膜（靱帯）が集まって付着することにより，受動的に支持されるからである（図3.8ABE，3.31A）．

- **子宮頸横靱帯**（基靱帯）は子宮頸と腟円蓋の外側部からでて，骨盤側壁に付着する．
- **子宮仙骨靱帯** uterosacral ligament は子宮頸の両側から上方やや後方に向かい，仙骨中央に付着する（図3.8E）．直腸診によって触知できる．

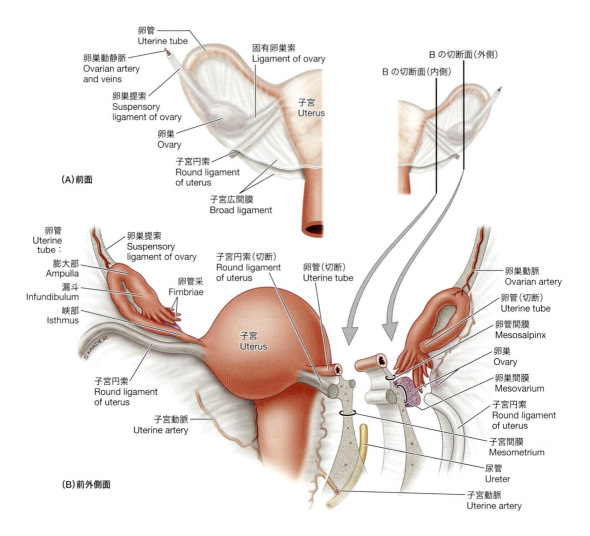

図3.34 子宮，卵管，広間膜 A. 広間膜に対する卵巣とその靱帯の関係。前面図。B. 矢状断を前外側からみて子宮間膜，卵巣間膜，卵管間膜を示す。

子宮との位置関係 腹膜 peritoneum は子宮頸を除いて，子宮体と子宮底の前面と上面を覆う（図3.6AC，3.34，表3.3）。腹膜は前方では子宮から膀胱に折れ返り，後方では腟円蓋の後部から直腸に折れ返る。前方では，子宮体は膀胱から**膀胱子宮窩** vesico-uterine pouch によって隔てられ（図3.33B），子宮体下部（峡部）と子宮頸は腹膜をはさまずに膀胱と直接接している。そのため子宮癌および子宮頸癌は膀胱に転移しやすい。後方では子宮体と子宮頸の腟上部は**S状結腸**から1層の腹膜と腹膜腔によって隔てられ，直腸から**直腸子宮窩**によって隔てられる。外側では子宮動脈が子宮頸の近くで広間膜のつけ根で尿管の上方を走る（図3.34B）。

子宮の血管 子宮への血液供給はおもに子宮動脈に由来し，また卵巣動脈から潜在的な側副路がある（図3.11A，3.32A，表3.5）。**子宮静脈** uterine vein は子宮広間膜の中を走り，子宮と腟の両側にある**子宮静脈叢** uterine venous plexus に注ぐ（図3.32B）。この静脈叢からでた静脈は内腸骨静脈に入る。

　子宮のリンパ管は3つの主要経路をとる（図3.22，表3.6）。

- 子宮底と子宮体上部からのリンパ管の大部分は卵巣動静脈に沿って走り，**腰リンパ節 lumbar lymph node**（外側大静脈・大動脈リンパ節）に入り，一部のリンパ管は子宮円索とともに走って**浅鼠径リンパ節 superficial inguinal lymph node** に入る。
- 子宮体からのリンパ管のほとんどは子宮広間膜の中を通り，**外腸骨リンパ節**に入る。
- 子宮頸からのリンパ管は子宮頸横靱帯内を子宮動静脈に沿って走り，**内腸骨リンパ節**に入る場合と子宮仙骨靱帯に沿って走り，**仙骨リンパ節**に入る場合がある。

腟と子宮の神経支配　腟の下部は体性神経支配で，**陰部神経**の枝である**深会陰神経**の支配である。しかし，腟の大部分と子宮の神経支配は内臓性神経支配である。この部への神経は**子宮腟神経叢 uterovaginal plexus** から起こり，子宮広間膜付着部と子宮頸横靱帯の上部を子宮動脈とともに走る（図3.35）。子宮腟神経叢は骨盤神経叢の1つで，下下腹神経叢から骨盤内臓にのびる。交感神経線維，副交感神経線維，内臓求心性線維がこの神経叢を通る。交感神経は下位胸髄から起こり，**腰内臓神経 lumbar splanchnic nerve** と，一連の腸間膜間-下腹-骨盤神経叢を通る。副交感神経はS2〜4脊髄神経から起こり，**骨盤内臓神経 pelvic splanchnic nerve** を通って下下腹-子宮腟神経叢に達する。内臓求心性神経は腹膜内の子宮底と体からの痛覚刺激を運び，交感神経線維に沿って逆走して下位胸部・上位腰部の脊髄神経節の細胞体に達する。腹膜下の子宮頸と腟上部（骨盤痛線より下）からの線維は副交感線維とともに走り，S2〜4の脊髄神経節に達する。痛覚とは関係ない子宮と腟からの内臓求心性線維（意識にのぼらない感覚を伝達する線維）は後者のルートを通る。

卵管

卵管 uterine tube（一般的には Fallopius 管と呼ばれる）は**子宮角**から外側にのびて，卵巣の近くで腹膜腔に開く（図3.33，3.34B）。卵管は子宮広間膜の自由縁にある**卵巣間膜**の中に位置する。"理想的な"配置では，卵管は骨盤側壁に向かって後外側にのびて，そこで上行して卵巣の上方に向かってアーチを形成するが，超音波検査でみると，卵管と卵巣の位置は多様かつ動的で，左右はしばしば非対称である。

左右の卵管は4部に区分される（図3.34B）。

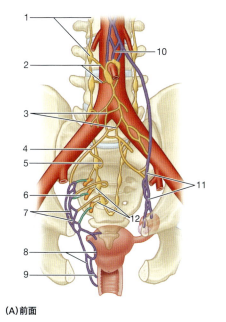
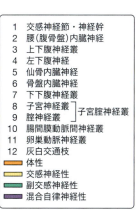

(A) 前面

図3.35　子宮，腟，卵巣の自律神経性支配（続く）

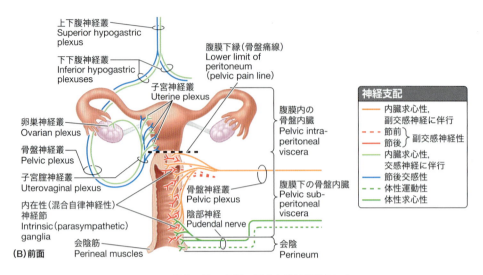

図3.35 子宮，腟，卵巣の混合自律神経性（続き）

- 卵管漏斗 infundibulum は漏斗形の遠位端で，**卵管腹腔口** abdominal ostium を通って腹膜腔に開く。卵管漏斗から指状につきでた**卵管采** fimbria が卵巣の内側面に広がる。1本の大きい**卵巣采** ovarian fimbria が卵巣の上極に付着する。
- **卵管膨大部** ampulla は最も大きくかつ長い部分で，卵管漏斗の内側端からはじまる。
- **卵管峡部** isthmus は壁の厚い部分で，子宮角に入る。
- **子宮部** uterine part は子宮壁内の短い部分で，子宮壁を貫き，**卵管子宮口** uterine ostium を通して子宮角の子宮腔に開く。

卵巣

アーモンド形の**卵巣** ovary は，典型的には子宮広間膜の骨盤側壁への付着部の近くにあり，腹膜ヒダによりつり下げられている。すなわち，**卵巣間膜**により子宮広間膜の後上面からぶら下げられ，**卵巣提索**により骨盤側壁からぶら下げられる（図3.34A，3.36AB）。卵巣提索は卵巣に出入りする動静脈，リンパ管，神経を含み，卵巣間膜の外側部を形成する。卵巣はまた，卵巣間膜の中を走る**固有卵巣索**を介して子宮に付着する。この固有卵巣索は胎生期の卵巣導帯上部の残存である。固有卵巣索は卵巣の近位端を卵管子宮口のすぐ下の子宮の外側角につなぐ。卵巣は腹膜腔内につり下げられ，卵巣表面が腹膜に覆われていないので，排卵時に放出される卵母細胞

は腹膜腔に入るが，通常卵管采によってとらえられ，膨大部に運ばれる。

卵巣と卵管の血管
卵巣動脈 ovarian artery は腹大動脈から起こり，後腹壁に沿って下行する。骨盤縁で卵巣動脈は骨盤上口で外腸骨動静脈と交叉し，卵巣提索に入る（図3.32A，3.34B）。卵巣動脈は卵巣間膜を介して卵巣に枝を送り，卵管間膜を介して卵管に血液を送る。子宮動脈（内腸骨動脈の枝）の上行枝は，子宮の外側面に沿って走り，卵巣と卵管の内側面に分布する。卵巣動脈と子宮動脈上行枝はそれぞれ卵巣枝と卵管枝を分岐して終わり，おのおので吻合する。これにより腹側と骨盤側に由来する側副循環を形成する。

卵巣からの静脈である卵巣静脈は卵巣と卵管の近くで**蔓状静脈叢** pampiniform plexus を形成する（図3.32B）。静脈叢の静脈は合流して1本の**卵巣静脈** ovarian vein になり，卵巣動脈とともに小骨盤からでていく。**右卵巣静脈** right ovarian vein は上行して**下大静脈**に流入し，**左卵巣静脈** left ovarian vein は**左腎静脈**に流入する。卵管静脈は**卵巣静脈**と**子宮（子宮腟）静脈叢**に注ぐ。卵巣からのリンパ管は卵管および子宮底からのリンパ管と合流し，上行して左右の**腰（外側大静脈・大動脈）リンパ節**に至る（図3.22，表3.6）。

卵巣と卵管の神経支配
神経は**卵巣神経叢**から起こり卵巣動静脈に沿って下行するものと，**子宮（骨盤）神経叢**か

ら起こるものもある（図3.35）。卵巣と卵管は**骨盤痛線**よりも上方にあるため，内臓求心性線維は卵巣神経叢の交感神経線維や腰内臓神経に逆行して上行し，T11～L1脊髄神経節の細胞体に向かう。内臓求心性の反射神経線維は副交感神経線維に沿って逆行し，子宮（骨盤）神経叢と下下腹神経叢を経由して骨盤内臓神経を通り，S2～4脊髄神経節の細胞体に入る。

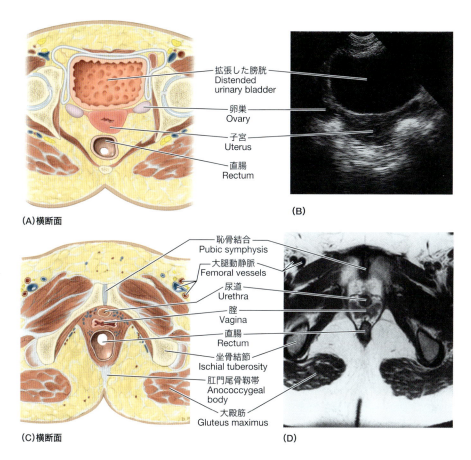

図3.36　女性骨盤の画像　**A**.膀胱，子宮，直腸を通る断面の解剖図。**B**.超音波エコー横断像。**C**.尿道，腟，直腸を通る断面の解剖図。**D**.MRI横断像。

臨床関連事項

子宮摘出術

子宮摘出（子宮の切除）は前腹壁の下部もしくは腟を通して施行される（図B3.5）。子宮動脈は腟円蓋の外側部近くで尿管の前を交叉するので，子宮摘出術で子宮動脈を結紮するときに，うっかりして尿管をしめつけたり縛ったりする危険がある。動脈と尿管が交叉する点は坐骨棘の2cmほど上方である。

子宮頸部の検査とPapanicolaou塗抹検査

腟は腟鏡を用いて拡張でき，子宮頸部を検査し，Papanicolaou(Pap)塗抹検査による細胞診が実施できるようになった。ヘラを外子宮口におき（図B3.6），ヘラを回転させて頸部の表面から細胞成分をこすりとる。つぎに頸管に細胞ブラシを挿入して腟上部頸管粘膜から細胞成分を集める。細胞成分はスライドガラス上におき，顕微鏡検査を行う。

出産時の局所麻酔

女性の出産時の痛みを軽減させるために数種類の局所麻酔が用いられる。腰部硬膜外ブロックや腰部脊髄ブロックは腰部以下(の体性および内臓求心性神経を麻酔する子宮，産道全体，会陰が含まれるが，下肢は麻酔しないこともある)(図B3.7A)。尾側硬膜外ブロック(図B3.7B)は参加型出産にとっては一般的な選択である。この方法は実際の分娩に先立って投与されなければならない。したがって，緊急出産では不可能である。麻酔薬は留置カテーテルを用いて仙骨管内に入れられるため(4章を参照)，必要ならば麻酔薬を追加してより深く長い麻酔を行うことも可能である。仙骨管内では子宮頸部や腟上部からの痛覚神経線維や陰部神経からの求心性線維を含むS2〜4の脊髄神経根を麻酔する。このように，産道は麻酔されるが下肢は通常影響を受けない。子宮体からの痛覚線維は下部胸椎上部腰椎レベルに上行するので，これらの神経線維は影響を受けないため，子宮の収縮を認識できる。陰部神経ブロック(図B3.7C)と会陰の局所麻酔では会陰の感覚のみが麻酔される。

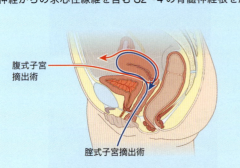

図B3.5　子宮摘出術

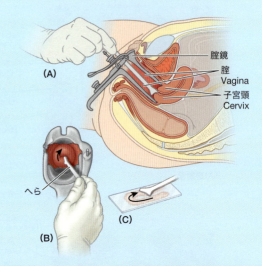

図B3.6　Papanicolaou 塗抹検査による細胞の採取

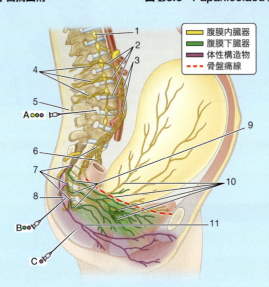

図B3.7　出産時の麻酔　(A)腰椎穿刺による脊髄ブロック，(B)尾側硬膜外ブロック，(C)陰部神経ブロック。1：交感神経幹，2：腰内臓神経，3：大動脈神経叢，4：T12〜L2(3)脊髄神経節，5：L3・4レベル，6：上および下下腹神経叢，7：S2〜4 脊髄神経節，8：仙骨管内の針先，9：骨盤内臓神経，10：子宮腟神経叢，11：陰部神経

子宮の触診

子宮の大きさや配置は双手診で検査される（図B3.8）。検者の利き手の2本の指を腟の上方に入れ，反対の手を前腹壁の恥骨の上で後下方に押さえる。この方法で子宮の大きさやその他の特徴がわかる（例えば，子宮が正常に前傾しているかどうか）。

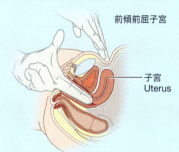

図 B3.8 　子宮の双手診

女性の生殖路の感染

女性の生殖路は卵管腹膜口で腹腔とつながっているので，腟，子宮，卵管の感染から腹膜炎を起こすことがある。逆に，卵管の炎症（**卵管炎**）が腹膜腔に広がる感染が電播して生じることがある。女性の不妊のおもな原因は卵管の閉塞で，しばしば感染から起こる。

卵管の疎通性：卵管造影法

卵管の疎通性は，水溶性の放射線不透過性造影剤または炭酸ガスを子宮に注入しX線撮影する手法（**卵管造影法**）により診断できる。造影剤が卵管に入り，卵管が開いていれば，卵管腹膜口から腹膜腔に入る（図B3.9）。卵管の疎通性は**子宮鏡検査**によって確認することもある。腟と子宮に内視鏡（**子宮鏡**）を導入し，卵管内部を検査する。

卵管結紮

卵管結紮は出産制限（避妊）のための外科的な方法である。**経腹卵管結紮**は通常，恥骨陰毛線のところで恥骨上を小さく切開して行う。**腹腔鏡的卵管結紮**は強力なライトのついた小さな望遠鏡に似た腹腔鏡を用いる。腹腔鏡は通常臍の近くを小さく切開して挿入する。

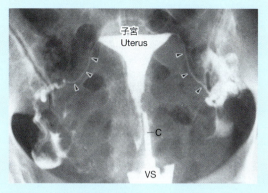

図 B3.9 　**子宮卵管造影写真**　矢尻：卵管，C：子宮頸管内のカテーテル，VS：腟鏡

骨盤臓器の腹腔鏡検査

腹腔鏡検査は臍の下を小さく切開し，**腹腔鏡**を腹腔内に挿入する（図B3.10）。不活性ガスを入れると気腹が生じ，視野を確保するためのスペースができる。またさらなる開口部（ポート）がつくれるので処置のために他の道具を挿入したり，治療手技（例えば卵管の結紮）を行うことができる。

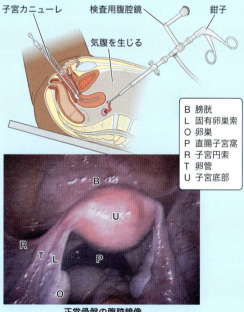

図 B3.10 　骨盤の腹腔鏡検査

> **異所性の卵管妊娠**
>
>
> ときに胚盤胞は卵管から子宮に到達することができず，卵管内（膨大部が最も一般的）粘膜で着床するときに**異所性の卵管妊娠**となることがある．右側では虫垂がしばしば卵巣と卵管の近くに位置する．この密接な位置関係により，破裂卵管妊娠とその結果起こる腹膜炎が急性虫垂炎と誤診されることの理由が説明できる．どちらの場合も，壁側腹膜が同じ領域で炎症を起こし，痛みが腹部の右下 1/4 に放散する．卵管破裂や関連する重篤な出血は，母体の生命の危険や胎児の死亡につながる．

直腸

直腸 rectum は消化管の骨盤部であり，近位ではS状結腸に，遠位では肛門管につながる（図 3.37A）．**S状結腸直腸移行部** rectosigmoid junction は第3仙椎の高さにある．直腸は仙骨と尾骨のカーブに沿って走り，**仙骨曲** sacral flexure をつくる．直腸の終末部は尾骨の先端の前下方であり，ここで後下方に曲がって**肛門管** anal canal になる．直腸終末部の広がった部分は**直腸膨大部** rectal ampulla で，排便するまで糞塊を保持し，蓄える．直腸は外側からみるとS字形であり，仙骨と尾骨のカーブに合わせて3つの鋭い屈曲がある（図 3.37B）．直腸終末部は鋭く後方に曲がって**肛門会陰曲** anorectal flexure をなし，骨盤隔膜を貫いて肛門管になる（図 3.37A）．

約80°の肛門会陰曲（角）は排便をこらえるのに重要な仕組みで，安静時には恥骨直腸筋の筋緊張によって排便をこらえ，意識的に排便をしないときに蠕動収縮があると積極的に恥骨直腸筋を収縮させて排便をこらえる（図 3.37B）．排便の際に恥骨直腸筋が弛緩すると，肛門会陰曲の屈曲がのばされる．直腸を前からみると，3つの鋭角の**外側曲** lateral flexure of rectum（**外側上曲** superior lateral flexure, **外側下曲** inferior lateral flexure, **外側中間曲** intermediate lateral flexure）がよくわかる（図 3.38）．この直腸曲は内部の左側に2つ，右側に1つある合計3つのくぼみ（**直腸横ヒダ** transverse fold of rectum）による．これらのヒダは直腸壁の輪状筋層の最も厚い部分にある．

腹膜は直腸の上 1/3 の前面と外側面を覆い（図 3.6, 表 3.2），中 1/3 では前面のみを覆うが，下 1/3 は腹膜下にあり腹膜で覆われない．男性では腹膜は直腸から膀胱の後壁に折れ返り，**直腸膀胱窩** rectovesical pouch の底をつくる．女性では腹膜は直腸から腟円蓋の後部に折れ返り，**直腸子宮窩** recto-uterine pouch の底をつく

る．男女ともに，腹膜は直腸の上 1/3 から外側へ折れ返り，**直腸傍陥凹** pararectal fossa をつくり，これにより直腸は糞便を満たして膨れることができる．

直腸は後方では下位3個の仙椎と尾骨，肛門尾骨靱帯，正中仙骨動静脈，交感神経幹の下端，仙骨神経叢に接する．男性では，直腸の前方に膀胱底，尿管の終末部，精管，精囊，前立腺がある（図 3.14, 3.18）．**直腸膀胱中隔** rectovesical septum は膀胱底と直腸膨大部の間にあり，精囊と前立腺に密接する．女性では，直腸は前方で腟に接し，**直腸子宮窩**により腟円蓋の後部と子宮頸から隔てられる（図 3.15, 3.33B）．直腸子宮窩の下方には脆弱な直腸腟中隔があり，腟の後壁の上半を直腸から隔てている（図 3.36CD）．

直腸の血管

下腸間膜動脈から続く**上直腸動脈** superior rectal artery は直腸の近位部に血液を供給する．左右の**中直腸動脈** middle rectal artery は通常は下膀胱動脈（男性）もしくは子宮動脈（女性）から起こり，直腸の中部と下部に血液を供給する．**下直腸動脈** inferior rectal artery は内陰部動脈から起こり，肛門会陰曲と肛門管に血液を供給する（図 3.38）．直腸からの血液は上・中・下**直腸静脈** rectal vein に流入する．上直腸静脈が門脈系に，中および下直腸静脈が体循環系に流入するので，これらは**門脈大静脈間の重要な吻合**となる（2章を参照）．粘膜下直腸静脈叢は直腸を取り囲み，男性では膀胱静脈叢と，女性では子宮腟静脈叢とつながる．**直腸静脈叢** rectal venous plexus は直腸上皮の深部にある**内直腸静脈叢** internal rectal venous plexus と，直腸の筋層の外側にある**外直腸静脈叢** external rectal venous plexus の2部から構成される．

直腸上半分からのリンパ管は直腸の筋層上にある**直腸傍リンパ節** pararectal lymph node を通る（図 3.39）．

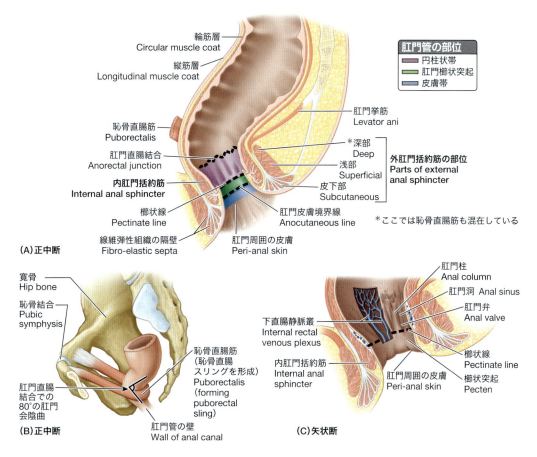

図 3.37 **直腸と肛門管** A. 肛門直腸部と筋。B. 恥骨直腸筋。C. 肛門管。

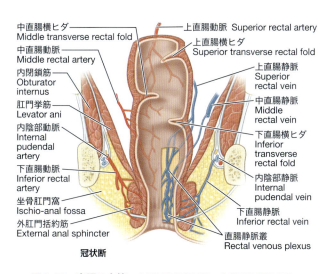

図 3.38 **直腸の血管** 右側が動脈供給路，左側が静脈流出路。

そこから**仙骨リンパ節**を経由するか，上直腸静脈に沿ったリンパ節を経由して**下腸間膜リンパ節** inferior mesenteric lymph node に入る。直腸下半分からのリンパ管は**仙骨リンパ節**に入るか，特に直腸膨大部からのリンパは中直腸動脈に沿って走り，**内腸骨リンパ節**に入る。

直腸の神経支配

直腸は交感神経系と副交感神経系により支配される（図3.40）。**交感神経支配**は腰髄から起こり，腰部内臓神経と下腹(骨盤)神経叢を経由して，下腸間膜動脈と上直腸動脈の枝にある動脈周囲神経叢を通して伝えられる。**副交感神経支配**はS2〜4脊髄から起こり，骨盤内臓神経(S2〜4)と下下腹神経叢を通り，直腸(骨盤)神経叢に伝えられる。直腸は骨盤痛線より下(遠位)に位置するので内臓求心性線維のすべては副交感神経線維に沿って逆走し，S2〜4脊髄神経節に入る。

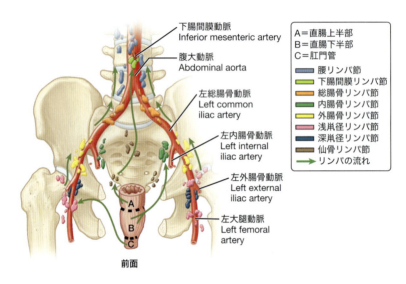

図 3.39 直腸と肛門管のリンパの流れ

臨床関連事項

直腸診

直腸の前下部に近接する構造物の多くは，直腸壁を通して触知することができる（例えば，男性の前立腺と精嚢(図B3.4)，女性の子宮頸）。男女ともに仙骨と尾骨の骨盤面を触知できる。坐骨棘と坐骨結節も触知できる。内腸骨リンパ節の腫脹，病的な尿管の肥厚，坐骨肛門窩の腫瘤（例えば，坐骨肛門膿瘍，男性の直腸膀胱窩や女性の直腸子宮窩の異物）である。炎症を起こした虫垂が小骨盤内(直腸傍窩)に垂れ下がっていれば，その虫垂の圧痛も直腸からみつかる。

直腸切除術

男性で直腸を切除するとき（例えば，癌の治療で），直腸膀胱中隔(会陰体から上方にのびる筋膜性の中隔)が存在するため，前立腺と尿道は直腸から隔てられて位置している。そのため，これらの器官を手術の際に損傷されずにすむ。

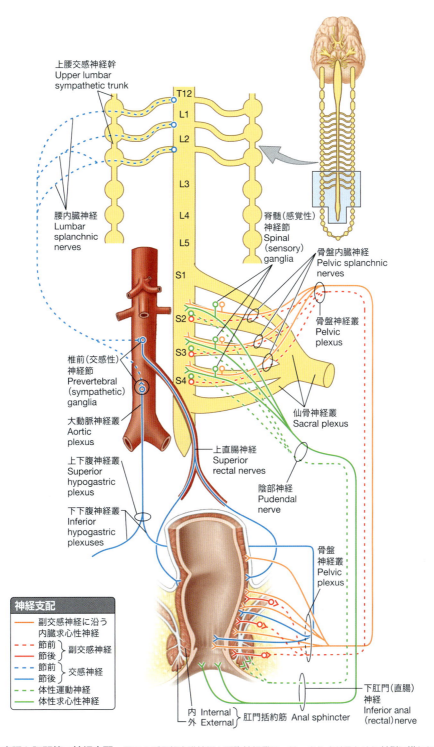

図 3.40　**直腸と肛門管の神経支配**　腰および骨盤内臓神経と下腹神経叢は，はっきりさせるために外側に描かれている。

会陰

会陰 perineum というのは身体の体表面部であり，それに対応する浅層の「区域」でもある。会陰（会陰区画）は骨盤下口の下方に位置し，骨盤隔膜によって骨盤腔から隔てられている。解剖学的姿勢で，会陰の表面（**会陰部 perineal region**）は左右の大腿近位部の間にできる狭い領域である。下肢を外転すると，会陰は前方が恥丘，外側が大腿内側表面（内側面），後方が殿溝と殿裂の上縁で囲まれたダイヤモンド形の領域である（図 3.43A）。

会陰（区画）の境界となるのは以下の骨性線維性構造である（図 3.42）。

- 前方は，**恥骨結合**。
- 前外側は，**恥骨下枝**と**坐骨枝**（坐骨恥骨枝）。
- 外側は，**坐骨結節**。
- 後外側は，**仙結節靱帯**。
- 後方は，**仙骨**の下端と**尾骨**。

坐骨結節の前端をつなぐ横線によって，会陰は 2 つの三角に分かれる（図 3.42A）。

- **肛門三角** anal triangle はこの横線より後方で，肛門管と肛門が含まれる。
- **尿生殖三角** urogenital triangle はこの横線より前方で，男性では陰嚢と陰茎の基部，女性では外陰部が含まれる。

尿生殖三角は，**会陰膜** perineal membrane（図 3.43C）によって"閉ざされて"いる。会陰膜は丈夫な深筋膜の薄い層で，左右の恥骨弓の間を張っている。会陰膜は骨盤下口の前部を覆い，男女ともに尿道に貫かれ，さらに女性では腟に貫かれる。**会陰体**（会陰腱中心）perineal body は正中矢状面上で肛門管と会陰膜との間にある，不規則な線維筋性の塊である（図 3.43B）。皮膚の深層にあり，上を覆う皮下組織は比較的少ない。会陰体は腟前庭ないし尿道球の後方，肛門と肛門管の前方に位置する。会陰体は会陰膜の後縁に付着する。コラーゲン線維と弾性線維を含み，および骨格筋と平滑筋の両方を含む。

会陰体はいくつかの筋が集まる場所である（図 3.43B，表 3.9）。

- 球海綿体筋。
- 外肛門括約筋。
- 浅および深会陰横筋。
- 外尿道括約筋からの平滑筋と随意収縮筋，肛門挙筋，直腸の筋性被膜。

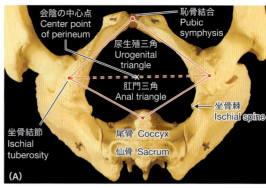

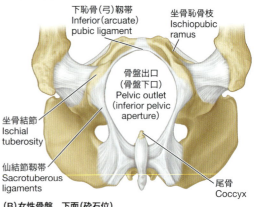

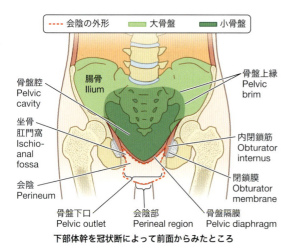

図 3.41　会陰および会陰部

図 3.42　会陰の骨軟骨靱帯の境界

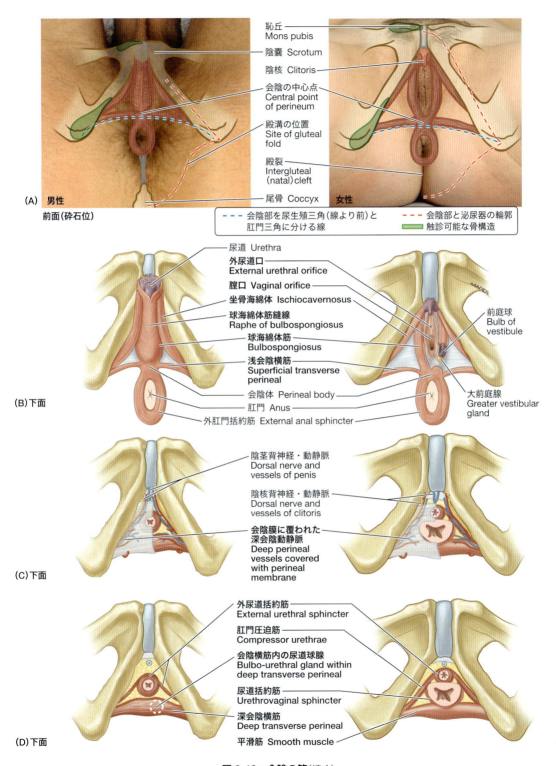

図3.43 会陰の筋(続く)

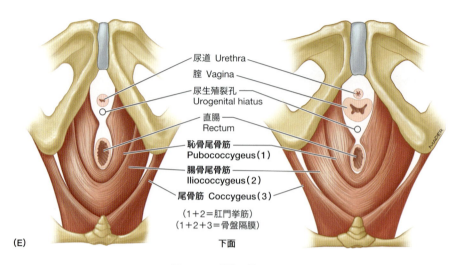

(E) 下面

図 3.43 会陰の筋(続き)

表 3.9　会陰の筋

筋	起始	経路と分布	神経支配	おもな作用
外肛門括約筋	肛門周囲の皮膚と筋膜および尾骨から肛門尾骨靱帯	肛門管外側面の周囲を走り，会陰体内に付着	下肛門神経および陰部神経（S2〜4）の枝	蠕動運動中の肛門の収縮，排便の抑制，会陰体と骨盤底の支持と固定
球海綿体筋	男性：尿道球の腹側面の正中縫線および会陰体 女性：会陰体	男性：尿道球の外側面と陰茎体の近位部を取り囲み，会陰膜と尿道海綿体と陰茎海綿体の背側面と尿道球の筋膜内に停止する 女性：腟下部と前庭球，大前庭腺の両側を走り，恥骨弓と陰核海綿体筋膜に停止	会陰神経の（深）筋枝および陰部神経（S2〜4）の枝	会陰体および骨盤底を支持 男性：固定。尿道球を圧迫し尿および精液の最後の1滴まで絞りだす。深会陰静脈からの血流を圧迫し，尿道球から陰茎体へ血液を還流させることにより勃起を助長する 女性：固定。腟"括約筋"陰核勃起体（と前庭球）を補助。大前庭腺を圧迫
坐骨海綿体筋	坐骨恥骨枝と坐骨結節の内側面	陰茎脚または陰核脚を囲み，脚の下面と内側面および脚の内側の会陰膜に停止する	会陰神経の（深）筋枝および陰部神経の枝	陰茎根または陰核根から陰茎体または陰核体への血流を圧迫し，血液を還流させることにより勃起を維持する
浅会陰横筋	坐骨恥骨枝と坐骨結節の内側面（尿道圧迫部のみ）	会陰膜の上後縁に沿って走り，会陰体に向かう	会陰神経の（深）筋枝および陰部神経（S2〜4）の枝。陰茎背神経または陰核背神経，陰部神経（S2〜4）の終枝	会陰体（骨盤底）を支持し，腹部骨盤内臓を支え，腹内圧の上昇を抑える
深会陰横筋		会陰膜の上後縁に沿って走り，会陰体と外肛門括約筋に向かう		
外尿道括約筋		会陰膜より上方の尿道を取り囲む 男性：前立腺の上面を上行する 女性：筋線維の一部が腟を包む（尿道腟括約筋）		尿道を圧迫し尿排泄自制を維持する 女性：尿道腟括約筋が腟を圧迫する

臨床関連事項

会陰体裂傷

会陰体は女性で特に重要な構造である。というのも、会陰体は骨盤内臓を最後に支持する部位だからである。出産の際に、会陰筋の付着部が会陰体から引きのばされたり引き裂かれて、骨盤底からの支持が得られなくなることがある。その結果、膀胱脱（尿道を通って）や腟脱（腟口を通って）などの**骨盤内臓脱出**が起こることがある。

会陰切開術

腟の外科手術や分娩の際に、**会陰切開**といって、会陰や腟後壁の下部を切開して、腟口を拡大し、会陰筋が過度に破断するのを防ぐことがある。会陰切開は経腟分娩の多くでなされている。一般的に、会陰切開は胎児の降下が停止して長引いたときや器具が必要なとき（例えば産科鉗子など）、また胎児仮死の危機サインがあるとき、分娩を早める必要があるときに適用される。しかしながら、通常手段として予防的会陰切開を行うことの是非についてはさまざまな議論があり、頻度は少なくなっている。

尿生殖三角の会陰筋膜と会陰隙

会陰筋膜

会陰筋膜 perineal fascia は浅層と深層（浅・深会陰筋膜）からなる（図3.44）。**浅会陰筋膜** superficial investing fascia of perineum（浅筋膜）は会陰の皮下組織で、**浅層の脂肪層**と深部の膜性層（Colles 筋膜）からなる。女性では、浅層の脂肪層は大陰唇と恥丘を構成し、前方と上方で**腹部の皮下脂肪層**（Camper 筋膜）に続く（図3.44AC）。男性では、脂肪層は尿生殖三角で大幅に消失し、陰茎と陰嚢では平滑筋（肉様膜）に置き換わる。脂肪層は陰茎または陰嚢と大腿の間では腹部の皮下組織の脂肪層につながる（図3.44BF）。男女とも、後方では肛門域の坐骨肛門脂肪層につながる（図3.44E）。

浅会陰筋膜の**深部の膜性層** membranous layer は後方では会陰膜の後縁と会陰体に付着する（図3.44AB）。外側では大腿内側最上部の**大腿筋膜** fascia lata（深筋膜）に付着する。男性では、皮下組織の膜性層は前方では陰茎と陰嚢の肉様膜につながるが、陰嚢の両側と前方で、腹部の皮下組織の膜状層（Scarpa 筋膜）につながる（図3.44BF）。女性では、膜状層は前方で大陰唇をつくる脂肪層の上方を通り、腹部の皮下組織の膜状層につながる（図3.44AC）。

深会陰筋膜 deep perineal fascia（Gallaudet 筋膜）は坐骨海綿体筋、球海綿体筋、浅会陰横筋を密接に覆う（図3.44CD）。深会陰筋膜はまた外側で坐骨恥骨枝に付着する。深会陰筋膜は前方では陰茎提靱帯あるいは陰核提靱帯と融合し、外腹斜筋を覆う深筋膜と腹直筋鞘につながる。

浅会陰隙

浅会陰隙 superficial perineal pouch（区画）は、浅会陰筋膜の膜性層と会陰膜との間にある潜在的な空間であり、外側は坐骨恥骨枝で境界される（図3.44A〜D）。

男性では、浅会陰隙は以下のものを含む（図3.44BD）。

- **陰茎根**（尿道球と脚）と関連する筋（**坐骨海綿体筋**と**球海綿体筋**）。
- **尿道海綿体部**の近位（球）部。
- **浅会陰横筋**。
- 内陰部動静脈と陰部神経の**深会陰枝**。

女性では、浅会陰隙は以下のものを含む（図3.44AC）。

- **陰核**と関連する筋（坐骨海綿体筋）。
- **前庭球**とその周囲の筋（球海綿体筋）。
- **大前庭腺**。
- 内陰部動静脈と陰部神経の**深会陰枝**。
- **浅会陰横筋**。

深会陰隙

深会陰隙 deep perineal pouch（空間）は閉鎖空間ではなく、上方に開いている。この隙と尿生殖三角深部の筋は下方では会陰膜、上方では骨盤隔膜の下筋膜、外側では（内閉鎖筋を覆う）閉鎖筋膜下部によって区切られる。深会陰隙は坐骨肛門窩の脂肪で満たされた前方の陥凹を含む（図3.44CD, 3.46）。男女ともに深会陰隙は中央に尿道の一部があり、外尿道括約筋の下部、前方にのびる坐骨肛門脂肪層により構成される。男性では、深会陰隙は**尿道の隔膜部**、**深会陰横筋**、**尿道球腺**、陰茎背側の神経血管を含む（図3.44D）。女性では、**尿道**の近位部、

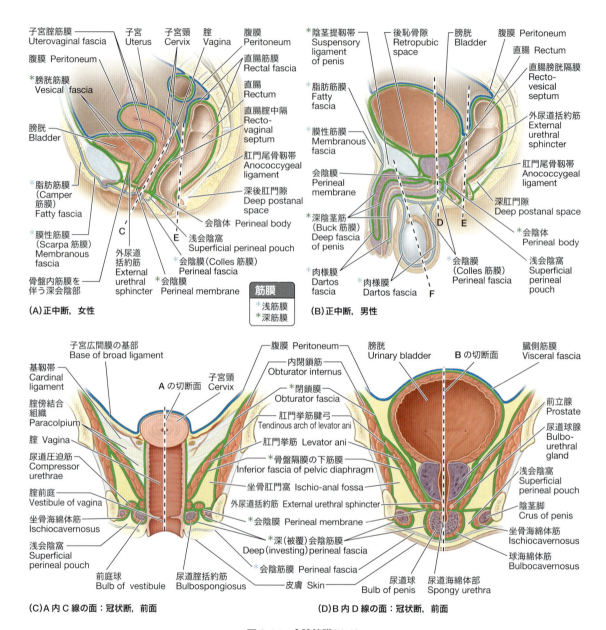

図3.44 会陰筋膜（続く）

深会陰横筋の置き換わる平滑筋の集まり，陰核背側の神経血管を含む（図3.44C）。

女性では，深会陰横筋は大部分が平滑筋である。会陰膜の後ろ半分のすぐ上縁にあり，平らでシート状の深会陰横筋は発達していれば（おおむね男性だけで）骨盤内臓を動的に支える。強力な会陰膜は深会陰隙の下方の境界（床）である。会陰体とともに会陰膜は骨盤内臓を最終的に受動的に支えている。

外尿道括約筋 external urethral sphincter は円盤状というよりはチューブ状や桶状であり，この筋の一部のみが前立腺の下の尿道の隔膜部を輪状に取り巻いて真の括約筋をなす（図3.45A）。この筋の大きな桶状の部分は膀胱頸まで垂直にのび，前立腺を押しのけて尿道前立腺部の前方と前外側方のみを覆う。前立腺が尿道腺から

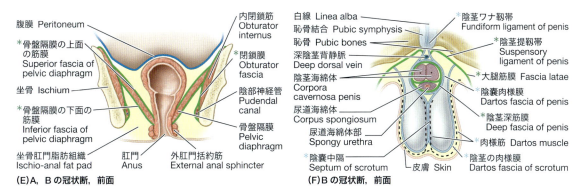

図 3.44 会陰筋膜（続き）

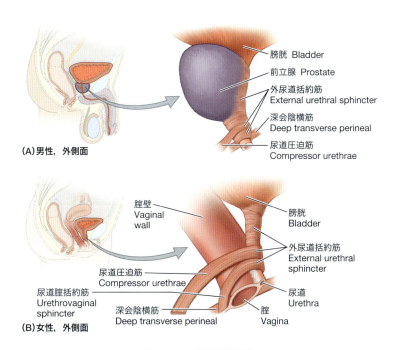

図 3.45 外尿道括約筋

分化すると，後方と後外側方の筋は萎縮し，前立腺によって置き換えられる．外尿道括約筋のこの部が尿道の前立腺部を圧迫や弛緩するかについては議論がある．

Oelrich (1983) によれば，女性の外尿道括約筋はむしろ「尿生殖括約筋」とするほうが相応しい．ここでも筋の一部が尿道の周囲に真の輪状の括約筋をつくるが，そこからのびだす付属部分がいくつもあると記述されている（図3.45B）．上部は膀胱頸までのびる．下外側にのび

るとされる小部分は左右の坐骨枝に達する（**尿道圧迫筋 compressor urethrae**）．もう1つの帯状部は腟と尿道の両方を取り巻く（**尿道腟括約筋 urethrovaginal sphincter**）．男女ともにこれらの筋は，深会陰横筋の面に平行にあるのではなく，実際にはそれと垂直に配置している．女性の場合，外尿道括約筋が尿道の周囲を環状に取り囲む点について議論があり，この筋は括約筋としての機能をもたないといわれている．

臨床関連事項

男性の尿道破裂と尿の漏出

下肢帯の骨折により，**尿道隔膜部の破裂**が起こる。この破裂により尿や血液は深会陰隙へ漏出する（図B3.11A）。漏出した液体は尿生殖裂孔の上方を通り腹膜の外にある前立腺や膀胱周辺にまで広がることがある。

尿道球の**尿道海綿体部の破裂**により，尿は浅会陰隙に流れ込む（図B3.11B）。会陰筋膜の付着によって漏出した尿が流れる方向が決定される。そのため，尿と血液は，陰嚢の疎性結合組織，陰茎の周囲や上方では，下前腹壁の皮下結合組織の膜性層に入り込む。浅会陰筋膜の膜性層が鼠径靱帯のすぐ遠位で大腿筋を包む大腿筋膜と混合するため，尿は大腿には流れ込まない。加えて，尿は後方の肛門三角にも進入しない。それは会陰筋膜の浅層および深層が浅会陰筋周囲で互いにつながり，その間の会陰膜の後縁とつながるからである。

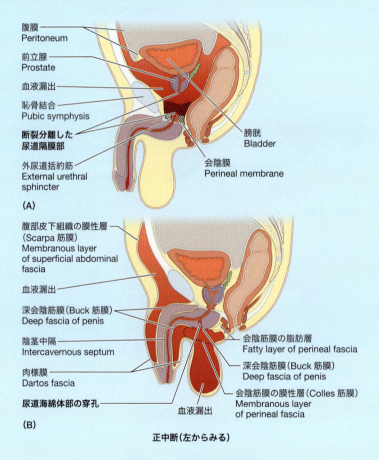

図 B3.11　男性尿道の破裂

肛門三角の特徴

坐骨肛門窩

肛門管の壁周囲の**坐骨肛門窩** ischio-anal fossa（かつては坐骨直腸窩と呼ばれた）は，筋膜で覆われた楔形の大きな空間であり，肛門領域の皮膚と骨盤隔膜の間にある（図3.46）。左右の坐骨肛門窩の先端は上方にあり，肛門挙筋が閉鎖筋膜から分かれるところにある。坐骨肛門窩は下方に広く上方は狭く，脂肪組織と疎性結合組織で満たされている。左右の坐骨肛門窩は**肛門尾骨靱帯**（体）の上方にある**深会陰隙**によりつながる。この靱帯は肛門管と尾骨先端の間にある線維性の塊である（図3.46A）。

坐骨肛門窩の境界は以下のようになっている（図3.46AB）。

- 外側では坐骨と閉鎖筋膜で覆われた内閉鎖筋下部。
- 内側では傾斜した上内側壁をつくる外肛門括約筋あるいは，屋根をつくる肛門挙筋。肛門挙筋は下方で外肛門括約筋と合体する。この2つの筋が肛門管を取り囲む。
- 後方では仙結節靱帯と大殿筋。
- 前方では恥骨直腸筋の起始の下にある恥骨体。坐骨肛門窩のこれらの部分は会陰膜の上の尿生殖三角の中に突出して，**坐骨肛門窩の前方陥凹** anterior recess of ischio-anal fossa として知られている。

坐骨肛門窩にはかたい線維束が横走し，脂肪で満たされ，**坐骨肛門窩脂肪体** fat body of ischio-anal fossa を形成する。この脂肪体は肛門管を支持するが，容易に位置をずらして，肛門管の中を糞塊が通過する際に拡張できるようにする。この脂肪体をかたい線維束や神経血管構造が横断する。これには下肛門・直腸動静脈・神経，皮神経である S2・3 神経の穿通枝，および S4 神経の会陰枝が含まれる。

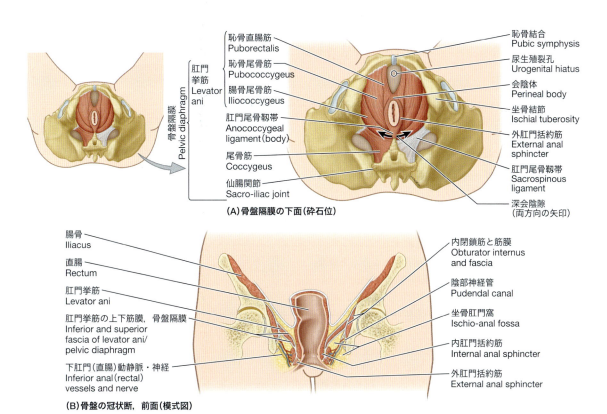

図3.46 骨盤隔膜と坐骨肛門窩 A．骨盤隔膜。矢印は深会陰後隙を通る。B．直腸，肛門管，坐骨肛門窩平面内の骨盤の冠状断面。

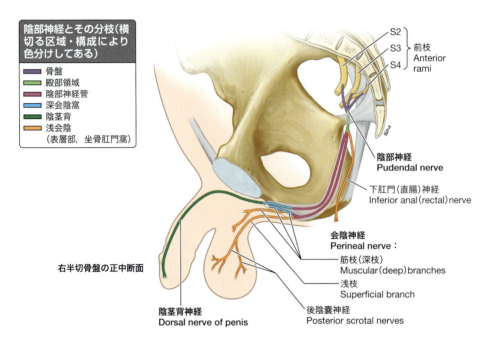

図 3.47　陰部神経　各神経が横切る 5 つの区域を色付けしてある。女性の場合，浅会陰神経が後陰唇枝をだし，陰部神経の終枝は陰核背神経である。

陰部神経管

　陰部神経管 pudendal canal（Alcock 管）は基本的には閉鎖筋膜の中の水平な通路であり（図 3.46B，3.47），この筋膜は内閉鎖筋の内側面と坐骨肛門窩の外側壁を覆う。陰部神経管は坐骨肛門窩の後縁ではじまり，坐骨棘の近くの**小坐骨切痕** lesser sciatic notch から会陰膜の後縁まで走る。内陰部動静脈，陰部神経，内閉鎖筋神経が坐骨棘の下方にある小坐骨切痕のところで陰部神経管に入る。内陰部動静脈は会陰に血液を供給または排出し，陰部神経は会陰の大半を神経支配する。

　内陰部動脈と陰部神経は陰部神経管に入ると，**下直腸動脈** inferior rectal artery と**下直腸神経** inferior rectal nerve を分岐して内側に走り，外肛門括約筋と肛門周囲の皮膚に分布する。陰部神経管の遠位（前方）端に向かう途中で内陰部動脈と陰部神経は両方とも分岐して**会陰動脈** perineal artery と**会陰神経** perineal nerve をだす。これらはおもに（会陰膜より下の）浅会陰隙に分布し，さらに，**陰茎背動脈** dorsal artery of penis（陰核背動脈 dorsal artery of clitoris）と**陰茎背神経** dorsal nerve of penis（陰核背神経 dorsal nerve of clitoris）となり，これらは（会陰膜より上の）深会陰隙を走る。

臨床関連事項

坐骨肛門膿瘍

　坐骨肛門窩はしばしば感染部位となり，坐骨肛門膿瘍を起こす（図 B3.12）。この膿の貯留はとても痛い。坐骨肛門膿瘍の診断兆候は肛門と坐骨結節の間の充満感と圧痛である。肛門周囲の膿瘍は自然に破裂することがあり，肛門管，直腸，肛門周囲の皮膚に開口することがある。

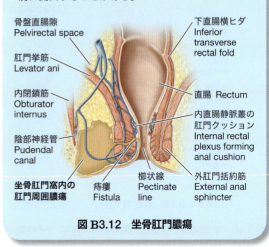

図 B3.12　坐骨肛門膿瘍

会陰神経は2本の枝をもつ。**浅会陰神経** superficial perineal nerve は**陰嚢枝**ないし**陰唇枝**(皮枝)をだし，**深会陰神経** deep perineal nerve は深および浅会陰の筋，腟前庭の皮膚，腟の最下部の粘膜を支配する。**陰茎背神経(陰核背神経)**は感覚神経で，男性器官または女性器官，特に亀頭を支配する。

肛門管

肛門管 anal canal は大腸の終末部であり，骨盤隔膜の上面から**肛門** anus にのびる。肛門管は恥骨直腸筋のつくるU字形のループの高さで直腸膨大部が急に細くなったところではじまる(図3.37AB)。肛門管は消化管の外への出口である肛門で終わる。肛門管は内・外肛門括約筋に囲まれ，**肛門尾骨靱帯** anococcygeal body (ligament)と会陰体の間を後下方に下降する。肛門管は糞塊を通過する時以外は内腔が潰れている。両方の括約筋が弛緩しないと排便はできない。

外肛門括約筋 external anal sphincter は大きな随意性の括約筋で，肛門管の下2/3の両側で幅広い帯状となる(図3.37A)。この括約筋は上方で恥骨直腸筋と合流する。外肛門括約筋は皮下部，浅部，深部があるといわれている。外肛門括約筋はおもに下直腸神経を通して第4仙骨神経の支配を受ける(図3.40)。

内肛門括約筋 internal anal sphincter は不随意性の括約筋で，肛門管の上2/3を取り囲む(図3.37A)。この括約筋は腸の内輪筋層が肥厚したものである。内肛門括約筋の収縮(トーヌス)は上直腸(動脈周囲)神経と下腹神経叢からの交感神経線維によって刺激され，維持される。この括約筋は副交感神経線維により抑制される(緊張性収縮がなくなり，受動的に拡張する)。内肛門括約筋はほとんど常に緊張性に収縮しており，液体の漏れや放屁を防ぐ。ただし，糞塊やガスが直腸膨大部を押し広げるのに反応して一時的に弛緩する。排便しないようにするには，恥骨直腸筋と外肛門括約筋を随意的に収縮させる必要がある。

肛門管の内部

肛門管の粘膜の上半分には**肛門柱** anal column という一連の縦走隆起がある(図3.37AC)。肛門柱は上直腸動静脈の終枝を含む。**直腸肛門結合** anorectal junction は肛門柱の上端にあたり，直腸と肛門管が結合する部位にある。肛門柱の下端は**肛門弁** anal valve につながる。肛門弁の上方には**肛門洞** anal sinus という小さなくぼみがある(図3.37C)。糞塊で圧迫されると，肛門洞から粘液がでて，肛門管から糞を排出させやすくする。肛門弁の下端である櫛状端は**櫛状線** pectinate line という不規則な線をつくり(図3.37AC，3.48)，この線が肛

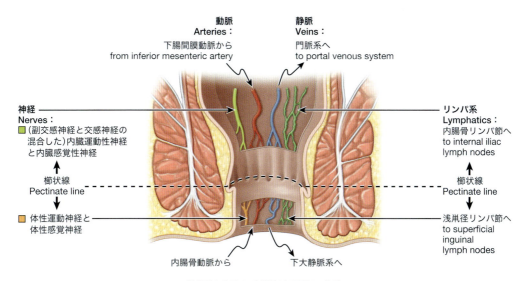

図3.48 櫛状線上下の血液供給と神経支配 櫛状線よりも上の血管と神経は内臓性であり，櫛状線よりも下の血管と神経は体性である。

門管の上部（内臓性：後腸に由来する）と下部（体性：胎生期の肛門窩に由来する）の境を示す。櫛状線より上方の肛門管は，櫛状線下部とは動脈支配，神経支配，静脈とリンパの流出路が異なる。この違いは上部と下部では発生起源が異なるためである（Moore et al., 2012）。

肛門管の血管とリンパ　**上直腸動脈**は櫛状線より上方の肛門管に血液を供給する（図 3.38, 3.48）。2本の**下直腸動脈**は肛門管の下部，さらに肛門管周囲の筋と肛門周囲の皮膚に血液を送る。**中直腸動脈**は上および下直腸動脈との吻合を形成することにより，肛門管への血液供給を助ける。

内直腸静脈叢は櫛状線の高さから両方向に流れ出る。櫛状線より上方では，内直腸静脈叢はおもに**上直腸静脈** superior rectal vein（下腸間膜静脈の枝）と門脈系に流入する。櫛状線より下方では，内直腸静脈叢は外肛門括約筋の周りの**下直腸静脈** inferior rectal vein（体循環の大静脈系の枝）に流入する。**中直腸静脈** middle rectal vein（内腸骨静脈の枝）は（門脈系に属する），おもに直腸膨大部の外縦走筋層の血液を集め，上および下直腸静脈と吻合する。直腸静脈叢は上・中直腸動脈と多くの動静脈吻合を形成する。

櫛状線より上ではリンパ管は**内腸骨リンパ節**に入り，そこから総腸骨リンパ節と腰リンパ節に流入する（図 3.39）。櫛状線より下ではリンパ管は**浅鼡径リンパ節**に流入する。

肛門管の神経支配　櫛状線より上方の肛門管は，**下下腹神経叢**（交感神経性，副交感神経性，内臓求心性線維を含む）からの内臓性の神経支配である（図 3.40, 3.48）。肛門管の上部は骨盤痛線より下方にある。すべての内臓求心性線維は副交感神経線維とともに脊髄感覚神経節 S2〜4 へ向かう。櫛状線より上方の肛門管は伸展に対してのみ感知する。櫛状線より下方の肛門管は陰部神経の枝の**下肛門（直腸）神経**からの体性の神経支配である。この部分の肛門管は痛覚，触覚，温度覚を感知する。体性遠心性線維は随意的な外肛門括約筋の収縮を起こす。

臨床関連事項

痔核

内痔核は通常，**内直腸静脈叢**の静脈の拡張による直腸粘膜の脱出をいう（図 B3.13）。これは粘膜の深くにある平滑筋の粘膜筋板の破断によって生じると考えられる。肛門管から脱出する内痔核は肛門括約筋の収縮によってしばしば圧迫され，血流が阻害される。そのため，しめつけられて潰瘍を起こすことがある。動静脈吻合が豊富に存在しているため，内痔核からの出血は通常，きれいな鮮血である。

外痔核は**下直腸静脈**の枝の血栓症（血餅）で，皮膚で覆われる。痔核を起こしやすい要因には妊娠，慢性の便秘，腹腔内圧の上昇を含む静脈還流を妨げるあらゆる異常が含まれる。

上・中・下直腸静脈の間の吻合は，門脈系と体循環系の間の臨床的に重要な交通を形成する（図 3.48）。上直腸静脈は下腸間膜静脈に流れ込むが，中および下直腸静脈は体循環を通して下大静脈に流れる。弁のない門脈系や体幹の静脈で圧が異常に上昇すると，上直腸静脈が拡張し，内直腸静脈叢の血流の増加あるいはうっ血を起こす。**門脈圧亢進症**では，上直腸静脈と中・下直腸静脈の門脈下大静脈吻合は，他の場所の門脈下大静脈吻合と同様に静脈瘤になる。直腸静脈叢の静脈は通常，静脈瘤にみえ（迂曲して広がる），内痔核は門脈圧亢進症がないときにもよく起こる点に注意することは重要である。

内臓求心性神経は櫛状線より上の肛門管を支配するので，この領域の切開や穿刺は痛みを起こさない。一方，櫛状線より下の肛門管はきわめて敏感であるが（例えば，皮下注射），それは体性感覚線維を含む**下直腸神経**に支配されるからである。

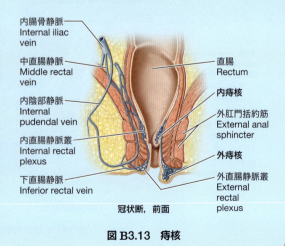

図 B3.13　痔核

男性の会陰

男性の会陰は外生殖器（尿道，陰茎と陰嚢），会陰筋と肛門管を含む．

男性の尿道遠位部

男性の尿道4部分のうち，近位の2つである尿道の膀胱頸（膀胱壁内部）と前立腺部は，本章の骨盤の項で説明した（図3.25，表3.8）．**尿道隔膜部** intermediate part of urethra（中間部）は，前立腺尖からはじまり，深会陰隙を貫き，外尿道括約筋に取り囲まれている．その後，会陰膜を貫き，尿道が尿道球に入るところで終わる（図3.18）．尿道隔膜部の後外側には小さな**尿道球腺**とその細い導管があり，尿道海綿体部の近位部に開口している（図3.18，3.20A）．

尿道海綿体部 spongy urethra of urethra は尿道隔膜部の遠位端ではじまり，**外尿道口** external urethral orifice で終わる（図3.18，3.49BD）．尿道海綿体部の内径尿道球で広がって**尿道球内窩** intrabulbar fossa を形成し，陰茎亀頭内でも広がって**尿道舟状窩** navicular fossa を形成する．両側とも尿道球腺は尿道海綿体部の近位部に開口する．尿道海綿体部には粘液を分泌する**尿道腺** urethral gland（Littré腺）の導管の小さな開口部が多数ある．

尿道隔膜部と海綿体部の動脈は**陰茎背動脈**の枝から供給される（図3.50B）．静脈は動脈に伴って走り，同名をもつ．尿道隔膜部からのリンパはおもに**内腸骨リンパ節**に流入する（図3.51）．尿道海綿体部からの大部分のリンパ管は**深鼠径リンパ節** deep inguinal lymph node に向かうが，一部は外腸骨リンパ節に向かう．尿道隔膜部の神経は前立腺部と同様，前立腺神経叢に由来する（図3.52）．尿道海綿体部は体性神経支配であり，**陰部神経**の枝である陰茎背神経の支配を受ける．

臨床関連事項

尿道カテーテル法

尿道カテーテルは，排尿できない人の膀胱から尿を取り出すために行われる．また，膀胱を洗浄して汚染されていない尿の検体を採取するためにも行われる．尿道カテーテルと尿道ゾンデ（収縮した尿道を調べたり拡張させるための，やや円錐形の器具）を挿入するとき，男性の尿道が曲がっていることを考慮すべきである．

陰嚢

陰嚢 scrotum は皮膚からなる線維筋性の袋で，精巣とその関連構造をおさめる（図3.49）．陰嚢は陰茎の後下方で恥骨結合の下方に位置する（図3.49C）．陰嚢が胎生期に左右両側から形成されることは正中の**陰嚢縫線** raphe of scrotum によりわかる（図3.49C）．これは陰茎の腹側面の**陰茎縫線** raphe of penis につながり，後方では会陰の正中線である**会陰縫線** perineal raphe につながる．陰嚢縫線の内部の深部では，陰嚢は肉様膜が伸展してできる**陰嚢中隔** septum of scrotum によって2区画に分けられ，それぞれ1つの精巣をおさめる．陰嚢の構成物（精巣と精巣上体）については腹部のところで説明した（2章を参照）．

陰嚢の血管　陰嚢の前面は**外陰部動脈** external pudendal artery の終枝である**前陰嚢枝** anterior scrotal branch が血液を供給し（図3.50B，表3.10），後面には**内陰部動脈**の終枝である**後陰嚢枝** posterior scrotal branch が血液を供給する．陰嚢はまた，下腹壁動脈の枝の精巣挙筋動脈からも血液を受ける．**陰嚢静脈**は動脈と伴行し，**外陰部静脈**に合流する．陰嚢からのリンパ管は**浅鼠径リンパ節**に流入する（図3.51）．

陰嚢の神経支配　陰嚢の前面は腸骨鼠径神経からの**前陰嚢神経** anterior scrotal nerve と，**陰部大腿神経の陰部枝**に神経支配される．陰嚢の後面は陰部神経の浅会陰枝である**後陰嚢神経** posterior scrotal nerve（図3.52）と，**後大腿皮神経の会陰枝**に神経支配される．

陰茎

陰茎 penis は男性の交接器であり，尿と精液（陰茎が射精する精子や腺分泌物の混合物）の共通の出口である．陰茎は**根，体，亀頭**からなる（図3.49D）．陰茎は勃起性の海綿体組織からなる3つの円筒体によって構成される．すなわち一対の**陰茎海綿体** corpus cavernosum penis と腹側に1つある**尿道海綿体** corpus spongiosum penis である．（陰茎の解剖学的肢位は勃起している状態である．弛緩しているときに前にみえるのは陰茎の背側であることに注意する）．おのおのの**海綿体**は**白膜** tunica albuginea という線維性被膜に覆われている（図3.49B）．この被膜の浅層には**陰茎の深筋膜** deep fascia of penis（Buck筋膜）があり，海綿体を覆ってつなぐ膜

性被膜を形成する深会陰筋膜とつながっている。尿道海綿体は尿道の海綿体部を含む。左右の陰茎海綿体は正中面では互いに融合するが、後方では分かれて2つの陰茎脚をつくる（図3.49A，3.53）。

　陰茎根 root of penis は陰茎脚，尿道球，坐骨海綿体筋 ischiocavernosus と球海綿体筋 bulbospongiosus か

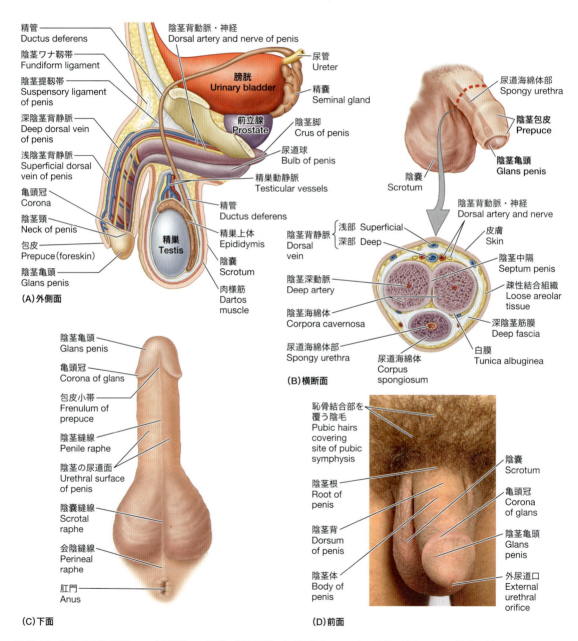

図3.49　男性の尿生殖器　A．内部構造。B．男性の外生殖器，包皮切除をしていない陰茎と陰嚢，および陰茎の断面図。CD．男性の外生殖器の体表解剖。包皮切除をしてある。

らなる(図 3.53，表 3.9)。陰茎根は浅会陰隙の中にある(図 3.44BD)。**陰茎脚** crus of penis と **尿道球** bulb of penis は勃起性体(海綿体)の近位端に位置する。両方の脚はそれぞれ，坐骨結節前方にある坐骨枝の内側面の下方に付着する。尿道球は尿道隔膜部につながる尿道により貫かれる。

陰茎体 body of penis は恥骨結合からぶら下がる自由な部分で，通常垂れ下がっている。陰茎根の近くの球海綿体筋と，陰茎脚を取り囲む坐骨海綿体筋にあるわずかな筋線維を除いて，陰茎には筋がない。尿道海綿体は遠位部で広がって**陰茎亀頭** glans penis を形成する(図 3.49)。亀頭の縁は陰茎海綿体の末端よりもつきでて，**亀頭冠** corona of gland をつくる。亀頭冠は亀頭頸につきでる。**亀頭頸** neck of glans は亀頭と陰茎体を分ける。尿道海綿体部の切れこみのような開口である**外尿道口**は亀頭の先端近くにある(図 3.49D)。陰茎の薄い皮膚と筋膜は，のびて皮膚の二重層である**包皮** prepuce (foreskin)をつくり，割礼を受けていない男性ではさまざまな程度に亀頭を覆う(図 3.49AB)。**包皮小帯** frenulum of prepuce は，包皮から亀頭の尿道口に走る正中ヒダである(図 3.49C)。

陰茎提靭帯 suspensory ligament of penis は恥骨結合の前面から起こる深筋膜が集まったもので，陰茎根と陰茎体の移行部で陰茎の深筋膜に付着するつりヒモをつくって，分離する(図 3.49A)。陰茎提靭帯の線維は，短く張っている。**陰茎ワナ靭帯** fundiform ligament of penis は皮下組織の帯で，恥骨結合の上方の白線から正中線上に下降する(図 3.15A)。この靭帯は下方に向かい，陰茎を取り囲んで分かれ，その後結び付いて，肉様膜と合流して陰嚢中隔をつくる。

浅会陰筋には**浅会陰横筋** superficial transverse perineal muscle，球海綿体筋，坐骨海綿体筋が含まれる(図 3.43B，表 3.9)。これらの筋は浅会陰隙にあり，会陰神経が支配する。勃起中に筋機能が必要であり，排尿や射出後に尿と精液の最後の一滴を絞りだすために球海綿体筋の作用が必要であるため，会陰筋は一般的に女性よりも男性のほうが発達している。

表 3.10　会陰の動脈供給

動脈	起源	経路	分布
内陰部動脈	内腸骨動脈	大坐骨孔を通って骨盤をでる。坐骨棘の周りを曲がり小坐骨孔を通って会陰に入り，陰部神経管に入る	会陰と外生殖器の主動脈
下直腸動脈	内陰部動脈	陰部神経管の入口で上行し，坐骨肛門窩を横切って肛門管に向かう	櫛状線より下の肛門管，肛門括約筋，肛門周囲の皮膚
会陰動脈		陰部神経管内を上行し，出口で浅会陰隙に向かう	浅会陰筋と男性の陰嚢，女性の前庭
後陰嚢動脈あるいは陰唇動脈	会陰動脈の終枝	陰嚢後部または大陰唇の浅筋膜内を走る	陰嚢または大陰唇と小陰唇の皮膚
尿道球動脈あるいは前庭球動脈		会陰膜を貫き，尿道球または前庭球に達する	男性の尿道球と尿道球腺，女性の前庭球と大前庭腺
陰茎深動脈あるいは陰核深動脈	内陰部動脈の終枝	会陰膜を貫き，陰茎海綿体または陰核の中央を走る	ラセン動脈から陰茎または陰唇の大部分の勃起組織
陰茎背動脈あるいは陰核背動脈		会陰膜を貫き，陰茎または陰核提靭帯を通り，陰茎または陰核の背側を走る。わきを深陰茎背静脈または深陰核背静脈が走る	深会陰隙，陰茎の皮膚，陰茎または陰核の勃起組織の結合組織，尿道海綿体部を含む遠位陰茎海綿体
外陰部動脈と浅枝，深枝	大腿動脈	大腿内側を通り，陰嚢または大陰唇に達する(尿生殖三角の前面)	男性の陰嚢の前面と陰茎根の皮膚，女性の恥丘と陰唇の前面

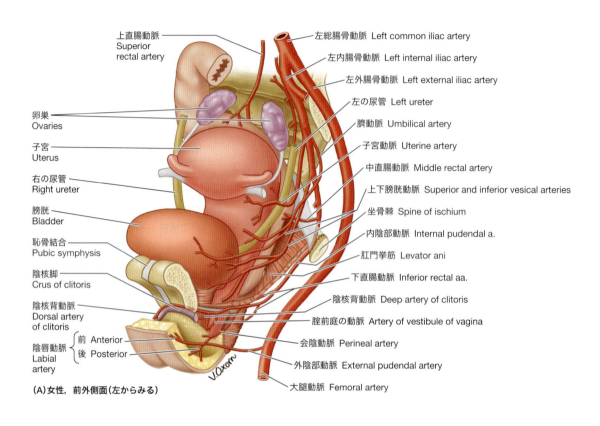

(A) 女性, 前外側面(左からみる)

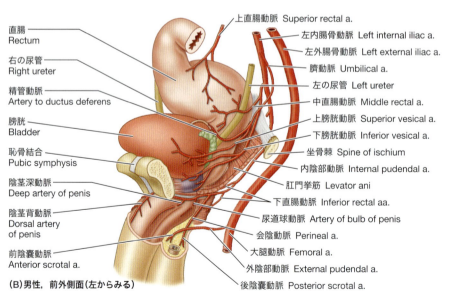

(B) 男性, 前外側面(左からみる)

図 3.50　会陰の動脈供給　骨盤会陰部の表層と深層。

陰茎の血管

陰茎は**内陰部動脈の枝**から血液を受ける（図3.50B，表3.10）。

陰茎海綿体洞からの血液は静脈叢で排出されて深筋膜の**深陰茎背静脈** deep dorsal vein of penis になる（図3.49AB）。静脈は陰茎提靭帯層の間の深部を通り，会陰膜の前方を通って前立腺静脈叢に入る。陰茎の浅被膜からの血液は**浅陰茎背静脈** superficial dorsal vein of penis に入り，最終的に**浅外陰部静脈**に流入する。内陰部静脈に流入するものもある。

陰茎の皮膚からのリンパ管は最初は**浅鼠径リンパ節**に流入し，亀頭と遠位の尿道海綿体部からのリンパ管は**深鼠径リンパ節**と**外腸骨リンパ節**に流入する。海綿体と尿道海綿体部の近位のリンパ管は**内腸骨リンパ節**に流入する（図3.51）。

陰茎の神経支配

神経はS2〜4の脊髄から由来する。感覚神経と交感神経はおもに**陰茎背神経**に支配される（図3.52）。陰茎背神経は陰部神経の終枝であり，陰部神経管の中で起こり，前方に進み，深会陰隙に入る。その後，陰茎背側に向かい，陰茎背動脈の外側を走り，陰茎の皮膚と亀頭を支配する。陰茎，特に陰茎亀頭にはさまざまな感覚神経終末がある。**腸骨鼠径神経**の枝は陰茎根の皮膚を支配する。海綿体神経は前立腺神経叢からでた副交感神経線維を運び，ラセン動脈を支配する。

勃起，射出，射精および寛解

通常，陰茎は弛緩している。この状態では，大部分の動脈血は動静脈吻合によって"空の"隙間あるいは**陰茎海綿体洞**に迂回する。組織に酸素や栄養素を運ぶのに十分な血液のみが海綿体洞を循環する。男性が性的な刺激を受けると，**海綿体神経**（S2〜4脊髄からでて前立腺神経叢を通る線維を伝える）による副交感神経刺激により動静脈吻合が閉ざされる。

同時に，線維性の海綿体小柱と**ラセン動脈**（勃起組織を血液供給する動脈の終枝）の平滑筋の緊張性収縮は抑制される。その結果，ラセン動脈はまっすぐになり，内腔が広がる。海綿体を迂回していた血液が血流量を増して海綿体洞に流入し，陰茎の海綿体洞（隙間）を満たす。球海綿体筋と坐骨海綿体筋は反射的に収縮し，陰茎海綿体の静脈を圧迫し，静脈血の還流を妨げる。陰茎海綿体と尿道海綿体が動脈圧で充血し，勃起体は膨張し（大きくかたくなり），陰茎が**勃起** erection する。

射出 emission では，精液は精管と精嚢の蠕動により

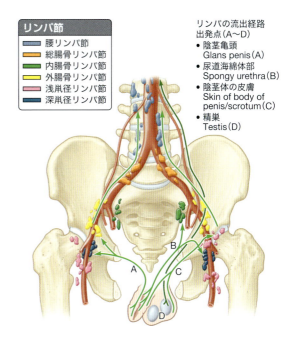

図3.51　男性会陰のリンパの流れ

射精管を通して尿道前立腺部に運ばれる。前立腺の平滑筋が収縮すると，前立腺液が精液に加わる。射出は交感神経性（第1，2腰神経）の反応である。

射精 ejaculation では精液が外尿道口を通って尿道から放出される。射精はつぎのようにして起こる。

- 膀胱頚の内尿道括約筋が閉鎖する。交感神経性の反応（第1，2腰神経）。射精が膀胱へ逆行するのを予防する。
- 尿道の筋が収縮する。副交感神経性の反応（第2〜4仙骨神経）。
- 球海綿体筋が収縮する。陰部神経（第2〜4仙骨神経）支配。

射精後，陰茎は徐々に弛緩した状態（**寛解** remission）に戻るが，これは交感神経刺激が動静脈吻合を開き，さらにラセン動脈の平滑筋を収縮させ，ふたたびラセン状に巻きつくことにより起こる。球海綿体筋と坐骨海綿体筋が弛緩し，こうして多くの血液が海綿体洞から深陰茎背静脈に流れ出る。

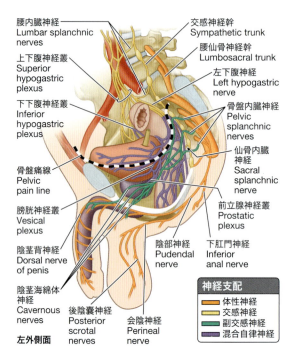

図 3.52 男性会陰の神経支配

臨床関連事項

勃起不能と勃起不全

いくつかの理由により，勃起することができなくなる（**勃起不能**）。前立腺神経叢または海綿体神経の病巣のために勃起できない場合，外科的に半硬質あるいは中が空気の陰茎人工器官を埋め込むことで代わりに勃起性体の役割をすることができる。これにより，性交の間，膣の中に陰茎を挿入して動かすのに必要な硬さが得られる。

勃起不全は，神経損傷がなくても起こることがある。中枢神経系（視床下部）と内分泌（下垂体性または精巣）の障害により，テストステロン（男性ホルモン）の分泌が減少して起こることがある。自律神経線維が勃起組織を刺激しないかもしれない。または，刺激に対して血管の反応が不十分かもしれない。そのような症例の多くにおいて，平滑筋を弛緩させることによって海綿体の洞様毛細血管の血流量を増加させるような経口薬や注射の助けを借りると，勃起できるようになる。

包茎，嵌頓包茎，包皮切除

包皮切除していない陰茎包皮は陰茎亀頭の全面またはそのほとんどを覆っている（図 3.49B）。陰茎包皮は，通常，非常に弾力があり，陰茎亀頭を引き込んで覆う。男性のなかには包皮が亀頭にきつくくっついて引き剥がせない人がいる（**包茎**）。分泌物（**恥垢**）が，亀頭と包皮の間にある包皮嚢にたまり，刺激する。

亀頭の上にかぶさった包皮が亀頭頸を収縮させて，血液や組織液の排出が障害される場合がある（**嵌頓包茎**）。また，包皮がかぶさりきれないほど亀頭が膨張することがある。このような場合，**包皮切除**（包皮の外科的切開）が必要である。

包皮切除術により亀頭のほとんど（またはすべて）を露出させる（図 3.49CD）。包皮切除は幼児男子に最もよく行われる小外科手術であり，イスラムとユダヤ教では宗教的行事として行われるが，宗教上の理由でなくとも日常的に行われる。

男性の会陰筋

浅会陰筋には，**浅会陰横筋**，**坐骨海綿体筋**と**球海綿体筋**がある（図3.53）。これらの筋の起始，神経支配とおもな作用を，表3.9にまとめている。坐骨海綿体筋と球海綿体筋は両方とも勃起性体から静脈流出を抑制して勃起を助ける。同時にこれらの筋は陰茎根から陰茎体に血液を押し込む。球海綿体筋は，尿や精液の最後の一滴まで押し出すために，陰茎球の周りで収縮する。

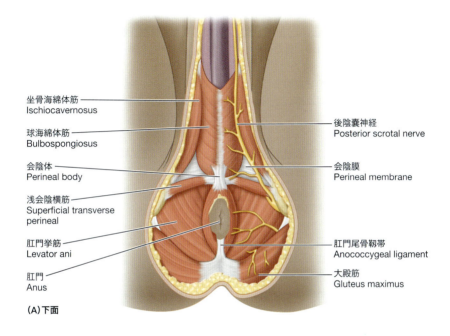

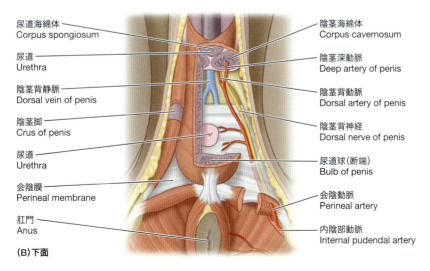

図3.53 男性の会陰の浅層と深層

女性の会陰

女性の会陰は，外生殖器，会陰筋，そして肛門管を含む。

女性の外生殖器

女性の外生殖器は恥丘，大陰唇（陰裂を取り囲む），小陰唇（腟前庭を取り囲む），陰核，前庭球，そして大・小前庭腺を含む。同義語である**外陰部** pudendum と**陰門** vulva は，これらの部分すべてが含まれる。**外陰部**という用語は，一般的に臨床で用いられる（図3.54）。外陰部および外陰は性的刺激と性交のための感覚および勃起性組織として用いられ，尿の流れの向きを導いて，尿生殖路内へ外来物質の侵入を防ぐ。

恥丘 恥丘 mons pubis は，恥骨結合，恥骨結節と上恥骨枝の前の丸い，脂肪性の隆起である。恥丘の脂肪の量は，思春期で増加して，閉経後に減少する。思春期以降，恥丘は粗い陰毛で覆われる（図3.54A）。

大陰唇 大陰唇 labium majus は**陰裂** pudendal cleft（大陰唇の間の切れこみ）を結合した皮膚の顕著なヒダであり，間接的に尿道口および腟口を保護している。左右の大陰唇はおもに平滑筋と子宮円索の終末部を含む皮下脂肪で満たされ，恥丘から下後方に肛門に向かって走る。成人の大陰唇の外側面は色素沈着した皮膚で覆われ，多数の皮脂腺があり，縮れた陰毛で覆われている。

大陰唇の内面はなめらかでピンク色をしており，毛は生えていない。大陰唇の前方は厚く，左右が合わさって**前陰唇交連** anterior commissure を形成する。後方は，左右が合わさって**後陰唇交連** posterior commissure を形成する。後陰唇交連は通常，最初の経腟分娩で消失する。

小陰唇 小陰唇 labium minus は脂肪がなく，毛の生えていない皮膚のヒダである。小陰唇は勃起組織と多数の小さな血管を含む海綿状結合組織の芯をもつ。小陰唇の内側面は薄く湿った皮膚からなるが，ピンク色の典型的な粘膜をもち，多数の感覚神経終末がある。小陰唇は大陰唇の内側で陰裂に囲まれ，外尿道口や腟口が開く腟前庭を取り囲む。小陰唇は前方で2枚の板を形成する：内側板は合わさって**陰核小帯** frenulum of clitoris となり，外側板は合わさり**陰核包皮** prepuce of clitoris を形成する（図3.54）。若い女性（特に処女）において，小陰唇は小さい横ヒダである**陰唇小帯** frenulum of labia minora（fourchette）によって後方でつながっている。

陰核 陰核 clitoris は勃起器官で，左右の小陰唇が前方で合わさるところにある。陰核は**陰核根** root と**陰核体** body からなり，陰核体は左右の**陰核脚** corpus of clitoris，2つの**陰核海綿体** corpus cavernosum of clitoris，**陰核亀頭** glans of clitoris からなる。亀頭は陰核包皮で覆われる（図3.54A，3.55A）。陰核は接触刺激で大きくなり，非常に敏感である。陰核亀頭は陰核で最も密に神経が分布している。

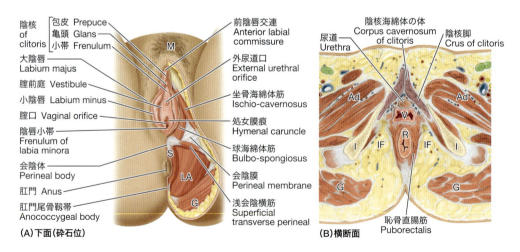

図3.54 女性の会陰 **A**.体表解剖と会陰筋。**B**.横断構造。Ad：大腿の外転筋，G：大殿筋，I：坐骨，IF：坐骨肛門窩，LA：肛門挙筋，M：恥丘，R：直腸，S：外肛門括約筋，V：腟

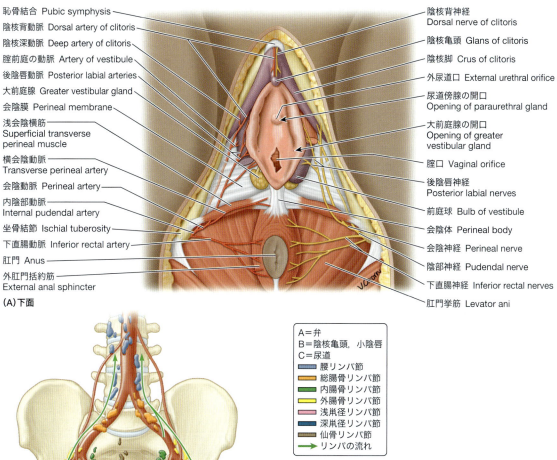

図 3.55 女性の外陰部の血液供給，神経支配，およびリンパ路

状態によって変わる。処女膜とは腟口の内腔を囲む粘膜の薄いヒダである。処女膜が破れた後では，処女膜の残り(**処女膜痕** hymenal caruncle)がみえる(図 3.54A)。

前庭球 前庭球 bulb of vestibule は一対の細長い勃起組織で，腟口の両側に沿って位置し，球海綿体筋に覆われる(図 3.55A)。前庭球は尿道球および尿道海綿体と相同である。

前庭腺 大前庭腺 greater vestibular gland(Bartholin 腺)は腟前庭の両側，腟口の後外側にある。この腺は円形あるいは卵円形で，後方の一部は前庭球と重なり，部分的に球海綿体筋によって覆われている。大前庭腺の細い導管は前庭球の深層を通り，腟前庭の腟口の両側に開口する。大前庭腺は性的興奮の際に腟前庭に粘液を分泌する。小前庭腺 lesser vestibular gland は腟前庭の両側

腟前庭 腟前庭 vestibule は小陰唇に囲まれた空間で，尿道口，腟口があり，大前庭腺と小前庭腺の導管が開口している。**外尿道口**は陰核亀頭の後下方で，腟口の前方に開く。外尿道口の両側には尿道傍腺の導管が開く。**腟口** vaginal orifice の大きさと外観は，**処女膜** hymen の

にある小さな腺で，尿道口と腟口の間に開口する．小前庭腺は腟前庭に粘液を分泌し，陰唇と腟前庭を潤す（図3.54A）．

外陰部の血管
外陰部の血液は**外陰部動脈**と**内陰部動脈**によって供給される（図3.50A，表3.10）．**内陰部動脈** internal pudendal artery は皮膚，外生殖器，会陰筋に血液を供給する．**陰唇動脈**と**陰核動脈**は，内陰部動脈の枝である（図3.55）．陰唇静脈は**内陰部静脈** internal pudendal vein の枝で，内陰部動脈の伴行静脈（ラテン語では vana comitans）である．性的な反応で興奮状態のときに静脈が充血し，陰核と前庭球の大きさと堅さが増す．そのため，陰核はふくらんだようになる．

外陰部には**リンパ管**の豊富なネットワーク叢があり，外側に走って**浅鼠径リンパ節**に向かう（図3.55B）．陰核亀頭と小陰唇前方のリンパも深鼠径リンパ節や内腸骨リンパ節に流入する．

外陰部の神経支配
外陰部の前方は**腸骨鼠径神経** ilio-inguinal nerve の枝である**前陰唇神経**と，**陰部大腿神経** genitofemoral nerve の**陰部枝**によって支配される．後方は**後大腿皮神経** posterior cutaneous nerve of thigh の**会陰枝**によって支配され，中心部は**陰部神経**が支配する．陰部神経は会陰の主要な神経である．**後陰唇神経** posterior labial nerve は陰唇を支配し，会陰神経の**深枝**と**筋枝**は腟口と浅会陰筋を支配し，**陰核背神経**は深会陰筋と陰核の感覚を支配する（図3.55A）．前庭球と陰核の勃起体は子宮腟神経叢から海綿体神経を通る副交感神経線維を受け取る．副交感神経性刺激により，腟分泌物の増加，陰核の勃起，前庭球の勃起組織の充血が起こる．

女性の会陰筋
浅会陰筋には浅会陰横筋，坐骨海綿体筋，球海綿体筋がある（図3.54A）．これらの筋の起始，神経支配とおもな作用については，表3.9にまとめている．

臨床関連事項

女性の膀胱の拡張

女性の尿道はかなりの弾性組織と平滑筋を含んでいるので，きわめて伸展性がある．容易に拡張し，傷つきにくい．そのため，女性の尿道にカテーテルや膀胱鏡を通すのは男性よりもずっと容易である．

大前庭腺の炎症

大前庭腺（Bartholin腺）は通例，触れることができないが，感染すると触れることができる．**Bartholin腺炎**は Bartholin 腺の炎症で，多数の病原体によって起こる．感染した腺は肥大して直径4〜5 cm にもなり，直腸壁につきあたる．

陰部神経と腸骨鼠径神経ブロック

分娩の痛みを救済するために，陰部神経周囲の組織に局所麻酔剤を注射して**陰部神経ブロック麻酔**を行うことがある．注射は陰部神経が仙棘靱帯の外側面を横切るところ，仙棘靱帯の坐骨棘への付着の近くで行う．陰部神経ブロックは会陰の大部分を麻酔するが，腸骨鼠径神経が支配する会陰の前方部の感覚は消失しない．会陰の前方部からの痛みを消すには**腸骨鼠径神経ブロック**を行う（図B3.14）．

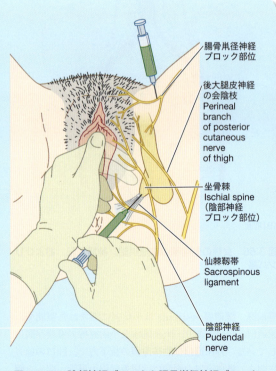

図 B3.14　陰部神経ブロックと腸骨鼠径神経ブロック

画像診断

骨盤と会陰

磁気共鳴画像（MRI）は骨盤構造の評価に優れている（図3.56，3.57）。腫瘍や先天性異常を同定できる。

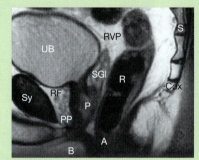

(A) 正中断像

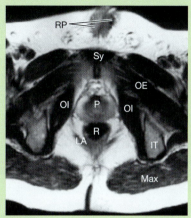

(B) 横断像

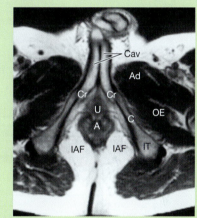

(C) 横断像

A	肛門
Ad	外転筋
B	尿道球
C	坐骨恥骨枝
Cav	陰茎海綿体
Cox	尾骨
Cr	陰茎脚
IAF	坐骨肛門窩
IL	腸骨
IT	坐骨結節
LA	肛門挙筋
Max	大殿筋
OE	外閉鎖筋
OI	内閉鎖筋
P	前立腺
PP	前立腺静脈叢
PV	膀胱静脈叢
R	直腸
RF	恥骨後隙
RP	陰茎根
RVP	直腸膀胱窩
S	仙骨
SGl	精嚢
Sy	恥骨結合
U	尿道
UB	膀胱

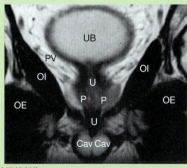

(D) 冠状断像

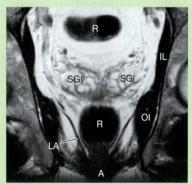

(E) 冠状断像

図3.56　男性の骨盤会陰のMRI像

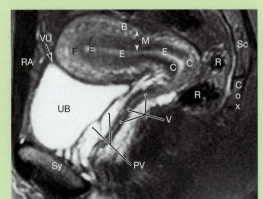
(A) 正中断像

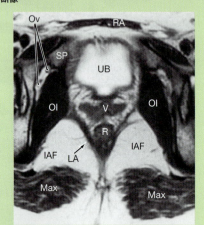
(C) 横断像

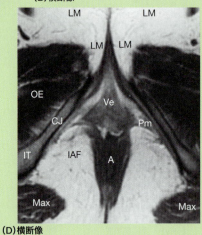
(D) 横断像

A	肛門	LM	大陰唇	Sc	仙骨
B	子宮体	M	子宮筋層	SP	恥骨上枝
C	子宮頸	Max	大殿筋	Sy	恥骨結合
CJ	坐骨恥骨枝	OE	外閉鎖筋	U	子宮
Cox	尾骨	OI	内閉鎖筋	UB	膀胱
E	子宮内膜	Ov	卵巣	V	腟
F	子宮底	Pm	会陰膜	Ve	腟前庭
IAF	坐骨肛門窩	PV	傍腟静脈	VU	膀胱子宮窩
IT	坐骨結節	R	直腸		
LA	肛門挙筋	RA	腹直筋		

図3.57　女性の骨盤会陰のMRI像

女性の骨盤は通常，超音波検査法を用いて検査される。骨盤内臓はちょうど恥骨結合の上方の下腹部にプローブを置いて検査する（図3.58A）。妊娠していない子宮では，膨れた膀胱は音波の"窓"となり，膨れた膀胱によって後傾した子宮のような内臓器に伝達しそこから反映された音波を導く（図3.58BE）。最近では，骨盤内臓は腟内に細いプローブを挿入する方法で頻繁に検査される（図3.58A内の2，3.58D）。超音波検査法は発達している胚や胎児の検査のために選ばれる（図3.58EF）。

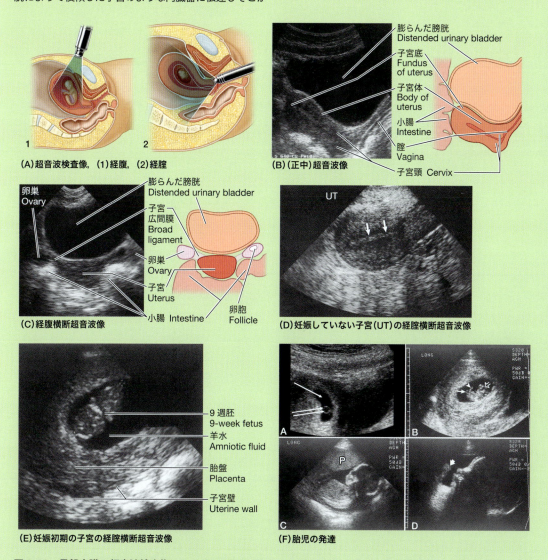

図3.58 **骨盤内臓の超音波検査像** **A**. 骨盤の超音波検査におけるプローブのおき方。**BC**. 正常骨盤の経腹超音波像。**D**. 妊娠していない子宮の経腟横断超音波像。矢印：子宮内膜と子宮管。**EF**. 胎児・胚の発達の超音波像。A内の1重矢印は胎嚢を，2重矢印は胚を示す。Bでは四肢（通常の矢印）と頭部（縁取り矢印）が確認できる。Cは胎児頭部・頸部・胸部の矢状面である。P：胎盤。Dでは顔の輪郭と上肢（矢印）がみえる。

4章　背部

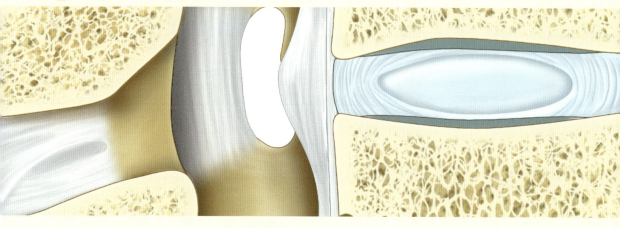

脊柱　280
脊柱の弯曲　281
　体表解剖：脊柱弯曲　281
脊椎の構造と機能　282
椎骨の部位別特徴　283
　体表解剖：脊柱　291
脊柱の連結　293

脊柱の運動　298
脊柱の血管支配　299
脊柱の神経支配　300
脊髄と髄膜　302
脊髄神経の構造　305
脊髄髄膜と脳脊髄液　306
脊髄と脊髄神経根の血管系　307

背部の筋　310
外部背筋　310
固有背筋　310
　体表解剖：背筋　311
後頭下筋群と頸部深層の筋　315
画像診断：背部　321

 解剖学的変異　　 ライフサイクル　　 外傷

 診断手技　　 外科手技　　 病理

頸の下から殿部の上を占める体幹の後面を背部といい，ここには頭部，首，四肢がつながる．後頸部，後頸筋，深頸筋および頸椎は体幹と近接しているので，本章で扱う．背部には以下が含まれる．

- 皮膚．
- 皮下組織．
- 筋膜．
- 筋肉(上肢の姿態や運動にかかわる浅層筋群，姿勢維持，運動や体幹骨格の連結統合にかかわる深層筋群)．
- 靱帯．
- 脊柱．
- 肋骨(胸郭部)．
- 脊髄と髄膜(脊髄を包む膜)．
- 各髄節に存在する神経と血管．

脊柱

脊柱は頭蓋骨から尾骨の先端に至る構造で，首と背中の骨格をつくる．また，体軸骨格(頭蓋骨，脊柱，肋骨，胸骨が連結されて一体化したもの)のおもな構成要素でもある．脊柱は脊髄や脊髄神経を保護し，骨盤より上の体重を支え，場所に応じて柔軟性の異なる体軸として機能し，頭の軸受となり，姿勢維持と歩行運動において重要な働きをする．

成人の脊柱は5つの領域に分けられ，全部で33個の椎骨からなる．すなわち，7個の頸椎，12個の胸椎，5個の腰椎，5個の仙椎，4個の尾椎である(図4.1A～D)．腰椎と仙椎が結合する場所に**腰仙角** lumbosacral angle が存在する．明らかな骨の動きは，上位25の椎骨間でのみ認められる．5個の仙椎は成人では癒合して**仙骨** sacrum を形成し，4個の尾椎は癒合して**尾骨** coccyx をつくる．椎骨の大きさは仙骨に近づくにつれてしだいに大きくなり，そこからは尾骨の先端に向かってだんだんと小さくなる．こうした構造的な違いは，連結された椎骨の下にいくほど，そこにかかる体重負荷が増加するからである．椎骨は仙骨の直上で最大となるが，ここは体重を仙腸関節経由で骨盤に伝える部分である．仙骨よりも頭側の**椎骨** vertebrae は，柔軟性と硬さを併せもつ**椎間円板** intervertebral disc で連結されているので，しなやかである．また，25個の椎骨と仙骨上面は，滑膜関節である**椎間関節**で連結されるので，脊柱管の柔軟性を高め，調節している．椎体は仙骨よりも

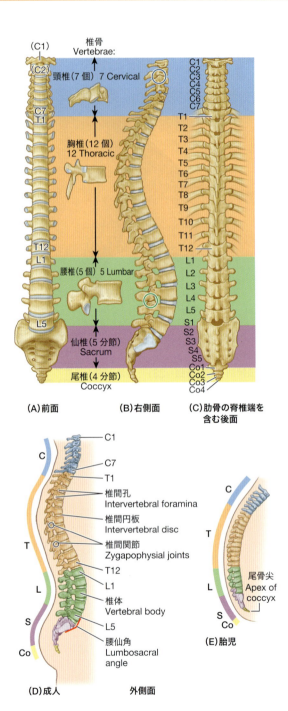

図4.1 脊柱とその弯曲 A～C. 成人の脊柱の各領域．それぞれの部位を代表する椎間関節突起(小関節)を丸で囲んである．D. 成人の脊柱の弯曲．E. 胎児の脊柱の弯曲．C＋T＋L＝仙骨よりも上の脊柱．

上の脊柱のおおむね3/4をつくり，残りの1/4を線維性軟骨である椎間円板が占める。椎骨，椎間円板，靱帯，そして筋の形と強度が脊柱を安定化する。

脊柱の弯曲

成人の脊柱には頸部および胸部，腰部，仙骨部の4個所に弯曲がある（図4.1D）。**胸部と仙骨部（骨盤部）の弯曲** thoracic and sacral curvature（後弯 kyphosis）は前方に凹で，**頸部と腰部の弯曲** cervical and lumbar curvature（前弯 lordosis）は後方に凹である。胸部と仙骨部（骨盤部）の弯曲は**一次弯曲** primary curvature と呼ばれ，胎生期に形成される。一次弯曲は椎骨の前部と後部の厚みの差によるものなので，生涯を通じて保たれる。頸部と腰部の弯曲は**二次弯曲** secondary curvature と呼ばれ，頸椎弯は胎生期に形成されはじめるが，小児期になるまではっきりしない。二次弯曲は椎間円板前後の厚さの違いによって維持される（図4.1E）。**頸部弯曲** cervical curvature は首が据わるようになると明瞭になる。

腰部弯曲 lumbar curvature は幼児が歩きはじめ，直立姿勢をとることができるようになると明瞭になる。腰部弯曲は第5腰椎と仙骨の間に形成される腰仙角に終わり，一般に女性でより明瞭である。女性の**仙骨部弯曲** sacral curvature は緩やかなので，尾骨の骨盤下口（産道）内への突出度は小さい。

弯曲によって，脊柱には衝撃を吸収する耐久性という異なった性質の柔軟性がそなわり，これに椎間円板が加わってより柔軟性が増す。椎間円板による脊柱の柔軟性は椎間（面）関節や縦走する靱帯によって受動的に制限されるが，弯曲を基盤とする柔軟性は，身体の運動方向に拮抗する筋群が働くことにより積極的に制限される。

体表解剖

脊柱弯曲

側面から体幹背面を観察すると，正常でも脊柱が弯曲していることがわかる。

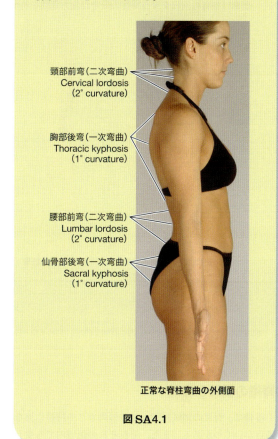

頸部前弯（二次弯曲）
Cervical lordosis
(2° curvature)

胸部後弯（一次弯曲）
Thoracic kyphosis
(1° curvature)

腰部前弯（二次弯曲）
Lumbar lordosis
(2° curvature)

仙骨部後弯（一次弯曲）
Sacral kyphosis
(1° curvature)

正常な脊柱弯曲の外側面

図 SA4.1

臨床関連事項

病的な脊柱弯曲

病的な脊柱弯曲の原因には，発生過程での異常によるものと，**骨粗鬆症**のような疾患によるものがある。骨粗鬆症は骨全体からの無機塩の喪失が特徴であり，正常なカルシウム貯蔵と再吸収のバランスが崩れることが原因である。骨は脆弱になり，骨折しやすくなる。骨粗鬆症はどの椎体にも起こるが胸椎が最も多く，特によくみられるのは閉経後の女性である。
胸椎が強度に後弯した状態は臨床的には**亀背（円背）**，一般にはせむしと呼ばれる。胸椎の異常な弯曲を特徴とし，脊柱全体が後方に突出する（図B4.1AB）。原因は1つまたは複数の椎骨前部が侵食されることである。侵食が進行して椎骨が崩壊すると身長の短縮が起こる。**寡婦の肩**は骨粗鬆症による胸椎後弯が特に高齢女性にみられる場合の一般的な名称である。ただし後弯は性差とは関係なく高齢者でみられる。

強度の腰椎前弯は臨床的には単に**前弯**，一般にはホローバックと呼ばれる。骨盤の前屈を特徴とし，腰椎の前弯が異常に大きくなる。脊柱は前方に向かって突出す

る（図 B4.1AC）。この異常な伸展変形は体幹の筋肉，特に腹壁前外側にある筋群の筋力が減少することと関係する。女性では，妊娠中に体の重心変化を補うために，特に後期で一時的な前弯を呈する。

側弯は椎骨の回転を伴う脊柱の異常な側方弯曲を特徴とする（図 B4.1DE）。棘突起は異常な弯曲の凹面のほうを向く。側弯は思春期（12〜15 歳）の女性でよくみられる脊柱弯曲である。原因として，固有背筋の非対称的な脆弱性（筋原性側弯），椎骨半側の発育不全（半椎体症），下肢長の左右非対称，があげられる。

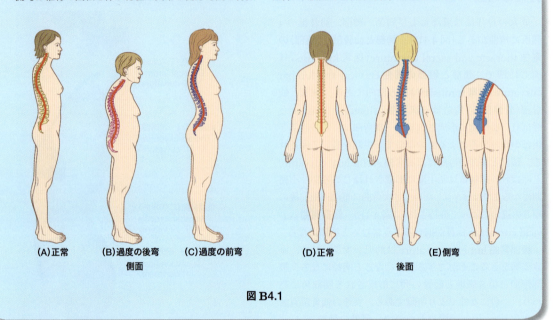

(A)正常　(B)過度の後弯　(C)過度の前弯　(D)正常　(E)側弯
側面　　　　　　　　　　　　　　　　　後面

図 B4.1

脊椎の構造と機能

椎骨は，脊柱の領域に従ってその大きさや特徴に異なる点がいくつかある。また，それぞれの領域内でも少し異なる。**典型的な椎骨**は椎体，椎弓と 7 本の突起をもつ（図 4.2A〜C）。椎骨前方の大きな塊である**椎体** vertebral body は脊柱に強度を与え，体重を支える。特に T4 より下の椎体はしだいに大きくなり，増大する荷重に耐えられるようになっている。生涯にわたって椎体上下面の大部分は硝子軟骨で覆われている。これらの軟骨は椎骨発生後の遺残物であるが，椎体の辺縁部だけは**骨端輪** epiphysial rim（図 4.2A）と呼ばれる緻密で平滑な骨からなる。この軟骨由来の骨があるために，椎間円板と椎体の毛細血管の間での拡散による血液交換が可能となる。

椎弓 vertebral arch は椎体後方にあり，左右の椎弓根と椎弓板より構成される（図 4.2C）。**椎弓根** pedicle は短く丈夫な突起で椎弓を椎体に結び，そのまま後方にのびて**椎弓板** lamina と呼ばれる幅広で扁平な骨に移行する。椎弓板は正中で癒合して 1 つになる（図 4.2A〜C）。椎弓と椎体後壁が**椎孔** vertebral foramen の壁をつくる。関節で連結された脊柱は，椎孔が連続して**脊柱管** vertebral canal となる。この中には脊髄，脊髄の保護膜である髄膜，脂肪組織，脊髄神経根，そして血管が入っている。椎体と関節突起の間で椎弓根の上下にみられるくぼみは**椎切痕** vertebral notch である（図 4.2B）。隣接する椎骨間にある上下椎切痕は**椎間孔** intervertebral foramen をつくる。ここは脊髄神経根とこれに伴走する脈管の通路となり，ここには脊髄神経節もある（図 4.2D）。

典型的な椎骨の椎弓からは 7 本の突起がでている（図 4.2A〜C）。

- 椎弓正中部にある 1 本の**棘突起** spinous process が，椎弓板接合部から後方に突出し，通常は後下方を向く。
- 椎弓板と椎弓根の接合部から，2 本の**横突起** trans-

verse process が後外側方に突出する。
- 椎弓板と椎弓根の接合部から，2本ずつの**上関節突起** superior articular process，**下関節突起** inferior articular process，計4本の**関節突起** articular process が突出する。いずれも**関節面** articular（surface）facet をもつ。

椎弓から棘突起と2本の横突起が突出し，深部背筋の付着点となっている。これらは脊椎が動くときに，てことして機能する（図4.2C）。4本の関節突起はそれぞれ上下にある関節突起と対峙して，**椎間（面）関節**を形成する（図4.2D）。関節突起面の方向によって，脊椎のそれぞれの領域における隣接椎骨間の運動可能域が決まる。また，関節突起が噛み合うことで，隣接した椎骨が整然と配置されるようになっており，特に椎骨が直下にある椎骨の前方に滑るのを防いでいる。

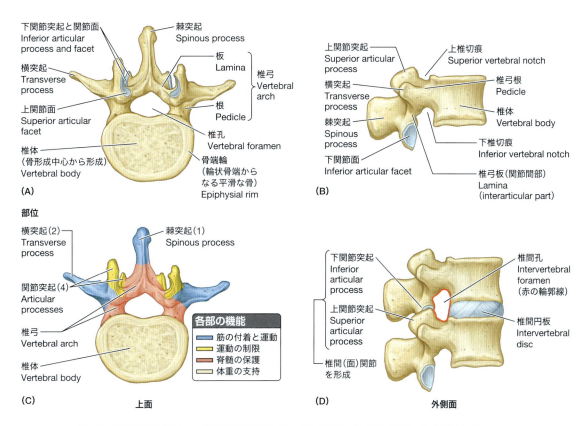

図4.2 典型的な椎骨として第2胸椎を示した　**A B**．骨概観。**C**．各部の機能。**D**．椎間孔の成り立ち。

椎骨の部位別特徴

33個の椎骨それぞれは異なった特徴をもつ。しかしながら，1つ1つの椎骨はほとんどが，脊柱の5つの領域のいずれかに共通した特徴をもっている。例えば，頸椎の横突起には横突孔がある，という具合である。また，おのおのの関節面が領域特徴的な方向を向いており，これが領域ごとの運動の方向性を決める。脊柱管の大きさと形は領域によって異なり，部位によって断面積が異なる脊髄をうまく収める。領域別の椎骨のおもな特徴を表4.1〜4.4と図4.3〜4.7にまとめた。

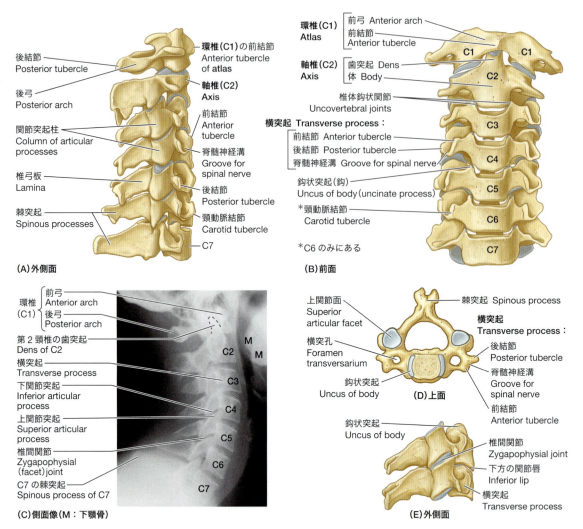

図 4.3 頸椎　AB. 連結された状態。C. X 線写真側面像。DE. 典型的な頸椎の概観。

表 4.1　頸椎（続く）

部位（規範例）	特徴
椎体	小型で前後方向に比して横幅が広い。上面は両側方にある鈎状突起にはさまれ凹面で，下面は凸面である
椎孔	大きくて三角形をしている
横突起	横突孔をもつが，第 7 頸椎（C7）では小さいかこれを欠く。横突孔には椎骨動脈とこれに伴行する椎骨静脈叢と交感神経叢が通る。ここでも C7 は小さい付加的な椎骨静脈が通るのみである。前結節と後結節をもつ
関節突起	上関節面は上後側に向く。下関節面は下前方を向く
棘突起	C3〜5 では短く二分する[a]。C6 の突起は長いが，C7 の突起はさらに長い（C7 は隆椎と呼ばれる）

[a] 黒色人種ではあまりみられない。

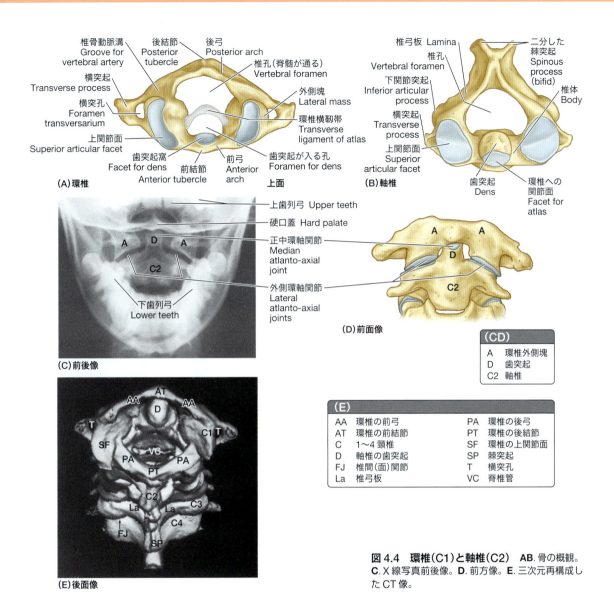

図 4.4 環椎（C1）と軸椎（C2） **AB**. 骨の概観。**C**. X線写真前後像。**D**. 前方像。**E**. 三次元再構成したCT像。

表 4.1 頸椎（続き）

部位（規範例）	特徴
環椎（C1）	環状であるが上下いずれの方向からみても少し腎臓のようにみえる形をとる
	棘突起も椎体ももたず，前弓と後弓で結ばれた外側塊からなる
	凹面である上関節面が後頭骨関節顆と環椎後頭関節を形成する。平板な下関節面はC2頸椎と外側環軸関節をつくる
軸椎（C2）	頸椎中最も強大である。特徴的な構造は椎体から上方に突出する歯突起
	頭蓋とともに環椎が回転する際の軸受けとなる
	前方で環椎の前弓と関節を形成し，後方では環椎横靱帯で連結する

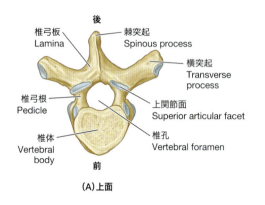
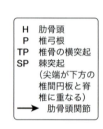
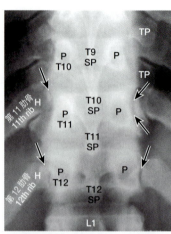
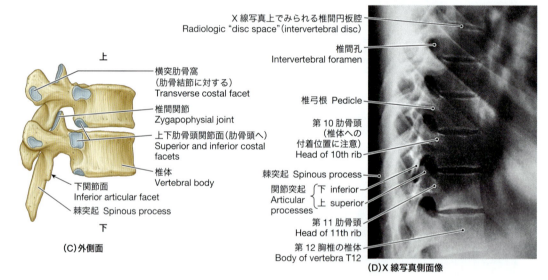

図 4.5 胸椎 胸椎(T1～12)は胸郭の後部骨格を形成し，肋骨との関節をつくる。**A**. 典型的な胸椎の概観。**B**. X線写真前後像。**C**. 連結した胸椎。**D**. X線写真側面像。椎体間で明らかな空隙はX線透過性の椎間円板である。

表 4.2 胸椎

部位	特徴
椎体	心臓の形をしている。両側に1つまたは2つの肋骨頭関節窩をもつ
椎孔	環状で頸椎や腰椎よりも内径が小さい
横突起	長く強大であり後外側にのびている。第1～12胸椎(T1～12)の下にいくに従って短くなる。T1～10には肋骨結節との関節をつくる横突肋骨窩がある
関節突起	上関節面は後方を向き，若干外側に傾く。下関節突起は前方を向き若干内側に傾く
棘突起	長く，後下方にのびる。下位に隣接する椎体に重なる(ときには完全に重なる)

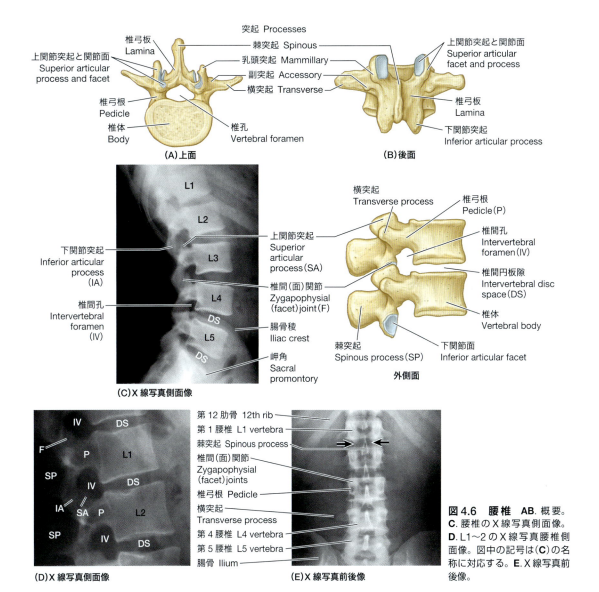

図 4.6 腰椎 AB. 概要。C. 腰椎の X 線写真側面像。D. L1～2 の X 線写真腰椎側面像。図中の記号は（C）の名称に対応する。E. X 線写真前後像。

表 4.3 腰椎

部位	特徴
椎体	大きく上からみると腎臓の形に似ている。他の椎骨の椎体よりも大きく重い
椎孔	三角形で胸椎の椎孔よりも大きいが，頸椎の椎孔よりは小さい
横突起（肋骨突起）	細長い。副突起が両側の肋骨突起基部の後面にある
関節突起	上関節面は後内側あるいは内側を向く。下関節面は前外側あるいは外側を向く。乳頭突起が上関節突起の後面にある
棘突起	短く頑丈である。手斧に似た形状である

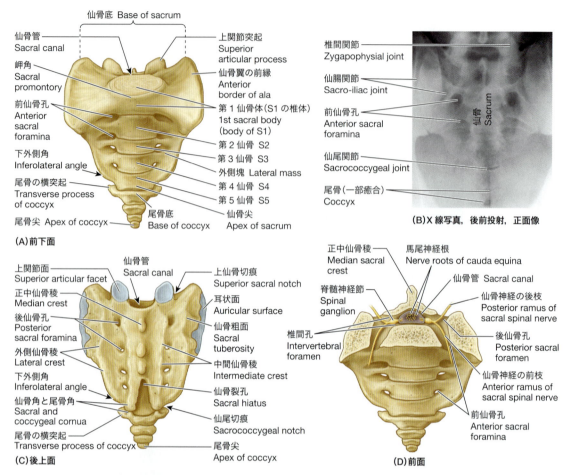

図 4.7 仙骨と尾骨　A．仙骨底と骨盤面。B．X 線写真後前像。C．後面像。D．第 1 仙骨孔を通る。

表 4.4 仙骨と尾骨

大きな楔形をした成人の**仙骨**は 5 つの仙椎が癒合してできる。仙骨は骨盤に強度と安定性を与え，**仙腸関節**を通じて体重を骨盤に伝える
仙骨底は第 1 仙椎（S1）の上面である。また上関節突起は第 5 腰椎（L5）の下関節突起と関節を形成する。第 1 仙椎のとびでた前面は**岬角**と呼ばれる。仙骨の前面と後面には第 1～4 仙神経の枝と伴行脈管が通る前仙骨孔，後仙骨孔がある。仙骨の前面は平滑な凹面で，後面は粗な凸面である
棘突起は癒合して**正中仙骨稜**を形成する。関節突起は癒合して**中間仙骨稜**を，横突起の尖端が癒合して**外側仙骨稜**をつくる。逆 U 字型の**仙骨裂孔**は S4，5 で椎弓板と棘突起がないことによる。ここから仙骨管がはじまるので，脊椎管の下端にもなっている
仙骨角（ラテン語で角を意味する）は S5 の下関節突起であるが，仙骨裂孔の両側下方に広がり，裂孔の位置を確認する際の助けになる。仙骨外側面には仙腸関節をつくる耳状の関節面をもつ
尾骨をつくる 4 つの椎骨は末梢にいくに従って小さくなるが，これは胎生期に存在する尻尾に似た尾状隆起の遺残である。末端の 3 個の椎骨は成人になってから癒合してくちばしに似た尾骨となり，仙骨と関節をつくる

臨床関連事項

椎弓切除術

椎弓切除術は1つ以上の棘突起を椎弓板とともに外科的に切除する術式である（図B4.2の①を参照）。また，椎弓根の部分から椎弓のほとんどすべてを切除する場合にも適用される（図B4.2の②を参照）。椎弓切除を行うと脊柱管が解放され，腫瘍，椎間板ヘルニア，骨過形成による脊髄や神経根への圧迫を軽減することができる。

椎骨骨折

脊柱の骨折や脱臼骨折は，交通事故などで脊柱が突然屈曲させられると起こる。典型的な症例では，1つ以上の椎体の破砕骨折や圧迫骨折が生じる。圧迫に加えて椎骨が外力で前方に押し出されると，下位椎体の前方にくることがある。このような場合には，椎骨間の関節が脱臼，骨折し，棘間靱帯が断裂するのがふつうである。脊柱屈曲骨折の重症例では，不可逆的な脊髄損傷を合併する。

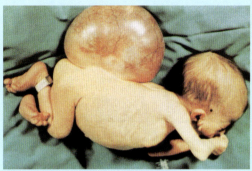

囊胞性二分脊椎の患児

図 B4.3

頸椎脱臼

骨折に比べると弱い力がかかると頸椎体の脱臼が起こる。頸部の脊柱管の内腔は広いので，脱臼が軽微であれば脊髄損傷は起こらないが，脱臼の程度が激しい場合には脊髄を損傷する。脱臼した頸椎関節突起によって脱臼が固定されてしまう「関節面飛躍」が起こらない限り，脱臼した頸椎がもとの場所に滑りこんで自己整復が起こるので，画像診断では脊髄損傷の所見が得られない。ただし，このとき MRI で軟部組織の損傷がみられることがある。

自動車の追突事故では，強度の頸部過伸展（むち打ち症）が起こることがある。特にヘッドレストが低すぎる場合や後方に下がりすぎている場合に多い。むち打ち症では前縦靱帯が過伸展して，断裂することがある。

関節突起で噛み合っているため胸椎，腰椎脱臼の頻度は低い。ただし，比較的可動性の低い胸椎から可動性の高い腰椎への移行部は急であるため，T11 と T12 は頸椎以外では最も骨折頻度が高い部位である。

L5 椎弓の関節突起骨折（第5腰椎分離症）では，仙骨に対して第5腰椎の椎体が前方に変位する（脊椎すべり症）（図B4.4）。第5腰椎分離症やその発症脆弱性は，発生期でのL5椎体の中心部と神経弓の癒合過程障害が原因である。L5 と S1 の間でみられる脊椎すべり症では，必ずというわけではないが仙骨を通る馬尾が圧迫され，背中と下肢に痛みがでることがある。L5 の椎体が骨盤上口にはみだすと，その骨盤口の前後径が小さくなる。

脊柱の激しい過伸展により，椎骨の後部，すなわち椎弓とその突起が傷害を受ける。水泳の飛びこみのときにみられるような頸部の過伸展によって，C1 椎弓の後部が後頭骨と C2 の間にはさみこまれる。そうすると片側または両側の椎骨動脈溝で C1 の骨折が起こり（図

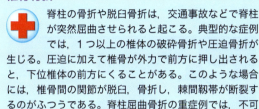

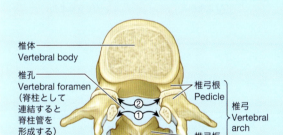

椎体 Vertebral body
椎孔 Vertebral foramen（脊柱として連結すると脊柱管を形成する）
椎弓根 Pedicle
椎弓 Vertebral arch
椎弓板 Lamina
棘突起 Spinous process

図 B4.2

二分脊椎

最も頻度が高い脊柱の先天性奇形は**潜在性二分脊椎**である。この病態では L5 または S1，あるいはその両方の椎弓板が正常に発生せず，癒合不全を示す。24％の症例で骨欠損がみられ，皮膚で隠れているが，そこには毛が生えていることが多いため同定可能である。潜在性二分脊椎症の患者の多くは，背中に異常を示さない。**囊胞性二分脊椎**（図B4.3）のような重症奇形では，1つ以上の椎弓が完全に欠損する（Moore et al., 2012）。囊胞性二分脊椎には髄膜ヘルニア（**髄膜瘤**）または脊髄ヘルニア（**髄膜脊髄瘤**），あるいはその両方を合併することがある。重症髄膜脊髄瘤では，四肢の麻痺，失禁（尿，便）などの神経症状がみられる。

B4.5，白い矢印），前縦靱帯と隣接するC2，3の椎間円板の線維輪も断裂する。この病態では頭蓋骨，C1，2がこれよりも下位の体軸骨格から分離され，脊髄も切断され，ほとんどの場合は死亡する。

腰椎脊柱管狭窄症

この疾患では，1つあるいはそれ以上の腰椎椎孔が狭窄する（図B4.6）。椎孔狭窄のみの場合，脊柱管を通る1つあるいは複数の神経根が圧迫される。外科的には減圧目的の椎弓切除を行う。腰椎脊柱管狭窄症には遺伝性奇形によるものもあり，そのような場合は椎間板ヘルニアなど加齢変成疾患にかかりやすい。脊柱管狭窄症の患者に椎間板ヘルニアが合併すると，関節炎に続発する骨増生や靱帯の変性によって，脊柱管の内腔がさらに狭まる。ところで，腰神経は脊柱の下にいくほど太くなるが，椎間孔は小さくなることを覚えておきたい。

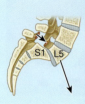
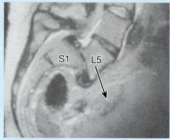

脊椎分離症から進行した脊椎すべり症のMRI矢状断像

図 B4.4

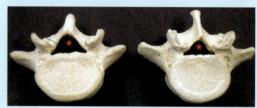

(A)正常椎孔 　　(B)狭窄椎孔

上面

図 B4.6

脳幹への血液供給の減少

椎骨動脈が頸椎横突孔から後頭下三角に至る間は，曲がりくねっているので，**動脈硬化症**などでこの血管を通る血流が減少すると，臨床的に重い症状を呈する。例えば，長い時間頭部を回旋させたままにしておくと，意識障害，めまいなど，脳幹の血流障害と関係するさまざまな症状がみられる。

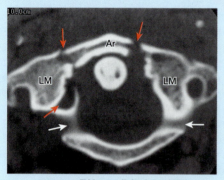

Jefferson骨折のCT像（下方から撮影）
Ar：C1の前弓，LM：C1の外側塊

図 B4.5　赤い矢印が骨折を示す

体表解剖

脊柱

　背中を前屈すると，上背部では棘突起を観察することができる（図SA4.2AB）。一方，肥満体であっても背中の正中部に脂肪はあまりないので，ほとんどの棘突起を触診することが可能である。隆椎という名前がついているように，一般にC7が視診可能な棘突起の中で最も上にあるが，T1の棘突起が最もめだつ場合がある。C2～6の棘突起も頸の筋肉の間にある頸溝で触知可能な場合があるが（図SA4.2A），C3～5の棘突起は，より深部にあり項靱帯によって体表より隔てられているので，触知が難しいことも多い。C1には棘突起はない。C1，6，7の横突起も触知可能である。C1の横突起は，側頭骨乳様突起先端の後下方の深部を押すと触診できる。

　頸部と背中を前屈すると，C7の棘突起からはじまって，胸椎の棘突起を上から下まで観察し触知することが可能である。胸椎では棘突起の先端は下位の椎骨に覆い被さるので，棘突起の先端から椎体の高さを推測することはできない。胸椎の横突起は，胸部で棘突起の両側で触ることができる。やせた人では，少なくとも肩甲骨よりも下の背部で肋骨結節から肋骨弓も触知可能である。

　腰椎の棘突起は大きいので体幹を前屈すると容易に観察することができ（図SA4.2B），立位では後正中溝posterior median furrowで触知することも可能である（図SA4.2C）。両腸骨稜の最高点を結んだ線はL4棘突起の先端とL4～5の椎間円板上を通る。腰椎穿刺により髄液を採取する際にはこれがよい基準点になる（p.309のブルーボックス「腰椎穿刺」を参照）。腰椎の横突起は厚い筋肉で覆われているので，触知は難しいことが多い。

　S2の棘突起は，両側の上後腸骨棘を結んだ線の中央にあり，皮膚や筋膜が付着することで皮膚のくぼみが生じるので同定可能である（図SA4.2CD）。この高さはクモ膜下腔の下部（腰部槽）に該当する。正中仙骨稜はL5棘突起の下方正中部で触診可能である。仙骨裂孔は尻の間にある殿裂の上部で，仙骨下端に触れることができる。臨床現場では尾骨の触診は手袋をはめて肛門管から行い，肛門から約2.5 cm後上方に行ったところにその先端を触れる。仙骨三角は両側の上後腸骨棘と殿裂上部を結んだ線で囲まれた領域である。仙骨の輪郭に対応する仙骨三角は，腰部捻挫でよく痛みが発生する部位でもある。

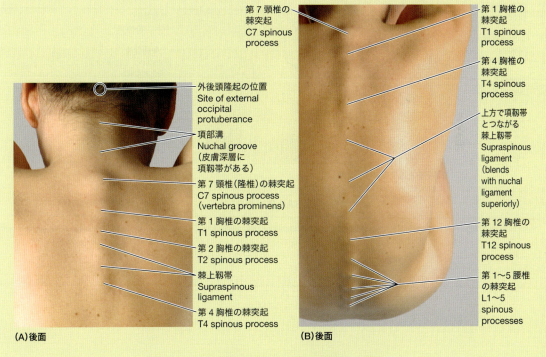

図 SA4.2　AB．肩甲骨をつきだした状態の頸部と背部（続く）

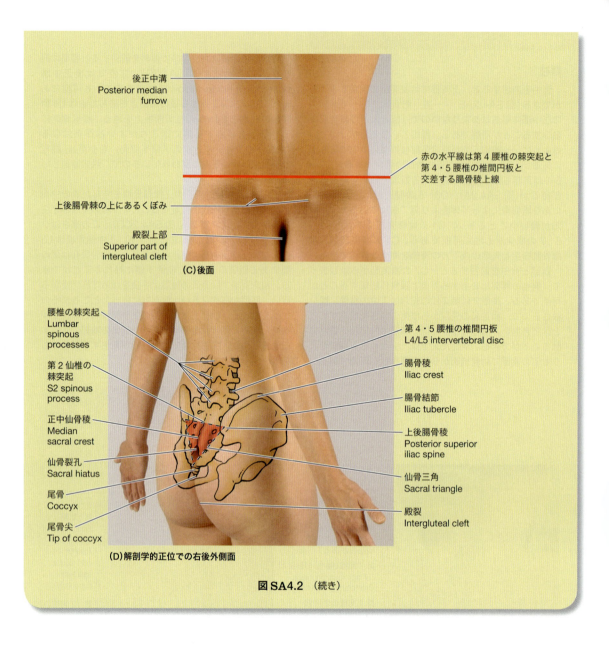

図SA4.2 （続き）

脊柱の連結

脊柱の連結には椎体間の連結，椎弓の関節，頭蓋骨と椎骨の関節，肋骨と椎骨の関節（1章を参照），仙腸関節（3章を参照）がある。

椎体の連結

椎体の連結は**線維軟骨結合（二次性軟骨性結合）**であり，荷重負荷に耐える強度をもつ設計である。隣り合う椎体の関節面は，**椎間円板** intervertebral disc と靱帯でつながる（図4.8）。2つの椎体にはさまれた椎間円板は，椎体同士を強固に連結する。隣接する椎体の間で動くことができるのと同時に，椎間円板には変形に対する弾性があり，衝撃吸収装置として働く。椎間円板は外側の線維成分である**線維輪**と中心部にあるゲル状の**髄核**からなる。

線維輪 anulus fibrosus は，椎間円板の辺縁部において線維性軟骨板が同心円状になった輪状構造である。線維輪は椎体の関節面にある平滑で円形の**骨端輪**に付着する（図4.8）。それぞれの層板を形成する線維は椎体間を斜めに走り，ある層板を構成する線維がつぎの層板を構成する線維とほぼ直角に交わるようになっている。

髄核 nucleus pulposus は椎間円板の中心にある（図4.8）。生まれたときには髄核の85%は水である。髄核は柔らかいので圧迫されると幅が広くなり，引きのばされると薄くなる。脊柱の運動時には1つの椎間円板に対して圧迫と引きのばしが同時に起こる。例えば，前

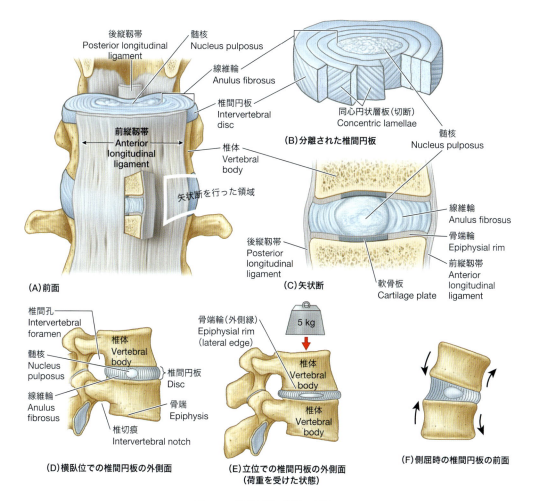

図4.8　椎間円板の構造と機能

屈，側屈，伸展と回旋が同時に起こるような場合がある。髄核には張りがあるので，てこの支点になる（図4.8D〜F）。髄核は年齢とともに水を失い，エラスチンとプロテオグリカンの含有量も減少する。その一方でコラーゲンが増え，最終的には乾燥し，顆粒状になる。その結果，椎間円板は張りを失い，薄く硬くなり，変形しにくくなる。こうなると，線維輪への鉛直方向からの負荷が大きくなるのと同時に圧力や引っ張りの力も集中する。

線維輪の層板は年齢とともに肥厚し，亀裂や空隙ができるようになる。後方での層板は薄くまた数も少ないので，髄核は中心ではなく，より後方に偏位する（図4.8C）。髄核は無血管性の組織で，線維輪や椎体辺縁の血管から拡散してきた栄養分を受ける。

C1（環椎）とC2（軸椎）の間に椎間円板は存在しないが，最も下方にある椎間円板はL5とS1の間にある。椎間円板の厚さは領域によって異なり，頸椎と腰椎領域では厚いが，胸椎上部では薄い。このような相対的な厚さは可動域とも関係している。また，頸椎と腰椎で前方が厚いことは二次弯曲の形成と関係する。

椎体鈎状「関節」あるいは（Luschkaの）裂溝は，C3〜6の椎体にある鈎状突起と，これらの椎体それぞれの上位にある椎体下外側面の傾斜した面の間に形成される（図4.9）。関節は椎間円板の外側ならびに後外側縁にあり，この関節類似構造の表面は軟骨で覆われており，滑液を含む関節包で包まれる。これを滑膜関節であるとする説もあるし，椎間円板が変性してできた裂に細胞外液がたまったものである，とする説もある。椎体鈎状関節は骨棘形成が多い場所であり，首の痛みの原因となることがある。

前縦靱帯 anterior longitudinal ligament は，強大で幅広の線維性靱帯で，椎体と椎間円板の前外側方を覆う（図4.8A，4.10A）。この靱帯は仙骨の前面からC1（環椎）の前結節を通って，後頭骨大後頭孔の前方までのびる。前縦靱帯は椎間円板による連結を安定化し，脊柱の伸展を抑えている。

後縦靱帯 posterior longitudinal ligament は，前縦靱帯に比べるとかなり狭幅で，かつ弱い靱帯である。この靱帯は椎体後方の脊柱管内を走っている（図4.8AC）。おもにC2から仙骨の間の椎間円板に付着しており，椎体後縁にはあまり強くつかない。後縦靱帯は脊椎の過屈曲を防ぐとともに，椎間円板のヘルニアを予防する。椎間円板は痛覚線維に富む。

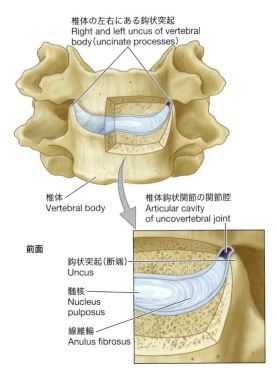

図4.9　椎体鈎状関節　この関節は頸椎の椎間円板後外側方にある。

椎弓の関節

椎弓にある関節は**椎間関節** zygapophysial joint（関節面関節 facet joint）である。この関節は上関節突起とそのすぐ下の下関節突起（ギリシア語では *zygapophyses*，突起を意味する）の間に形成される滑膜性平面関節である。関節は薄い粗な**関節包** joint (articular) capsule で包まれており，これが隣接する関節突起の関節面辺縁に付着する（図4.10BC）。補助的な靱帯が椎弓板，横突起，棘突起間を結合し，関節の安定性を高める。椎間関節では関節突起間の滑り運動ができるようになっており，関節面の形と位置関係によって可能な運動の種類が決まる。この関節は脊髄神経後枝の内側枝によって支配される（図4.11）。後枝はそれぞれ2つの隣接した関節を支配するので，1つの関節には2本の脊髄神経支配がある。

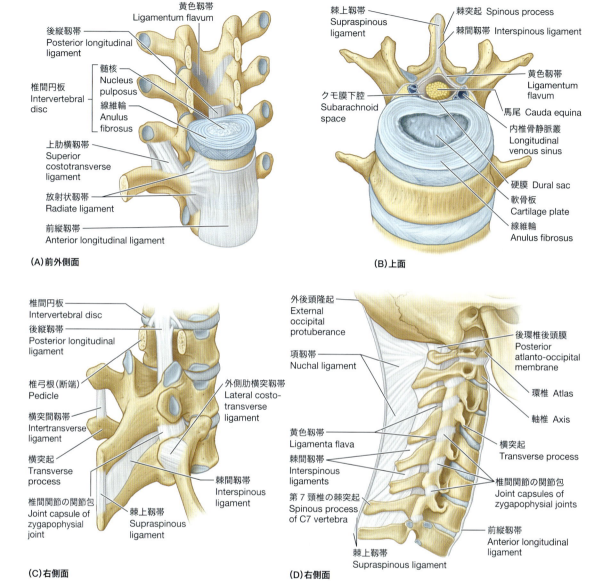

図 4.10 **脊柱の関節と靱帯** A. 椎弓根を切除して，椎体も除去した状態。肋骨と肋骨頭関節，これに関係する靱帯群がみえる。B. この椎間円板の横断面では髄核を抜きとって，椎体正面を覆う硝子軟骨性関節板がみえるようになっている。C. 椎弓を除去して，後縦靱帯がみえるようにしてある。D. 頸部の靱帯。

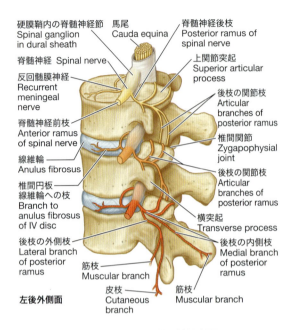

図4.11 椎間関節の神経支配

頭蓋と脊椎の間の関節

ここには環椎(C1)と後頭骨の間に形成される環椎後頭関節と，C1とC2の間に形成される環軸関節がある。ギリシア語の接頭辞である atlanto は環椎をさし，その名の由来は，C1が頭蓋骨を支えているように天空を肩に背負った巨神アトラースである。頭蓋椎骨関節は滑膜関節で関節円板をもたない。脊柱の椎骨に比してかなり大きな可動域をもつつくりである。

環椎後頭関節 この関節は環椎の外側塊と後頭顆の間にあり（図4.12C），うなずくときの動き，すなわち同意を示すときに頭を縦に振る動きを可能とする。おもな運動は屈曲であるが，若干の側屈（側方に頭を傾けること）と回旋も可能である。**環椎後頭関節** atlanto-occipital joint は滑膜性の顆状関節で，薄く粗な関節包をもつ。頭蓋骨とC1は**前および後環椎後頭膜** anterior and posterior atlanto-occipital membrane でつながっており，この膜はC1の前弓と後弓から起こって，大後頭孔の前縁と後縁に終わる（図4.12B）。これはこの関節での過度な動きを制限する。

環軸関節 環軸関節は3つの部分からなる。左右に1つずつある**外側環軸関節** lateral atlanto-axial joint はC1の外側塊とC2の上関節面の間に形成される（図4.12C）。もう1つは**正中環軸関節** median atlanto-axial joint でC2の歯突起と前弓，環椎横靱帯間の関節である（図4.12AB）。正中環軸関節は車軸関節であるが，外側環軸関節は滑膜性平面関節である。これら3つすべての関節が動くと，否定のときに頭部を左右に振る運動のような，頭部の両側への回転運動が可能になる。この動きのときに，頭蓋骨とC1は一体となってC2の上を回転する。歯突起は頭部の回転時に車軸となるが，前後を前弓と環椎横靱帯でつくられたソケットの中にある（表4.11を参照）。

環椎横靱帯 transverse ligament of atlas はC1両外側塊の内側面にある結節間を結ぶ強力な靱帯である（図4.12A）。鉛直方向にのびる**縦束** longitudinal band は弱く，上方では環椎横靱帯から後頭骨に向かって，下方ではC2の椎体に向かってのびる。環椎横靱帯と縦束は一緒になって**環椎十字靱帯** cruciate ligament of atlas を形成する。この靱帯は名前のとおり十字の形をとる（図4.12C）。

椎間関節を補強する靱帯

隣り合う椎弓板は，**黄色靱帯** ligamenta flava（ラテン語で flava は黄色を意味する）という幅広で淡黄色の弾性組織でつながれ，この靱帯はほぼ垂直に上の椎弓板から次の椎弓板まで伸びている（図4.10A）。黄色靱帯は隣接する椎骨の椎弓板をつないで，椎弓と交互に脊柱管の後壁を形成する。黄色靱帯は脊柱が急に屈曲したり椎弓板の分離するのを防ぐことによって，椎間円板損傷を予防する。

黄色靱帯は弾力性があり強力なので，姿勢の維持と屈曲後に脊椎が元に戻るのを助ける。隣り合う棘突起間は，繊細でほとんど膜状の**棘間靱帯** interspinous ligament と強力な線維状の**棘上靱帯** supraspinous ligament でつながる（図4.10BC）。棘上靱帯は上方で**項靱帯** nuchal ligament（ラテン語では ligamentum nuchae）に合流する。項靱帯は頸部正中の強大な靱帯である（図4.10D）。項靱帯は厚みのある線維弾性組織であり，外後頭隆起と大後頭孔の後縁から頸椎棘突起へのびる。C3〜5の棘突起は短いため，骨の代わりに項靱帯が筋肉の付着部となる。

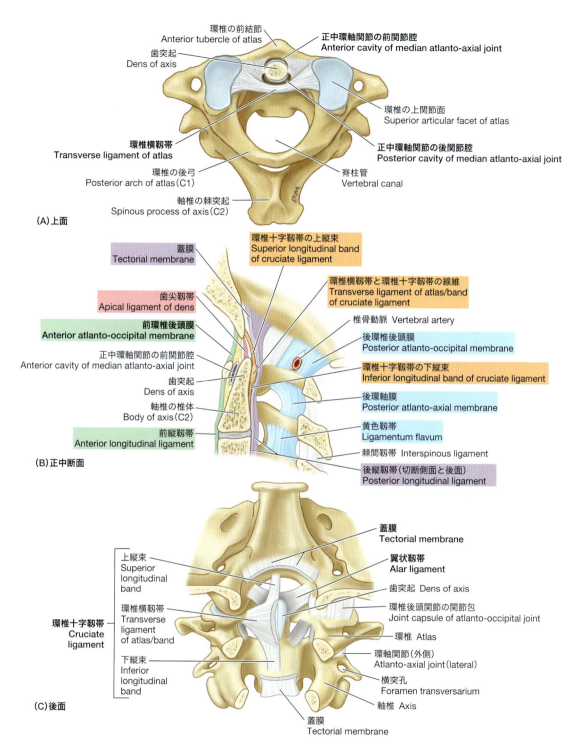

図4.12 頭蓋骨と椎骨間の関節　A．環椎後頭関節と環軸関節の靱帯。環椎の大きな椎孔は環椎十字靱帯によって孔が2つに分けられる。広い面積を占める後方の孔には脊髄が入り，狭い前方の孔には軸椎の歯突起が入る。B．頭蓋椎骨部を半切して正中環軸関節と黄色靱帯が膜性に延長した様子，さらには前・後縦靱帯がのびているようすがみられる。C．環椎十字靱帯の線維。

頑強な**翼状靱帯** alar ligament は歯突起の側方から大後頭孔の両外側縁へのびる。この短く丸い靱帯は頭蓋骨とC2に付着しており，頭部が過度に回転しないよう制限する。

蓋膜 tectorial membrane は後縦靱帯がそのまま強く上方につながったもので，正中環軸関節を越えて大後頭孔から内頭蓋底中央に達する。この膜はC2の椎体から後頭骨の内面に至り，翼状靱帯と環椎十字靱帯を覆う（図4.12BC）。

脊柱の運動

脊柱の運動には屈曲，伸展，側屈，回旋がある（図4.13）。脊柱の可動範囲は領域によって異なり，また個体差がある。健康な若年者の可動域は，加齢に伴って約半分に減少する。脊柱の運動能はおもに椎間円板の圧縮性と弾性による。脊柱の可動域はつぎの因子によって制限される。

- 椎間円板の厚み，弾性，圧縮性。
- 関節面の形状と方向。
- 椎間関節の関節包の緊張度。
- 背筋と靱帯の抵抗力（黄色靱帯や後縦靱帯など）。
- 胸郭との結合。
- 周辺の組織の量。

脊柱の運動を担う背筋に関しては後述するが，運動は背筋だけによるものではない。重力や前外側にある腹筋も脊柱の運動にかかわる（表4.9）。隣り合う椎骨間の動きはおもに弾力性に富む椎間円板と椎間関節で起こる。

椎間関節の方向によって，あるいくつかの方向への動きが可能となるが，別の方向への動きは制限される。隣接する椎骨間の運動域は小さく，特に胸椎ではその傾向が顕著であるが，このような小さな動きが合わさると，脊椎全体としてはかなり大きな動きとなる。例えば，爪先を触るために背中を曲げるときなどである。脊柱の運動は頸部や腰部では胸部よりも自由である。特に頸の屈曲，伸展，側屈，それに回旋の自由度はきわめて高いが，その理由は以下のとおりである。

- 他の部位に比べると薄いが，頸椎の小型の椎体に比して椎間円板が相対的に厚いこと。
- 椎間関節の関節面が比較的広く，関節面がほぼ水平であること。
- 椎間関節の関節包が緩いこと。
- 首には運動を制限する周囲の軟部組織が少ないこと。

脊柱の屈曲は頸部で最大である。腰部の関節面は矢状面に向いているため屈曲や伸展に適している。脊柱の伸展は腰部で最も大きく，屈曲よりもその運動範囲が大きいが，関節突起同士が噛み合うので回旋は制限される。腰部も頸部と同様に椎体の大きさに比して相対的に大きな椎間円板をもち，その大きさは脊柱で最大である。脊柱の側屈は頸部と腰部で最も大きい。

これに対して，胸部は椎体に比して椎間円板が薄い。また胸部脊柱の可動域が他の部位に比して狭い一因として，肋骨や肋軟骨を介して胸骨とつながることがあげられる。胸椎の関節面は椎体にその中心をおく円弧上にあるので（図4.5A），胸部での回旋が可能となる。上体の回旋は環軸関節での頸部の回旋と一緒になり，肩越しに後ろを振り向くときなどに，体軸骨格をねじることができるようになる（表4.9E）。他方，胸部での屈曲は側屈も含め制限される。

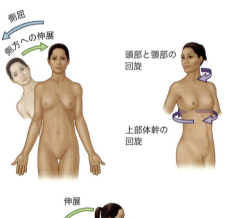

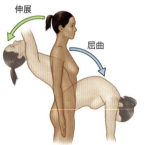

図4.13　脊柱の運動

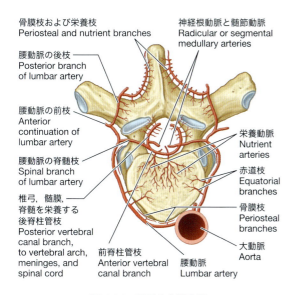

図 4.14 椎骨の血管支配

- 頸部では椎骨動脈と上行頸動脈。
- 胸部では肋間動脈の後部。
- 腹部では肋下動脈と腰動脈。
- 骨盤部では腸腰動脈と外側仙骨動脈および内側仙骨動脈。

　骨膜枝 periosteal branch と**赤道枝** equatorial branch は，上記の動脈が椎体の前外側面を横切る部位からでる。**脊髄枝** spinal branch は椎間孔から入り，そこで**前脊柱管枝** anterior vertebral canal branch および**後脊柱管枝** posterior vertebral canal branch に分かれる。そして，これらはそれぞれ椎体と椎弓にいく。また，上行枝と下行枝を分岐しこれらは隣接する高さの脊柱管枝と吻合網を形成する。前脊柱管枝は椎体に栄養動脈を送る。脊髄枝は**終動脈**である前，後根動脈となって脊髄神経やこれを包む神経周膜などを栄養し，**髄節動脈**となって脊髄まで続く。

　脊髄静脈は脊柱に沿うかたちで脊柱管の内外に静脈叢をつくる。脊柱管内には**内椎骨静脈叢** internal vertebral venous plexus を，外では**外椎骨静脈叢** external vertebral venous plexus である（図 4.15）。太く蛇行した**椎体静脈** basivertebral vein は椎体内にあり，多くの場合椎体後部から姿を現し，椎骨上静脈叢のうち特に内椎骨静脈叢に流入する。**椎間静脈** intervertebral vein

脊柱の血管支配

　椎骨は頸部の動脈，体節ごとの動脈やその脊髄枝からくる**骨膜枝**や**赤道枝**（椎体中心に入る枝）によって栄養される。椎骨を栄養する**脊髄動脈枝**には以下の動脈がある（図 4.14）。

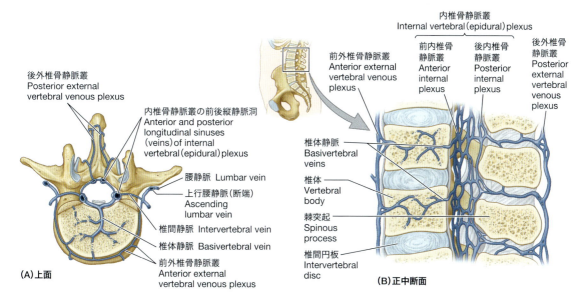

図 4.15 脊柱の静脈還流

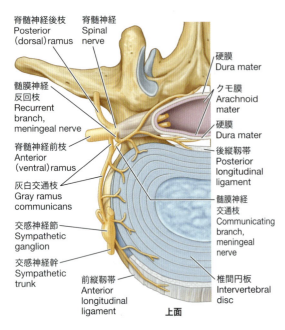

図4.16 脊椎骨膜と靱帯，そして硬膜の神経支配

は，脊髄神経に伴行して頸椎第4椎間孔に入る際に，**椎骨静脈**や体幹の**分節静脈**に合流して，脊髄や椎骨静脈叢からの血流を受ける。

脊柱の神経支配

椎間関節は脊髄神経後枝の内側枝からの関節枝で支配されるが，それ以外の脊椎は**脊髄神経の硬膜枝** meningeal branch of spinal nerveで支配される（図4.16）。髄膜神経は反回枝として椎間孔を通って戻ってくるが，一部はそのまま脊柱管の外に残る。脊柱管の外にある枝は線維輪や前縦靱帯を支配する。反回枝は後方で骨膜，黄色靱帯，線維輪を支配し，脊柱管内では後縦靱帯，脊髄硬膜，血管を支配する。

臨床関連事項

椎間板ヘルニア（髄核のヘルニア）

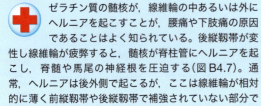

ゼラチン質の髄核が，線維輪の中あるいは外にヘルニアを起こすことが，腰痛や下肢痛の原因であることはよく知られている。後縦靱帯が変性し線維輪が疲弊すると，髄核が脊柱管にヘルニアを起こし，脊髄や馬尾の神経根を圧迫する（図B4.7）。通常，ヘルニアは後外側で起こるが，ここは線維輪が相対的に薄く前縦靱帯や後縦靱帯で補強されていない部分である。ここでのヘルニアは脊髄神経根と近接していることもあり，臨床症状が出やすい。

椎間板ヘルニアによる**限局性**の**腰痛**は，縦靱帯や線維輪にかかる圧力と，破裂した髄核からでる物質の化学的刺激による局所の炎症が原因である。椎間板ヘルニアによる脊髄神経根の圧迫で生じる**慢性疼痛**は，当該神経の支配領域（デルマトーム）での関連痛である。腰椎領域では，後外側部のヘルニアが最も多く，その95%がL4，5，L5〜S1の領域で起こる。高齢者では，椎間孔周囲での骨化進行とともに骨棘が形成されることで，神経根がさらに圧迫されやすくなる。**坐骨神経痛**は背中下部から，尻，そして大腿後面から下腿に放散する痛みが特徴で，ヘルニアを起こした椎間板や，坐骨神経のL5やS1成分を圧迫する骨棘がしばしば原因となる。脊髄神経根は椎間孔まで下行し，ここで前根と後根が合流して脊髄神経となる。椎間孔それぞれからでていく脊髄神経は，椎間孔の上半部を通るので，局所ではヘルニア状態の椎間円板の上を通過し，直接の影響は受けにくい。ただし，椎間孔をでた後の神経はヘルニアをすぐに下行し，ヘルニア領域を横切るのでヘルニア領域を直接またぐかたちで走行する。例えば，L4，5の椎間板ヘルニアではL5の神経根が傷害を受ける（図B4.7B）。

臨床症状を伴う椎間板ヘルニアは頸椎部と腰椎部に多い。また，頸椎領域では椎間円板が中央にあり，椎間孔前縁にのびる。したがって，脱出した椎間円板は脊髄神経が椎間孔をでるあたりで圧迫する。ここで頸椎神経は1つ上の椎間孔からでることを思い出して欲しい。頸椎での椎間板ヘルニアは頸，肩，腕と手に痛みを感じる。

環椎横靱帯の断裂

環椎横靱帯が断裂すると，歯突起が自由となり，**環軸関節の亜脱臼**あるいは正中環軸関節の不完全脱臼が起こる。完全脱臼の場合には，歯突起が脊髄の上部頸髄に食い込み，**四肢麻痺**を起こす。また，延髄に食い込んだ場合には死の転帰をたどる。

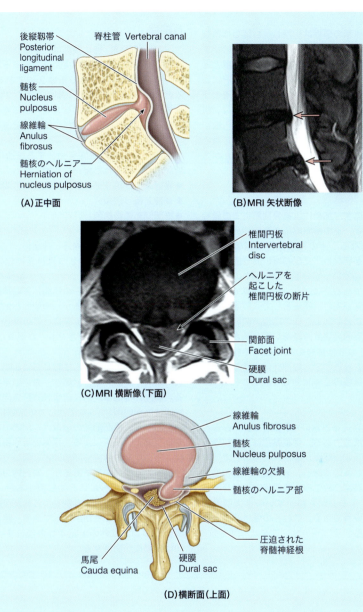

図 B4.7

 翼状靱帯断裂

翼状靱帯は環椎横靱帯よりも弱い．その結果，頭部の屈曲に回旋が加わると，片側あるいは両側の靱帯が断裂する．靱帯が断裂すると，反対側への可動域がおおよそ30％程度大きくなる．

 椎骨と椎間円板の老化

中年期から老年期にかけて，特に椎体中心部の骨密度と強度が全般的に低下し，椎体の上下面がしだいに陥凹してくる．髄核からは水分，エラスチン，プロテオグリカンが失われ，コラーゲンが増生する．その結果，椎間円板は張りを失って硬くなり，

弾性は失われる。線維輪の層板は肥厚し，しばしば亀裂や空隙ができる。椎体の上下面が陥凹するため，隣接する椎体の辺縁は接近するが，椎間円板の厚みは加齢とともに厚くなることが知られている。20〜70歳の間にしだいに椎間円板の両面が凸になるだけではなく，その径も大きくなることが知られている（Bogduk, 1997）。椎間円板の加齢は椎体の形状変化と相まって，椎間円板が付着する椎体辺縁での圧縮力を増大させる。これに反応するかたちで椎体の辺縁部に骨棘が形成されることが多い。

椎間関節の外傷と疾患

椎間関節の傷害，加齢による骨関節炎での骨棘形成があると，その領域周辺の脊髄神経がしばしば障害される。その神経支配領域のデルマトームに沿って疼痛が続発し，支配領域の筋分節由来の筋群が攣縮する。ここでいう筋分節とは，1本の脊髄神経で支配されるすべてあるいはいくつかの筋群である。椎間関節に起因する背部痛の治療法として，**腰部の椎間関節の脱神経**を行うことがある。この場合，関節の近傍での神経切断や，**経皮的高周波神経焼灼術**が施される。それぞれの関節がその椎体番号の高さと，それより1つ上の神経根で支配されるので，脱神経は通常ある関節を支配する脊髄神経後枝の2本に対して施術される。

椎体の骨粗鬆症

椎体の骨粗鬆症は日常のX線診断でよくみられる骨代謝性疾患である。骨粗鬆症はカルシウム塩の沈着と吸収の平衡が擾乱されることで，骨の脱灰が起こることが原因である。その結果，骨密度が低下して，骨格筋の萎縮が起こる。骨粗鬆症は全身のどの骨にも起こるが，最もおかされやすいのは大腿骨頸部，椎体，中手骨と橈骨である。これらの骨は脆弱となり，骨折しやすくなる。

背部痛

背部痛，特に腰痛は，不定愁訴の原因として重要であり，医療機関を受診するきっかけとしては風邪についで単独2位である。休職を要するという観点でも，背部痛は頭痛についで単独2位を占める。疼痛の解剖学的な背景，特に脊柱そのものからの痛みを感じ伝達する神経に関して記述している成書はまれである。

背中からの神経情報を受容する構造にはつぎの5種類があり，いずれも痛みの原因となる。
- 骨格系の線維成分：骨膜，靱帯，椎間円板線維輪。
- 脊髄を覆う髄膜。
- 椎間関節の関節包（滑膜関節）。
- 固有背筋群。
- 椎間孔からでる脊髄神経と神経根。

これらのうち最初の2つは脊髄神経の（反回）硬膜枝の支配を受けており，つぎの2つは後枝の関節枝と筋枝による。神経組織からの疼痛は脊髄神経やその根の圧迫や刺激によって起こるが，典型的な例では関連痛として現れる。この痛みは実際にはこの神経で支配される皮膚あるいは皮下組織（デルマトーム領域）からの痛みが局所の疼痛として感じられる。

腰痛は背中の痛みとして感じられるが，その原因は一般に筋肉，関節，結合組織性，骨のいずれにも原因がある。**筋原性疼痛**は反射性痙攣（攣縮）を伴い，しばしば二次的に筋が防御（痛みを予測しての攣縮）するため，**筋虚血**を起こす。椎間関節の痛みは，関節の加齢（骨関節炎）やリウマチ性疾患による。椎体骨折や脱臼が原因の疼痛は，他の場所の骨折や関節障害と同様である。骨折時の鋭い痛みは骨膜由来であるが，脱臼時の痛みは靱帯由来である。椎間板ヘルニアに起因する鋭い限局性の疼痛は，断裂した線維輪後外側や，これが後縦靱帯にあたることで発生することが明らかである。疼痛の伝達は，椎間板ヘルニア以外の上記4つの部位すべてにおいて当初は硬膜枝が関係する。

脊髄と髄膜

脊髄，脊髄髄膜，脊髄神経根とこれらを支配する神経，血管系は脊柱管の中にある（図4.17）。**脊髄** spinal cord はおもな反射中枢であり，体と脳の中継点である。脊髄は前後方向に若干扁平な円柱状で，椎骨とこれに付属する靱帯群，筋群，脊髄髄膜，そして脳脊髄液によって保護される。脊髄は脳の尾側である**延髄** medulla oblongata（しばしば髄と呼ばれる）に連続する。新生児では脊髄の下端はL2とL3の椎間円板のあたりにあるが，成人ではL1とL2の椎間円板の高さで終わっている。また，**脊髄円錐** conus medullaris と呼ばれしだいに細くなる脊髄終末は，高い場合ではT12，低い場合ではL3に終わる。したがって，脊髄は脊柱管の上2/3を占めるにすぎない。脊髄は四肢を支配する以下の2領域で膨大している。

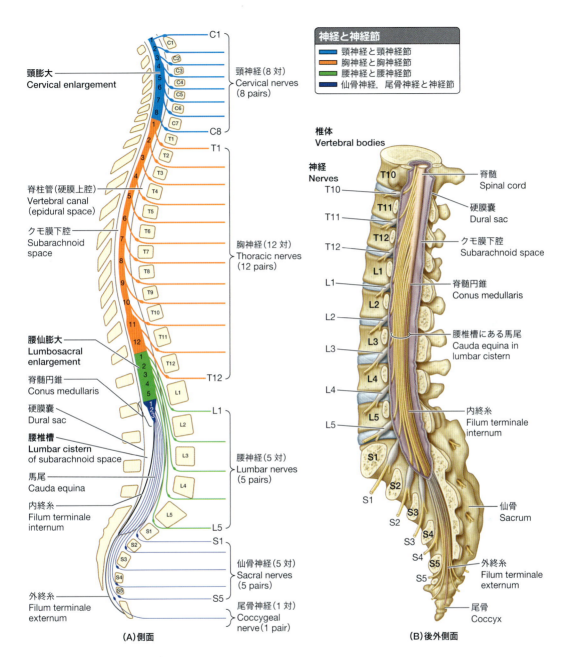

図 4.17 脊柱，脊髄，脊髄神経の関係　脊髄節と脊髄神経が脊柱に対してどのような関係にあるか注意すること．

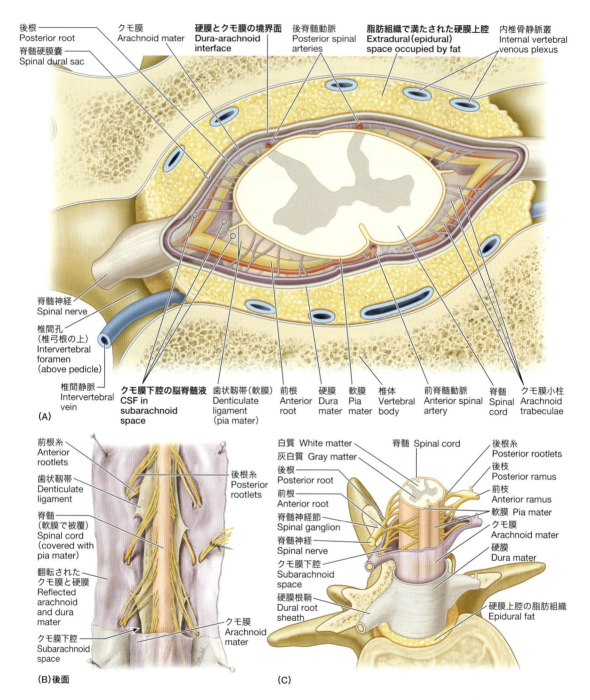

図4.18 脊髄と脊髄髄膜 A. 髄膜に包まれた脊髄の横断面。B. 髄膜を切開して広げた状態。軟膜が脊髄を包み歯状靭帯として外側につきでている。C. 脊髄，脊髄神経，脊髄髄膜。"mater（膜）"という言葉はしばしば省かれて単に"dura"，"arachnoid"，"pia"と記載されることがある。

- **頸膨大** cervical enlargement は C4 から T1 までの脊髄節に及ぶ。ここからでる脊髄神経前枝のほとんどが**腕神経叢**を形成し，これが上肢を支配する（6章を参照）。
- **腰仙膨大（腰膨大）** lumbosacral enlargement は L1 から S3 の脊髄節にわたって存在する。ここからでる脊髄神経前枝のほとんどが**腰神経叢**と**仙骨神経叢**を形成し，これが下肢を支配する（5章を参照）。腰膨大から起こる脊髄神経と脊髄円錐が**馬尾** cauda equina を形成する。馬尾とは，脊髄の下方で**腰椎槽**と呼ばれるクモ膜下腔にある脊髄神経根の束をいう。

脊髄神経の構造

脊髄よりでる脊髄神経は全部で 31 対ある。8 対の頸髄神経，12 対の胸髄神経，5 対の腰髄神経，5 対の仙骨神経である（図 4.17A）。脊髄の後面と前面には多くの小根が付着しており，これが合流して**脊髄神経の後根**と**前根**ができる（図 4.18A，B）。脊髄後根と前根をつくるそれぞれの小根がついた脊髄の小区画を**脊髄節** segment of spinal cord という。脊髄神経の後根は皮膚，皮下および深部組織，また内臓からの求心性線維（感覚線維）である。前根は骨格筋にいく遠心性線維（運動線維）と多くの自律神経節前線維からなる。前根を形成する神経軸索の細胞体は**脊髄灰白質前角** anterior horn of gray matter にあるが（図 4.18C），後根の成分である軸索の細胞体は脊髄の外にある**脊髄神経節** spinal ganglion（後根神経節）にある。また，後根神経節は後根の遠位端にある。後根と前根は椎間孔からでるところで合流し，**脊髄神経** spinal nerve となる。C1 の後根は 50％の人で欠け尾骨神経もないことがある。脊髄神経は合流後直ちに二分し，**後（背側）枝** posterior (dorsal) ramus と**前（腹側）枝** anterior (ventral) ramus になる（図 4.18A）。後枝は椎間関節，固有背筋，背中の皮膚を支配する。前枝は四肢や背中以外の体幹の筋群，関節，皮膚を支配する。

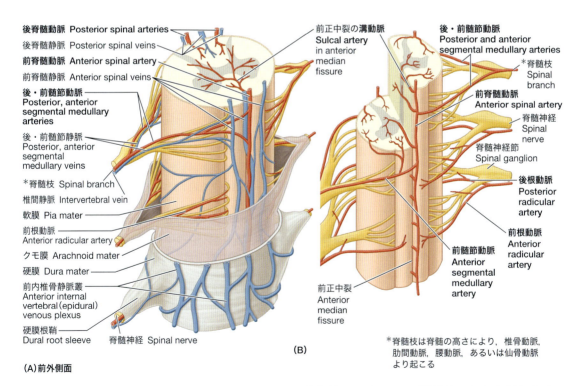

(A) 前外側面　(B)

ほとんどの脊髄神経や神経根には**根動脈**が伴行しているが，これらは後・前脊髄動脈とは合流しない。**髄節動脈**は不規則に根動脈の代わりとしてみられるが，これは単により径が大きく脊髄動脈に合流する動脈であるにすぎない

図 4.19　血管，髄膜と髄膜腔の中にある脊髄概観

表4.5 脊髄髄膜と関係する腔

空間名	場所	内容物
硬膜上腔	脊柱管と硬膜の間	硬膜上脂肪組織，内椎骨静脈叢，椎間孔からでるまでの後根と前根
クモ膜下腔	クモ膜と軟膜の間	脳脊髄液，クモ膜小柱，髄節動脈と脊髄動脈

成人では脊髄は脊柱管よりも短い。それゆえ，下にいくほど脊髄神経根は脊髄に対して斜めに走るようになる（図4.17）。脊髄節とそれに対応する椎骨の距離も下方にいくほど大きくなるので，脊髄の下にいくほど神経根は長くなり，腰神経と仙骨神経の長さが最大である。これらは，それぞれ下行して腰椎と仙骨の椎間孔の高さに達し，脊柱管よりでる。脊髄の終端より尾側のクモ膜下腔である**腰椎槽** lumbar cistern にある脊髄神経根の束はウマの尻尾に似ているので，**馬尾**と呼ばれる（図4.17B, 4.18C）。

脊髄の下端は円錐形であり，しだいに細くなって**脊髄円錐**となる。脊髄円錐のすぐ尾側からは**内終糸（軟膜終糸）** filum terminale internum となって，脊髄神経根の中を下行する。おもに軟膜からできているが，その近位部には痕跡的な神経組織，結合組織，神経膠組織（神経組織にある非神経細胞性細胞）もある。内終糸は下端で硬膜嚢を貫通する形でクモ膜，硬膜とともに層構造をつくり，**外終糸（硬膜終糸）** filum terminale externum となって，**仙骨裂孔** sacral hiatus を通って最終的には尾骨後方に付着する。終糸は脊髄下端と**硬膜嚢** dural sac の繋留点となる。

脊髄髄膜と脳脊髄液

脊髄を包んでいる硬膜，クモ膜，軟膜が**脊髄髄膜** spinal meninge を形成する。髄膜と脳脊髄液は脊髄と馬尾を含む脊髄神経根を包み，補強し，外部環境から防御している。

脊髄硬膜 spinal dura mater は丈夫な線維性の，若干の弾力性がある組織でできた，脊髄を包む最外層の膜である（図4.18）。脊髄硬膜は椎骨からは**硬膜上腔** extradural (epidural) space によって隔てられている（図4.19，表4.5）。硬膜は，脊柱管内で長い管状の鞘を形成し，これは脊髄硬膜嚢と呼ばれる（図4.17）。**脊髄硬膜嚢** spinal dural sac は頭蓋骨の大後頭孔辺縁に付着し，脳硬膜につながる。脊髄硬膜は脊髄神経が貫通し，下方では**外終糸**によって尾骨に付着する。脊髄硬膜は，椎間孔から脊髄神経節のあたりまで後根と前根に沿ってのびており，**硬膜根鞘** dural root sheath をつくる（図4.18C）。硬膜根鞘は脊髄神経の外側を包む結合組織であり，椎間孔の表面を覆う骨膜に付着している神経上膜と一緒になる。

脊髄クモ膜 spinal arachnoid mater は，線維性および弾性結合組織からなる無血管性の繊細な膜であり，脊髄硬膜嚢や硬膜根鞘の内張りをする。クモ膜には脊髄，脊髄神経根，脊髄神経節が入っており，脳脊髄液で満たされるクモ膜下腔をつくる（図4.18BC）。クモ膜は硬膜に付着はしていないが，脳脊髄液圧で硬膜内面に押し付けられている。**腰椎穿刺**を行うと，針は硬膜とクモ膜を同時に穿通する。**硬膜-クモ膜界面** dura-arachnoid interface はこのようなものであるが，しばしば誤って「硬膜下腔」と呼ばれる（図4.19）。実際には，ここにはそのような空間は存在せず，むしろ薄い細胞層がある（Haines, 2006）。ここに出血が起こると硬膜とクモ膜の間に新たな病的空間が形成され，**硬膜下血腫**が生じる。遺体では脳脊髄液がないため，クモ膜は硬膜内面から離脱して脊髄表面を緩く覆う。生体では，クモ膜は脳脊髄液を含む**クモ膜下腔**によって脊髄表面の軟膜とは分離している（図4.18, 4.19, 表4.5）。クモ膜下腔では，**クモ膜小柱** arachnoid trabeculae と呼ばれる結合組織性の繊細なヒモ状構造がクモ膜と軟膜をつなぐ（図4.18C）。

脊髄を覆う膜で最も内側にある**脊髄軟膜** spinal pia mater は，脊髄表面の凹凸をくまなく覆う長く扁平な突起をもった平たい細胞からできている（図4.18BC）。軟膜は脊髄神経根と脊髄に入る血管も直接覆い，脊髄円錐よりも下では終糸に移行する。

脊髄は硬膜嚢内では終糸によって懸垂しているが，さらにその左右を鋸歯状の**歯状靭帯** denticulate ligament （ラテン語で denticulus は小さな歯を意味する）によって固定される。この靭帯は脊髄の両側を縦に走っており，後根と前根のちょうど真ん中あたりでつきでた軟膜の線維性膜である。サメの歯のような形をした20〜22

の歯状靱帯が，クモ膜で裏打ちされた硬膜嚢の内面に付着する．1 番上の歯状靱帯は，左右ともに大後頭孔のすぐ上の硬膜に直接つく．最も下の歯状靱帯は，脊髄円錐からのびて，T12 と L2 の神経根の間を通る．

クモ膜下腔

クモ膜下腔 subarachnoid space はクモ膜と軟膜の間にあり，脳脊髄液で満たされる（図 4.17B，4.18C，4.19，表 4.5）．脊髄円錐よりも尾側の硬膜嚢で，クモ膜下腔が拡大している部位がある．ここには脳脊髄液と馬尾があり，腰椎槽と呼ばれる（図 4.17B）．

脊髄と脊髄神経根の血管系

脊髄を栄養する動脈は椎骨動脈，上行頸動脈，深頸動脈，肋間動脈，腰動脈と外側仙骨動脈の枝である（図 4.19，4.20）．3 本の縦走する動脈が脊髄を栄養している．すなわち，椎骨動脈枝の合流によって形成される**前脊髄動脈** anterior spinal artery と，椎骨動脈あるいは後下小脳動脈の枝によって形成される 2 本の**後脊髄動脈** posterior spinal artery である．

脊髄動脈は延髄から脊髄円錐までを縦走するが，これらの血管だけだと脊髄上部の一部を栄養できるにすぎない．脊髄の大部分への血液供給は，椎間孔を通じて脊柱管に入る上行頸動脈，深頸動脈，椎骨動脈，肋間動脈後部，腰動脈による．前後の**髄節動脈** segmental medullary artery は脊髄動脈の分枝に由来し，前・後脊髄動脈に合流して脊髄を栄養する．これらの動脈は血液供給が多く必要となる領域にある．（Adamkiewicz の）**大前髄節動脈** great anterior segmental medullary artery は腰膨大を含む脊髄の 2/3 への血液供給を増強する．この血管は他の髄節動脈よりも明らかに太く，通常は胸髄下部から腰髄上部の左から起こる．

脊髄神経後根と前根，およびその髄膜は，これらに沿って走る**後根動脈** posterior radicular artery，**前根動脈** anterior radicular artery によって栄養される．これらの動脈は後脊髄神経や前脊髄神経には合流しない．髄節動脈は根動脈の代わりに不規則に起こるが，これらは脊髄動脈に血液を供給するより大きな血管である．

3 本の**前脊髄静脈** anterior spinal vein と 3 本の**後脊髄静脈** posterior spinal vein があり縦走する．また，自由に互いに吻合し，ここには 12 本の前後の**髄節静脈** segmental medullary vein と**根静脈** radicular vein が注ぐ．脊髄から還流する静脈は硬膜上腔の**内椎骨静脈叢** internal vertebral venous plexus に合流する（図 4.15）．この静脈叢は大後頭孔に向かって上行し，硬膜静脈洞や頭蓋内の静脈と合流する（7 章を参照）．内椎骨静脈叢は椎骨の外部にある**外椎骨静脈叢** external vertebral venous plexus とも交通する．

臨床関連事項

脊髄虚血

髄節動脈によって前，後脊髄動脈への血液供給が補強されることは重要である．骨折，脱臼，または骨折脱臼によって脊髄動脈や髄節動脈への血液供給が障害されることがある．脊髄虚血は機能不全を招き，筋力低下や麻痺をきたす．

閉塞性動脈疾患によって髄節動脈，特に（Adamkiewicz の）大前髄節動脈が狭窄すると循環障害が起こる．外科手術では計画的に動脈を閉塞させることがあるが，この術式を受けた患者，大動脈瘤解離の患者，あるいは大前髄節動脈閉塞の患者では血流が途絶えた脊髄節よりも下の領域で全感覚喪失や随意運動消失をきたすことがある（**対麻痺**）．原因は前脊髄動脈からの血流途絶による神経細胞死である．

急激な血圧低下が 3〜6 分続くと，胸髄を栄養している髄節動脈から前脊髄動脈への血液供給が急減，あるいは遮断される．このとき，循環低下の起こった髄節レベルで支配される領域の感覚喪失や随意運動消失が起こりうる．

側副血行路

椎骨静脈叢は下大静脈が閉塞した際には，骨盤や腹部からの静脈還流を上大静脈を介して心臓に導くので重要である．また，これは前立腺癌のような腹部あるいは骨盤部腫瘍などの椎骨や脳への転移ルートともなる．

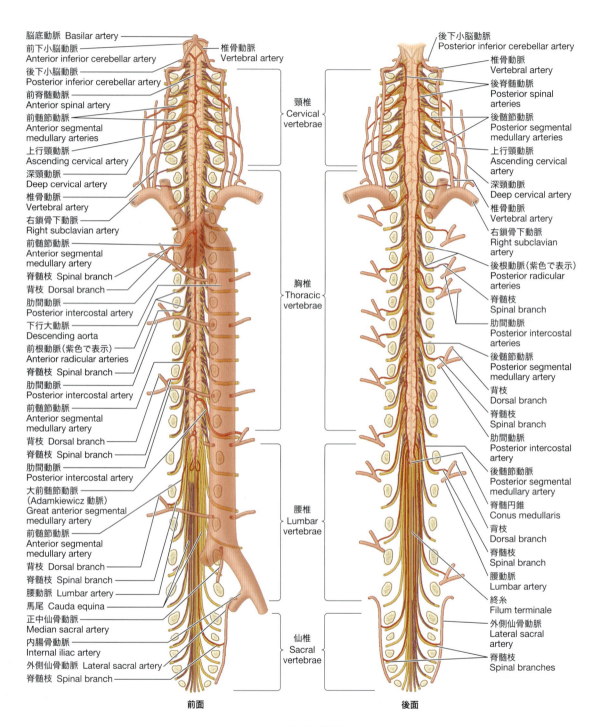

図 4.20 脊髄の動脈支配

臨床関連事項

腰椎穿刺

腰椎槽から脳脊髄液を採取する際，**腰椎穿刺針**を穿刺棘とともにクモ膜下腔に挿入する。腰椎穿刺は，患者が前屈したり，側臥位で背中を曲げたりした状態で行う。脊柱を屈曲させると椎弓板と棘突起の間隔が広くなり，黄色靱帯が伸張するので穿刺針が入りやすくなる（図 B4.8）。滅菌した針を L3，4 の棘突起間（または L4，5 の棘突起間）に刺入する。この高さだと成人では脊髄自体を傷つける危険性が低い。

硬膜外麻酔（硬膜外ブロック）

腰椎穿刺と同じ場所で硬膜上腔に麻酔薬を注射することが可能である。麻酔薬は馬尾の脊髄神経根が硬膜囊外にでたところで直接効く（図 B4.8）。患者の感覚は遮断部位よりも下で喪失する。

麻酔薬を仙骨裂孔（仙骨硬膜外麻酔）や後仙骨孔（経仙骨硬膜外麻酔）を通じて仙骨管の硬膜上腔に注入することもできる（図 B4.9）。麻酔薬の下方への進達度，つまり遮断される神経根の数は，注入量と麻酔時に患者がとった姿勢による。

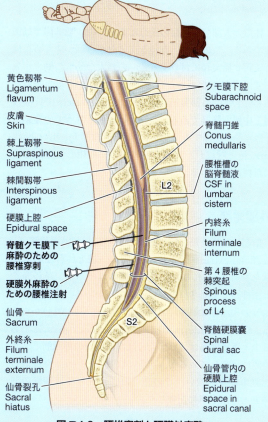

図 B4.8　腰椎穿刺と硬膜外麻酔

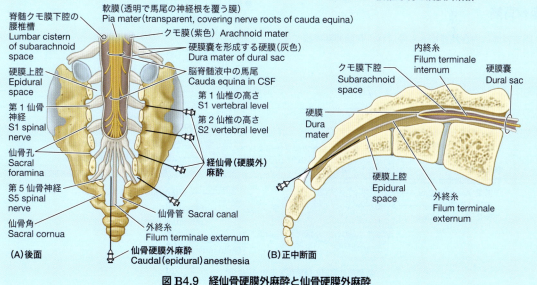

図 B4.9　経仙骨硬膜外麻酔と仙骨硬膜外麻酔

背部の筋

体重の大部分は脊柱の前方にある。特に肥満体では顕著である。このため，脊柱を支えながら動かすためには棘突起や横突起に付着する多くの強大な筋群の働きが欠かすことができない。背中にはおもに2種類の筋群がある。1つは**外部背筋** extrinsic back muscle で**背部浅層**と**中層**の筋群である。これらはそれぞれ四肢の運動と呼吸運動に関係する。もう1つは**固有背筋** intrinsic back muscle と呼ばれ，特に脊柱に対して作用し，運動と姿勢維持にかかわる。

外部背筋

僧帽筋，広背筋，肩甲挙筋と菱形筋などの**浅背筋** superficial extrinsic back muscle は上肢と体幹を結ぶ（6章を参照）。これらの筋群は背部にはあるが，その多くは頸神経で支配され上肢の運動にかかわる。僧帽筋の運動枝の大部分は脳神経である副神経（第XI脳神経）からくる。**中間背筋** intermediate extrinsic back muscle である上・下後鋸筋は薄い筋肉で通常は浅層の呼吸筋として位置づけられているが，実際には動くというよりは固有感覚の働きが強い。この2つの筋に関しては胸壁の筋肉とともに1章に記載した。

固有背筋

固有背筋は**内在性背筋**とも呼ばれ，脊髄神経後枝で支配され，姿勢を維持し脊柱の動きの調節に関与する。これらの筋群は骨盤から頭蓋骨までのびており，その筋膜は体幹内側で項靱帯，棘突起先端，棘上靱帯や仙骨正中稜に付着する。外側では頸椎，胸椎の横突起や肋骨角に付着する。筋膜の胸椎，腰椎部は**胸腰筋膜** thoracolumbar fascia を形成する（図4.21）。固有背筋は体表との関係によって，浅層，中層，深層に分かれる（表4.6）。

浅層

板状筋 splenius muscle（ラテン語では *musculi splenii*）は厚い平らな筋で，頸の外側と後側にある。ラテン語で *splenion* は包帯を意味し，その名のとおり，頸を垂直に走る筋群を包帯のように束ねる。板状筋は正中線から起こり，上外側方に広がって頸椎（**頸板状筋** splenius cervicis）や頭蓋（**頭板状筋** splenius capitis）に停止する。板状筋は深頸部の筋群を覆う（図4.22B，表4.6）。

中層

脊柱起立筋 erector spinae（仙棘筋）は脊柱の両側で棘突起と肋骨角の間の「くぼみ」にある（図4.22）。強大な脊柱起立筋は主要な脊柱の伸筋であり，以下の3群に分けられる。

- 腸肋筋：外側の肉柱。
- 最長筋：中間の肉柱。
- 棘筋：内側の肉柱。

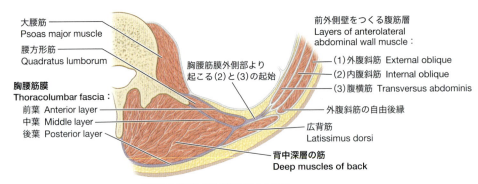

腹壁後外側部の横断面を下からみた図

図4.21　固有背筋と胸腰筋膜の横断面

表 4.6 固有背筋の浅層と中層

筋	起始	停止	神経支配	おもな働き
固有背筋の浅層				
板状筋	項靱帯と第7頸椎（C7）から第6胸椎（T6）の棘突起	頭板状筋：筋線維が上外側に向かい側頭骨乳様突起と後頭骨の上項線の外側1/3に停止する 頸板状筋：第1～3頸椎（C1～3）、ときには第4頸椎（C4）の横突起結節に停止する	脊髄神経後枝	単独で働くとき：頸を外側に屈曲させ、筋が収縮した側に回転させる 協働して働くとき：頭部と頸を伸展する
固有背筋の中層				
腸肋筋 最長筋 棘筋	腸骨稜後部、仙骨後部、仙腸靱帯、仙骨と下位腰椎の棘突起、棘上靱帯から広い腱膜として起こる	腸肋筋（腰、胸、頸）：筋線維は上行して下位の肋骨の肋骨角や頸椎横突起に停止する 最長筋（胸、頸、頭）：筋線維は上行して肋骨結節と肋骨角の間、胸椎と頸椎の横突起、側頭骨の乳様突起に停止する 棘筋（胸、頸、頭）：筋線維は上行して上部胸椎の棘突起と頭蓋骨に停止する	脊髄神経後枝	両側で働くとき：脊柱と頭部を伸展する。背中が屈曲するときには筋線維を徐々に長くすることで動きを制御する 片側で働くとき：機能する場合には脊柱を側屈する

それぞれの肉柱は停止位置によって領域別に3つに分かれる。例えば腸肋筋は、腰腸肋筋、胸腸肋筋、頸腸肋筋となる。脊柱起立筋は3種類ともに共通の幅広い起始腱をもっており、これが腸骨稜後部、仙骨後面、仙腸靱帯、仙骨と下部腰椎の棘突起につく（図4.22）。肉柱はもともと、独立した筋として同定されているが、実際にはそれぞれの肉柱は多くの短い線維が重なりあったものである。このような脊柱起立筋の構築が安定性を与え、局所的作用を可能とし、分節的な血管と神経支配をとらせる。脊柱起立筋の起始と停止、神経支配、機能を表4.6に記載した。

体表解剖

背筋

背筋をのばすと、その中心にはちょうど棘突起の先端上を通る後正中溝がみえる（図SA4.3）。この溝は頸部では頸溝とつながり、殿裂のうえでは仙骨を覆う扁平な三角形に終わる。脊柱起立筋はこの溝の両側にきわめて明瞭な縦に長い隆起を形成する。上肢を挙上すると、肩甲骨が胸郭上を外側に動き、菱形筋と大円筋がみえるようになる。やせた人や筋肉がよく発達した人では、上肢を脊柱につなぎ浅層に位置する僧帽筋（D：下行部、T：横行部、A：上行部）や広背筋もみえる。上後腸骨棘を示すくぼみがあることに注意したい。

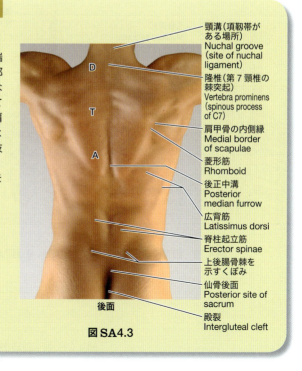

図SA4.3

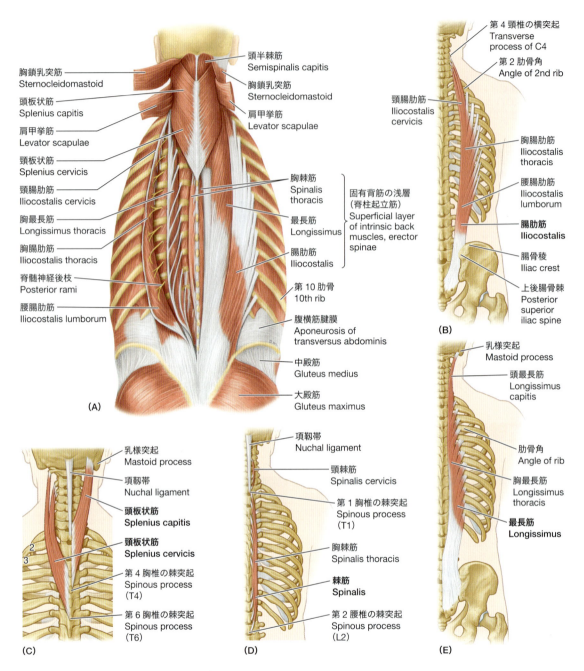

図 4.22　固有背筋の浅層と中層　**A**. 概観。**B**. 腸肋筋。**C**. 頭板状筋と頸板状筋。**D**. 棘筋。**E**. 最長筋。

深層

脊柱起立筋の深層には斜走する筋群があり，これらは**横突棘筋** transversospinales と呼ばれる。横突棘筋は半棘筋，多裂筋，回旋筋からなる。横突起から起こり上位の椎骨の棘突起に停止し，横突起と棘突起の間にある溝の中にある（図 4.23，表 4.7）。

- 半棘筋は浅層にあり，4〜6 個の椎骨にわたる。
- 多裂筋はより深層にあり，2〜4 個の椎骨にわたる。
- 回旋筋は最も深層にあり，1〜2 個の椎骨にわたる。

半棘筋 semispinalis はその名のとおり，脊柱のほぼ半分から起こる。停止する椎骨の位置によって，頭半棘筋，頸半棘筋，胸半棘筋の 3 つに分けられる。

頭半棘筋 semispinalis capitis は頸後面正中の両側にある縦の隆起をつくる筋肉である。この筋は胸椎や頸椎の横突起から起こり後頭骨に停止する。

頸半棘筋 semispinalis cervicis と**胸半棘筋** semispinalis thoracis は胸椎や胸椎の横突起から起こり，上内側方に向かって走り，より上位の椎骨局突起に停止する。

多裂筋 multifidus は短い三角形をした筋線維からなり，腰部で最も厚みがある。筋線維は斜め上内側方へ走り，隣接する上位椎骨棘突起の全長にわたってつく。

回旋筋 rotatores は胸部で最も発達しており，3 種の背筋のなかでは最も深部に位置する。この筋は横突起から起こり，隣あるいは 2 つ上の棘突起基部につく。

棘間筋 interspinal，**横突間筋** intertransversarii，**肋骨挙筋** levatores costarum は固有背筋の深層のなかでは最小の部類に属する。棘間筋，横突間筋はそれぞれ棘突起間，横突起間をつなぐ筋である。

表 4.7　固有背筋の深層

筋肉	起始	停止	神経支配	おもな働き
固有背筋の深層（横突棘筋）				
半棘筋 （胸，頸，頭）	第 4 頸椎（C4）から第 10 胸椎（T10）の横突起より起こる	内側に上行して後頭骨と頸椎および上位椎骨の棘突起に停止する。4〜6 個の椎骨にわたる	脊髄神経後枝	頭と頸部のある側，胸部の脊柱を伸展し，筋肉とは反対側に回旋する
多裂筋	仙骨後面，上後腸骨棘，脊柱起立筋腱膜，仙腸靱帯，腰椎乳頭突起，胸椎横突起と第 4〜7 頸椎（C4〜7）の関節突起より起こる	腰部で最も厚みがある。筋線維は内側斜めに上行し，起始より 2〜4 個上の椎骨の棘突起全体に停止する		片側のみの作用では脊柱を反対側へ回旋させる。脊柱の一部が動く際には脊柱を安定化する
回旋筋 （短，長）	横突起より起こり，胸部で最も発達している	筋線維は内側に上行する。短回旋筋の場合は 1 個上の，長回旋筋の場合には 2 個上の椎弓板・横突起結合部もしくは棘突起に停止する		固有感覚器として機能するとされている。椎骨を安定させ，局所的に脊椎を伸展したり回旋したりする際の補助筋として機能する
深層の小筋				
棘間筋	頸椎，腰椎棘突起の上面	起始となる椎骨の上にある棘突起下面	脊髄神経後枝	脊柱の伸展と回旋を助ける
横突間筋	頸椎，腰椎の横突起	隣接する横突起	脊髄神経後枝と前枝[a]	脊柱の側屈を助ける。両側が働くと脊柱を安定化する
肋骨挙筋	第 7 頸椎（C7）と第 1〜11 胸椎（T1〜11）の横突起先端	外側に下行して肋骨結節と肋骨角の間に停止する	C8〜T11 の脊髄神経後枝	肋骨の挙上と呼吸補助ならびに脊柱の側屈

[a] 背筋のほとんどは脊髄神経後枝により支配されるが，一部前枝で支配されるものがある。

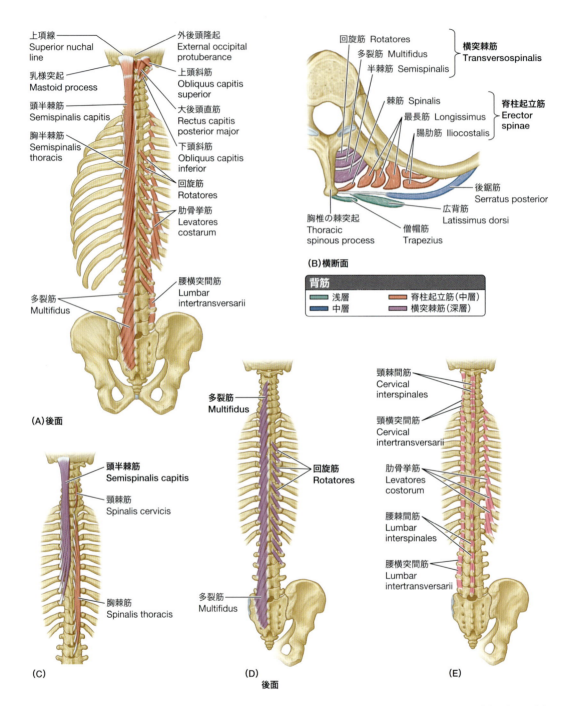

図 4.23 **固有背筋の深層** **A**. 概観，**B**. 横断面，脊柱起立筋は 3 本の筋柱からできており，横突棘筋も半棘筋（**C**），多裂筋（**D**），回旋筋（**A**），からなる．**E**. 棘間筋，横突間筋，肋骨挙筋．

後頭下筋群と頸部深層の筋

後頭下部 suboccipital region は頸部後面の上部を占める三角形の領域で(**後頭下三角**)，後頭部の下にあり，C1 と C2 の椎骨後面を含む。

後頭下三角 suboccipital triangle は僧帽筋と頭半棘筋の奥にある(図 4.24)。ここにある 4 つの小さな筋は大後頭直筋，小後頭直筋，上頭斜筋，下頭斜筋で，C1 頸神経の後枝である**後頭下神経** suboccipital nerve による支配を受ける。これらは姿勢維持筋であるが，名前に「頭」という言葉があるように，直接的にも間接的にも頭の動きに関係する。

- **大後頭直筋** rectus capitis posterior major は C2 の棘突起に起こり，後頭骨の下項線外側部に停止する。
- **小後頭直筋** rectus capitis posterior minor は C1 後弓の後結節に起こり，下項線内側 1/3 に停止する。
- **下頭斜筋** obliquus capitis inferior は C2 の棘突起に起こり，C1 の横突起に停止する。この筋だけは頭蓋骨には停止しないので，「頭」という名称は誤解を招く。
- **上頭斜筋** obliquus capitis superior は C1 の横突起に起こり，後頭骨の上項線と下項線の間に停止する。

後頭下三角の境界とそこにある構造は以下のとおりである。

- 上内側では大後頭直筋。
- 上外側では上頭斜筋。
- 下外側では下頭斜筋。
- 底部は後環軸膜と C1 の後弓。
- 天井は頭半棘筋。
- 構造としては**椎骨動脈**と**後頭下神経**(C1)。

椎間関節の運動を担う筋群

頸椎，胸椎，腰椎それぞれの椎間関節運動を担うおもな筋群と，運動を制約するおもな構造をそれぞれ表 4.8 と表 4.9 にまとめた。楽な姿勢(休めの姿勢)でいるときには背筋は積極的には関与しない。体軸骨格が安定して動けるのは腹筋と背筋の相互作用による。

一般に小さな筋肉ほど**筋紡錘**の密度が高い。筋紡錘は固有感覚，すなわち体の位置感覚の受容装置であり，筋

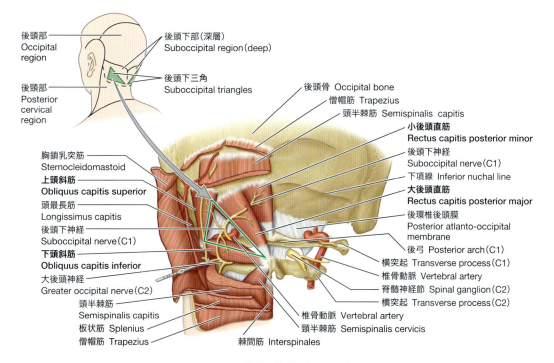

図 4.24　後頭下筋群と後頭下三角

表 4.8 頸椎の椎間関節の運動を担うおもな筋群

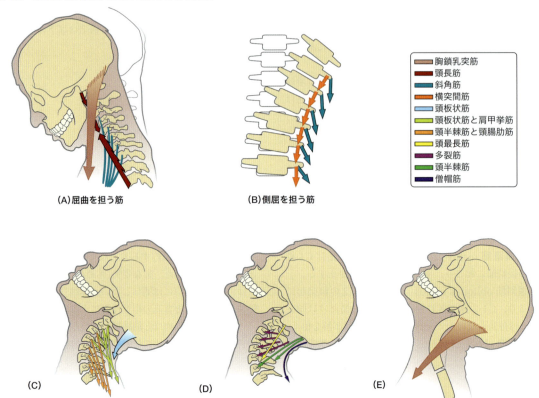

(A) 屈曲を担う筋
(B) 側屈を担う筋
(C)〜(E) 伸展を担う筋

凡例:
- 胸鎖乳突筋
- 頸長筋
- 斜角筋
- 横突間筋
- 頭板状筋
- 頸板状筋と肩甲挙筋
- 頸半棘筋と頸腸肋筋
- 頭最長筋
- 多裂筋
- 頭半棘筋
- 僧帽筋

屈曲	伸展	側屈	回旋
両側性の働き ・頸長筋 ・斜角筋 ・胸鎖乳突筋	頸部深層の筋群の両側性の働き ・頸半棘筋および頸腸肋筋 ・頸板状筋および肩甲挙筋 ・頭板状筋 ・多裂筋 ・頭最長筋 ・頭半棘筋 ・僧帽筋	片側性の働き ・頸腸肋筋 ・頭および頸最長筋 ・頭板状筋 ・頸板状筋 ・横突間筋と斜角筋	同側の働き ・回旋筋 ・頭および頸半棘筋 ・多裂筋 ・頸板状筋 反対側の働き ・胸鎖乳突筋
屈曲を制限する構造 ・靱帯：後環軸靱帯，後縦靱帯，黄色靱帯，蓋膜などの靱帯 ・後頸筋群 ・線維輪の後方への牽引	伸展を制限する構造 ・靱帯：前縦靱帯，前環軸靱帯 ・前頸筋群 ・線維輪 ・隣接する棘突起間の接触	側屈を制限する構造 ・翼状靱帯が反対側への側屈を制限する ・線維輪 ・椎間関節	回旋を制限する構造 ・翼状靱帯が反対側への回旋を制限する ・線維輪

線維の中に繰りこまれている。小さい筋ほど体位のわずかな動きや調節など精緻な運動と関係するので，より多くの固有感覚のフィードバックが必要であると考えられている。小さな筋の運動に関する説明は筋の起始と停止，筋線維の走行する向き，**筋電図**の記録から推測したものである。そうはいっても，回旋筋のような筋はあまりにも小さく，その起始・停止は機械的適化しているとはいいがたいので，記載された動きが実際にあるか否かについては疑問である。さらに，これらの小さな筋肉はより大きな筋肉と機能的に重複する。したがって，このような小型筋と大型筋が組み合わさった場合には，小型筋がおもに固有感覚を感知する動作モニターとして機能し，大型筋が実際の運動を担うと考えられる。

後頭下筋群の機能は，環椎に対して頭を伸展させることと，軸椎に対して頭と環椎を回旋させることである。頭蓋骨と椎骨の間の関節運動に関係するおもな筋肉を表4.10と表4.11にまとめた。頭頸部背面の筋と皮膚の神経支配に関しては図4.25と表4.12にまとめた。

表4.9 胸椎と腰椎の椎間関節の運動を担うおもな筋群(続く)

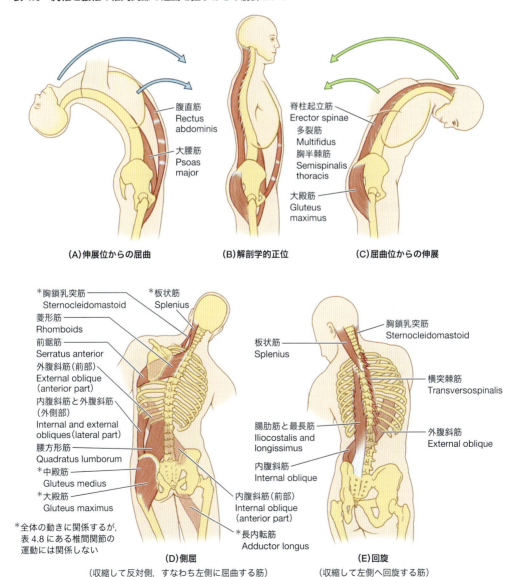

(A)伸展位からの屈曲　(B)解剖学的正位　(C)屈曲位からの伸展

(D)側屈
(収縮して反対側，すなわち左側に屈曲する筋)

(E)回旋
(収縮して左側へ回旋する筋)

*全体の動きに関係するが，表4.8にある椎間関節の運動には関係しない

表 4.9　胸椎と腰椎の椎間関節の運動を担うおもな筋群(続き)

屈曲	伸展	側屈	回旋
両側の ・腹直筋 ・大腰筋 ・重力	両側の ・脊柱起立筋 ・多裂筋 ・胸半棘筋	片側の ・胸および腰腸肋筋 ・胸最長筋 ・多裂筋 ・外および内腹斜筋 ・腰方形筋 ・菱形筋 ・前鋸筋	片側の ・回旋筋 ・多裂筋 ・腸肋筋 ・最長筋 ・対側の内腹斜筋と協調して働く外腹斜筋 ・胸板状筋
屈曲を制限する構造 ・靭帯：棘上靭帯，棘間靭帯，黄色靭帯 ・椎間関節の関節包と関節面 ・脊柱の伸筋群 ・椎体前部での空間のとり合い ・椎間円板前部の弾性 ・線維輪の後方への牽引	伸展を制限する構造 ・前縦靭帯 ・椎間関節の関節包 ・腹筋群 ・隣接する棘突起間の干渉 ・線維輪の前方への牽引 ・椎間円板後部の弾性	側屈を制限する構造 ・対側の靭帯群 ・体幹を側屈させる対側の筋群 ・腸骨稜と胸郭の干渉 ・線維輪の対側線維の張力 ・椎間円板の同側の弾性	回旋を制限する構造 ・肋椎靭帯 ・同側の外腹斜筋と対側の内腹斜筋 ・関節面のとり合い ・線維輪

表 4.10　環椎後頭関節の動きを担うおもな筋

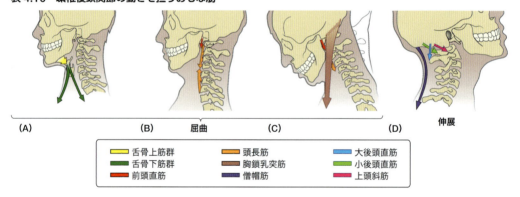

屈曲	伸展	側屈
頭長筋	大後頭直筋と小後頭直筋	胸鎖乳突筋
前頭直筋	上頭斜筋	
胸鎖乳突筋の前部	頭板状筋	外側頭直筋
舌骨上筋群と舌骨下筋群	頭最長筋	頭最長筋
	僧帽筋(上行部)	頭板状筋

表 4.11　環軸関節の動きを担うおもな筋群[a]

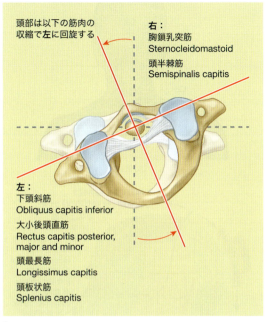

[a] 回旋はこの関節で起こるが，1つの関節の動きが他の関節の動きも巻き込む。

臨床関連事項

背部挫傷と捻挫

背部挫傷は，靱帯あるいは靱帯の骨付着部のみが，脱臼や骨折を伴わずに傷害された状態である。過大な伸展や回旋など，脊柱に大きな動きをもたらすような筋の収縮があると発生する。

背部捻挫は筋線維の過伸展や顕微鏡でしか同定できないような断裂を伴う。傷害を受けやすい筋として，腰椎の椎間関節の運動を担う脊柱起立筋があげられる。脊柱にかかる荷重のバランスが崩れると筋に裂傷が起こり，腰痛の原因として最も多い。

生体の防御機制の1つとして，受傷後あるいは靱帯の炎症に続発する背筋の痙攣がある。痙攣とは突発性に起こる1つあるいはそれ以上の筋群の不随意収縮であり，これによって引きつりや痛みが発生し，機能障害が惹起される。その結果，脊柱の不随意運動や変形が生じる。

背中をてこにしてものを持ち上げる際には，脊柱とそれにつく靱帯や筋にかなりの負荷がかかる。できるだけ背筋をのばしてしゃがみこみ，殿筋や下肢の筋肉を使いながらものを持ち上げると，この負荷を最小にすることができる。

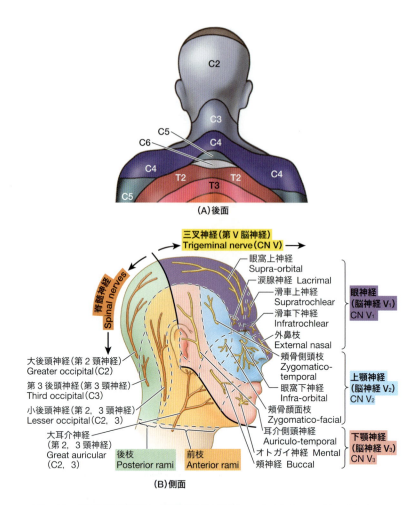

図4.25 後頭下部と頭部の感覚神経支配領域 A．皮膚分節。B．頭皮の神経支配。

表4.12 頭頸部背面を支配する神経

神経	由来	走行	支配領域
後頭下神経	第1頸神経(C1)脊髄神経の後枝	頭蓋骨と第1頸神経(C1)の間を通り後頭下三角に達する	後頭下三角の筋群
大後頭神経	第2頸神経(C2)脊髄神経の後枝	下頭斜筋の下からでて後頭部の頭皮を上行する	頸部と後頭骨領域の皮膚
小後頭神経	第2，3頸神経(C2，3)脊髄神経の前枝	直接皮膚にいく	後外側部頸部の皮膚と耳よりも後の頭皮
第3～7頸神経(C3～7)の脊髄神経後枝	C3～7の脊髄神経後枝	分節的に筋と皮膚を支配	固有背筋とそれを覆う脊柱近傍の皮膚

画像診断

背部

単純X線写真は骨などコントラストの高い構造をみる場合に最適である（図4.26A）。デジタルX線写真が使われるようになってコントラストと解像度が改善された。

脊髄腔造影は放射線を透しにくい造影剤を用いて脊髄や脊髄神経根を描出する方法である（図4.26B）。本法は造影剤を脊髄のクモ膜下腔に注入するものであるが、現在ではほとんどMRIで代用される。この方法はクモ膜下腔の広がりと硬膜根鞘の神経根への広がりをみることができる。

CTを使うと脳や脊髄の白質と灰白質の鑑別診断が可能となる。また、椎骨の骨折、特に脊髄の圧迫状態の画像診断性能を著しく改善した。椎骨は厚みがあるために、X線が透過しにくく画像上では白く映る（図4.26B, 4.27）。椎間円板は硬膜上腔にある脂肪組織やクモ膜下腔にある脳脊髄液よりも高輝度である。CT像を三次元再構築した画像を図4.27Cに示す。

MRIはCT同様、コンピュータを用いた画像診断法であるが、CTとは異なりX線を使用しない。MRIは脊椎、脊髄、脳脊髄液を非常にきれいに描出する（図4.26C）。MRIを使うと椎間円板の構造、椎体や縦走す

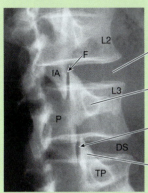

(A) 斜位像　P：椎弓根，IA：下関節突起

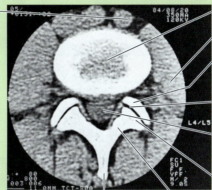

(B) CT横断像

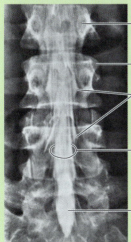

(C) 前後透視像

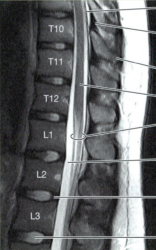

(D) MRI矢状断像

図4.26　脊柱の画像診断　A. 腰椎の斜めからの撮影。B. L4，5の椎間円板のCTによる断層撮影。C. 腰椎の脊髄腔造影。D. MRIによる脊柱の矢状断像。

る靱帯との関係が明瞭に描出される。髄核のヘルニアとその脊髄神経根との関係もよくみきわめることができる。椎間円板の状態を評価するうえでMRIは好適な画像診断法である。

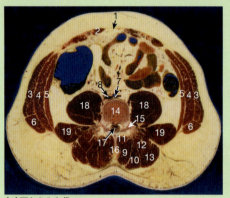
(A) 下からみた像

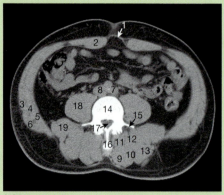
(B) 下からみた像

1	白線	6	広背筋	11	多裂筋	16	棘突起
2	腹直筋	7	下行大動脈	12	回旋筋	17	馬尾
3	外腹斜筋	8	下大静脈	13	腸肋筋	18	大腰筋
4	内腹斜筋	9	棘筋	14	第4腰椎	19	腰方形筋
5	腹横筋	10	最長筋	15	横突起		

(C) MRI 冠状断像

(D) 後面像

AA	第1頸椎(C1，環椎)の前弓	Lu	肺	SP	棘突起
AT	第1頸椎(C1，環椎)の前結節	MP	乳様突起	St	胸鎖乳突筋
C1〜T1	椎骨	PA	環椎の後弓	T	横突孔
D	第2頸椎(C2)の歯突起	PT	環椎の後結節	VA	椎骨動脈
FJ	椎間関節(F)	Sc	斜角筋	VC	脊柱管
La	椎弓板	SF	環椎の上関節面		

図 4.27 CT・MRI 画像 A. 解剖体を使った第4腰椎での横断面。B. 第4腰椎でのCT像。C. 頸部のMRI冠状断像。D. 頸椎の三次元再構成CT画像。

thePoint USMLE形式の質問，症例問題，画像など，さらなる助けとなる学習ツールはthePoint.lww.comへアクセスを！

5章　下肢

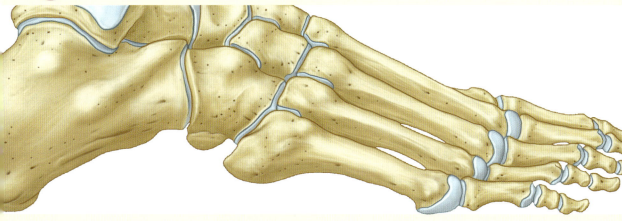

下肢の骨格　325
　寛骨　325
　大腿骨　329
　膝蓋骨　329
　脛骨　330
　腓骨　330
　足根骨，中足骨，趾骨　330
　　体表解剖：下肢骨　335
下肢の筋膜，脈管と皮神経　337
　皮下組織と筋膜　337
　下肢の静脈路　339
　下肢のリンパ路　340
　下肢の皮膚の神経支配　341
大腿と殿部　344
　大腿前部の筋群　344
　大腿内側の筋群　347
**大腿前内側部の神経・脈管と
その相互関係**　348

大腿三角と内転筋管　348
大腿神経　349
大腿鞘　350
大腿動脈　352
大腿静脈　353
閉鎖動脈と閉鎖神経　353
殿部と大腿後面　355
　殿部の筋群　355
　殿部滑液包　356
　大腿後部の筋群　357
　殿部と大腿後部の神経　359
　殿部と大腿後部の脈管　361
膝窩　363
　膝窩の筋膜　363
　膝窩の脈管　363
　膝窩の神経　363
下腿　365
　下腿の前区画　365

下腿の外側区画　367
下腿の後区画　371
足　379
　足の筋膜　379
　足の筋　380
　足の神経　381
　足の動脈　381
　足の静脈路　385
　足のリンパ路　385
歩行と歩行周期　386
下肢の関節　388
　股関節　388
　膝関節　394
　脛骨と腓骨の関節　401
　足根関節　406
　足の関節　409
　足弓　412
画像診断：下肢　416

　解剖学的変異　　　ライフサイクル　　　外傷
　診断手技　　　外科手技　　　病理

下肢 lower limb は，移動，体重の支持，体のバランスの維持に特化した構造である．下肢は**下肢帯** pelvic girdle（骨盤）を介して体幹とつながっている．骨盤は仙骨と左右の寛骨でできた骨性の環状構造で，寛骨は前方で**恥骨結合** pubic symphysis（ラテン語では *symphysis pubis*）によって相互に結合している（恥骨結合靱帯）．下肢は大きくつぎの6つの部分に分けられる（図5.1）．

1. **殿部** gluteal region（ラテン語では *regio glutealis*）：体幹と自由下肢の移行部であり**尻** buttocks（ラテン語では *nates, clunes*）と**寛骨部** hip region（ラテン語では *regio coxae*）からなる．殿部は股関節と大腿骨の大転子を覆っている部分である．

2. **大腿部** femoral region（ラテン語では *regio femoris*）：「もも（大腿）」とも呼ばれる部位で，股関節と膝関節の間にある**大腿骨** femur の大部分がここに入る．

3. **膝部** knee region（ラテン語では *regio genus*）：大腿骨遠位部，脛骨，腓骨近位部，膝蓋骨とこれらによってつくられる関節よりなる．脂肪組織で満たされた関節裏面のくぼみは**膝窩**（ラテン語では *poples*）と呼ばれる．

4. **下腿部** leg region（ラテン語では *regio cruris*）：膝関節と足根関節を結ぶ部分で，**脛骨** tibia と**腓骨** fibula からなる．**ふくらはぎ**（腓腹）calf（ラテン語では *sura*）とは下腿後面のふくらんだ部分のことをいう．一般に下肢全体を"leg"という誤ったことばを使うことが多い．

5. **足根** ankle または**距腿部** talocrural region（ラテン

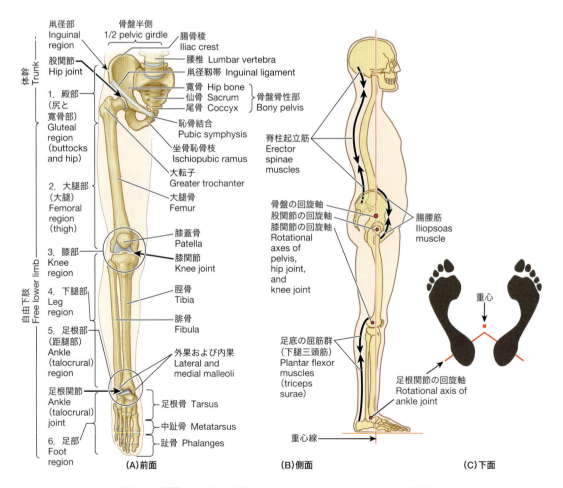

図5.1　下肢　A. 下肢の領域と骨。BC. リラックスして立ったときの重心。

語では *regio talocruralis*）：下腿遠位の細くなった部分と足根関節（距腿関節）を含む。

6. 足部 foot region（ラテン語では *regio pedis*）：下肢の遠位端で，**足根骨**，**中足骨**，**趾節骨**（趾の骨）が含まれる。足の上面を**足背** dorsum of foot といい，地面と接する下面を**足底** sole または**足底部** plantar region という。**趾** toe は足のゆび digits of foot のことをさす。また，手の指と同様，**母趾**（第 1 趾）great toe（ラテン語では *hallux*）には趾骨は 2 つしかない。他の趾には 3 つの趾骨がある。

下肢の骨格

体重は**仙腸関節**を介して脊柱から骨盤に，**股関節**を介して骨盤から大腿骨（ラテン語では *femora*）に，さらに膝関節を介して大腿骨から脛骨に伝えられる。腓骨は大腿骨と関節をつくらないので，体重の支持にはかかわらない。さらに，体重は足根関節で距骨に伝達される。距骨は足根骨と中足骨から形成される縦足弓の中心となる骨であり，立位で体重を踵とつま先に均等に分配する役割を担っている。直立二足歩行をうまく行えるように，大腿骨は立位では大腿のあたりで下内側に傾いており，膝がこれに並んで体幹のちょうど下にくるようになっている。これによって，歩くときに重心が常に下腿と足を結んだ鉛直線上に戻るようになっている（図 5.1，図 5.2AE）。女性は男性よりも骨盤横径が大きいため，大腿骨の傾きも大きい。

寛骨

成人の**寛骨** hip bone は，**腸骨**，**坐骨**，**恥骨**という 3 つの骨が癒合してできている（図 5.3A）。思春期ではこれらの 3 つの骨は**三叉軟骨**（訳者註：Y 字軟骨）triradiate cartilage で分けられており，およそ 15〜17 歳で軟骨が消失するのと同時に骨融合がはじまり，20〜25 歳で完成する。

骨盤上部にある最大の骨である**腸骨** ilium は**寛骨臼** acetabulum（図 5.3）の上部を形成する。寛骨臼は大腿骨頭と関節をつくる部分で，寛骨外側にある茶碗状（ソケット状）のくぼみである。腸骨は恥骨と坐骨を寛骨臼につなぐ**腸骨体** body of ilium，**腸骨翼** ala of ilium からなる。腸骨翼上縁は**腸骨稜** iliac crest となって終わる。

坐骨 ischium は寛骨臼と骨盤の後下側をつくっている。坐骨は，腸骨とつながり，同時に恥骨上枝とともに寛骨臼を形成する坐骨体から構成される。**坐骨枝** ramus of ischium は恥骨下肢とつながっており**坐骨恥骨枝** ischiopubic ramus をつくる（図 5.3C）。

恥骨 pubis は寛骨臼前部と寛骨の前内側部をつくる。左右の恥骨は恥骨結合で関節を形成する。また恥骨にも上下 2 本の**恥骨枝** pubic branch がある。

骨盤を解剖学的正位（図 5.3BC）におくにはつぎのようにするとよい。

- 上前腸骨棘と恥骨前上面の双方が同時に冠状断上にくるようにする。
- 恥骨結合面が正中断面と平行になるようにして垂直に立てる。
- 恥骨体内側面がほとんど直上を向くようにする。
- 寛骨臼切痕を下向きにして，かつ寛骨臼面が下外側面を向くようにする。
- 閉鎖孔が寛骨臼に対して下内側を向くようにする。

臨床関連事項

寛骨の骨折

寛骨の骨折は「骨盤骨折」とも呼ばれる。残念なことに**股関節骨折**という用語が，大腿骨頭，大腿骨頸あるいは大転子の骨折にしばしば誤用されている。

股関節の剥離骨折は，急に走ったり止まったりすることが要求されるスポーツでみられる。小骨片が腱や靱帯と一緒に引き剥がされるもので，上前腸骨棘でよくみられる。高齢者での骨盤骨折は恥骨，恥骨枝，寛骨臼で構成されている輪状部のうち少なくとも 2 個所でみられることが多い。輪状部は堅牢なので，1 個所だけで骨折が起こることはない。

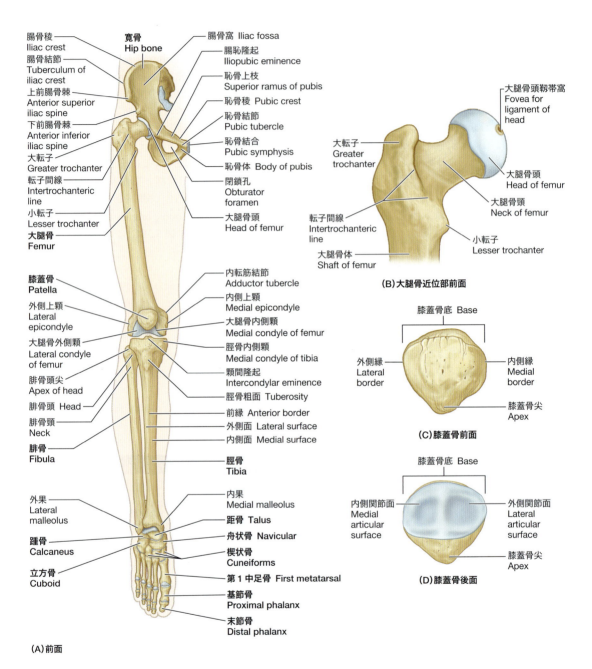

図 5.2 下肢骨（続く）

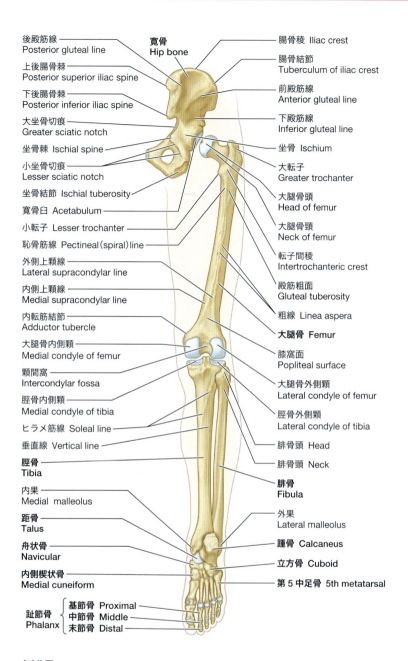

図 5.2　下肢骨（続き）

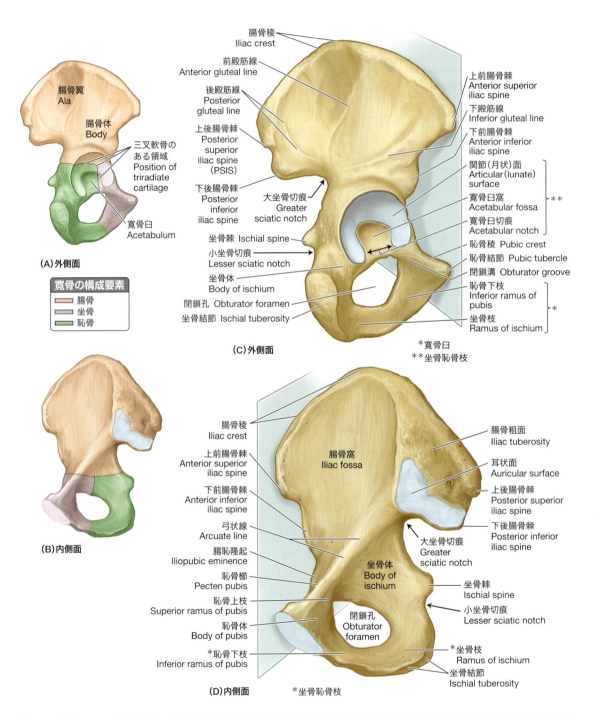

図5.3 寛骨　A. 13歳の子どもでみられる寛骨構成骨（腸骨，恥骨，坐骨）の外側面。B. 13歳の子どもでみられる寛骨構成骨の内側面。CD. 解剖学的正位にある成人の右側寛骨。この位置にすると上前腸骨棘と恥骨前面が同じ垂直面上（青で表示）に位置する。

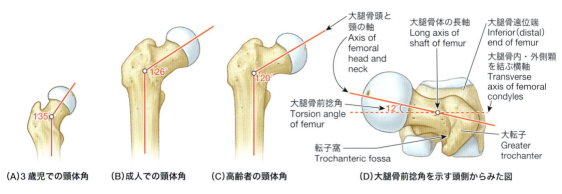

(A) 3歳児での頸体角　(B) 成人での頸体角　(C) 高齢者の頸体角　(D) 大腿骨前捻角を示す頭側からみた図

図 5.4　大腿骨における頸体角と捻転角

大腿骨

大腿骨 femur は人体で最長かつ最大の骨であり、体、近位、遠位の骨端（上下端）に分けられる（図 5.2）。**大腿骨体** shaft (body) of femur の大部分は表面が平滑な円柱状であるが、後面では**粗線** linea aspera と呼ばれる明瞭な 2 本の線が稜線をつくっており、粗線は下方にいくに従って互いに離れていく。大腿骨の近位端には**大腿骨頭** head of femur、大腿骨頸、大転子、小転子がある。靱帯が付着する内側寄りのくぼみ（**大腿骨頭窩** fovea for ligament of head）を除くと、骨頭はすべて関節軟骨で覆われる。**大腿骨頸** neck of femur は菱形であり、骨頭を支える部分は狭幅で、骨幹に移行する部分では広幅となる。

頸部が頭部につく部分にはめだった隆起が 2 つあり、これらを転子と呼ぶ。**小転子** lesser trochanter は円錐状で頂部が丸く、大腿骨頸部が体部に移行する後内側から内側に向かってのびている（図 5.2A）。また、**大転子** greater trochanter はこれより大きく外側に位置するが、頸部が体部に移行する場所に向かって上内側にのびている。**転子間線** intertrochanteric line は大転子と小転子を結ぶ粗い稜線である。位置関係は似ているが、よりなめらかな稜線なのは**転子間稜** intertrochanteric crest で、これは背面で大小転子を結んでいる（図 5.2B）。

大腿骨遠位端はラセン状に屈曲した**内・外側顆** medial and lateral condyle で終わっている。大腿骨内・外側顆は脛骨の内・外側顆と膝関節を形成する。

大腿骨近位部は屈曲して L 字型になっているので、大腿骨頭と大腿骨頸を貫く軸は、大腿骨体の軸に対して上内側に向かう形で斜めになっている（図 5.4）。この鈍角を頸体角 angle of inclination といい、成人でおよそ 115〜140°、平均 126° である。女性では寛骨臼間距離が長く、かつ大腿骨体の傾きの度合いが大きいため、頸体角はもう少し小さい。頸体角のおかげで骨頭と骨頸を寛骨臼面に対してより垂直に近くなるので股関節の動きは大きくなる。二足歩行にはこの特性が有利ではあるが、同時に大腿骨頸部にかかる負荷が大きくなることも事実である。高齢者ではちょっとつまずいただけで大腿骨頸部骨折が起こることがあるが、これは骨粗鬆症で頸部が脆弱になったためである。

近位端と遠位端が重なるように、大腿骨を頭側から透視してみると（図 5.4D）、大腿骨頭と大腿骨頸を結ぶ軸と両大腿骨顆を結ぶ軸が交わって**前捻角** torsion angle, angle of declination をつくることがわかる。前捻角の平均値は男性で 7°、女性で 12° である。前捻角は頸体角とともに、傾斜した寛骨臼内で大腿骨頭が回転できるようにしており、この回転運動が大腿の屈曲、伸展、外転、内転、回転に変換される。

膝蓋骨

膝蓋骨 patella（膝小僧）は生後に腱の中にできる大きな種子骨である。この三角形の骨は大腿顆の前面にあり、大腿骨の膝蓋面と関節をつくる（図 5.2AC）。膝蓋骨の前面である皮下組織側は凸になっており、厚みのある**底**（上縁）が下方に向かってなだらかに傾いている。外側縁と内側縁は下に向かって収束し、**膝蓋骨尖** apex of patella を形成する。関節面 articular surface（後面）は平滑であり、厚めの関節軟骨で覆われている。関節面は縦に走る稜線により外側面と内側面に分かれる

(図 5.2CD)。

脛骨

体重を支える**脛骨** tibia は大きく，近位側では大腿骨内・外側顆と，遠位側では距骨と関節をつくる。また外側では腓骨の上下両端と関節をつくる（図 5.2）。脛骨の遠位端は近位端に比べて小さく，腓骨や距骨との関節面をもつ。**内果** medial malleolus は脛骨遠位端内側面にある隆起した構造である（図 5.5A）。脛骨の裏面上 1/3 には大きな**栄養孔** nutrient foramen がみられる（図 5.5B）。そこから脛骨内を下に向かって骨髄まで通じる**栄養管** nutrient canal がある。脛骨の骨学的特徴に関しては図 5.5 を参照のこと。

腓骨

腓骨 fibula は細長く脛骨の後外側に位置しており，おもに筋が付着する場となる（図 5.2，5.5）。近位端は細い頸部と肥大した**腓骨頭** head of fibula からなる。遠位端はふくらんで外果となる。**外果** lateral malleolus は内果よりもめだち，後方にあり，さらに 1 cm ほど遠位方向にのびている。腓骨は直接，体重の支持には関与しないが，外果は距骨滑車がはまる距腿関節窩の外側縁を形成する。脛骨体と腓骨体はその大部分が**骨間膜** interosseous membrane でつながる。

足根骨，中足骨，趾骨

足の骨 bone of foot は足根骨，中足骨，趾骨からなる（図 5.2，5.6）。

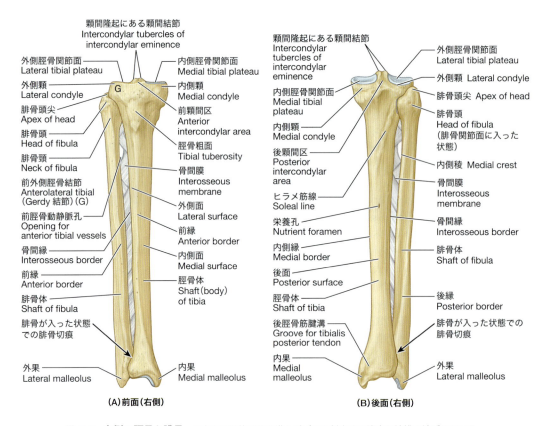

図 5.5 右側の脛骨と腓骨 2 本の骨の体は骨間膜と呼ばれる斜走する強大な線維で結ばれている。

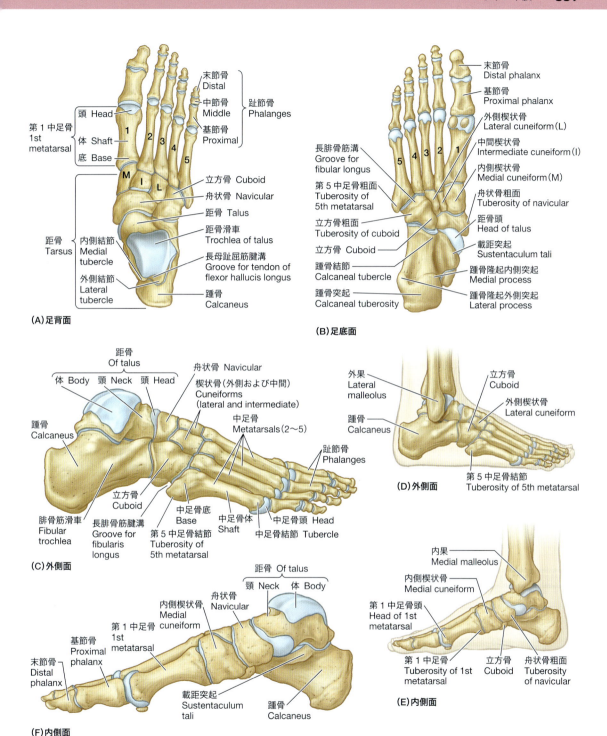

図 5.6　足の骨　青色は関節軟骨を示す。

足根骨

　足根骨 tarsus は，踵骨，距骨，立方骨，舟状骨と3つの楔状骨からなる。下腿の骨と関節をつくるのは距骨のみである。踵骨 calcaneus（かかとの骨）は足のなかで最大かつ最強の骨である。上方では距骨と前方では立方骨と関節をつくる（図5.6A）。踵骨は距骨からの全体重を地面に伝える。**載距突起** sustentaculum tali は踵骨内側面上縁から起こり距骨を支える（図5.6B）。踵骨の後方は**踵骨隆起** calcaneal tuberosity（ラテン語では *tuber calcanei*）という大きく飛びだした構造をもち，突起の平面上には**内側**および**外側突起**をもつ。少し前方には**踵骨結節**という小さな突起がある（図5.6B）。

　距骨 talus は頭，頸 neck，体からなる（図5.6C）。上面は**距骨滑車** trochlea of talus と呼ばれ，脛骨から体重を受け，内果，外果と関節をつくる。距骨は踵骨の前2/3に載っており，距骨表面の大部分は関節軟骨で覆われている。したがって，距骨に付着する筋や腱は皆無である。丸みを帯びた**距骨頭** head of talus の一部は踵骨の載距突起に載っており，前方では舟状骨と関節をつくる（図5.6BE）。

　舟状骨 navicular（ラテン語で小さい船を意味する）は扁平なボート型の骨で距骨と楔状骨の間に位置する。舟状骨の内側面は舟状骨粗面となって下方にのびている。**舟状骨粗面** tuberosity of navicular が著しく突出すると，靴の内側面に圧迫されて痛みを生じる。

　立方骨 cuboid は遠位列の足根骨のなかでは最も外側にある。**立方骨粗面** tuberosity of cuboid の前方で（図5.6B），骨の外側から足底表面にかけて長腓骨筋腱（図5.6BC）が付着する溝がつくられている。

　楔状骨は**内側** medial（1番目），**中間** intermediate（2番目），**外側** lateral（3番目）という3つの骨からなる。楔状骨（ラテン語では *cuneus*，楔形を意味する）のどれもが後方では舟状骨と，前方では中足骨と関節をつくっている。さらに外側楔状骨は立方骨と関節をつくる。

中足骨

　中足骨 metatarsal は5本の長管骨からなり，足根骨と中足骨の間にある。足の内側から順に番号が振られている（図5.6BC）。**第1中足骨** 1st metatarsal は他に比して短く，ずんぐりした骨である。**第2中足骨** 2nd metatarsal は最も長い。いずれの中足骨も近位が底で，遠位に向かって，体，頭となる。中足骨底は楔状骨や立方骨と関節をつくり，第1，第5中足骨底には大きな粗面がある。**第5中足骨粗面** tuberosity of fifth metatarsal bone は立方骨外側縁に向かってのびる（図5.6C）。中足骨頭は基節骨と関節をつくる。

趾骨

　趾骨 phalange は14個あり，第1趾骨には基節骨と末節骨の2つのみである。他の4本は基節骨，中節骨，末節骨の3つの趾骨をもつ（図5.6AB）。それぞれの**趾節骨** phalanx には近位から遠位に向かって趾骨底，趾骨体，趾骨頭を有する。

臨床関連事項

大腿骨骨折

　大腿骨頸部はよく骨折が起こる部位で，特に閉経後骨粗鬆症を患う女性に多い。**大腿骨近位部での骨折**は大腿骨頸部，転子間などで起こる（図B5.1AB）。大腿骨体は強大であるが交通事故などで直接激しい損傷を受けた場合に，例えば，ラセン骨折のような損傷が起こることもある（図B5.1C）。大腿骨遠位端の骨折では，大腿骨の内・外側顆が分離することで膝関節がずれることがある。

内反股と外反股

　頸体角は年齢，性別，大腿骨の発育程度によってさまざまである（例えば，大腿骨頸部の先天性骨化不全によっても変化する）。また，大腿骨頸部を脆弱にするような病的変化によっても影響を受ける（例えばくる病など）。頸体角が小さくなることを**内反股**といい（図B5.2A），頸体角が大きくなることを**外反股**という（図B5.2B）。内反股では股関節の軽い外転を伴う。

脛骨, 腓骨骨折

脛骨体は遠位 2/3 で最も細くなるので，骨折はここで多い。また，脛骨前面は皮膚直下なので骨幹部は**開放骨折**（複雑骨折）や対角線骨折（図 B5.3C）の頻発部位である。開放骨折では骨が皮膚を破り，血管が裂ける（図 B5.3A）。栄養管に沿って発生する脛骨骨折では栄養動脈が損傷を受けるので，遊離した骨片が分離したままになることがある。**腓骨骨折**は外果のすぐ上で起こることが多く，しばしば足根関節の脱臼を伴う（図 B5.3D）。滑って転倒しそうになって，足が過度に内反すると足根関節の靭帯が断裂する。このとき，距骨が外果に向かって傾き，骨折が起こる。

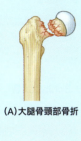

(A) 大腿骨頸部骨折

(B) 転子間骨折

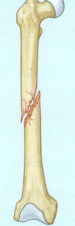

(C) ラセン骨折
前面

図 B5.1 大腿骨骨折

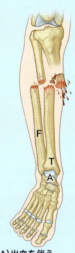

(A) 出血を伴う複雑（開放）骨折

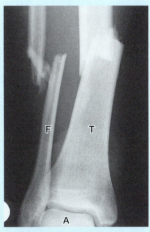

(B) 骨折断片が重なることで脚短縮が起こった横断型「ブーツトップ」骨折

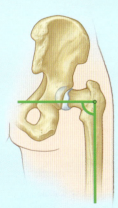

(A) 内反股
（頸体角は小さくなっている）
後面

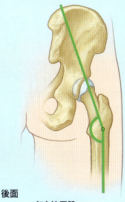

(B) 外反股
（頸体角は大きくなっている）

図 B5.2 内反股と外反股

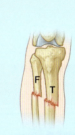

(C) 脚短縮を伴う対角線骨折

A～C：前面

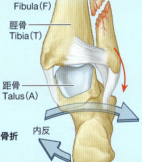

腓骨 Fibula(F)
脛骨 Tibia(T)
距骨 Talus(A)
内反

(D) 過内反によって起こる腓骨骨折
後面

図 B5.3 脛骨および腓骨骨折

骨移植

腓骨は骨移植によく用いられる。腓骨体の一部を除去しても，ふつうに歩いたり，走ったり，ジャンプしたりすることが可能である。これまでに先天性骨欠損や外傷，腫瘍による切除で欠損した四肢の機能を回復させるために血管のついた遊離腓骨片を用いた治療が行われてきた。移植後の骨片が移植部位で生着できるように骨膜と栄養動脈も一緒に切り取られて使用され，埋め込まれた腓骨片は，周囲からの血液供給をしだいに回復する。

骨端軟骨剥離を伴う骨折

脛骨近位端にある一次骨化中心は生後すぐに現れて青年期（たいがい16～18歳）に脛骨体と癒合する。骨端軟骨を巻き込む骨折が小児に起こると骨成長が阻害される危険性があるので，小児の脛骨骨折は大人の場合に比べてより深刻な問題である。発達期の骨格に起こるこの種の骨折はすべて，その障害型を記述したSalter－Harris分類を用いて診断される。脛骨粗面はふつう10歳くらいで脛骨近位端にある骨端軟骨中心から成長する骨によってつくられるが，12歳くらいで別の中心が形成されることがある。脛骨粗面で骨端軟骨が破壊されると青年期に粗面領域の炎症と慢性かつ反復性の疼痛を引き起こすことがある（**Osgood-Schlatter病**）。特に若いアスリートに多くみられる病態である（図B5.4）。

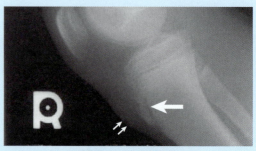

外側面からみたX線写真
脛骨粗面（骨化中心，大きい矢印）が拡大，断片化しており周囲の軟部組織の腫脹を伴う（小さい矢印）

図 B5.4　Osgood-Schlatter 病

足の骨の骨折

踵から落下したとき（例えば階段からの落下）には**踵骨の骨折**が起こる。このときはふつう，踵骨がいくつかの小断片になり（**粉砕骨折**），踵骨との関節である距骨下関節が傷害される（図B5.5A）。**距骨頸の骨折**は足根関節を過背屈した際にみられることがある。例えば，自動車の正面衝突でブレーキペダルを目一杯に踏んだときなどである（図B5.5B）。中足骨ならびに趾骨の骨折は耐久競技のアスリートに多くみられるが，重い落下物が足にあたったときにも起こりうる。また，中足骨骨折は，ダンサー，特に爪先立ちをする女性バレリーナにもよく起こる。いわゆる「ダンサー骨折」は，体のバランスを崩して全身の体重を中足骨にかけてしまって骨折するというパターンである（図B5.5C）。

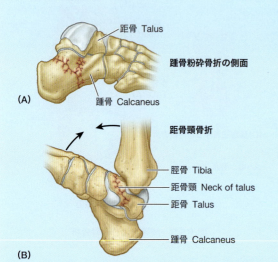

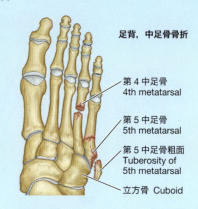

図 B5.5　足の骨折

体表解剖

下肢骨

骨盤と大腿骨

お尻に手をあてたときに，手は腸骨稜に載っている。腸骨稜とは緩やかにカーブした腸骨翼の上縁である（図SA5.1）。腸骨稜の前1/3は皮膚直下なので触診可能である。腸骨稜の最高点は腰椎L4，L5間にある椎間円板の高さである。腸骨稜は前方で**上前腸骨棘** anterior superior illiac spine に終わる。上前腸骨棘は皮膚直下にあり，皮膚の上からでも視認できるので，特にやせたヒトでは触診が容易である（図SA5.1AB）。上前腸骨棘は，脛骨内果までの脚長を測定する際の体幹側の基準点

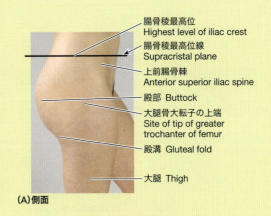

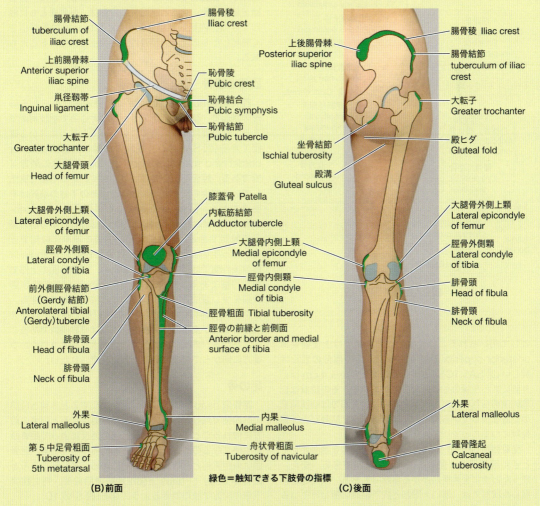

緑色＝触知できる下肢骨の指標

図 SA5.1（続く）

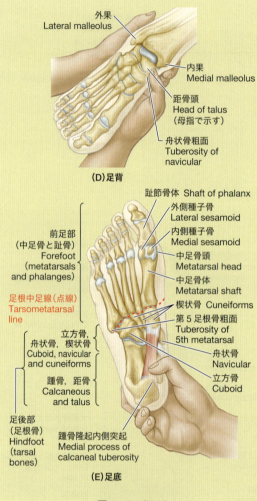

図 SA5.1(続き)

teal fold は皮下脂肪を伴った皮膚のヒダで，大殿筋の下縁に一致する。

大腿骨の**大転子** greater trochanter は，腸骨稜の下方約 10 cm の両側殿部で触診可能である(図 SA5.1BC)。大転子は皮膚にかなり近いところにあるので，硬い床で体を横に向けて寝ると不快感を覚える。解剖学的正位では，両側の大転子先端を結ぶ線は大腿骨頭と恥骨結節の中心を通る。**大腿骨体** shaft of femur は大きな筋肉で覆われているのでふつうは触ることはできない。**大腿骨の内側顆および外側顆** medial condyle and lateral condyle of femur は皮膚直下にあるので，膝関節が屈曲していても伸展していても触診することが可能である。大腿骨の膝蓋面は膝関節の屈曲，伸展に伴って**膝蓋骨** patella が滑る場所である。また，膝関節を屈曲状態にすると膝蓋骨の内側縁，外側縁ともに触知できる。**内転筋結節** adductor tubercle は骨が小さく隆起したもので，大腿骨内側顆の上方に触れることもある。

脛骨と腓骨

脛骨粗面 tibial tuberosity は脛骨前面にみられる卵形の隆起で，膝蓋尖の下方 5 cm のところで触診可能である。膝蓋骨は膝蓋靱帯でつながっており，体表から確認できる(図 SA5.1B)。**脛骨の前縁と内側縁** anterior border and medial surface of tibia も簡単に触診可能である。脛骨を覆う皮膚はよく動く。足根関節で突出している内果も皮膚直下にあるが，その下方の境界は不明瞭である。**脛骨の内側顆および外側顆** medial condyle and lateral condyle of tibia は膝蓋靱帯の前方両側で触知できる。特に膝関節屈曲位で簡単に触知できる。取っ手のような形をした**腓骨頭** head of fibula は膝の後外側では皮膚直下にあるため，脛骨粗面の上部で触知可能である。**腓骨頸** neck of fibula はそのまま腓骨頭を少し遠位方向に探っていくと触ることができる。また，腓骨体遠位 1/4 のみで触診可能である。外果を触るとそれが皮膚直下にあり，下端は境界明瞭であることがわかる。外果の先端部は，内果よりもより長くかつ後方に向かってのびていることに注意されたい。

足の骨

距骨頭 head of talus は，足を内反すると外果近位部の前内側で触れられる。また，足を外反すると内果の前方に触れることが可能である。足の外反によって距骨頭が明瞭になるのは，舟状骨から離れるからである。距骨頭は載距突起と舟状骨粗面の間にある。足を底屈すると**距骨体** body of talus 上面が足根関節前部，特に脛骨下端の前方で触知できるようになる(図 SA5.1D)。

として用いられる。腸骨稜の後方の終点は**上後腸骨棘** posterior superior iliac spine で，この部分の触診は難しい(図 SA5.1C)。上後腸骨棘は正中から 4 cm ほど外側にある皮膚のくぼみの中にあるので，その位置は容易に決められる。また，上後腸骨棘は背面では仙腸関節の位置を表している。このくぼみは皮膚と筋膜が上後腸骨棘につくことで，できたものである。

坐骨結節 ischial tuberosity は，股関節を屈曲させたときに殿部下方に簡単に触れることができる。また，座ったときに全体重がかかる場所でもある。股関節が伸展した状態では，厚い大殿筋と皮下組織に覆われているため，その場所を特定するのは困難である。**殿溝** glu-

足の底側にあり全体重がかかる**踵骨隆起内側突起** medial process of calcaneal tuberosity は，幅広く大きな構造ではあるが，その上の皮膚や皮下組織が厚いために触知できないことが多い（図SA5.1E）。踵骨内側部で触知可能な構造は載距突起のみであり，内果頂部のちょうど内側に小さな隆起として確認できる。

舟状骨粗面 tuberosity of navicular は，足の内側部，厳密にいうと内果頂部の下前方で簡単に同定し触知できる。ふつう筋肉，筋膜，厚い脂肪組織があるので，足底側の皮膚から骨の突起等を触るのは難しい。立方骨や楔状骨も触診で同定するのは難しい。立方骨は足外側部，第5中足骨底の後方で触知できる。**内側楔状骨** medial cuneiform は舟状骨粗面と第1中足骨間に境界不明瞭に触知可能である。

第1中足骨頭 head of 1st metatarsal は足の内側部の出っ張りをつくる。**内側・外側種子骨** medial and lateral sesamoid bone は第1中足骨頭下部にあり，第1趾を受動的に動かしてみると滑走するようすがわかる。第5中足骨粗面は足の外側部でめだつポイントであり，足外側縁のほぼ中央で触知することが可能である。**中足骨体** shaft of metatarsal と趾節骨体は足背で伸筋腱の間に触れることができる。

下肢の筋膜，脈管と皮神経

皮下組織と筋膜

皮下組織 subcutaneous tissue（**浅筋膜** superficial fascia）は皮膚の下にあり，脂肪の量はさまざまで，皮神経，浅静脈，リンパ管，リンパ節を入れている疎性結合組織である（図5.7）。殿部と大腿の皮下組織は腹壁前外側部や尻の皮下組織とつながる。膝の前外側方では皮下組織は脂肪を欠いて，筋膜（深筋膜）に混じる。ただし，後方にある膝窩では脂肪が存在し，その遠位では下腿の皮下組織につながる。

下肢の**深筋膜** deep fascia はかなり厚い膜で下肢を弾性ストッキングのように包んでいる（図5.7A）。この筋膜のお陰で，筋収縮時に側方に広がるのを防ぎ，静脈を圧迫して心臓への血液還流を効率よくしている。**大腿の深筋膜**を**大腿筋膜** fascia lata（ラテン語で *lata* は広いという意味）と呼ぶ［訳注：ここでいう深筋膜はいわゆる筋膜のことで，浅筋膜は皮下組織のことをさす。英米系と日独系では用語の使用法が異なるので注意が必要である］。大腿筋膜はつぎにあげる構造について，それらに連続的に移行する。

- 上方では鼠径靱帯，恥骨弓，恥骨体，恥骨結節とつながる。また下腹壁の結合組織（Scarpa筋膜）も鼠径靱帯直下で大腿筋膜につながる。
- 外側から後方では腸骨稜につく。
- 後方では仙骨，尾骨，仙結節靱帯，坐骨結節につく。
- 遠位では膝関節周辺の骨表面や下腿の深筋膜につく。

大腿筋膜は大腿にある大きな筋群を包む頑丈な膜で，特に外側部では肥厚して**腸脛靱帯** iliotibial tract を形成する（図5.7B）。この幅広い線維は**大腿筋膜張筋**や**大殿筋**の腱膜にもなっている。腸脛靱帯は腸骨結節から脛骨外側顆上にある前外側脛骨結節（Gerdy結節）までのびる（図SA5.1）。

大腿筋群は前，内側，後の3つの**筋区画** fascial compartment に分けられる。この区画の壁は大腿筋膜とその深部から分かれた3枚の筋間中隔よりなり，大腿骨後面の粗線につく（図5.2AE，5.8A）。**外側大腿筋間中隔** lateral femoral intermuscular septum の発達が最もよく，他の2つは相対的に貧弱である。腸脛靱帯は外側大腿筋間中隔と一体である。

伏在裂孔 saphenous opening は鼠径靱帯内側下方にある大腿筋膜の欠けた部分，あるいは孔である（図5.7A）。その内側縁はなめらかであるが，上縁，外側縁，下縁は鋭い縁になっていて，**鎌状縁** falciform margin と呼ばれる。ふるい（篩）に似た構造をとる**篩状筋膜** cribriform fascia（ラテン語で *cribrum* はふるいを意味する）が伏在裂孔上にある皮下組織で，これが裂孔を閉じる。**大伏在静脈** great saphenous vein と数本のリンパ管が伏在裂孔と篩状筋膜を通り抜けて大腿静脈や深鼠径リンパ節に合流する。

下腿の深筋膜 deep fascia of leg，**下腿筋膜** crural fascia（ラテン語で *crus* は下腿を意味する）は，大腿筋膜と連続しており，脛骨前縁と内側縁に付着する。また，ここで骨膜に移行する（図5.7A）。下腿筋膜は下腿の前面近位部では肥厚し，隣接する筋の起始の一部になっている。下腿筋膜はその遠位で薄くなるが，**伸筋支帯** extensor retinaculum のあるところでは肥厚してい

る。**前・後筋間中隔** anterior and posterior intermuscular septum は，下腿筋膜深部からきていずれも腓骨縁につく。**骨間膜**と**筋間中隔**は下腿を前(背屈筋)，外側(腓骨筋)，後(底屈筋)の3つの領域に分けている(図5.8B)。**下腿の横筋間中隔** transverse intermuscular septum は後区画にある底屈筋を浅層と深層に分けている。

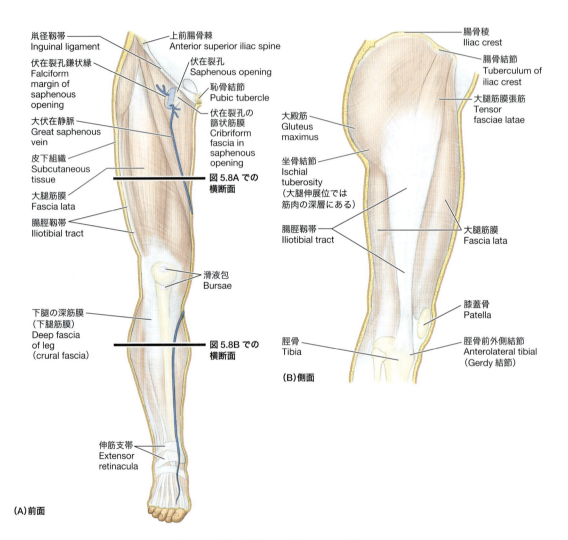

図 5.7　下肢の筋膜　**A**. 深筋膜。**B**. 腸脛靱帯。

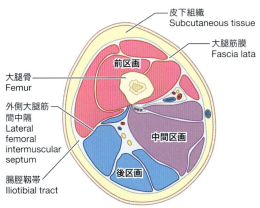

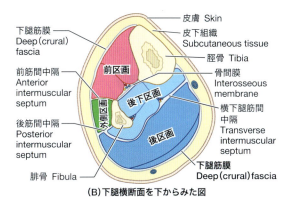

図 5.8　筋間中隔　A. 大腿。B. 下腿。横断面のレベルは図 5.7 を参照。

下肢の静脈路

　下肢には浅静脈と深静脈がある。浅静脈は皮下組織にあり，深静脈は太い動脈に伴行するかたちで深筋膜より深層に位置する。いずれの静脈も弁をもつが，深静脈のほうに静脈弁が多い。

　浅静脈 superficial vein のうち代表的な 2 つとして大および小伏在静脈がある（図 5.9）。**大伏在静脈** great saphenous vein は，母趾の**背側趾静脈** dorsal digital vein と**足背静脈弓** dorsal venous arch of foot が合流してできており（図 5.9AB），以下の走行をとる。

- 内果の前方を上行する。
- 大腿骨内側果の後を通る（膝蓋骨内側縁から手の幅くらい後方）。
- 小伏在静脈とランダムに吻合する。

- 大腿筋膜上の伏在裂孔を横断する（図 5.7A）。
- **大腿静脈** femoral vein に合流する。

　小伏在静脈 small saphenous vein は小趾の背側趾静脈と足背静脈弓が合流してでき（図 5.9ABD），以下の走行をとる。

- 外側辺縁静脈から続く形で外果の後方を上行する。
- アキレス腱（踵骨腱）の外側縁に沿って走る。
- 腓骨の中心線のほうへ寄り添って深筋膜を貫く。
- 腓腹筋両頭の間を上行する。
- 膝窩で膝窩静脈に合流する。

　浅静脈や深静脈の間を通りながら，多くの**貫通静脈** perforating vein が筋膜を貫く（図 5.9C, 5.10A）。これらの静脈には弁があり浅静脈から深静脈という一方向に

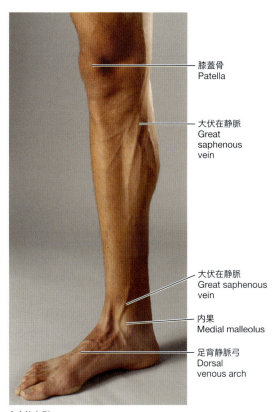

図 5.9　下肢の浅層静脈路とリンパ路　A. 運動後に拡張した正常な状態の浅静脈。（続く）

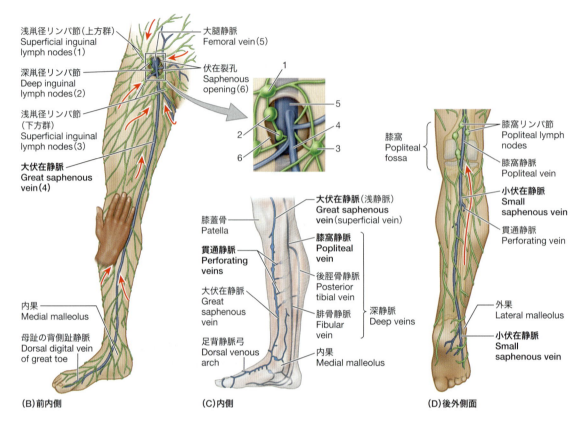

図 5.9 下肢の浅層静脈とリンパ管の還流（続き） B. 大伏在静脈と浅層のリンパ還流。伏在裂孔を拡大して示した。矢印は鼠径リンパ節に還流する浅層リンパ流。C. 穿通静脈，内側面。D. 小伏在静脈と膝窩リンパ節に向かう浅層リンパ流（矢印）。

血流を制限する。貫通静脈は筋膜を斜めに貫くので，筋収縮による圧迫で血管内圧が上昇しても，深静脈から浅静脈への逆流が起こらないようになっている。このような浅静脈から深静脈への静脈還流は四肢から心臓への血液還流を行ううえでたいへん重要である。なぜなら筋収縮が重力に抗して心臓への血液還流を促すからである（**筋静脈ポンプ**，Introduction の図 I.16A を参照）。

下肢の**深静脈** deep vein は太い動脈やその枝に伴走する。多くの場合，深静脈は 1 本の静脈としてではなく，お互いが梯子状につながった対になって（伴行静脈，ラテン語では *vena comitans*），動脈に寄り添う。この静脈は動脈と一緒の鞘におさまっており，動脈の拍動が静脈に伝わって静脈血が流れるのを助ける（図 5.10）。下腿からの深静脈は膝後方で膝窩静脈に入り，大腿に上がって大腿静脈となる。大腿深静脈は大腿静脈の終枝に合流する。大腿静脈は鼠径靱帯下を深く潜って骨盤で外腸骨静脈になる（図 5.10A）。

下肢のリンパ路

下肢には浅リンパ管と深リンパ管がある。**浅リンパ管** superficial lymphatic vessel は伏在静脈やその分枝に集まって伴走する。大伏在静脈に伴行するリンパ管は**浅鼠径リンパ節** superficial inguinal lymph node に終わる（図 5.9B）。ここからのリンパの大部分は外腸骨静脈近傍にある**外腸骨リンパ節** external iliac lymph node に，一部は大腿静脈内側の**深鼠径リンパ節** deep inguinal lymph node に入る。また，小伏在静脈に伴行するリンパ管は，膝窩の皮下脂肪で膝窩静脈を取り囲む**膝窩リンパ節** popliteal lymph node に入る（図 5.9D）。下腿の**深リンパ管** deep lymphatic vessel は深静脈に伴走し，膝窩リンパ節に入る。ここからのリンパの大部分

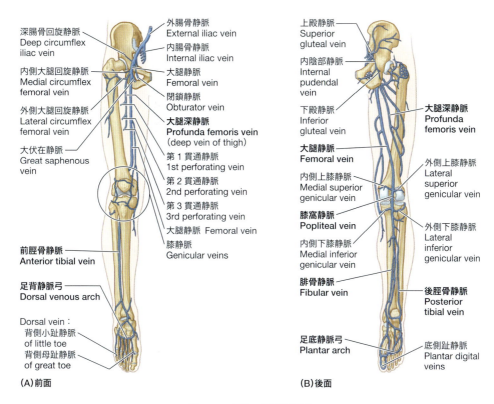

図 5.10 下肢の深部静脈流

は，深部のリンパ管を通じて上行し，深鼠径リンパ節に流入する。そしてさらに外腸骨リンパ節にいく。

下肢の皮膚の神経支配

　下肢の皮膚は皮下組織の皮神経で支配される（図5.11AB）。下腿近位の一部を除くと，この神経は腰仙骨神経叢の枝である（3, 4章を参照）。ある脊髄神経の皮枝1本によって支配される皮膚領域を**皮膚分節（デルマトーム）**dermatome という（図5.11C〜F）。L1〜5の皮膚分節は背中の中心から四肢の外側から下方に向かってのび，そこからぐるりとまわりこんで前方や内側にのびているが，このような位置関係は下肢が発生とともに内転したことを反映している。S1と2の皮膚分節は下肢後面へ下降し，膝の近くで二手に分かれて足の外側縁と内側縁に到達する（図5.11F）。

　皮膚分節図では，単純化するために境界明瞭な図が描かれているが，実際のところは隣接する皮膚分節は大部分が重なっている。重なっていない領域は**中軸線** axial line と呼ばれる部分のみで，この線では隣り合わない脊髄分節で支配される皮膚分節が境界を接している。

　よく使われる皮膚分節図にはつぎの2つがある。Foerster（1933）提唱のものは臨床所見とよく一致するので頻用されている（図5.11CD）。また，四肢の発生を忠実に再現しているという観点からKeeganとGarrett（1948）の皮膚分節図を使うものもいる（図5.11EF）。

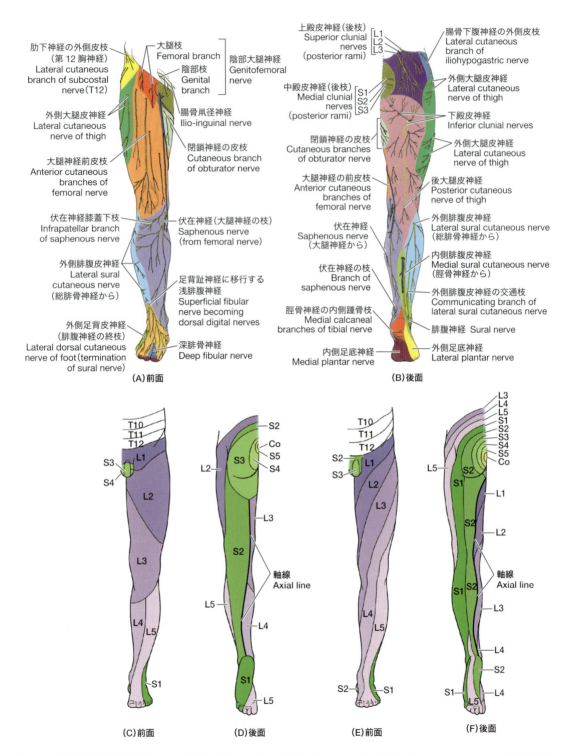

図5.11 下肢皮膚の神経支配　AB. 皮神経の分布。C〜F. 皮膚分節。Foerster(1933)(C, D)とKeegan & Garrett(1948)(E, F)による2種類の皮膚分節図が頻用される。

臨床関連事項

感覚異常

四肢の皮神経は2つ以上の髄節に由来し，かつ複数の皮膚分節を支配する．針やピン歯車のような鋭利な道具を使うと，感覚麻痺の起こった領域が皮膚分節と一致するか否かを調べることができる（図5.11C〜F）．こうして脊髄神経レベルの麻痺による単分節的麻痺なのか，それとも末梢皮神経レベルでの多分節的麻痺なのかがわかる（図5.11AB）．隣接する皮膚分節は重複するので，脊髄神経1本の障害で生じる麻痺領域は皮膚分節図で示される領域よりもはるかに小さい．

下腿のコンパートメント症候群と筋膜切開

解剖学的に閉鎖された空間で内圧が上昇すると循環障害が起こり，そこにある組織やそれより末梢にある組織の機能や生存が脅かされる（**コンパートメント症候群**）．下肢のコンパートメント（区画）は通常両端の関節に終わる閉鎖空間である．火傷，激しい筋運動の持続，鈍的外傷などによってコンパートメント内の筋や血管が損傷されると，内部で筋の出血，浮腫，炎症が起こる．下肢のコンパートメントを区画している中隔や筋膜は強靭であるため，上述の原因で惹起される筋の体積増加が区画内の圧力上昇をもたらす．

区画内の圧力はその中にある構造をかなり圧迫するほどに上昇することがある．筋や神経を養っている細い血管（神経の血管）は特に圧上昇に対して脆弱である．圧迫された部位よりも末梢の構造は虚血に陥り，不可逆的な障害を受ける（血流や神経支配が障害された筋肉は機能を失う）．

下肢遠位での脈動の消失，同様に圧迫部位よりも遠位部の体温低下が動脈圧迫症状の明確な徴候である．当該コンパートメントを減圧する目的で，筋膜や筋間中隔を**切開**することがある．

伏在神経の損傷

伏在神経は大伏在静脈に伴行する．伏在神経が外傷や術創縫合に巻き込まれて障害されると足の内側縁に沿う痛み，ずきずきした感覚，感覚麻痺が起こることがある．

静脈瘤，静脈血栓と血栓性静脈炎

大伏在静脈とその分枝にはしばしば**静脈瘤**が発生する．**静脈瘤**とは，静脈弁が閉じないために拡張し蛇行した状態の静脈をさす．静脈瘤は下肢の後内側に多く発生し，下肢不快感の原因となる（図B5.6A）．健常な静脈弁は心臓へ向かう血液は通過させるが，心臓方向からの血液の逆流は妨げる（図B5.6BC）．また弁と弁の間に溜まる血液を（重力で下行しないように）保持する役割も果たしている．静脈瘤のある静脈弁は，血管が拡張したり蛇行したりしているために正常に機能できなくなっている．その結果起こる逆流や弁間蓄血量の増大が，静脈瘤の発生につながる（図B5.6D）．

下肢の**深部静脈血栓**（DVT）は孤発性，多発性のいかんを問わず腫れ，熱感，**紅斑**（炎症）を呈し，感染を併発する．**静脈うっ滞**は血栓形成の原因として重要である．静脈うっ滞の原因として以下のものが考えられる．

- 筋の容積増加に対して筋膜が脆弱かつ無力となり筋血管ポンプとしての働きが低下したとき．
- 長期入院での臥床，きつく巻かれたギプス，包帯やストッキングバンドなど外的因子による静脈圧迫．
- 筋を動かさずにいること（例えば海外への長時間のフライト）．

静脈周囲に炎症を伴う深部静脈血栓症が起こることもあり，これを**血栓性静脈炎**と呼ぶ．下肢の静脈から流れてきた大きな血栓が肺に流されて，**肺塞栓血栓症**（肺動脈の塞栓）が起こることがある．大きな血栓が肺動脈幹を閉塞させると頓死することがある．

鼠径リンパ節の腫大

病気によってリンパ節は腫大する．皮膚の**擦過傷**により血中，組織の病原体やその毒素によって軽い敗血症を起こすと健常者でも浅鼠径リンパ節の中程度の腫大（**リンパ節腫大**）が起こる．腫大したリンパ節は皮下にあるので容易に触知できる．

鼠径リンパ節が腫大したときにはその病因究明のために灌流域全体を精査する必要がある．その範囲は臍よりの下で会陰部を含む体幹下部と下肢全体にわたる．女性の場合には子宮癌のような比較的離れた臓器からのがん転移も考えておく必要がある．その理由は，子宮底からのリンパ流は子宮円索に伴行するリンパ管から鼠径管を経て浅鼠径リンパ節に到達するからである．

下肢の局所神経ブロック

末梢神経伝導ブロックは麻痺させたい神経周囲に麻酔薬を注入して行う。
大腿神経(L2〜4)は鼡径靱帯から2 cm程度下方，おおよそ大腿動脈から1横指外側で遮断できる。大腿神経の枝である伏在神経が遮断されると，**感覚異常**(ちくちく感，ひりひり感，しびれ感)が膝と下腿内側に広がる。

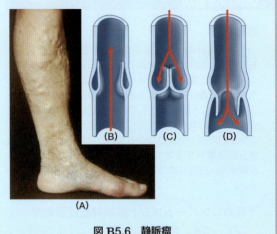

図 B5.6　静脈瘤

大腿と殿部

進化過程で殿部が著しく発達したのは直立二足歩行と密接に関係する。二足歩行に適化した大腿骨の形の変化によって，大腿外転筋群が殿部へ押し上げられ，大腿部に残った筋群は筋間中隔によって，**前区画**(前部)の**伸筋群**，**内側区画**(中間)の**内転筋群**，**後区画**(後部)の**屈筋群**という3群に編成された(図5.8A)。ふつう，前部の筋群は大腿神経，内側筋群は閉鎖神経，後部の筋は坐骨神経の枝である脛骨神経でそれぞれ支配されている。

大腿前部の筋群

広大な**大腿前区画** anterior compartment of thigh は，**前大腿筋群** anterior thigh muscle である**股関節の屈筋**と**膝関節の伸筋**が存在する。これらの筋の起始・停止，支配神経，おもな作用に関しては図5.12と表5.1を参照されたい。大腿前筋群には以下の筋が含まれる。

- **恥骨筋** pectineus：扁平な四角形の筋で大腿前部の上内側部にある。
- **腸腰筋** iliopsoas：これは股関節のおもな屈筋であり，大腰筋と腸骨筋からなる。これらの筋の筋腹は腹膜後壁や骨盤内に存在するが，鼡径靱帯の下深部を通って大腿に入るあたりで1つの筋となり，大腿骨小転子に停止する。この筋は関節運動に働くのみならず，関節安定化にも働くという独特の位置にある。また，姿勢維持にもかかわっており，立位では正常な腰椎の前弯を維持し，胸椎後弯(脊柱の弯曲)の維持にも間接的に関係する。
- **縫工筋** sartorius：「仕立屋の筋」(ラテン語の *sartus* は継ぎをあてる，または修繕を意味する)と呼ばれる，大腿前面の1番浅層にある長い帯状の筋で，大腿前面上部を外側から内側に向かって斜めに横切る形で走っている。この筋は股関節と膝関節の2つに対して作用する筋で，両方同時に作用するとあぐらをかかせる。筋の作用は弱いので基本的に類似の機能をもつ筋群とともに協力筋として働く。
- **大腿四頭筋** quadriceps femoris (ラテン語で4つの頭を持つ筋を意味する)：大腿前方にある筋の大部分を占め，膝関節の伸筋である。この筋は大腿骨前面，両側面をくまなく覆っており，つぎの4つの部位からなる。
  - **大腿直筋** rectus femoris (ラテン語の *rectus* はまっすぐを意味する)は股関節を横切っており，腸腰筋が股関節を屈曲させるのを助ける。膝関節の伸筋でもあるが，股関節が屈曲している際には，伸筋としての作用は制限される。
  - **外側広筋** vastus lateralis は大腿四頭筋のなかの最大の筋であり，大腿の全長にわたって外側に位置する。

- **中間広筋** vastus intermedius は外側内筋と外側広筋の間にあり，大腿直筋の深部にある。
- **内側広筋** vastus medialis は大腿の遠位内側のほぼ 2/3 を覆っている。

膝関節筋 articularis genus（articular muscle of knee）と呼ばれる小さく扁平な筋は中間広筋に由来し（図 5.12D），上方では大腿骨前面下部から起こり，下方では膝関節の滑液包と**膝蓋上包**に停止する。この筋は膝関節伸展時に滑膜を上に引きあげ，滑膜ヒダが関節内で大腿骨と膝蓋骨ではさまれるのを防ぐ。

大腿四頭筋腱は遠位で1つになり**大腿四頭筋腱** quadriceps tendon をつくる（図5.12B）。脛骨粗面に停止する**膝蓋靱帯** patellar ligament（ラテン語では *liga-*

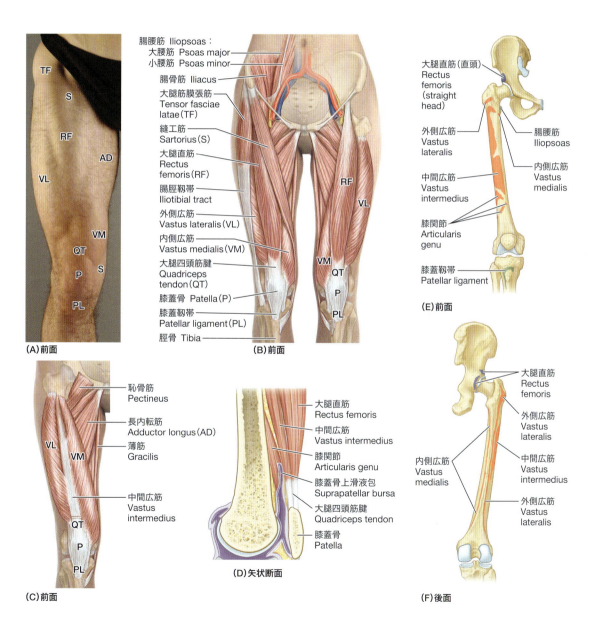

図 5.12　前方および内側の大腿筋群　A．大腿の体表解剖。B．筋肉。C．大腿四頭筋。D．膝関節（膝関節の筋）。EF．筋の停止部。

mentum patellae)は，大腿四頭筋腱の続きでその中に膝蓋骨が埋め込まれている。内側広筋と外側広筋もそれぞれ別々に膝蓋骨に付着し，腱膜となる。それぞれ**内・外側膝蓋支帯** medial and lateral patellar retinaculum と呼ばれ，膝蓋骨の両側面を通って**脛骨プラトー**の前縁について膝関節包を補強する。膝蓋骨は，大腿四頭筋腱を関節軸よりもより前方におくので，てこの効果をもたらす。そして力学的により有利な位置で脛骨に停止するようにしている。

表5.1 前大腿筋群

筋	起始	停止	神経支配[a]	おもな作用
恥骨筋	恥骨上枝	小転子下部にある大腿骨恥骨筋線	大腿神経(**L2**, **L3**)，閉鎖神経の枝から一部支配を受けることあり	股関節の内転と屈曲L股関節内転時の補助
縫工筋	上前腸骨棘とその下方にあるくぼみ上部	脛骨上端内側面	大腿神経(**L2**, **L3**)	股関節の屈曲，外転と外旋，膝関節屈曲
腸腰骨				
大腰筋[b]	第12胸椎から第5腰椎の椎体側面と椎間円板，全腰椎の横突起	大腿骨小転子	腰髄神経(**L1**, **L2**, **L3**)の前枝	2つの筋が協調して股関節を屈曲させ安定させる，大腰筋は姿勢維持に関係する筋でもあり，立位で体幹の偏向を調節する
腸骨筋	腸骨稜，腸骨窩，仙骨翼，前仙骨靱帯	大腰筋腱，小転子とその遠位の大腿骨	大腿神経(**L2**, **L3**)	
大腿四頭筋				
大腿直筋	下前腸骨棘と寛骨臼上部の腸骨	大腿四頭筋腱と呼ばれる共通腱性停止と膝蓋骨底への独立停止部がある。膝蓋靱帯を介した脛骨粗面への停止に加え，内側広筋と外側広筋は脛骨と膝蓋骨に腱膜(内側および外側膝蓋支帯)を介して停止する	大腿神経(**L2**, **L3**, **L4**)	膝関節の伸展，大腿直筋は股関節を安定させ，腸腰筋が股関節を屈曲させるのを助ける
外側広筋	大転子と粗線外側唇			
内側広筋	内側広筋転子間線と粗線内側唇			
中間広筋	大腿骨骨幹部の前面と外側面			

[a] 括弧内は，支配神経の脊髄分節の高さを示す(例えば，大腰筋を支配する「L1, **L2**, L3」は，脊髄分節の第1～3腰髄に由来する)。**太字**は，おもな脊髄分節の神経支配を示す。1ないし複数の脊髄分節あるいはそこから起こる運動神経根の障害は，関係する筋の麻痺を起こす。
[b] 小腰筋は，近位で第12胸椎から第1腰椎と椎間円板に，遠位で恥骨筋線と腸恥骨隆起に付着する筋である。

大腿内側の筋群

大腿内側の筋群をまとめて**内転筋群**と呼ぶ。大腿内側筋区画に存在し，おもに閉鎖神経によって支配される（図5.12，5.13，表5.2）。内転筋群はつぎの4つの筋からなる。

- **長内転筋** adductor longus：このグループ内で最浅層にある筋。
- **短内転筋** adductor brevis：恥骨筋と長内転筋の深層（後方）にある筋。
- **大内転筋** adductor magnus：内転筋群中最大の筋で，内転筋部とハムストリング部からなる。これらの2つの部分は起始・停止，神経支配，おもな機能が異なる。
- **薄筋** gracilis：大腿内側から膝に至る長いヒモ状の筋である。この筋は膝関節や股関節を交差させるときに働く唯一の内転筋である。
- **外閉鎖筋** obturator externus：大腿上内側にある深層の扇形をした筋。

内転筋腱裂孔 adductor hiatus は，大内転筋の内転筋部腱膜付着部とハムストリングの腱によって形成される穴である（図5.13E）。この裂孔は大腿動静脈が大腿前部の筋区画から膝窩にいく通り道である。内転筋群のおもな作用は股関節の内転である。またこの筋は両足で立つ

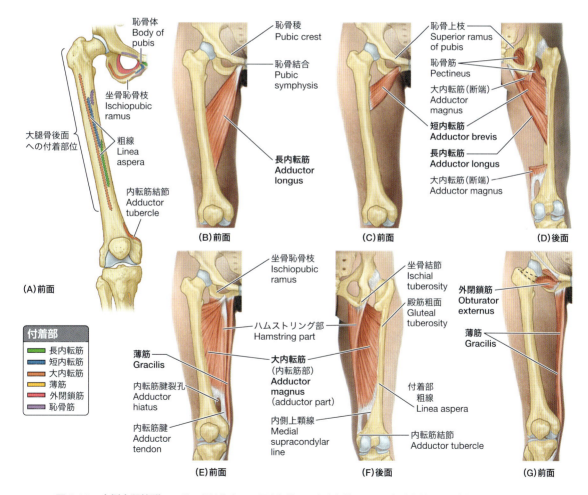

図5.13 **内側大腿筋群** A．筋の起始停止。B．長内転筋。C．短内転筋。D．長・短内転筋。EF．大内転筋。G．薄筋。

表 5.2 大腿内側の筋群

筋[a]	起始[b]	停止[b]	神経支配[c]	おもな作用
長内転筋	恥骨稜下部にある恥骨体	大腿骨粗面の中 1/3	閉鎖神経(L2, **L3**, L4)	股関節の内転
短内転筋	恥骨体と下枝	恥骨筋線と大腿骨粗線の近位部		股関節の内転とある程度の屈曲
大内転筋	内転筋部：恥骨枝下部，坐骨枝 ハムストリング部：坐骨結節	内転筋部：殿筋粗面，粗線，内側上顆線 ハムストリング部：大腿骨内転筋結節	内転筋部：閉鎖神経(L2, **L3**, **L4**) ハムストリング部：脛骨神経(**L4**)	股関節の内転，内転筋部はさらに股関節の屈曲にもかかわる。ハムストリング部は股関節の伸展に作用する
薄筋	恥骨体と下枝	脛骨内側上部	閉鎖神経(**L2**, L3)	股関節の内転，膝関節の屈曲と内旋の補助
外閉鎖筋	閉鎖孔周辺から閉鎖膜	大腿骨転子窩	閉鎖神経(**L3**, **L4**)	股関節の外旋。大腿骨頭を寛骨臼に固定して骨盤を安定にする

[a] 全体をまとめると上から 4 つの筋は大腿内転筋群であるが，その運動様式は複雑である(例えば膝関節が屈曲しているときにこれらの筋群は股関節の屈筋として機能する。特に歩行時にはそうである)。
[b] 筋の起始・停止に関しては図 5.13A を参照のこと。
[c] 支配する脊髄神経の髄節番号を示す。**太字**になっている部分がおもな支配神経髄節である。(例えば「L2, **L3**, **L4**」は大内転筋を支配する神経が，脊髄分節の第 2〜4 腰髄節に由来することを示す)。

たときに足の位置を安定させ，左右への体重移動があるときに体幹の外側へのゆれを修正する。内転筋群は伸展した股関節を屈曲させるとき，走るときなど，屈曲した股関節を反力に抗して伸展させるときに働く。

大腿前内側部の神経・脈管とその相互関係

大腿三角と内転筋管

大腿三角 femoral triangle は大腿前部の上 1/3 の筋膜下にある空間である(図 5.14)。大腿三角は，大腿を屈曲，外転，外旋させたときに鼠径靱帯の下にくる三角形のくぼみであり，つぎの構造によって境界が定められる。

- 上方では鼠径靱帯が**大腿三角の底辺**をつくる。
- 内側方では長内転筋。
- 外側方では縫工筋，**尖(頂点)** は縫工筋内側縁が長内転筋外側縁と交差するところである。

大腿三角の床をつくる筋は，外側が腸腰筋，内側が恥骨筋である(図 5.14C)。**大腿三角の天井**は大腿筋膜，篩状筋膜，皮下組織，皮膚からなる。鼠径靱帯の深部にある鼠径後隙は体幹や骨盤腔を含む腹腔と下肢を結ぶ重要な通路となる。**鼠径靱帯後隙** retro-inguinal space は上前腸骨棘と恥骨結節の間で鼠径靱帯に沿って存在する空隙である(図 5.15)。この空隙は腸腰筋膜によって 2 つに分かれる。外側のコンパートメントは腸腰筋と大腿神経が通る筋裂孔で，内側のコンパートメントは大骨盤と大腿三角の間を結ぶ動静脈，リンパ管が通る血管裂孔である。

大腿三角には外側から内側に向かってつぎの構造が同定できる(図 5.14)。

- 大腿神経とその終枝。
- 大腿動脈とその分枝。
- 大腿静脈とその直接流入枝(例えば大伏在静脈や大腿深静脈)。
- 大腿管。
- 深鼠径リンパ節とそこに流出入するリンパ管。

大腿動静脈は大腿三角によって二分され，三角頂部から大腿管に出入りしている(図 5.14B)。**内転筋管** adductor canal(縫工筋下管，Hunter 管)は大腿三角頂部

から大内転筋腱内にある内転筋腱裂孔に通じている。大腿三角頂部では縫工筋が長内転筋の上を交差する。内転筋管は大腿動静脈，伏在神経，内側広筋への神経が筋肉間を通過する経路となり，大腿の脈管を膝窩に通す役割を果たしている。膝窩ではこれらの血管は膝窩動静脈に名前を変える。内転筋管の前壁と外側壁は内側広筋に，後壁は長内転筋と大内転筋に，内側壁は縫工筋によってそれぞれつくられる。縫工筋は上述の筋群でつくられるくぼみの上を通っており，内転筋管の屋根にもなる。

大腿神経

大腿神経 femoral nerve（L2～4）は腰神経叢最大の枝である。この神経は腹部で大腰筋を貫いて鼠径靱帯の中央部に向かって骨盤の後外側に下降する。それから鼠径靱帯の大深度（鼠径後隙の筋裂孔）を通過して，大腿動静脈外側で大腿三角に入る（図5.14, 5.15）。大腿三角に入った後に，大腿神経は大腿前部の筋群に送る数本の枝をだす。同時に股関節と膝関節への関節枝と，大腿前内側部へ皮枝を送る。大腿神経皮枝の終枝は**伏在神経** sa-

---

臨床関連事項

殿部と大腿の打撲傷

スポーツ中継でキャスターやトレーナーが「腸骨稜打撲」ということがあるが，これは**腸骨稜の打撲**，特に腸骨稜前部の打撲を意味する。これは殿部外傷のなかで最もよくみられるものの1つで，フットボール，アイスホッケー，バレーボールなどのスポーツでよく起こる。

打撲傷では挫滅した毛細血管からの出血が起こり，それが筋，腱，その他軟部組織に波及する。また，腸骨稜打撲には筋付着部の骨剥離を含む。例えば，縫工筋や大腿直筋それぞれが上前腸骨棘や下前腸骨棘から剥離することも含まれるが，本来これらの損傷は**剥離骨折**と呼ぶべきである。

他によく使われる用語として「こむら返り」がある。これは虚血，夜間の下肢痙攣，血管挫傷や破裂で**血腫**を生じることによって大腿の筋が急性痙攣を起こすことである。血管挫傷は通常，大腿直筋の線維断裂でみられ，ときには大腿四頭筋腱の一部も断裂する。こむら返りは局所の筋痛やこわばりを伴い，外傷や筋疲労に続発することが多い。

膝蓋腱反射

膝蓋腱を反射槌で軽く叩くと**膝蓋腱反射**が惹起される。筋緊張性反射（腱反射）は身体所見をとる際によく使われる方法で，被検者に足を宙でぶらぶらさせた状態で座らせて行う。反射槌で腱を適度な強さで叩くと下腿が伸展する。反射が正常である場合には，被検者の大腿四頭筋に手をおいておくと，筋肉が収縮するようすを感じることができる。腱反射試験は大腿神経とL2～4の脊髄節の状態を調べるものである。**膝蓋腱反射の減弱あるいは消失**は大腿四頭筋の神経支配を侵す病変であればどのような病態でも起こりうる（例：末梢神経疾患）。

大腿四頭筋麻痺

大腿四頭筋麻痺の患者は膝関節にかかる反力に対して脚をのばすことができず，膝関節が意図に反して屈曲しないように歩行時に大腿遠位部を押さえながら歩いている。膝関節の関節炎や外傷によって内側広筋や外側広筋が脆弱になると，膝蓋骨の動きが異常となり，関節の安定性が失われる。

膝蓋軟骨化症

膝蓋軟骨化症（軟骨の軟化，ランナー膝）はマラソン選手の膝の損傷としてよくみられるが，テニスやバスケットボールなど走ることが多いスポーツでもよく起こる。膝蓋骨周囲あるいは深部からの痛みがあり**大腿四頭筋を不安定**にする。膝蓋軟骨化症は膝蓋骨の強打や膝関節の過屈曲でも起こる。

薄筋の移植

薄筋は内転筋群のなかでは比較的弱い筋なので，切除しても足の機能に大きな影響は起こりにくい。したがって，外科では薄筋あるいはその一部を神経や血管をつけたまま移植に使うことがある。損傷した前腕の筋を置換したり，機能を失った肛門括約筋の再建を行ったりすることが目的である。

鼠径部過伸展

スポーツ中継のキャスターがときどき「鼠径部過伸展」や「鼠径部受傷」という言葉を使うことがあるが，これは大腿の屈筋や内転筋が過伸展されて，筋の起始が断裂することである。これらの筋の起始は鼠径部にある。鼠径部の受傷は瞬発的なスタートをするスポーツ（短距離走やサッカー）や体の極端な伸展をするスポーツ（器械体操など）でみられる。

phenous nerve と呼ばれ，この神経は大腿三角を下行して大腿の脈管を包む大腿鞘の外側にでる．さらに大腿動静脈に伴行して内転筋管を通り，これらの脈管が内転筋腱裂孔をでるときに縫工筋と薄筋の間を通って皮膚表層に出現する(図5.13AB)．伏在神経は前下方に走り，膝，下腿，足の前内側面で皮膚，筋膜に枝を送る．

大腿鞘

大腿鞘 femoral sheath は筋膜でできた煙突状の管でその長さはまちまちで(通常は3～4 cm)，鼠径靱帯の深部を貫き大腿動静脈の近位部を包み，これらの内側に大腿管をつくる(図5.15)．大腿鞘は腹横筋筋膜と腸腰筋筋膜が腹腔，骨盤腔から下方に延長してできた構造である．大腿鞘に大腿神経は入っていない．大腿鞘は下方にのびて大腿動静脈を包む疎性結合組織である血管外膜につながる形で終わる．大腿鞘がはじまる領域では，その内側壁を大伏在静脈やリンパ管が貫通する．大腿鞘のおかげで股関節運動時に大腿動静脈が鼠径靱帯深部で動けるようになる．大腿鞘は，大腿動静脈に沿ってのびる腹膜外結合組織でできた鉛直方向の隔壁によって，3つの部屋に分かれる．大腿鞘の区画は，大腿動脈を入れる外側区画，大腿静脈を入れる中間区画，本来の大腿管である内側区画，からなる．

大腿管 femoral canal はこれら3つの区画のなかで最も小さい．大腿管は短い円錐状の構造で，大腿鞘内側壁と大腿静脈の間にある．大腿管の特徴はつぎのとおりである．

- 伏在裂孔の近位縁まで広がっている．
- 下肢からの静脈還流が増えた場合，あるいは腹圧が亢進して一時的な静脈うっ滞が起こった際に大腿静脈が拡張できるスペースとなる．
- 疎性結合組織，脂肪，リンパ管，また深鼠径リンパ節

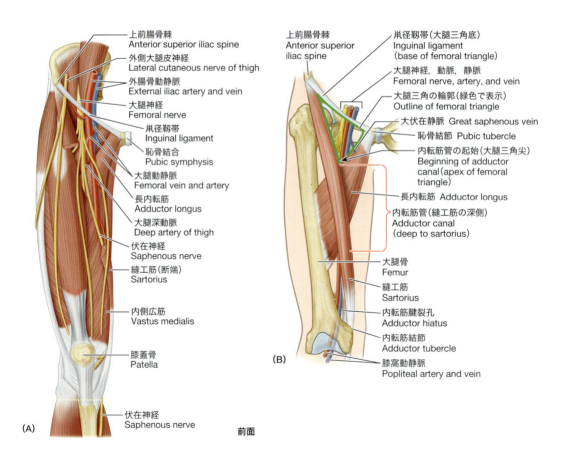

図5.14　大腿前面の神経と脈管　A．全体像．B．大腿三角と内転筋管．(続く)

(Cloquet節)などを入れる。

大腿管の底は腹腔側に終わる近位側の小さな孔(直径約1cm)でできており、これを**大腿輪** femoral ring という(図5.15)。大腿輪の境界はつぎのように定められ る。**外側**は大腿管と大腿静脈の間にある**大腿輪中隔** femoral septum，**後側**は恥骨筋靱帯で覆われた恥骨上枝，**内側**は裂孔靱帯，そして**前方**は鼠径靱帯内側部である。

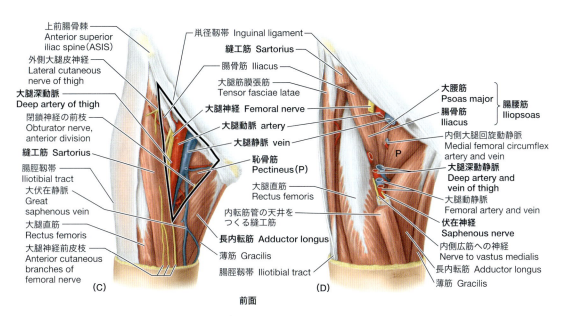

図5.14　大腿前面の神経と脈管(続き)　**C**. 大腿三角の境界と構造物。**D**. 大腿三角底。

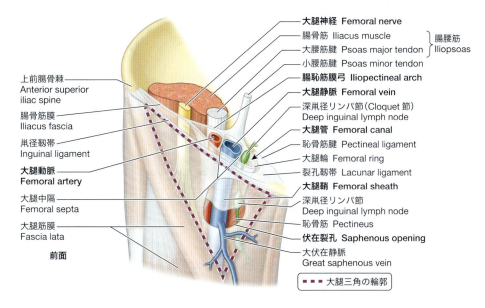

図5.15　大腿鞘

大腿動脈

大腿動脈 femoral artery は下肢のおもな動脈であり，外腸骨動脈が鼠径靱帯より末梢で連続したものである（図5.14，5.16）。大腿動脈の走行はつぎのとおりである。

- 鼠径靱帯中央深部から大腿三角に入り，大腿静脈の外側にある。
- 大腿筋膜の深部で腸腰筋と恥骨筋の縁に沿って下降する。
- 大腿三角を二分し，大腿三角尖で縫工筋の深部にある内転筋管にでる。
- 内転筋腱裂孔で内転筋管からでて**膝窩動脈**となる。

deep artery **大腿深動脈** of thigh（profunda femoris artery）は大腿動脈最大の枝で，大腿を養うおもな分枝である。この血管は大腿三角で大腿動脈から起こる（図5.14C，5.16）。大腿深動脈は大腿のおおむね中央1/3で長内転筋によって大腿動静脈とは隔離されている。大腿深動脈は大腿骨後面を包囲しながら3～4本の**貫通動脈** perforating artery を分枝し，大内転筋，ハムストリング，外側広筋を栄養する。

2本の**大腿回旋動脈**はふつうは大腿深動脈の分枝であるが，大腿動脈から直接起こることもある。この動脈は大腿を取り囲み，相互に吻合しながら大腿の筋群や大腿骨近位部を栄養する。**内側大腿回旋動脈** medial circumflex femoral artery は**後支帯動脈** posterior retinacular artery を介して大腿骨骨頭と骨頸の大部分に血液を供給する。この動脈は腸腰筋と恥骨筋の間の深部を通って，大腿骨頸部の後方にまわり，大腿方形筋に向かって深部（前方）へ走る。**外側大腿回旋動脈** lateral circumflex femoral artery は大腿外側の筋群を栄養しながら，関節包の外側に向かって走る（図5.16，表5.3）。

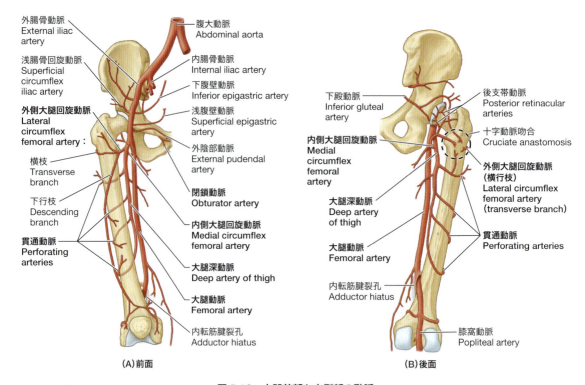

図5.16　大腿前部と内側部の動脈

表 5.3 殿部の筋群

筋肉	起始	停止	支配神経[a]	おもな作用
大殿筋	後殿筋線よりも後方の腸骨，仙骨と尾骨の背面，仙結節靱帯	筋線維のほとんどは腸脛靱帯に移行し，そのまま脛骨外側顆に停止する。一部の線維は大腿骨殿筋粗面に停止する	下殿神経(L5，S1，S2)	屈曲位の股関節から立位になる際に股関節を伸展し，外旋を助ける。大腿を安定化し，座位から立ちあがるのを助ける
中殿筋	腸骨外面の前，後殿筋線の間	大転子の外側面	上殿神経(L4，L5，S1)	股関節の外転と同関節前部を内旋させる[c]。反対側の脚があがった際に，骨盤の位置を一定の高さに保つ
小殿筋	腸骨外面の前，下殿筋線の間	大転子の前面		
大腿筋膜張筋	上前腸骨棘と腸骨稜前部	脛骨外側顆(Gerdy結節)に付着する腸脛靱帯		股関節の屈曲。大殿筋と協働して伸展位にある膝関節の安定化
梨状筋(大坐骨孔を通る)	仙骨前面の第2から第4分節。大坐骨切痕上縁と仙結節靱帯	大転子の上縁	S1，S2の前枝	伸展位にある股関節の外旋。寛骨臼への大腿骨頭の固定(股関節の安定化)
内閉鎖筋(小坐骨孔を通る)	腸骨，坐骨の内側面と閉鎖膜	大転子[b]内側面(転子窩)	内閉鎖筋枝(L5，S1)	
上下双子筋	上：坐骨棘 下：坐骨結節		上：内閉鎖筋に同じ 下：大腿方形筋に同じ	
大腿方形筋	坐骨結節の外側縁	大腿骨転子間稜の方形筋結節とその下方	大腿方形筋枝(L5，S1)	股関節の外旋。大腿骨頭を寛骨臼に引き股関節を安定化する

[a] 脊髄髄節を示した。例えば「S1，S2」は梨状筋を支配する神経は第1・2仙髄からくることを示す。**太字**は主要な支配髄節を示す。
[b] 双子筋は大転子に停止する際に内閉鎖筋の腱と合流する。
[c] 後部は股関節を外旋させる。

大腿静脈

大腿静脈 femoral vein は，膝窩静脈が内転筋管よりも近位側にのびたものである(図5.14A)。内転筋管を上行する際には，大腿動脈に対して最初は後外側にありしだいに後方にまわりこむ(図5.14B)。また大腿管の外側で大腿鞘に入り，鼡径靱帯後方を越えると外腸骨静脈となる。大腿三角の下方では，大腿深静脈，大伏在静脈，および他のいくつかの枝からの合流を受ける。**大腿深静脈**は3～4本の貫通静脈が1本になってでき，鼡径靱帯より末梢かつ大伏在静脈の合流点より下で大腿静脈に入る。

閉鎖動脈と閉鎖神経

閉鎖動脈 obturator artery はふつう，内腸骨動脈より起こる(図5.16)。およそ20%の例では，下腹壁動脈の恥骨枝が発達したものが閉鎖動脈と置き換わっていたり(**置換閉鎖動脈**)，**副閉鎖動脈**として合流したりする。閉鎖動脈は閉鎖孔を通って大腿の内側コンパートメントに入り，前枝と後枝に分かれて短内転筋上に広がる。閉鎖動脈が栄養するのは外閉鎖筋，恥骨筋，大腿内転筋群，薄筋である。後枝は大腿骨頭を栄養する寛骨臼枝をだす。

閉鎖神経 obturator nerve(L2～4)は大腰筋の内側縁を下行し，閉鎖動静脈とともに閉鎖孔から大腿に入る。この神経も同名血管と同様，前枝と後枝に分かれ，短内転筋に広がる。前枝は長内転筋，短内転筋，薄筋，恥骨筋を支配する。後枝は外内転筋，大内転筋を支配する。

臨床関連事項

大腿ヘルニア

大腿輪は前下腹壁の脆弱な部分で，**大腿ヘルニア**の好発部位である。大腿ヘルニアは腹部内臓が大腿輪を通って大腿管に飛びでる病態である（多くの場合には小腸ループ）（図B5.7）。大腿ヘルニアは男性よりも女性に多く，鼠径ヘルニアは男性に多い。ヘルニア索が大腿管内の構造を押しのけて大腿管は拡張する。大腿管にとどまっている限りヘルニアは小規模であるが，伏在裂孔を通じて大腿皮下にでてくると大きくなる。このようなときには**大腿ヘルニアの絞扼**が起こり，ヘルニア部の小腸の血流障害が起こり，組織が壊死を起こすことがある。

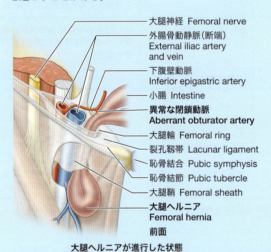

大腿ヘルニアが進行した状態

図 B5.7　大腿ヘルニア

閉鎖動脈の置換

20％の例では，下腹壁動脈恥骨枝が太く閉鎖動脈と置き換わっていたり（**閉鎖動脈置換**），閉鎖動脈を**副閉鎖動脈** accessory obturator artery というような形で従えている（図B5.7）。この動脈は，大腿輪の近くあるいはその上を横切って閉鎖孔に至るので，大腿ヘルニアのすぐそばを走ることがある。この動脈が**ヘルニア絞扼**に巻き込まれることとなる。したがって，鼠径ヘルニアや大腿ヘルニアの内視鏡手術で縫合用ステープルを使う外科医は，この比較的多くみられる破格を念頭においておく必要があろう。

大腿動脈拍動とカニュレーション

通常，大腿動脈の拍動は鼠径靱帯中央直下で触知することができる。健常者であれば拍動は強いが，総腸骨動脈や外腸骨動脈の部分閉塞があると，拍動は減弱する。また下肢の外傷に伴う動脈出血を止めるには，鼠径靱帯中央部を指で押して，大腿動脈を徒手で圧迫することができる（図B5.8）。

大腿動脈のカニュレーションは鼠径靱帯中央部の直下で行うことができる（例えば，造影剤を入れて心大血管の放射線像を得る心血管造影時など）。**左心血管造影**の際には細長いカテーテルを経皮的に大腿動脈へ導入し大動脈を上行させて，冠状動脈までもっていく（1章を参照）。

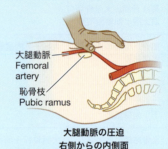

大腿動脈の圧迫
右側からの内側面

図 B5.8　大腿動脈の圧迫止血

大腿静脈のカニュレーション

大腿静脈はふつう触知することができないが，静脈のすぐ外側に隣り合っている大腿静脈の拍動を利用してだいたいの位置を定めることができる。やせた人では大腿静脈が皮膚に近いところにあるため，大伏在静脈と間違われることがある。したがって，大腿静脈は鼠径靱帯下3 cmくらいのところで合流する大伏在静脈を除くと，大腿で合流する静脈をもたないこと，を知っておく必要がある。右心系や肺動脈の血液検体を採取したり血圧を測定したり，**右心血管造影**を行う為に，大腿三角を通じて大腿静脈に細長いカテーテルを挿入する。放射線ガイド下でカテーテルは大腿静脈より外腸骨静脈，総腸骨静脈，下大静脈を通って右心房に達する。

殿部と大腿後面

殿部 gluteal region（股関節部と尻）は骨盤後方で発達した領域で，上は腸骨稜，大転子，上前腸骨棘で，下は**殿溝**で区画されている。殿溝は殿部の下縁と大腿の上縁を分ける境界線である（図 5.17）。**殿裂**は両方の尻を分ける線である。

骨盤骨を構成する寛骨，仙骨，尾骨は**殿靱帯**で1つにつながっている。仙結節靱帯 sacrotuberous ligament や仙棘靱帯 sacrospinous ligament は骨盤骨の坐骨切痕を大・小坐骨孔に分ける（図 5.18）。**大坐骨孔** greater sciatic foramen は骨盤に出入りする各種構造の通路になっており，**小坐骨孔** lesser sciatic foramen は会陰に出入りする構造の通路となっている。大坐骨孔は血管や神経が骨盤をでて殿部にいく通路であると考えればよい。静脈に関してはその方向が動脈とは逆になっていることに注意されたい。

殿部の筋群

殿部の筋は浅層と深層の大きく2つに分けられる（図 5.19，表 5.3）。浅層は3つの殿筋（大殿筋，中殿筋，小殿筋）と大腿筋膜張筋からなる。**大殿筋** gluteus maximus のおもな機能は股関節の伸展と外旋である。この筋が働くのは，おもに股関節の屈曲位から立位になるときで，例えば座っている状態から立ちあがるとき，股関節を曲げているときから伸展させるとき，坂や階段をのぼるとき，走るとき，などである。**中殿筋** gluteus medius と**小殿筋** gluteus minimus は扇形をした筋で大殿筋の深部にある。この筋群は大腿の外転と内旋を行う。**大腿筋膜張筋** tensor fasciae latae は殿部の外側部にある筋で，2枚の大腿筋膜にはさまれている。大腿筋膜張筋は股関節の外転と内旋を担うが，通常この筋が独立して機能することはない。股関節屈曲の際には腸腰筋や大腿直筋と一緒に働く。また大腿筋膜や腸脛靱帯を緊張させることで立ったときに大腿骨を脛骨に対して安定化する。深層の筋には**梨状筋** piriformis，**内閉鎖筋** obturator internus，**上双子筋** gemellus superior および**下双子筋** gemellus inferior，**大腿方形筋** quadratus femoris がある（図 5.20）。これらの筋は大殿筋の下半分で覆われており，大腿を外旋させる。その一方で，股関節の強力な靱帯とともに大腿骨頭を寛骨臼に固定することで股関節を安定化する。

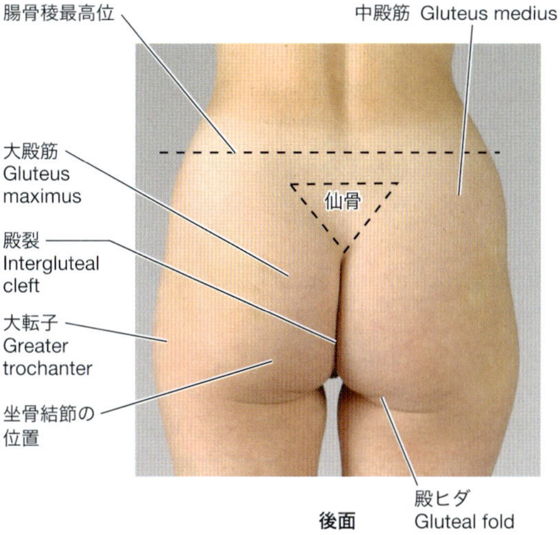

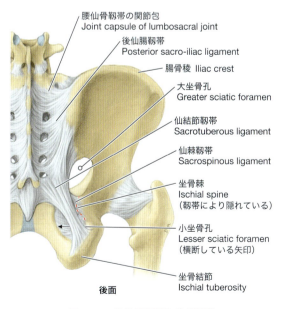

図 5.17　殿部でめだつ体表構造

図 5.18　仙結節靱帯と仙棘靱帯

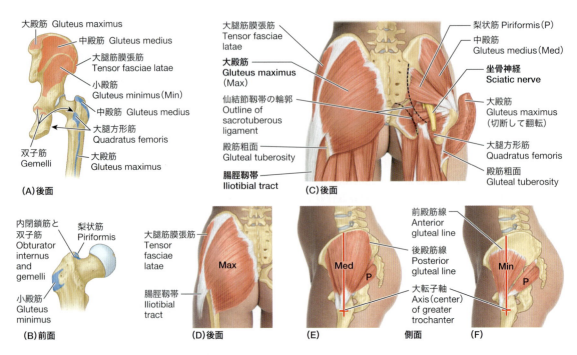

図 5.19　殿筋群　AB. 筋の起始および停止。C. 概観。D. 大殿筋。E. 中殿筋。F. 小殿筋。

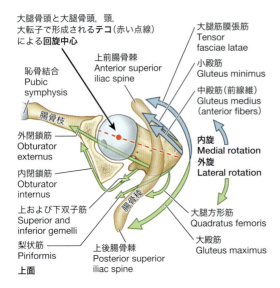

図 5.20　股関節の内旋と外旋を担う筋

殿部滑液包

殿部滑液包 gluteal bursa は扁平な少量の滑液を入れた膜性嚢で，大殿筋を周囲の構造から隔てる（図5.21）。滑液包は，摩擦を減らし筋のなめらかな運動を促すために，例えば筋と骨突起の間のように摩擦が生じやすい部分に局在している。大殿筋と関連する滑液包は以下の場所にある。

- 転子包 trochanteric bursa は大殿筋深部と大腿骨大転子を分ける。
- 坐骨包 ischial bursa は大殿筋下縁と坐骨結節を分ける。
- 殿筋大腿包 gluteofemoral bursa は腸脛靱帯と外側広筋の起始部上部を分ける。

大腿後部の筋群

大腿後部にある4つの筋のうち3つは**ハムストリング** hamstrings で，**半腱様筋** semitendinosus，**半膜様筋** semimembranosus，**大腿二頭筋長頭** long head of biceps femoris がこれにあたる（図5.22，表5.4）。ハムストリングは大殿筋深部にある坐骨結節から起こり，下腿の骨に停止し，坐骨神経の枝である脛骨神経によって支配される。この筋群は2関節筋であり，股関節の伸展と膝関節の屈曲を行うが，双方の運動を同時に最大に行うことはできない。膝を最大限屈曲させるとハムストリングが短くなるので，股関節を伸展するためにさらに収縮することはかなわない。同様に，股関節を最大限伸展させるとハムストリングは短くなり，それ以上股関節を動かすことはできない。大腿と下腿が固定された状態では，ハムストリングは股関節に対して体幹をのばすときに働く。これらの筋群は，膝関節が最大屈曲位にあるとき以外のすべての体位で股関節を伸展する。立位を保つときも同様である。

大腿二頭筋短頭 short head of biceps femoris は，大腿後部コンパートメントに4つある筋の1つであるが，これはハムストリングではない。というのも，この筋は膝関節のみに対して作用する筋であり，支配神経も総腓骨神経だからである。

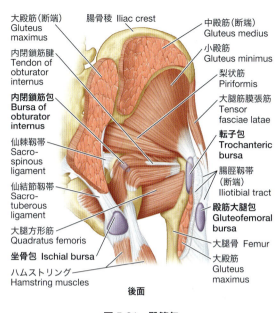

図 5.21　殿筋包

表 5.4　大腿後面の筋

筋肉[a]	起始[b]	停止[b]	支配神経[c]	おもな作用
半腱様筋	坐骨結節	脛骨上部内側面	脛骨神経（L5，**S1**，**S2**）	股関節の伸展。膝の屈曲，また同時に下腿を内旋する。股関節も膝関節も屈曲している際に体幹を伸展する
半膜様筋		脛骨内側顆後面。反回する停止部は斜膝窩靱帯となって大腿骨外側顆につく		
大腿二頭筋，長頭と短頭	長頭：坐骨結節 短頭：大腿骨粗線と外側顆上線	腓骨頭外側面，腱はこの場所で外側側副靱帯によって2分される	長頭：脛骨神経（L5，**S1**，**S2**） 短頭：総腓骨神経（L5，**S1**，**S2**）	膝関節の屈曲，また同時に膝関節を外旋する。例えば歩行を開始する際に股関節を伸展する

[a] これら3つの筋をまとめてハムストリングという。
[b] 筋の起始・停止に関しては図5.22Cを参照のこと。
[c] 脊髄髄節の神経支配を示す。例えば「L5，**S1**，**S2**」は，大腿二頭筋を支配する神経は第5腰髄と第1・2仙髄に由来することを示す。**太字**で標記された数字はおもに支配する脊髄髄節を示す。

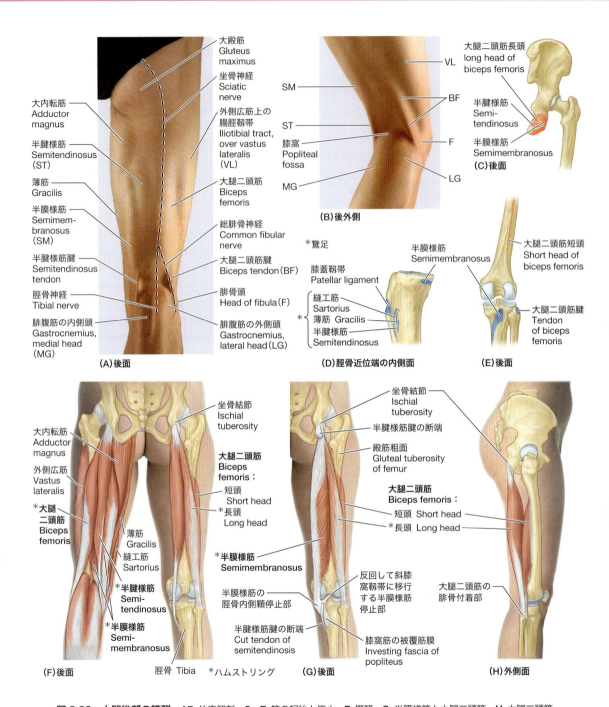

図 5.22　大腿後部の筋群　**AB**. 体表解剖。**C〜E**. 筋の起始と停止。**F**. 概観。**G**. 半膜様筋と大腿二頭筋。**H**. 大腿二頭筋。

殿部と大腿後部の神経

仙骨神経叢から数本の神経(例えば上殿神経, 下殿神経)がでて, これが殿部を支配する。なかには殿部を通過して会陰(例えば陰部神経)や大腿(坐骨神経)を支配するものもある。殿部の皮膚は**上・中・下殿皮神経** superior, middle, and inferior clunial nerve などの豊富な殿部浅層の神経で支配される(図5.11)。殿部深層の神経には**坐骨神経** sciatic nerve, **後大腿皮神経** posterior cutaneous nerve of thigh, **上殿神経** superior gluteal nerve, **下殿神経** inferior gluteal nerve, **大腿方形筋枝** nerve to quadratus femoris, **陰部神経** pudendal nerve, **内閉鎖筋枝** nerve to obturator internus などがある(図5.23, 表5.5)。これらの神経はすべて仙骨神経叢に発し, 大坐骨孔を通って骨盤よりでる(図5.23C)。上殿神経を除くとすべて梨状筋の下からでてくる。陰部神経が支配する殿部の構造はないが, 小坐骨孔を通って会陰部の構造を支配する(3章を参照)。

坐骨神経は人体最大の神経で, 仙骨神経叢の主要枝がそのまま連続したものである(図5.23D)。坐骨神経は大殿筋の深層を下方外側に向かって, 大転子と坐骨結節のちょうど真ん中を走行する(図5.21)。つぎに殿部から大腿後部に下行し, ここでは大内転筋の後方, 大腿二頭筋長頭の深部(前方)に位置する(図5.23D)。坐骨神経は非常に太いため下殿動脈より**坐骨神経伴行動脈** artery to sciatic nerve という枝を受けて栄養されている。坐骨神経は実際には2本の神経が同じ結合組織性の鞘で緩やかに束ねられたものである。そのうち**脛骨神経**は脊髄神経前枝の前部(軸前)から構成されており, **総腓骨神経**は後部(軸後)より構成される(図5.23D)。これら2本の神経は大腿の下方1/3のあたりで分離する。およそ12%の例では骨盤をでる際にすでに分離している。このような場合には脛骨神経が梨状筋の下を通り, 総腓骨神経が梨状筋を貫くかその上を通る(図5.23E)。坐骨神経は殿部で支配領域をもたない。坐骨神経が支配するのは大腿後部, 下腿のすべてと足の筋, 下腿と足の皮膚の大部分である。また股関節よりも末梢の下肢関節を支配する。

表5.5 殿部と大腿後部の神経

神経	起始	走行	分布域[a]
上, 中, 下殿皮神経	上:第1~3腰神経の後枝 中:第1~3仙骨神経の後枝 下:後大腿皮神経	上:腸骨稜と交差 中:後仙骨孔からでて殿部に入る 下:大殿筋下縁をカーブしながら走る	殿部の皮膚と同時に大転子周辺まで支配する
坐骨神経	仙骨神経叢(第4腰神経~第3仙骨神経)	梨状筋下孔を通って骨盤をでる。殿部に入り, 大腿二頭筋向かって深部を下行する。膝窩頂で脛骨神経と総腓骨神経に分岐する	殿部の筋には枝を送らない。大腿の後区画の筋肉を支配する
後大腿皮神経	仙骨神経叢(第1~3仙骨神経)	梨状筋下孔を通って骨盤をでる。大殿筋に向かって深部に走行しその下縁から表層にでる。皮枝をだしながら大腿後部で大腿筋膜の深層を下行する	下殿皮神経を介して尻の皮膚を支配する。また大腿後部からふくらはぎに至る皮膚を支配する。会陰枝を介して会陰外側部, 大腿内側上部を支配する
上殿神経	仙骨神経叢(第4腰神経~第1仙骨神経)	梨状筋上孔を通って骨盤をでる。中殿筋と小殿筋の間を走る	中殿筋, 小殿筋, 大腿筋膜張筋を支配する
下殿神経	仙骨神経叢(第5腰神経~第2仙骨神経)	梨状筋下孔を通って骨盤をでる。数本に分枝する	大殿筋を支配する
大腿方形筋枝	仙骨神経叢(第4腰神経~第1仙骨神経)	大坐骨孔の坐骨神経深部から骨盤をでる	股関節, 下双子筋, 大腿方形筋を支配
陰部神経	仙骨神経叢(第2~4仙骨神経)	梨状筋下孔を通って殿部に入る。仙棘靱帯の後方を下行する。小坐骨孔を通って会陰に入る	会陰の大部分を支配し, 殿部での支配領域はない
内閉鎖筋神経	仙骨神経叢(第5腰神経~第2仙骨神経)	梨状筋下孔を通って殿部に入る。坐骨棘の後方を下行し, 小坐骨孔に入り, 内閉鎖筋に向かう	上双子筋と内閉鎖筋

[a] 図5.11 下肢皮膚の神経支配を参照。

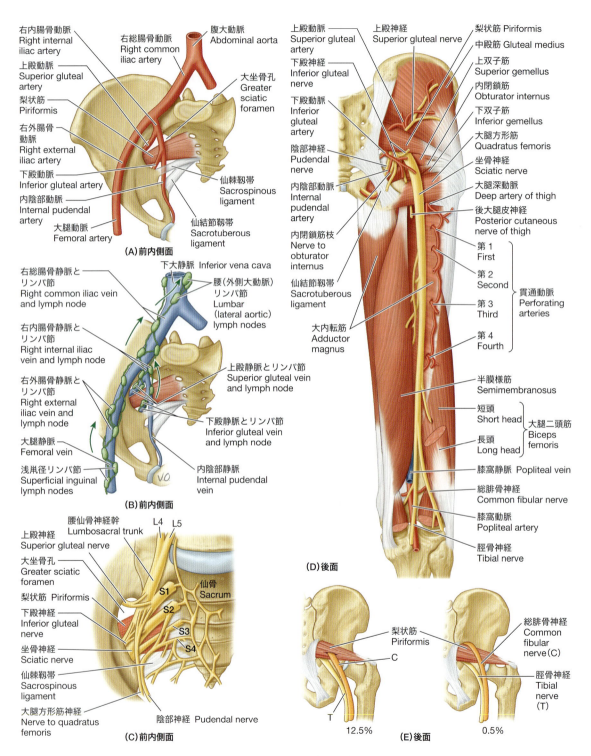

図 5.23　殿部と大腿後部の神経・脈管　A. 動脈。B. 静脈とリンパ系。C. 骨盤内での坐骨神経の成り立ち。D. 大腿後面での動脈と神経の走行。E. 坐骨神経と梨状筋の破格。

殿部と大腿後部の脈管

殿部の動脈は直接間接を問わず**内腸骨動脈**より分岐するが，その分岐の起点は多様である（図5.23AD，5.24）。内腸骨動脈から殿部にいく主要な分枝は上下殿動脈と内陰部動脈である。**上・下殿動脈** superior and inferior gluteal artery は大坐骨孔を通って骨盤をでるが，それぞれは梨状筋の上下を通る（図5.23AD）。**内陰部動脈** internal pudendal artery は大坐骨孔のうち下梨状孔を通って殿部に入るが，会陰には小坐骨孔を通って入る（図5.23A）。この血管は尻を支配しない。出生後は大腿後区画のみを支配する血管はなくなり下殿動脈，内側大腿回旋動脈，貫通動脈，膝窩動脈などによって栄養される。**大腿深動脈**は大腿の主要な動脈であるが，**貫通動脈**を分枝し（図5.24），これが大内転筋を貫いて後区画やハムストリングを栄養する。このようにして殿部から膝窩部まで連続した動脈吻合が形成されており，ここから筋群，坐骨神経への栄養が供給される。

殿部の静脈は内腸骨静脈の支流であり，殿部からの血液還流を受ける（図5.23B）。**上・下殿静脈** superior and inferior gluteal vein は同名動脈に伴行し，大坐骨孔の上梨状孔，下梨状孔にそれぞれ入る。これらの血管は大腿静脈に合流する支流と吻合しており，大腿静脈が閉塞したり，大腿静脈を結紮したりしなくてはならないような状況下では迂回路となる。**内陰部静脈** internal pudendal vein も内陰部動脈に伴行し内腸骨静脈に還流する。陰部静脈には会陰部からの血流も還流する（3章を参照）。**貫通静脈**も同名動脈に伴行し，大腿後部コンパートメントから還流する血液を**大腿深静脈**に送る。これらの血管は末梢で下殿静脈や膝窩静脈と交通する。

殿部深部からのリンパは殿部の血管に伴って大殿リンパ節 gluteal lymph node に入り，その後は内・外ならびに総腸骨リンパ節 iliac lymph node を介して腰リンパ節 lumbar lymph node に入る（図5.23B）。殿部浅層からのリンパ流は浅鼠径リンパ節に入る。これらのリンパ節は外腸骨リンパ節 external iliac lymph node に流入する。

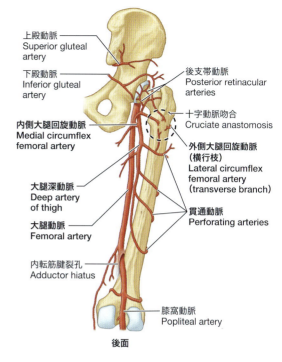

図5.24 殿部と大腿後部

臨床関連事項

転子滑液包炎および坐骨滑液包炎

階段をのぼったり，椅子から立ちあがったりする際に大腿外側部に感じる広範囲の鈍い痛みは**転子滑液包炎**を示唆する。大転子を中心とした圧痛が特徴であるが，腸脛靱帯に沿って放散する場合も多い。転子滑液包炎と臨床症状が似ているために見落とされがちなものとして，中殿筋の大転子停止部断裂があげられる。**坐骨滑液包炎**は坐骨滑液包と坐骨結節間で限界を超えた摩擦があると生じる（例えば自転車競技など）。坐骨結節には座ったときに体重がかかるので，特に対麻痺患者ではここが圧痛点となって痛みを生じることが多い。

上殿神経損傷

術式にもよるが，股関節置換術などの手術の際に上殿神経を損傷することがある。このとき中殿筋や小殿筋の大腿を外転する力が弱くなったことを庇うために中殿筋歩行が現れる。また代償性に，障害を受けた側に体を傾ける大殿筋歩行が出現すること

もある。さらに大腿の内旋が著しく障害される。

片足立ちをする際には，反対側の足が床から離れると中殿筋と小殿筋が収縮し，足を上げている側の骨盤が下がらないようにしている（図B5.9A）。上殿神経が障害されている患者が片足立ちをすると，骨盤が足をあげている側に下がる（図B5.9B）。これは対側の中殿筋の筋力が低下しているか，あるいは機能していないことを示している。この状態は臨床的には **Trendelenburg 徴候陽性** と評価される。

足を上げた側で骨盤が下がると，歩行時の遊脚相で足を前に運ぶ際に地面に対して脚が長くなり，地面を擦らずに足を前に進めることができなくなる。これを補うために患者は足をあげた側とは反対側に体を傾けて，前進する際に上げた足を運ぶ際に余裕ができるようにする。これがアヒル歩行，または中殿筋歩行と呼ばれる特徴的な歩き方の説明である。一方で足を高く上げて前に進むようにしたり，外側に足を振ったりして，中殿筋の麻痺を補う歩行様式もある。

競技，野球，サッカーなどの選手でよくみられる。これらのスポーツで筋を酷使することで，坐骨結節からハムストリングが剥離することがある。

坐骨神経の損傷

尻の痛みは梨状筋による坐骨神経の圧迫で生じることがある（**梨状筋症候群**）。刺傷などで**坐骨神経が不完全に切断されたとき**には，下殿神経や後大腿皮神経が巻き込まれることがある。坐骨神経損傷からの回復はたいへん緩慢で，通常は不完全である。坐骨神経は，尻の外側は損傷しにくく，内側で損傷しやすい。尻の内側面の受傷や手術では坐骨神経やハムストリングを支配する神経枝を傷めたりすることがある。これらの筋肉の麻痺は大腿の伸展障害や下腿の屈曲障害を招く。

殿筋内注射

殿筋は厚くて大きいため静脈灌流が豊富で注入した薬物が吸収されやすい。したがって筋肉内注射をする際によく用いられる。一方，尻に注射する場合は外側上部1/4の領域のみが安全である（図B5.10）。医療過誤による合併症として神経損傷，血腫形成，膿瘍形成などがあげられる。

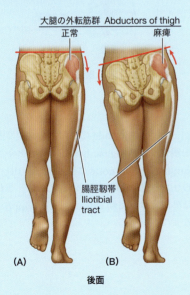

図 B5.9　Trendelenburg 試験

ハムストリングの損傷

ハムストリングの損傷（ハムストリングの過伸展や断裂）は走ったり，強くキックをしたりするスポーツ，例えば瞬発的スタートをする陸上

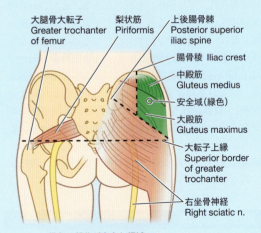

緑色の部分が安全な領域

後面

図 B5.10　殿筋内注射

膝窩

膝窩 popliteal fossa は膝関節後方にある，その大部分が脂肪組織で満たされた菱形の空間である（図5.25）．大腿から下腿に向かう重要な脈管，神経のすべてが膝窩を通る．膝窩はつぎの構造で区画された空間である．

- 上外側は大腿二頭筋．
- 上内側は半膜様筋，その内側に半腱様筋腱．
- 下外側，下内側がそれぞれ腓腹筋の外側頭および内側頭．
- 後方は皮膚と膝窩筋膜（屋根を形成）．
- 大腿骨の膝窩面，膝関節包の後部，膝窩筋膜（底部を形成）．

膝窩にはつぎの構造が含まれる（図5.25B）．

- 小伏在静脈の終末部．
- 膝窩動脈の分枝と膝窩静脈に入る静脈支流．
- 脛骨神経と総腓骨神経．
- 後大腿皮神経．
- 膝窩リンパ節とリンパ管．
- 脂肪組織．

膝窩の筋膜

膝窩を満たす**皮下組織**には脂肪，小伏在静脈（もっとも，この静脈はさらに末梢で筋膜を貫通している），3本の皮神経が含まれる．皮神経は**後大腿皮神経，内側および外側腓腹皮神経**である（図5.25A）．**膝窩筋膜** popliteal fascia は，大腿から膝窩を経て下腿に至る神経や脈管を保護する強靱な膜である．膝窩筋膜は体幹側では**大腿筋膜**と末梢側では**下腿筋膜**とつながる．

膝窩の脈管

大腿動脈より続く**膝窩動脈** popliteal artery は，大腿動脈が内転筋腱裂孔をでたところからはじまる（図5.16B，5.25B）．そのあと膝窩を通って膝窩筋下縁に終わり，ここで**前・後脛骨動脈** anterior and posterior tibial artery に2分する（図5.25D）．膝窩で最も深いところにある膝窩動脈は膝関節包のすぐ近くを走る．膝窩動脈からは5本の分枝があって，膝関節包や近傍の靱帯を栄養する．膝の動脈は**外側上・内側上・中・外側下・内側下膝動脈** superior lateral, superior medial, middle, inferior lateral, and inferior medial genicular artery からなり（図5.25D），**膝関節動脈網** genicular anastomosis（ラテン語で genu は膝を意味する）を形成する．これは膝関節を包囲する動脈吻合であり，膝関節が最大に屈曲した場合でも下腿への血液供給が滞らないようにする側副経路である．この吻合には図5.25Dに示すように他の血管も加わる．膝窩動脈の筋枝には，ハムストリング，腓腹筋，ヒラメ筋，足底の筋群などにいくものがある．また上部の筋枝は大腿深動脈終枝や上，下殿動脈とも吻合しており，臨床的にはきわめて重要である．

膝窩静脈 popliteal vein は，**後脛骨静脈**から連続して膝窩下縁よりはじまる．膝窩動脈と同じ線維鞘に包まれて伴走するが，動脈よりは浅層にある（図5.25B）．近位側では，内転筋腱裂孔を越えたところで**大腿静脈**となる．小伏在静脈は外果の後面から膝窩に達し，そこで深膝窩筋膜を貫いて膝窩静脈に注ぐ（図5.25A）．

浅膝窩リンパ節 superficial popliteal lymph node のほとんどは小さく，皮下結合組織に埋まっている．**深膝窩リンパ節** deep popliteal lymph node は血管周囲にあり，膝関節包や下腿深側の静脈に沿って上がってくるリンパを受ける（図9.5D）．また膝窩節からのリンパ管は，大腿動静脈に伴行しながら**深鼠径リンパ節**に至る．

膝窩の神経

坐骨神経は通常，膝窩の上角で脛骨神経と総腓骨神経となって終わる（図5.25A～C）．内側の大きな枝である**脛骨神経** tibial nerve は，膝窩中央にあるおもな3つの構造（神経，静脈，動脈）のなかで最も表層にある．脛骨神経は膝窩の上角から下角に下行しながら，ここを二分する．膝窩にあって，ヒラメ筋，腓腹筋，足底筋群，膝窩筋に分枝を送る．**内側腓腹皮神経** medial sural cutaneous nerve も膝窩で脛骨神経から分かれる（図5.25AC）．この神経は総腓骨神経の**腓腹交通枝（腓側交通枝）**sural communicating branch を介して**腓腹神経** sural nerve に合流するが，その様式はかなり多様性に富む．この神経は下腿の後面と外側面，足の外側面を支配する．**外側腓腹皮神経** lateral sural cutaneous nerve は総腓骨神経の分枝で下腿の外側面を支配する．

総腓骨神経 common fibular (peroneal) nerve（図

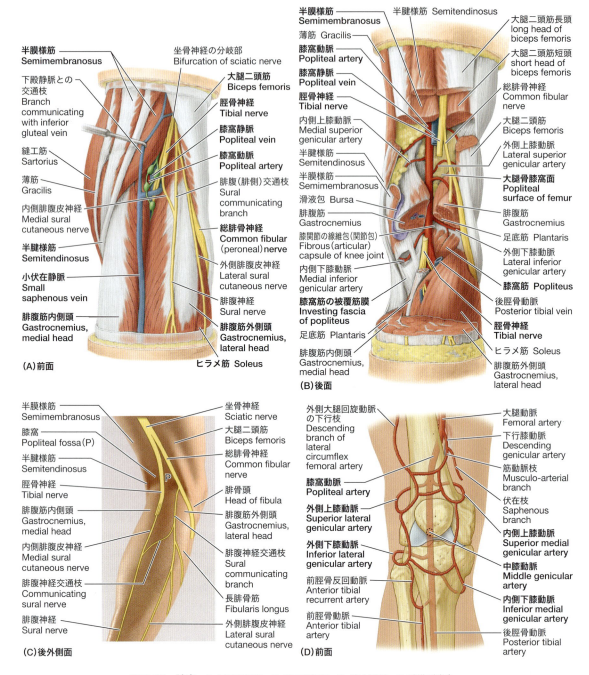

図5.25 膝窩　A.表層の解剖。B.深層の解剖。C.体表解剖。D.膝動脈吻合。

5.25A～C）は坐骨神経の外側より分岐する。脛骨神経よりは細い神経として膝窩の上角からはじまり，大腿二頭筋とその腱の内側縁の近傍で膝窩の上外側縁に沿って走行する。総腓骨神経は腓腹筋外側頭の浅層を通って膝窩を離れ，腓骨頭に絡む。この部位は外傷を受けやすい。ここで浅，深腓骨神経という 2 本の終枝に分かれる。**後大腿皮神経**の 1 番下の分枝は膝窩を覆う皮膚を支配する。

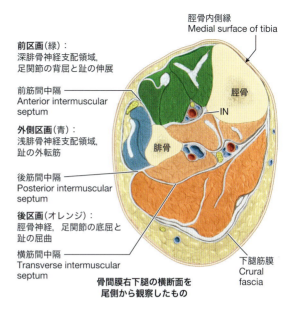

図 5.26　下腿の筋区画　IN：骨間膜

臨床関連事項

膝窩動脈の拍動

膝窩動脈は膝窩の深部にあるため，その**拍動**を触知するのは難しいことが多い。拍動を触知するには仰臥位で膝を軽く曲げ，膝窩筋膜やハムストリングを弛緩させておく必要がある。そうすれば膝窩下部で拍動を触知することができる。拍動が弱かったり，触知できなかったりする場合には大腿動脈の閉塞が疑われる。膝窩動脈は膝関節の脱臼によって傷害されやすい。脱臼したときには，より末梢での拍動を調べるとよい。

膝窩動脈瘤

膝窩動脈瘤は動脈の一部あるいはすべてが拡張する病態であるが，通常膝窩の浮腫（腫れ）と痛みを伴う。大腿動脈が結紮されても，ふつうは膝の動脈吻合を介してバイパスし，結紮部位よりも末梢の循環が保たれるが，結紮は徐々に行う必要がある。

下腿

下腿 leg には膝と足くびの間をつなぐ**脛骨**と**腓骨**がある。脛骨は体重を支える骨で，荷重がかからない腓骨と比べると長く強大である。下腿骨は**骨間膜**でつながる（図 5.5 を参照）。下腿は前・後**筋間中隔**，**骨間膜**，2 つの下腿骨によって前区画，外側区画，後区画の 3 つの区画に分かれている（図 5.26）。

下腿の前区画

下腿の前区画 anterior compartment of leg，もしくは**背屈筋（伸筋）の区画**は，**骨間膜**の前方，脛骨体の外側，腓骨体内側にある（図 5.27，5.28，表 5.6）。前区画の前方は下腿筋膜と皮膚で境界がつくられる。下方では帯状の筋膜の肥厚が 2 本あり，前区画にある筋腱を束ねる筋支帯を形成する。これによって足根関節を背屈させたときに筋が前方に弓なりになるのを防いでいる。**上伸筋支帯** superior extensor retinaculum は筋膜が強大かつ幅広く肥厚したもので，腓骨から脛骨の内果上方にわたって存在する（図 5.27B）。**下伸筋支帯** inferior extensor retinaculum は，筋膜が Y 字型になったもので，外側部では踵骨の前上面に停止し，内側では内果と内側楔状骨に停止する。また第三腓骨筋腱と長趾伸筋腱の周囲で大きく反回する。前区画にはつぎの 4 つの筋がある（図 5.27）。

- 前脛骨筋。
- 長趾伸筋。
- 長母趾伸筋。
- 第三腓骨筋。

これらの筋は足根関節の背屈と趾の伸展に関与する（表 5.6）。

深腓骨神経 deep fibular（peroneal）nerve は総腓骨神経から分岐する 2 本の枝の 1 つであり，前区画を支配

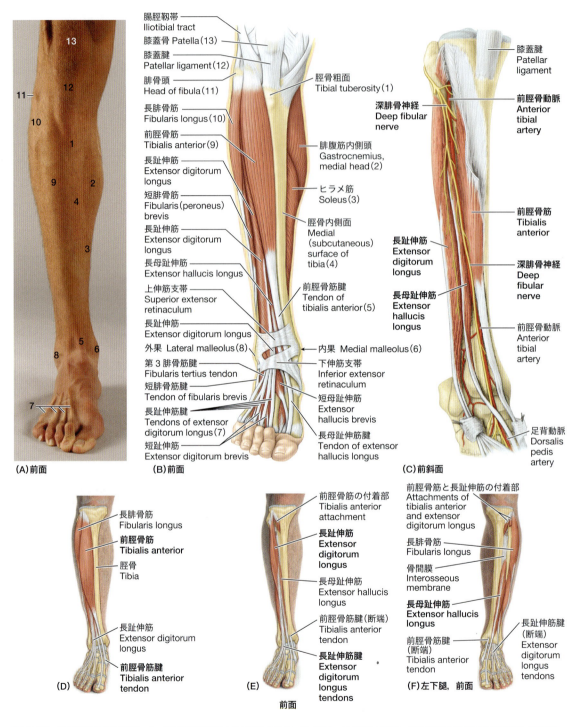

図 5.27　下腿前区画と足背　A. 体表解剖（番号は B の図に対応）。B. 概観。C. 神経と脈管。筋を除いてみやすい状態にしてある。D. 前脛骨筋。E. 長趾伸筋。F. 母趾伸筋と第 3 腓骨筋。

する(図5.27C)。この神経は長腓骨筋と腓骨頭の間から起こり，前区画に入ったあとは前脛骨動脈に伴行する。

前脛骨動脈 anterior tibial artery は前区画にある構造を栄養する(図5.27C)。この血管は膝窩動脈の終末小枝の1つであり，膝窩筋下縁からはじまる(図5.25D)。骨間膜上部にある孔を通って前方にでて，前脛骨筋と長趾伸筋の間の骨間膜上を下行する。ちょうど内果と外果の間の足根関節部で終わり(図5.27C)，そこから**足背動脈** dorsalis pedis artery となる。

下腿の外側区画

下腿の外側区画 lateral compartment of leg は**外反筋の区画**とも呼ばれ，腓骨外側部，前および後筋間中隔，それに下腿の筋膜でつくられる(図5.28，5.29，表5.6)。外側区画には**長腓骨筋** fibularis longus と**短腓骨筋** fibularis brevis があり，これらは外果の後方にのびる(図5.29)。

外側区画にある**浅腓骨神経** superficial fibular (peroneal) nerve は総腓骨神経の終枝である(図5.29C)。2つの腓骨筋に枝を送った後に皮神経となり，下腿前面の遠位部と足背の大部分を支配する。

外側区画を走る動脈はない。ここの筋群は近位側では前脛骨動脈の貫通枝により，また遠位部では**腓骨動脈** fibular artery の貫通枝によってそれぞれ栄養される。これらの貫通動脈には伴行静脈(ラテン語では vena comitans)がある。

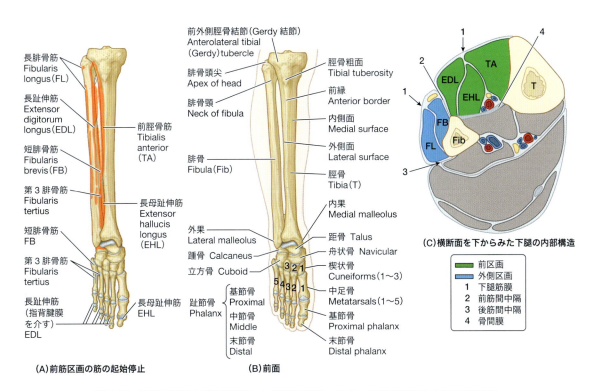

図5.28 下腿の前および外側区画 A.筋の起始停止。B.骨。C.横断面で示した下腿の構造物。

表 5.6　下腿前区画と外側区画の筋群

筋肉	起始	停止	神経支配[a]	おもな作用
前区画				
前脛骨筋	脛骨外側顆と脛骨外側面上2/3，および骨間膜	内側楔状骨の内側面と下面，第1中足骨基部	深腓骨神経（**L4**, L5）	足関節での背屈，足の内反，内側縦足弓の補強
長母趾伸筋	腓骨前面の中部と骨間膜	母趾の末節骨基部の背側	深腓骨神経（**L5**, S1）	母趾の伸展，足関節の背屈
長趾伸筋	脛骨外側顆，腓骨前面上部2/3と骨間膜	母趾以外の趾の中節骨と末節骨		母趾以外の趾の伸展と足関節の背屈
第3腓骨筋	腓骨の前面下1/3と骨間膜	第5中足骨の背側基部		足関節の背屈と外反
外側区画				
長腓骨筋	腓骨頭と腓骨外側面の上部2/3	第1中足骨基部と内側楔状骨	浅腓骨神経（**L5**, S1, S2）	足の外反，足関節の弱い底屈。横足弓の補強
短腓骨筋	腓骨と外側面の中部	第5中足骨基部粗面の背側面		

[a] 脊髄髄節の番号を示した。例えば「L4，L5」は前脛骨筋を支配する神経は第4ならびに第5腰髄に由来することを示す。L4のように**太字**で表示されたものが主要な支配髄節である。表示された髄節あるいはそこからでる脊髄神経運動枝が1つでも障害されると，関係する筋肉の麻痺が起こる。

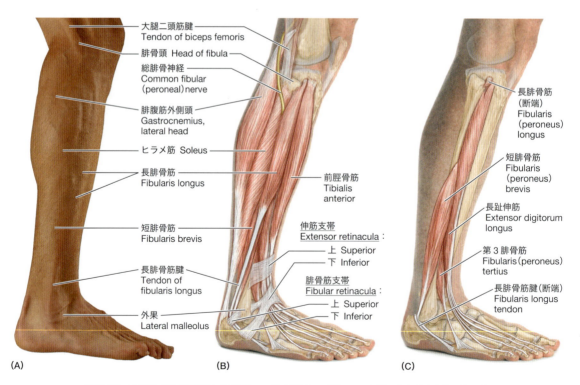

図 5.29　下腿の外側筋区画と外側面　A. 体表解剖。B. 概観。C. 長腓骨筋と短腓骨筋。（続く）

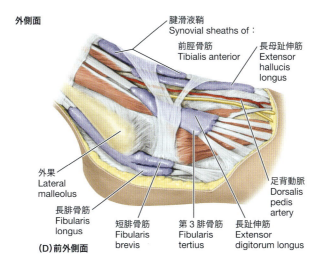

図5.29 下腿の外側筋区画と外側面(続き) D.支帯と腱の滑液鞘(紫色)。

臨床関連事項

脛骨過労性骨膜炎(シンスプリント)

脛骨遠位端2/3に発生し，浮腫と痛みを特徴とする**シンスプリント**は前脛骨筋の反復した微小外傷に続発して脛骨体を包む骨膜や筋線維と下腿の筋膜の付着部に小さな断裂を起こす。シンスプリントは前区画の軽いコンパートメント症候群ととらえることができよう。

シンスプリントは外傷や過激な運動により前区画に起こることが多く，特に前脛骨筋にみられる。前区画の筋に急な負荷がかかると筋が腫れ，浮腫，筋や腱の炎症によって筋肉への血流が減少する。筋が腫れると自発痛と圧痛が生じる。

下腿筋区画での感染症の封じ込めと蔓延

下腿の筋区画は上下方向に関節で終わっている閉鎖空間である。下腿筋区画をつくっている筋膜や中隔は強靭であるので，**化膿を伴った感染症**で筋の容積が増すと区画内の圧が上昇する。下腿の前および後区画内の炎症はおもに遠位端に波及する。一方，下腿外側区画の化膿性内炎症は上行性に膝窩に広がり，その経路は多くの場合，総腓骨神経経由である。筋区画の減圧を行う為に筋膜切開と感染巣のデブリードマン(病巣掻爬)が必要となることもある。

総腓骨神経障害と下垂足

浅層外側にあるため，**総腓骨神経は下肢で最も受傷しやすい神経**である。腓骨頭周辺の皮下組織で進路を変えるので直接の外傷を受けやすい。この神経が腓骨頸骨折で切断される例，膝関節の受傷や脱臼で過伸展される例がある。

総腓骨神経の切断は下腿の前および外側区画のすべての筋肉の弛緩性麻痺を惹起する。すなわち足根関節の背屈筋群と足の外反筋群の麻痺である。足根関節の背屈不全によって**下垂足**となり，これと随伴する内反が症状を増悪させる。このような症状により，下肢長が過剰となり，歩行時の遊脚相に趾を地面につけずに前に進むことができなくなる(図B5.11A)。

この他に機能的に下肢が延長する病態がいくつか存在する。例えば，骨盤が病的に傾斜したり，ヒラメ筋が痙性麻痺や剛直を呈する場合，などである。このような病態を代償する歩行様式が少なくとも3種類ある。
1. アヒル歩行：この歩行様式は麻痺した側とは反対側に体を傾けて，殿部をあげた姿勢である(図B5.11B)。
2. 横揺れ歩行：麻痺側を外側に投げだすようにする(外転させる)歩行法で，つま先が地面にぶつからないようにしている(図B5.11C)。
3. 鶏歩：股関節と膝関節を過屈曲させて足をできるだけ高くあげ，つま先が地面にぶつからないようにする歩行様式(図B5.11D)。

弛緩性麻痺の場合には下垂足が出現し，通常歩行のようにまず踵が地面を蹴ることが難しくなるので，アヒル歩行が出現するのがふつうである。遊脚相にある脚を前に進めた際に，地面に足がつく前に前足(中足部と趾骨部)を大きく上に振ろうとして(歩行には直接つながらない)余計な蹴りが加わることがある。

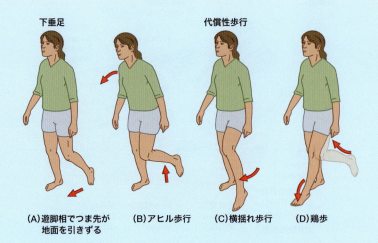

(A) 遊脚相でつま先が地面を引きずる　(B) アヒル歩行　(C) 横揺れ歩行　(D) 鶏歩

図 B5.11　下垂足と代償性歩行のパターン

下垂足では，足背屈筋群が遠心性に収縮することで発生する歩行運動時のブレーキ作用が失われている。したがって，踵が接地してから，つま先をちょうどよい加減で接地させることができなくなり，足が急に地面に叩きつけられる。その結果，明瞭な「パカパカ」という音が発生し，前足，脛骨を介した膝関節への衝撃が著しく大きくなる。総腓骨神経麻痺患者では，下腿の前外側部や足背の感覚麻痺がさまざまな程度でみられる。

深腓骨神経絞扼

スキー，ランニング，ダンスなどで深腓骨神経によって支配される筋を酷使すると前区画の筋群の損傷と浮腫が起こる。これによって深腓骨神経やその栄養血管の絞扼が起こり前区画に痛みを生じる。

例えば，スキー・ブーツのサイズが小さすぎたときには，下伸筋支帯や短母趾伸筋の深部で神経が通る部分に圧迫が起こる。足背に痛みが生じ，これがおもに第1趾と第2趾の間に放散する。深腓骨神経絞扼の原因としてスキーブーツは一般的なので，この病態は「スキーブーツ症候群」とも呼ばれてきた。きついシューズを履くサッカー選手やランナーにもみられる病態である。

浅腓骨神経絞扼

慢性的な足関節の捻挫では，浅腓骨神経が繰り返し伸展されるので下腿外側に沿った痛みと足根関節，足背の痛みを起こすことがある。しびれ感や痛み，ちくちく感などの感覚異常を伴い，運動により増悪する。

足背拍動の触知

足背動脈拍動は末梢血管系の身体所見をとる際に測定され，足を少し背屈させると触知しやすい。足背動脈は皮下にあり，かつ伸筋支帯から長母趾伸筋のちょうど外側輪郭線に載る形で走るので，脈の触知は容易である（図 B5.12）。足背動脈拍動が弱くなったり，触知しなくなったりしたときには動脈疾患による循環不全が考えられる。急性動脈閉塞の 5P といわれるものには，**痛み pain**，**皮膚の青白い変化 pallor**，**異常感覚 paresthesia**，**麻痺 paralysis**，**拍動の消失 pulselessness** がある。健常成人や健常小児であっても先天的に拍動を触知できない足背動脈をもつ者もおり，この破格は両側に出現する。この場合には，典型的な足背動脈よりも径が小さい腓骨動脈貫通枝で置換されている。ただしその走行は足背動脈と同じである。

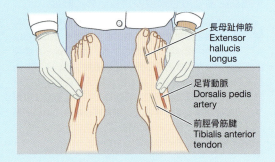

長母趾伸筋 Extensor hallucis longus
足背動脈 Dorsalis pedis artery
前脛骨筋腱 Tibialis anterior tendon

図 B5.12　足背動脈拍動

下腿の後区画

　下腿の後区画 posterior compartment of leg は足底屈筋区画とも呼ばれるが，下腿にある3つの筋区画のなかで最大である。後区画とそこに含まれる**ふくらはぎ（腓腹）の筋**は**横筋間中隔** transverse intermuscular septum によって浅，深の亜区画あるいは筋群に分けられる（図5.26）。脛骨神経，後脛骨動静脈，腓骨動静脈がこの亜区画の両方を支配して，横筋間中隔の直下に到達する。

浅層の筋群

　浅層の底屈筋群には**腓腹筋，ヒラメ筋，足底筋**などがあり，ふくらはぎで大きな筋のふくらみをつくる（図5.30，5.31，表5.7）。二頭筋である腓腹筋とヒラメ筋は**踵骨腱** calcaneal tendon（ラテン語では *tendo calcaneus*，アキレス腱を意味する）という共通腱で踵骨に停止する。これらの筋が下腿三頭筋をつくる。**下腿三頭筋** triceps surae（ラテン語で *sura* はふくらはぎを意味する）は踵を挙上して前足を下げることで，底屈力の93％を産み出している。

　典型的なアキレス腱は停止部に向かって降りる際に90°ねじれるので，腓腹筋線維が外側に，ヒラメ筋線維が内側にそれぞれ停止する。このような配置は衝撃力を吸収し，それを筋が発生する推進力の一部に転換するうえで重要であると考えられる。共通腱をもってはいるが，腓腹筋とヒラメ筋はそれぞれ独立して働くことができるし，実際にそのように働くことも多い。例えば，「ヒラメ筋でぶらぶら歩きをして，腓腹筋で長いジャンプをする」といわれる。

　下腿三頭筋の徒手筋力検査では足を抵抗に抗して底屈させる。例えば，つま先立ちをすると体重が負荷となる。健常な場合にはアキレス腱と下腿三頭筋の輪郭がみえ，かつ触知することが可能である。

　踵骨皮下包は皮膚と腱との間にある滑液包で，張りつめた腱の上を皮膚が動けるようにしている。また，**深踵骨腱の滑液包**は腱と踵骨結節との間にあり，腱が骨の上を滑走できるようにしている。

　腓腹筋 gastrocnemius は後区画の最浅層にある筋肉であり，下腿近位部で最もめだつふくらはぎを形成している（図5.30AB，表5.7）。これは紡錘形の二頭筋で，二関節にまたがって機能する筋肉である。内側頭が外側頭よりも若干大きく，より遠位に広がっている。腓腹筋の筋頭は膝窩の下外側ならびに下内側の境界をつくっており，膝窩の下角で1つになる。

　腓腹筋は膝関節と足根関節にまたがっており，2つの関節運動に関係する。しかしながら，同時に2つの関節に対して最大の力を発揮することはできない。膝関節が伸展位にあるときに最も効率よく機能することができるが，さらに足が背屈位にあると最大の力をだすことができる。膝関節が最大屈曲位にあるときには，底屈することができない。

　ヒラメ筋 soleus は腓腹筋の深層にあり，底屈の原動力である（図5.30A〜C，表5.7）。この筋は大きく，腓腹筋よりも幅が広い。名前の由来は海底に体の片側を向けて横たわるヒラメに似ていることによる。ヒラメ筋は逆U字型をし，腓骨と脛骨の後面とこれらの骨を結ぶ**ヒラメ筋腱弓** tendinous arch of soleus（ラテン語では *arcus tendineus musculi solei*）に連続する起始をもつ。膝窩に出入する膝窩動脈や脛骨神経はこの腱弓を通っており，ここで膝窩動脈が前，後脛骨動脈に分岐する。

　つま先立ちすると，ヒラメ筋の輪郭を腓腹筋の両側に触知することが可能である（図5.30A）。ヒラメ筋は足根関節を底屈する際に腓腹筋とともに働く。膝関節の運動には関与せず，膝関節が屈曲した状態では単独で機能する。ヒラメ筋は多くの線維をもつ筋で，それぞれの筋束は異なった方向に走る。

　着地するとヒラメ筋は下腿の骨を後方に引く。立位では，この作用は重要である。なぜなら，体の重力線は下腿の骨軸よりも前を通るからである。したがって，ヒラメ筋は抗重力筋であるといえる。ヒラメ筋は特に立つとき，ゆっくり歩くときの底屈に関与し，背屈筋群とは拮抗する作用をもつが，交互に機能することで協調的に働き，体のバランスを保つ。

　足底筋 plantaris は短い筋腹と長い腱をもつ小さな筋であり，筋紡錘に富む（図5.30C，表5.7）。この痕跡的ともいえる筋は5〜10％例で欠ける。実際の運動能力は低いので腱移植用に摘出されることがあるが，大きな運動障害を起こすことはない。移植例として，手の腱の再建術などがあげられる。

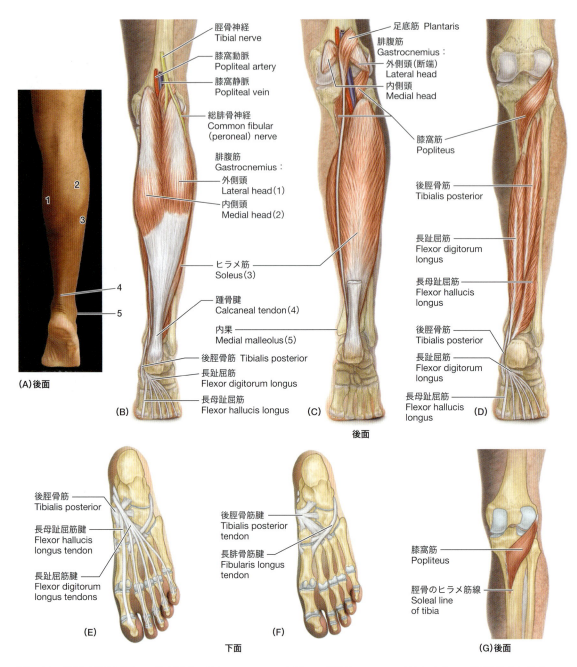

図 5.30　下腿の後筋区画　**A**. 体表解剖。番号については B に記載。**B**. 腓腹筋。**C**. ヒラメ筋と足底筋。**D**. 筋区画深部の筋群。**EF**. 足底の筋停止部。**G**. 膝窩筋。

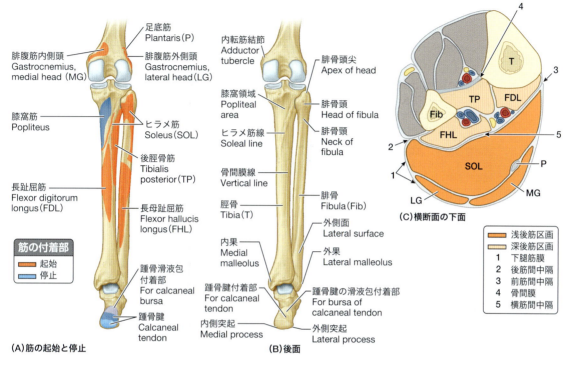

図5.31　下腿の後筋区画　A. 筋の起始。B. 骨。C. 横断面でみた下腿の構造。

深層の筋群

後区画の深層を構成する筋としてつぎの4種があげられる（図5.30D～G，5.31，表5.7）。

- 膝窩筋。
- 長趾屈筋。
- 長母趾屈筋。
- 後脛骨筋。

膝窩筋 popliteus は膝窩底部の薄い三角形の筋で（図5.30DG），膝関節がめいっぱい伸展するように働く。これに対して他の3つの筋は足根関節や足内の関節に働く。長母趾屈筋は母趾の関節すべてを曲げる強力な屈筋である。下腿三頭筋が母趾球（種子骨と第1，2中足骨頭がある足底の隆起部，図5.60A）を底屈させると長母趾屈筋 flexor hallucis longus がすぐに母趾を屈曲させることで，歩行の前遊脚期が進む。長趾屈筋は4本の趾を支配しているにもかかわらず，長母趾屈筋よりも小さい。この筋は足底で長母趾屈筋の浅層を斜めに入り

4本の腱に分かれた後，母趾以外の4本の趾の末節骨にいく（図5.30DE，図5.32）。上記の4筋のなかで最も深層にある後脛骨筋は長趾屈筋 flexor digitorum longus と長母趾屈筋の間にあり，脛骨，腓骨と同じ深さの深部筋亜区画にある（図5.30DF）。地面を離れるときに前脛骨筋と協調して働いて足を内反させるが，それ以外の運動では相互にその作用を打ち消し合うように拮抗的に働く。一方で，後脛骨筋 tibialis posterior のおもな機能は，足に体重がかかるときに内側縦足弓の形態を保つことにある。したがって歩行の立脚相にあるとき，この筋はずっと等尺性収縮を保っている。

脛骨神経 tibial nerve（L4，L5，S1～3）は坐骨神経の2本の枝のうちの太いほうである（図5.33）。この神経は膝窩を上下に走り，膝窩動静脈とともに腓腹筋頭の間を通過する。そしてより深層でヒラメ筋腱弓の中を通る。脛骨神経は下腿の後区画のすべての筋を支配する（表5.7，5.8）。足根関節周辺では長母趾屈筋と長趾屈筋の間にある。脛骨神経は内果の後下方で内側および外側足底神経に分かれる。脛骨神経の枝である内側腓腹皮神経は，多くの場合，総腓骨神経の腓腹交通枝を介して

表 5.7　下腿後区画の筋群

筋肉	起始	停止	支配神経[a]	おもな作用
浅層の筋群				
腓腹筋	外側頭：大腿骨外側顆の外側面 内側頭：内側顆よりも上の大腿骨膝窩面	踵骨腱を介して踵骨後面	脛骨神経(S1, S2)	膝関節が伸展位にあるときに足関節を底屈する，歩行時に踵を挙上する，膝関節を屈曲する
ヒラメ筋	腓骨頭の後面，腓骨後面の上1/4，ヒラメ筋線，脛骨内側縁			足関節を底屈する，下腿を足に固定する
足底筋	大腿骨の外側上顆線の下方末端と斜膝窩靱帯			足の底屈時に腓腹筋を補助する，おもな機能は固有感覚である
深層の筋群				
膝窩筋	大腿骨外側顆の外側面と外側半月板（外側半月板は膝関節内部の構造である）	ヒラメ筋線よりも上の脛骨後面	脛骨神経(L4, L5, S1)	固定された脛骨に対して大腿骨を外旋させることで，膝関節を軽く屈曲させ，不安定肢位（アンロック）にする。歩行時に浮いている脚の脛骨を内旋させる
長母趾屈筋	腓骨の後面下2/3と骨間膜の下部	母趾の末節骨	脛骨神経(**S2**, S3)	母趾のすべての関節の屈曲，足関節の弱い底屈，内側縦足弓の補強
長趾屈筋	ヒラメ筋線よりも下の脛骨後内側面と腓骨広靱帯	母趾以外の趾の末節骨基部		母趾以外のすべての趾関節の屈曲，足関節の底屈，縦足弓の補強
後脛骨筋	骨間膜，ヒラメ筋線よりも下の脛骨後面	舟状骨粗面がおもであるが，楔状骨，立方骨，第2〜4中足骨の基部	脛骨神経(L4, L5)	足関節の底屈，足の内反，内側縦足弓の補強

[a] 脊髄髄節の番号を示した。例えば「S2, S3」は，長母趾屈筋を支配する神経は第2ならびに第3仙髄に由来することを示す。**S2**のように太字で表示されたものが主要な支配髄節である。

腓腹神経 sural nerve となる（図5.25AC，表5.8）。この神経は下腿の遠位1/3の外側面と後面，さらに足の外側面の皮膚を支配する。脛骨神経の関節枝は膝関節を支配し，内側踵骨枝は踵の皮膚を支配する（図5.34）。

後脛骨動脈 posterior tibial artery（図5.33A，表5.9）は膝窩動脈枝としては比較的太いものであるが，下腿の後区画と足を栄養している。この血管は膝窩筋の遠位境界部にはじまり，ヒラメ筋腱弓のほうへ深く入り込む。最大の枝である腓骨動脈を分枝したあとは後脛骨筋後面を下内側方へ走る。この血管は下行しつつ脛骨神経や脛骨静脈と伴走し，内果に向かって下内側方へ向かう（図5.33B）。後脛骨動脈は屈筋支帯や母趾外転筋起始の深部で，足底を栄養する**内側ならびに外側足底動脈**の2本生じる。

腓骨動脈 fibular (peroneal) artery は膝窩筋の遠位境界部とヒラメ筋腱弓にはじまる（図5.33A）。この血管は腓骨に向かって斜めに下行し，通常は腓骨の内側面を長母趾屈筋の中を通る。腓骨動脈は下腿の後ならびに外側区画の筋群を養う。また**腓骨の栄養動脈**も分枝する。**腓骨動脈の貫通枝**は骨間膜を貫通して足背に向かう。脛骨を養う太い**脛骨栄養動脈** tibial nutrient artery は，前後の脛骨動脈の起始周辺より起こる。この血管は後脛骨筋を貫いて脛骨後面の遠位1/3周辺の栄養孔に入る（図5.35A）。

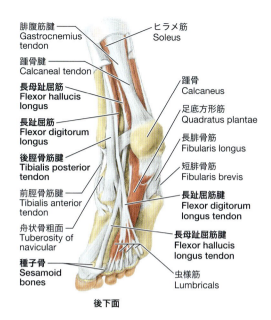

図 5.32　内果よりも後方にある深腱区画の筋群と足底の関係

表 5.8　下腿の神経

神経	起始	走行	分布域
伏在神経	大腿神経	大腿動脈とともに大腿三角から内転筋管を通って下行する。そのあとは大伏在静脈に沿って下行する	下腿内側と足の皮膚を支配する
腓腹神経	脛骨神経と総腓骨神経の皮枝が合わさったもの	腓腹筋頭の間を通って下行する。下腿の中程で浅層にでて，小伏在静脈に沿って下行する。外果下方から足の外側に向かう	下腿の後方と外側面，足の外側面を支配する
脛骨神経	坐骨神経	坐骨神経として起こるが，膝窩尖で二分する。その後膝窩を下行して膝窩筋の上を走る。さらに後脛骨筋の上を後脛骨動静脈と伴走して下行し，屈筋支帯の下で内側および外側足底神経に分岐して終わる	下腿後筋区画にある足底屈筋群と膝関節を支配する
総腓骨神経		坐骨神経として起こるが，膝窩尖で二分する。その後大腿二頭筋とその腱の内側縁を伝って下行し，腓骨頭の後面を通過する。つぎに腓骨頸に絡みながら長腓骨筋のほうへと深部に潜りこみ，そこで深，浅腓骨神経に分岐する	皮枝である外側腓腹神経を介して下腿後面外側の皮膚を支配する。関節枝を介して膝関節を支配する
浅腓骨神経	総腓骨神経	長腓骨筋と腓骨頸の間から起こる。下腿外側区画を下行し，下腿の遠位 1/3 で下腿筋膜をつき抜けて皮下神経となる	下腿外側にある腓骨筋群と，下腿前面の遠位 1/3，および足背の皮膚を支配する。ただし第 1 趾間の皮膚は除く
深腓骨神経		長腓骨筋と腓骨頸の間から起こる。長趾伸筋を通って下行し，骨間膜に到達する。脛骨とその遠位部で交差し足背に入る	下腿の前筋区画にある背屈筋群，足背の伸筋群，第 1 趾間の皮膚を支配する。足関節に枝を送る

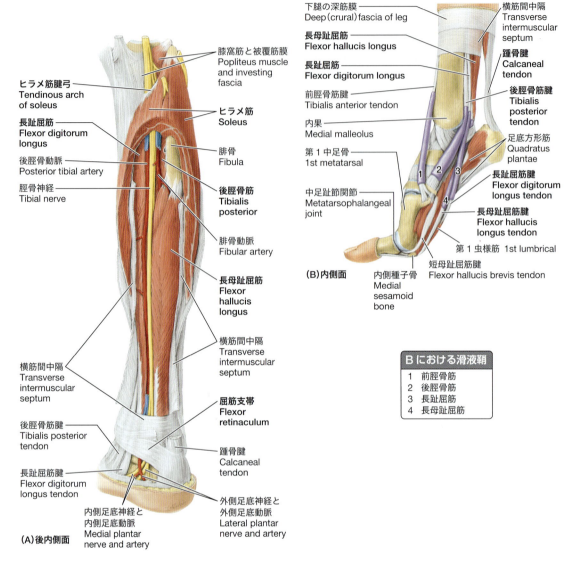

図 5.33　**下腿後部の神経，脈管，腱鞘**　A. ヒラメ筋の大部分を除去して脈管と神経を露出した状態。B. 内果に向かって後方へ降りてくる構造。腱の滑液鞘は紫色で示した。滑液鞘は番号で示した。

表 5.9 下腿の動脈

動脈	起始	経路	分布域
膝窩動脈	大内転筋の内転筋腱裂孔から大腿動脈の続きとして起こる	膝窩を通って下腿に至る。膝窩筋の下縁で前脛骨動脈と後脛骨動脈に分岐して終わる	上，中，下膝動脈として膝部を栄養する。筋枝はハムストリングと下腿の後区画の浅層の筋群を栄養する
前脛骨動脈	膝窩動脈	骨間膜上部にある穴を通じて前筋区画に入り，此の膜上で前脛骨筋と長趾伸筋の間を下行する	下腿の前区画
足背動脈	下屈筋支帯より遠位で前脛骨動脈より起こる	第1骨間隙に向かって前内側に下行し，深足底動脈と第1背側中足動脈に分岐する	足背の筋群に分布する。第1背側骨間筋を貫いたあとは深足底動脈と名前を変えて足底動脈弓の形成にかかわる
後脛骨動脈	膝窩動脈	下腿の後区画を通過する。屈筋支帯の遠位部で内側および外側足底動脈となって終わる	下腿の後区画と外側区画の筋を栄養する。腓骨回旋枝が膝関節周辺で吻合網をつくる。脛骨の栄養動脈でもある
腓骨動脈	後脛骨動脈	後区画の中で筋間中隔側を下行する	下腿の後区画の筋を栄養する。貫通枝は外側区画の筋群を栄養する

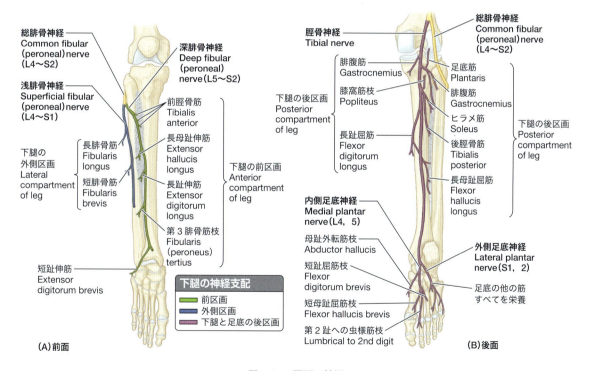

図 5.34 下腿の神経

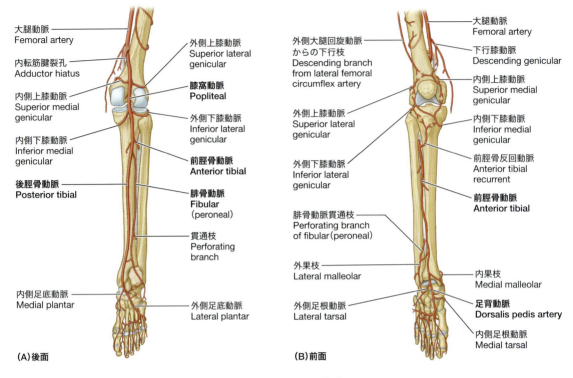

(A) 後面　(B) 前面

図 5.35　下腿の動脈

臨床関連事項

腓腹筋の捻挫

腓腹筋の捻挫はテニス脚とも呼ばれ，腓腹筋内側頭の筋線維が腱に移行する領域が部分的に断裂して生じるふくらはぎの有痛性損傷である。受傷機転は腓腹筋を過伸展した状態かつ膝関節も最大伸展位で，足根関節を最大に背屈することである。

後脛骨動脈の拍動

後脛骨動脈の拍動は内果後面と踵骨腱内側縁の間で触知することができる（図 B5.13）。後脛骨動脈は屈筋支帯深部を通るのでこの動脈の拍動を触知する際には足を内反させて屈筋支帯を弛緩させておくことが重要である。このようにしないで触診しようとすると，拍動不触知と誤診する。

　両足の後脛骨動脈拍動を同時に検査することで，その強さの程度を比較検討することができる。閉塞性末梢動脈疾患者の診療では，後脛骨動脈拍動検査は必須である。健常な若年者の 15％で後脛骨動脈拍動を触知することができないが，60 歳以上の被検者で触知できないときは閉塞性末梢動脈疾患の徴候である。例えば，**間欠性跛行**は下腿の痛みと痙攣を主徴とするが，歩くと発症し，休むと症状が消失する。このような症状は，下腿の

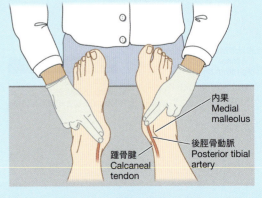

図 B5.13　後脛骨動脈の拍動

動脈の狭窄や閉塞で筋肉の虚血が惹起されることによる。

脛骨神経の損傷

脛骨神経は膝窩で安全な場所にあるため，その損傷はまれである。しかしながら，膝窩の深部に達するような裂傷が生じると，この神経も傷害される。**膝関節の後方脱臼**も脛骨神経損傷の原因となる。脛骨神経が切断されると下腿屈筋群や足底筋内筋の麻痺が起こる。脛骨神経麻痺の患者は足根関節の底屈や趾の関節の屈曲ができない。足の裏の感覚喪失も起こる。

底屈不全

ふくらはぎの筋が麻痺したり，踵骨腱が断裂したり，蹴りだし時に痛みがある場合でも，駆動力と効率は落ちるが中足からの蹴りだしは可能である。というのも，大殿筋やハムストリングが股関節で大腿を，大腿四頭筋が膝関節をそれぞれ伸展させるからである。実際，体重が前足に移動すると足根関節が受動的に底屈するようになる。一方，前足からの蹴りだしは不可能なので，底屈なしで歩こうと思うと，立脚期では可能な限り足を外側に回転させるようになる。これによって受動的な底屈が予防され，股関節と膝関節の伸展が中足に作用し，より効果的な蹴りだしが可能となる。

踵骨腱反射

被検者を机に座らせて下腿を懸垂させた状態で，踵骨腱を勢いよくハンマーで叩くと**踵骨腱反射**を惹起できる。この反射はS1，2の神経根の状態を確認する方法であり，S1神経根が切断されたり圧迫されたりすると，この反射は消失する。

踵骨腱炎と断裂

ランニング時にみられる怪我の9〜18％を踵骨腱炎が占める。腱をつくるコラーゲン線維の目にはみえないような断裂が特に踵骨停止部の上方でみられることが多く，腱炎を発症する。この時歩行時に痛みを感じる。

踵骨腱の断裂は踵骨腱炎の既往者でよくみられる。腱が完全に断裂すると受動的な背屈が過度になり，反力に抗して底屈することが不可能となる。

踵骨包炎

踵骨包炎は踵骨腱と踵骨粗面の後側上方の間で炎症が起こることで発症する。踵骨包炎では踵後方に痛みを生じることとなり，長距離走，バスケットボール，テニスなどでよくみられる。踵骨腱が滑液包上を頻繁に動くことで滑液包への過剰な摩擦が生じ，これが滑液包炎を惹起する。

足

足 foot は膝関節よりも遠位の部分をさし，立位で体重を支える基盤となり，運動時にも重要な機能を担う。足の骨格は7個の足根骨，5個の中足骨，14個の趾骨からなる（図5.36）。足とその骨格は3つの機能解剖学的観点から整理することができよう。

- **後足部** hindfoot：距骨と踵骨。
- **中足部** midfoot：舟状骨，立方骨，楔状骨。
- **前足部** forefoot：中足骨と趾骨。

また，足の領域はつぎのように分類できる。

- **足底部** plantar region（足底 sole）：接地面。
- **足背部** dorsal region of foot（足背 dorsum of foot）：上を向いている面。
- **踵部** heel region（踵 heel）：踵骨を覆っている皮膚面。
- **足部母趾球**：種子骨と2本の中足骨頭から構成される（図5.60A）。

母趾 great toe（ラテン語では *hallux*）は**第1趾** first toe（ラテン語では *degitus primus*）であり，**小趾** little toe（ラテン語では *digitus minimus*）は**第5趾** fifth toe（ラテン語では *degitus quintus*）とも呼ばれる。

足の筋膜

足の筋膜は足背部では非常に薄く，ここで**下伸筋支帯**とつながっている（図5.38）。足の筋膜は外側，後方に広がって**足底筋膜** plantar fascia と連続している。足底筋膜は足の裏にある筋膜で，その中心は肥厚して**足底腱膜** plantar aponeurosis を形成する。また内側部と外側部はいくぶん薄くなっている（図5.37, 5.38）。足底筋膜は足のパーツをばらばらにならないようにまとめること，足底を怪我から保護すること，間接的に縦足弓を支持すること，などにかかわる。足底腱膜は踵骨から起こ

り，足の遠位部で5本に分かれ，各趾に停止する屈筋腱を包む線維性趾腱鞘とつながる。腱膜は中足骨頭の下方で横走する**浅横中足靱帯**で補強される。前足と中足では足底腱膜両側縁から第1趾，第5趾中足骨に向かって鉛直方向の筋間中隔が形成されており，これにより足底を3筋区画に分ける（図5.38）。

- **足底の内側区画**：この筋区画の表面は**内側足底筋膜**で覆われており，母趾外転筋，短母趾屈筋，長母趾屈筋腱，内側足底神経と脈管が存在する。
- **足底の中央区画**：**足底腱膜**で覆われており，短趾屈筋，長趾屈筋，足底方形筋，虫様筋，母趾内転筋，長母趾屈筋腱，外側足底神経と脈管が存在する。
- **足底の外側区画**：他の筋区画よりも薄い**外側足底筋膜**で覆われており，小趾外転筋と短小指屈筋が存在する。

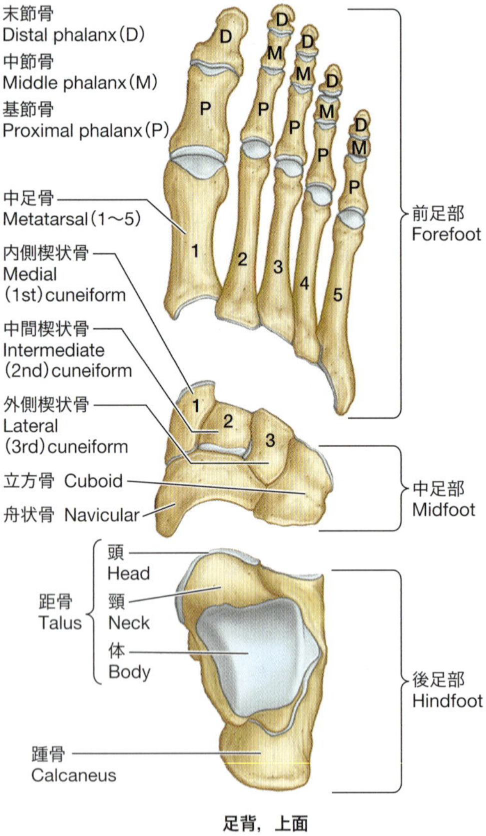

前足部のみに第4の区画である**足の骨間区画**があり，ここには中足骨，背側および底側骨間筋，深足底および中足動静脈が存在する。

足の筋

20個ある足の筋のうち，14個は足底，2個は足背，4個はその中間帯にある（図5.30，5.39）。

足底での筋は4つの筋区画内に4層にわたり存在する。足の筋を図5.40に，その起始停止，神経支配，作用に関しては表5.10にまとめた。筋区画に重層するにもかかわらず，全体として**足底筋群**は歩行時の立脚相接地時に足弓を維持するのがそのおもな機能である（図5.43，表5.13を参照）。また体重負荷が踵（縦足弓の後端）から母趾弓（縦足弓の前端），母趾に伝わるときに縦足弓が扁平になるが，足底の筋群は基本的にこれに抗するように働く。

足の筋群は，推進力発揮のために足を安定化する相である歩行周期後期で最もよく働く。このとき，横足弓も崩れて扁平になろうとする。足の筋群は下腿からくる長筋の筋力を調整し，でこぼこの地面でも安定して足を回外，回内できるような基盤をつくる。

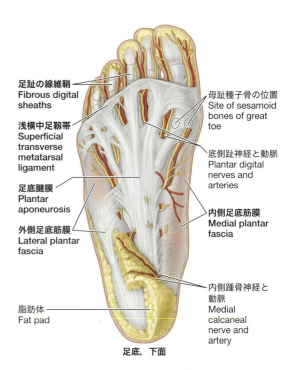

図5.36　足を構成する骨

図5.37　足底腱膜

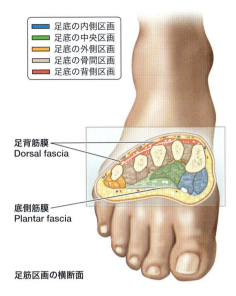

図 5.38　足の筋膜と筋区画

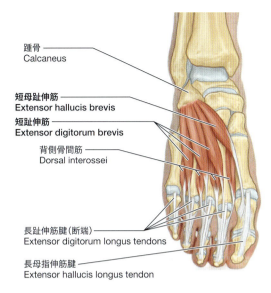

図 5.39　短趾伸筋と短母趾伸筋

　足の筋それぞれについて細かい知識を得ることはたいして重要ではない。読者の多くにとって足のそれぞれの趾を細かく制御するということに，あまり大きな意味をもたない。足の筋群は特徴ある動きをするというよりは，足を固定したり，体のバランスを維持するために足や趾のいろいろな部分が地面に抗する力を調節したりするとき，活動する。

　母趾内転筋は，内転という名前とは異なり，立脚相の接地時に4本の趾を母趾のほうに引き，横足弓の形を維持するときに最も強く機能する。また，前足に体重と筋力がかかった際に，中足骨頭に広がる力に抗する形で，最大の力を発揮する（表5.12）。

　表5.10ではつぎの点に注意されたい。

- 底側骨間筋は趾を内転し，1本の中足骨から単翼状筋として起こる。
- 背側骨間筋は趾を外転し，2本の中足骨から羽状筋として起こる。

　足背でほとんどつながっている筋として，**短趾伸筋** extensor digitorum brevis と **短母趾伸筋** extensor hallucis brevis がある（図5.39）。短母趾伸筋は実際には短趾伸筋の一部であるといってもよい。これらの筋肉は足背外側，外果の前方で筋の塊をつくっており，第1趾から第4趾を伸展する際に長趾伸筋や長母趾伸筋を助ける。

足の神経

　足の神経を図5.41に図示し，表5.11にまとめた。**脛骨神経**は内果の後方で**内側・外側足底神経** medial and lateral plantar nerve に分かれる。この神経は短趾伸筋と短母趾伸筋を除く足内筋を支配する。短趾伸筋と短母趾伸筋は**深腓骨神経** deep fibular (peroneal) nerve で支配される。内側足底神経は，内側筋区画の第1層と第2層の間の外側を通る。まず，外側足底神経が足底筋群の第1層と第2層の間の外側を通り，その深枝が第3層と第4層の内側に向かって走る。内側および外側足底神経は，内側および外側足底動静脈と伴走する。

足の動脈

　足の動脈は前および後**脛骨動脈**の終枝であり，それぞれ足背動脈と足底動脈になる（図5.42AB）。**足背動脈** dorsalis pedis artery（dorsal artery of foot）は前足の主要な栄養血管であり，前脛骨動脈に直接つながっている。足背動脈は内果と外果を結ぶ線のほぼ真ん中ではじまり，前内側から下伸筋支帯で長母趾伸筋腱と長趾伸筋腱の間へ深く入る。この動脈は **外側足根動脈** lateral

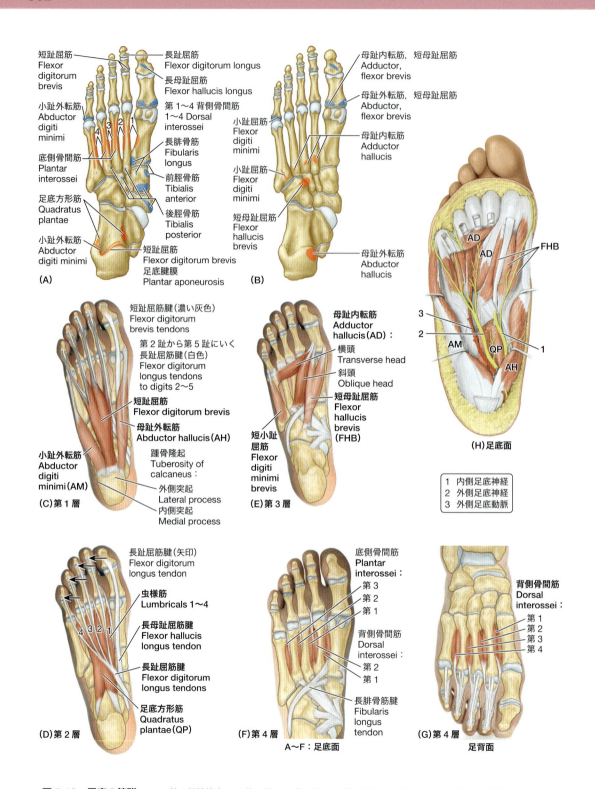

図5.40 足底の筋群　AB. 筋の起始停止。C. 第1層。D. 第2層。E. 第3層。FG. 第4層。H. 内側および外側足底神経。

表 5.10　足底の筋群

筋肉	起始	停止	神経支配[a]	おもな作用
第 1 層				
母趾外転筋	踵骨粗面の内側結節，屈筋支帯，足底腱膜	第 1 趾基節骨内側面	内側足底神経(S2，**S3**)	第 1 趾を外転，屈曲
短趾屈筋	踵骨粗面の内側結節，足底腱膜，筋間中隔	母趾以外の趾の中節骨両側		母趾以外を屈曲
短趾外転筋	踵骨粗面の内側および外側結節，足底腱膜，筋間中隔	第 5 趾の基節骨基部外側	外側足底神経(S2，**S3**)	第 5 趾を外転，屈曲
第 2 層				
足底方形筋	踵骨の内側面と底側面外側縁	長趾屈筋腱の後外側縁	外側足底神経(S2，**S3**)	母趾以外の 4 趾を屈曲する際に長趾屈筋を補助する
虫様筋	長趾屈筋腱	4 趾の趾背腱膜内側面	内側の 1 筋：内側足底神経(S2，**S3**) 外側の 3 筋：外側足底神経(S2，**S3**)	外側 4 趾の基節骨を屈曲，中節と末節骨を伸展
第 3 層				
短母趾屈筋	立方骨と外側楔状骨の足底面	第 1 趾基節骨の両側	内側足底神経(S2，**S3**)	第 1 趾の基節骨関節屈曲
母趾内転筋	斜頭：中足骨 2〜4 の基部 横頭：第 3〜5 趾の中足趾節関節の底側靱帯	両頭の腱は第 1 趾基節骨の外側につく	外側足底神経の深枝(S2，**S3**)	母趾を内転させる，横足弓を維持する
小趾屈筋	第 5 趾の中足骨	第 5 趾基節骨の両側	外側足底神経の浅枝(S2，**S3**)	第 5 趾の基節骨の屈曲を助ける
第 4 層				
底側骨間筋（3 つ）	第 3〜5 中足骨の基部と内側面	第 3〜5 基節骨の内側基部	外側足底神経(S2，**S3**)	趾の内転（第 3〜5）と中足趾節関節の屈曲
背側骨間筋（4 つ）	第 1〜5 中足骨のそれぞれ相対する面	第 1：第 2 趾の基節骨基部の内側面 第 2〜4：第 2〜4 趾の外側面		趾の外転（第 2〜4）と中足趾節関節の屈曲

[a] 脊髄髄節の番号を示した。例えば「S2，**S3**」は，母趾外転筋を支配する神経は第 2 ならびに第 3 仙髄に由来することを示す。**S3** のように**太字**で表示されたものが主要な支配髄節である。

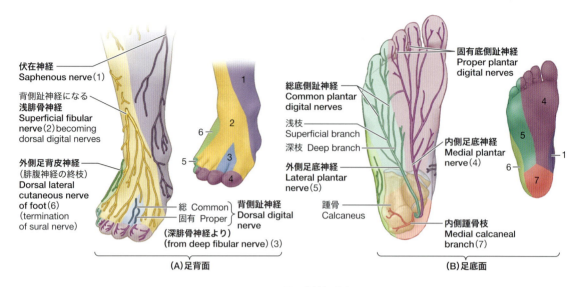

図 5.41　足の皮神経分布

表 5.11　足の神経

神経[a]	起源	走行	分布[a]
伏在神経(1)	大腿神経(大腿三角から)	大腿から下腿に下行し，前面から内果にかけて大伏在静脈に伴行する．足の内側面に終わる	足の内側面から第1中足骨に至る下腿前面の皮膚を支配する
浅腓骨神経(2)	総腓骨神経(腓骨頸から)	下腿遠位1/3で筋膜を貫通して皮神経となる．その後足と趾に枝を送る	足背と，第5趾の外側面と第1趾の趾間裂を除くすべての趾の近位背面の皮膚を支配する
深腓骨神経(3)		伸筋支帯の深部に入り足背に至る	趾伸筋と短母趾伸筋と第1趾間裂の皮膚を支配する
内側足底神経(4)	脛骨神経(内果の後方から太い終枝として起こる)	母趾外転筋と短趾屈筋の間を遠位方向に向かって通る．筋枝と皮枝に分岐する	足底内側部と趾3本半，およびこれらの趾の両側，遠位背側面．また母趾外転筋，短趾屈筋，第1虫様筋を支配する
外側足底神経(5)	脛骨神経(内果の後方から細い終枝として起こる)	足の外側で足底方形筋と短趾屈筋の間の走り，浅枝と深枝に分かれる	足底方形筋，小趾外転筋と短小趾屈筋を支配する．深枝は足底，背側骨間筋，外側の3本の虫様筋，母趾内転筋を支配する．第4趾より外側の足底の皮膚と，外側の趾の1本半の背面遠位の皮膚を支配
腓腹神経(6)	脛骨神経と総腓骨神経のそれぞれからの皮枝が合流して膝窩に起こる	外果に向かって下腿後面から下部に走る	後足，中足と第5趾の外側面
踵骨枝(7)	脛骨神経と腓腹神経(7)	下腿後面遠位部から踵の皮膚に至る領域	踵の皮膚

[a] 番号は図5.41に対応．

tarsal artery を分岐し，遠位では第1趾骨間筋から第1足骨間隙に入って弓状動脈をだし，つぎに**第1背側中足動脈** 1st dorsal metatarsal artery と**深足底動脈**（図5.42A）を分岐する。**深足底動脈** deep plantar artery は第1趾骨間筋の2つの頭の間の深部から足底に入り，外側足底動脈と合流して**深足底動脈弓** deep plantar arch を形成する（図5.42B）。弓状動脈は**第2，第3，第4背側中足動脈** 2nd, 3rd, 4th dorsal metatarsal artery を分岐し，これらは趾間を走って，いずれも2本の**背側趾動脈** dorsal digital artery となる（図5.42A）。

足底は後脛骨動脈から多くの血液供給を受け，後脛骨動脈は屈筋支帯の深部で分枝を形成する。終枝は母趾外転筋のあたりで内側および外側足底動脈に分岐し，深部に進み同名の神経を伴行する。**内側足底動脈** medial plantar artery は母趾の筋と足底内側部の皮膚を栄養し，各趾への分枝を送る。この動脈枝には内側足底神経からの分枝が伴行する。

外側足底動脈 lateral plantar artery と神経は，まず第1層と第2層の筋の間を外側方に走る。深足底動脈弓が**外側足底動脈**の続きとして第5中足骨基部を背にしてはじまり，第3層と第4層の筋の間を通る（図5.42B）。この動脈弓は内側で足背動脈の枝である**深足底動脈**と合流して1つながりとなる。動脈弓が足を横断する間に，4本の**足底中足動脈** plantar metatarsal artery，3本の**貫通枝** perforating branch を分岐する。また，同時に足底の皮膚，筋膜，筋に多くの分枝を送る。足底趾動脈は基節骨の基部近傍で足底中足動脈から起こり，隣接する趾を栄養する。

足の静脈路

足には浅静脈と深静脈がある。深静脈は，筋膜よりも深層にあるすべての動脈を両側からはさむ形で伴行し，吻合する一対の静脈のことである。**浅静脈** superficial vein は，皮下にあり，動脈とは伴走せず，足からの血流のほとんどすべてが流入する静脈である。背側趾静脈は背側中足静脈の続きである。**背側中足静脈** dorsal metatarsal vein は合流して皮下の足背静脈弓をつくり，その近位では**足背静脈網** dorsal venous network が足背の残りの部分を栄養する。**足底静脈網** plantar venous network に由来する浅静脈は，足の内側および外側縁を流れ，足背静脈弓と静脈網に合流し，内側および外側足縁静脈となり，これらがそれぞれ**大伏在静脈**と**小伏在静脈**になる（図5.42CD）。

足のリンパ路

足のリンパ管は皮下のリンパ管網より起こる。集合リ

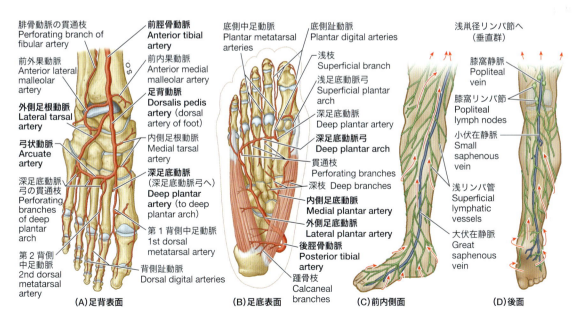

図5.42 足の動脈分布とリンパ路

ンパ管は浅リンパ管，深リンパ管よりなる。これらはそれぞれ浅層の静脈や，おもな動脈に伴行する形で存在する。浅リンパ管は足底で最も発達している。**内側浅リンパ管**は**大伏在静脈**に沿って内側から足を離れ，伴行する形で**浅鼠径リンパ節**に到達し（図 5.42C），静脈合流部に沿ってさらに深層の**深鼠径リンパ節**に入る。**外側浅リンパ管**は足外側からのリンパを集めて膝窩まで**小伏在静脈**に伴行し，そこで**膝窩リンパ節**に流入する（図 5.42D）。膝窩からは大腿動静脈に沿って**深鼠径リンパ節**に至る。その後下肢からのすべてのリンパは腸骨リンパ節に入る。

歩行と歩行周期

歩行運動 locomotion は複雑な機能である。水平な面を歩行するときの下肢の動きは交互に起こる遊脚相と立脚相に分けて解析することができる。**歩行周期** gait cycle は片脚での 1 周期の**遊脚相**と立脚相からなる。**立脚相** stance phase は踵が接地する**踵の接地** heel strike にはじまり，体重全体が踵にかかりはじめ，最後に前足部が**蹴りだし**（プッシュオフ）push off によって**地面を離れる爪先離地**に終わる。**遊脚相** swing phase は爪先離地の直後にはじまり，踵が地面につくと終了する。歩行周期の約 40％が遊脚相で，60％が立脚相である。歩行運動は重力と慣性モーメントを最大限に利用した，たいへん効率のよい運動で，体の運動量を最小にするようになっている。歩行周期で機能する筋肉の動きを図 5.43 と表 5.12 に示した。

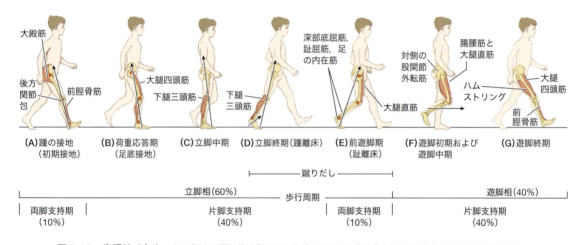

図 5.43　歩行サイクル　ふつうは 8 相に分けられているが，ここではそのうち 2 つを F として 1 つにまとめた。

表 5.12 歩行周期での筋の動き

歩行周期		到達目標	活動筋群
立脚相	踵の接地	前足を下げて接地すること	足根関節の背屈筋群（遠心性収縮）
		減速を継続	股関節の伸筋群
		縦足弓を保つ	足の内在筋
			足に停止する長い腱
	足底接地	体重負荷を受ける	膝関節の伸筋群
		体の減速	足根関節の底屈筋群
		骨盤の安定化	股関節の外転筋群
		縦足弓の維持	足の内在筋
			足に停止する長い腱
	立脚中期	膝の安定化	膝関節の伸筋群
		背屈の調節（慣性モーメントの保持）	足根関節の底屈筋群（遠心性収縮）
		骨盤の安定化	股関節の外転筋群
		縦足弓の維持	足の内在筋
	踵離床	体の加速	足根関節の底屈筋群（求心性収縮）
		骨盤の安定化	股関節の外転筋群
		足弓の維持と前足の固定	足の内在筋
			足に停止する長い腱
	趾離床	体の加速	長趾屈筋，長母趾屈筋
		足弓の維持と前足の固定	足の内在筋
			足に停止する長い腱
		大腿の減速，遊脚に向けた準備	股関節の屈筋群（遠心性収縮）
遊脚相	遊脚初期	大腿の加速，歩行リズムを変える	股関節の屈筋群（求心性収縮）
		離床	足根関節の背屈筋群
	遊脚中期	離床	足根関節の背屈筋群
	遊脚終期	大腿の減速	股関節の伸展（遠心性収縮）
		下腿の減速	膝関節の屈筋群（遠心性収縮）
		足の位置決め	足根関節の背屈筋群
		接地に向けて膝関節を伸展（歩幅を調節），接地に向けた準備	膝関節の伸筋群

出典：Rose J, Gamble JG. *Human Walking*. 2nd ed. Baltimore: Lippincott Williams & Wilkins; 1994. より改変。

臨床関連事項

足底筋膜炎

足に合わない運動靴を使ってランニング，激しいエアロビクスなどを行ったときに**足底筋膜炎**と呼ばれる足底腱膜の傷害や炎症が発生しやすい。足底の特に踵の周辺や内側部に痛みがあり，また踵骨内側突起や踵骨内側面など足底腱膜の近位付着部に圧痛がみられる。母趾に力をかけて伸展させると痛みが増強し，足根関節の背屈や体重負荷などでさらに痛みが増強する。内側突起から突出する**踵骨棘**（病的な骨突起）の形成は慢性足底筋膜炎と関係があり，歩行時に足底内側に痛みを生じる。一方，踵骨棘をもちながらも無症候である者も多い。

足底の出血性創傷

足底深部にある足底動脈弓やその分枝に達する刺傷はたいていの場合，激しい出血を伴う。動脈の結紮はその位置，周辺構造を考えると難しい。

腓腹神経移植

外傷による神経傷害の再建のために腓腹神経の一部を神経移植に使用することがしばしばある。外科医は小伏在静脈を基準にしてこの神経の位置を決めている。

足底反射

足底反射（L4，L5，S1，S2）は筋緊張性反射（腱反射）の1つである。足底外側部の踵から母趾の基部までを舌圧子などの先端が鈍な器具で擦ると，正常であれば趾の屈曲が起こる。母趾以外の趾が軽く広がり，母趾が背屈する反応は**Babinski徴候**と呼ばれ病的な反応である。この反応がみられる場合，大人では脳損傷や脳疾患が疑われる。子どもでは皮質脊髄路（運動機能）が成熟していないため，Babinski徴候がみられるのはふつうであり，おおよそ4歳ぐらいまで持続する。

短趾伸筋打撲

短趾伸筋の筋腹の位置を知っておくことは臨床的に重要である。というのも，この筋を病的な浮腫と鑑別する際に必要となるからである。筋線維やその支配血管の打撲や裂傷は**血腫**を形成し，外果の前内側方に浮腫を生じる。このような炎症を起こした筋肉をみたことがない者の多くは，これをひどい捻挫と思ってしまう。

内側足底神経絞扼

内側足底神経が屈筋支帯の下を通るところ，あるいは母趾外転筋の深部で進路を変える部位に圧迫性炎症を起こすと，足底内側面と舟状骨粗面領域に痛み，灼熱感，しびれ，異常感覚を生じることがある。内側足底神経の圧迫は，ジムでの運動やランニングで足を繰り返し外反させると起こる。ランナーでよくみられることからこれらの症候を総括してジョガー足と呼んできた。

下肢の関節

下肢の関節には骨盤の関節（腰仙関節，仙腸関節，恥骨結合）も含まれるが，これに関しては3章で扱った。残りの下肢の関節には，股関節，膝関節，脛腓関節，足根関節，足関節がある。

股関節

股関節 hip joint は下肢と骨盤をつなぐ安定した多軸の球関節で，大腿骨頭がボール，寛骨臼がソケットになっている（図5.44）。この関節はさまざまな運動に対して安定するように構築されている。立位では，上半身の体重が骨盤骨を介して大腿骨頭に伝わる。

関節面

球形の大腿骨頭は骨盤骨のカップ状の寛骨臼と関節をつくる。大腿骨頭は，**大腿骨頭窩**を除いて**関節軟骨** articular cartilage で覆われる（図5.44D）。寛骨臼の外輪には関節軟骨で覆われた半月状の関節面があり，**月状面** lunate surface と呼ばれる。寛骨臼は線維性軟骨でできた**寛骨臼唇** acetabular labrum（ラテン語で *labrum* は唇を意味する）と**寛骨臼切痕**をつなぐ**寛骨臼横靱帯** transverse acetabular ligament でより深くなっている

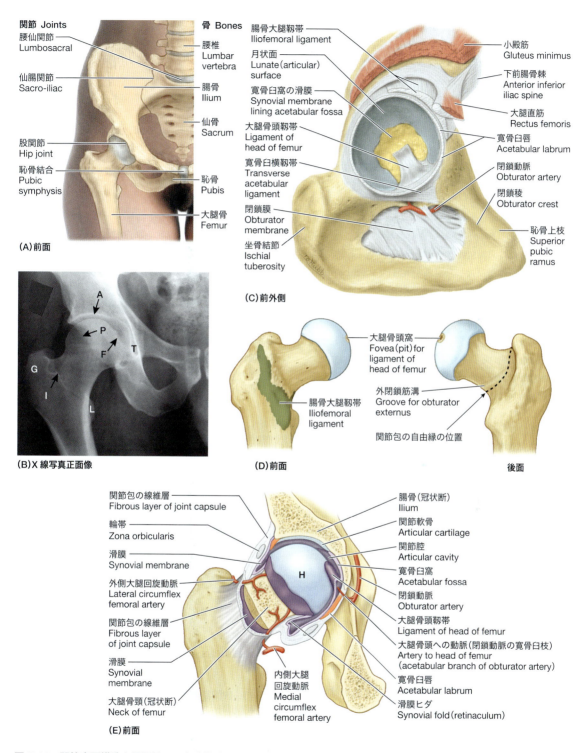

図5.44 関節表面構造と股関節への血液供給　A. 骨盤と腰の関節と骨。B. 股関節のX線写真。A：寛骨臼天蓋，F：大腿骨頭靱帯窩，G：大転子，I：転子間稜，L：小転子，P：寛骨臼後縁，T：寛骨臼下縁で骨構造が重なること(H)で生じた「涙痕」サイン。C. 寛骨臼部。D. 大腿骨近位部の骨構造。E. 大腿骨頭および頸の血液供給。大腿骨頸部の骨を一部除去して示した。

ので，大腿骨頭の半分以上が寛骨臼内に入り込む（図5.44A〜C）。寛骨臼内の中心深部には関節には関係しない**寛骨臼窩** acetabular fossa があり，その大部分は坐骨領域にある。

関節包

関節包外側の**線維層** fibrous layer of joint capsule は，体幹側では寛骨臼の骨性縁と寛骨臼横靱帯につき，下肢側では転子間線と大転子基部で大腿骨頸前面だけにつく（図5.44E）。線維層は後方の転子間稜近位部で大腿骨頭を横切る弓状縁を形成するが，この部分は大腿骨頭にはつかない。関節包は大腿骨頸のおおよそ2/3を後方で包みこむ。関節包後方の自由縁下方から関節を越えて大腿骨頸部に飛びだした**滑膜** synovial membrane は外閉鎖筋腱滑液包をつくる（図5.45B）。

線維層をつくる線維の多くは骨盤骨から転子間線に向かってラセン状に走る。関節包の後方に多い深部の線維のなかには，大腿骨頸部に環状に巻きついて**輪帯** zona orbicularis を形成するものもある（図5.45B）。また，線維層のうち肥厚した部分は股関節の靱帯をつくり，骨盤から大腿骨に向かってラセン状に走る。さらにのびる線維が，これらラセン状の靱帯と線維束をより強固に束ねて関節包をしめつけている。さらに大腿骨頭を寛骨臼にきつく引き寄せて，関節の安定性を増す。

股関節はつぎの諸構造で補強される（図5.45）。

- **前方と上方**は強力なY字形の**腸骨大腿靱帯** iliofemoral ligament（Bigelow靱帯）で補強される。この靱帯は下前腸骨棘から起こり，近位では寛骨臼唇に遠位では転子間線につく。腸骨大腿靱帯は立位で大腿骨頭が寛骨臼に入る際に股関節が過伸展するのを防ぐ。
- **下方と前方**は**恥骨大腿靱帯** pubofemoral ligament により補強される。この靱帯は恥骨の閉鎖稜から起こり，外側下方に向かって下降して関節包の線維層と融合する。また腸骨大腿靱帯の内側部と混合して股関節の伸展，外転時に関節を引きしめる。恥骨大腿靱帯は，股関節の過度な外転を防ぐ。
- **後方**には比較的弱い**坐骨大腿靱帯** ischiofemoral ligament がある。この靱帯は坐骨の寛骨臼縁から起こり，大腿骨頸の上外側方にラセン状に巻きつき，大転子基部の内側に至る。

大腿内旋・外旋筋群，靱帯群はいずれも大腿骨頭を内側の寛骨臼に向かって引き，関節の安定化に寄与する。また外旋，内旋の際にはそれぞれが交互に働いてバランスをとっている（図5.45C）。

股関節の滑膜 synovial membrane of hip joint は，線維性関節包の内側と関節軟骨で覆われていない関節内の骨表面すべてを覆う（図5.44E）。したがって，線維性関節包が大腿骨につく部分では滑膜が大腿骨頸に沿って体幹側に反転し大腿骨頭の縁までのびている。**滑膜ヒダ** synovial fold（支帯）は大腿骨頸に沿って上方に反転した長軸方向の索状構造であるが，この中に滑膜下**支帯動脈** retinacular artery が走っており，大腿骨頸，大腿骨頭を栄養する。この動脈はおもに内側大腿回旋動脈に由来するが，ごく一部外側大腿回旋動脈からも供給を受ける。

大腿骨頸靱帯 ligament of head of femur は，血管を含んだ滑膜ヒダであるが，貧弱な靱帯で股関節の補強という観点からの重要性は低い（図5.44CE）。この靱帯は寛骨臼切痕と**寛骨臼横靱帯**に幅広くつく。また，大腿骨頭には大腿骨頭窩に小さく停止する。寛骨臼窩の中で**大腿骨頭靱帯**がない部分には脂肪体で満たされる。靱帯，脂肪体の双方が滑膜で覆われている。

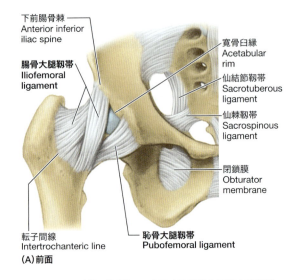

図5.45　股関節の靱帯　A．腸骨大腿靱帯と恥骨大腿靱帯。（続く）

股関節の動き

股関節の運動は屈曲・伸展，外転・内転，内旋・外旋と円運動からなる（図5.46，表5.13）．股関節に対する体幹の動きも重要である．例えば，腹筋運動のときに仰臥位から体を起こす場合や，歩行時に片脚が地面から離れた際に骨盤の位置を保つ場合などである．股関節の屈曲，伸展の可動域は膝関節の位置に依存する．膝関節が屈曲位にあるときはハムストリングが弛緩しており，大腿をほとんど前腹壁につくぐらいまで曲げることができるが，この動きのすべてが股関節のみで起こるのではなく，脊柱の屈曲も一部関係している．股関節の伸展時には関節包の線維層，特に腸骨大腿靱帯が緊張した状態になる．したがって，股関節は垂直線を越えてわずかに伸展できる程度であり，このときは骨盤骨ではなく腰椎の屈曲による．股関節の外転はふつう，内転よりも自由である．外旋は内旋よりも強力に行うことができる．

栄養血管

股関節を栄養する動脈は以下のとおりである（図5.47）．

- 内側および外側大腿回旋動脈 medial and lateral circumflex femoral artery は通常，**大腿深動脈**の枝であるが，大腿動脈から分岐することもある．おもな血液供給は回旋動脈（特に**内側大腿回旋動脈**）の分枝として起こる支帯動脈である．
- **大腿骨頭の動脈** artery to head of femur は閉鎖動脈の枝で大腿骨頭靱帯を横切る．

神経支配

Hilton の法則は，特定の関節を直接またぎその関節に働く筋を支配する神経はその関節自身をも支配する，と規定する．したがって，股関節には以下の神経が関与する．

- **前方**：大腿神経とその筋枝．
- **下方**：閉鎖神経．
- **上方**：上殿神経．
- **後方**：大腿方形筋枝．

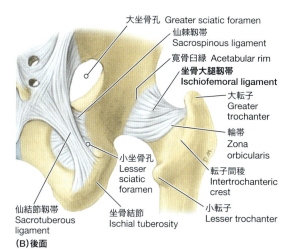
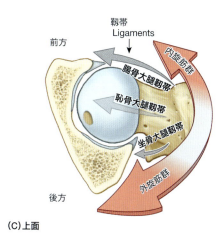

図5.45 **股関節の靱帯**（続き） B．坐骨大腿靱帯．C．内旋筋と外旋筋（赤茶色の矢印）ならびに股関節の固有靱帯が逆方向に大腿骨頭を引くことを示した股関節の横断面．力の相対的強度を矢印の太さで示した．

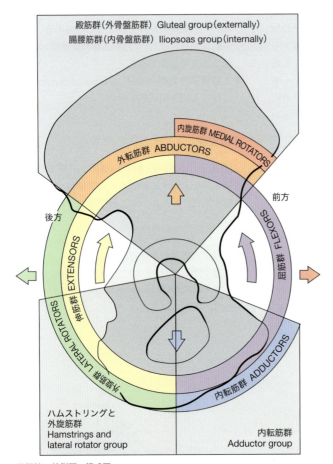

股関節に作用する筋群の機能的分類
屈筋群
腸腰筋 縫工筋 大腿筋膜張筋 大腿直筋腱 恥骨筋 長内転筋 短内転筋 大内転筋の前部 薄筋
内転筋群
恥骨筋 長内転筋 短内転筋 大内転筋 外閉鎖筋 薄筋
外旋筋群
外閉鎖筋および内閉鎖筋 梨状筋 双子筋 大腿方形筋 大殿筋 （中殿筋と小殿筋）
伸筋群
大殿筋 ハムストリング 　半腱様筋 　半膜様筋 　大腿二頭筋長頭 大内転筋の後部
外転筋群
中殿筋 小殿筋 大腿筋膜張筋
内旋筋群
中殿筋前部 小殿筋前部 大腿筋膜張筋

股関節の外側面，模式図

円周状の帯：それぞれのゾーンは寛骨臼内の大腿骨頭中心に対して筋群の起始を機能別に表したものである。大腿骨（大腿骨転子や骨幹部）に対する牽引力がこれらの位置から働く

色の矢印：曲がった矢印は伸筋群や屈筋群による大腿骨頭や大腿骨頸の回転方向を示す。短い矢印は外旋・内旋筋群，外転筋群，内転筋群による大腿骨頭や大転子の運動方向を示す

図 5.46　股関節の運動に関係する筋の相対的位置関係

表 5.13 股関節の運動を制限する構造

運動	制限する構造
屈曲	軟部組織の配置 関節包の後方での張力 大殿筋の張力
伸展	靱帯群：腸骨大腿靱帯，坐骨大腿靱帯，恥骨大腿靱帯 腸腰筋の張力
外転	靱帯群：恥骨大腿靱帯，坐骨大腿靱帯，腸骨大腿靱帯の下部 股関節の外転筋群の張力
内転	軟部組織の配置（大腿） 腸脛靱帯，関節包上部，腸骨大腿靱帯の上部の張力。対側の股関節が外転，あるいは屈曲しているときは股関節の外転筋群の張力
内旋	靱帯群：坐骨大腿靱帯と関節包後部 股関節の外旋筋の張力
外旋	靱帯群：腸骨大腿靱帯，恥骨大腿靱帯，関節包前部

出典：Clarkson HM. *Musculoskeletal Assessment. Joint Range of Motion and Manual of Muscle Strength*. 2nd ed. Baltimore: Lippincott Williams & Wilkins; 2000. より改変。

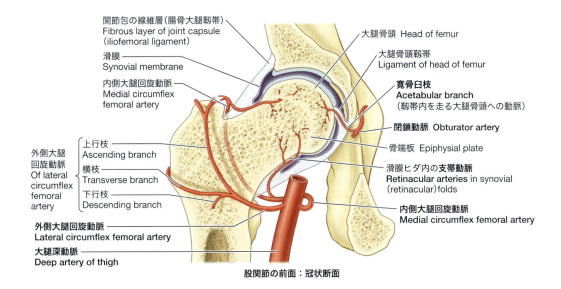

図 5.47 大腿骨頭および頸の動脈分布

臨床関連事項

大腿骨頸部骨折（股関節骨折）

大腿骨頸部骨折によって骨頭への血液供給が途絶えることが多い。内側大腿回旋動脈が大腿骨頭と大腿骨頸の血流の大部分を担うが、大腿骨頸の骨折や大腿骨頭脱臼では、内側大腿回旋動脈の枝である支帯動脈が傷害される。人によっては、大腿骨頭靭帯への血流が大腿骨近位部への唯一の血液供給源となっていることもある。この動脈は大腿骨頭を維持するには不十分である場合が多く、その結果として離断した骨への血流不全による**無血管性壊死**（骨壊死ともいう）を起こすことがある。このような骨折は 60 歳以上で多く、特に女性でよくみられる。女性は骨粗鬆症によって大腿骨頸が脆弱になっていることが多いからである。

股関節置換術

股関節は重傷を負ったり、変性疾患を発症しやすい。股関節の**変形性関節症**は痛み、むくみ、運動制限や関節軟骨の侵蝕が特徴で、身体障害者となるおもな原因である。股関節置換術では金属製補綴物（プロステーシス）を患者の大腿骨に固定して大腿骨頭と大腿骨頭頸を置換し、寛骨臼を金属、あるいは樹脂性のソケットで置換することが多い（図 B5.14）。

股関節脱臼

先天性股関節脱臼は頻度の高い疾患で出生数 1,000 人たり 1.5 人の頻度でみられる。女児に多く、症例のおおよそ半分は両側性である。大腿骨頭が寛骨臼に対して適切な位置にないと脱臼が起こり、患側の脚は短くみえ、実際に短いものとしてしか機能しない。背景として、脱臼側の脚は健側に比して上方に変位しているからで、**Trendelenburg 徴候**が陽性となる。すなわち、歩行時に片側の尻が下がってみえる。大腿を外転することができないのが先天性股関節脱

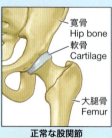

正常な股関節

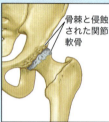

(A) 中程度の関節炎を伴う股関節

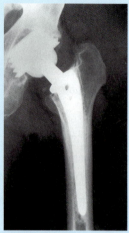

(B) 股関節置換術後の人工骨

図 B5.14　股関節置換術

臼の特徴である。

股関節は強靭かつ安定しているので、**後天的な股関節脱臼**はまれである。それでも自動車を運転しているときには股関節が屈曲、内転、内旋位にあるのがふつうなので、自動車事故で脱臼を起こすことがある。後方への脱臼が最も多く、線維性関節包が下後方でやぶれる。そうすると大腿骨頭が裂け目から関節外に飛びでて、寛骨臼後縁を越えて、腸骨外側面上に偏位する。そして患側の脚は短くなり、内旋することとなる。**坐骨神経**は股関節と近いところにあるので、大腿骨の後方脱臼や脱臼骨折によって、過伸展や圧迫が起こり傷害されることがある。

膝関節

膝関節 knee joint は基本的に蝶番型滑膜関節であり、屈曲・伸展が可能である。ただしこの蝶番運動には回旋と転がり運動、さらには長軸方向の回転運動が加わる。膝関節はよくできた関節ではあるが、過伸展したときに傷害されることが多い（例えば、ホッケーのように体が接触するようなスポーツの場合）。

関節面

膝関節の関節面 articular surface of knee joint は大きく複雑な形をしているのが特徴である（図 5.48）。膝関節は 3 つの関節より構成されている。

- **大腿脛骨関節** femorotibial articulation（外側と内側）：この関節は大腿骨の外側および内側顆と脛骨の外側顆、内側顆の間にそれぞれ形成される。
- 膝蓋骨および大腿骨の間に形成される**大腿膝蓋関節**

femoropatellar articulation。

腓骨は膝関節には加わらない。膝関節の安定性は以下の因子による。

- 関節を取り巻く筋と腱の強さとその作用。
- 大腿骨と脛骨をつなぐ靱帯群。

これらの補強構造のなかで筋は最も重要である。それゆえ，スポーツ外傷の多くは適切な体調管理とトレーニングで防ぐことが可能である。膝関節の安定化に最も重要な筋肉は強力な**大腿四頭筋**であり，特にそのなかでも内側広筋と外側広筋の下部線維である。

関節包

関節包 joint capsule は外側の**線維層**（線維包）と内側の**滑膜層**からなり，後者の滑膜は関節軟骨で覆われる領域を除く関節腔内をすべて覆っている。

線維層のいくつかは肥厚しており，関節包内在性の靱帯をつくるが，大部分，特に後方と外側方は薄い。上方での線維層は大腿骨顆の関節境界の近位で大腿骨に付着している（図 5.48C）。後方では，大腿骨顆と**顆間窩**を包みこむ（図 5.49A）。線維層は脛骨外側顆の後方に開口部をもっており，ここを膝窩筋腱が通過できるようになっている（図 5.50B）。下方での線維層は膝窩筋腱が通っているところは除き，脛骨の関節面辺縁（脛骨プラトー）につく。前方では大腿四頭筋腱，膝蓋骨，膝蓋靱帯などが関節包前面を形成する。すなわち，線維層はこれらの構造の外側縁，内側縁と連続している（図 5.49）。

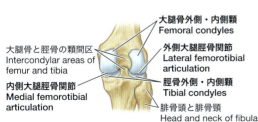
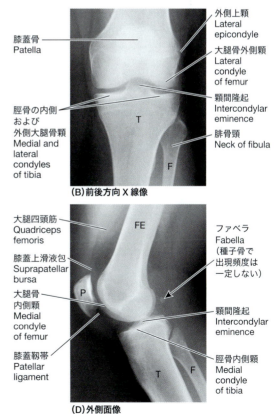

図 5.48　膝関節を構成する骨　AC．骨の名称，BD．X線写真，略語は A に対応する．S：種子骨

滑膜は伸展して線維包の内張りをしており，膝蓋骨辺縁と関節半月縁に停止する。線維性関節包の内側・外側面を覆うが中心部は覆わず，線維層から離れている。滑膜は関節後面から前面に向かって反転して顆間窩に至り，十字靭帯や**膝蓋下脂肪体** infrapatellar fat pad を包む。したがって，これらの構造は直接関節内に露出しない（図5.49）。これにより正中膝蓋下滑膜ヒダが形成される。これは膝蓋骨後面に至る上下方向の滑膜ヒダである。したがって，これにより関節腔は大きく左右大腿脛骨関節腔に分割される。脂肪で満たされた滑膜の内側および外側翼状ヒダは，膝蓋下滑膜ヒダから関節腔内にの

びている。関節鏡で観察すると他にも折れ返りや褶曲を同定することができる。これらの滑膜ヒダに炎症が起こると，関節運動に伴う痛みを引き起こすので，関節鏡を用いて切除することがある。

膝蓋骨よりも上方では，関節腔は中間広筋に向かって深く延長し，**膝蓋上包** suprapatellar bursa となる。関節包内の滑膜は滑液包の滑膜とつながる（図5.49）。中間広筋のほうに深く潜りこんでいる筋は**膝蓋筋**と呼ばれ，滑膜に付着して膝関節を屈曲させたときに膝蓋上包を後退させる役割を担う。

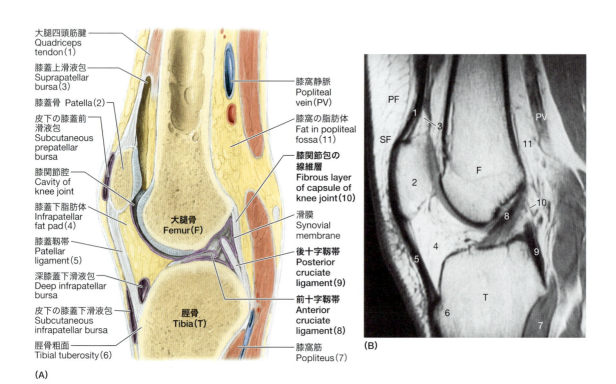

図5.49　膝関節周囲の関節包と滑液包　A. 矢状面。B. MRI 矢状断像。番号はAのそれに対応する。PF：大腿骨前面の脂肪組織，SF：膝蓋骨前面の脂肪組織

靱帯

関節包は関節包に埋め込まれた4本の内在性靱帯と，関節包外の靱帯である外側側副靱帯で補強される。内在性靱帯には膝蓋靱帯，内側側副靱帯，斜膝蓋靱帯，弓状膝窩靱帯がある（図5.50）。

大腿四頭筋の遠位端である膝蓋靱帯は強力な厚い線維性靱帯で，膝蓋骨尖やその辺縁から起こって脛骨粗面に至る。外側では外側広筋，内側広筋腱膜の伸展とその筋膜からなる**内側および外側膝蓋支帯**がここに収束する。膝蓋支帯は膝蓋骨と大腿骨膝蓋面のアライメントを維持するうえで重要な働きをする。

膝関節の側副靱帯は関節が最大伸展位にあるときには緊張しているが，屈曲位になるに従って弛緩し，膝の回転が可能となる。

外側側副靱帯 fibular collateral ligament は，断面が円柱形で索状の強力な靱帯である。この靱帯は大腿骨外側上顆から腓骨頭外側面に下降する（図5.50）。膝窩筋腱が外側側副靱帯の深部を通って，靱帯と外側半月を分ける。大腿二頭筋腱はこの靱帯により2つに分かれる。

内側側副靱帯 tibial collateral ligament は，大腿骨内側上顆から脛骨内側縁と内側上面にのびる扁平で強大な靱帯である。その走行のちょうど中央で，内側側副靱帯の深部線維が内側半月と固く結合している（図5.50）。

斜膝窩靱帯 oblique popliteal ligament は，半膜様筋腱の一部が反転して延長したもので，関節包を後方から補強する。この靱帯は脛骨内側顆後方より起こり，上外側方向に走り，関節包後面のほぼ中心部に停止する。

弓状膝窩靱帯 arcuate popliteal ligament は腓骨頭後面より起こり，膝窩筋腱を越えて上内側方向に走り膝関節後面に放散する。

膝関節内の構造には十字靱帯と半月がある。膝窩筋腱もその走行途中で関節内を通過する。

十字靱帯 cruciate ligament（ラテン語で *crux* は交わるという意味である）は大腿骨と脛骨をつなぐ。この靱帯は関節包内で十文字に交差するが，関節腔外の構造である（図5.50，5.51）。十字靱帯はアルファベットのXのように相互に斜めに交わる。大腿骨に対し脛骨が内旋する間，十字靱帯は互いに巻きついて内旋可能範囲はせいぜい10°に限定される。このよじれは外旋時には解消されるので，膝関節が90°以上屈曲する際には60°の外旋が可能となる。十字靱帯の交差点は膝関節での回旋運動の軸（ピボット）である。十字靱帯は斜走するので，どのような体位にあっても，片方のいずれか，あるいは双方に張力がかかった状態にある。

前十字靱帯 anterior cruciate ligament は十字靱帯の弱いほうで，脛骨の前顆間区から起こる。内側半月の付着部位のすぐ後方になる（図5.51）。この靱帯は上後方から外側にのびて，大腿骨内側顆内側面後方につく。前十字靱帯は，膝関節屈曲時に大腿骨顆が脛骨プラトーの上を後方に転がり落ちるのを空転させることで制限している。また，この靱帯は大腿骨が脛骨の後方に偏位することや膝関節が過伸展するのを制限している。関節が直角に屈曲するとき，前十字靱帯によって把持されているので脛骨が前方へ引き出されることはない。前十字靱帯の血流は貧弱である。

後十字靱帯 posterior cruciate ligament は2種の靱帯の強いほうで，脛骨の後顆間区から起こる（図5.51）。後十字靱帯は前十字靱帯の内側を通って上前方へ走り，大腿骨内側顆外側面前部に終わる。後十字靱帯は，膝関節伸展時に大腿骨顆が脛骨プラトーの上を前方に転がり落ちるのを空転させることで制限している。また，大腿骨が脛骨上を前方に偏位したり，大腿骨に対して脛骨が後方に偏位することを制限して，膝関節の過屈曲を防いでいる。荷重がかかった状態で膝関節を安定にする主役が後十字靱帯である（例えば坂を下るときなど）。

膝関節の関節半月 meniscus of knee joint は脛骨関節面にある半月形の線維軟骨性の板であり，関節表面を深くし，衝撃吸収材として機能している（図5.51CD）。半月は関節外で肥厚しており，関節内では徐々に薄くなりそのまま自由縁に終わる。横断面では楔形で，半月自体は**脛骨の顆間区**に強固に付着している。半月の外縁は膝関節の線維性関節包に付着する。

冠状靱帯 coronary ligament は，半月の縁を脛骨顆に張りつけているカプセル状の線維である。細長い**膝横靱帯** transverse ligament of knee が半月の前部とつながっており（図5.51C），膝関節の動きに応じて一緒に動けるようになっている。**内側半月** medial meniscus はC字型をしており，前方よりも後方で幅が広い。その前端は，前十字靱帯の付着部の前で脛骨の前顆間区につく。後端は後十字靱帯付着部の前で脛骨後顆間区につく。内側半月は深部で内側側副靱帯と強固に結合する。**外側半月** lateral meniscus は，ほぼ環状で内側半月よりも小さく，その動きも大きい。膝窩筋腱が外側半月と外側側副靱帯を分ける。強大な**後半月大腿靱帯** posterior meniscofemoral ligament は，外側半月を後十字靱帯や大腿骨内側顆に付着させる（図5.50B）。

膝関節の運動

膝関節のおもな動きは屈曲と伸展である。屈曲するときには多少の回転も加わる（表5.14）。着地した状態で膝関節を最大位まで伸展すると，大腿骨が脛骨に対して回転し膝関節は受動的に固定される。この姿勢は，下肢を堅固な支柱とするので，荷重に耐えられるようになる。膝関節がロックされたこの状態では，膝関節を不安定にさせない程度に大腿と下腿の筋が弛緩する。こうした膝関節のロックをはずすには膝窩筋腱が収縮して脛骨プラトーに対して大腿骨を約5°外旋させ，膝関節の屈曲ができるようにする。大腿骨と脛骨が接触する位置が変わるため，半月も脛骨プラトー上を動く必要がある。

膝蓋骨後面の3つの関節面（上，中，下）は，屈曲・伸展の際に常に大腿骨と関節をつくっている（図5.52）。

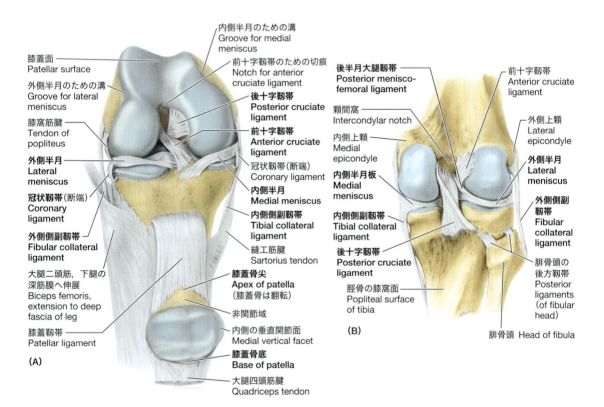

図5.50　膝関節を構成する構造の相互関係と靭帯　**A**．屈曲位にある関節前面。大腿四頭筋腱を切断し，後方に翻転したもの。**B**．後面。

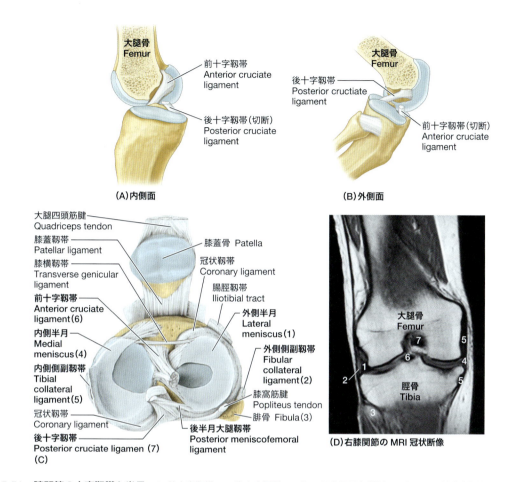

図 5.51　膝関節の十字靱帯と半月　A. 前十字靱帯。B. 後十字靱帯。AとBは大腿骨を縦断したうえで、前十字靱帯の近位部の一部とともに大腿骨の半分を除去した図。C. 脛骨プラトーに付着する構造。大腿四頭筋腱は切断された状態で、膝蓋骨が前方に翻転されている。D. 右膝のMRIで写真中の番号はCに書かれている。

表 5.14　膝関節の運動を制限する諸構造

運動	制限因子
屈曲（大腿骨と膝蓋骨、大腿骨と脛骨）	後方での軟部組織の厚み
	外側広筋、内側広筋、中間広筋の張力
	大腿直筋の張力（特に股関節伸展時）
伸展（大腿骨と膝蓋骨、大腿骨と脛骨）	前十字靱帯、後十字靱帯、外側側副靱帯、内側側副靱帯、関節包後部、膝斜靱帯などの靱帯群
内旋（膝関節屈曲位では大腿骨と脛骨）	前十字靱帯と後十字靱帯
外旋（膝関節屈曲位では大腿骨と脛骨）	外側側副靱帯と内側側副靱帯

出典：Clarkson HM. *Musculoskeletal Assessment. Joint Range of Motion and Manual of Muscle Strength*, 2nd ed. Baltimore: Lippincott Williams & Wilkins; 2000. より改変。

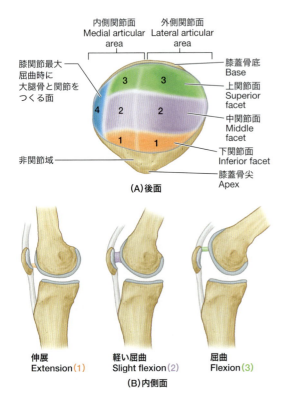

図 5.52 膝蓋大腿関節　A. 膝蓋骨の関節面。B. 屈曲・伸展時の膝蓋骨と大腿骨の関係。

膝関節周辺の滑液包

膝関節には少なくとも12個の滑液包がある。これは多くの腱が骨の長軸方向に並走しており，運動時に膝関節を越えて長軸方向に引くからである（図5.53，表5.15）。皮下にある**膝蓋前皮下包** subcutaneous prepatellar bursa と**深膝蓋下包** deep infrapatellar bursa は，関節をつくる骨が突出している部分にあり，膝関節の動きに応じて自由に皮膚が動けるようになっている。**膝蓋上包** suprapatellar bursa（大腿四頭筋遠位の深部に存在），**膝窩筋包，鵞足包，腓腹筋包**という4つの滑液包は膝関節腔と交通する。

膝関節の動脈と神経

膝関節周辺で吻合して膝関節吻合網を形成する膝関節枝は，大腿動脈，膝窩動脈，前脛骨動脈の前，後反回枝，腓骨回旋動脈に由来する（図5.25D）。膝窩動脈の中膝枝は線維性関節包を貫通して十字靱帯，滑膜，半月の辺縁を栄養する。

膝関節の神経は大腿神経，脛骨神経，総腓骨神経，閉鎖神経，そして伏在神経の関節枝である。

表5.15　膝関節周囲の滑液包

滑液包名	場所	説明
膝蓋上包	大腿骨と大腿四頭筋腱	膝関節筋によって局所に固定されており，膝関節滑液腔と自由に交通できる
膝窩筋包	膝窩筋腱と脛骨外側顆の間	外側半月板の下で膝関節腔と交通している
鵞足包	縫工筋，薄筋，半腱様筋の腱と脛骨，内側側副靱帯の間に存在しこれらの諸構造を分ける	これらの筋肉が脛骨に停止する部位にあり，ガチョウの足に似た形をしている（ラテン語の pes は足を，anserinus はガチョウをそれぞれ表す）
腓腹筋包	腓腹筋内側頭起始腱の深部にある	膝関節滑液腔の延長である
半膜様筋包	腓腹筋内側頭と半膜様筋腱の間にある	半膜様筋停止腱にも及ぶ
膝蓋前皮下包	皮膚と膝蓋骨前面の間にある	運動時に膝蓋骨を覆う皮膚が自由に動けるようにしている
膝蓋下皮下包	皮膚と脛骨粗面の間にある	膝を曲げたときに膝にかかる負担を軽減する
深膝蓋下包	膝蓋靱帯と脛骨前面の間にある	膝蓋下脂肪体によって膝関節より隔てられている

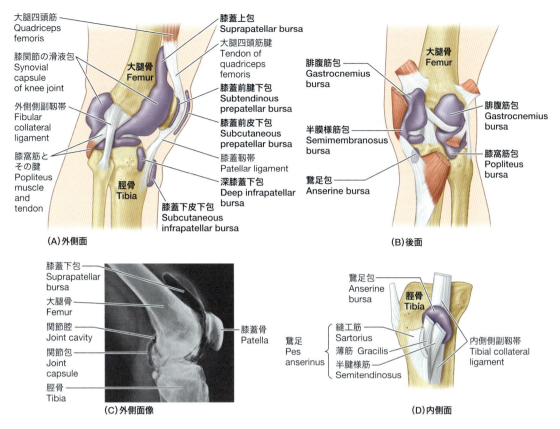

図 5.53　膝関節周辺と下腿近位部の滑液包

脛骨と腓骨の関節

脛骨と腓骨は2つの関節でつながる。**脛腓関節**（上脛腓関節）と**脛腓靱帯結合**（下脛腓関節）である。これに加え**骨間膜**が2つの骨幹をつなぐ（図5.54）。遠位の結合が動かずに近位の関節のみが動くことは不可能である。骨間膜線維，脛腓結合に関係する靱帯の線維の走行は，すべて脛骨下方から腓骨に向かっており，腓骨につく筋が腓骨を下に牽引する力に抵抗するようになっている。ただし，足根関節を背屈させるときには腓骨が若干上方に動くことができる。

上脛腓関節 superior tibiofibular joint は，腓骨頭の平板な関節面と脛骨外側顆の後外側の同様に平らな関節面の間に形成される平面関節である。密着した関節包が関節を包みこみ，腓骨と脛骨の関節面辺縁に付着する。関節包は**前・後腓骨頭靱帯** anterior and posterior ligaments of head of fibula により補強される（図5.54B）。

線維性関節包は滑膜が内張りする。足根関節が背屈する際には，わずかに滑り運動がみられる。

脛腓靱帯結合 tibiofibular syndesmosis は複合線維性結合である（図5.54C）。この結合の維持が足根関節の安定性を確保するうえで不可欠である。その理由は，この結合が距骨の外側面に対して外果の位置をしっかりと保つからである。強靱な**骨間脛腓靱帯** interosseous tibiofibular ligament は，上方では骨間膜と連続しており，遠位端での脛骨と腓骨の主要な連結部となる。この結合はさらに前後から**前・後脛腓靱帯** anterior and posterior tibiofibular ligament で補強される。遠位端にあって後下脛腓靱帯と深部でつながる**下脛腓横靱帯** inferior transverse (tibiofibular) ligament は，内果と外果，それに内果，外果両内側壁からなり距骨滑車と噛み合う果間関節窩（図5.55Bを参照）で，強固に結合している。足根関節を背屈させる際には，距骨をおさめるためにこの結合も若干動く。

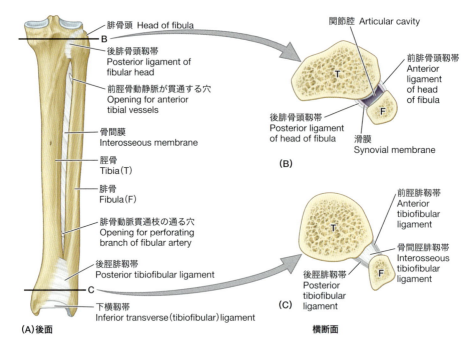

図 5.54　脛腓関節　**A**. 脛腓関節と脛腓靱帯結合，後面。BとCでの横断面の高さへの対応がわかるようになっている。**B**. 脛腓関節での横断面。**C**. 脛腓靱帯結合での横断面。

臨床関連事項

内反膝と外反膝

大腿骨は大腿に対して斜めに配置されているが，脛骨は下腿においてほぼ垂直におかれているので，これら2つの長管骨の長軸は膝関節でQ角をつくる。Q角は上前腸骨棘から膝蓋骨の中央に線を引き，そこを通って脛骨粗面まで外挿した二次的な線を引いて決められる（図B5.15A）。成人女性では骨盤幅が大きいため，Q角も大きくなる。大腿に対して下腿が内側に傾いていることから，大腿骨が異常に垂直でQ角が小さくなるとき，この変形は**内反膝**と呼ばれる。この状態では体重のかかり方が不均等になる（図B5.15B）。膝関節の内側面には過剰な負荷がかかり，**変形性関節症**（関節軟骨の破壊）を惹起する。下腿が大腿に対して外側に傾くと（図B5.15C），**外反膝**という状態になる。外反膝では膝関節外側面に過剰な負荷がかかる。ふつうは外側広筋腱によって外側に引っ張られる膝蓋骨が，外反膝の患者で膝関節を伸展させるとさらに外側に牽引されることとなり，膝蓋骨と大腿骨で形成される関節は異常な状態となる。

膝蓋大腿関節症

激しいランニングを，特に下り坂で行うと膝蓋骨深部に痛みが発生することがあり，これをしばしばランナー膝と呼ぶ。この痛みは，膝蓋骨が大腿骨膝蓋面に対して異常な動きをすることによって，反復性に微小な外傷が生じることが原因で，**膝蓋大腿関節症**と呼ばれる。また，膝蓋骨への直接打撃や，**膝蓋大腿骨領域の変形性骨関節症**（関節軟骨の変成性摩耗と破損）によって発生することもある。内側広筋が代償性に強力となり，病態が改善する症例もある。内側広筋はQ角によって膝蓋骨が外側に脱臼するのを防ぐように働く。その理由は内側広筋が膝蓋骨の内側縁に停止し，これを牽引するからである。

膝蓋骨脱臼

膝蓋骨脱臼はほとんどすべてが外側で起こる。女性でより多くみられ，Q角が大きいことが原因であると考えられる。Q角は脛骨に対する大腿骨の傾きの程度を表す概念であるが，膝蓋骨や脛骨の長軸に対して働く大腿四頭筋の牽引角もこれで表される（そもそも，**Q角**という用語は大腿四頭筋の牽引角

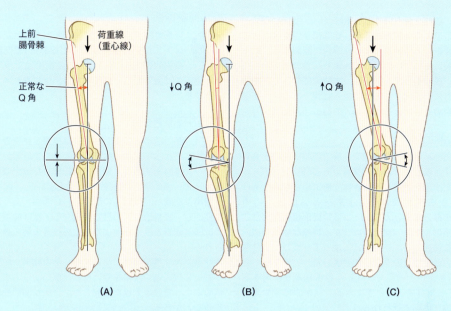

図 B5.15　下肢骨のアライメント　正常なアライメント(A)，内反膝(B)，外反膝(C)を示した。

度を表すために採用された経緯がある）。通常は膝蓋骨をより強く水平に牽引する内側広筋が，外側に脱臼しないようにバランスをとっている。さらに，大腿骨外側顆が前方へ張りだしていること，膝蓋骨の外側関節面の勾配がきついこと，などが外側への脱臼に対する機械的な抑止力になっている。外側からの牽引力とこれに抵抗する解剖学的構造のバランスが崩れたときには，脱臼が起こらなくても膝蓋窩内で膝蓋骨が異常な動きをして膝蓋部の疼痛が慢性的に続く。

膝窩嚢胞

　膝窩嚢胞（Baker 嚢胞）は膝下にみられる，体液が貯留した病的な嚢胞である。膝下嚢胞はほとんどすべての場合，慢性膝関節炎からの滲出液である。この嚢胞は，腓腹筋包や半膜様筋包が線維性関節包をくぐって膝下にヘルニアとしてでてくる場合があり，細い茎で膝関節腔と交通していることもある。滑液は膝関節腔や滑液包から膝周辺に漏れでることがあり，膝窩に貯留する。ここに内面を滑膜で覆われた新たな被膜が形成されて，膝窩膿胞となる。成人ではこの膿胞がふくらはぎの中程まで拡大することがあり，膝関節の運動制限を伴うこともある。

膝関節の損傷

　膝関節は体の低いところにあり大きな荷重がかかること，またその安定性がおもに関節を支える靱帯と筋に依存していることから，怪我の起こりやすい部位である。膝の怪我で最も多いのは，コンタクトスポーツで足が地面に固定されて動けない状態での靱帯の捻挫である。足を動かせない状態で膝に力がかかると靱帯が損傷されやすい。下腿が伸展した状態では内側側副靱帯や外側側副靱帯には張力がかかった状態となっており，これにより関節の両側面がゆるがないようになっている。内側側副靱帯が内側半月にしっかりと固定されていることは，内側側副靱帯の断裂が内側半月の断裂を併発しやすいという観点から臨床的意味をもつ。膝の損傷は膝関節伸展位で外側から外力が加えられたとき，膝関節屈曲位で外側への過度の捻転が起こったときによくみられる。このとき内側側副靱帯が傷害され，同時に内側半月が断裂したり関節包から剥離したりする。このような怪我は，走っているときに膝関節を屈曲した状態で膝を捻るような運動をするアメリカンフットボール選手やサッカー選手などで多い。膝関節の回転運動でその軸となる前十字靱帯は膝関節屈曲位では緊張した状態にあるが，内側半月の損傷に引き続いて断裂することがある（図 B5.16A）。スキー事故でみられる外傷のうちで最も多いものに**前十字靱帯断裂**があるが，この靱帯が断裂すると脛骨を自由に前方に引き出すことができるよ

うになる。これを**前方引き出し兆候**という（図5.16B）。**後十字靱帯**はより強靱であるが，膝関節が屈曲位にある状態で脛骨粗面で着地するような場合に断裂する。後十字靱帯断裂はたいていの場合，脛骨や腓骨の靱帯断裂を併発する。**後方引き出し徴候**は，大腿骨に対して自由に脛骨を後方に引き出すことができる状態であるが，後十字靱帯断裂のときにみられるものである（図B5.16C）。

膝関節の関節鏡

関節鏡は最小限の組織侵襲で膝関節腔内を観察することができる内視鏡である（図B5.16D）。
関節鏡を使用するときは皮膚に小さな穴をあけて，そこから関節鏡本体と1本あるいは数本のカニューレを挿入する。カニューレは病変部組織を刈りこんだり，整形したり，摘出したりする特殊な器具を挿入するために使用する。この術式によって，裂けた半月や関節腔内の骨片などの浮遊物を除去したり，デブリードマン（進行した骨関節症で壊死した軟骨組織を廓清すること）を行ったりすることができる。靱帯の修復や置換術も関節鏡を用いて行われる。

膝関節置換術

変形性関節症などで膝関節がおかされたときには人工関節で置換することがある（**膝関節全置換術**）（図B5.16E）。人工膝関節はプラスチックと金属でできており，病変部を摘出後に骨セメントで固定する。

膝部の滑液包炎

膝蓋前滑液包炎（女中膝）は皮膚と膝蓋骨の摩擦によって起こる摩擦性滑液包炎である。炎症が慢性化すると，滑液包は貯留した滲出液により拡大して，膝の前方に膨隆する（図B5.16F）。**膝蓋下皮下包炎**は皮膚と脛骨粗面の間で激しい摩擦があったときに発症し，脛骨近位部に腫れが広がる。**深部膝蓋下包炎**では膝蓋靱帯と脛骨粗面よりも上の脛骨の間に腫れがみられる。

膝蓋上包は膝関節腔と交通する。その結果，膝蓋骨よりも上で擦過傷や刺傷を受けると，傷口から入ってきた細菌によって**膝蓋上包炎**を起こし，炎症が関節腔に拡大することがある。

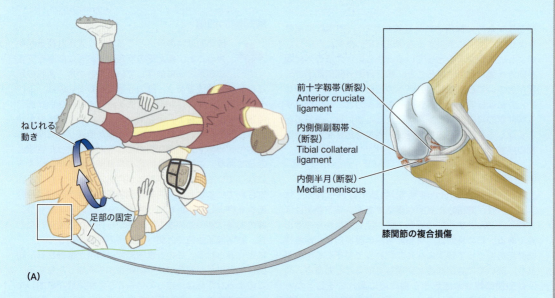

図B5.16　膝関節損傷と関節鏡，膝関節形成術（続く）

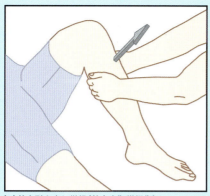

(B) 前方引き出し徴候（前十字靱帯損傷）

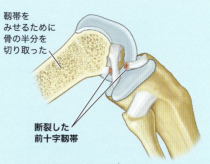

靱帯をみせるために骨の半分を切り取った

断裂した前十字靱帯

前十字靱帯は大腿骨が脛骨上を後方に滑ったり，膝関節が過伸展することを防いでいる．足を地面につけて下腿を屈曲しているときに，大腿骨が内旋するのを制限している

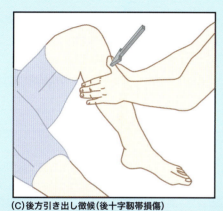

(C) 後方引き出し徴候（後十字靱帯損傷）

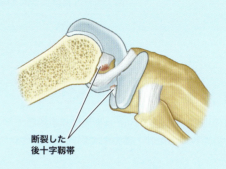

断裂した後十字靱帯

後十字靱帯は大腿骨が脛骨に対して前方に滑るのを防いでいる．特に膝関節屈曲位でこの作用が大きい

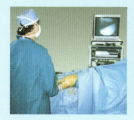

(D)

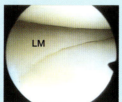

正常な外側半月（LM）

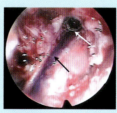

前十字靱帯移植片（黒い矢印）が大腿骨に固定するためのねじとともにみえる（白い矢印）

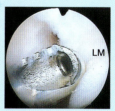

断裂した外側半月（LM）を切除した状態

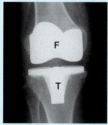

(E)

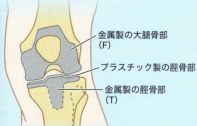

金属製の大腿骨部（F）
プラスチック製の脛骨部
金属製の脛骨部（T）

図 B5.16　膝関節損傷と関節鏡，膝関節形成術（続き）

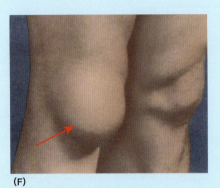

膝蓋前滑液包炎(矢印)

(F)

図 B5.16　膝関節損傷と関節鏡，膝関節形成術(続き)

足根関節

足根関節（距腿関節）ankle joint は滑膜型蝶番関節で脛骨，腓骨の遠位端と距骨上部の間で形成される（図5.55）。

関節面

脛骨と腓骨の遠位端は後脛腓靱帯下斜部とともに**果間関節窩**を形成し，ここに滑車状の形態をとる**距骨滑車**がはまる（図5.55B）。**滑車 trochlea** は，距骨上部にある丸みを帯びた関節面である。外果の内側面が距骨の外側面と関節を形成する。脛骨は距骨と2つの関節面をもつ。

- 下面は果間関節窩の天蓋を形成し，体重を距骨に伝える。
- 内果は距骨の内側面と関節を形成する。

外果と内果は足根関節が動くときに距骨がしっかりと関節窩にとどまるようにしている。滑車を関節窩にとどめる力は足根関節が背屈するときに最も強い。その理由は，この運動時には幅が広い滑車前部を後方に押しやり，脛骨と腓骨の間隔を若干押し広げるからである。強靱な骨間脛腓靱帯と脛骨・腓骨をつないでいる前および後脛腓靱帯がこの離開を制限する。距骨滑車の幅が後方に向かって狭くなっており，底屈時には果間関節窩に緩く入るにすぎないので，底屈時には足根関節は比較的不安定である。

関節包

関節包は前方と後方では薄いが両側では側副靱帯で補強されている（図5.56）。関節包線維層は上方では脛骨と内果・外果の関節面に付着し，下方では距骨に停止する。線維性関節包を内張りする滑膜は，上方では脛骨と腓骨の間を骨間脛腓靱帯のあたりまでのびている。

靱帯

足根関節外側は**外側靱帯** lateral ligament で補強されており，この靱帯は下記の3つから構成される（図5.56AC）。

- **前距腓靱帯** anterior talofibular ligament は扁平で弱小な靱帯であり，外果から距骨頸に向かって前内側方にのびる。
- **後距腓靱帯** posterior talofibular ligament は厚みのあるかなり強力な靱帯で，腓骨の外果窩から距骨の外側結節までを内側水平かつ少し後方へのびる。
- **踵腓靱帯** calcaneofibular ligament は円柱状の索で，外果の尖端から踵骨外側面に向かって後下方へのびる。

足根関節の関節包は内側で大きくて強力な**内側靱帯**

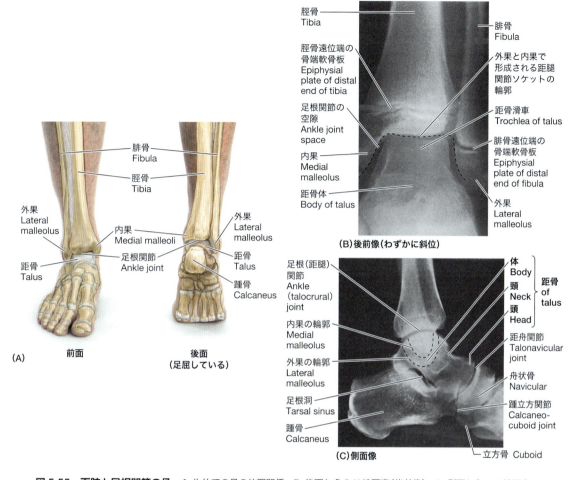

図 5.55　下肢と足根関節の骨　A. 生体での骨の位置関係。B. 後面からのX線写真（後前像）。C. 側面からのX線写真。

medial ligament（三角靱帯）で補強されている。この靱帯は近位では内果についており，そこから遠位に広がって，以下の4つの隣接する，あるいは連続する構造を介して距骨，踵骨，舟状骨につく（図5.56B）。この4つの構造とは**脛舟部** tibionavicular part，**脛踵部** tibiocalcaneal part，それに**前・後脛距部** anterior and posterior tibiotalar part である。内側距腓靱帯は足の外反時に足根関節を安定化させるのと同時に足根関節の亜脱臼を防いでいる。

運動

足根関節のおもな運動は背屈と底屈である。足根関節を底屈させると，多少不安定な体勢となるので若干の外転，内転，内反や外反ができるようになる。足根関節の動きを制限する構造を表5.16にまとめた。

- **足根の背屈**は下腿の前区画にある筋の働きによる（表5.6）。背屈は伸展に抗する下腿三頭筋抵抗と内側および外側距腿靱帯の張力によって制限されるのがふつうである。
- **足根の底屈**は後および外側区画の筋群により行われる（表5.7）。

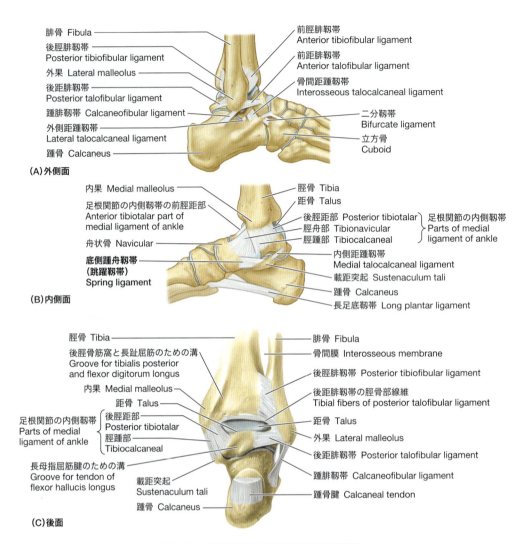

図 5.56　足根関節と距骨踵骨関節の靱帯群

表 5.16　足根関節の運動を制限する諸構造

運動	制限する諸構造
底屈	前脛腓靱帯，足根関節内側靱帯の前部，関節包前部 距骨と脛骨の位置関係（接触） 距腿関節背屈筋の張力
背屈	足根関節内側靱帯，踵腓靱帯，後距腓靱帯，関節包後部 距骨と脛骨の位置関係（接触） 足根関節底屈筋の張力

出典：Clarkson HM. *Musculoskeletal Assessment. Joint Range of Motion and Manual of Muscle Strength*. 2nd ed. Baltimore: Lippincott Williams & Wilkins; 2000. より改変。

臨床関連事項

脛骨神経の絞扼

脛骨神経の絞扼と圧迫（**足根管症候群**）は，下腿の後区画で筋腱の滑膜鞘を含む足くびに腫脹や硬直があるときに生じる。その領域は，内果から踵骨までを含み，屈筋支帯により脛骨神経が圧迫されることで踵部の疼痛が生じる。

足くびの捻挫

足くび（足根）は受傷頻度が最も高い主要な関節である。**足くびの捻挫**（靱帯線維の断裂）が最も多い。足くびの捻挫はほとんどいつも**内反位**で起こる。例えば，底屈した足に体重をのせて，足を強制的に内反したときである。外側靱帯の一部である**前距腓靱帯**は，足くびの捻挫で最も傷つきやすく，かつ最も断裂しやすいため，靱帯の部分的ないし完全断裂によって足根関節が不安定になる。**踵腓靱帯**も断裂することがある。

剥離骨折-足根関節の脱臼

剥離骨折-足根関節の脱臼は，足を強制的に外反したときに起こる（図 B5.17）。これにより，きわめて強い内側靱帯が引っ張られ，しばしば内果が引きちぎられる。すると距骨は外側に動き，外果がずれたり，あるいは脛腓靱帯結合の上方の腓骨が破壊される。脛骨が前方に運ばれると，脛骨の下端の後縁も距骨から引き剥がされる。

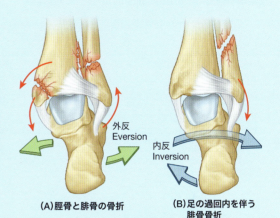

図 B5.17 足根関節の脱臼骨折

動脈と神経

関節を栄養する血管は腓骨動脈，前後の脛骨動脈の内果，外果枝よりくる。神経は脛骨神経と深腓骨神経由来である。

足の関節

足の関節には足根骨，中足骨，指趾骨が加わる（図 5.57～59，表 5.18）。足根骨間関節で重要なものとして**距骨下関節（距踵関節）と横足根関節（踵立方関節と距舟関節）**がある。足の内反と外反の際にはこれらの関節が機能する。他の足根骨間関節や**足根中足関節，中足間関節**などは比較的小さな関節であり，かなり強固に靱帯で結合されており，わずかな動きしかできない。足の屈曲や伸展は，前足が中足趾節関節や趾節間関節で動くことで起こる。中足趾節関節よりも近位の足の骨のすべては，背側および足底（底側）靱帯で結合される。

距骨下関節 subtalar (talocalcaneal) joint では距骨が踵骨と関節をつくる（図 5.57）。この関節は発達の悪い関節包で覆われた滑膜関節であり，内側，外側，後さらに骨間**距踵靱帯**で補強される。**骨間距踵靱帯** interosseous talocalcaneal ligament は**足根洞**にあり，これが距骨下関節と距舟関節を分けており，特に強大な靱帯である。

横足根関節 transverse tarsal joint は，距踵舟関節の距舟部と**踵立方関節** calcaneocuboid joint からなる複合関節であり，これら2つの独立した関節が並置されている（図 5.59）。**足の外科的切断の際にこの関節で切除するのが標準的である。**

足底部の主要な靱帯は以下のとおりである（図 5.58）。

- **底側踵舟靱帯** plantar calcaneonavicular ligament（**跳躍靱帯** spring ligament）は，載距突起と舟状骨後関節面下縁に間に形成される楔形のギャップを埋め，さらにそこを越えて広がっている靱帯である。この靱帯は距骨頭を補強しており，距骨からの体重移動や縦足弓を維持するうえで重要な役割を果たす。

- **長足底靱帯** long plantar ligament は，踵骨足底面か

ら立方骨溝に至る靱帯である。線維のなかには中足骨の基部に至るものもあり，長腓骨筋の腱が入るトンネルをつくっている。またこの靱帯は縦足弓の維持に重要である。

- **底側踵立方靱帯** plantar calcaneocuboid ligament（**短足底靱帯** short plantar ligament）は長足底靱帯よりもずっと深部にある。この靱帯は踵骨下面の前方から起こって立方骨の下面についており，縦足弓の維持にもかかわる。

足や指先の運動を制限する諸構造を表5.17にまとめた。

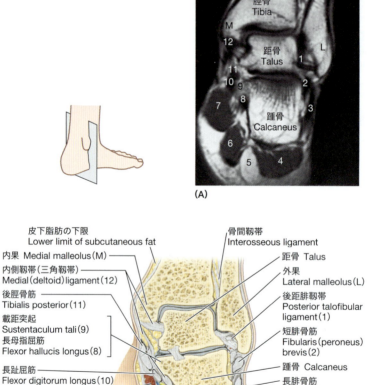

図5.57 足根関節と距骨下関節 A. MRI冠状断像。番号に対応する名称はBに記載されている。B. 冠状断。

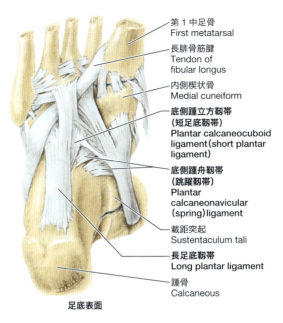

図 5.58 **足底靱帯** 右足深部の解剖。

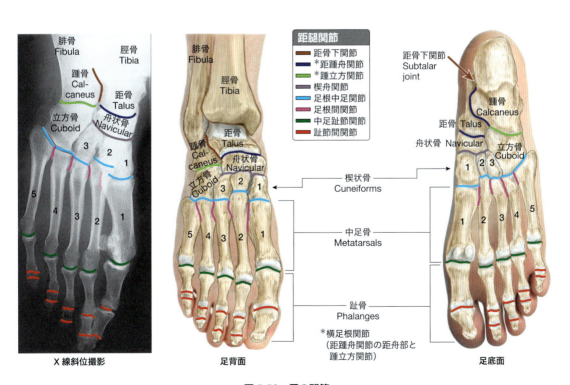

図 5.59 足の関節

表 5.17　足と趾の運動を制限する諸構造

運動	関節	制限する諸構造
内反	距骨下関節，横足根関節	外側距腿靱帯，距踵靱帯，関節包外側 距腿関節を外反させる筋の張力
外反	距骨下関節，横足根関節	内側距腿靱帯，内側距踵靱帯，関節包内側 後脛骨筋，長母趾屈筋，長趾屈筋の張力 距骨，踵骨の干渉
屈曲	中足趾節関節，近位趾節間関節，遠位趾節間関節	中足趾節関節：関節包後方の張力，伸筋群と側副靱帯 近位趾節間関節：軟部組織の量，側副靱帯と関節包後部の張力 遠位趾節間関節：側副靱帯，斜支靱帯と関節包後部の張力
伸展	中足趾節関節，近位趾節間関節，遠位趾節間関節	中足趾節関節：足底の関節群，足底の靱帯群，屈筋の張力 近位趾節間関節：足底関節の関節包の張力 遠位趾節間関節：靱帯群と足底関節の関節包
外転	中足趾節関節	側副靱帯と内側関節包 内転筋の張力 趾列の皮膚
内転	中足趾節関節	趾同士の位置関係

出典：Clarkson HM. *Musculoskeletal Assessment. Joint Range of Motion and Manual of Muscle Strength*. 2nd ed. Baltimore: Lippincott Williams & Wilkins; 2000. より改変．

足弓

　足は多くの骨からできており，靱帯で結合されたこれらの骨全体が着地したときに変形して，その衝撃を和らげるように機能する．また足根骨と中足骨は縦足弓と横足弓を形成しており，（靱帯などで）静的に補強されているのと同時に柔軟性に富んだ腱によって動的にも調節されている．これによって体重負荷に耐えられるようになっており，同時に足の耐久性を担保する（図5.60）．足は体重を**足全体に振り分けるプラットフォーム**として機能しており，単に緩衝装置としてだけではなく，歩いたり，走ったり，飛び跳ねたりする際に身体を動かす立脚点にもなっている．弾力性がある足弓は地面の状態の変化にも柔軟に対応できるようになっている．体重は脛骨から距骨に伝えられる．それから後方で踵骨に，前方では母趾球（第1中足骨の種子骨と第2中足骨頭）に伝達され，身体の平衡をとり快適な姿勢がとれるように，足の外側の第3から第5中足骨頭にも伝えられる（図5.60A）．このような体重を受け止める各点の間には比較的弾性力に富んだ足弓があり，立位では体重負荷によって少し扁平になる．その一方で，体重負荷がないときには足弓はもとの状態に戻る．

　縦足弓 longitudinal arch of foot は内側と外側にあり（図5.60B），体重を分散させる横足弓とともに機能的単位として働く．**内側縦足弓** medial longitudinal arch は外側縦足弓よりも高い位置にあり，重要である．これは踵骨，距骨，舟状骨，3つの楔状骨，3本の中足骨より構成される．**距骨頭が内側縦足弓の中心である．**前脛骨筋と後脛骨筋の腱が内側縦足弓を補強している（図5.60C）．（足の）外側から内側に向かう長腓骨筋も補強に関係する．**外側縦足弓** lateral longitudinal arch は内側縦足弓よりもずっと扁平で，立位では地面に接している．これは踵骨，立方骨と外側の2本の中足骨からなる．

　横足弓 transverse arch of foot は足の両側を結ぶもので，立方骨，楔状骨と中足骨基部よりなる．外側縦足弓と内側縦足弓が横足弓の柱として機能している．足底を斜走する長腓骨筋や後脛骨筋腱は横足弓の維持に寄与し

表 5.18　足の関節

関節	関節面	関節包	靱帯	支配血管	支配神経
距骨下関節（距踵関節） 型：滑膜性平面関節 運動：足の内反と外反	距骨体下面と踵骨上面間の関節	関節面辺縁に付着	内側，外側および後距踵靱帯と骨間距踵靱帯	後脛骨動脈と腓骨動脈	足底面：内側あるいは外側足底神経 足背面：深腓骨神経
距踵舟関節 型：滑膜関節，距舟部は球関節である 運動：滑り運動と回転運動	距骨頭が踵骨，舟状骨と関節を形成する	関節包は不完全に関節を包む	底側踵舟靱帯（跳躍靱帯）が距骨頭を支える	前脛骨動脈から外側足根動脈を経る。この動脈は足背動脈の枝である	
踵立方関節 型：滑膜性平面関節 運動：足の内反と外反，回旋運動	踵骨前端が立方骨後面と関節を形成する	関節を包む	背側ならびに底側踵立方靱帯と長足底靱帯		
楔舟関節 型：滑膜性平面関節 運動：ほとんど動かない	舟状骨前端が楔状骨基部と関節を形成する	共通関節包が関節を包む	背側ならびに底側楔舟靱帯		
足根中足関節 型：滑膜性平面関節 運動：回転や滑り	足根骨前端が中足骨基部と関節を形成する	それぞれの関節に独立した関節包がある	背側，底側および骨間足根中足靱帯		深腓骨神経，内側および外側足底神経，腓腹神経
中足間関節 型：滑膜性平面関節 運動：ほとんど動かない	中足骨基部が互いに関節を形成する	それぞれの関節に独立した関節包がある	背側，底側および骨間足根中足靱帯	外側中足動脈（足背動脈の枝）	趾神経
中足趾節関節 型：滑膜性顆状関節 運動：屈曲，伸展，若干の外転，内転，回旋運動	中足骨頭が基節骨の基部と関節を形成		側副靱帯と底側靱帯		
趾節間関節 型：滑膜性蝶番関節 運動：屈曲と伸展	趾節骨頭と別の趾節骨基部が関節を形成する		側副靱帯と底側靱帯	足底動脈弓の趾枝	

ている。

　足弓の一体的構造はつぎに述べる受動的な因子と動的な因子の両方によって維持される（図 5.60C）。静的な因子としては，連結して一体となった骨の形と，下記にあげた重層する4種類の線維性結合組織がある。すなわち，足底腱膜，長足底靱帯，底側踵立方靱帯（短足底靱帯），底側踵舟靱帯（跳躍靱帯）である。動的な支持機構には足内筋が収縮することによる筋交い（ブレーシング）としての働きに加え，長い腱で足まで達する筋群の持続的な緊張（トーヌス）がある。縦足弓に関係するものとして長母趾屈筋，長趾屈筋，横足弓に関係するものとして長腓骨筋と前脛骨筋がある。これらの構造のなかで，底側靱帯と足底腱膜に最も多くの荷重がかかり，足弓を維持するうえで最も重要である。

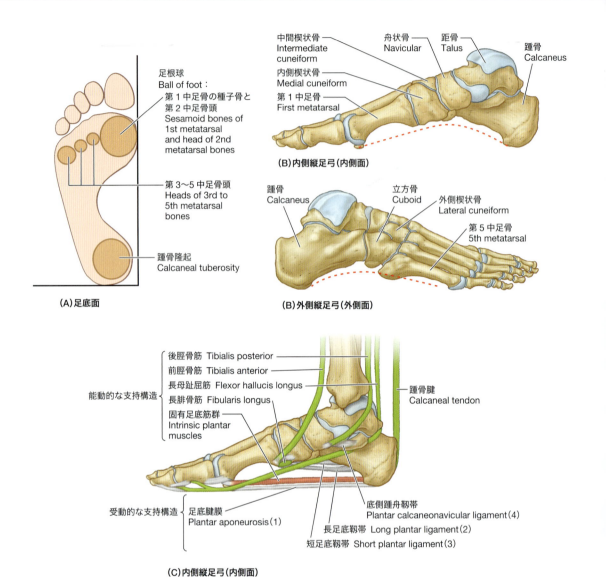

図 5.60　足弓　A. 体重がかかる部分を示した図。B. 内側縦足弓と外側縦足弓。C. 足を補強する受動的な支持構造と能動的な支持構造。受動的な支持構造は 1〜4 の 4 層からなる。

臨床関連事項

外反母趾

外反母趾は変形性関節疾患でみられる足の変形であり，母趾（ラテン語では *hallux*）が外側に偏位する。外反が強くなると母趾が第 2 趾に重なる例もある。第 1 中足骨頭の下にある種子骨が偏位して第 2 中足骨頭との間に潜りこむため，母趾を第 2 趾から離すことができなくなる。さらに靴からの反力と摩擦によって皮下滑液包が形成される。肥厚した滑液包はしばしば炎症と痛みを伴い，第 1 中足骨頭の反応性骨化が過剰に起こり，腱膜瘤という隆起が生じる（図 B5.18）。

扁平足

後天的な扁平足の原因は外傷，加齢変性，あるいは脱神経による後脛骨筋の機能低下であることが多い。動的，静的な支持機構が崩壊すると，底側踵舟靱帯が距骨頭を支えきれなくなり，距骨頭が下内側方に偏位し，その形を目視できるほどになる。その結果，前足の外側偏位を伴った横足弓の扁平化が起こる（図 B5.19）。扁平足は高齢者でよくみられる。筋肉に負荷がかかり足弓を支えている靱帯にかかる負荷が増えるような状態，特に慣れない仕事で立ち続けたり，急に太ったりした場合に起こりやすい。

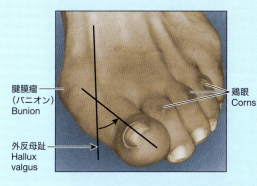

図 B5.18　外反母趾，腱膜瘤（バニオン）と鶏眼

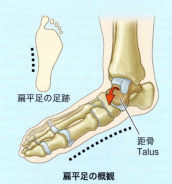

図 B5.19　扁平足

画像診断

下肢

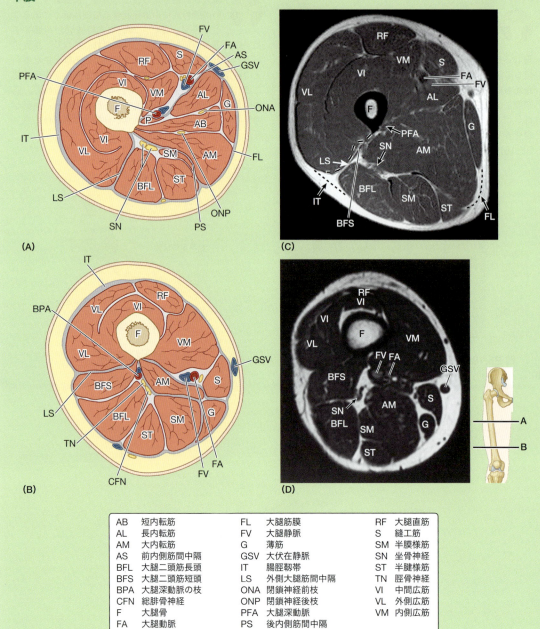

AB	短内転筋	FL	大腿筋膜	RF	大腿直筋
AL	長内転筋	FV	大腿静脈	S	縫工筋
AM	大内転筋	G	薄筋	SM	半膜様筋
AS	前内側筋間中隔	GSV	大伏在静脈	SN	坐骨神経
BFL	大腿二頭筋長頭	IT	腸脛靱帯	ST	半腱様筋
BFS	大腿二頭筋短頭	LS	外側大腿筋間中隔	TN	脛骨神経
BPA	大腿深動脈の枝	ONA	閉鎖神経前枝	VI	中間広筋
CFN	総腓骨神経	ONP	閉鎖神経後枝	VL	外側広筋
F	大腿骨	PFA	大腿深動脈	VM	内側広筋
FA	大腿動脈	PS	後内側筋間中隔		

図 5.61 大腿の横断面（AB）と MRI 像（CD）

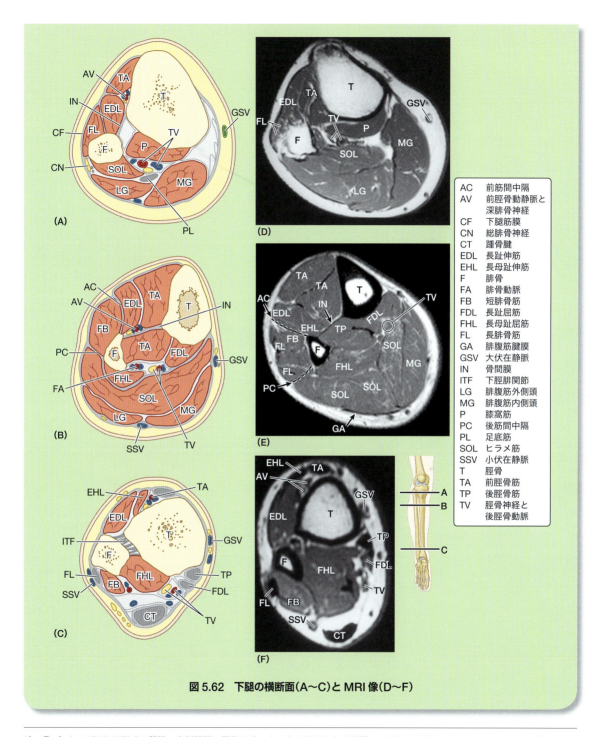

図 5.62 下腿の横断面（A〜C）と MRI 像（D〜F）

6章 上肢

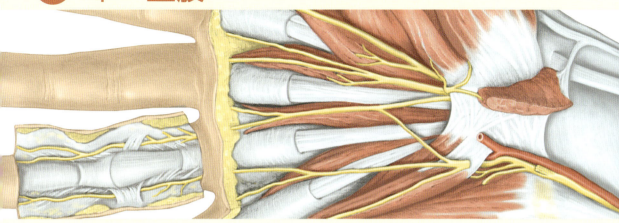

上肢骨 421

鎖骨 421
肩甲骨 421
上腕骨 424
尺骨と橈骨 424
手の骨 425
　体表解剖：上肢骨 429

上肢浅層の構造 432

上肢の筋膜 432
上肢の皮神経 434
上肢の静脈路 436
上肢のリンパ路 436

前体幹上肢筋群 437

後体幹上肢筋群と肩甲上腕筋群 442

浅層の後体幹上肢筋群 442
深層の後体幹上肢筋群 442
肩甲上腕筋群 442

体表解剖：胸部および肩甲部（腹側と背側で体幹と四肢をつなぐ筋群と肩甲上腕筋群） 443

腋窩 445

腋窩動静脈 446
腋窩リンパ節 448
腕神経叢 448

上腕 456

上腕の筋群 456
上腕の動静脈 459
上腕の神経 459
肘窩 462
　体表解剖：上腕と肘窩 463

前腕 464

前腕の筋 464
前腕の神経 472
前腕の動静脈 472

手 478

手掌の筋膜 479
手の筋 479
外在屈筋の腱 483
手の動静脈 483
手の神経 485
　体表解剖：前腕と手 489

上肢の関節 491

胸鎖関節 492
肩鎖関節 492
肩関節 495
肘関節 499
上橈尺関節 503
下橈尺関節 503
手の関節 505

画像診断：上肢 511

 解剖学的変異　　 ライフサイクル　　 外傷

 診断手技　　 外科手技　　 病理

上肢の特徴は，高い運動自由度に加え，ものをつかみ，叩き，そして**巧緻運動**を行う能力である．この能力は特に手で秀でており，効率よく働く背景にはおもに肩甲骨と胸郭の連結，肩関節，肘関節，手くび関節の動きによって手を適切な位置にすえることがあげられる．上肢は4つの領域に分かれ，それぞれがさらに細かい部位に分かれる（図6.1，6.2）．

- 肩 shoulder は三角筋部，胸筋部，肩甲骨部，側頸部外側部からなる．**上肢帯** pectoral girdle は後方では肩甲骨，鎖骨よりできていて不完全であるが，前方ではこれに胸骨柄により完全な輪となる．
- 上腕（にのうで）arm（ラテン語では *brachium*）は肩と肘の間であり，上腕骨を中心とする構造である．
- 前腕（まえうで）forearm（ラテン語では *antebrachium*）は肘と手くびの間で，尺骨と橈骨よりなる．前腕は前面（屈側）と後面（伸側）に分けられる．
- 手 hand（ラテン語では *manus*）は前腕の遠位にあり，手根骨，中手骨，指骨よりなる．手は，手くび（手根），手掌（手のひら），手背（手のこう），指（対立可能な母指を含む）という領域よりなり，触覚，温痛覚の感覚神経終末が豊富である．

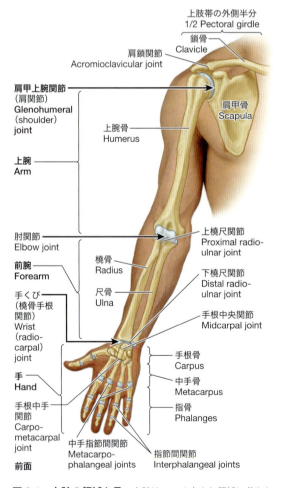

図 6.1　上肢の領域と骨　上肢は4つの大きな領域に分かれる．肩，上腕，前腕，そして手である．

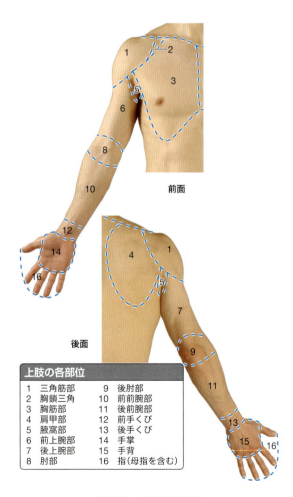

図 6.2　上肢の各部位

上肢骨

上肢の骨格（付属肢骨格）superior appendicular skeleton は上肢帯と自由上肢からなり，体幹とは胸鎖関節のみでつながるため，運動可動域が大きい（図6.3）。上肢帯は**体幹上肢筋群** axio-appendicular muscle により支持され，安定となり，運動する。この筋群は肋骨，胸骨，椎骨といった**軸骨格**に付着する。

鎖骨

鎖骨 clavicle（collar bone）は上肢と体幹を連結する。**胸骨端** sternal end が**胸骨柄** manubrium of sternum と**胸鎖関節**をつくり，**肩峰端** acromial end が**肩甲骨**の**肩峰**で**肩鎖関節**をつくる（図6.3，6.4）。鎖骨の内側2/3は前方に凸であるが，外側1/3は扁平で前方に対して凹である。鎖骨がこのように弯曲することで骨の耐久性が増す。また，これによりアルファベットの大文字Sをのばしたような形態をとる。鎖骨の機能はつぎのとおりである。

- 肩甲骨と自由上肢骨の運動軸支柱として働き，自由上肢を常に胸郭の外側に配置して，上腕の運動自由度が最大になるようにする。
- **頸腋窩管**（頸部から腋窩への通り道）をつくる骨の1つであり，上肢に分布する血管・神経束を保護する。
- 上肢からの衝撃を体幹骨格に伝える。

鎖骨は長骨とされているが，髄腔をもたず，緻密質で囲まれた海綿質からなる。

肩甲骨

肩甲骨 scapula（shoulder blade）は三角形の扁平骨で，胸郭の後外側面で第2〜7肋骨に重なる。（図6.3，6.4）。肩甲骨の背側面は凸面で**肩甲棘** spine of scapula によって狭い**棘上窩** supraspinous fosssa とそれよりもはるかに広い**棘下窩** infraspinous fossa に分かれる。くぼんだ**肋骨面** costal surface は**肩甲下窩** subscapular

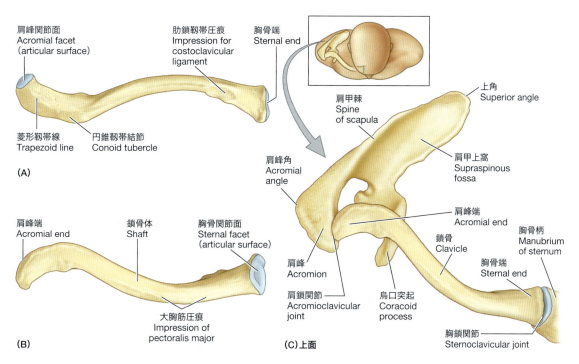

図6.3 鎖骨 A．下面。B．上面。C．鎖骨の関節。

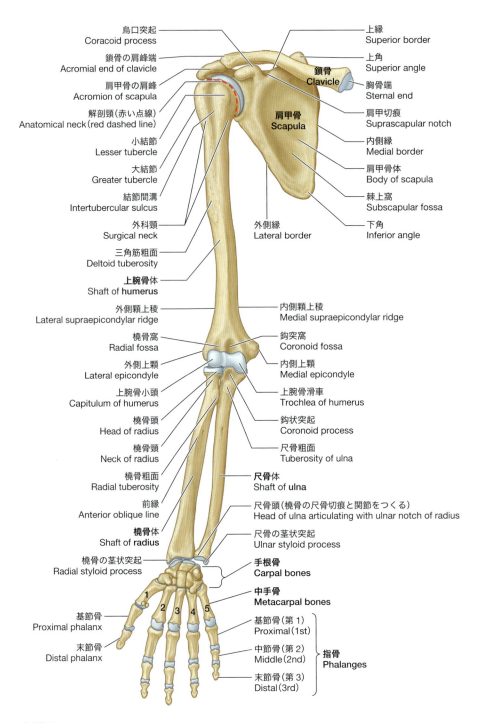

(A) 前面

図 6.4　上肢骨（続く）

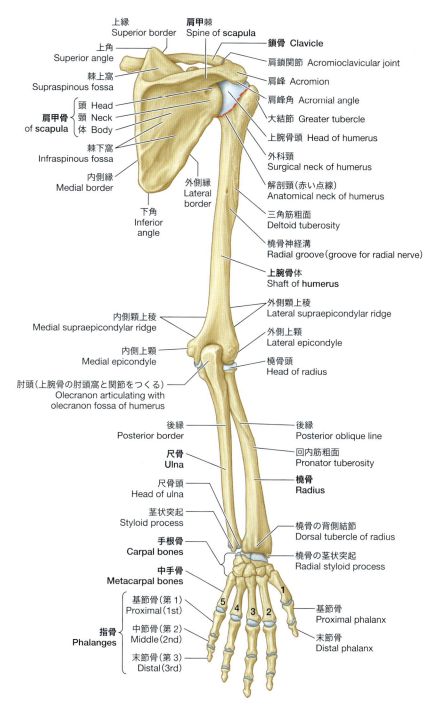

(B) 後面

図 6.4　上肢骨（続き）

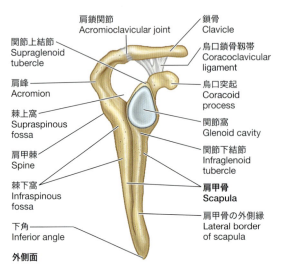

図6.5　右肩甲骨

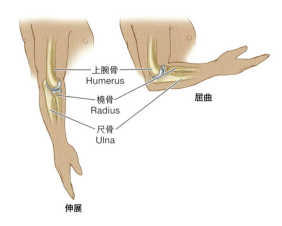

図6.6　伸展，屈曲位にある肘関節の骨

fossa を形成する。三角形の肩甲骨の**骨体**は薄く，肩甲棘の上下では透けてみえるほどである。

肩甲骨には腋窩に面した**内側縁** medial border，椎骨に面した**外側縁** lateral border，それに**上縁** superior border，**上角** superior angle，**下角** inferior angle がある。外側縁はこの骨のなかで最も厚みがあって上方では肩甲骨の**骨頭**となり，そこに関節窩がある。**肩甲頸** neck of scapula は骨頭のちょうど内側にあたる部分である（図6.4B）。肩甲骨上縁は**肩甲切痕** suprascapular notch で内側2/3と外側1/3に分かれるため明瞭である。

肩甲棘は外側に向かってのびて**肩峰** acromion をつくり，ここでは鎖骨の肩峰端と関節をつくる（図6.3C）。

上外側方を向いている肩甲骨骨頭の外側面には関節窩があり，上腕骨頭と肩関節をつくる（図6.5）。**関節窩** glenoid cavity（ギリシア語ではソケットを意味する）は浅く陥凹した楕円形のくぼみで，わずかに前外側上方を向く。また上腕骨頭の受け口としてはかなり小さい。関節窩の上には嘴に似た**烏口突起** coracoid process があり，前外側方に突出する。

上腕骨

上肢最大の骨である**上腕骨** humerus は肩関節で肩甲骨と，肘関節で橈骨，尺骨と関節をつくる（図6.4）。体幹側では球形の**上腕骨頭** head of humerus が肩甲骨の関節窩と関節をつくる。上腕骨近位側にある**結節間溝** intertubercular sulcus（二頭筋腱溝 bicipital groove）が**小結節** lesser tubercle と**大結節** greater tubercle を分ける。上腕骨頭よりも少し遠位では**解剖頸** anatomical neck of humerus が骨頭を結節から隔てる。結節の遠位には細い**外科頸** surgical neck of humerus がある。

上腕骨体 shaft of humerus には2つのめだった構造がある。1つは外側にある**三角筋粗面** deltoid tuberosity で，もう1つは後面にあり橈骨神経と上腕深動脈が通る**橈骨神経溝** radial groove（groove for radial nerve, spiral groove）である。上腕骨体の下端は幅広となり，内外縁は鋭い**顆上稜** supraepicondylar ridge となる。そしてさらに遠位は著明な**内側上顆** medial epicondyle と**外側上顆** lateral epicondyle になって終わる。

滑車，小頭，肘頭，鈎状突起，橈骨窩を含む上腕骨遠位端は**上腕骨顆** condyle of humerus を形成する。上腕骨顆には関節面が2つある。外側にある**上腕骨小頭** capitulum of humerus（ラテン語では小さな頭部を意味する）は橈骨頭と関節を形成する。また内側の**上腕骨滑車** trochlea of humerus は尺骨の滑車切痕と関節をつくる。上腕骨前面で滑車の上には**鈎突窩** coronoid fossa があり，ここは肘関節の最大屈曲時に鈎状突起をおさめる（図6.4A，6.6）。後面には**肘頭窩** olecranon fossa があり，肘関節を伸展した際に肘頭をおさめる。上腕骨前面の小頭の上には肘関節を最大屈曲したときに橈骨頭縁をおさめる浅い**橈骨窩** radial fossa がある。

尺骨と橈骨

尺骨 ulna は前腕の支柱となる骨で，2本ある前腕の

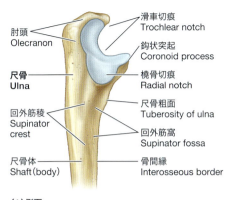

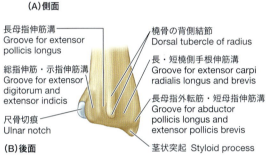

図6.7 尺骨と橈骨　A．尺骨近位端。B．橈骨遠位端。

骨のうち内側にあって長い（図6.4）。近位端には後面に**肘頭** olecranon，前面に**鈎状突起** coronoid process という2つのめだった突起があり，これらが滑車切痕の壁をつくる。**滑車切痕** trochlear notch は上腕骨滑車と関節を形成する。鈎状突起の下方には**尺骨粗面** tuberosity of ulna があり，外側には小さな円形のくぼみがあって橈骨切痕と呼ばれる（図6.7A）。**橈骨切痕** radial notch の遠位には**回外筋稜** supinator crest という著明な稜線があり，これと鈎状突起の遠位端との間には**回外筋窩** supinator fossa と呼ばれるくぼみがある。近位側では太い**尺骨体** shaft of ulna も遠位にいくに従って細くなり，遠位端では丸い**尺骨頭** head of ulna となる。ここには小さく円錐形の**茎状突起** ulnar styloid process がある（図6.4）。尺骨は手根骨とは直接関節をつくらず，線維性軟骨で形成される関節円板で隔てられる。

橈骨 radius は前腕にある2本の骨のうち外側にあり短い。近位端には円柱状の橈骨頭と短い橈骨頚，それに内側面から突出した**橈骨粗面** radial tuberosity がある（図6.4A）。近位端の橈骨頭上面は，上腕骨小頭と関節をつくるために平滑で陥凹している。橈骨頭 head of radius はさらに内側で尺骨の橈骨切痕と関節をつくる（図6.7A）。**橈骨頚** neck of radius は橈骨頭と橈骨粗面の間にある細い部分である。橈骨粗面により橈骨頭と頚が橈骨体より分けられる。**橈骨体** shaft of radius は外側に向かって凸になっており，遠位にいくに従って幅が広くなる。橈骨遠位端の内側面は**尺骨切痕** ulnar notch と呼ばれるくぼみをつくり，ここに尺骨頭がおさまる（図6.7B）。橈骨外側面は**茎状突起** radial styloid process として終わる。橈骨の茎状突起は尺骨の茎状突起よりも大きく，より遠位までのびる。尺骨と橈骨，あるいはそのいずれか片方が骨折した場合にこの2者の位置関係は臨床的に重要になる（図B6.3）。**背側結節** dorsal tubercle は前腕筋群の腱を通す2つの浅い溝の間にあり，長母指伸筋腱の滑車として機能する。

手の骨

手くびあるいは**手根部** wrist には8つの**手根骨** carpal bone が，近位列，遠位列に4個ずつ並んでいる（図6.8，6.9）。この小さな骨が手くびの柔軟性を生み出している。手根骨は背側で横方向にかなり凸で，掌側では凹である。手くびの運動性を高めるために2列に並んだ手根骨は互いにずれて動き，それぞれの隣り合った骨同士でもこのような滑りが起こる。近位列手根骨の近位面は橈骨下端，手根関節円板と，遠位面は遠位列手根骨とそれぞれ関節をつくる。

近位列手根骨には外側から内側に向かってつぎの4つがある。

- **舟状骨** scaphoid（ギリシア語で *skaphé* はボートを意味する）は小舟に似た形の骨で明瞭な**舟状骨結節** tubercle of scaphoid をもつ。
- **月状骨** lunate（ラテン語で *luna* は月を意味する）は月に似た形の骨で，前方が後方よりも幅広い。
- **三角骨** triquetrum（ラテン語で *triquetrus* は三角形を意味する）は手根内側にあるピラミッドに似た形の骨である。
- **豆状骨** pisiform（ラテン語で *pisum* はエンドウ豆を意味する）は豆の形をした小骨で三角骨の手掌面にある。

遠位列手根骨の近位面は近位列手根骨と，遠位面は中手骨とそれぞれ関節を形成する。遠位列手根骨には外側から内側に向かってつぎの4つがある。

- **大菱形骨** trapezium（ギリシア語で *trapeze* はテーブルを意味する）は手根外側にある四角形の骨である。
- **小菱形骨** trapezoid は楔形の骨である。
- **有頭骨** capitate（ラテン語で *caput* は頭を意味する）は手根骨で最も大きく、頭の形をした骨である。
- **有鈎骨** hamate（ラテン語で *hamulus* は小さなフックを意味する）は楔形の骨で、**有鈎骨鈎** hook of hamate という鈎状突起があり、前方にのびている。

中手 metacarpus は手掌と指骨の間の骨格をつくり（図6.9）、5本の**中手骨** metacarpal（metacarpal bone）からなる。いずれの中手骨も中手骨底、中手骨体、中手骨頭をもつ。中手骨の近位にある**中手骨底** base of metacarpal bone は手根骨と関節をつくり、遠位端の**中手骨頭** head of metacarpal bone は基節骨と関節を形成し、拳の角をつくる。第1中手骨は最も太く短い。

指にはそれぞれ**基節骨** proximal phalanx，**中節骨**

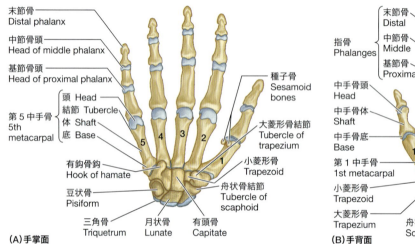

図6.8 手の骨

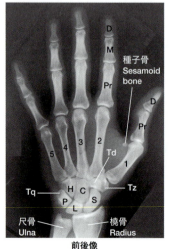

前後像

図6.9 右手のX線写真

middle phalanx，末節骨 distal phalanx の3つがあるが，母指は例外で基節骨と末節骨しかない。指骨それぞれは近位に底 base of phalanx をもち，体 shaft(body) of phalanx を介して，遠位には頭 head of phalanx がある。末節骨は扁平で遠位端が広がっており，ここが爪床をつくる。

臨床関連事項

鎖骨の骨折

鎖骨は骨折しやすい部位で，転倒したときにのばした手から前腕，上腕，肩へ伝わる間接的な力によって折れる。また肩から落ちて転倒した場合にもよくみられる。鎖骨で最も脆弱な部分は鎖骨を3等分したときの外側部と中間部の移行部である。鎖骨を骨折すると胸鎖乳突筋によって内側部の骨が挙上する（図 B6.1）。

上腕に重みがあるため僧帽筋が外側の骨片を把持することができなくなり，肩が下がる。それだけではなく，内側の骨片が大胸筋のような肩関節の内転筋によって内側に引っ張られるので，骨片同士が重なり鎖骨が短くなる。

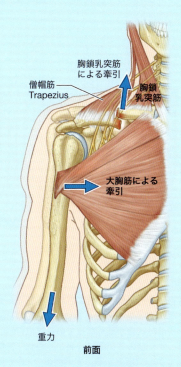

図 B6.1　鎖骨の骨折

鎖骨の骨化様式

鎖骨は最も骨化（膜性骨化）の早い長骨である。胎生5・6週に，鎖骨体に近い内側および外側の一次骨化中心より骨化がはじまる。その後，鎖骨の両端は遅れて，軟骨を経て骨化する（軟骨性骨化）。他の長骨でみられるように軟骨は骨端の成長板を形成する。

二次骨化中心は胸骨端に発生し，鞘のような骨端が現れ，おおむね18～25歳で骨幹と癒合を開始し，25～31歳で完全に癒合する。長骨の骨端中ではここが最も遅く癒合する。肩峰端側にはさらに小さい鞘状の骨端が残ることがあるので，骨折と間違えないようにしなくてはならない。

しばしば2つの骨化中心の癒合が起こらないこともあり，三等分した中央部で骨欠損となる。これが先天性奇形であることを理解していれば，他の点では正常な鎖骨を骨折と誤診するのを防ぐことができる。このような先天的な欠損は両側性に起こるので，疑わしいときには両側の鎖骨のX線撮影を行うとよい。

肩甲骨の骨折

肩甲骨骨折がみられるのは通常，歩行者と自動車の交通事故のような重度外傷時にみられる。たいていは肋骨骨折も併発する。肩甲骨は筋ではさまれているため，ほとんどの場合あまり特別な治療を必要としない。肩甲骨の骨折では皮下に肩峰が突出することが多い。

上腕骨の骨折

上腕骨外科頸の骨折は骨粗鬆症の高齢者で特に多くみられる（図 B6.2A）。それほど大きな力がかからない状態で手をついた場合でも，のびた手から前腕を伝わった力によって骨折が起こる。上腕骨体の横骨折は上腕に直達外力が働いたときに起こる。上腕骨遠位端の骨折で顆上稜の近くで起こるものを顆上骨折と呼ぶ。以下の部位では神経が上腕骨に接しているので，これらの部位での骨折は神経損傷を伴うことがある。外科頸では腋窩神経，橈骨神経溝では橈骨神経，上腕骨遠位端では正中神経，内側上顆では尺骨神経である（図 B6.2B）。

尺骨と橈骨の骨折

尺骨と橈骨両方の骨折が起こるのはかなりの重傷を負った場合である。直接損傷を受けると，この２本の骨は同じ高さで横骨折を起こし，その場所は前腕を三等分したときの中央部のあたりである。この２本の骨の骨幹は骨間膜で強固に連結されているので，どちらかの骨が折れると近傍の関節の脱臼を併発しやすい。**橈骨遠位端での骨折は50歳以上でよくみられる**。橈骨遠位２cmの完全骨折はColles骨折と呼ばれ，前腕では最も頻度が高い（図B6.3）。骨折した遠位端は背側に転位して**断片化**することが多い。この骨折は手が強く背屈されたときに起こり，転倒したときに上肢を過伸展させることが原因である。これに伴い，しばしば尺骨の茎状突起も**剥離**する。橈骨の茎状突起は尺骨の茎状突起よりも長いのがふつうであるが，Colles骨折では橈骨が短くなるのでこの関係が逆転する。この変形はしばしば**フォーク状変形**と呼ばれるが，それは手くびの少し体幹寄りで前腕が後方に曲がり，安静位では手が正常な手掌側へ弯曲位をとるからである。後方に曲がるのは骨折した橈骨遠位部が後方に偏位し，傾くからである。

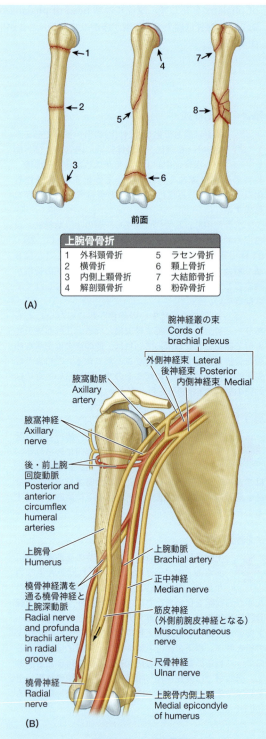

上腕骨骨折			
1	外科頸骨折	5	ラセン骨折
2	横骨折	6	顆上骨折
3	内側上顆骨折	7	大結節骨折
4	解剖頸骨折	8	粉砕骨折

図 B6.2　上腕骨骨折

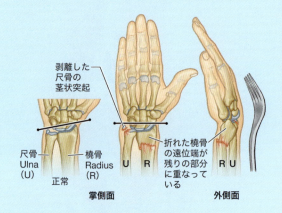

図 B6.3　Colles 骨折

手の骨折

舟状骨骨折は手を外転させた状態で転倒して手掌から手をついたときに起こる（図B6.4）。骨折は舟状骨が細くなっている部位（舟状骨の腰）で起こる。手くびの外側面に疼痛がみられ，特に手の背屈や外転によって増強する。受傷直後のX線撮影では骨折が見落とされることがあるが，骨吸収が起こっているため受傷の10〜14日後に発見されることがある。舟状骨の近位部への血液供給は元来乏しいので，骨折の治癒

に数カ月かかることがある。この場合舟状骨の近位骨片の虚血壊死(十分な血液供給がないために起こる病理学的な骨の死)が起こり，手根関節の変性疾患となる。

有鈎骨骨折では，ついている筋の牽引によって骨片が再癒合しないことがある。尺骨神経が有鈎骨鈎の近傍を通るので，この骨折によって神経が障害され，握力が低下する。有鈎骨骨折が起こると尺骨動脈も損傷される。

手に重度の挫傷が起こると，複数の中手骨が骨折し，手が不安定な状態になる。同様の骨折は，車のドアに手をはさんだ場合などで，指骨でもしばしばみられる。末節骨の骨折はたいてい粉砕骨折となり，有痛性の血腫が形成される。基節骨や中節骨の骨折は挫傷や過伸展によることが多い。

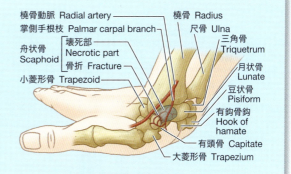

図 B6.4　舟状骨骨折

体表解剖

上肢骨

上肢骨の大部分には触知可能な部位や面があり，熟練した専門家であれば外傷なのか奇形なのかを見分けることができる(図 SA6.1A)。鎖骨は皮下にあってその全長を触知可能である。鎖骨端は胸骨柄に向かって上に飛びだす。両側鎖骨の突出した胸骨端の間に**頸切痕** jugular notch(suprasternal notch，胸骨上切痕)がある。肩峰端は肩峰よりも突出することが多く，**肩鎖関節** acromioclavicular joint で触知可能な隆起をつくる。肩峰端は肩峰外側縁の2〜3 cm 内側で触ることができる。特に腕の屈伸を交互に行うと触知しやすい(図 SA6.1A)。

肩甲骨烏口突起 coracoid process of scapula は三角筋胸筋三角で鎖骨の外側端に触れることが可能である(図 SA6.1B)。**肩甲骨の肩峰** acromion of scapula は容易に触知可能で，体表からみえる。肩峰の外測縁と後縁が合わさって**肩峰角** acromial angle が形成される(図 SA6.1A)。肩峰の下には三角筋が肩の丸いカーブをつくる。

肩甲棘稜 crest of spine of scapula は全体が皮下直下にあり，簡単に触れることができる。上肢が解剖学的正位にあるときの位置関係はつぎのとおりである。
- 肩甲骨上角は T2 の高さにあり触知は不可能である。
- 肩甲棘内側端は T3 の棘突起と対峙する。
- 肩甲骨下角は T7 の高さにあり，これはほぼ第7肋骨下縁と第7肋間のあたりにある。

肩甲骨の内側縁 medial border of scapula は，肩甲棘基部よりも下方で第3〜7肋骨を横切る部位で触知できる。**肩甲骨の外側縁** lateral border of scapula は大円筋や小円筋で覆われるので触診は困難である。**肩甲骨の下角** inferior angle of scapula はたいがい皮膚の上からみえるので触知も容易である。

上腕骨の大結節 greater tubercle of humerus は，肩峰の外測縁で三角筋の上から腕を強く触診すると触れることが可能である。大結節はこの状態では，最もめだつ肩周囲の骨性構造である。腕を外転すると，大結節は肩峰の下に引き込まれて触知できなくなる。**上腕骨の小結節** lesser tubercle of humerus を触知するのは難しいが，それでも三角筋外側のおよそ1 cm，烏口突起の少し下で強く押すと触れることができる。腕を回転させると触知は容易となる。結節間溝は大結節と小結節の間にある。これを触知するには，肘関節の屈曲・伸展をしながら上腕二頭筋長頭腱に沿って肩関節のほうへ向かって触診するとよい。そうするとこの腱が**結節間溝** intertubercular sulcus(**二頭筋腱溝** bicipital groove)の中を動くので同定可能である。上腕骨体は周りを包む筋の程度によってはっきりと触知できる度合いが異なる。**内側上顆** medial epicondyle と**外側上顆** lateral epicondyle はそれぞれ肘関節の内側と外側で触れることが可能である。

肘頭と**尺骨後縁** posterior border of ulna は簡単に同定できる。肘関節を伸展した際には肘頭先端と両上顆が一直線上に並ぶことに注意されたい。肘関節を屈曲すると肘頭は正三角形の頂点にきて，両上顆は底辺の2角を形成する。橈骨頭を触知するには，肘関節を伸展する。すると上腕骨外側上顆遠位すぐのところで，肘関節

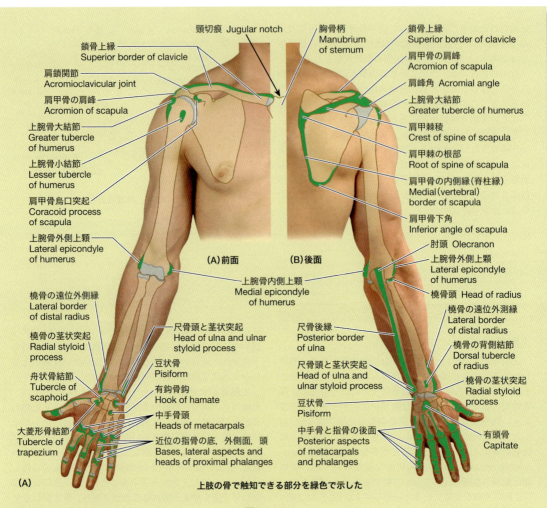

上肢の骨で触知できる部分を緑色で示した

図SA6.1A

の後外側面にあるくぼみの下で回転するようすを触れることができる。橈骨の茎状突起は手くびの関節の外側にある**解剖学的嗅ぎタバコ入れ** anatomical snuff box で触れることが可能である（図 SA6.4C を参照）。この突起は大きく，尺骨の茎状突起よりも1 cm 程度遠位につきだす。橈骨の背側結節は橈骨遠位端後面のほぼ中央で容易に触知可能である（図 SA6.1C）。尺骨頭は手くび手背面内側の皮下に丸いふくらみをつくっているので，視診も触診も容易である。皮下につきでている尺骨の茎状突起は，手を回外させたときに尺骨頭よりもわずかに遠位に触れることができる。

豆状骨 pisiform は手くび内側縁前面に触れることができ，手の緊張を緩めた状態では豆状骨を手で動かすことができる（図 SA6.1D）。有鈎骨鈎は手掌の内側で，豆状骨より2 cm 遠位の外側に触れることが可能である。**舟状骨結節** tubercle of scaphoid と**大菱形骨** trapezium は手を伸展させたときに**母指球** thenar eminence の基部と内側部で触知することができる。

中手骨 metacarpal は総指伸筋の長い腱で覆われているが，手背で触れることが可能である（図 SA6.1C）。中手骨頭は握り拳をつくったときの手背の出っ張りを形成している。なかでも第3中手骨の骨頭が最も突出している。指骨背面は容易に触知できる。曲げた指の出っ張りは**基節骨頭** head of proximal phalanx と**中節骨頭** head of middle phalanx でつくられる。

上肢長あるいはその一部の採寸をするときには，手掌

を前に向けて上肢を下垂させ，肩峰角，外側上顆，橈骨の茎状突起，第3指の先端などを基準点として用いることが多い。

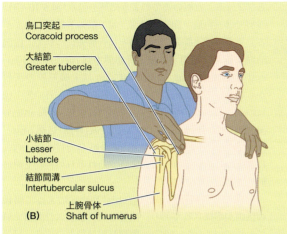

図SA6.1B

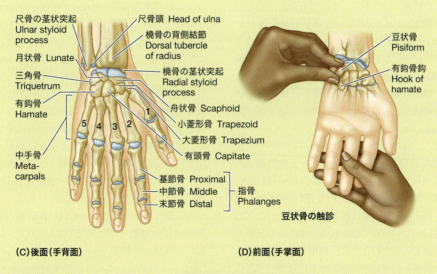

(C)後面(手背面)　　(D)前面(手掌面)

図SA6.1C, D

上肢浅層の構造

皮膚の深層には脂肪を含む皮下組織（浅筋膜）と筋を包む筋膜（深筋膜）［訳注：以後は日本の解剖学の伝統に従って単に筋膜と表記する］がある。皮膚と骨の間に筋，腱などがない場合には筋膜が骨に付着する。

上肢の筋膜

胸筋筋膜 pectoral fascia は大胸筋を包み，下方では前腹壁の筋膜につながる。また，大胸筋外側を離れると**腋窩筋膜** axillary fascia となり（図6.10AB），腋窩の床をつくる。腋窩筋膜と大胸筋の深部には鎖骨胸筋筋膜がある。これは鎖骨から下降して鎖骨下筋，小胸筋を包み，下方で腋窩筋膜とつながる。小胸筋と鎖骨下筋の間の**鎖骨胸筋筋膜** clavipectoral fascia は**肋骨烏口膜** costocoracoid membrane とも呼ばれ，主として大胸筋を支配する外側胸筋神経が貫く。小胸下方の鎖骨胸筋筋膜は**腋窩提靱帯** suspensory ligament of axilla と呼ばれ（図6.10A），腋窩筋膜を補強する。また，腕を外転させる際に，腋窩筋膜とその上にある皮膚を引き上げて**腋窩** axillary fossa のくぼみをつくる。

肩甲骨を覆い，肩のふくらみをつくっている肩甲骨から上腕骨周囲の筋群も筋膜で包まれる。**三角筋膜** deltoid fascia は三角筋を包んだあと前方では胸筋筋膜と，下方では分厚い棘下筋筋膜につながる（図6.10AB）。肩甲骨の前面，後面を覆う筋群は筋線維がみえないほど強大かつ厚い線維をもつ筋膜で包まれる。またこの筋膜は肩甲骨縁に付着する。このように，**肩甲下筋，棘上筋，棘下筋**を包む筋膜と肩甲骨で構成される区画が形成される。

上腕筋膜 brachial fascia は深筋膜に属し，ぴったりとフィットした服のそでのように腕を包み（図6.10AB），浅層では三角筋，胸筋，腋窩，棘下筋の各筋膜につながる。下方では上腕骨の両上顆と尺骨肘頭について，前腕筋膜に続く。**内側・外側上腕筋間中隔** medial and lateral intermuscular septum of arm は上腕筋膜の深層から起こって，上腕骨の骨幹中心部と内側，外側顆上稜につく。これらの筋間中隔は腕を**前（屈筋）区画** anterior（flexor）compartment of arm，**後（伸筋）区画** posterior（extensor）compartment of arm に分け，両区画には機能的に近い筋群がまとまり，それぞれの神経支配は同じである（図6.10B）。

前腕でも**前腕筋膜** antebrachial fascia によって同様の区画が形成されており，橈骨と尺骨を結ぶ**骨間膜**で隔てられている（図6.10C）。前腕筋膜は後面の橈骨，尺骨遠位端上で肥厚しており，そこに横走する線維帯をつくる。これは**伸筋支帯** extensor retinaculum と呼ばれ，伸筋腱を局所に保持する（図6.10D）。さらに前腕筋膜は前面でも肥厚して，後面と連続している。これは正式な名称をもたないが，**掌側手根靱帯**と呼ぶ成書もある。そのすぐ遠位のより深層で**屈筋支帯** flexor retinaculum （**横手根靱帯** transverse carpal ligament）に連続する。この線維性靱帯は手根骨両端の前面をつないでおり，手根骨前面のくぼみに**手根管** carpal tunnel をつくる。ここには屈筋腱と正中神経が通る（図6.10D）。

上肢の筋膜は伸筋支帯と屈筋支帯を越えて**手掌の筋膜**となる。その中心部をつくる**手掌腱膜** palmar aponeurosis は厚く，腱性で三角形の膜である。この腱膜は4つの明瞭な肥厚部をもち，それぞれが指の根元にのび，指の線維性腱鞘とつながる（図6.10A）。この腱鞘の遠位では**浅横中手靱帯** superficial transverse metacarpal ligament が直交しており，手掌腱膜底をつくる。手掌腱膜から皮膚には強力な**皮膚靱帯**がのびており，手掌の皮膚との連結を保つ。

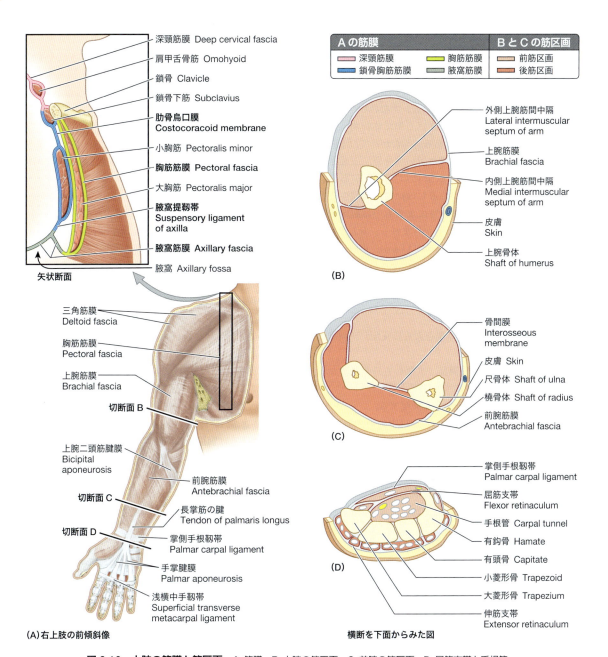

図 6.10　上肢の筋膜と筋区画　A. 筋膜。B. 上腕の筋区画。C. 前腕の筋区画。D. 屈筋支帯と手根管。

上肢の皮神経

皮下組織には皮神経があり，上肢の皮膚を支配する。四肢の**皮膚分節(デルマトーム)**は，ある法則に従うことを知っていると理解がたやすくなる。すなわち，発生の過程で第1指(母指)を頭方に向ける形で体幹側壁から突出するというということである。したがって，上肢の外側面は内側面に比べて頭側に近い皮神経で支配される。よく使われる皮膚分節図には2種類がある。KeeganとGarett(1948)によるものは四肢の発生にもとづくもので，Foerster(1933)によるものは臨床所見にもとづく。神経内科では後者が好まれる。双方とも明瞭な区画として皮膚分節が描かれているが，実際にはその境界には隣接する分節とかなりの重なりがあり，変則的な場合も多い。双方の図で上肢の皮膚領域に分節的な神経支配が広がっていることを確認されたい(図6.11)。

- 第3，4頸神経は頸のつけ根をおもに支配し，両側方で肩に向かって広がる。
- 第5頸神経は上腕の外側部，すなわち外転させたときの上腕上面を支配する。
- 第6頸神経は前腕外側と母指を支配する。
- 第7頸神経は中指と薬指(もしくは中央の3指)および上肢後面の中央部を支配する。
- 第8頸神経は小指，手の内側面と前腕を支配する。つまり外転させたときの下面を支配する。
- 第1胸神経は前腕中央部から腋窩を支配する。
- 第2胸神経は上腕の小領域と腋窩の皮膚を支配する。

上肢を支配する皮神経の大部分は**腕神経叢** brachial plexus に由来する。腕神経叢はC5〜T1の脊髄神経前枝によって構成される大規模な神経網である。肩を支配する皮神経は**頸神経叢** cervical plexus 由来である。この神経叢はC1〜4の頸神経前枝の間で形成される神経ループである。頸神経叢は頸外側の胸鎖乳突筋の深部にある。上腕と前腕の皮神経にはつぎのものがある(図6.12)。

- **鎖骨上神経** supraclavicular nerve (C3, 4)は広頸筋の裏で鎖骨前方を越えて走り，鎖骨上と大胸筋上外側部の皮膚を支配する。
- **後上腕皮神経** posterior cutaneous nerve of arm (C5〜8)は**橈骨神経**の枝で上腕後面の皮膚を支配する。
- **後前腕皮神経** posterior cutaneous nerve of forearm (C5〜8)も**橈骨神経**の枝で前腕後面の皮膚を支配する。
- **上外側上腕皮神経** superior lateral cutaneous nerve of arm (C5, 6)は**腋窩神経**の終枝で三角筋の後縁直から現れて，この筋の下部と上腕中部の外側面の皮膚を支配する。
- **下外側上腕皮神経** inferior lateral cutaneous nerve of arm (C5, 6)は**橈骨神経**の枝で上腕下外側面を支配する。後前腕皮神経の枝であることもよくある。
- **外側前腕皮神経** lateral cutaneous nerve of forearm (C6, 7)は**筋皮神経**の終枝で前腕外側面を支配する。
- **内側上腕皮神経** medial cutaneous nerve of arm (C8〜T2)は**腕神経叢内側神経束**から起こり，腋窩で第2肋間神経外側皮枝と吻合することが多い。上腕内側の皮膚を支配する。
- **肋間上腕神経** intercostobrachial nerve (T2)は**第2肋間神経**の外側皮枝であるが，上腕内側面の皮膚を支配する。
- **内側前腕皮神経** medial cutaneous nerve of forearm (C8, T1)は**腕神経叢内側神経束**から起こり，前腕の前面，内側面の皮膚を支配する。

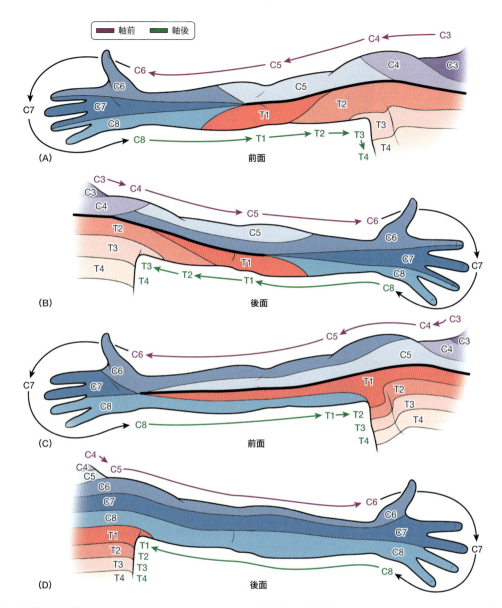

図 6.11　**分節的な神経支配図（皮膚分節）**　**AB**. Foerster（1933）による皮膚分節図。**CD**. Keegan and Garrett（1948）による皮膚分節図。

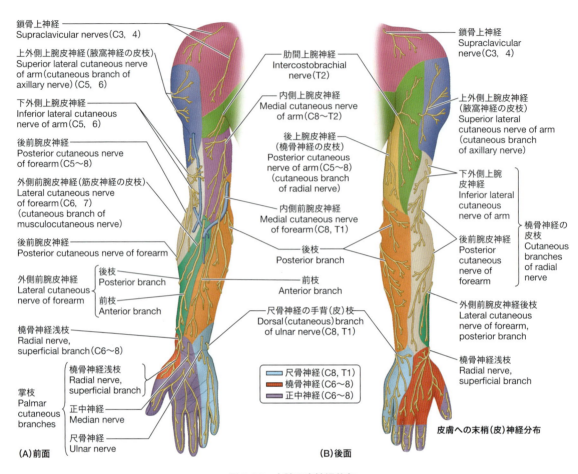

図6.12　上肢の皮神経分布

上肢の静脈路

　上肢の主要な浅静脈である橈側皮静脈，尺側皮静脈は手背の皮下組織内で**手背静脈網** dorsal venous network of hand から起こる（図6.13）。**貫通静脈** perforating vein が浅静脈と深静脈をつなぐ。

　橈側皮静脈 cephalic vein（ギリシア語で *kephalé* は頭を意味する）は皮下の手背静脈網の外側から起こり，手くびの外側縁，前腕，上腕の前外側面に沿って上行する。肘の前方でこの静脈は肘正中静脈と吻合する。

　肘正中静脈 median cubital vein は肘前面を斜走し尺側皮静脈と吻合する。橈側皮静脈は上方で三角筋と大胸筋の間を通って**三角筋胸筋三角（鎖胸三角）**に入る。ここで鎖骨筋筋膜の一部をなす三角筋胸筋筋膜を貫いて腋窩静脈に注ぐ。

　尺側皮静脈 basilic vein は手背静脈網の内側端から起こり，前腕内側面と上腕下部に沿って皮下を上行する。それから，上腕を3分割したときの下1/3と中1/3の間のあたりで深部に進み，上腕筋膜を貫いて上腕動脈と平行に上方に向かい，上腕静脈の枝である伴行静脈（ラテン語で *vena comitans*）と吻合し，腋窩静脈となる（図6.13A）。**前腕正中皮静脈** median antebrachial vein（median vein of forearm）は前腕の前面中央を上行する。

　深静脈は筋膜の深部にあり，上肢の主要動脈と同名の伴行静脈（2本一組で常に連絡し合っている）をつくる。

上肢のリンパ路

　浅リンパ管 superficial lymphatic vessel は指，手掌，手背の皮膚にある**リンパ管叢** lymphatic plexus か

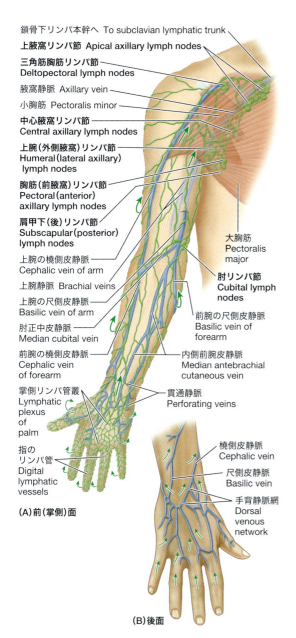

図 6.13 上肢浅層の静脈およびリンパの流れ　AB. 緑色の矢印は浅層のリンパ路のリンパ節への流れを示す。

ら起こり，橈側皮静脈，尺側皮静脈のような浅静脈に伴って上行する（図 6.13）。尺側皮静脈に伴行するリンパ管のなかには内側上顆の近くにある**肘リンパ節** cubital lymph node に入るものもある。これらのリンパ節からの輸出リンパ管は上腕を上行し，**上腕（外側腋窩）リ**

ンパ節 humeral（lateral axillary）lymph node に至る。橈側皮静脈に伴行するリンパ管の多くは上腕近位部や肩前面で上腕を横切って**上腋窩リンパ節** apical（axillary）lymph node に入る。このなかにはより浅いリンパ節である**三角筋胸筋リンパ節** deltopectoral（infraclavicular）lymph node に入るものもある。

深リンパ管 deep lymph atic vessel は浅リンパ管ほど多くはないが，上肢のおもな静脈に伴行し，腋窩リンパ節の上腕群に終わる。

前体幹上肢筋群

前体幹上肢筋群 anterior axio-appendicular muscle（anterior thoraco-appendicular muscles or pectoral muscle）は上肢帯を動かす筋であり，大胸筋，小胸筋，鎖骨下筋，前鋸筋の 4 つである（図 6.14）。これらの筋群の起始・停止，支配神経，そのおもな作用に関しては図 6.15，表 6.1 にまとめた。

大胸筋 pectoralis major は扇型をした筋で，上胸部を覆い，**鎖骨部** clavicular head と**胸肋部** sternocostal head からなる（図 6.14B）［訳注：解剖学用語ではこれに加え腹部 abdominal part を区別する］。胸骨肋骨部は鎖骨部よりもはるかに大きく，その外側縁が腋窩前壁の大部分をつくり，下縁は**前腋窩ヒダ**（p.445「腋窩」を参照）となる。腋窩の定義に関しては後述する。大胸筋と隣接する三角筋の間には**三角筋大胸筋溝** deltopectoral groove が形成され，ここには橈側皮静脈が走る。その一方で，この 2 つの筋は上方で互いに少し離れて，鎖骨とともに**鎖胸（三角筋胸筋）三角** clavipectoral（deltopectoral）triangle をつくる（図 6.14A）。

三角形の**小胸筋** pectoralis minor は，腋窩前面に位置するが，そのほとんどが大胸筋で覆い隠される（図 6.14E）。小胸筋は肩甲骨を安定にするので，手が届きにくいものに触れようとして上肢を前方にのばす場合などに機能する。また，この筋は烏口突起につく形で橋のような構造をつくり，その下を上腕にいく血管や神経が通る。したがって，小胸筋は腋窩の解剖学，外科学にとっての 1 つの目印になっている。

鎖骨下筋 subclavius は上腕が解剖学的正位にあるとき，ほぼ水平に走る（図 6.14D）。この小さな円柱状の筋は鎖骨の下にあり，鎖骨が骨折したときには鎖骨下動静脈や腕神経叢の上神経幹を保護する機能も担う。

前鋸筋 serratus anterior は胸郭側面を覆い，腋窩の

内側壁をつくる(図6.14C)。この厚く幅広く薄い板状の筋の名前の由来は、短冊状の筋腹がつくる構造がノコギリの歯(ラテン語でsarratusはノコギリを意味する)のようにみえるからである。前鋸筋は肩甲骨を胸壁に引き寄せることで肩甲骨を体幹につなぎ止める。また、これが肩甲骨に付着する筋群が上腕骨を動かすときに支点として働く。

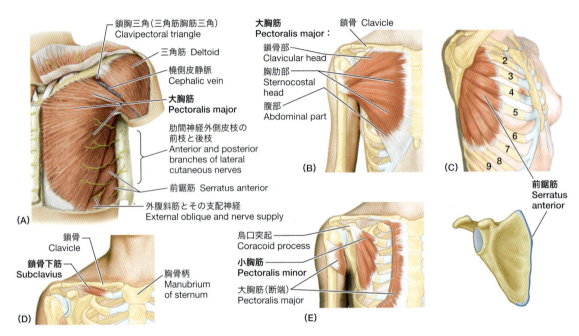

図6.14　前体幹上肢筋群　A.胸部浅層の局所解剖。B.大胸筋。C.前鋸筋。挿入画は前鋸筋の肩甲骨への停止部(青で表示)。D.鎖骨下筋。E.小胸筋。

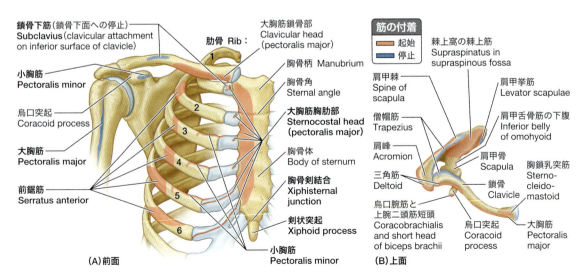

図6.15　前体幹上肢筋群の起始・停止

表 6.1　前体幹上肢筋群

筋	起始	停止	神経支配[a]	おもな作用
大胸筋	鎖骨部：鎖骨内側半の前面 胸肋部：胸骨前面，第1〜6肋軟骨，外腹斜筋腱膜	上腕骨結節間溝外側唇	外側，内側胸筋神経，鎖骨部(C5, **6**)，胸肋部(C7, **8**, **T1**)	肩関節の内転と内旋，肩甲骨を前下方に引く 単独で働くと鎖骨部は肩関節の屈曲を行い，胸肋部は肩関節の屈曲位からの伸展を行う
小胸筋	肋軟骨近くの第3〜5肋骨	肩甲骨烏口突起の内側縁と上面	内側胸筋神経(**C8**, **T1**)	肩甲骨を胸郭に対して前下方に引いて安定化する
鎖骨下筋	第1肋骨と肋軟骨の結合部	鎖骨中央部の下面	鎖骨下筋神経(**C5**, **6**)	鎖骨を固定して下制する
前鋸筋	第1〜8肋骨外側面	肩甲骨内側縁前面	長胸神経(**C5**, **6**, **7**)	肩甲骨を前につきだし，胸壁に保持する．肩甲骨の回旋

[a] 支配神経の脊髄神経節を示す（例えば「C5, 6」は，鎖骨下筋を支配している神経は脊髄神経の第5・6頸神経由来であるということを意味している）。**太字**はおもな分節を示している。示された脊髄神経節，あるいはその分節由来の運動根の1つ以上が損傷を受けると，関連した筋の麻痺が起こる。

臨床関連事項

前鋸筋麻痺

長胸神経の損傷により前鋸筋が麻痺すると，肩甲骨の内側縁が胸壁から離れて外側後方に移動する。特にその患者が手をついてもたれたり，上肢を壁に押し付けたりすると，肩甲骨が翼のようにみえる。腕を上げると，肩甲骨の内側縁と下角が後胸壁から顕著に引き離される。この変形を**翼状肩甲骨**という（図B6.5）。加えて，前鋸筋が関節窩を上方へ回転させることができなくなるため，上肢の完全な外転が妨げられ，水平以上に外転できなくなることがある。

静脈穿刺

浅静脈はよくめだち到達しやすいので，採血や注射時の**静脈穿刺**によく用いられる。止血帯（ターニケット）を上腕に巻くと静脈還流が抑えられ，静脈が拡張し，よくみえて触知できるようになる。静脈に針を刺したら止血帯を取り除き，注射針を抜いたときに静脈から出血しすぎないようにする。肘正中皮静脈が静脈穿刺によく用いられる。**手背静脈網**とそこから起こる橈側皮静脈・尺側皮静脈は，長時間の点滴によく使われる。肘の静脈は心臓カテーテルの挿入部位としても用いられる。

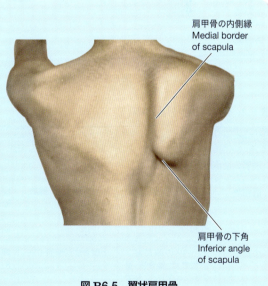

図 B6.5　翼状肩甲骨

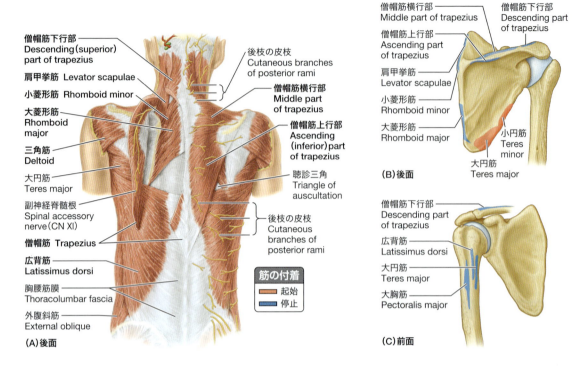

図 6.16 後体幹上肢筋群　A. 概観。BC. 骨への起始・停止。

表 6.2　後体幹上肢(外肩)筋群

筋	起始	停止	神経支配[a]	おもな作用
浅層の後体幹上肢筋群				
僧帽筋	上項線の内側1/3、外後頭隆起、項靭帯、C7〜T12の棘突起	鎖骨外側1/3、肩峰、肩甲棘	副神経脊髄部(運動線維)、第3、4頸神経(温痛覚、固有感覚)	下行部：肩甲骨挙上、上行部：肩甲骨下制、横行部(およびすべての部分が同時に働く場合)：肩甲骨後退、上行部と下行部が同時に作用すると、関節窩を上方に回旋させる
広背筋	T7〜12の棘突起、胸腰筋膜、腸骨稜、第9または10〜12肋骨	上腕骨結節間溝の底	胸背神経(C6, 7, 8)	肩関節の伸展、内転、内旋、登攀時に体を腕に向けて引きあげる
深層の後体幹上肢(外肩)筋群				
肩甲挙筋	C1〜4の横突起後結節	肩甲棘より上の肩甲骨内側縁	肩甲背神経(C5)と頸神経(C3, 4)	肩甲骨挙上と肩甲骨回旋によって関節窩を下方に向ける
大・小菱形筋	小菱形筋：項靭帯。C7〜T1の棘突起　大菱形筋：T2〜5の棘突起	小菱形筋：肩甲棘内側端の三角形領域　大菱形筋：肩甲棘から下角の間の肩甲骨内側縁	肩甲背神経(C4, 5)	肩甲骨の後退、回旋させて関節窩を下制する、胸壁に肩甲骨を固定する

[a] 支配神経の脊髄神経節を示す(例えば「C6, 7, 8」は、鎖骨下筋を支配している神経は脊髄神経の第6〜8頸神経由来であるということを意味している)。**太字**はおもな分節を示している。示された脊髄神経節、あるいはその分節由来の運動根の1つ以上が損傷を受けると、関連した筋の麻痺が起こる。

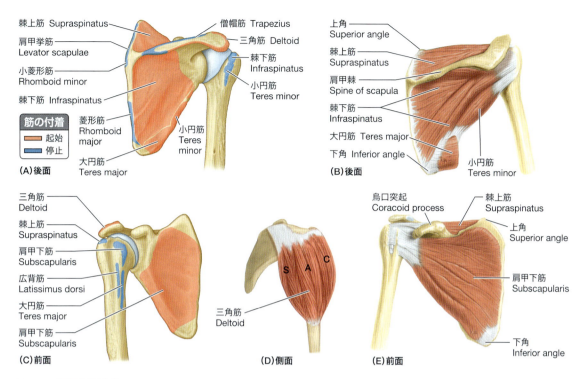

図 6.17　肩甲上腕筋群　A,C.骨への起始・停止。B.棘上筋，棘下筋，小円筋。D.三角筋，C：鎖骨部，A：肩峰部，S：肩甲棘部。E.肩甲下筋。

表 6.3　肩甲上腕筋群（肩の内在筋）

筋	起始	停止	神経支配[a]	おもな作用
三角筋	鎖骨の外側 1/3，肩峰，肩甲棘	上腕骨三角筋粗面	腋窩神経（C5, 6）	鎖骨部は肩関節を屈曲，内転する。肩峰部は肩関節を外転する。肩甲棘部は肩関節を伸展，外旋する
棘上筋[b]	肩甲骨棘上窩	上面 ⎫ 　　　⎬ 上腕骨大結節 中央面 ⎪ 下面 ⎭	肩甲上神経（C4, 5, 6）	三角筋の作用の開始時に補助的に働き，上腕を外転させる。また回旋腱板筋とともに働く[b]
棘下筋[b]	肩甲骨棘下窩		肩甲上神経（C5, 6）	上腕を外旋させる。また回旋腱板筋とともに働く
小円筋[b]	肩甲骨の外側縁の中央部		腋窩神経（C5, 6）	
大円筋	肩甲骨の外側縁の下部，肩甲骨下角の後面	上腕骨結節間溝の内側唇	下肩甲下神経（C5, 6）	上腕を内転・内旋させる
肩甲下筋[b]	肩甲下窩（肩甲骨の前面の大部分）	上腕骨小結節	上・下肩甲下神経（C5, 6, 7）	上腕を内旋させる。回旋腱板筋として，上腕骨を肩甲骨の関節窩からはずれないように補助する

[a] 支配神経の脊髄神経節を示す（例えば「C5, 6」は，三角筋を支配している神経は脊髄神経の第5・6頸神経由来であるということを意味している）。**太字**はおもな分節を示している。示された脊髄神経節，あるいはその分節由来の運動根の1つ以上が損傷を受けると，関連した筋の麻痺が起こる。

[b] 棘上筋，棘下筋，小円筋，肩甲下筋はまとめて回旋腱板筋あるいはそれぞれの頭文字をとって SITS 筋群と呼ばれる。肩甲上腕関節（肩関節）の運動において，上腕骨頭が肩甲骨の関節窩からはずれないように保持する役割がある。

後体幹上肢筋群と肩甲上腕筋群

後体幹上肢筋群 posterior axio-appendicular muscle（浅外および中間の外背筋群）は，上肢の近位骨格（付属肢骨格）を体幹の軸骨格につなぐ。脊柱の姿勢維持や運動を調節する固有背筋に関しては4章で扱う。肩後面にある筋はつぎの3群に分けられる。

- 浅層の後体幹上肢筋群（外肩筋）：僧帽筋，広背筋（図6.16，表6.2）。
- 深層の後体幹上肢筋群（外肩筋）：肩甲挙筋，菱形筋。
- 肩甲上腕筋群（内肩筋）：三角筋，大円筋，4つの回旋腱板筋（棘上筋，棘下筋，小円筋，肩甲下筋）（図6.17，表6.3）。

浅層の後体幹上肢筋群

僧帽筋 trapezius は上肢帯を直接体幹につなぐ。この大きな三角形の筋は後頸部と体幹上半部を覆う（図6.16A，表6.2）。僧帽筋は上肢帯を頭蓋骨や脊柱とつなぎ，上肢を体幹につなぎ止めるのを助ける。僧帽筋の筋線維は3つに分けられ，それぞれは肩甲骨と体壁の間にある肩甲胸壁連結において異なる機能を有する。

- 下行部（上部）は肩甲骨の挙上を行う。
- 横行部（水平部）は肩甲骨を牽引する（後方へ引っ張る）。
- 上行部（下部）は肩甲骨を下制し，肩を下げる。

また，下行部と上行部は協働して肩甲骨を体幹に沿って回旋させる。また僧帽筋は肩甲骨を上後方に牽引することで肩を引きしめており，持続的な収縮によってその位置を維持する。その結果，この筋が弱くなると肩が下がる。

広背筋 latissimus dorsi は大型で扇形の筋であり，背中の大部分を覆う（図6.16A，表6.2）。また，体幹と上腕骨をつなぎ，肩関節に直接働き，上肢帯に間接的に作用する。大胸筋と協調して働き，体幹を上腕に向けて引きあげる。例えば，懸垂や木登りのときなどのように，上肢が固定されている状態で体幹を動かす場合などである。また，木を切ったり，カヌーを漕いだり，泳いだりするときに体幹を固定して上肢が動くような場合にも働く。

深層の後体幹上肢筋群

肩甲挙筋 levator scapulae の上位1/3は胸鎖乳突筋の深層に隠れる（図6.16AB，表6.2）。その名前のとおり僧帽筋上部とともに肩甲骨を挙上する。また，菱形筋や小胸筋とともに肩甲骨を回旋し，関節窩を下制する。両側が働くと頸が伸展する。片側が収縮すると頸が側屈する。

大菱形筋 rhomboid major と小菱形筋 rhomboid minor は僧帽筋の深層にあり，椎骨の下外側から肩甲骨内側縁に向かう平行な帯を形成する（図6.16AB，表6.2）。菱形筋は肩甲骨を後方に引き，回旋させることで関節窩を下制する。また，上肢の運動時に前鋸筋を助け，肩甲骨を体壁に押しつけて固定する。

肩甲上腕筋群

肩甲上腕筋群 scapulohumeral muscle には三角筋，大円筋，棘上筋，棘下筋，肩甲下筋，小円筋の6種類がある。いずれも短い筋で肩甲骨から上腕骨に向かい，肩関節で働く（図6.17，表6.3）。

三角筋 deltoid は肩の丸みをつくっている厚く強力な筋で，鎖骨部（前部），肩峰部（中間部），肩甲棘部（後部）の3部に分けられる。これらはそれぞれの機能をもっているが，協働することもある（図6.17A，表6.3）。3つの部分が同時に収縮すると肩関節は外転する。鎖骨部と肩甲棘部は上腕を外転したときに腕を固定する張り綱として働く。肩関節を最大限まで外転させると，三角筋の牽引線が上腕骨の長軸と重なる。したがって，三角筋は上腕骨を直接上に引く作用をもっているが，外転を開始することはできない。しかしながら，上腕骨頭が関節窩から下方に脱臼するのを防ぐ働きをするシャント筋として機能することはできる。完全に内転した状態から外転させるときには棘上筋が働くか，体を傾けて重力を使うしか方法がない。三角筋が外転筋としての作用を完全に発揮できるのは，最初に15°以上の外転をさせてからになる。

大円筋 teres major は厚い円柱状の筋で，肩甲骨の下外側1/3から起こる（図6.16，表6.3）。作用は上腕の内転と回旋であるが，上腕骨が運動する際に三角筋や回旋筋腱板とともに上腕骨頭を関節窩で安定させるうえで重要な筋である。

肩甲上腕筋群のうち，棘上筋 supraspinatus，棘下筋 infraspinatus，小円筋 teres minor，肩甲下筋 subscapularis の4つ（SITS 筋群と呼ばれる）は，肩関節の周囲に筋と腱からなる回旋筋腱板をつくるので，**回旋腱板筋** rotator cuff muscle と 呼 ば れ る（ 図 6.17， 表 6.3）。これらのうち棘上筋以外の筋は上腕骨の回旋筋である。棘上筋は回旋筋腱板の一部ではあるが，外転の最初の 15°を行い，三角筋を助ける。回旋腱板筋の腱は肩関節の関節包と融合し，筋腱性の回旋腱板として関節包を補強する。これによって関節が保護され，安定化する。これらの筋群が持続的に緊張することで，上腕の運動中に小さな関節窩に対して相対的に大きな上腕骨頭がしっかりと固定される。回旋腱板筋腱と関節包の線維層の間にある肩関節周囲の滑液包は，骨の表面やその他の抵抗が生じやすい部位を通る腱の摩擦を減らす。

臨床関連事項

腋窩神経の損傷

上腕骨外科系頸骨折などで腋窩神経（C5，6）がひどく損傷されると，三角筋は萎縮する。三角筋麻痺は片側性に起こるので，肩の丸いふくらみがなくなり，肩の輪郭に明らかな非対称性が生じる。これによって肩の厚みがなくなったようにみえ，肩峰の下方にちょっとしたくぼみができる。また上腕近位外側部の感覚障害が起こる。この部位が上外側上腕皮神経に支配される領域であることによる。三角筋あるいは腋窩神経の機能を調べるには，およそ 15°程度外転させた状態から上腕に抵抗をかけたうえでさらに外転させてみるとよい。

回旋腱板筋損傷と棘上筋

回旋腱板筋群の障害は外傷や病気のいずれでも起こりやすく，そのときは肩関節が不安定になる。回旋腱板筋のなかでは棘上筋が最も断裂しやすい。高齢者に多いのは，**変性性回旋筋腱板炎**である。この病態に関しては本章の後で肩関節との関連で説明する。

体表解剖

胸部および肩甲部（腹側と背側で体幹と四肢をつなぐ筋群と肩甲上腕筋群）

上肢を養う太い脈管や神経は鎖骨後部を通る。**鎖胸（三角筋胸筋）三角** clavipectoral(deltopectoral) triangle は鎖骨外側部のすぐ下方にある少し凹んだ領域である（図 SA6.2A）。鎖骨胸筋三角は上方を鎖骨，外側を三角筋，内側を**大胸筋の鎖骨部** clavicular head of pectoralis major によって囲まれた領域である。腕を外転させてから，そこから抵抗に逆らって内転させようとするときに大胸筋の2つの頭が明瞭になり，触知可能となる。この筋は胸壁から腕にのびているので，前腋窩ヒダを形成する。大胸筋の下外側には前鋸筋の鋸歯状になった部分がみられる。烏口突起は**三角筋の前部** anterior part of deltoid によって包み隠されるが，入念な触診によって鎖骨三角の深部にその一部を触ることも可能である。

三角筋は肩の輪郭をつくる（図 SA6.2B）。その名のとおりギリシア文字の δ(Δ) を逆さにしたような形態である。

広背筋の上縁と**大菱形筋** rhomboid major の一部は僧帽筋によって覆われる（図 SA6.2C）。広背筋の上縁，肩甲骨内側縁，それに僧帽筋下外側縁で囲まれる部分を**聴診三角**と呼ぶ。この部分は背中の厚い筋層が欠けているので，聴診器で肺の後部を診察するには都合のよい場所である。腕組みをして肩甲骨を前方に引き，背中を前屈すると聴診三角が開いて大きくなる。抵抗に逆らって上腕を内転させると，大円筋が肩甲骨後面の下外側 1/3 で楕円形の隆起ができる。後腋窩ヒダは大円筋と広背筋腱によって形成される。前腋窩ヒダと後腋窩ヒダの間に腋窩がある（図 SA6.2A）。

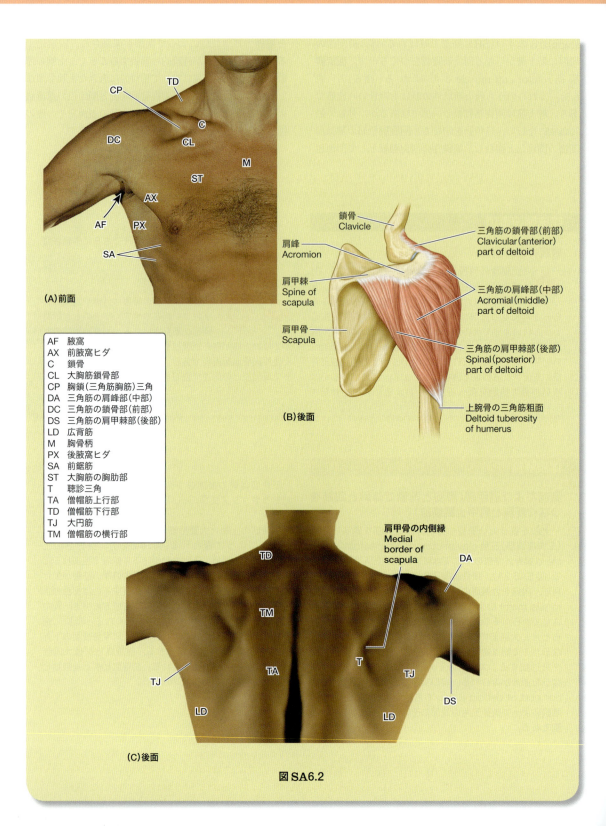

図SA6.2

腋窩

腋窩 axilla(axillary fossa)は肩関節の下方，上腕と胸郭をつなぐ皮膚と筋膜の上方にある四角錐(ピラミッド状)の空間である(図6.18)。

腋窩の範囲と大きさは上腕の位置によって変わり，肩関節を最大限内転させると腋窩はほとんどなくなる。腋窩は上肢と体幹を交通する脈管と神経の通路である。腋窩には頂点，底面，および4つの壁があるが，そのうちの3つは筋でできている。

- **頂点**は頸部と腋窩をつなぐ**頸腋窩管** cervicoaxillary canal をなし，第1肋骨，鎖骨，肩甲骨の上縁によってできる。動静脈，リンパ管，神経が腋窩の上方にあるこの穴を通って上腕と交通する。
- **底面**は上腕から胸壁の間でくぼんだ皮膚，皮下組織，腋窩筋膜によってつくられる。
- **前壁**は大・小胸筋とそれを包む胸筋筋膜，鎖骨胸筋筋膜によって形成される。**前腋窩ヒダ** anterior axillary fold は前壁の下端である。
- **後壁**はおもに肩甲骨とその前面にある肩甲下筋，およびその下方にある大円筋，広背筋によってつくられる。**後腋窩ヒダ** posterior axillary fold は後壁の下端で，触知することが可能である。
- **内側壁**は胸壁とその上にある前鋸筋からなる。
- **外側壁**は上腕骨の**結節間溝**によってつくられる幅の狭い骨壁である。

腋窩には腋窩動静脈の枝，腕神経叢の神経幹とその分枝，リンパ管，**腋窩の脂肪**に埋まった**腋窩リンパ節**がある。腋窩の近位部では頸部椎前筋膜がそでのようにのびて神経や脈管を包み，腋窩鞘と呼ばれる。

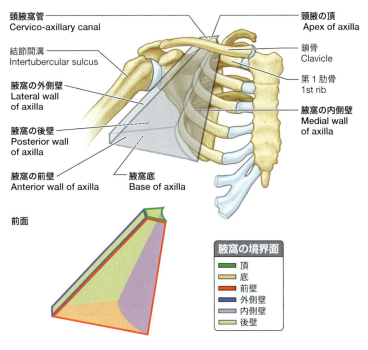

図6.18 腋窩の位置と範囲

腋窩動静脈

腋窩動脈 axillary artery は第1肋骨外側縁にはじまり大円筋の下縁に終わる（図6.19，表6.4）。腋窩動脈は小胸筋に向けて後方に走って上腕に達し，大円筋下縁よりも末梢で上腕動脈となる。記述の便宜上，小胸筋との位置関係で腋窩動脈を3部に分ける。ここに記した番号はそのまま分枝の数に一致する。

- 腋窩動脈の第1部は第1肋骨の外側縁と小胸筋の内側縁にはさまれる部分で，腋窩鞘に包まれる。ここからは最上胸動脈（上胸動脈）が分岐する。
- 腋窩動脈の第2部は小胸筋の後方にあり，2本の分枝をだす。小胸筋の内側を通る胸肩峰動脈と外側を通る外側胸動脈である。
- 腋窩動脈の第3部は小胸筋の外側縁から大円筋の下縁にはさまれる部分で，3本の分枝をだす。最も太い枝は肩甲下動脈で，この動脈起始の対側に前上腕回旋動脈と後上腕回旋動脈がある。

腋窩静脈 axillary vein は遠位部では動脈の前内側を走るが鎖骨下静脈に移行するあたりで，動脈の前下方に位置する（図6.20，図6.24Aも参照）。この太い静脈は大円筋の下縁で動脈に伴行する上腕静脈と尺側皮静脈が合流してつくられる（図6.13A）。腋窩静脈は第1肋骨の外側縁で終わり，鎖骨下静脈 subclavian vein に名前を変える（図6.20）。腋窩の静脈は動脈よりも豊富であり，変異も多く，頻繁に吻合する。

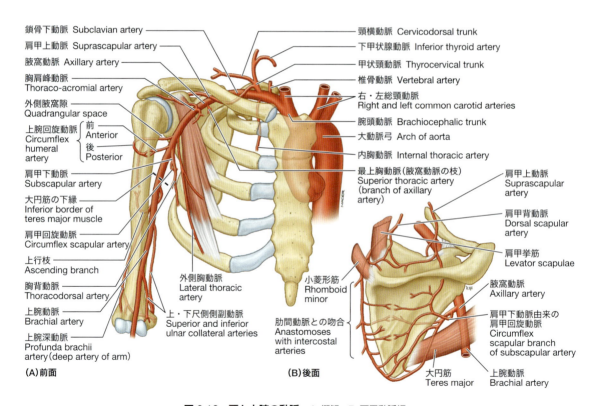

図6.19　肩と上腕の動脈　**A**. 概観。**B**. 肩甲動脈網。

表 6.4　上腕近位の動脈（肩と上腕）

動脈	起始		走行
内胸動脈	第1部下面	鎖骨下動脈	若干前内側方に向かいながら鎖骨胸骨端と第1肋軟骨後面を下行する。胸郭内に入り，胸骨傍領域を下行する。穿通枝，前肋間枝，筋横隔動脈，上腹壁動脈を分枝する
甲状頸動脈	第1部前面		短い幹として上行し，しばしば下甲状腺動脈，頸横動脈の2本を分枝する。頸横動脈からは肩甲上動脈と肩甲背神経が分岐する。これらは甲状頸動脈から直接分岐することもある
肩甲上動脈	甲状頸動脈または鎖骨下動脈から直接分枝		前斜角筋，横隔神経，鎖骨下動脈，腕神経叢の前を横切って下外側に走り，鎖骨後面で鎖骨と平行にその外側に向かって走る。つぎに肩甲横靱帯の上を通って棘上窩に入る。続いて，肩峰深部で肩甲棘外側から肩甲骨後面の棘下窩に至る
最上胸動脈	第1部	腋窩動脈	小胸筋上縁に沿って前内側方に走り，小胸筋，大胸筋の間を通って胸壁に至る。第1肋間から第2肋間隙と前鋸筋上部を養う
胸肩峰動脈	第2部		小胸筋上内側縁周辺で曲がり，肋骨烏口膜を貫く。胸筋枝，三角筋枝，肩峰枝，鎖骨枝の4本の枝を分岐する
外側胸動脈			小胸筋の腋窩縁に沿って下行し，胸壁に至る。乳房の外側部を養う
前・後上腕回旋動脈	第3部		上腕骨外科頸を周回して外側で相互に吻合する。後上腕回旋動脈のほうが太く外側腋窩隙を通る
肩甲下動脈			肩甲下筋の下縁から肩甲骨外側縁に沿って下行し，そこから2〜3cm進んだところで肩甲回旋動脈，胸背動脈という終枝に分岐する
肩甲回旋動脈	肩甲下動脈		肩甲骨外側縁で回転し棘下窩に入る。そこで肩甲上動脈と吻合する
胸背動脈	肩甲下動脈		肩甲下動脈に沿って走り，胸背神経とともに広背筋頂に入る
上腕深動脈	起始部近傍，あるいは上腕中央部	上腕動脈	橈骨神経とともに橈骨神経溝を下行し，上腕の後区画に枝を送る。また肘関節動脈網の形成にくみする
上尺側側副動脈	上腕中央部		尺骨神経に伴行し，肘関節後面に至る。後尺側反回動脈と吻合する
下尺側側副動脈	内側上顆上部		上腕骨内側上顆前面に走り，そこで前尺側反回動脈と吻合する

臨床関連事項

腋窩動脈の圧迫

大出血を起こしたときには，腋窩動脈の第3部を上腕骨に押しつけて止血する必要がある。より近位で圧迫する必要があるときには，第1肋骨の外側縁で鎖骨と胸鎖乳突筋停止部がなす角に向けて，腋窩動脈起始部を押し付けるようにすると止血できる。p.55の臨床関連事項に記した胸郭出口症候群も参照されたい。

肩甲骨周囲での動脈吻合

肩甲骨周囲では動脈吻合が密である（図6.19）。肩甲骨の前面，後面の双方で数本の動脈が吻合網の形成にくみする。すなわち肩甲背動脈，肩甲上動脈，肩甲回旋動脈からの肩甲下動脈，などである。このような吻合を介して生じる血流の**側副血行路**は，鎖骨下動脈や腋窩動脈の裂傷によってこれらを結紮する必要が生じたときに，非常に重要となる。例えば，第1肋骨と肩甲下動脈の間で腋窩動脈を結紮しなくてはならない場合や，血流量の減少を引き起こすアテローム性動脈硬化によって腋窩動脈の狭窄が起こる場合であ

る．いずれの例でも，肩甲下動脈を流れる血流の向きが逆転し，腋窩動脈の第3部に血液が供給できるようになる．肩甲下動脈は肩甲上動脈，頸横動脈，肋間動脈との吻合によって血液供給を受けられることに注意されたい．病気などで血管が徐々に閉塞するときには側副路が十分に発達する余裕があり，虚血を防ぐが，突然閉塞が起こると適当な側副路の形成する十分な時間的余裕がないので，上肢の虚血が起こる．腋窩動脈を肩甲下動脈と上腕深動脈の間で外科的に結紮すると，側副血行路が確保できないため上腕への血液が遮断される．

腋窩静脈の損傷

腋窩静脈は太く，皮下の浅いところにあるため，腋窩外傷の場合に損傷されることが多い．上腕を最大限外転すると，腋窩静脈が前方で腋窩動脈と重なる．この静脈の近位が受傷すると出血が多量になるばかりか，空気が血管内に入って空気塞栓を生じることがあるのできわめて危険である．

腋窩リンパ節

腋窩の脂肪の中には多くのリンパ節があり，おもに，胸筋リンパ節，肩甲下リンパ節，上腕骨リンパ節（外側），中心リンパ節，腋窩頂リンパ節の5群に分けられる（図6.20，6.21）．

胸筋（前）リンパ節 pectoral (anterior) lymph node は3〜5個のリンパ節よりなり，外側胸静脈と小胸筋の下縁周辺で腋窩内側壁に沿って存在する．胸筋リンパ節はおもに乳房を含む前胸部からのリンパを受ける（1章を参照）．

肩甲下（後）リンパ節 subscapular (posterior) lymph node は後腋窩ヒダと肩甲下動脈に沿って存在する6, 7個のリンパ節からなる．このリンパ節群は胸壁後面と肩甲骨周辺からのリンパを受ける．

上腕（外側）リンパ節 humeral (lateral) lymph node は腋窩外側壁で腋窩静脈の内側から後方に沿って存在する4〜6個のリンパ節からなる．このリンパ節群は上肢のほとんどのリンパを受けるが例外も存在する．例外は橈側皮静脈に伴行するリンパ管からのリンパで，これはおもに上リンパ節や鎖骨下リンパ節に注ぐ（図6.20, 6.21）．

胸筋リンパ節，肩甲下リンパ節，上腕リンパ節からの輸出リンパ管は中心リンパ節に注ぐ．**中心リンパ節** central lymph node は腋窩底近傍で小胸筋の深部にあり，腋窩動脈第2部に付属する．

上リンパ節 apical lymph node は腋窩静脈内側部と腋窩動脈第1部に沿って腋窩頂にある．このリンパ節は他のすべての腋窩リンパ節群と橈側皮静脈に沿うリンパ管からのリンパを受ける．上リンパ節からの輸出リンパ管は**頸腋窩管**を横断して**鎖骨下リンパ本幹** subclavian lymphatic trunk に合流する．その一方で**鎖骨（鎖骨下および鎖骨上）リンパ節** clavicular (infraclavicular and supraclavicular) lymph node を通るものもある．右側では鎖骨下リンパ本幹に頸リンパ本幹や気管縦隔リンパ本幹が合流して**右リンパ本幹** right lymphatic duct をつくることが多いが，これらとは独立して鎖骨下リンパ本幹が**右静脈角** right venous angle に入ることもある（図6.20）．左側では，ほとんどの場合鎖骨下リンパ本幹は**胸管** thoracic duct に合流する．

腕神経叢

腕神経叢 brachial plexus は上肢を支配する主要な神経網である．腕神経叢は後頸三角と呼ばれる頸部外側にはじまり，腋窩に至る．また，腕神経叢は第5頸神経から第1胸神経前枝の吻合によってつくられており，この前枝が**神経叢の根**となる（図6.22，表6.5）．神経根は前斜角筋と中斜角筋の間を鎖骨下動脈とともに通る．この神経根に含まれる交感神経線維は，神経根が斜角筋間隙を通過する際に，中・下頸神経節からの灰白交通枝より供給される（8章を参照）．

頸の下部で腕神経叢の神経根が合流して3本の神経幹を形成する（図6.23，6.24C）．

- **上神経幹** superior trunk は第5頸神経と第6頸神経が合流してできる．
- **中神経幹** middle trunk は第7頸神経がそのまま連続する．
- **下神経幹** inferior trunk は第8頸神経と第1胸神経が合流してできる．

神経幹は鎖骨の後方で**頸腋窩管**を通る際に**前枝**と**後枝**に分かれる．神経幹の前枝は上肢の**前区画（屈側）**を支配

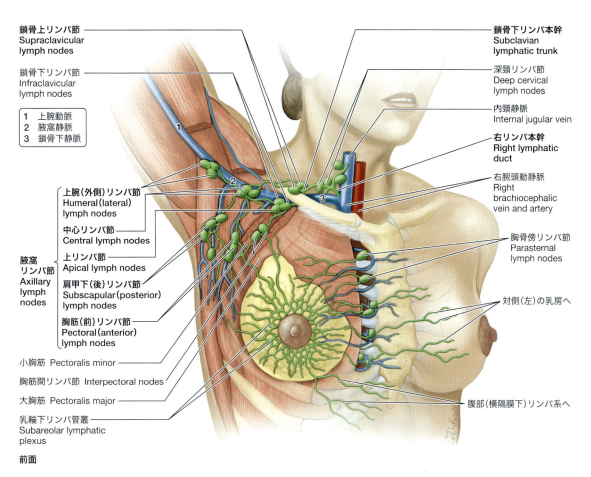

図 6.20　腋窩リンパ節と上肢，乳腺からのリンパ流

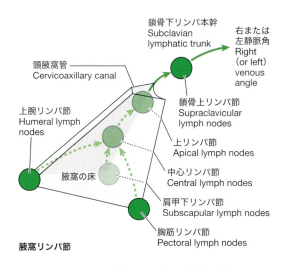

図 6.21　腋窩リンパ節の場所と流路

臨床関連事項

腋窩リンパ節の腫大

上肢に感染が起こると，腋窩リンパ節が腫大する。圧痛と炎症を伴い，リンパ管炎という病態になる。上腕骨に所属するリンパ節が最初におかされる。リンパ管炎の特徴として，熱をもち赤みを帯びた索状物が上肢の皮膚に現れる。上腹部を含む胸筋部や乳房部の感染も腋窩リンパ節の腫大を招く。腋窩リンパ節は乳癌転移の頻発部位である。

し，後枝は上肢の**後区画（伸側）**を支配する。

これらの神経分枝は腋窩内で3本の腕神経叢神経束となる（図6.24C）。

- 上神経幹と中神経幹の前枝が合流して**外側神経束**となる。
- 下神経幹の前枝はそのまま**内側神経束**となる。
- すべての神経幹の後枝は**後神経束**となる。

腕神経叢の神経束の命名は腋窩動脈第2部との位置関係によって決まる。外側神経束は腋窩動脈の外側にあり，腕を外転させたときに最もよくみえる。

腕神経叢は鎖骨によって**鎖骨上部**と**鎖骨下部**に分けられる（図6.23，6.24，表6.5）。

- **鎖骨上部からでる4本の枝**は腕神経叢の神経根から起こるものと神経幹から起こるものがある。これらは肩甲背神経，長胸神経，鎖骨下筋神経，肩甲上神経で，頸から解剖すると同定できる。斜角筋や頸長筋にいく**筋枝**は第5頸神経から第1胸神経の前枝より起こる。
- **鎖骨下部からの枝**は腕神経叢の神経束より起こり，腋窩から解剖すると同定できる。

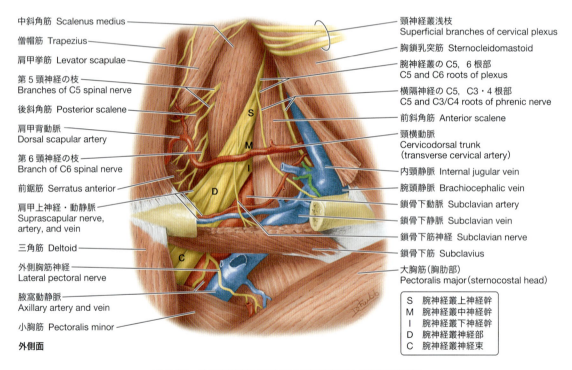

図6.22　外側頸部（後頸三角）での腕神経叢と鎖骨下動静脈

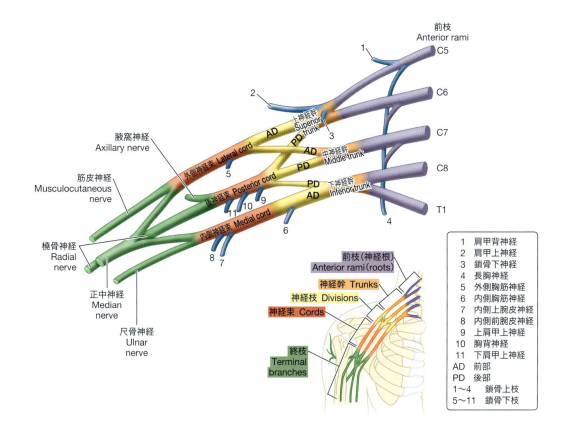

図 6.23　腕神経叢模式図

表 6.5　腕神経叢と上肢の神経(続く)

神経	起始[a]	走行経路	支配される構造
鎖骨上枝			
肩甲背神経	C5 前枝の後面にしばしば C4 が加わる	中斜角筋を貫き肩甲挙筋と菱形筋に向かって深部に下行する	菱形筋，しばしば肩甲挙筋も支配
長胸神経	C5, 6, 7 前枝の後面	C5, 6 は中斜角筋を貫通する。頸腋窩管を通って C8 と T1 の後方へ下行する。前鋸筋の表層を下行する	前鋸筋
肩甲上神経	上神経幹からでる。C5, 6 としばしば C4 が加わる	後頸三角の外側を通り，腕神経叢上方にいく。それから肩甲切痕を通って肩甲横靱帯の深部へ進む	棘上筋と棘下筋，肩関節
鎖骨下筋神経	上神経幹。C5, 6 としばしば C4 が加わる	鎖骨後部に下行し，腕神経叢と鎖骨下動脈の前方にでる。しばしば横隔神経に副枝をだす	鎖骨下筋と胸鎖関節(副横隔神経枝は横隔膜)

表 6.5 腕神経叢と上肢の神経(続き)

神経	起始[a]	走行経路	支配される構造
鎖骨下枝			
外側胸筋神経	外側神経束から分枝し，C5, 6, 7 からの線維を受ける	肋烏口膜を貫いて胸筋深部に達する。内側胸筋神経との交通枝が腋窩動静脈に向かって前方に走る	おもに大胸筋であるが，若干の神経線維は内側胸筋神経を介して小胸筋にも入る
筋皮神経	外側神経束の終枝で C5〜7 の線維を受ける	烏喙腕筋を貫いて腋窩からでて，上腕二頭筋と上腕筋の間を下行し，これらの筋を支配する。その後外側前腕皮神経として続く	上腕前区画の烏喙腕筋，上腕二頭筋，上腕筋と前腕外側の皮膚
正中神経	正中神経の外側根は C6, 7 の線維からなる外側神経束の終枝である。内側根は C8, T1 の線維を受ける内側神経束の終枝である	内側根と外側根が合流して正中神経をつくり腋窩動脈の外側を走る。上腕では上腕動脈に隣接して下行し，しだいに動脈交差して前にでて，肘窩では動脈の内側にでる	尺側手根屈筋と深指屈筋の尺側半分を除く前腕前区画の筋群，母指球の 5 つの手内筋と手掌の皮膚を支配する
内側胸筋神経	内側神経束から分岐し C8 と T1 からの線維を受ける	腋窩動静脈の間を通って，小胸筋を貫きその深部にある大胸筋に入る。内側神経束からでるので内側という名前であるが，外側胸筋神経の外側に位置する	小胸筋と大胸筋胸肋部を支配する
内側上腕皮神経		腕神経叢最小の神経で，腋窩静脈，上腕静脈の内側に沿って走る。肋間上腕神経と交通する	上腕骨内側上顆と尺骨肘頭までの上腕内側の皮膚を支配する
内側前腕皮神経		最初は尺骨神経と伴走するので尺骨神経と間違うこともあるが，尺側皮静脈とともに皮下組織に入って前枝，後枝に分かれる	手根までの前腕内側の皮膚を支配する
尺骨神経	内側神経束の太いほうの終枝で，C8 と T1 からの線維を受けるが，C7 からの線維を受けることもある	上腕内側を上腕骨内側上顆に向かって後側を下行する。その後前腕の尺側から手にいく	尺側手根屈筋と深指屈筋の尺側半分と手の内在筋の大部分を支配する。第 4 指の長軸よりも内側の手の皮膚を支配する
上肩甲下神経	後神経束から分枝し，C5 からの線維を受ける	後方にまわって肩甲下筋に直接入る	肩甲下筋の上部を支配する
下肩甲下神経	後神経束から分枝し，C6 からの線維を受ける	下外側方にまわって肩甲下動静脈の深部にいく	肩甲下筋の下部と大円筋を支配する
胸背神経	後神経束から分枝し，C6, 7, 8 からの線維を受ける	上下肩甲下神経の間から起こり，後腋窩壁に沿って広背筋頂部まで下外側方に走る	広背筋を支配する
腋窩神経	後神経束の終枝で，C5, 6 からの線維を受ける	腋窩より後方にでて，後上腕回旋動脈と一緒に外側腋窩隙[b]を通る。上外側上腕皮神経を分枝してから上腕骨外科頸をまわって三角筋方向に深く進む	肩関節，小円筋，三角筋，上腕上外側部の皮膚を支配する
橈骨神経	後神経束の太いほうの終枝で，腕神経叢最大の枝である。C5〜T1 からの線維を受ける	腋窩動脈の後方から腋窩をでる。上腕三頭筋の内側頭と外側頭の間で上腕骨後面の橈骨神経溝を上腕深動脈とともに走行，外側筋間中隔を貫く。肘窩に入り，皮膚を支配する浅枝と筋を支配する深枝に分かれる	上腕，前腕の後区画のすべての筋を支配する。また上腕の後面，下外側面の皮膚，前腕後面，第 4 指長軸よりも外側の手の皮膚を支配する

[a] 太字はおもな神経成分を示す。
[b] 外側腋窩隙は，上縁を肩甲下筋，上腕骨頭，小円筋で，下縁を大円筋で，内側縁を上腕三頭筋長頭で，外側縁を烏口腕筋と上腕骨外科頸によって囲まれた間隙。

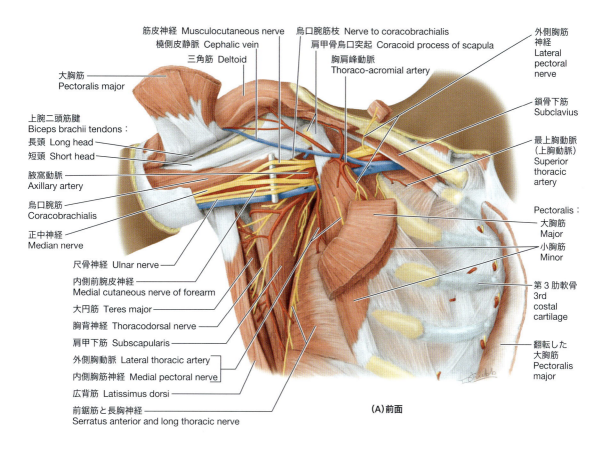

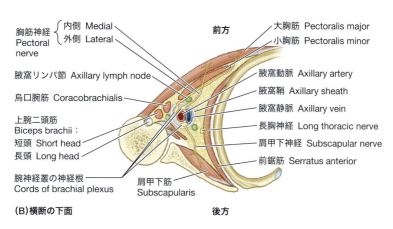

図 6.24 **腋窩の範囲と内部構造** A. 神経，脈管と小胸筋の関係。B. 腋窩の内容を横断面で示した。（続く）

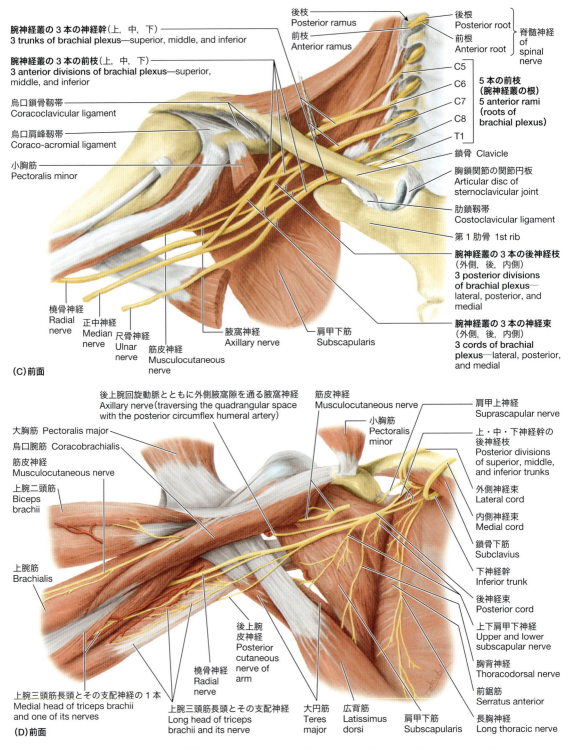

図 6.24 腋窩の範囲と内部構造（続き）　C. 腕神経叢の構築。D. 腋窩後壁と腕神経叢後神経束とその分枝。

6章 上肢

臨床関連事項

腕神経叢の変異

腕神経叢の変異はよくみられる。腕神経叢をつくる第5頸神経から第1胸神経前枝の5本に加えて，第4頸神経や第2胸神経前枝が少し加わることがある。1番上の前枝が第4頸神経で1番下の前枝が第8頸神経のとき，この腕神経叢は**高位腕神経叢**と呼ばれる。一方，1番上の前枝が第6頸神経で1番下の前枝が第2胸神経のとき，この腕神経叢は**低位腕神経叢**と呼ばれる。後者では下神経幹が第1肋骨によって圧迫されて，上肢の神経血管症状を起こすことがある。腕神経叢の変異は他に神経幹，神経分枝，神経束の構成，分枝の起点やその組み合わせなどにもみられる。また，腋窩動脈や斜角筋との位置関係にも変異がみられることがある。

腕神経叢の損傷

腕神経叢が損傷されると上肢の運動や皮膚感覚が障害される。頸部の外側（後頸三角）や腋窩をおかす疾患，過伸展，外傷などが腕神経叢を障害する（8章を参照）。その徴候，症状は，損傷を受けた部位によって異なる。腕神経叢の損傷は，**麻痺**や**感覚消失**となって現れる。完全麻痺だとまったく運動できない。**部分麻痺**だと一部の筋が麻痺する。その場合，患者は上肢を動かすことはできるが，健側に比べるとその動きは減弱する。

腕神経叢上部（第5頸神経と第6頸神経）の損傷は頸と肩の間で過伸展が起こり，これらの間の角度が過度に大きくなると発生する。オートバイや馬から投げだされて，頸と肩が無理に広げられた形で着地した場合に起こりやすい（図B6.6A）。投げだされたときに，腕は木や地面などにぶつかって止まろうとするが，頭と躯体は動き続けようとする。この動きが腕神経叢上部を過伸展させたり**断裂**させたり，脊髄からの神経根引き抜き損傷を起こしたりする。上神経幹の損傷は，上肢が内旋した状態で体側にぶらさがる特徴的な手つき "waiter's tip position"（ボーイがチップを要求するときの手つき）をとるのでわかりやすい（図B6.6B）。腕神経叢上部の損傷は分娩時に新生児の頸部が過伸展されたときにも起こる（図B6.6C）。腕神経叢上部の損傷は**Erb-Duchenne麻痺**と呼ばれ，第5・6頸神経で支配される肩と上腕の筋が麻痺する。臨床所見としては，肩を内転させ，腕を内旋させ，肘関節を伸展させた肢位がよくみられる。上肢の外側面の皮膚の感覚が消失する。重い荷物を背負うなどして，腕神経叢の上神経幹に繰り返し刺激が加わると，**微小外傷**が起こり，筋皮神経や橈骨神経の支配領域の運動障害，感覚麻痺をきたすことがある。

腕神経叢下部の損傷は**Klumpke麻痺**と呼ばれ，Erb-Duchenne麻痺ほど一般的でない。Klumpke麻痺を起こす損傷は上肢が突然上に引っ張られると起こ

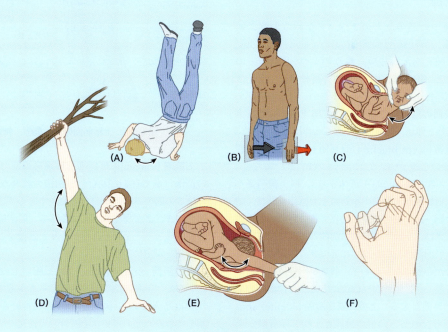

図B6.6　腕神経叢の損傷

る。例えば，落下のショックを和らげるために途中でどこかにつかまったり，分娩時に新生児の腕を過度に引っ張ったときなどに起こる（図B6.6DE）。これらの場合，腕神経叢下部の神経根（第8頸神経と第1胸神経）が損傷を受け，脊髄から断裂したりする。手内筋が影響を受け，**鷲手**がみられる（図B6.6F）。

腕神経叢遮断（腕神経叢ブロック）

麻酔薬を腋窩鞘に直接あるいはその周辺に注入することで神経伝導を遮断し，腕神経叢神経根由来の分枝で支配される構造の麻酔を行うことができる。麻酔薬を局所にとどめるための閉鎖止血帯（ターニケット）を併用すると，全身麻酔を行わずに上肢の手術を行うことが可能である。腕神経叢麻酔の方法には斜角筋間，鎖骨上，腋窩など多くのアプローチがある。

上腕

上腕 arm は肩から肘までをいう。肘関節では上腕と前腕の間にあり，2種類の運動を行う。すなわち屈曲・伸展と回内・回外である。この運動を担う筋は前筋群（屈側）と後筋群（伸側）にきれいに分けられる。どちらの筋群もそのおもな働きは肘関節で発揮されるが，いくつかは肩関節でも働く。

上腕の筋群

上腕の4つの筋のうちの3つ，すなわち上腕二頭筋，上腕筋，烏口腕筋は前区画にあって筋皮神経の支配を受ける（図6.24A，6.25）。残りの1つ（上腕三頭筋）は伸筋で，伸側（後区画）に位置し橈骨神経で支配される。肘関節後面には肘筋という小さい三角形の筋があり，尺骨後面の近位部を覆う。図6.26と表6.6には上腕の筋の起始・停止，神経支配，おもな作用をまとめた。

上腕二頭筋 biceps brachii には**長頭** long head，**短頭** short head の2頭がある〔biceps の bi は2つ，ceps は頭（ラテン語では caput）を意味する〕。横上腕靱帯という幅の広い靱帯が上腕骨の小結節と大結節を結び，結節間溝を上腕三頭筋腱の通路に仕立てる。肘関節が伸展位にあるときは，上腕二頭筋は肘関節の単純な屈筋である。一方，肘関節の屈曲が90°に近づき，屈曲のためにより強い力が必要になったとき，前腕が回外位にあれば屈筋として働くが，前腕が回内位にあるときは前腕の最も強力な回外筋となる。**上腕二頭筋腱膜** bicipital aponeurosis と呼ばれる三角形の腱膜は上腕二頭筋腱から肘窩を越えて前腕内側の屈筋群を覆う前腕筋膜に癒合する（図6.25）。

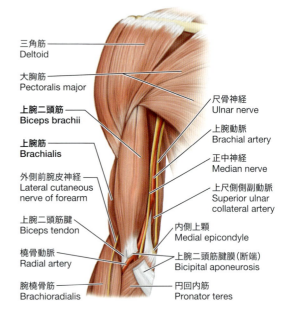

図6.25 上腕前面の筋，動脈，神経

上腕筋 brachialis は扁平な紡錘形の筋で上腕二頭筋の深部にある（図6.26A）。肘関節の純粋な屈筋であるのはこの筋のみで，屈曲力も最大である。この筋は肘関節をさまざまな程度や速度で曲げる。肘関節をゆっくり伸展させると，上腕筋はゆっくりと弛緩するので肘関節の運動を安定にする。

烏口腕筋 coracobrachialis は上腕の上内側にある細長い筋で，上腕の他の構造を同定するうえで基準となる便利な筋肉である（図6.26A）。筋皮神経がこの筋を貫通しており，筋の停止は上腕骨の栄養孔の位置に相当する。烏口腕筋は肘関節の屈曲や内転に補助筋として働き，肩関節を安定させる。

上腕三頭筋 triceps brachii は上腕の後区画にある大きな紡錘形の筋で，長頭 long head，外側頭 medial head，内側頭 lateral head をもち（図 6.26B，6.27，表 6.6），肘関節の主要な伸筋である。長頭は肩関節を横切っているため，三角筋や烏口腕筋とともに上腕骨頭の下方偏位を防ぎ，内転位にある肩関節を安定化するシャ

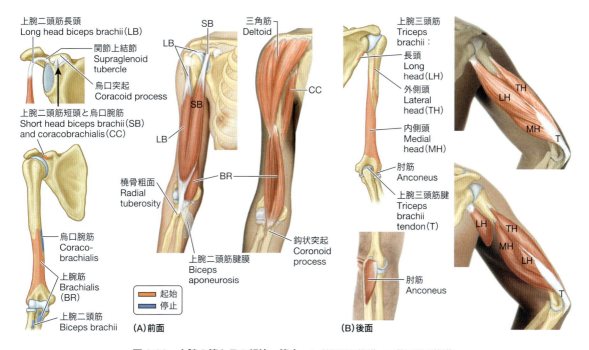

図 6.26　上腕の筋とその起始・停止　A. 前区画の筋群。B. 後区画の筋群。

表 6.6　上腕の筋

筋	起始	停止	支配神経[a]	おもな作用
上腕二頭筋	短頭：肩甲骨烏口突起 長頭：肩甲骨関節上突起	上腕二頭筋腱膜を介して橈骨粗面と前腕筋膜	筋皮神経[b]（C5，**6**）	前腕の回外。回外位からの肘関節屈曲。肩関節屈曲。短頭は肩関節脱臼を防ぐ
上腕筋	上腕骨下半分の前面	烏口突起と尺骨粗面		肘関節屈曲
烏口腕筋	烏口突起先端	上腕骨の内側面 2/3	筋皮神経（C5，**6**，7）	肩関節の屈曲と内転を助ける
上腕三頭筋	長頭：肩甲骨関節下突起 外側頭：橈骨窩より上の上腕骨後面 内側頭：橈骨窩より下の上腕骨後面	尺骨肘頭の近位端と前腕筋膜	橈骨神経（C6，**7**，**8**）	肘関節の主用な伸筋。長頭は肩関節を伸展し，上腕骨の脱臼を防ぐ。この作用は外転時に特に重要である
肘筋	上腕骨外側上顆	肘頭の外側面と尺骨後面の上部	橈 骨 神 経（C7，8，T1）	肘関節伸展時に上腕三頭筋を補助する。肘関節の安定化させ，回内時に尺骨を外転させる

[a] 支配神経の脊髄神経節を示す（例えば「C5，**6**」は，上腕二頭筋を支配している神経は脊髄神経の第 5・6 頸神経由来であるということを意味している）。太字はおもな分節を示している。示された脊髄神経節，あるいはその分節由来の運動根の 1 つ以上が損傷を受けると，関連した筋の麻痺が起こる。

[b] 上腕筋外側部の一部は橈骨神経の枝によって支配されている。

ント筋としても働く。上腕三頭筋停止のすぐ近位には、上腕三頭筋と肘頭の間に**肘頭腱下包**があり、摩擦を軽減している。**肘筋** anconeus は上腕三頭筋の肘関節伸展作用を助け、前腕を回内するときに尺骨を外転させる(図 6.26B、表 6.6)。

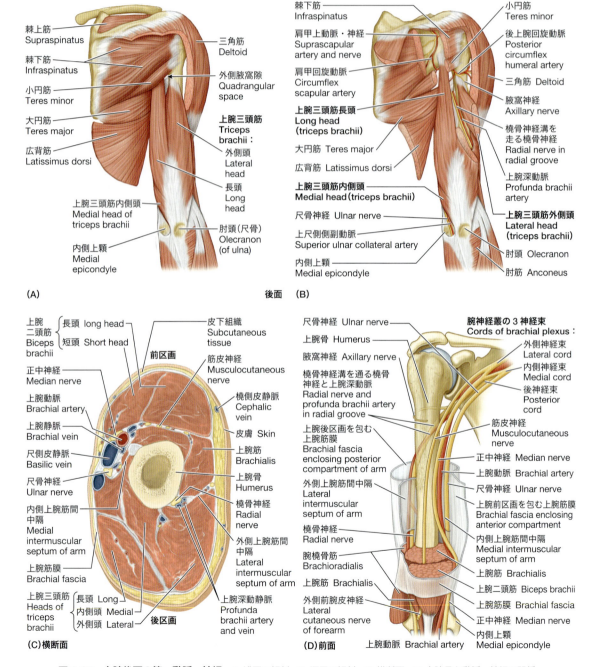

図 6.27　上腕後面の筋，動脈，神経　**A**．浅層の解剖。**B**．深層の解剖。**C**．横断面。**D**．上腕骨と動脈，神経の関係。

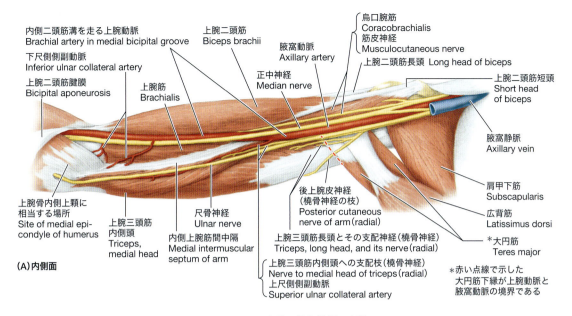

図 6.28　上腕の筋と神経，血管

上腕の動静脈

　上腕動脈 brachial artery は上腕の主要な動脈であり，腋窩動脈より続く（図 6.24A，6.28，表 6.4）。大円筋の下縁にはじまり，上腕二頭筋腱膜で覆われた橈骨頸とは対側の肘窩に終わる。ここで上腕動脈は橈骨動脈と尺骨動脈の2本に分かれる。上腕動脈は比較的浅いところを走っており，上腕三頭筋や上腕筋の浅層にあるので，その全長にわたって触知可能である。この動脈はまず上腕骨の内側を通り，**内側二頭筋溝** medial bicipital groove で拍動を触れることが可能である。つぎに前方にでて，内側顆上突起と上腕骨滑車に至る。動脈が下外側方向に抜けるときに正中神経に伴行するが，神経は動脈の前方で交差する。上腕を走行する間に，上腕動脈は無名の**筋枝**や上腕骨の**栄養動脈**を分岐する。これらの分枝は動脈の外側面からでる。上腕動脈の内側面からでるおもな動脈には**上腕深動脈** profunda brachii artery（deep artery of arm）（図 6.27D）と**上・下尺側側副動脈** superior and inferior ulnar collateral artery がある。側副動脈は**肘関節動脈網**の形成に関与している（表 6.4）。

　上腕には浅静脈と深静脈の2種類の**静脈系**があり，いずれも互いに規則性なく吻合する。**浅静脈** superficial vein の代表である**橈側皮静脈**と**尺側皮静脈**の2つに関してはすでに述べた（図 6.13，6.24A）。一対の深静脈は総称して**上腕静脈** brachial vein と呼ばれ，上腕動脈に伴行する。尺骨動脈と橈骨動脈の伴行静脈が肘で合流して上腕静脈がはじまり，尺側皮静脈と合流して腋窩静脈となって終わる。浅静脈も深静脈も静脈弁をもつが，深静脈のほうでより多くみられる。

上腕の神経

　上腕には，正中神経，尺骨神経，筋皮神経，橈骨神経の4本の主要な神経が通る（図 6.24，6.25，6.27，6.28，表 6.5）。**正中神経** median nerve は腋窩で腕神経叢の内側神経束と外側神経束の内側根と外側根が合流してできる（図 6.24AC）。神経は上腕中部に達するまでは上腕動脈の外側面を走り，中部に達すると動脈と交差して内側面に移行し上腕筋に接する（図 6.28）。それから肘窩まで下行し，上腕二頭筋腱膜と肘正中皮静脈の深部を通る。正中神経と尺骨神経は上腕では枝をださないが，肘関節には関節枝をだす。

　上腕での**尺骨神経** ulnar nerve は腕神経叢の内側神経束から起こり，おもに第8頸神経と第1胸神経からくる線維よりなる（図 6.24C）。この神経は大円筋の停止を通過して，上腕三頭筋長頭の前を通り，上腕動脈の内側面にくる。上腕の中程では，上尺骨回旋動脈とともに内側筋間中隔を貫いて，筋間中隔と上腕三頭筋内側頭の間

を下行する。その後，上腕骨内側上顆の後面を通って前腕に入る（図6.25，6.29）。

筋皮神経 musculocutaneous nerve は腕神経叢の外側神経束より起こり，烏口腕筋を貫き，上腕筋と上腕二頭筋の間を下行する（図6.24AC）。上腕の前区画の3つの筋すべてに枝を送った後，上腕二頭筋の外側から皮下にでて，**外側前腕皮神経**となる（図6.25）。

橈骨神経 radial nerve は上腕動脈の後方，上腕骨の内側方，上腕三頭筋長頭の前方から上腕に入る（図6.24CD，6.27D）。橈骨神経は上腕深動脈とともに下外側に下行し，橈骨神経溝で上腕骨体を取り巻く。その後，外側上腕筋間中隔を貫いて前区画内で上腕筋と腕橈骨筋の間を下行する。肘窩で**深枝**と**浅枝**に分岐する（図6.29B）。橈骨神経は上腕，前腕の後区画の筋とその上の皮膚を支配する。

臨床関連事項

上腕二頭筋腱の炎症

上腕二頭筋長頭腱は滑液鞘に覆われて上腕骨結節間溝（二頭筋腱溝）の中を上下に動く。この腱が摩耗したり断裂すると，肩に痛みが生じる。このような腱の炎症（**上腕二頭筋腱炎**）は，野球などの投球するスポーツで微小外傷を繰り返すことで起こる。

上腕二頭筋長頭腱の断裂

上腕二頭筋長頭腱の断裂は，炎症を起こした腱が摩耗し，すり切れることによって起こる。通常，肩甲骨の関節上結節にある腱の起始が離断する。断裂はパチッという断裂音を伴い突然起こる。断裂した筋腹は上腕前面の下半分の中央辺りにボール状の盛り上がりをつくる（ポパイ変形）（図B6.7）。

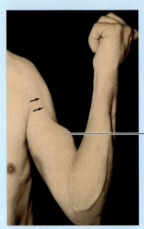

上腕二頭筋長頭の筋腹が遠位方向に変位している

図 B6.7 上腕二頭筋腱の断裂（矢印）

上腕二頭筋伸張反射

上腕二頭筋反射は身体所見をとるときに必ず行われる腱反射の1つである。上肢を弛緩させた状態で，検者が肘関節で前腕を回外させ，少し伸展させておく。検者の母指をしっかりと上腕二頭筋腱にあてて，検査用のハンマーで素早く検者の母指爪床の基部を軽く叩く（図B6.8）。正常（陽性）であれば，上腕二頭筋が不随意収縮する。このとき検者には腱が一瞬緊張するように感じられ，肘関節の痙攣様の屈曲を伴う。陽性反応があれば筋皮神経や第5，6頸神経に問題はないことが確認される。反応が過度であったり，弱かったり，あるいは遷延する場合，中枢神経系や末梢神経系の異常が示唆される。

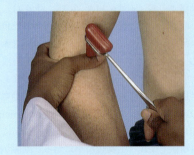

図 B6.8 上腕二頭筋伸張反射の検査法

筋皮神経の損傷

腋窩での筋皮神経損傷はナイフなどの凶器によることが多い。筋皮神経の損傷によって，烏口腕筋，上腕二頭筋，上腕筋が麻痺する。その結果，肘関節の屈曲と前腕の回外が著しく損なわれる。外側前腕皮神経が支配している前腕外側部の感覚は消失する。

橈骨神経の損傷

 橈骨神経の損傷が上腕三頭筋への分枝よりも上位で起こると**上腕三頭筋，腕橈骨筋，回外筋，手くびや指の伸筋群**の麻痺をきたし，橈骨神経で支配されている皮膚の感覚も消失する。橈骨神経が上腕骨の橈骨神経溝内で損傷されると，上腕三頭筋の完全麻痺は起こらず，筋力が減弱する。それは内側頭のみが麻痺するからである。しかしながら，前腕後区画にある筋群は橈骨神経のより末梢の枝による支配を受けているため麻痺する。橈骨神経麻痺の典型的な徴候は**下垂手**である。下垂手では手くびや中手指節関節が伸展できなくなる（図B6.9）。その代わり，拮抗筋を失った屈筋の張力と重力によって屈曲位をとる。

血圧測定

 動脈血圧を測定するために**血圧計**が用いられる。圧迫帯を腕に巻き，空気を入れて**上腕動脈**が上腕骨に圧迫されて閉塞するまでふくらませる。聴診器を**肘窩**で動脈の上におき，圧迫帯の圧を徐々に下げていくと，血液が動脈内を流れはじめる音が聞こえてくる。最初に音が聞こえはじめたときの圧が**収縮期圧**である。圧迫が完全に解除されると脈が聞き取れなくなり，そのときの圧が**拡張期圧**となる。

上腕動脈の圧迫

止血目的で圧迫するのに最適な上腕動脈の部位は上腕中部付近である。動脈拍動を感じるためには上腕二頭筋を外側に押しやる必要がある（図B6.10）。肘関節周辺での動脈吻合は，機能的にも外科的にも重要な側副血行路であり，上腕動脈を下尺側側副動脈より遠位で結紮すれば組織の損傷を起こさずにすむ。その解剖学的根拠は，尺骨動脈と橈骨動脈は動脈吻合を介して十分な血流を受けられることによる。上腕深動脈よりも近位で長時間にわたり上腕動脈を結紮した際に，肘関節や前腕の虚血が起こる。

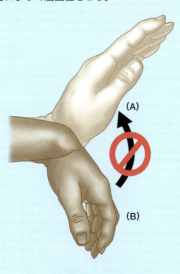

図 B6.9　下垂手

上腕動脈閉塞，裂傷

 側副血行路があるため，閉塞がゆっくりと一時的かつ部分的に起こる場合には防御機構が働くが，上腕動脈の急激な閉塞や裂傷は外科的な緊急事態である。外科的処置を施さなければ，数時間で筋の虚血が起こるからである。このような状態になると，線維性瘢痕組織により虚血状態になった筋は永久に短縮し，屈曲変形を続発する。これを虚血性の**コンパートメント症候群**（Volkmann虚血性拘縮）と呼ぶ。指やときには手くびの屈曲により，手に力が入らなくなる。

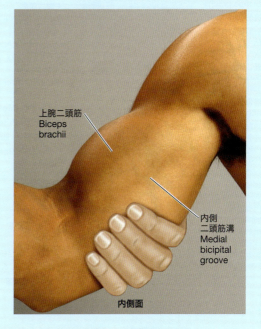

図 B6.10　上腕動脈の圧迫

肘窩

肘窩 cubital fossa は肘前面の浅い三角形のくぼみである（図6.29A）。肘窩の境界線はつぎのとおりである。

- 上縁：内側上顆と外側上顆を結ぶ仮想線。
- 内側縁：円回内筋。
- 外側縁：腕橈骨筋。

肘窩の床は上腕筋と回外筋によって構成される。**肘窩の天井**は上腕筋膜がそのまま前腕筋膜に移行することでつくられ，上腕二頭筋腱膜，皮下結合組織，皮膚などで支持される。

肘窩の構造物は以下のとおりである（図6.29B）。

- 上腕動脈の終末部とその終枝である橈骨動脈と尺骨動脈。上腕動脈は上腕二頭筋腱と正中神経の間にある。
- これらの動脈に伴行する深静脈。
- 上腕二頭筋腱。
- 正中神経。
- 橈骨神経とその浅枝，深枝。

肘窩を覆う皮膚の皮下組織には，上腕動脈の前に**肘正中皮静脈**が（図6.13A），また尺側皮静脈・橈側皮静脈に接して**内側・外側前腕皮神経**がある（図6.29A）。

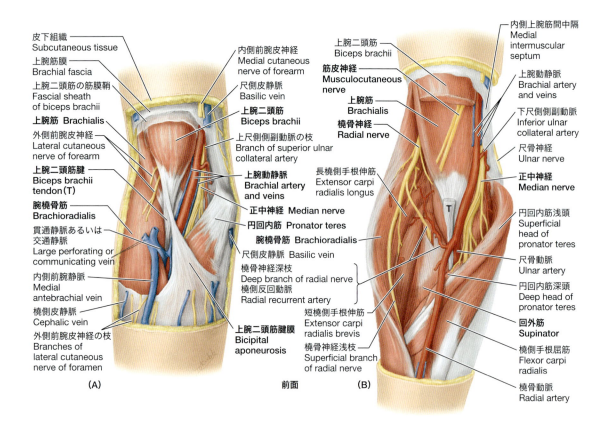

図6.29 肘窩　A. 浅層の解剖。B. 深層の解剖。

体表解剖

上腕と肘窩

腕に抵抗を与えて外転させると三角筋の輪郭が明瞭になる。**三角筋の停止** distal attachment of deltoid は上腕骨の外側面で触れることができる。**上腕三頭筋の3つの頭**(長頭，内側頭，外側頭)は上腕後面にふくらみをつくり，前腕を屈曲させた状態から抵抗に逆らって伸展させると同定できる(図 SA6.3A)。**上腕三頭筋腱** tri-

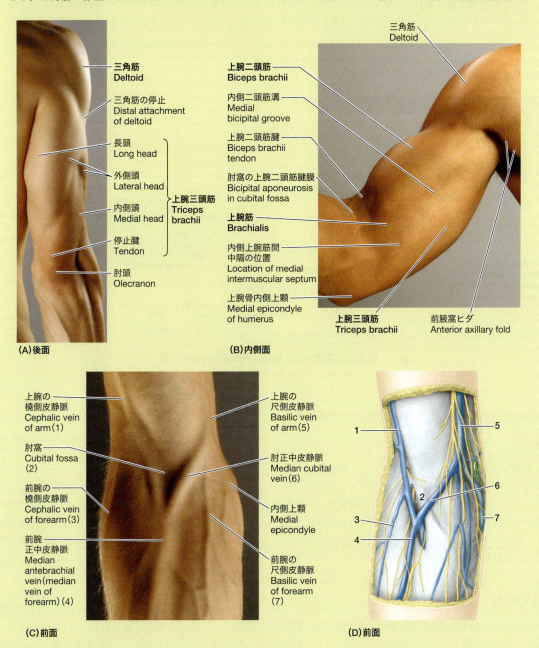

図 SA6.3

ceps brachi tendon は上腕後面を肘頭に向かって下降するところを触れることがある。上腕二頭筋は上腕前面にふくらみをつくる。その筋腹は抵抗に逆らって肘関節を屈曲，回外するとより鮮明になる（図SA6.3B）。内側・外側**上腕二頭筋溝** bicipital groove は上腕二頭筋と上腕三頭筋の隆起（力こぶ）の境界をつくる。橈側皮静脈は外側上腕二頭筋溝を上行し，尺側皮静脈は内側上腕二頭筋溝を上行する。**上腕二頭筋腱** biceps brachii tendon は肘窩の正中よりも少し内側で触知可能である。上腕二頭筋腱膜の近位部は，上腕動脈と正中神経を斜めに横切る部位で触知できる。上腕動脈の拍動は上腕二頭筋の内側縁深部で触知できる。

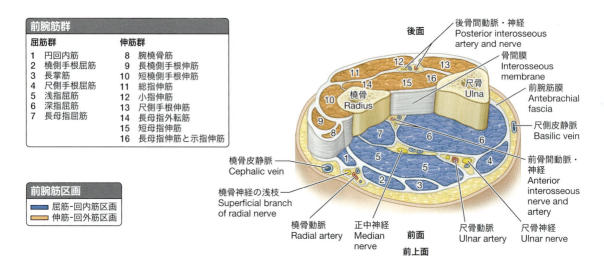

図 6.30　前腕中部の階段状横断面と前腕筋区画

前腕

　前腕 forearm は肘から手くびまでで，**橈骨**と**尺骨**という 2 本の骨をもつ。またこれらの骨は骨間膜でつなげられている（図 6.30）。前腕の運動は肘関節と橈尺連結で行われる。その役割は，肩関節に力をかけるときや，空間内での手の位置を調節するときに，これを助けることである。

前腕の筋

　前腕の筋の腱は前腕遠位部を通って手くび，手，指に続く。前腕の屈筋と回内筋は前区画にあり，おもに**正中神経**による支配を受ける。1 つの筋とある筋の半分は例外的に**尺骨神経**に支配される。後区画にある前腕の伸筋と回外筋は，すべて**橈骨神経**により支配される（図 6.30）。

前腕の屈筋-回内筋群

　前腕の屈筋–回内筋群は前区画にある（図 6.30，6.31）。多くの屈筋腱は手くびの前面を横切り，そこでは**掌側根靱帯** palmar carpal ligament（図 6.10）と前腕筋膜が肥厚した**屈筋支帯（横手根靱帯）**によって保持されている。屈筋群は 3 つの層にグループ分けされる（図 6.31，6.32，表 6.7）。

- 4 つの**浅層筋群** superficial layer or group：円回内筋 pronator teres，橈側手根屈筋 flexor carpi radialis，長掌筋 palmaris longus，尺側手根屈筋 flexor carpi ulnaris である。これらの筋はすべて**総屈筋腱**で**上腕骨の内側上顆**から起始する。

- **中間層筋** intermediate layer or group：浅指屈筋 flexor digitorum superficialis のみが属する。
- 3つの**深層筋群** deep layer or group：**深指屈筋** flexor digitorum profundus，**長母指屈筋** lexor pollicis longus と**方形回内筋** pronator quadratus である。

浅層および中間層筋群の5つの筋はは肘関節を越えて走行するが，3つの深層筋群は肘関節を越えない。

腕橈骨筋は機能的には肘関節の屈筋であるが，後区画に存在するので，橈骨神経支配である（図 6.31A，表 6.7）。それゆえ，腕橈骨筋は例外的な筋であり，橈骨神経は伸筋のみを支配し，すべての屈筋は前区画にあるという原則に反する。

長指屈筋 flexor digitorum longus（浅指屈筋と深指屈筋）は中手指節関節と手根関節を屈曲させる。

浅指屈筋は指をゆっくり曲げるが，抵抗に逆らって早く屈曲することが必要な場合には深指屈筋が屈曲を促進する。手根関節が屈曲した状態で，中手指節関節，指節間関節が同時に屈曲すると，長い指屈筋の起始・停止間距離は短くなっているので，その収縮力は弱くなる。手根関節を伸展すると，これら長い指屈筋の動作距離が長くなるので，収縮力は増し握力を増大させるうえで効率

表 6.7　前腕の前区画の筋

筋	起始	停止	支配神経[a]	おもな作用
浅層（第1層）				
円回内筋	尺骨頭：尺骨鉤状突起 上腕頭：上腕骨内側上顆	橈骨外側面中部の凸部	正中神経（**C6**，**7**）	前腕の回内と屈曲
橈側手根屈筋	上腕骨内側上顆	第2中手骨底		橈骨手根関節での手と屈曲と外転
長掌筋		屈筋支帯の遠位半分と手掌腱膜	正中神経（**C7**，**8**）	橈骨手根関節での手と屈曲と手掌腱膜の緊張
尺側手根屈筋（上腕頭と尺骨頭）	肘頭と腱膜を介して尺骨後縁	豆状骨，有鉤骨鉤，第5中手骨	尺骨神経（**C7**，**8**）	橈骨手根関節での手と屈曲と内転
中間層（第2層）				
浅指屈筋	上腕尺骨頭：上腕骨内側上顆と尺骨鉤状突起 橈骨頭：橈骨斜線	母指を除く4指の中節骨体	正中神経（**C7**，**8**，**T1**）	橈骨手根関節の屈曲 母指以外の4指の近位指節間関節の屈曲。より強く働くと中手指節関節も屈曲させる
深層（第3層）				
深指屈筋	尺骨内側面，前面の近位3/4，前面と骨間膜	第2〜5指の末節骨底	第2・3指：正中神経（前骨間枝，**C8**，**T1**） 第4・5指：尺骨神経（**C8**，**T1**）	橈骨手根関節の屈曲 第2〜5指の遠位指節間関節の屈曲，橈骨手根関節屈曲の補助
長母指屈筋	橈骨前面と隣接する骨間膜	母指の末節骨底	正中神経分枝の前骨間神経（**C8**，**T1**）	橈骨手根関節の屈曲 母指の中手指節関節と指節間関節の屈曲
方形回内筋	尺骨前面の遠位1/4	橈骨前面の遠位1/4		前腕の回内，深部の線維は橈骨と尺骨をつなぐ

[a] 支配神経の脊髄神経節を示す（例えば「C6，7」は，円回内筋を支配している神経は脊髄神経の第6・7頸神経由来であるということを意味している）。**太字**はおもな分節を示している。示された脊髄神経節，あるいはその分節由来の運動根の1つ以上が損傷を受けると，関連した筋の麻痺が起こる。

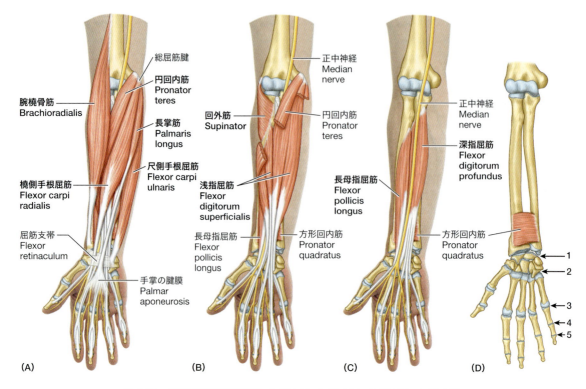

図6.31 前腕の前区画の筋群　A.第1層。B.第2層。C.第3層。D.第4層。

的である。長い指屈筋の腱は前腕遠位部，手くび，手掌を通って母指以外の4指に達する。浅指屈筋は中節骨を，深指屈筋は末節骨を曲げる。

　方形回内筋 pronator quadratus は回内を開始する主要筋として，動きはじめに作用する。より速い動きや大きな力を必要とするときには，円回内筋も補助的に働く。また方形回内筋は，骨間膜が橈骨と尺骨を束ねるのを助ける。特に転倒して地面に手をついたときのように，手くびからの強いつき上げがあるときに有効である。

前腕の伸筋

　前腕の伸筋群は，前腕の後区画にあり，すべて橈骨神経の枝に支配される（図6.30，6.33，表6.8）。これらの筋群は機能的につぎの3つのグループに分けられる。

- 手くびを伸展，外転もしくは内転させる筋：長橈側手根伸筋，短橈側手根伸筋，尺側手根伸筋。
- 母指以外の4指を伸展させる筋：総指伸筋，示指伸筋，小指伸筋。
- 母指を伸展，外転させる筋：長母指外転筋，短母指外転筋，長母指伸筋。

　伸筋腱は手くびのところで**伸筋支帯** extensor retinaculum によって固定されている。この伸筋支帯は，手くびを伸展させたときに伸筋腱が浮き上がるのを防ぐ。また，伸筋腱は手根背面の伸筋支帯下で**滑液鞘** synovial tendon sheath によって覆われており，**伸筋支帯**と橈骨・尺骨で構成される骨線維性管での摩擦を減らしている（図6.34）。

　前腕の伸筋は解剖学的に浅層と深層に区分できる。4つの**浅層伸筋群**（短橈側手根伸筋，総指伸筋，小指伸筋，尺側手根伸筋）は上腕骨外側上顆から**共通の伸筋起始腱**をつくって起こる（図6.33A，6.35，表6.8）。

　浅層の残り2つの筋（腕橈骨筋と長橈側手根伸筋）の起始は，上腕骨顆上稜と隣接する外側上腕筋間中隔である（図6.35）。総指伸筋の4本の扁平な腱は伸筋支帯の深部を走って母指以外の4本の指に至る（図6.34A）。この筋の共通腱のうち示指と小指にいく腱の内側には握り拳のあたりで，それぞれ示指伸筋と小指伸筋の腱が合

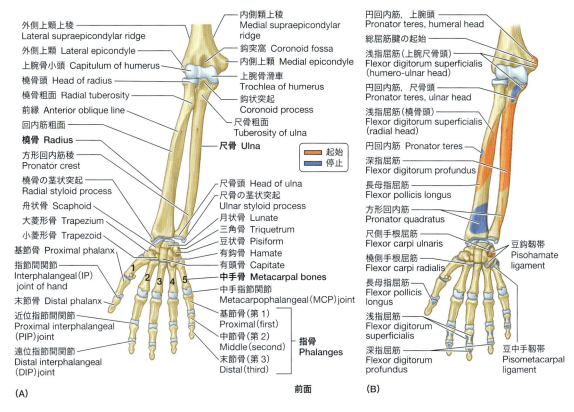

図 6.32 前腕の前区画にある筋群の起始・停止

流する．示指伸筋腱は総指伸筋腱に合流し，伸筋支帯の深部で**総指伸筋・示指伸筋の腱鞘** tendinous sheath of extensor digitorum and extensor indicis（共通の伸筋滑液鞘）を通る．手背で各腱はそれぞれの指に向かって広がる．隣接した腱の間には中手指節関節の近位で斜走する 3 本の **腱間結合** intertendinous connection によって束ねられていて，個々の指の自由な伸展は制限される（図 6.34A）．したがって，他の指が伸展した状態で，特定の指を完全に屈曲位にとどめておくことはできない．

中手骨遠位端と指骨に沿って総指伸筋の 4 本の腱は扁平になり**指背腱膜（伸筋腱膜）**extensor expansion をつくる（図 6.34，6.36）．指背腱膜は三角形の腱膜であり，中手骨の背面と側面，基節骨の底部を覆う．中手骨頭の上を覆っている指背腱膜によって形成される仮面状の「翼」は，両側は**掌側靱帯** palmar ligament（中手指節関節の関節包の線維層の丈夫な部分）につく．掌側靱帯は中手指節関節の線維性関節包が肥厚したものである．総指伸筋のそれぞれの腱がつくる指背腱膜は中節骨底に至る**正中束** median band と，末節骨基部に至る 2 本の**外側束** lateral band に分かれる．手の骨間筋と虫様筋の腱は指背腱膜外側束に結合する（図 6.36）．

支帯靱帯 retinacular ligament は，基節骨や手指の線維鞘からのびて中節骨や 2 つの指節間関節を越えて斜走する弱い線維束である（図 6.36C）．遠位指節間関節の屈曲時には支帯靱帯が緊張する．緊張した支帯靱帯は近位指節間関節を引くので，近位指節間関節は屈曲する．同様に近位指節間関節が伸展すると，遠位指節間関節が支帯靱帯によって引っ張られ，遠位指節間関節はほぼ伸展位になる．

長母指外転筋，短母指伸筋，**長母指伸筋** extensor pollicis longus の 3 つの前腕の深部伸筋群は母指を動かす．**示指伸筋** extensor indicis は示指に独立性を与えており，この筋だけで示指を伸展させることも可能であるし，総指伸筋と一諸に働いて伸展させることもできる（図 6.33，6.35，表 6.8）．母指の運動に与する上記の 3

つの筋は浅層伸筋群の深部を通り，他の伸筋群と分かれて前腕外側にある溝から突然表層に姿を現す。このような特徴によってこれらの3筋は**表出筋**と呼ばれる。長母指外転筋と短母指伸筋の腱が合わさって，手の外側に解剖学的嗅ぎタバコ入れが形成される。ここに長母指伸筋腱が内側から合流する（図6.33AB）。解剖学的嗅ぎタバコ入れは，母指を十分伸展させたときに手くびの外側にくぼみとして現れる。母指を伸展させると長母指外転筋，短母指伸筋，長母指伸筋の腱が引っ張られて間にくぼみを生じる。解剖学的嗅ぎタバコ入れではつぎの諸構造を観察されたい。

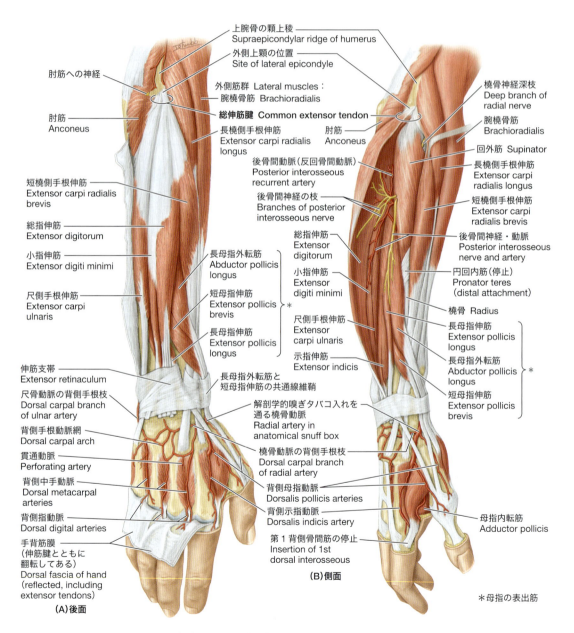

図6.33　前腕の後区画の筋群と神経血管　A. 浅層の解剖。B. 深層の解剖。

- 橈骨動脈が解剖学的嗅ぎタバコ入れの底にある。
- 橈骨の茎状突起が解剖学的嗅ぎタバコ入れの近位で触知可能である。また第1中手骨底が遠位で触診できる。
- 解剖学的嗅ぎタバコ入れの底で橈骨茎状突起と第1中手骨の間に**舟状骨**と**大菱形骨**が触知可能である。

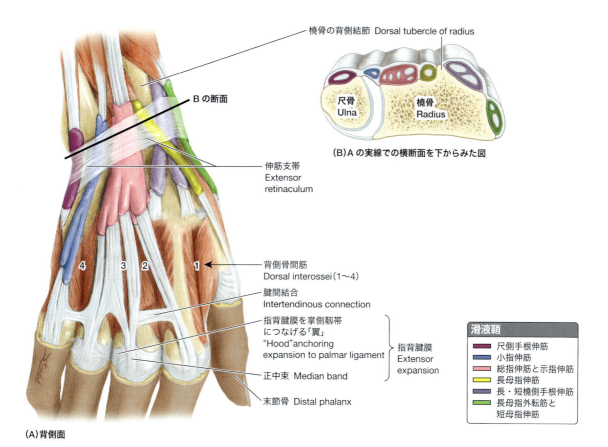

図 6.34 **前腕遠位部と手背の伸筋滑液鞘** A．色分けされた滑液鞘。B．滑液鞘に被覆された伸筋腱を示した橈骨，尺骨遠位での横断面。

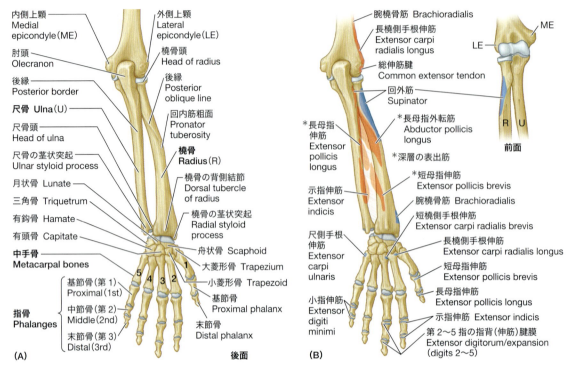

図 6.35　前腕の後区画にある筋群の起始・停止

表 6.8　前腕の後区画の筋（続く）

筋	起始	停止	神経支配a	おもな作用
浅層				
腕橈骨筋	上腕骨外側上顆稜の近位 2/3	茎状突起よりも近位の橈骨遠位端外側面	橈骨神経 (C5, 6, 7)	肘関節を弱く屈曲させ，前腕が半回内状態のときに最大の効果を発揮する
長橈骨手根伸筋	上腕骨外側上顆稜線	第2中手骨底の背面	橈骨神経 (C6, 7)	橈骨手根関節を伸展，外転させる。拳を強く握るときに作用する
短橈側手根屈筋	上腕骨外側上顆（総伸筋腱の起始）	第3中手骨底の背面	橈骨神経深枝 (C7, 8)	
総指伸筋		母指以外の4指の指背腱膜	橈骨神経深枝に連続する後骨間神経 (C7, 8)	橈骨手根関節を伸展。母指以外の4指の中手指節関節での伸展。副次的には指節間関節も屈曲させる
小指伸筋		第5指の指背腱膜		橈骨手根関節を伸展。第5指の中手指節関節での伸展。副次的には指節間関節も屈曲させる
尺側手根伸筋	上腕骨外側上顆，腱膜を介して尺骨の後縁	第5中手骨底の背面		橈骨手根関節を伸展，外転する（拳を強く握るときにも作用）

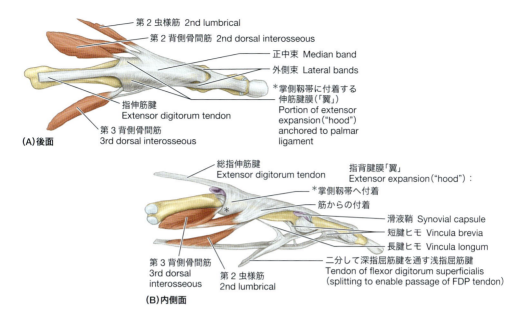

図 6.36 指背腱膜と腱のヒモ　AB．指背腱膜を構成する構造。腱のヒモは腱に小血管を送る細い結合組織からなる帯である。（続く）

表 6.8　前腕の後区画の筋（続き）

筋	起始	停止	神経支配[a]	おもな作用
深層				
回外筋	上腕骨外側上顆，外側側副靱帯，橈骨輪状靱帯，回外筋窩，尺骨回外筋稜	橈骨近位 1/3 の外側面，後面，前面	橈骨神経深枝（C7，8）	前腕の回外，肘関節が屈曲した状態で橈骨の回旋を行い，手掌を前面あるいは上面に向ける
示指伸筋	尺骨と骨間膜の遠位 1/3 の後面	第 2 指の指背腱膜	橈骨神経深枝に連続する後骨間神経（C7，8）	橈骨手根関節の伸展　他の指と独立した第 2 指の伸展，手根中手関節の伸展を助ける
深層の表出筋				
長母指外転筋	尺骨，橈骨，骨間膜の近位半分の後面	第 1 中手骨底	橈骨神経深枝に連続する後骨間神経（C7，8）	橈骨手根関節の伸展　母指の外転と中手指節関節での伸展
長母指伸筋	尺骨と骨間膜の中 1/3 の後面	母指末節骨底の後面		橈骨手根関節の伸展　母指末節骨を遠位指節間関節と中手指節関節で伸展，手根中手関節の伸展
短母指伸筋	橈骨遠位 1/3 の後面と骨間膜	母指基節骨底の背面		橈骨手根関節の伸展　中手指節関節での母指基節骨の伸展，手根中手関節の伸展

[a] 支配神経の脊髄神経節を示す（例えば「C7，8」は，短橈側手根伸筋を支配している神経は脊髄神経の第 7・8 頸神経由来であるということを意味する）。太字はおもな分節を示す。示された脊髄神経節，あるいはその分節由来の運動根の 1 つ以上が損傷を受けると，関連した筋の麻痺が起こる。

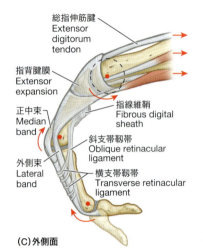

図 6.36　指背腱膜と腱のヒモ（続き）
C. 支帯靭帯。

前腕の神経

　前腕のおもな神経は正中神経，尺骨神経，橈骨神経である（図 6.37，6.38）。橈骨神経は肘で観察できるがすぐに前腕の後区画に入る。皮神経を除くと前腕の前面には正中神経と尺骨神経の 2 本しかない。これらの神経の起始を表 6.5 に，走行経路と分布域を図 6.38，表 6.9 に示した。

　正中神経は前腕の前区画の主要な神経で，上腕動脈とともに前腕に入り，その内側寄りにある。肘窩を離れた正中神経は円回内筋の筋頭間を通りながらこの筋に枝を送り，浅指屈筋の深層に潜る。そのまま前腕の中央で浅指屈筋と深指屈筋の間を下行する（図 6.37）。また，手根部近くでは，長掌筋深部にある浅指屈筋と橈側手根屈筋の腱の間を通って，浅層にでる。**前骨間神経** anterior interosseous nerve はそのおもな枝である（図 6.38）。関節枝，筋枝，掌枝も正中神経より分岐する。

　尺骨神経は上腕骨内側上顆後面を通り，尺側手根屈筋の頭の間から前腕に入る（図 6.37）。それから尺側手根屈筋と深指屈筋の間を通って下行する。このとき，深指屈筋のうち第 4 指と第 5 指に腱を送る尺側（内側）部分に枝を送る。尺骨神経は手根部で浅層にでて，尺骨動脈の内側，尺側手根屈筋の外側を走る。尺骨神経は手根部のすぐ近位で尺側手根屈筋腱の下から現れて，屈筋支帯の浅層を通って手に入る。手では内側部の皮膚を支配する。前腕での尺骨神経の枝には関節枝，筋枝，手掌，手背の皮枝があり，これを表 6.9 にまとめた。

　橈骨神経は上腕の後区画を離れて上腕骨外側上顆の前面を横切り，肘窩で深枝と浅枝に分かれる（図 6.37）。**橈骨神経の深枝**は外側上顆の前で起こり，回外筋を貫く。また橈骨頭の外側面に巻きついて，前腕の後区画に入り，ここから**後骨間神経**として続く（図 6.38C，表 6.9）。**橈骨神経の浅枝**は腕橈骨筋の下を下行し，皮枝と筋枝からなる（図 6.37）。また，前腕遠位部に現れて，解剖学的嗅ぎタバコ入れの天井を横切る。この枝は手背と手の多くの関節の皮膚を支配する。

前腕の動静脈

　上腕動脈 brachial artery は肘窩の遠位部で橈骨頭と向き合う形で終わり，尺骨動脈と橈骨動脈に分かれ，これらの血管が前腕の主要な動脈となる（図 6.37）。この 2 本の血管の分枝を図 6.39 と表 6.10 に示す。

　尺骨動脈 ulnar artery は前腕の前区画の中で円回内筋深部を下行する。この動脈の拍動を尺側手根屈筋腱の外側で触知することが可能であり，この部位での血管は尺骨頭の前にある（図 6.37）。尺骨神経が尺骨動脈の内側にある。腕橈骨筋を外側に引っ張ると，前腕遠位端までの尺骨動脈全長がみえるようになる。**橈骨動脈** radial artery は手くびの外側を背側にまわりこんで前腕から離れ，解剖学的嗅ぎタバコ入れの床を横切って手に進入する（図 6.33）。この動脈の拍動は，橈骨上の橈側手根屈筋と長母指外転筋の間で触れることができる（図 6.37）。

　前腕には**浅静脈**と**深静脈**がある。深静脈は橈骨動脈や尺骨動脈のような深部の動脈に伴行する。

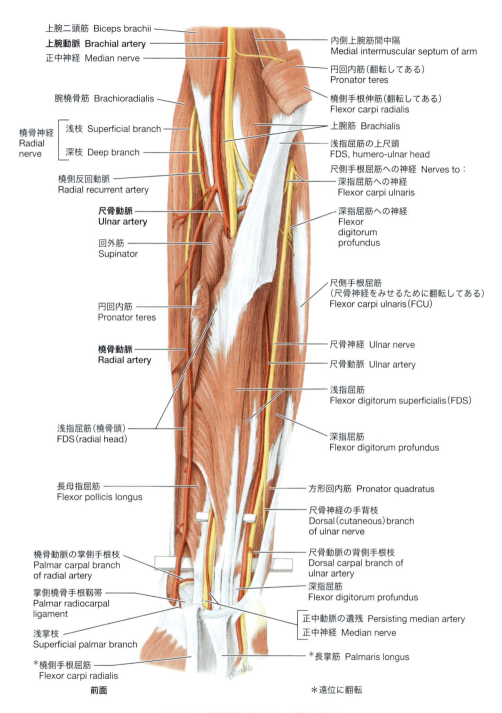

図6.37 前腕前区画の筋，脈管，神経

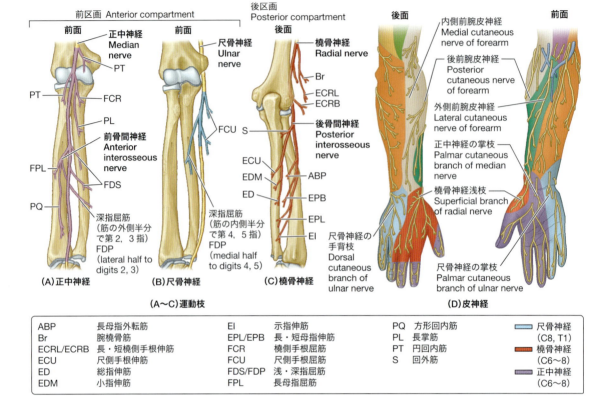

図 6.38　前腕の神経　A〜C. 運動神経。DE. 皮神経。

表 6.9　前腕の神経（続く）

神経	起始	前腕での走行
正中神経	腕神経叢外側神経束（C6，7 の枝）に由来する外側根と内側神経束（C8，T1 の枝）に由来する内側根が合流して形成される	上腕動脈内側から肘窩に入り，円回内筋の両頭の間を通る。浅指屈筋と深指屈筋の間の筋膜を通って下行し，屈筋支帯の周辺で手根管を抜ける際に長掌筋の深部に入る
前骨間神経	肘窩の遠位部で正中神経から起こる	同名の動脈とともに骨間膜の前面を深指屈筋と長母指屈筋の間を通り，円回内筋の深部に潜る
正中神経の掌枝	屈筋支帯よりも近位で前腕中部から遠位の間より起こる	屈筋支帯の表層を通過して手掌中央の皮膚に達する
尺骨神経	腕神経叢内側神経束最大の終枝（C8，T1，しばしば C7）である	上腕骨内側上顆の後面を通って下行し，尺側手根屈筋頭の間を通って前腕に入る。前腕では尺側手根屈筋と深指屈筋の間を下行する。前腕遠位で表層にでる
尺骨神経の掌枝	前腕中部付近で尺骨神経より分枝	尺骨動脈の前を下行し，前腕遠位で筋膜を貫通する。皮下組織の中を走行して，第 4 指の長軸よりも内側の手掌の皮膚を支配する
尺骨神経の手背枝	前腕遠位半で尺骨神経より分枝	尺骨と尺側手根屈筋の間を後下方に向かって走り，皮下組織に入って，第 4 指の長軸よりも内側の手背の皮膚を支配する

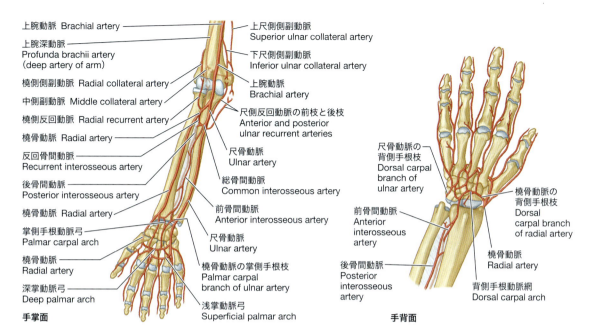

図 6.39　前腕と手の動脈

表 6.9　前腕の神経（続き）

神経	起始	前腕での走行
橈骨神経	腕神経叢後神経束（C5～T1）	腕橈骨筋と上腕筋の間から肘窩に入り，外側上顆の前方で終枝となり浅枝と深枝に分かれる
後前腕皮神経	上腕骨後面の橈骨神経溝を通る際に橈骨神経から分岐する	上腕三頭筋外側頭を貫通して上腕外側を下行し，前腕後面から手根に至る
橈骨神経浅枝	肘窩で橈骨神経の感覚終枝から起こる	円回内筋と腕橈骨筋の間を通り，腕橈骨筋から解剖学的嗅ぎタバコ入れに向かって多くの枝をだす。第4指の長軸よりも外側の手背の皮膚を支配する
橈骨神経深枝，後骨間神経	橈骨神経の運動枝であり，肘窩から分岐	深枝は橈骨頭をまわって肘窩からでて，回外筋を貫いてこれを支配する。前腕の後区画で後骨間神経となる。後骨間動脈とともに骨間膜上を下行する
外側前腕皮神経	筋枝をだしたあとの筋皮神経がそのまま連続したもの	上腕筋上で上腕二頭筋外側からでて，最初は橈側皮静脈に伴行する。前腕外側縁に沿って下行し，手根に至る
内側前腕皮神経	C8とT1から線維を受ける腕神経叢内側神経束に由来	肘窩の近位で尺側皮静脈とともに上腕筋膜を貫通し，前腕皮下組織の内側を下行して手根に至る

表 6.10　前腕と手の動脈

動脈	起始	前腕での走行
尺骨動脈	肘窩で上腕動脈の太い終枝として分岐	下内側に走る。その後，円回内筋，長掌筋，浅指屈筋に向かって真っ直ぐ深層に下行し，前腕内側に至る。手根では屈筋支帯の表層を通り，Guyon 管を抜けて手に入る
尺側反回動脈前枝	肘関節を越えてすぐの尺骨動脈	上腕筋と円回内筋の間を上に抜け，この 2 つの筋を養う。そのあと内側上顆前方で下尺側側副動脈と吻合する
尺側反回動脈後枝	前尺側反回動脈より遠位の尺骨動脈	内側上顆の後方の尺側手根屈筋腱深部から上行し，上尺側反回動脈と吻合する
総骨間動脈	上腕動脈が二分した下流で，肘窩の尺骨動脈から分岐する	外側深部に向かう。前・後骨間動脈となって終わる
前骨間動脈	橈骨と尺骨の間で総骨間動脈の終枝として起こる	骨間膜前面を方形回内筋近位縁まで下行する。骨間膜を貫いて骨間膜後面の背側手根動脈網に加わる
後骨間動脈		骨間膜後面を下行し，反回骨間動脈を分岐する。浅・深伸筋群の間を抜けて，これらを栄養する
反回骨間動脈	橈骨と尺骨の間で後骨間動脈より起こる	上橈尺関節の後面を上行し，中側副動脈と吻合する
掌側手根枝	前腕遠位の尺骨動脈から起こる	深指屈筋腱の深部で手根前面を横切り，橈骨動脈の手掌手根枝と吻合し手掌動脈弓を形成する
背側手根枝	豆状骨近位の尺骨動脈から起こる	手根背側を横切り，伸筋群の腱に向かって潜り，橈骨動脈の背側手根枝と吻合し背側手根動脈網を形成する
橈骨動脈	肘窩で上腕動脈の細い終枝として分岐	腕橈骨筋の深部を下外側方に走り，前腕遠位では橈側手根屈筋の外側にある。橈骨遠位外側面周囲で曲がって解剖学的嗅ぎタバコ入れの底を横切って第 1 背側骨間筋を貫く
橈側反回動脈	上腕動脈が二分してすぐの橈骨動脈外側面から分岐	腕橈骨筋と上腕筋の間を上行し，これらの筋と肘関節を養う。その後，橈側側副動脈（上腕深動脈の枝）と吻合する
掌側手根枝	方形回内筋遠位縁の近くで橈骨動脈より分岐	手根前面を横切って屈筋腱群のほうに深く潜り，尺骨動脈の掌側手根枝と吻合して手掌動脈弓を形成する
背側手根枝	解剖学的嗅ぎタバコ入れよりも近位の橈骨動脈より分岐	手根を横切って内側に走り，長母指伸筋腱や橈側手根伸筋腱に向かって深部に進む。尺側の背側手根枝と吻合して背側手根動脈網をつくる

臨床関連事項

浅指屈筋と深指屈筋の徒手筋力試験

浅指屈筋の筋力を検査するには，1本の指を抵抗に逆らって近位指節間関節で屈曲させる。他の3指は深指屈筋が機能しないように伸展位にしておく（図B6.11A）。深指屈筋の筋力を検査するには，近位指節間関節を伸展位にして，遠位指節間関節の屈曲を試みるようにすればよい（図B6.11B）。

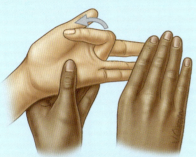

(A) 浅指屈筋の徒手筋力試験

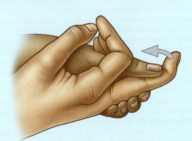

(B) 深指屈筋の徒手筋力試験

図 B6.11　浅指屈筋と深指屈筋の徒手筋力試験

肘腱炎と上腕骨外側上顆炎

肘腱炎（テニス肘）は前腕浅層の伸筋を頻回に酷使することで発症し，筋と骨の痛みを伴う。痛みは外側上顆に全体にわたり，前腕後面に放散する。患者はドアを開けるときやコップを持ち上げるときに痛みを感じることが多い。手くびの強制的な屈曲と伸展を繰り返すと，共通の伸筋腱の起始部を傷め，外側上顆の骨膜に炎症（上腕骨外側上顆炎）を起こす。この共通腱の断裂が加わると外科的な治療が必要となる。この病態はMRI（磁気共鳴画像）で同定可能である。

手くびの滑液嚢胞

ときどき，手背部に痛みを伴わない嚢胞のふくらみ（腫瘤）がみられることがある（図B6.12）。嚢胞の壁は薄く，中には透明な粘液が入っている。臨床的にはこのような肥大をガングリオン（ギリシア語でふくらみ，瘤を意味する）という。この嚢胞はふつう閉じているが，しばしば滑液鞘とつながる。短橈側手根伸筋の停止部がガングリオンの好発部位である。手根部前面の共通屈筋腱鞘に発生するガングリオンは手根管を狭窄させて，正中神経を圧迫するほど成長することもあり，この病態は**手根管症候群**と呼ばれる。

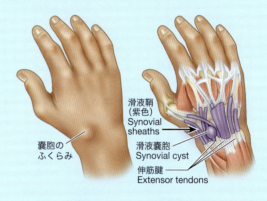

図 B6.12　手くびの滑液嚢胞

槌指または野球指

伸筋の長い腱に突然強い張力がかかると，指骨の停止部から腱が引き抜かれることがある。その典型例が**槌指（野球指）**である。この変形は遠位指節間関節につく腱がこの関節を伸展させようとしているときに，突然極端な屈曲位（過屈曲）にさせる力が働くことで起こる。例えば，野球のボールをとり損ねるとき，指が塁ベースにぶつかったときなどがある。このときにかかる力によって，腱の末節骨底への付着部が引き裂かれ，患者は遠位指節間関節を伸展させることができなくなる（図B6.13）。

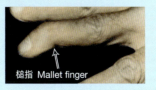

図 B6.13　槌指

手

手くび wrist は手 hand の近位部の一部であるが，前腕と手がつながる場所である。**手の骨格**は手くびを形成する**手根骨**，手の本体をつくる**中手骨**，指の**指骨**からなる。中手骨と指骨には母指から小指に向かって1～5の番号が振られている。手の手掌面の中心にはくぼみがあって，それにより母指の基部にあって明瞭な隆起である**母指球** thenar eminence と第5指基部の近位にあって小さな隆起である**小指球** hypothenar eminence とに分けられる（図6.40，6.41）。

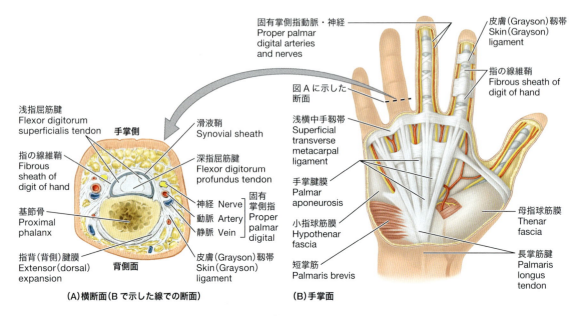

図6.40　手掌の筋膜と指の線維鞘

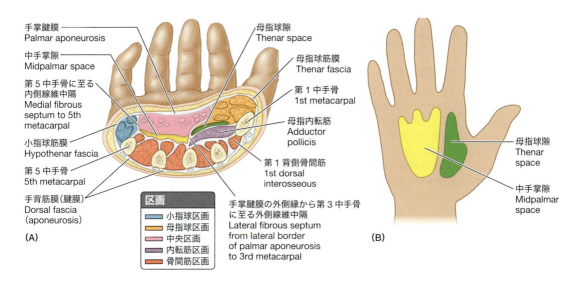

図6.41　手掌の区画と間隙　A．筋区画と間隙を示した横断面。B．母指球隙と中手隙。（続く）

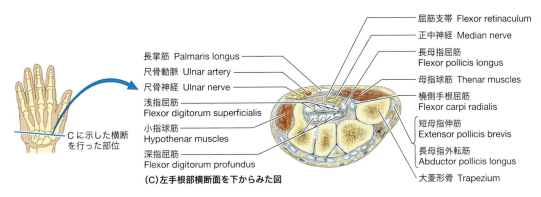

(C)左手根部横断面を下からみた図

図 6.41 手掌の区画と間隙(続き) C.手根管とその内容物を示した左手くびの横断面。

手掌の筋膜

手掌の筋膜 fascia of palm は前腕筋膜や手背筋膜と連続する。この筋膜は母指球や小指球では薄いが、手掌中心部では肥厚して手掌腱膜をつくる。また指でも指鞘をつくる(図 6.40)。**手掌腱膜** palmar aponeurosis は手掌筋膜が強力で境界明瞭になった部分で、軟部組織と長い屈筋腱を覆う。手掌腱膜の近位部は三角形の頂部にもなっており、屈筋支帯や長掌筋腱と連続している。この頂部の遠位では手掌腱膜が4本の縦走支帯となって頂部から放散し、基節骨底に付着する。基節骨底では線維性指鞘につながる(図 6.40)。指の**線維鞘** fibrous sheath of digit of hand は鞘帯状の管で、この中には屈筋腱とそれぞれの指にいく腱を取り囲む滑液鞘が入る。

内側線維中隔 medial fibrous septum は手掌腱膜の内側縁から深部にのびて第5中手骨に達する。この中隔の内側には小指球筋を入れる**小指球区画**がある(図 6.40, 6.41)。同様に、**外側線維中隔** lateral fibrous septum が手掌腱膜の外側縁から深部にのびて第3中手骨に達する。この中隔の外側には**母指球区画**があり、母指球筋を入れる。小指球区画と母指球区画の間には屈筋群の腱、その腱鞘、虫様筋、浅掌動脈弓、指の動静脈や神経を入れる**中央区画**がある(図 6.41)。手掌筋の最深部には**内転筋区画**があり、ここには母指内転筋がある。屈筋腱と深部の手掌筋の間には、2つの潜在的空隙、すなわち**母指球隙**と**中手球隙**がある(図 6.41)。これらの空間は手掌腱膜の両側から中手骨に至る線維性中隔で区画される。この2つの空間の間にはとりわけ強力な外側線維中隔があり、これが第3中手骨に付着する。手掌中部は手根管を通じて前腕の前区画につながっている。

手の筋

手の内在筋はつぎの5つの区画内に位置する(図 6.41, 6.44, 表 6.11)。

- **母指球区画**の母指球筋群:短母指外転筋、短母指屈筋、母指対立筋。
- **小指球区画**の小指球筋群:小指外転筋、短小指屈筋、小指対立筋。
- **内転筋区画**にある母指内転筋。
- 手の虫様筋は長指屈筋腱とともに**中央区画**に位置する。
- 各中手骨の間に分かれる**骨間筋区画**にある骨間筋群。

母指球筋群

母指球筋群 thenar muscle は手掌の外側面に**母指球**という隆起を形成し、おもに母指の対立を担う(図 6.42A)。母指がふつうに働くことが手の巧緻動作にとって重要である。母指の運動自由度が高い背景には第1中手骨が他と独立しており、関節がどちらの側にも動くことができるからである。この自由な運動を制御するにはいくつかの筋が必要である(図 6.45)。

- **外転**:長母指外転筋 abductor pollicis longus、短母指外転筋 abductor pollicis brevis。
- **内転**:母指内転筋 adductor pollicis、第1背側骨間筋。
- **伸展**:長母指伸筋、短母指伸筋、長母指外転筋。
- **屈曲**:**長母指屈筋** flexor pollicis longus、**短母指屈筋** flexor pollicis brevis。

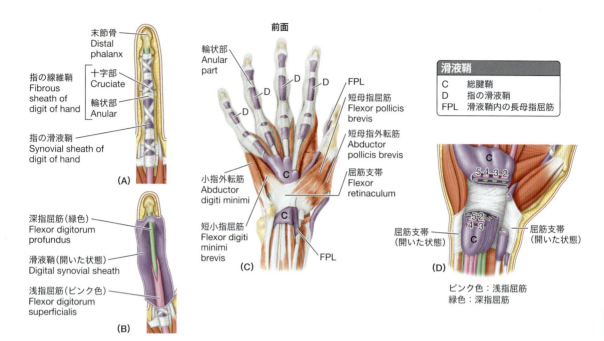

図6.42 手の長い屈筋腱の滑液鞘と線維鞘　A. 線維指鞘の構成要素。B. 指の滑液鞘を解放した状態。CD. 第1～5指の筋，総屈筋鞘，滑液鞘の解剖。

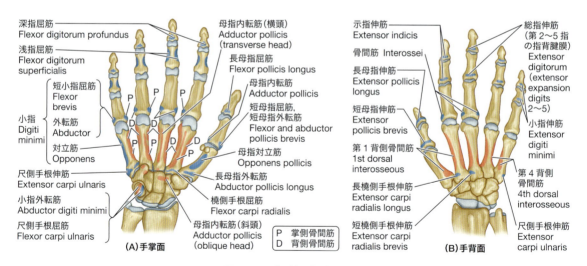

図6.43 手の筋の起始・停止

表 6.11 手の内在筋

筋	起始	停止	支配神経[a]	おもな作用
母指球筋群				
母指対立筋	屈筋支帯，舟状骨結節，大菱形骨	第1中手骨外側面	正中神経の反回枝 (C8, **T1**)	母指を対立させるため，第1中手骨を手掌の中央へと引き内旋させる
母指外転筋		母指基節骨底外側面		母指を外転し，対立を助ける
短母指屈筋 浅頭 深頭			尺骨神経深枝 (C8, **T1**)	母指の屈曲
母指内転筋 斜頭 横頭	第2・3中手骨底，有頭骨，隣接する手根骨 第3中手骨前面	母指基節骨内側面		母指を手掌の外側縁に向け内転させる
小指球筋				
小指外転筋	豆状骨	第5指の基節骨底内側面	尺骨神経深枝 (C8, **T1**)	第5指を外転し，基節骨の屈曲を補助
短小指屈筋	有鈎骨鈎と屈筋支帯			第5基節骨の屈曲
小指対立筋		第5指中節骨底内側縁		第5中節骨を前方へ引いて回旋させ，母指と対立させる
短筋群				
虫様筋				
第1, 2虫様筋	深指屈筋腱の外側2本の腱（半羽状筋）	第2～5指の指背腱膜の外側面	正中神経 (C8, **T1**)	中手指節関節の屈曲，第2～5指の指節間関節の伸展
第3, 4虫様筋	深指屈筋腱の内側3本の腱（羽状筋）		尺骨神経深枝 (C8, **T1**)	
第1～4背側骨間筋	2本の中手骨の間（羽状筋）	基節骨底と第2～4指の指背腱膜		第3指に対して第2～4指を外転させる。虫様筋とともに中手指節関節を屈曲させ，指節間関節を伸展させる
第1～3掌側骨間筋	第2・4・5中手骨掌側面（半羽状筋）	基節骨底と第2・4・5指の指背腱膜		第3指に対して第2・4・5指を内転させる。虫様筋とともに中手指節関節を屈曲させ，指節間関節を伸展させる

[a] 神経支配の脊髄分節レベルを示している（例えば母指対立筋の「C8, T1」は第8頸神経と第1胸神経に支配されていることを示す）。**太字**はおもな支配神経の脊髄分節レベルを示す。1分節あるいはそれ以上の脊髄の損傷や神経根の損傷は，その支配する筋群の麻痺を引き起こす。

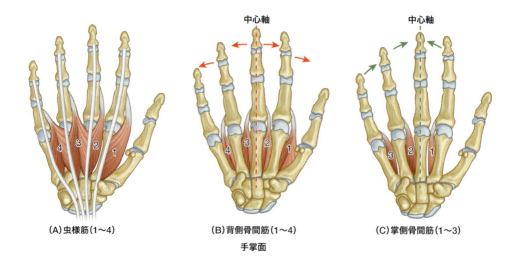

(A) 虫様筋(1〜4)　　(B) 背側骨間筋(1〜4)　　(C) 掌側骨間筋(1〜3)
手掌面

図 6.44　虫様筋と掌側・背側骨間筋

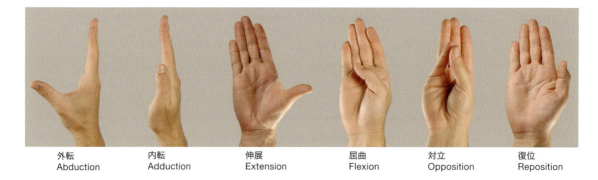

外転　　　内転　　　伸展　　　屈曲　　　対立　　　復位
Abduction　Adduction　Extension　Flexion　Opposition　Reposition

図 6.45　母指の運動

● 対立：母指対立筋 opponens pollicis。

対立は母指の手根中手関節で起こる。対立運動は複雑であるが，まず母指が伸展した状態からはじまる。母指対立筋の作用で第1中手骨の外転と内旋が起こり，つぎに中手指節関節での屈曲が起こる。母指内転筋と長母指屈筋が補強することによって，対向した母指の指先が押す力が強くなる。

小指球筋群

小指球筋群 hypothenar muscle には小指外転筋，短小指屈筋，小指対立筋があり，これらは小指球区画におさまり，手掌内側に小指球をつくる(図6.42)。短掌筋 palmaris brevis は小指球の皮下組織にある小さな筋であるが(図6.40)，小指球区画にはない。この筋は小指球の皮膚に皺をつくり，手掌のくぼみを深くし，握る動作を助ける。この筋は尺骨神経と尺骨動脈を覆って保護する。また手掌腱膜の内側縁から起こり手の内側縁の皮膚に停止する。

手の短筋群

手の短筋群には虫様筋と骨間筋がある(図6.42〜6.44，表6.11)。4つの細長い虫様筋 lumbrical は外観が虫に似ているのでこの名前がつけられた(ラテン語で lumbricus はミミズを意味する)。4つの背側骨間筋 dorsal interossei は中手骨の間に存在する。3つの掌側

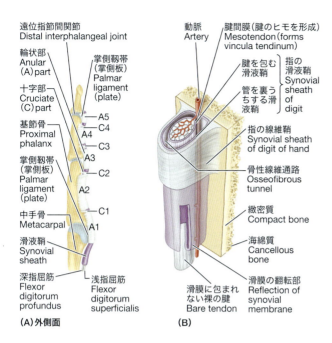

図6.46 指の線維鞘 **A**. 輪状部と十字部。**B**. 指の骨性線維通路の構造。

骨間筋 palmar interossei は第2, 4, 5中手骨の掌側面にある(図6.44)。4つの背側骨間筋は指を外転させ，3つの掌側骨間筋は内転させる。暗記のための語呂合わせとして，筋と作用の頭文字をとって，DAB (dorsal abduct) すなわち背側(D)骨間筋-外転(AB)，PAD (palmar abduct) すなわち掌側(P)骨間筋-内転(AD)という単語をつくって覚えるとよい。これら3者がともに収縮すると，中手指節関節の屈曲と指節間関節の伸展(Z運動)が起こる。これは3者が指背腱膜の側帯に停止することから説明できる(図6.36)。

外在屈筋の腱

浅指屈筋と深指屈筋の腱は屈筋支帯の深部にある**指屈筋の総腱鞘** common flexor sheath に入る(図6.42)。これらの腱は手の中心区画に入り，それぞれの**指の滑液鞘** synovial sheath of digit of hand に分散する。総屈筋鞘と指腱鞘は指が運動するときに，自由にすれ違うことができるようにする。基節骨底の近くでは浅指屈筋腱が二分して深指屈筋腱を取り巻く(図6.42B)。2本に割れた浅指屈筋腱は中節骨体手掌面の端に停止する。深指屈筋腱は二分した浅指屈筋腱(**腱交叉**)の間を通り抜けた後，そのまま末梢にのびて末節骨底の手掌面に停止する。

指の線維鞘は強靭な靭帯性の管で屈筋腱とその腱鞘を含む(図6.42AB, 6.46)。線維鞘は中手骨頭から末節骨底までのびる。線維鞘は腱が指から離れるのを防ぐ。また，線維鞘は骨とともに，指に達する腱が通る**骨性線維通路**をつくる。**線維鞘の輪状部** anular part of fibrous sheath と**十字部** cruciform part of fibrous sheath (臨床的にはしばしば「滑車」と呼ばれる) は肥厚して指の線維鞘を補強している部分である。長い屈筋の腱は，指骨の骨膜から腱間膜，すなわち**腱のヒモ**を通ってきた細い血管によって栄養される(図6.36B, 6.46)。

長母指屈筋腱は屈筋支帯の深部から専用の滑液鞘を通って母指に入る。中手骨頭でこの腱は2つの**種子骨**の間を通り抜ける。そのうちの1つは短母指屈筋と短母指外転筋の共通腱の中にあり，もう1つは母指内転筋腱の中にある(図6.42B)。

手の動静脈

尺骨動脈と橈骨動脈およびその枝が手を栄養する血液のすべてを担う(図6.47, 6.48)。尺骨動脈は屈筋支帯の前の豆状骨と有鈎骨鈎の間で尺骨神経管(Guyon管)を通って手に入り，尺骨神経の外側にある。また掌側で深枝を分枝し，長い屈筋腱に沿って表層を走り，**浅掌動脈弓** superficial palmar arch をつくる(図6.48A)。浅掌動脈弓は3本の総掌側指動脈 common palmar digital artery を分枝し，これが深掌動脈弓からくる**手掌中手動脈** palmar metacarpal artery と吻合する。総手掌指動脈のそれぞれは一対の**固有掌側指動脈** proper palmar digital artery に分かれ，第2～4指の両側に沿って走る。橈骨動脈は**解剖学的嗅ぎタバコ入れ**底部の舟状骨と大菱形骨の周辺で背側にまわりこみ（図6.33AB），第1骨間筋頭の間を通って手掌に入る。それから内側に方向を変えて母指内転筋の2つの筋頭の間を通る（図6.49B）。橈骨動脈は尺骨動脈深枝と吻合して**深掌動脈弓** deep palmar arch をつくって終わる（図6.47，

6.49B）。深掌動脈弓はおもに橈骨動脈によるもので，中手骨底部のすぐ遠位部を横切る。深掌動脈弓は3本の**掌側中手動脈**と**母指主動脈**を送る。**示指橈側動脈**は示指外側面に沿って走る。

浅掌動脈弓と深掌動脈弓に伴行してそれぞれ**浅掌静脈弓**，**深掌静脈弓**があり，前腕の深部静脈に注ぐ。背側指静脈は3本の背側中手静脈に注ぎ，これが合流して**手背静脈網**をつくる。**橈側皮静脈**はこの手背静脈網の外側から起こり，**尺側皮静脈**は内側から起こる。

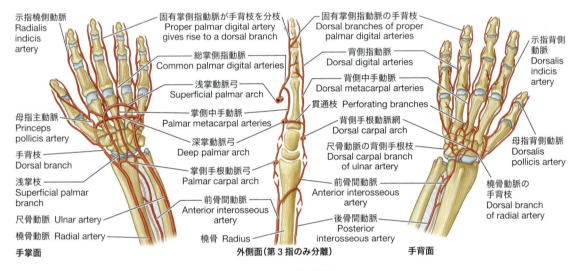

図6.47　手の動脈

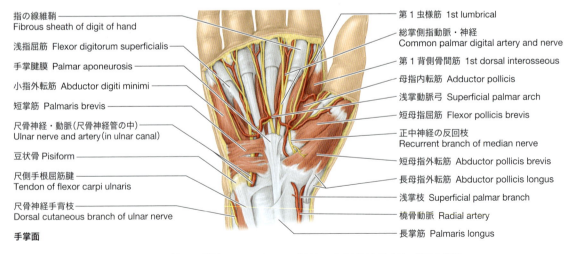

図6.48　手の神経と動脈　浅掌動脈弓と正中神経，尺骨神経を示す手の浅層の解剖。

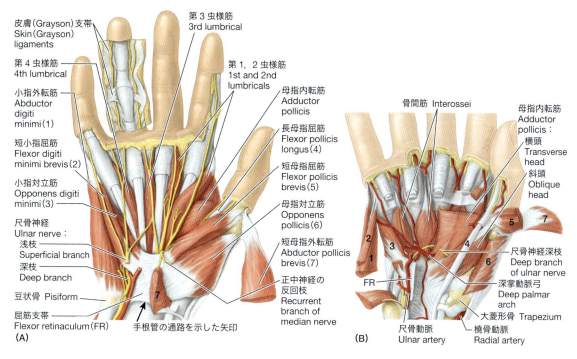

図 6.49 手の筋と神経，深掌動脈弓 A．正中神経と尺骨神経の分布。B．筋，神経，深掌動脈弓を示す深部の解剖。

手の神経

手は正中神経，尺骨神経，橈骨神経により支配される。正中神経は屈筋支帯の深部で浅指屈筋，深指屈筋，長母指屈筋の腱とともに**手根管** carpal tunnel を通って手に入る（図 6.42C，6.48，6.49A）。手根管は，外側では舟状骨結節と大菱形骨，内側では豆状骨と有鈎骨鈎との間を結ぶ屈筋支帯深部にある通路である（図 6.41C，6.49）。手根管の遠位では正中神経が母指球にある 3 本の筋を支配するが，そのうちの 1 本は尺骨神経との二重支配である。また，第 1，2 虫様筋を支配する（表 6.11）。正中神経は手掌外側面，第 1～3 指の両側面，第 4 指の外側面，これらの指の遠位半分の手背面の皮膚に感覚線維を送る（図 6.50BC）。一方で，手掌の中心部を支配する**正中神経の掌枝**は屈筋支帯の近位から起こり，屈筋支帯の浅層を通ることに注意する（つまり手根管を通過しない）。

尺骨神経は尺側手根屈筋腱の深部から前腕に現れ（図 6.48），**尺骨管（Guyon 管）**を通って手根に続く。ここでは筋膜によって包まれ屈筋支帯前面につく。それから豆状骨の外側縁を通るが，このとき尺骨動脈がこの神経の外側を走る。手くびのすぐ近位で**掌枝**をだす。尺骨神経の手掌枝は屈筋支帯と手掌腱膜の浅層を走行し，手掌の内側部の皮膚を支配する。尺骨神経はさらに**手背枝**をだし，これは手背の内側半面，第 5 指，第 4 指の内側半面の皮膚を支配する（図 6.50BC）。尺骨神経は屈筋支帯の遠位端で浅枝と深枝に分かれて終わる（図 6.49）。**尺骨神経の浅枝**は内側 1 本半の指の手掌面に皮枝をだす。**尺骨神経の深枝**は小指球の筋群，内側 2 つの虫様筋，母指内転筋，短母指屈筋の深頭，すべての骨間筋を支配する（図 6.49B，表 6.11）。さらに深枝は橈骨手根関節，手根間関節，手根中手関節，指節間関節を支配する。尺骨神経は**微細な運動を行う神経**と呼ばれるが，それはこの神経が手の巧緻な運動にかかわる筋群を支配するからである。

橈骨神経は手の内在筋を支配しない。この神経の終枝は浅枝と深枝となり，肘窩から起こる（図 6.29B を参照）。その**浅枝**はすべて感覚神経である（図 6.50）。浅枝は手根背面で前腕筋膜を貫いて手背の外側 2/3 の皮膚と筋膜，母指背面の皮膚，第 2，3 指の手背近位側の皮膚，第 4 指の手背近位外側半面の皮膚を支配する。

解剖学的嗅ぎタバコ入れの外側縁は**長母指外転筋腱**と

短母指伸筋腱によって，内側縁は長母指伸筋腱によってそれぞれ決まる（図 SA6.4C）。橈骨動脈は解剖学的嗅ぎタバコ入れの底面を通り，ここで拍動を触知することが可能である。舟状骨，そしてあまりはっきりとはしないが，大菱形骨も解剖学的嗅ぎタバコ入れの底面で触診可能である。

指を外転したまま手根部に抵抗を加えて伸展させると，**総指伸筋腱** tendon of extensor digitorum が明瞭になる（図 SA6.4C）。総指伸筋腱は握り拳の角の部分を越えるとあまりみえなくなる。それは，総指伸筋腱が遠位で平らになり，指背腱膜に移行するからである。皮下組織と伸筋腱が弛緩した状態では中手骨を触診することが可能である。握り拳をつくったときに明瞭になる拳の角は中手骨頭でできている。

手掌の皮膚は筋膜と付着する部位で多かれ少なかれ常に屈曲線をもっている（図 SA6.4D）。

- **手根皮線**は近位，中間，遠位の 3 本があり，このうち**遠位手根皮線**は屈筋支帯の近位境界縁を示す。
- **手掌線**は橈側縦皮線 radial longitudinal crease（手相占いの「生命線」）と近位手掌皮線と遠位手掌皮線である。
- **指節皮線**にはつぎの 3 種類がある。近位指節皮線 proximal digital crease は指のつけ根にあり，中手指節関節の約 2 cm 遠位にある。母指の**近位指節皮線**は第 1 中手指節関節の近位を斜めに走行する。**中間指節皮線** middle digital crease は近位指節間関節に一致し，**遠位指節皮線** distal digital crease は遠位指節間関節の近位にある。母指には指骨が 2 本しかないため，屈曲線も 2 本しかない。

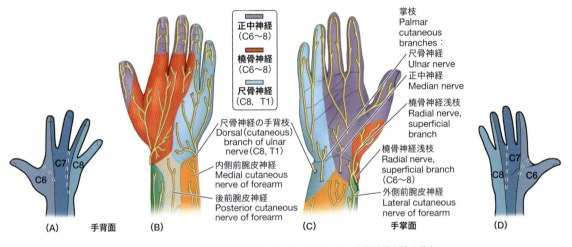

図 6.50　手の皮膚の神経支配　AD．皮膚分節。BC．末梢神経皮枝の分布。

臨床関連事項

Dupuytren 拘縮（手掌腱膜拘縮）

Dupuytren 拘縮は手掌の筋膜，手掌腱膜が進行性に短縮，肥厚，線維化することによって起こる。手掌腱膜のうち手の内側面の縦指帯が線維変性を起こして，第 4 指と第 5 指が牽引されて中手指節関節と近位指節間関節で不完全に屈曲する（図 B6.14）。

拘縮は両側性の場合が多く，治療では指を拘縮から解

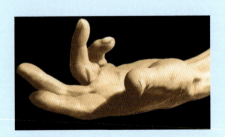

図 B6.14　Dupuytren 拘縮

放するために外科的に線維化した部分を切除する。

腱鞘滑膜炎（腱鞘炎）

錆びた釘で指を刺したときなどの外傷は指腱鞘の炎症を引き起こす。腱と腱鞘の炎症，すなわち**腱鞘滑膜炎（腱鞘炎）**が起こると，指が腫れ，指を動かすときに痛む。第2～4指の腱はほぼ常に別々の腱鞘をもっているので，感染は受傷した指にとどまる。感染を治療せずに放置すると，腱鞘の近位部で鞘が破れて手掌中央部に拡散する（図6.41）。小指の腱鞘は通常総屈筋腱鞘につながっているので，小指の炎症は総屈筋腱鞘に広がり，ここから手根管を通って前腕に炎症が波及する。指からの炎症がどこまで波及するかは，小指の滑液包と総屈筋腱鞘の交通の度合による。

長母指外転筋と短母指伸筋の腱は手根手背部で同じ腱鞘に入っている。運動によってこれらの腱が過度に摩擦のある状態におかれると，腱鞘の線維化が生じ骨と線維組織でできた管の狭窄が起こる。これを de Quervain 腱鞘炎という。この病態が起こると手根部痛が生じ，痛みは前腕と母指に放散する。

浅指屈筋と深指屈筋の腱が結節をつくって腫大すると，患者は指を伸展できなくなる。指を受動的にのばそうとすると，パチンと鞭を打つような音が聞こえる。この病態は**指腱鞘狭窄（ばね指）**と呼ばれる（図B6.15）。

手根管症候群

手根管症候群は手根管を狭窄させるあらゆる疾患が原因で起こるが，なかでも腱鞘炎のときにみられるような手根管を通る構造の容積増大が一般的である。手根管の中で最も弱いのは正中神経であり，実際に損傷を受けることが最も多い（図6.42C）。正中神経は手の皮膚を支配する2本の主要な感覚枝をもつので，**異常感覚**（うずく感じ），**感覚鈍麻**（感覚の減少），**感覚消失**（感覚の欠如）が外側の3本と第4指の外側面に生じることがある。ただし，正中神経の掌枝は手根管よりも中枢で分岐し，手根管を通らないことから，手掌中央部の感覚は障害されない。この神経は反回枝という運動性終枝を1本もち，3つの母指球筋群を支配する。

正中神経を圧迫する原因が取り除かれなければ，母指球が衰退し母指の協調運動と筋力がしだいに失われる。母指の運動が損なわれるのは，短母指外転筋と母指対立筋が弱くなるからで，手根管症候群の患者は母指を対立させることができない（図B6.16）。圧迫と随伴症状を軽減するには，**手根管解放術**と呼ばれる外科的手技を用いて手根管の一部あるいは全体を切開する必要がある。手根管の切開は，正中神経の反回枝の損傷を防ぐために手根部と屈筋支帯の内側から行う。

正中神経の損傷

正中神経が傷害されやすい部位は前腕と手くびである。なかでも手根管を通る部分での損傷が最も多い。正中神経は前腕の比較的表層を走るので，前腕の裂創時にこの神経を損傷しやすい。正中神経が傷害されると，母指球の筋，第1，2虫様筋が麻痺して衰弱する。この病態で母指対立は可能であるが，第2，3指の巧緻運動が障害される。母指とその隣の2本，および半分の指の感覚消失も起こる。

肘の貫通創で正中神経が損傷されると，第2，3指の近位，遠位指節間関節の屈曲ができなくなる。正中神経から指にいく枝は第1，2虫様筋も支配するので，第2，3指の中手指節関節の屈曲も影響を受ける。この結果，母指の運動は手掌平面内での屈曲と伸展のみに制限される。これは，母指の対立不能と外転の制限により起こると説明できる（図B6.16）。

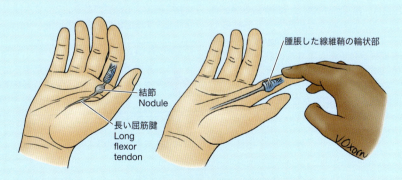

図 B6.15　指腱鞘狭窄（ばね指）

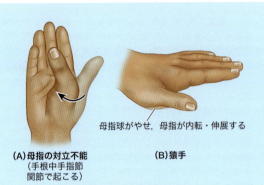

(A)母指の対立不能
（手根中手指節関節で起こる）　(B)猿手

母指球がやせ，母指が内転・伸展する

図B6.16　正中神経の損傷

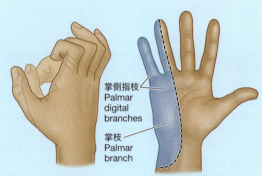

(A)鷲手　(B)尺骨神経の皮枝分布

掌側指枝
Palmar digital branches

掌枝
Palmar branch

図B6.17　尺骨神経の損傷

尺骨神経の損傷

尺骨神経の損傷はつぎの4個所のうちのいずれかで起こりやすい。(1)上腕骨内側上顆後面（最も多い），(2)尺側手根屈筋の上腕頭・尺骨頭間にある腱性アーチがつくる肘管，(3)手くび，(4)手の中。肘，手くびあるいは手内での尺骨神経の損傷は手の広範な感覚，運動障害を起こす。前腕遠位でこの神経が損傷されると，ほとんどの手内筋の神経支配が失われる。橈骨手根関節を内転する力が損なわれ，尺側手根屈筋とのバランスが失われるので橈側手根屈筋により外側に引っ張られる。尺骨神経が損傷されると，拳をつくるのが難しくなる。その理由は対立運動ができないことで中手指節関節の過伸展が起こり，拳をつくろうとしても第4指，5指を遠位指節間関節で屈曲させることができないからである。さらに指をのばそうとしても指節間関節を伸展させることができなくなる。この特徴的な手の姿態を**鷲手**という（図B6.17）。この手の変形は骨間筋の萎縮によるもので，鉤爪変形は伸筋群と深指屈筋の拮抗関係が失われたことで生じる。

尺骨神経の圧迫は，神経が豆状骨と有鉤骨鉤の間を通る手根部でも起こる。これら2つの骨でつくられるくぼみは豆鉤靱帯によって骨線維性管（Guyon管）となる。**尺骨神経管症候群**は小指と第4指内側半分の皮膚の感覚低下と（図B6.17B），手内筋の筋力低下を主徴とする。第4，5指の鉤爪変形が起こることもあるが，尺骨神経の上位麻痺とは異なり指を屈曲することはできるので，橈側への手の偏位はみられない。

橈骨神経の損傷

橈骨神経は手の筋を支配しないが，上腕骨体の骨折による**橈骨神経損傷**は手の機能を著しく損なう。損傷は手根伸筋の分枝の上流で起こるので，下垂手が主徴である。手は手根部で屈曲・弛緩し，指は中手指節関節で屈曲位をとる。重度の橈骨神経損傷の場合でも感覚障害の程度はごく軽度で，多くの場合は手背の外側部の小領域のみに限局する。深枝の断裂は母指と他の指の中手指節関節での伸展障害をきたす。深枝は筋と関節に枝を送るのみなので感覚消失をきたさない。

掌側動脈弓の裂傷

掌側動脈弓の裂傷は，通常激しい出血を伴う。動脈弓は前腕，手の多くの血管とつながっていてその両端から出血するため，この血管が裂けたときには前腕の1本の血管を結紮するだけでは不十分である。手の複雑外傷で無血術野を確保するためには，空気止血帯などを用いて上腕動脈と肘よりも上流の分枝を圧迫する必要がある。こうすれば肘周辺からの吻合枝を介する橈骨動脈や尺骨動脈への血流を遮断できる。

手掌の外傷と外科切開

手掌の外傷を診察したり切開したりする際には浅・深手掌動弓の裂創のことを常に心に留めておく必要がある（図6.48，6.49B）。また，浅掌動脈弓は総屈筋鞘と同じ深さにあることを知っておくことが重要である。母指球内側面の切創は母指球への正中神経反回枝を損傷を招くこともある。

指の虚血

寒冷や情動反応によって，間欠的に両側性の指の虚血発作が起こることがあり，これはチアノーゼとして顕在化し，感覚異常，疼痛を伴うことが多い。この病態は解剖学的な異常に起因する場合もあるし，基礎疾患を抱えている場合もある。特発性（原因不明）あるいは原発性の場合は**Raynaud症候群**（Raynaud病）と呼ばれる。

上肢の動脈は交感神経で支配される。交感神経節の節後神経線維は腕神経叢の神経に入り，神経叢からの分枝を通って指動脈に入る。Raynaud症候群による虚血を治療する際に，指の動脈を弛緩させるために頸背部の**交感神経節前線維切除術**（相当する交感神経節の切除）が必要となる場合もある。

体表解剖

前腕と手

肘窩は肘前面にある三角形のくぼみで，上腕骨内側上顆に付着する屈筋・回内筋群でできている隆起が内側の境界となる。これらの筋群の位置を予測するには，図SA6.4Aに示すように内側上顆の後方に母指をあて，他の指を前腕におくとよい。

橈骨動脈での脈拍を数える際に一般的な場所は，橈骨遠位端前面の橈側手根屈筋の外側である（図SA6.4B）。この位置で橈側手根屈筋腱と長母指外転筋腱の間から動脈拍動を触知することが可能であり，ここで動脈を橈骨に押しつけて圧迫することができる。**橈側手根屈筋腱** tendon of flexor carpi radialis と**長掌筋腱** tendon of palmaris longus は手根の前面で触診可能である。これらの腱は手根中心よりもわずかに外側寄りにあり，握り拳を抵抗に逆らって屈曲させると観察できる。長掌筋腱はその下を走る正中神経の目印となる。**尺側手根屈筋腱** tendon of flexor carpi ulnaris は手根前面を内側寄りに横切って豆状骨に停止するので触知可能である。尺側手根屈筋腱は尺骨神経，動脈の目印となる。**浅指屈筋腱** tendon of flexor digitorum superficialis は指の屈伸を行うと触知可能である（図SA6.4B）。

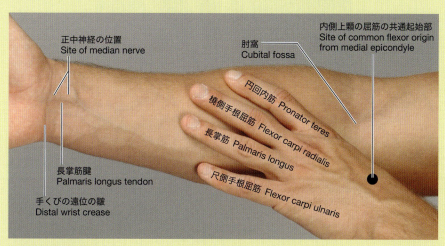

(A)回外位の前腕前面

図SA6.4（続く）

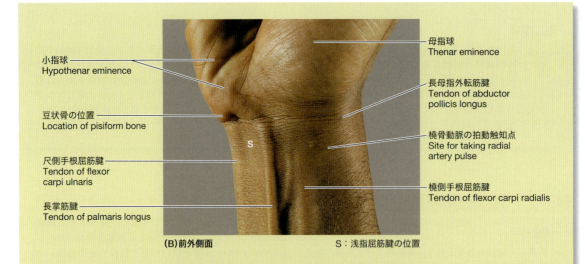

(B)前外側面　　　　S：浅指屈筋腱の位置

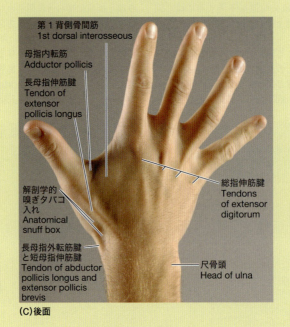

(C)後面

図 SA6.4（続き）

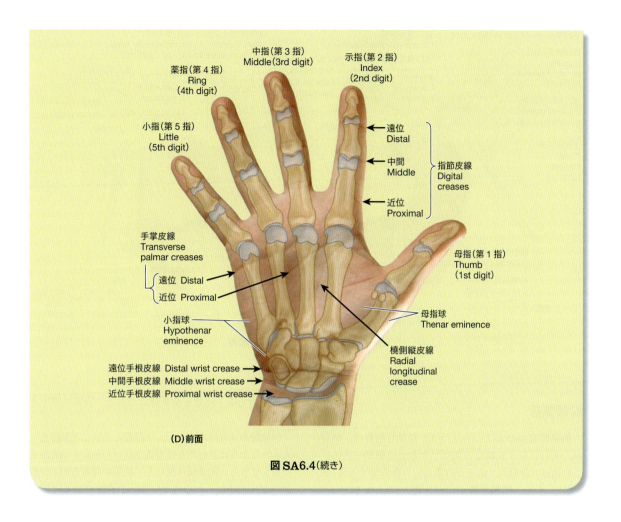

(D)前面

図SA6.4(続き)

上肢の関節

　上肢帯の運動には胸鎖関節，肩鎖関節，肩関節がかかわっており，通常はこれらすべてが同時に動いている（図6.51）。これらの関節のどれか1つでも機能が不全になると，上肢帯の運動が障害される。肩甲骨の運動性は上肢の運動自由度を確保するうえで必須である。**上肢帯の可動域を検査する**ときには肩甲胸郭運動と肩関節の運動を考えるべきである。腕を挙上するときのはじめの30°は肩甲骨の運動がなくても可能であるが，挙上運動全体としては2：1の比率で肩甲骨の運動も起こる。すなわち3°ごとの挙上に対して，おおむね2°が肩関節で起こり，1°が肩甲胸郭関節で起こる。この比率は**肩甲上腕リズム**として知られている。上肢帯の運動で重要なのは肩甲骨の動きである。具体的には挙上と下制，外転（肩甲骨の外側あるいは前方への運動）と内転（肩甲骨の内側あるいは後方への運動），そして回旋である。

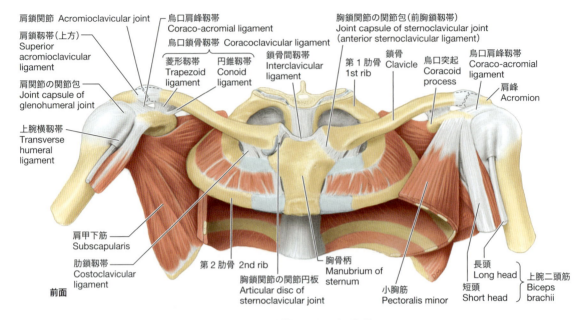

図 6.51　上肢帯の関節と腱，靱帯

胸鎖関節

　胸鎖関節 sternoclavicular joint は鎖骨胸骨端，胸骨柄，それに第1肋軟骨の間にできる滑膜関節である。この関節は鞍関節であるが機能的には球関節である（図 6.51）。また，**関節円板** articular disc によって2つの区画に分かれる。関節円板は線維性関節包が肥厚した**前・後胸鎖靱帯**と**鎖骨間靱帯**にしっかりと固定されている。胸鎖関節が高い強度をもつのはこのような靱帯群によるものである。関節円板が上肢から鎖骨に伝わる衝撃の緩衝材になっているので鎖骨の脱臼の頻度は低いが，鎖骨骨折はよく起こる。胸鎖関節は上肢と体幹の間に形成される唯一の関節であり，鎖骨の胸骨端が胸骨柄の上にあるので，容易にこれを触知することができる。

　関節包 joint capsule は鎖骨胸骨端の骨端部まで胸鎖関節を包む。**関節包の線維層**が，関節円板の周囲と関節面辺縁に付着し，線維性関節包の内面は**滑膜**で覆われる。また**前・後胸鎖靱帯** anterior and posterior sternoclavicular ligament が前後から，**鎖骨間靱帯** interclavicular ligament が上方からそれぞれ関節包を補強する（図 6.51）。鎖骨間靱帯は，片方の鎖骨の胸骨端からもう一方の鎖骨の胸骨端を結び，胸骨柄の上縁にも付着する。**肋鎖靱帯** costoclavicular ligament は鎖骨の胸骨端下面を第1肋骨と肋軟骨につなぎ，胸郭の挙上を制限する。

　胸鎖関節は強靱であるが，上肢帯と上肢に運動能を与えられるようにきわめて可動性が高い。上肢を最大限まで挙上すると，鎖骨は角度にして約60°持ちあがる。胸鎖関節は前後にもおよそ25〜30°の範囲で動くことができる。

　胸鎖関節は内胸動脈と肩甲上動脈からの血流を受ける（表 6.4）。内側鎖骨上神経と鎖骨下神経の枝がこの関節を支配する（表 6.5）。

肩鎖関節

　肩鎖関節 acromioclavicular joint は滑膜性平面関節であり（図 6.51, 6.52），肩峰外側部がつくるいわゆる「肩」から2〜3 cm離れたところにある。鎖骨肩峰端と関節をつくり，線維性軟骨で覆われる関節面は不完全な楔形をした**関節円板**で分けられる。

　そでのように比較的余裕のある**関節包の線維層**が関節面の周縁に付着し，滑膜が関節包の線維層を裏打ちする。関節包は比較的弱いが，上方から僧帽筋の線維で補強される。

　肩峰と鎖骨を結ぶ線維性の**肩鎖靱帯** acromioclavicular ligamentが上から肩鎖関節を補強する（図6.51）。補強の大部分は烏口鎖骨靱帯によるものである。この靱帯は関節を正しい位置に保ち，肩鎖関節が脱臼した場合でさえも，肩峰が鎖骨の下に入り込まないようにする。強力な関節外靱帯である**烏口鎖骨靱帯** coracoclavicular ligamentは円錐靱帯と菱形靱帯からなり，肩鎖関節から数cm離れた場所にあり，鎖骨を肩甲骨烏口突起につなぐ（図6.51, 6.52B）。垂直に走る**円錐靱帯** conoid ligamentの頂部は**烏口突起**の基部に付着する。幅広なこの靱帯の底部は鎖骨下面の**円錐靱帯結節**に結合する（図6.3A）。ほぼ水平に走る**菱形靱帯** trapezoid ligamentは烏口突起の上面につき，鎖骨下面の菱形靱帯線に沿って外側後方にのびる。菱形靱帯は肩鎖関節を増強するだけではなく，肩甲骨と自由上肢が鎖骨から懸架される構造的基礎をつくる。

肩甲骨肩峰は鎖骨肩峰端の周囲を回転し，その動きは肩甲胸郭結合の生理的運動と連動する。肩甲骨についてこれを動かす体幹上肢筋群は肩峰が鎖骨に対して動くようにさせる（図6.53）。肩甲骨の動きを制限する因子を表6.12にまとめた。肩鎖関節は肩甲上動脈と胸肩峰動脈により支配される（表6.4）。また鎖骨上神経，外側胸神経，腋窩神経がこの関節を支配する（表6.5）。

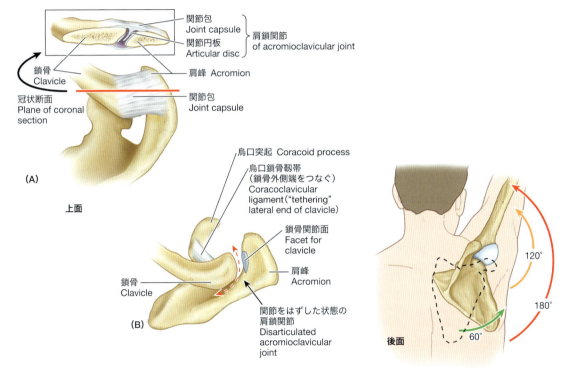

図6.52 肩鎖関節と肩甲胸郭関節　A.関節包と関節円板の一部。B.烏口鎖骨靱帯と関節面。C.肩甲胸郭関節での肩甲骨の回旋。

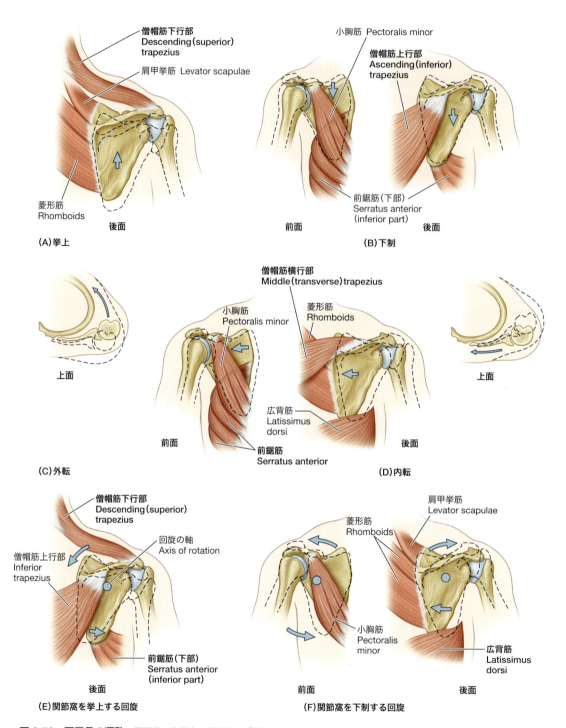

図 6.53　**肩甲骨の運動**　肩甲骨は胸郭上を仮想的な「肩甲胸郭関節」で運動する．点線はそれぞれの運動の出発点を示す．

表 6.12　上肢帯の運動を制限する構造

運動	関節	制限する構造
屈曲(0〜180°)	肩鎖関節 肩鎖関節 肩関節 肩甲胸郭関節	靱帯：烏口上腕靱帯後部，菱形靱帯，肩関節の関節包後部 筋：菱形筋，肩甲挙筋，伸筋，関節外回旋筋，肩関節の回旋筋
外転(0〜180°)	胸鎖関節 肩鎖関節 肩関節 肩甲胸郭関節	靱帯：中および下肩関節上腕靱帯，菱形靱帯，肩関節の関節包下部 筋：菱形筋，肩甲挙筋，肩関節の外転筋 骨の接触：上腕骨の大結節と関節窩・関節唇の上部との間，あるいは肩峰外側面との間
伸展	肩関節	靱帯：烏口上腕靱帯前部と肩関節の関節包前部 筋：大胸筋鎖骨部
内旋	肩関節	靱帯：肩関節の関節包後部 筋：棘下筋と小円筋
外旋	肩関節	靱帯：関節上腕靱帯，烏口上腕靱帯，肩関節の関節包前部 筋：広背筋，大円筋，大胸筋，肩甲下筋

出典：Clarkson HM. *Musculoskeletal Assessment: Joint Motion and Muscle Testing*. 3rd ed. Baltimore: Lippincott Williams & Wilkins; 2012. より改変。

肩関節

肩関節 glenohumeral (shoulder) joint は球状の滑膜関節で，広い可動域の運動が可能であるが，反面，その可動性のゆえにこの関節を若干不安定なものにしている。

肩関節の構成と関節包

大きな球形の**上腕骨頭**と相対的に小さな肩甲骨の**関節窩**が関節をつくる。関節窩は輪状の線維性軟骨でできた**関節唇** glenoid labrum（ラテン語で唇を意味する）によって若干深さを増す。いずれの関節面も硝子軟骨で覆われる（図 6.54A〜C）。関節窩は上腕骨頭の 1/3 弱を入れているにすぎないので，上腕骨頭は棘上筋，棘下筋，小円筋，肩甲下筋からなる線維腱性の**回旋筋腱板** rotator cuff の筋力を使って正しい位置に保持される。

関節包の線維層である線維包は肩関節を緩く取り巻き，内側では関節窩辺縁に，外側では上腕骨解剖頸につく。上方では関節包の線維は関節内の関節上結節につく上腕二頭筋長頭の起始も包む。関節包下部は唯一回旋筋腱板で補強されない部位であるため，最も脆弱な領域となる。ここでは関節包に特に余裕があるため，腕を内転するとヒダ状のたわみができる。一方，腕が外転するとぴんと張る（図 6.54BD）。

線維性関節包内面は**滑膜**が内張りをしており，この膜は上腕骨頭の関節縁で上腕骨へ翻転する（図 6.54B）。さらに滑膜は上腕二頭筋腱を入れる柱状の鞘を形成する。前方では**肩甲下包**と関節滑液腔の間に交通がある（図 6.54C）。

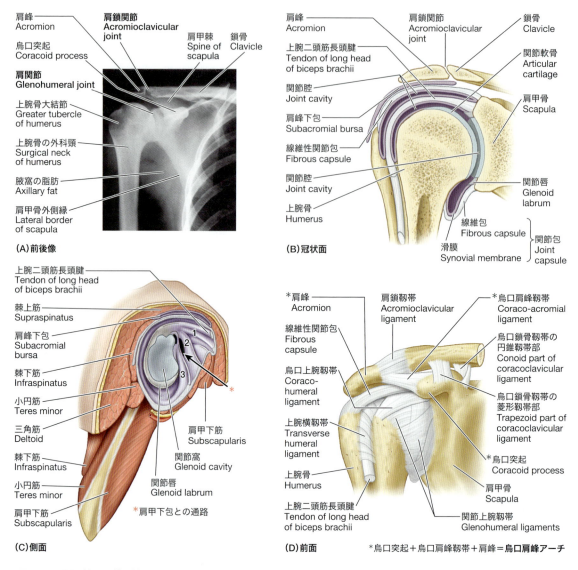

図 6.54　肩関節と肩鎖関節　A. X線写真。B. 肩関節冠状面。C. 上腕骨をはずした状態での関節腔と関係諸構造の側面。D. 靱帯。

肩関節の靱帯

関節包内でのみ明瞭な構造として同定できる**関節上腕靱帯** glenohumeral ligament は関節包前面を補強する（図6.54CD）。烏口突起基部から大結節前面に至る強力な靱帯である**烏口上腕靱帯** coracohumeral ligament は関節包を上から補強する（図6.54D）。関節上腕靱帯は線維性関節包の一部が靱帯となった内在性靱帯である。**上腕横靱帯** transverse humeral ligament は大結節と小結節を結ぶ幅の広い線維性靱帯で、結節間溝上の橋渡しをして上腕二頭筋腱とその滑液包が入る管をつくる。

烏口肩峰アーチ coraco-acromial arch は関節外にある保護的な構造で、肩甲骨の**肩峰**と**烏口突起**の平滑な下面と、両者の間にわたる**烏口肩峰靱帯** coraco-acromial ligament がつくる（図6.51、6.54D）。烏口肩峰アーチは上腕骨頭を覆って、骨頭が関節窩から上方に変位するのを防ぐ。この構造はたいへん丈夫で、上腕骨体が強く押し上げられても壊れることなく、上腕骨体や鎖骨が先

に骨折する。

肩関節の運動

　肩関節は身体のどの関節よりも大きな運動自由度をもつ。この自由度は関節包がゆるいこと，球状の上腕骨頭と浅い関節窩が組み合わされていることによる。肩関節は3軸での運動が可能であり，屈曲・伸展，外転・内転，上腕骨の内旋・外旋，それに円運動ができる。表6.12に肩関節の運動を制限する諸構造をまとめてある。上腕骨の外旋は外転の範囲を広げる。回旋なしで上腕骨を外転させると，大結節が**烏口肩峰アーチ**と接触して，それ以上の外転を阻まれる。上腕を180°外旋させるならば，大結節は後方に回転するので上腕挙上を続けるのに必要なより多くの関節面が確保できる。上肢帯の関節が硬化(**強直**)すると，たとえ肩関節が正常であっても，可動域は著しく制限される。

　関節を動かす**体幹上肢筋群**は，関節に対しては直接働かない。直接作用するのは**肩甲上腕筋群**である(表6.1〜3)。他の筋群は肩関節に対して，関節の動きを担うのではなく脱臼を予防する**シャント筋**として作用する。あるいは上腕骨を関節窩に保持する機能がある。例えば，腕が自然位にあるときは，三角筋がシャント筋として働く。

肩関節の血管支配と神経支配

　肩関節は**前・後上腕回旋動脈**と**肩甲上動脈**の枝から血流を受ける(表6.4)。**肩甲上神経，腋窩神経，外側胸筋神経**などが肩関節を支配する(表6.5)。

肩関節周囲の滑液包

　腱と骨，靱帯，あるいは腱同士が擦れる部分，皮膚が骨隆起の上を動く場所などには薄い滑液層をつくる**滑液包** synovial bursa が散在する。滑液包には関節腔と通じているものもあるので，滑液包を開けることは関節包を開くことを意味する場合もある。

　肩峰下包 subacromial bursa(図6.54BC)は，ときに**三角筋下包**とも呼ばれ，上方に肩峰，烏口肩峰靱帯，三角筋があり，下方には棘上筋腱，肩関節包が位置する。したがって，肩峰下包は烏口肩峰アーチの下では，棘上筋腱の運動を助け，肩関節包や上腕骨の大結節上では三角筋の運動を助ける。

　肩甲下筋の腱下包 subtendinous bursa of subscapularis は肩甲下筋の腱と肩甲頸の間にある。肩甲下筋の腱下包は烏口突起の下方を通り，肩甲骨頸部肩甲頸に至る腱を保護する。肩甲下筋の腱下包は通常，関節包の線維層の開口部を介して肩関節腔と交通する(図6.54C)。

臨床関連事項

回旋筋腱板の損傷

野球での投球，ラケットを使うスポーツ，あるいは水泳，重量挙げなどで上肢を頻回に挙上させると回旋筋腱板の損傷を起こしやすい。回旋筋腱板のうち，相対的に特に血管支配が乏しい棘上筋腱で炎症を繰り返すと，肩痛や腱板断裂を起こしやすい(図B6.18)。野球の投手のように回旋筋腱板を酷使すると上腕骨頭と回旋筋腱板が烏口肩峰アーチにあたるようになり，烏口肩峰弓領域の不快感や烏口肩峰弓の炎症が起こる。その結果，**変性性回旋筋腱板炎**が発生し，棘上筋も摩滅する。回旋筋腱板の完全断裂が起こると棘上筋の機能が損なわれ，患者は上肢を外転させることができない。ただし，上腕を受動的に15°以上外転させると，三角筋を使って外転位を維持したり，それ以上に外転したりすることができる。

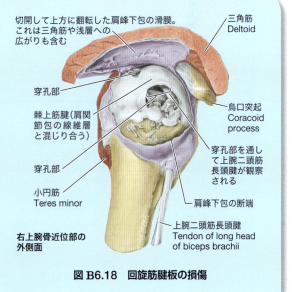

図B6.18　回旋筋腱板の損傷

肩鎖関節の脱臼

 肩鎖関節の外在性靱帯である烏口肩峰靱帯は強大であるが，関節自体は脆弱で，直達外力によって簡単に損傷する。アメリカンフットボール，サッカーやホッケーのようなコンタクトスポーツでは，肩を地面に打ちつける形で転倒落下したり，上肢が過度に伸展されたりすることがあり，肩鎖関節の脱臼は珍しくない（図B6.19）。ホッケー選手がフィールドを囲っている板に勢いよく衝突した場合にも脱臼が起こる。肩鎖関節脱臼と烏口肩峰靱帯の断裂が併発すると重症化し，しばしば「肩分離」と呼ばれる。烏口肩峰靱帯が断裂すると，肩は鎖骨から離断し，上肢は自重で下降する。この脱臼では体表から肩峰がめだつようになり，鎖骨は肩峰よりも上に変位しやすい。

肩関節の脱臼

 肩関節は運動の自由度が高いがゆえに不安定であり，直接外力でも，間接的な受傷でも脱臼を起こしやすい。上腕骨頭の脱臼の多くは下方に起こるが，臨床的には前方脱臼と診断される。また，かなりまれではあるが後方脱臼もある。これらの表現は上腕骨頭が関節下結節と上腕三頭筋長頭の前方に落ちたか，後方に落ちたかを表している。肩関節前方脱臼は若年のスポーツ選手でよくみられる（図6.20A）。上腕骨の過度の伸展と外旋が原因になることが多い。上腕骨頭は下前方に変位し，関節包線維層と関節唇が関節窩前縁から剥離する。肩関節が最大外転位にあるときに上腕骨に強い衝撃が加わると上腕骨頭が関節包下部の脆弱な部分に突出する。これにより関節包が裂けて関節脱臼が起

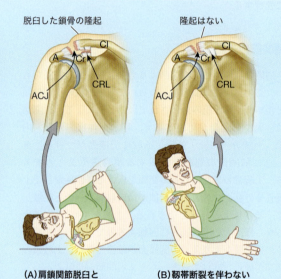

(A) 肩鎖関節脱臼と烏口鎖骨靱帯断裂
(B) 靱帯断裂を伴わない肩鎖関節脱臼

A：肩峰，ACJ：肩鎖関節，Cl：鎖骨，
Cr：烏口突起，CRL：烏口鎖骨靱帯

図 B6.19　肩鎖関節の脱臼

こり，上腕骨頭が関節下結節の前方にくる。さらに肩関節の強力な屈筋群と内転筋群が上腕骨頭を前上方に引いて烏口突起の下に嵌入させる。患者は腕を使うことができないので，健側の手で腕を支える。肩関節脱臼では腋

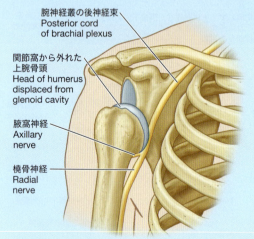

(A) 肩関節の前方脱臼

(B) 肩峰下包

図 B6.20　肩関節の脱臼

窩神経を損傷することがあるが，これは肩関節包下部とこの神経が近接しているためである(図B6.20B)。

石灰沈着性(棘上筋)腱炎

肩峰下包の炎症と石灰化によって疼痛や圧痛，肩関節の可動域制限が起こる。この病態が石灰沈着性(肩甲上腕)滑液包炎である。棘上筋腱の石灰化が起こるとその上にある肩峰下包を刺激し，炎症反応を引き起こす。これは肩峰下滑液包炎と呼ばれる。肩関節が内転位にある限り疼痛はない。理由はこの肢位で疼痛発生源が肩峰下面から隔離されるからである。ほとんどの人が，外転50～130°の間で痛みを起こす(有痛弧徴候)。理由は，この角度にあるとき棘上筋腱が肩峰下面と近接するからである。この痛みは肩関節を普段とは違う使い方をしたり，酷使した50歳以上の男性に生じる。

癒着性肩関節包炎

肩関節包，回旋筋腱板，肩峰下包，三角筋の炎症に続発する癒着性線維化や瘢痕形成は癒着性肩関節包炎(いわゆる凍結肩)，別名五十肩と呼ばれる。この病態では腕を外転することが難しくなるが，肩甲骨を挙上して回旋させることで最大45°までは外転が可能とある。この病態発症の原因疾患としては，肩関節脱臼，石灰沈着性(棘上筋)腱炎，回旋筋腱板の部分断裂，上腕二頭筋腱炎などがある。

肘関節

肘関節 elbow joint は蝶番型の滑膜関節で上腕骨上顆の2～3cm下方にある。

肘関節の構成と関節包

糸巻きの形をした**上腕骨滑車**と楕円形の**上腕骨小頭**は，尺骨の**滑車切痕**および**橈骨頭**上面の浅いくぼみとそれぞれ関節をつくる。これが**腕尺関節**と**腕橈関節**である(図6.55AB)。

関節包の線維層が肘関節を取り巻く。関節包は上腕骨小頭と滑車の関節面の内側と外側の周縁に付着し，前方と後方では関節包は上方に持ち上がり，鉤突窩と肘頭窩の上方まで広がる(図6.57C)。**滑膜**が関節包線維層の内面を覆い，関節部でない上腕骨の関節包の内面にまで及ぶ。下方では上橈尺関節の滑膜とつながる。関節包は前面と後面では弱いが，両側は側副靱帯によって補強される。

肘関節の靱帯

肘関節の側副靱帯 collateral ligament of elbow joint は，線維性関節包が関節の内側と外側で肥厚した強力な三角形の帯である。橈側にあり扇型の**外側側副靱帯** radial collateral ligament は上腕骨外側上顆から起こって下方で**橈骨輪状靱帯** anular ligament of radius の線維に混じる(図6.55D)。橈骨輪状靱帯は橈骨頭周囲を取り巻いて，尺骨の橈骨切痕内にこれを保持し，上橈尺関節の一部を形成し，前腕の回内と回外を可能とする。尺側にある三角形の**内側側副靱帯** ulnar collateral ligament は，上腕骨の内側上顆から尺骨の鉤状突起と肘頭にのびる。この靱帯はつぎの3本の帯からなる。(1) **ヒモ状の前束**は最も強靱であり，(2) **扇状の後束**は最も弱く，(3) **細長い斜束**は上腕骨滑車の受け口を深くする(図6.55E)。

肘関節の運動

肘関節では屈曲と伸展が起こる。最大伸展位での尺骨と上腕骨の長軸がなす角はおおよそ170°である。この角度は**運搬角**と呼ばれ，水の入ったバケツなどを運搬する際に体幹から前腕が離れるようすにちなんで命名された(図6.56)。この角度は男性よりも女性で大きい。表6.13に肘関節の動きを制限する構造をまとめた。

肘関節の血管支配および神経支配

肘関節に血液を送る動脈は，肘関節周囲の動脈吻合から分かれる(図6.39)。肘関節を支配する神経は筋皮神経，橈骨神経，尺骨神経である。

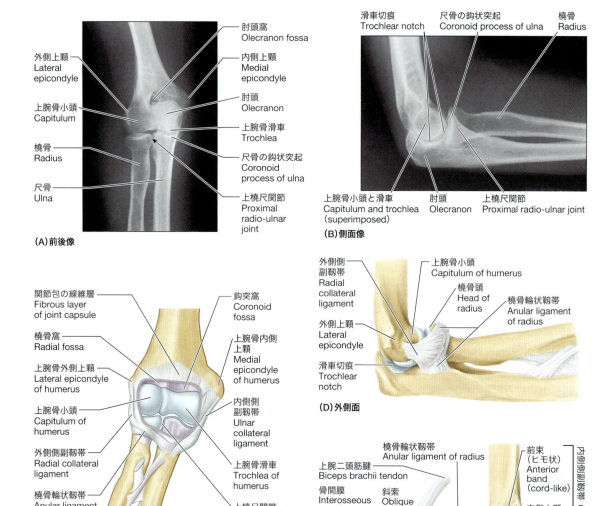

図 6.55　肘関節と上橈尺関節　A. X 線前後像。B. X 線側面像。C. 関節面。薄い関節包前面を除去した状態。D. 橈骨輪状靱帯，肘関節外側面の靱帯。E. 肘関節内側面の靱帯。

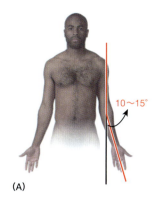

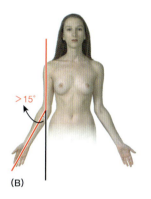

図6.56 肘関節運搬角　女性で角度が大きいことに注意せよ。

表6.13　肘関節と橈尺関節の運動を制限する構造

関節	運動	制限する構造
腕尺関節 腕橈関節	伸展	筋：肘関節の屈筋 関節包：前方 骨の接触：肘頭と上腕骨肘頭窩の間
腕尺関節 腕橈関節	屈曲	筋：上腕三頭筋 関節包：後方 軟部組織の接触：上腕と前腕 骨の接触：橈骨頭と上腕骨橈骨窩
腕橈関節 上橈尺関節 下橈尺関節 骨間膜	回内	筋：回外筋，上腕二頭筋 靱帯：下橈尺関節背面，骨間膜 骨の接触：橈骨と尺骨
腕橈関節 上橈尺関節 下橈尺関節	回外	筋：円回内筋，方形回内筋 靱帯：下橈尺関節前面，骨間膜

出典：Clarkson HM. *Musculoskeletal Assessment: Joint Motion and Muscle Testing*. 3rd ed. Baltimore: Lippincott Williams & Wilkins; 2012. より改変。

肘関節周囲の滑液包

臨床的に重要な滑液包を以下にあげる（図6.57，6.58B）。

- 肘頭腱内包 intratendinous olecranon bursa は上腕三頭筋腱の中にしばしばみられる。
- 肘頭腱下包 subtendinous olecranon bursa は肘頭と上腕三頭筋の間にあり，上腕三頭筋の肘頭への付着よりも近位にある。
- 肘頭皮下包 subcutaneous olecranon bursa は肘頭上の皮下組織中にある。

二頭筋橈骨包（二頭筋包）は二頭筋腱を橈骨粗面の前部より分離する。

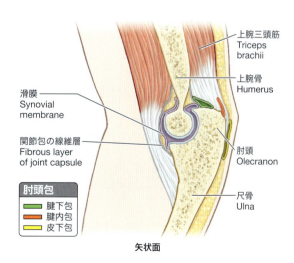

図6.57　滑液包との関係を示した腕尺関節（肘関節）

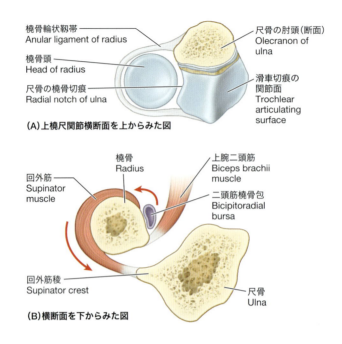
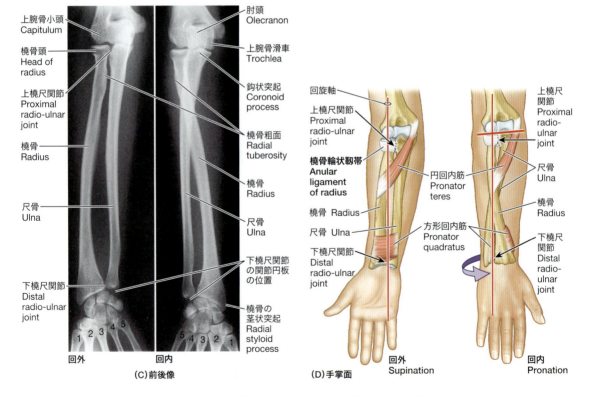

図 6.58　上下橈尺関節　A. 上橈尺関節。橈骨頭が橈骨輪状靱帯で形成される軸受けの中で回転する。B. 回外で働く回外筋と上腕二頭筋。C. X線写真。D. 回外位，回内位での橈骨と尺骨の位置。

上橈尺関節

上橈尺関節 proximal (superior) radio-ulnar joint は車軸型の滑膜関節で，尺骨上で橈骨頭が運動できるようになっている（図6.55A〜C，6.58）。

上橈尺関節の構造と関節包

橈骨頭が尺骨の橈骨切痕と関節をつくる。橈骨頭は**橈骨輪状靱帯**によって保持される。**関節包の線維層**が関節を包み肘関節の関節包と連続する。**滑膜**がその裏打ちをし，関節形成にかかわらない骨表面を覆う。滑膜は肘関節の滑膜が下にのびたものである（図6.55C）。

上橈尺関節の靱帯

橈骨輪状靱帯 anular ligament of radius は橈骨切痕の前後で尺骨に付着して留め輪をつくり，橈骨切痕とともに橈骨頭を完全に取り囲む輪となる（図6.58A）。靱帯の深部表面は滑膜で覆われており，遠位では橈骨頚上の**上橈尺関節の嚢状陥凹** sacciform recess of proximal radio-ulnar joint につながる。この関節のつくりによって，滑膜が巻きついたり，のばされたり，裂けることなく橈骨は輪状靱帯内を回旋することができる。

下橈尺関節

下橈尺関節 distal (inferior) radio-ulnar joint は車軸型の滑膜関節である。橈骨は，相対的に動かない尺骨の遠位端の周囲を回転する（図6.58）。

下橈尺関節の構造と関節包

円柱状の尺骨頭が橈骨遠位端内側にある尺骨切痕と関節をつくる。下橈尺関節では線維性軟骨でできた**関節円板** articular disc が尺骨端と橈骨端をつなぎ，これがこの関節のおもな結合要素である（図6.59）。関節円板の底部は橈骨の尺骨切痕内側縁に付着し，その頂部は尺骨茎状突起基部の外側面につく。この三角形の関節円板近位面は尺骨頭遠位面と関節を形成する。したがって冠状断でみると関節腔は**L字型**を呈しており，L字の垂線が橈骨と尺骨の間，L字の水平線が尺骨と関節円板の間にそれぞれ対応する。関節円板は下橈尺関節腔を橈骨手根関節腔より隔てる。

関節包の線維層は関節を取り囲むが，上方では欠損する。滑膜は上方に向かって橈骨と尺骨の間にのび，**下橈尺関節の嚢状陥凹** sacciform recess of distal radio-ulnar joint をつくる（図6.59C）。滑膜にこのような余裕があるのは，前腕の回内・回外運動時に，相対的に固定された尺骨遠位端に対して橈骨遠位端が回転することで起こる関節包のねじれを吸収するためである。

下橈尺関節の靱帯

前靱帯，後靱帯が関節包線維層を補強する。横靱帯は比較的脆弱であり関節の前後を横切って橈骨から尺骨にのびる。

下橈尺関節の運動

前腕の回内・回外運動時に橈骨頭が軸受けである橈骨輪状靱帯の中を回転し，橈骨遠位端は尺骨頭の周囲を回転する（図6.58CD）。**回外** supination は手掌を前方に向けるが，前腕が屈曲しているときにはこれを上方に向ける。**回内** pronation は手掌を後方に向けるが，前腕屈曲時にはこれを下方に向ける。回内・回外運動時に回転するのは橈骨である。表6.13に示した構造群は上下橈尺関節の運動を制限する諸構造である。

回外は抵抗がないときは回外筋によってなされるが，抵抗に逆らうときには上腕二頭筋が働く。長母指伸筋や長橈側手根伸筋もまたいくらか補助筋として働く。**回内**はおもに方形回内筋によって起こるが，副次的に円回内筋が，補助的には橈側手根屈筋，長掌筋が，前腕が半分回内された状態では腕橈骨筋が働く。

上下橈尺関節の動脈と神経

上橈尺関節は**肘関節周囲の動脈吻合**の橈側部より血液供給を受ける（図6.39）。また筋皮神経，正中神経，橈骨神経による支配を受ける。回内は基本的に正中神経の作用であり，回外は**筋皮神経**と**橈骨神経**の作用である。前後骨間動脈および神経が下橈尺関節を支配する。

臨床関連事項

肘の滑液包炎

 肘から落下したり肘頭を覆う皮膚に擦過傷を生じたりした際に肘頭皮下包が露出する。頻回に圧迫したり摩擦が加えられたりすると肘頭皮下包炎（例えば「学生肘」）を起こす（図B6.21）。肘頭腱下包炎は上腕三頭筋と肘頭の間に過度の摩擦があるときに発症する。例えば、工場での組み立てライン作業で何度も屈曲・伸展を繰り返す場合などである。疼痛は前腕を屈曲するときに激しくなる。その理由は炎症を起こしている肘頭腱下包が上腕三頭筋によって圧迫されることによる。

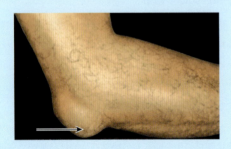

図 B6.21　肘頭皮下包炎

内側上顆の剝離

 伸展位にある肘が転倒により強く外転されると小児で内側上顆の剝離が起こることがある。その結果、内側側副靱帯が牽引され、内側上顆を下方に引く。内側上顆剝離が起こる解剖学的基盤として、内側上顆の骨端部は20歳くらいまで上腕骨の遠位端と癒合しないことがあることを知っておくべきである。**尺骨神経の牽引損傷**は内側上顆剝離の合併症である。

内側側副靱帯の再建術

 内側側副靱帯の断裂、裂傷、伸展は投てき運動を行うスポーツと関係して増えており、野球の投球のほか、フットボールでのパス、やり投げ、水球などでも起こる傷害として、周知となりつつある。内側側副靱帯の再建術はTommy John手術（この術式の最初の適用者となった投手の名前）としてしられている。この手術は長掌筋腱や足底筋腱など前腕か下腿の長い腱を健側からとって自家移植する。10〜15 cmの長さに切り整えられた腱を、内側上顆と尺骨鉤状突起外側面のそれぞれに開けられた穴を通して結紮する（図B6.22）。

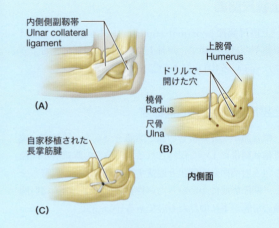

図 B6.22　内側側副靱帯の再建術

肘関節の脱臼

 小児が肘を曲げた状態で手をついて転倒すると肘関節の後方脱臼を起こすことがある。肘関節脱臼は肘関節が過伸展したり、尺骨を後方あるいは後外側方に押されて起こる。上腕骨の遠位端が関節包の線維層前方の脆弱な部分から突出し、橈骨と尺骨が後方に脱臼する。尺骨神経損傷を伴うこともある。

橈骨頭の亜脱臼と脱臼

 就学前児童、特に女児では橈骨頭の一過性の亜脱臼（肘内障）を起こしやすい。子どもが前腕を回内させた状態で、上肢を突然引っ張り上げたとき（親が子どもをぶら下げて遊ばせるときなど）に起こるのが典型的である（図B6.23）。幼児は泣き叫び、上肢を使うのをいやがり、肘を曲げて前腕を回内しながら抱きかかえて患部を守る。上腕が突然牽引されることで、橈骨頭についている橈骨輪状靱帯の遠位部が断裂する。続いて、橈骨頭が遠位方向にずれ、その一部が橈骨輪状靱帯から抜け落ちる。断裂した靱帯の近位部は橈骨と上腕骨小頭の間に嵌入する。痛みの原因は、はさまれた橈骨輪状靱帯によるものである。亜脱臼の治療は、肘を曲げた状態で、患児の前腕を回外させるとよい。橈骨輪状靱帯の断裂は、2週間程度つり包帯で患肢をつって休ませると治癒する。

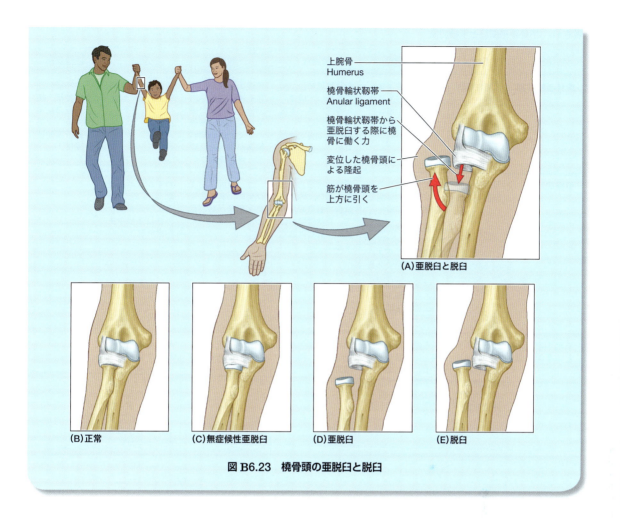

図 B6.23 橈骨頭の亜脱臼と脱臼

(B) 正常　(C) 無症候性亜脱臼　(D) 亜脱臼　(E) 脱臼

手の関節

手根間関節 intercarpal joint と指の関節での運動とその運動を制限する構造を表6.14～6.17にまとめる。

手根部（手くび）は手の近位部であり，複雑な形状をした8個の骨からできている。手根部は近位で橈骨手根関節を介して前腕と関節をつくり，遠位では5本の中手骨と関節をつくる（図6.59）。手根骨がかかわる関節には，**橈骨手根関節，手根間関節，手根中手関節，中手間関節**がある。橈骨手根関節での可動範囲を大きくするために2列の手根骨群が互いに滑りあい，さらに隣接する手根骨間でも骨の滑り合いが起こる。

どの指にも指骨は3個あるが，母指は2個である。基節骨が中手指節関節で中手骨と関節をつくる。基節骨と中節骨間の関節は近位指節間関節で，中節骨と末節骨間の関節は遠位指節間関節である（図6.59, 6.60）。母指には指節間関節が1つしかない。

表 6.14　橈骨手根関節と手根関節

関節	様式	関節構造	関節包	靱帯	運動	神経支配
橈骨手根関節	滑膜性顆状関節	橈骨遠位端が関節円板を介して豆状骨以外の手根骨近位列と関節を形成する	線維性関節包が関節包を覆い、橈骨、尺骨遠位端、手根骨近位列につく。内面は滑膜で覆われる	前後の靱帯が関節包を補強する。内側側副靱帯が尺骨茎状突起と三角骨につく。外側側副靱帯が橈骨茎状突起と舟状骨につく	屈曲・伸展、外転・内転、回旋	正中神経の前骨間神経、橈骨神経の後骨間神経、尺骨神経の背側枝と深枝
手根間関節	滑膜性平面関節	手根骨近位列あるいは遠位列骨間での関節である 手根中央関節は手根骨近位列と遠位列の間に形成される滑膜関節である 豆状骨関節は豆状骨と三角骨の間に形成される関節である	線維性関節包が関節を覆い、内腔は滑膜で裏打ちされる。豆状骨関節は他の関節とは独立する	前面、後面、および骨間にある靱帯で手根骨が結び合わされる	わずかな滑走運動は可能である。手の屈曲と外転は手根中央関節で起こる	
手根中手関節と中手間関節	母指の手根中手関節は滑膜性鞍関節であるが他は滑膜性平面関節	手根骨と中手骨が相互に関節を形成する。母指の手根中手関節は大菱形骨と第1中手骨の間で形成される	線維性関節包が関節を覆い、内腔は滑膜で裏打ちされる	前面、後面、および骨間にある靱帯で骨が結び合わされる	母指の手根中手関節では屈曲・伸展と外転・内転。第2・3指ではほとんど動かない。第4指はわずかに動き、第5指は非常によく動く	

表 6.15　橈骨手根関節と手根間関節の運動を制限する構造

運動	制限する構造
屈曲	靱帯：背側橈骨手根靱帯と関節包後部がある
伸展	靱帯：掌側橈骨手根靱帯と関節包前部がある 骨の接触：橈骨と手根骨の間
外転	靱帯：内側側副靱帯と関節包内側部 骨の接触：橈骨茎状突起と舟状骨の間
内転	靱帯：外側側副靱帯と関節包外側部

出典：Clarkson HM. *Musculoskeletal Assessment: Joint Motion and Muscle Testing*. 3rd ed. Baltimore: Lippincott Williams & Wilkins; 2012. より改変。

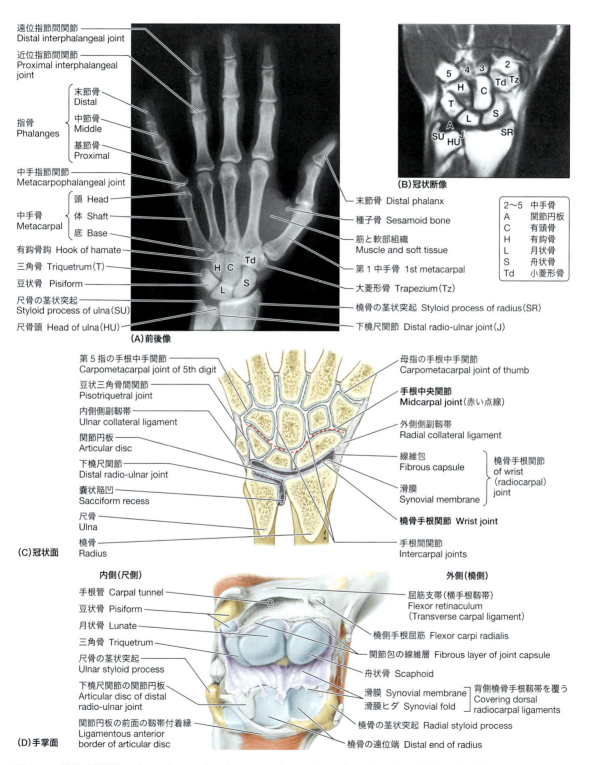

図 6.59　橈骨手根関節と手の関節　A. X 線写真。B. 手根部の MRI 冠状断像。C. 下橈尺関節と橈骨手根関節，手根間関節の冠状面，D. 橈骨手根関節を手掌側から解剖し，背側橈骨手根靱帯を蝶番にして関節を開放したところ。

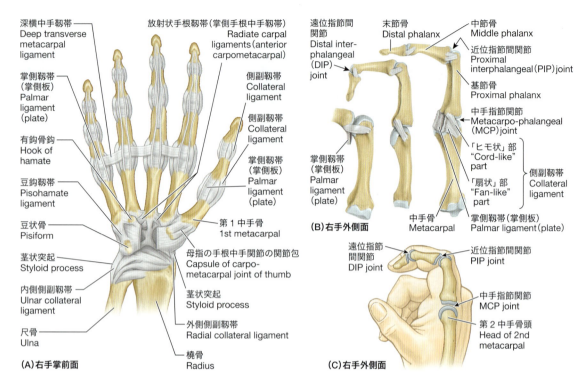

図 6.60 手の関節　A. 掌側靱帯。B. 中手指節関節と指節間関節。掌側靱帯は中手指節関節，指節間関節の関節包前面が変化したものである。

表 6.16 中手指節関節と指節間関節

関節	様式	関節構造	関節包	靱帯	運動	神経支配
中手指節関節	滑膜性顆状関節	中手骨頭と基節骨底	線維性関節包が関節を覆い，内腔は滑膜で裏打ちされる	強力な掌側靱帯が指骨と中手骨につく。深横中手靱帯が第2〜5中手骨頭を一列につなげる。側副靱帯が中手骨頭から基節骨底に走る	屈曲・伸展，外転・内転と第2〜5指の分回し運動。母指では屈曲・伸展は可能だが，外転・内転は制限される	尺骨神経と正中神経由来の指神経
指節間関節	滑膜性蝶番関節	指骨頭がより遠位の指骨の底と関節をつくる	線維性関節包が関節を覆い，内腔は滑膜で裏打ちされる	中手指節関節に似るが，指骨である点が異なる	屈曲・伸展	尺骨神経と正中神経由来の指神経

表 6.17 手の関節運動を制限する構造

運動	関節	制限する構造
屈曲	手根中手関節(母指)	靱帯：関節包後部 筋：短母指伸筋，短母指外転筋 接触：母指球と手掌の間
	中手指節関節(第1〜5指)	靱帯：側副靱帯と関節包後部 接触：基節骨と中手骨の間
	近位指節間関節(第2〜5指)	靱帯：側副靱帯と関節包後部 接触：中節骨と基節骨の間
	遠位指節間関節(第2〜5指)	靱帯：側副靱帯，斜支帯靱帯，関節包後部
	指節間関節(母指)	靱帯：側副靱帯と関節包後部 接触：末節骨と基節骨の間
伸展	手根中手関節(母指)	靱帯：関節包前部 筋：第1背側骨間筋，短母指屈筋
	中手指節関節(第1〜5指)	靱帯：関節包前部と掌側靱帯
	近位指節間関節，遠位指節間関節(第2〜5指)	
	指節間関節(母指)	
外転	手根中手関節，中手指節関節	筋：第1背側骨間筋，母指内転筋 筋膜と皮膚：第1指間
	中手指節関節(第2〜5指)	靱帯：側副靱帯 筋膜と皮膚：指間
内転	手根中手関節，中手指節関節(母指)	接触：母指と示指
	中手指節関節(第2〜5指)	接触：隣接する指

出典：Clarkson HM. *Musculoskeletal Assessment: Joint Motion and Muscle Testing*. 3rd ed. Baltimore: Lippincott Williams & Wilkins; 2012. より改変。

臨床関連事項

手くびの骨折と脱臼

 橈骨遠位端の骨折は **Colles 骨折**と呼ばれ，50歳以上では最もよくみられる骨折で，p.428 の臨床関連事項「尺骨と橈骨の骨折」で説明した。**舟状骨骨折**は比較的若い人でもみられ，これも同様に p.428 の「手の骨折」で述べた。

月状骨の前方脱臼はまれではあるが，転んで背屈した状態で手をついたときに発生する深刻な外傷である。月状骨が本来の位置である手根管底から手根部手掌側に押し出されると，変位した月状骨が正中神経を圧迫し本章で先に述べた手根管症候群を惹起する。血流に乏しい骨なので，月状骨の無血管性壊死が起こる。場合によっては月状骨の摘出が必要になることもある。手根関節における変性疾患では，激しい痛みを緩和するために手根骨の外科的癒合（関節固定術）が必要となることもある。

橈骨遠位骨端部の骨折性分離は小児でよくみられる。その理由は手から橈骨に力が加わるような形の転倒例が多いからである。小児の手根部の側方X線写真を用いると，橈骨遠位端の背側変位を明瞭に診断することができる（図 B6.24）。整復術を施して骨端部の位置を復元すれば骨成長に関する予後はよい。

さまざまな年齢での骨成長の知識や，X線写真，その

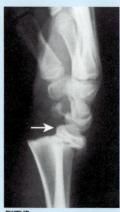

側面像

図 B6.24　橈骨遠位骨端部の背側への変位

他の画像診断法での骨陰影に関する知識がなければ，変位した骨端成長板を骨折と誤診したり，分離骨端を骨折骨片と見誤ったりする可能性がある。患者の年齢と骨端部の位置に関して正しい知識があればこのような誤診を防ぐことができる。

画像診断

上肢

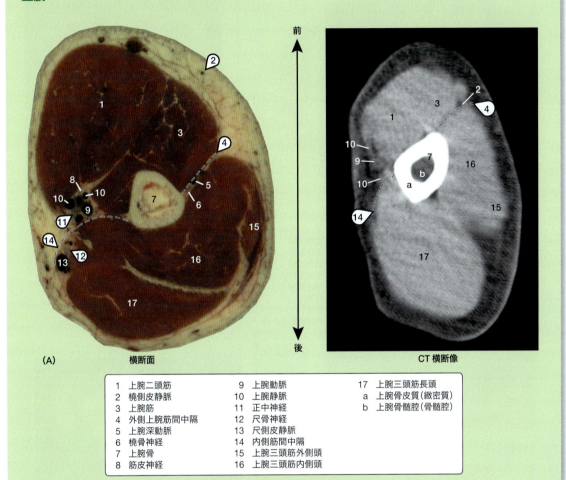

1 上腕二頭筋	9 上腕動脈	17 上腕三頭筋長頭
2 橈側皮静脈	10 上腕静脈	a 上腕骨皮質(緻密質)
3 上腕筋	11 正中神経	b 上腕骨髄腔(骨髄腔)
4 外側上腕筋間中隔	12 尺骨神経	
5 上腕深動脈	13 尺側皮静脈	
6 橈骨神経	14 内側筋間中隔	
7 上腕骨	15 上腕三頭筋外側頭	
8 筋皮神経	16 上腕三頭筋内側頭	

図6.61 左上肢の横断標本と対応するMRIおよびCT像　A.上腕。(続く)

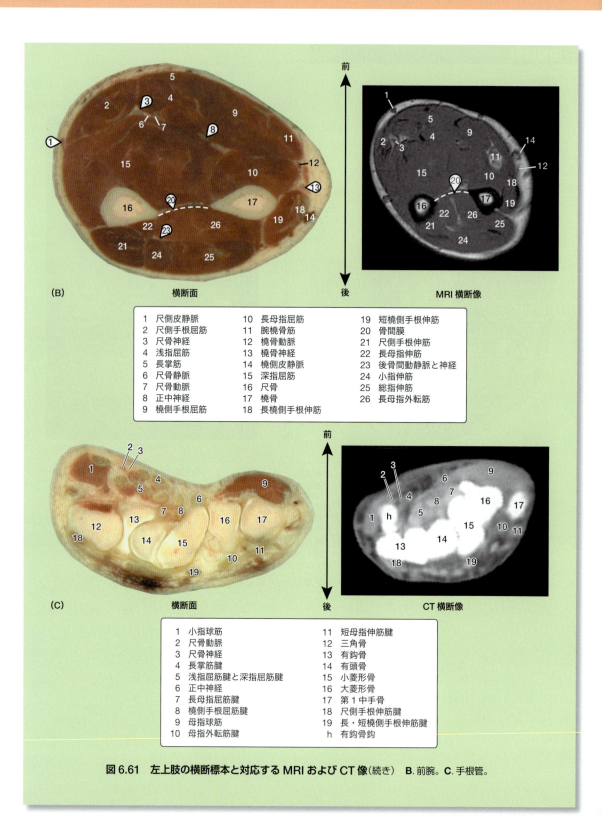

図6.61 左上肢の横断標本と対応する MRI および CT 像（続き） B. 前腕。C. 手根管。

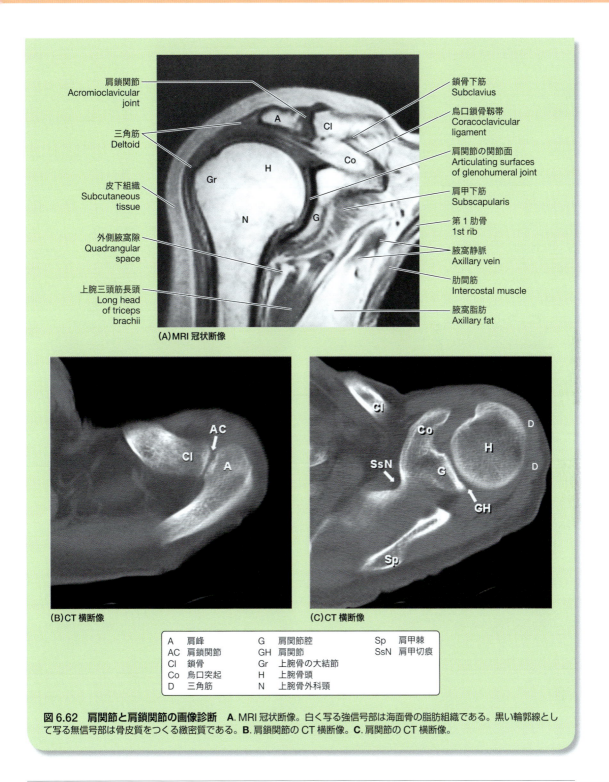

図 6.62 肩関節と肩鎖関節の画像診断　A. MRI 冠状断像．白く写る強信号部は海面骨の脂肪組織である．黒い輪郭線として写る無信号部は骨皮質をつくる緻密質である．B. 肩鎖関節の CT 横断像．C. 肩関節の CT 横断像．

7章　頭部

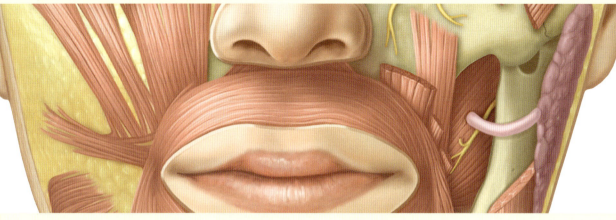

頭蓋　516
頭蓋の前面　516
頭蓋の外側面　516
頭蓋の後面　518
頭蓋の上面　519
外頭蓋底　519
内頭蓋底　520
頭皮　523
脳の髄膜　523
硬膜　524
クモ膜と軟膜　529
髄膜腔　529
脳　531
脳の区分　531
脳室系　534
脳の血管　536

顔面　538
顔面の筋　538
顔面の神経　538
顔面と頭皮の表在血管　540
耳下腺　545
眼窩　547
眼瞼と涙器　549
眼球　553
眼窩の外眼筋　559
眼窩の神経　563
眼窩の血管　566
側頭部　569
側頭窩　569
側頭下窩　569
顎関節　575
口　576

口腔　576
口腔前庭　578
歯と歯肉　578
口蓋　581
舌　583
唾液腺　588
翼口蓋窩　589
鼻　594
外鼻　594
鼻腔　594
副鼻腔　597
耳　599
外耳　600
中耳　602
内耳　603
画像診断：頭部　609

  ライフサイクル 外傷
   外科手技 病理

解剖学的変異
診断手技

頭部 head は，脳とその保護装置，耳，顔から構成される。頭蓋 cranium は頭部の骨格である（図7.1）。頭蓋の特徴を学ぶことは，頭部領域を理解するのに役立つ。

解剖学的正位では，頭蓋は両側の眼窩下縁と外耳道上縁を結ぶ線が同一水平面上にくるような向きをとっている（図7.1B）。この頭蓋計測の基準平面は**耳眼平面** orbitomeatal plane（フランクフルト水平面）と呼ばれる。

頭蓋

頭蓋は構造的部分と機能的部分，すなわち神経頭蓋と顔面頭蓋から構成される（図7.1）。**神経頭蓋** neurocranium（頭蓋の天井部）は，脳の骨性容器とその膜性装置である脳髄膜からなる。脳神経の近位部，脳の血管も含む。神経頭蓋には，ドーム状の屋根である**頭蓋冠** calvaria と，床の部分である**頭蓋底** cranial base がある。神経頭蓋は，8個の骨からなる。正中にある4個の無対の骨（**前頭骨，篩骨，蝶形骨，後頭骨**）と，左右1対の骨（**側頭骨と頭頂骨**）である。ほとんどの頭蓋冠骨は線維性連結**縫合**によりつながっている。しかし，小児期にはいくつかの骨（蝶形骨や後頭骨）は硝子軟骨によりつながっている（**軟骨結合**）。

顔面頭蓋 viscerocranium（顔面骨格）は，おもに胎生期の鰓弓の間葉に発生する顔面骨より構成される（Moore et al., 2012）。顔面頭蓋は頭蓋の前方部分を形成し，口，鼻や眼窩を取り囲む骨で構成される（図7.1A）。頭蓋底は，正中にある3個の無対の骨（**下顎骨，篩骨，鋤骨**）と，両側性の6種の骨（**上顎骨，下鼻甲介，頬骨，口蓋骨，鼻骨，涙骨**）の，計15個の不規則な形の骨からなる。

頭蓋の前面

頭蓋前面すなわち**顔面側（前頭側）**fascial (frontal) aspect of cranium にめだつものは，前頭骨と頬骨，眼窩，鼻骨，上顎骨，下顎骨である（図7.1A）。

前頭骨 frontal bone は前頭部の骨格をなし，その下方は鼻骨，頬骨と結合する。また，涙骨，篩骨，蝶形骨とも結合し，眼窩の屋根と頭蓋腔の前方部分の床の一部を形成する。前頭骨と鼻骨の会合点を**ナジオン** nasion（ラテン語では *nasus*，鼻の意味）という。前頭骨の**眼窩上縁** supra-orbital margin，すなわち扁平（平坦）部と眼窩部の間の境界には**眼窩上孔** supra-orbital foramen ないし**眼窩上切痕** supra-orbital notch がある。眼窩上縁のすぐ上には**眉弓** superciliary arch がある。成人の頭蓋では，眉弓の間の平滑部である**眉間（グラベラ）**glabella の正中線上に，胎生期の**前頭縫合** frontal (metopic) suture の遺残がみられることがある。

頬の隆起をつくる**頬骨** zygomatic bone は，眼窩の下外側で上顎骨の上にある（図7.1AB）。小さな**頬骨顔面孔** zygomatico facial foramen は，頬骨の外側面を貫通する。鼻骨の下方には頭蓋の前鼻口である，梨の形の**梨状口** piriform aperture がある。鼻腔を左右に分ける**骨鼻中隔** nasal septum がみえる。左右鼻腔の外側壁には**鼻甲介** nasal concha という弯曲した骨板がある（中・下鼻甲介が図7.1Aに示されている）。

左右の**上顎骨** maxilla は上顎をつくり，正中の**上顎間縫合** intermaxillary suture でつながっている。上顎骨の**歯槽突起** alveolar process には歯の受け皿（歯槽）があり，**上顎歯** maxillary tooth の支持骨となる。上顎骨は梨状口の大部分を囲み，眼窩下縁の内側部をなす。外側では頬骨と幅広い結合部をもち，眼窩下方には**眼窩下孔** infra-orbital foramen がある。

下顎骨 mandible はU字型の骨で下顎をつくる。歯槽突起があり，**下顎歯** mandibular tooth を支える。**下顎体** body（水平部）と**下顎枝** ramus（垂直部）からなる。第2小臼歯の下方には**オトガイ孔** mental foramen がある（図7.1B）。あごの隆起を形成するのは**オトガイ隆起** mental protuberance で，**下顎結合** mandibular symphysis の下方にある三角形の骨隆起である。下顎結合は左右の幼児期の下顎骨が融合する領域である（図7.1AB）。

眼窩の骨については後述する（図7.22）。眼窩内には**上眼窩裂** superior orbital fissure，**下眼窩裂** inferior orbital fissure，**視神経管** optic canal という開口部がある。

頭蓋の外側面

頭蓋の外側面は，神経頭蓋と顔面頭蓋の両方でつくられる（図7.1B）。神経頭蓋の特徴的な構造は**側頭窩** temporal fossa で，上方と下方を**上側頭線** superior temporal line と**下側頭線** inferior temporal line により，前方を前頭骨と頬骨により，下方を**頬骨弓** zygomatic arch により境される。頬骨弓は，**頬骨の側頭突起** temporal process of zygomatic bone と**側頭骨の頬骨突起** zygomatic process of temporal bone の結合によって

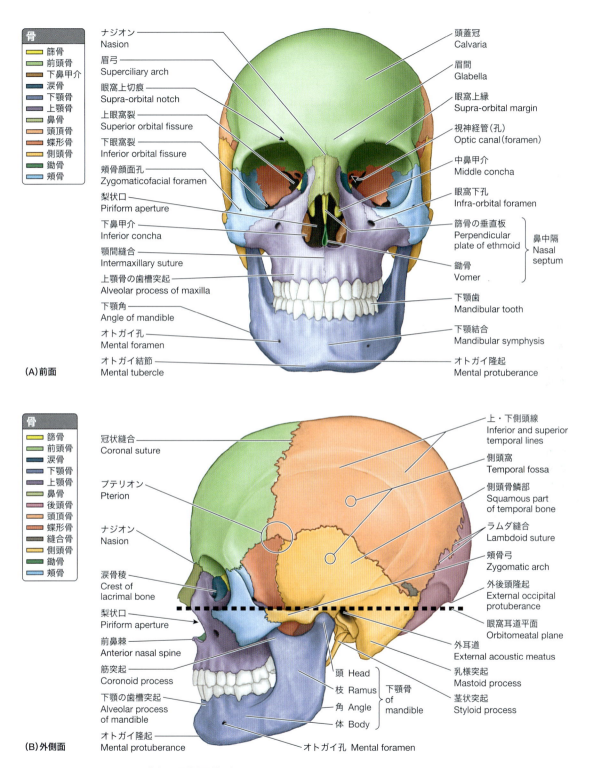

図 7.1 成人の頭蓋（頭蓋骨）　Bで，側頭窩内の4つの骨の接合部をプテリオンという。

つくられる。**側頭下窩**は，頬骨弓と下顎骨の下方と深部，上顎骨の後方にある不規則な空間である。

側頭窩の前部で，頬骨弓の中点の上方には**プテリオン** pterion（ギリシア語で *pteron*，翼の意味）がある。これは通常ほぼ H 型の縫合として示される。前頭骨，頭頂骨，蝶形骨（大翼）と側頭骨の結合である。

外耳孔 external acoustic opening は**外耳道** external acoustic meatus への入り口で，鼓膜へと続く。側頭骨の**乳様突起** mastoid process は外耳道の後下方にある（図 7.1B）。乳様突起の前内側には側頭骨の細長い**茎状突起** styloid process がある。

頭蓋の後面

頭蓋の後面をつくるのは，頭部の丸い後面，すなわち**後頭** occiput（ラテン語で後頭部の意味）である（図 7.2A）。後頭骨，頭頂骨の一部，側頭骨の乳突部が頭蓋の後面をつくる。**外後頭隆起** external occipital protuberance は通常，正中面において容易に触知可能な隆起である。頭部の上縁の目印である**上項線** superior nuchal line は，外後頭隆起の両端から外方にのびる。**下項線** inferior nuchal line はあまりめだたない。後頭の中央にある**ラムダ** lambda は矢状縫合とラムダ縫合の接合部である。ラムダはときに陥凹として触れることができる。

臨床関連事項

頭蓋骨の骨折

頭蓋冠の形が凸であることは，打撃が加わったときにその影響を分散し，最小限にする。ただし，頭蓋骨の薄い部分に強い打撃が加わると，**陥没骨折**を生じやすく，骨の一部が内方へくぼみ，脳を圧迫ないし損傷する（図 B7.1）。**粉砕骨折**では，骨がいくつかの断片に壊れる。**頭蓋冠の線状骨折**は最も頻度が高い型で，通常衝撃の部位に起こるが，骨折線はしばしば打撃の加わった部位から多方向に放射状に広がる。頭蓋冠の厚い部分に衝撃が加わると，通常骨は折れずに内方に曲がる。しかしながら，直接の外傷部位から少し離れた，頭蓋冠がより薄いところで骨折が生じることがある。**対側骨折**では，骨折は衝撃の部位よりもむしろ，頭蓋骨の反対側に起こる。

頭蓋底骨折は頭蓋底をつくる骨に起こる（例えば，大後頭孔の周りの後頭骨，側頭骨ないし蝶形骨，眼窩の天井をつくる骨など）。骨折の結果，脳脊髄液が鼻（脳脊髄液鼻漏）や耳（脳脊髄液耳漏）にもれることがあり，骨折の部位によっては脳神経や血管の損傷が生じることがある。

プテリオンの骨折は生命を脅かすことがある。なぜなら，プテリオンは，頭蓋冠の外側壁の内面の溝の中を走る中硬膜血管の前頭（前）枝の上を覆っているからである。頭部の側面に強い打撃が加わると，プテリオンを構成する薄い骨が骨折し，プテリオンの深部の前頭枝が破裂することがある。その結果，**硬膜外血腫**が生じ，下方の大脳皮質を圧迫する。**中硬膜動脈の出血**を処置しないでいると，数時間で死に至ることがある。

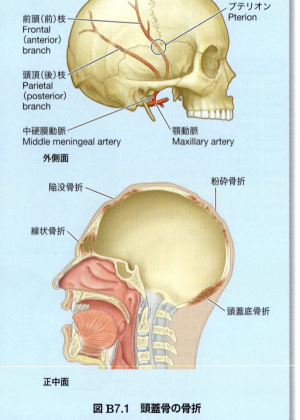

図 B7.1　頭蓋骨の骨折

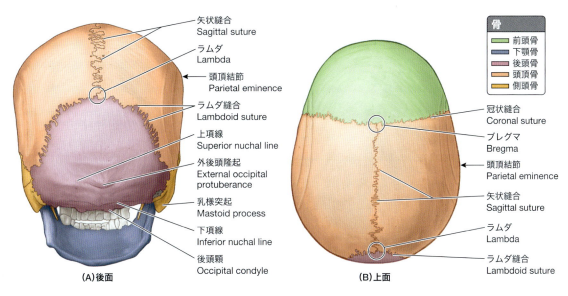

図7.2 成人の頭蓋（頭蓋骨） A. 後頭。B. 頭蓋冠の特徴。

頭蓋の上面

頭蓋の上面は通常いくぶん卵円形で，**頭頂結節** parietal eminence の部分で外後方に広がっている（図7.2B）。神経頭蓋のドーム状の天井である**頭蓋冠**をつくる4つの骨が上面からみえる。前方の前頭骨，外側の左右頭頂骨，後方の後頭骨である。**冠状縫合** coronal suture は前頭骨と頭頂骨を結合し，**矢状縫合** sagittal suture は左右の頭頂骨を結合し，**ラムダ縫合** lambdoid suture は後頭骨と左右の頭頂骨および側頭骨を結合する。**ブレグマ** bregma は矢状縫合と冠状縫合の交点がつくる目印である。頭蓋の最も高い点である**頭頂** vertex は，矢状縫合の中点付近にある（図7.2A）。

外頭蓋底

外頭蓋底の特徴的構造は，上顎骨の**歯槽弓** alveolar arch of maxilla（上顎歯を囲み支える歯槽突起の自由縁），上顎骨の**口蓋突起** palatine process of maxilla，口蓋骨，蝶形骨，鋤骨，側頭骨，後頭骨である（図7.3A）。**硬口蓋**（骨性口蓋）は，前方は**上顎骨の口蓋突起**，後方は**口蓋骨の水平板** horizontal plate of palatine bone からなる。中切歯の後方には**切歯窩** incisive fossa がある。後外方には，**大・小口蓋孔** greater and lesser palatine foramina がある。口蓋の後縁は，**後鼻孔** choana（posterior nasal aperture）の下縁をなし，両者は**鋤骨** vomer により隔てられている。鋤骨は骨性鼻中隔の一部を構成する，薄く平らな骨である（図7.1A）。前頭骨，側頭骨，後頭骨の間にはさまれて，**蝶形骨** sphenoid が存在する。蝶形骨は体部と3対の突起（**大翼** greater wing，**小翼** lesser wing，**翼状突起** pterygoid process）で構成されている（図7.3AD）。翼状突起は**外側板** lateral pterygoid plate と**内側板** medial pterygoid plate からなり，蝶形骨の両側で，体部と大翼の境界部から下方にのびる（図7.3A）。耳管骨部の開口部と**耳管溝**（耳管軟骨を入れる溝）は，**蝶形骨棘** spine of sphenoid bone の内側で，蝶形骨の大翼と側頭骨の**岩様部（錐体乳突部）** petrous part（ラテン語で岩の様という意味）の結合部の下方にある。蝶形骨棘 spine of sphenoid bone の内側で，**側頭骨鱗部** squamous part（ラテン語で平らの意味）にあるくぼみは**下顎窩** mandibular fossa と呼ばれ，口を閉じたときに下顎頭をおさめる。

頭蓋底の後方は**後頭骨** occipital bone によってつくられ，これは前方で蝶形骨と関節している。後頭骨は大きな**大後頭孔** foramen magnum を取り囲む。大後頭孔の両側には**後頭顆** occipital condyle という2つの大きな隆起があり，頭蓋と脊柱を関節する（図7.3A）。後頭骨と側頭骨岩様部の間にある大きな孔は**頸静脈孔** jugular foramen である。内頸動脈は頸静脈孔のすぐ前方にある**頸動脈管外口** external opening of carotid canal の

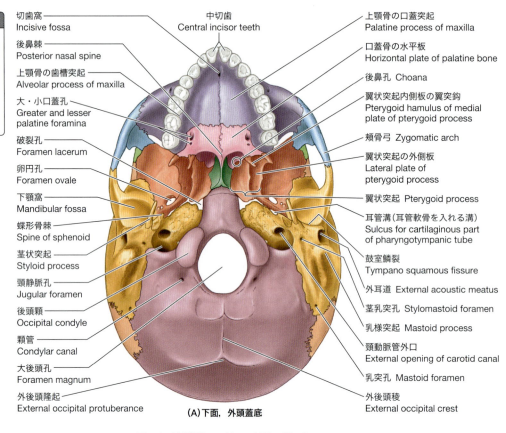

図 7.3 頭蓋底 A. 外面の特徴。(続く)

ところで頸動脈管に入る。体表から触知可能な**乳様突起**は筋肉の付着部となる。**茎乳突孔** stylomastoid foramen は乳様突起と茎状突起の間にある。

内頭蓋底

内頭蓋底 internal surface of cranial base には**前頭蓋窩，中頭蓋窩，後頭蓋窩**という3つの大きなくぼみが，異なる高さにあり，頭蓋腔のお椀形の床を形成する（図7.3B, 表7.1）。前頭蓋窩は最も高い位置にあり，後頭蓋窩は最も低い位置にある。

前頭蓋窩 anterior cranial fossa は，前方は前頭骨，中央は篩骨，後方は蝶形骨の体部と小翼からなる（図7.3D）。前頭蓋窩の大部分は稜のある**前頭骨の眼窩板** orbital plate of frontal bone からなり，大脳の前頭葉を支え，眼窩の天井をつくる（図7.3BC）。**前頭稜** frontal crest は前頭骨の正中部の骨の張りだしである（図

7.3D）。その基部には，胎生期に血管の通り道であった前頭骨の**盲孔** foramen caecum がある。**鶏冠** crista galli（ラテン語で雄鶏のトサカの意味）は篩骨から上方に突出する正中にある骨稜である。鶏冠の両側にはふるい状の**篩骨篩板** cribriform plate of ethmoidal bone がある。

蝶の形をした**中頭蓋窩** middle cranial fossa は，中央の蝶形骨体部の上面にある**トルコ鞍**と，その両外側の大きなくぼみからなる。**トルコ鞍** sella turcica は**前床突起** anterior clinoid process，**後床突起** posterior clinoid process（clinoid とはベッドの支柱の意味）に囲まれる。トルコ鞍はつぎの3部からなる。

- **鞍結節** tuberculum sellae は前方にある蝶形骨体の軽い隆起である。
- **下垂体窩** hypophysial fossa は中央の下垂体（ラテン語では *hypophysis*）をおさめる鞍状のくぼみである。

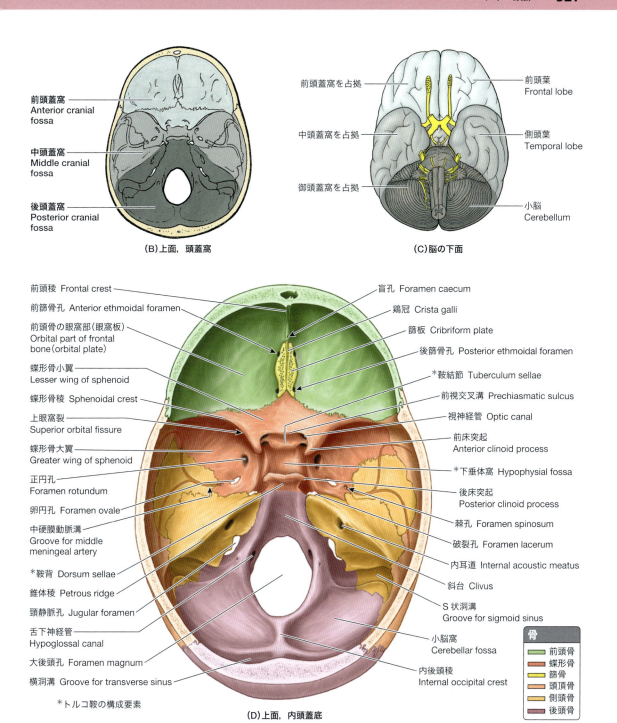

図 7.3 頭蓋底（続き）　B. 内頭蓋底の頭蓋窩。C. 頭蓋窩に関係する脳の葉と小脳。D. 内頭蓋底の特徴。

表 7.1　頭蓋窩の孔・開口と内容物

孔・開口	内容物
前頭蓋窩	
盲孔	鼻の導出静脈（人口の1％に存在。存在すると手術中に損傷される危険がある）
篩板の篩骨孔	嗅上皮の中に存在する嗅神経の軸索，合わさって嗅神経（脳神経 I）をつくる
前後篩骨孔	前後篩骨動静脈，神経
中頭蓋窩	
視神経管	視神経（脳神経 II）と眼動脈
上眼窩裂	眼静脈，眼神経（脳神経 V_1），脳神経 III, IV, VI，交感神経線維
正円孔	上顎神経（脳神経 V_2）
卵円孔	下顎神経（脳神経 V_3）と副硬膜動脈
棘孔	中硬膜動静脈と脳神経 V_3 の硬膜枝
破裂孔[a]	内頸動脈と同伴する交感神経叢，静脈叢
大錐体神経の通る溝または裂孔	大錐体神経と中硬膜動脈の錐体枝
後頭蓋窩	
大後頭孔	延髄と髄膜，椎骨動脈，脳神経 XI，硬膜静脈，前後脊髄動脈
頸静脈孔	脳神経 IX, X, XI，内頸静脈の上球，下錐体静脈洞，S状静脈洞，上行咽頭動脈と後頭動脈の硬膜枝
舌下神経管	舌下神経（脳神経 XII）
顆管	S状静脈洞から頸部の椎骨静脈に注ぐ導出静脈
乳突孔	S状静脈洞からの乳突導出静脈と後頭動脈の硬膜枝

[a] 生存中には軟骨によって閉じられているが，ご遺体では乾燥処理のアーチファクトで構造物が実際に破裂孔の部位を（垂直にではなく）水平に横切って通過する。

- **鞍背** dorsum sellae は後方の蝶形骨体の四角い骨板によりつくられる。めだつ上外側の角は**後床突起**である。

中頭蓋窩の大きな外側部をつくる骨は蝶形骨の大翼と，外側は側頭骨の鱗部（平坦部）と，後方は側頭骨の岩様部である。中頭蓋窩の外側部は脳の側頭葉を支えている（図 7.3BC）。中頭蓋窩と後頭蓋窩の境界は，外側は**側頭骨の岩様部上縁（錐体稜）**で，内側は蝶形骨の鞍背でつくられる（図 7.3D）。**蝶形骨稜** sphenoidal crest は**蝶形骨小翼**の尖った後縁で，それは前方で中頭蓋窩の外側部にかぶさる。**蝶形骨稜**は内側で**前床突起**の2つの尖った骨隆起となって終わる。**前視交叉溝** prechiasmatic sulcus は左右の視神経管の間にのびている。**破裂孔** foramen lacerum は下垂体窩の後外側にあり，生存中には軟骨板により閉鎖している。蝶形骨体の両側には4つの孔が蝶形骨大翼の基部を貫く（図 7.3D）。

- **上眼窩裂** superior orbital fissure：大翼と小翼の間の涙滴状の開口部。眼窩と交通する。
- **正円孔** foramen rotundum：上眼窩裂の内側端の後方に位置する円形の孔。
- **卵円孔** foramen ovale：正円孔の後外側に位置する卵円形の孔。
- **棘孔** foramen spinosum：卵円孔の後外側に位置し，外頭蓋底の蝶形骨棘の前方に開口する（図 7.3A）。

後頭蓋窩 posterior cranial fossa は頭蓋窩の中で最も大きく深く，小脳，橋，延髄をおさめる（図 7.3BC）。大部分が後頭骨と側頭骨によりつくられるが，蝶形骨や頭頂骨も一部寄与する（図 7.3D）。鞍背から，**斜台** clivus という急な斜面があり，大後頭孔につながる。大後頭孔の後方で，**内後頭稜** internal occipital crest が後頭蓋窩の後部を2つの**小脳窩** cerebellar fossa に分ける。内後頭稜は上方で**内後頭隆起** internal occipital protuberance となって終わる。この窩の中の幅広い溝は**横静脈洞**と**S状静脈洞**によってつくられる。側頭骨の錐体稜の基部には**頸静脈孔** jugular foramen がある。頸静脈孔の前上方には**内耳道** internal acoustic meatus がある。**舌下神経管** hypoglossal canal は大後頭孔の前外側縁の上方にあり，後頭顆の基部を通る。

頭皮

頭皮 scalp は皮膚と皮下組織と筋-腱膜層からなり，神経頭蓋を覆い，後頭骨の上項線から前頭骨の眼窩上縁まで広がる（図7.1A）。外側では，頭皮は側頭筋膜を越えて頬骨弓までのびる。頭皮の神経血管構造は顔面の項で議論する。

頭皮は5層からなり，はじめの3層は密につながっていて，1つの単位として動く（例えば，額に皺をよせるとき）。"**SCALP**"という頭文字によって，神経頭蓋を覆う5層の名前を以下のように覚えることができる（図7.4A）。

- **S**kin 皮膚：後頭部を除いて薄く，多くの汗腺や皮脂腺，毛包を含んでいる。動脈が豊富に分布しており，静脈やリンパ管も発達している。
- **C**onnective tissue 結合組織：厚く密で，血管が豊富に分布する皮下層をなし，皮神経もよく分布する。
- **A**poneurosis（epicranial aponeurosis）帽状腱膜：腱膜（帽状腱膜）は強靱な腱性のシートで，頭蓋冠を覆い，前頭筋，後頭筋，上耳介筋の広い中間腱として働く（図7.4B）。あわせて，これらの構造は**帽状筋腱膜**をつくる。
- **L**oose connective tissue 疎性結合組織：スポンジ様の層で，外傷や感染の際に液で膨張しうる潜在的空間を有している（図7.4A）。この層によって**固有頭皮** scalp proper（最初の3層）が下層の頭蓋冠に対して自由に動くことが可能になる。
- **P**ericranium 頭蓋骨膜：結合組織の密な層で，神経頭蓋の外面の骨膜をなす。生体では頭蓋冠にかたく付着するが，比較的容易にはがすことができる。ただし頭蓋骨膜が頭蓋縫合の線維組織につながる部分だけははがれにくい。

脳の髄膜

脳の髄膜は，頭蓋のすぐ内面にある脳の覆いで，脳を保護し，クモ膜下腔という液体で満たされた腔の中に脳を包みこむ。また，動脈と静脈と静脈洞を支持する枠組みをなす。脳の髄膜は以下の3種の膜性結合組織層からなる（図7.5）。

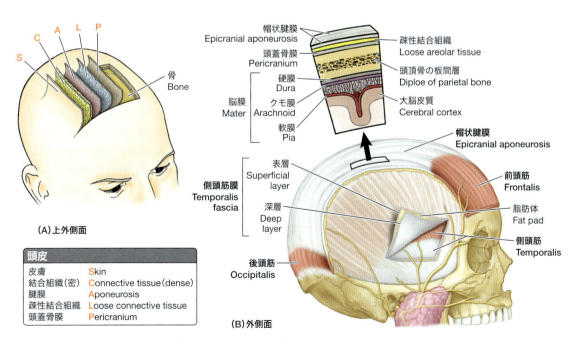

図7.4　頭皮　A. 頭皮の層。B. 帽状腱膜と頭皮，頭蓋，および髄膜の層。

- 硬膜 dura mater：外側の丈夫で厚い線維層。
- クモ膜 arachnoid mater：薄い中間層。
- 軟膜 pia mater：内側の繊細な血管層。

クモ膜と軟膜は連続的な膜で，**柔膜** leptomeninx をつくる。クモ膜と軟膜の間には**クモ膜下腔**があり，そこに存在する**脳脊髄液** cerebrospinal fluid は血液と成分が似た透明な液体で，栄養を供給するが蛋白質濃度は少なく，イオン濃度も異なる。脳脊髄液はおもに4つの脳室の**脈絡叢**でつくられる。脳脊髄液は脳室系からでてクモ膜下腔に入り，脳の緩衝材として働くとともに脳に栄養を与え，クモ膜を硬膜内面に押し付ける（図7.12）。

硬膜

硬膜は頭蓋の内面に密着する，以下の2層の膜である（図7.5，7.6B）。

- 外側の**骨膜層**は頭蓋冠の内面を覆う骨膜からなる。
- 内側の**髄膜層**は強靱な線維性膜で，大後頭孔のところで脊髄を覆う脊髄硬膜につながる。

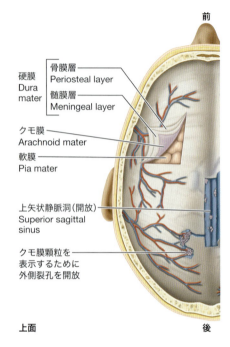

図7.5　脳の髄膜

脳硬膜の折れこみ（反転）

硬膜の内層（髄膜層）internal meningeal layer of dura mater は，硬膜の外層（骨膜層）external periosteal layer of dura mater から分かれて**硬膜の折れこみ** dural infolding（反転）をつくる。この硬膜の折れこみは頭蓋腔を区画にわけ，脳の各部を支持する（図7.6）。4つの硬膜の折れこみは，**大脳鎌，小脳テント，小脳鎌，鞍隔膜**である。

大脳鎌 falx cerebri は最大の硬膜の折れこみで，左右の大脳半球を分ける**大脳縦裂** longitudinal cerebral fissure の中に存在する鎌状の仕切りである。大脳鎌は正中平面上で頭蓋冠の内面に付着し，前方の前頭骨**前頭稜**と篩骨鶏冠から，後方の内後頭隆起までのびる。大脳鎌は後方では小脳テントにつながって終わる。

小脳テント tentorium cerebelli は大脳半球の後頭葉を小脳半球から隔てる幅広の三日月形の中隔である（図7.6A）。小脳テントは前方では蝶形骨の床突起に，前外方では側頭骨岩様部に，後外側では後頭骨の内面と頭頂骨の一部に付着する。大脳鎌は正中線上で小脳テントに付着し，これを持ち上げてテント状の外観（ラテン語では tentorium，テントの意味）としている。小脳テントのくぼんだ前内側縁は固定されておらず，**テント切痕** tentorial notch という裂け目があり，そこを脳幹が通って後頭蓋窩から中頭蓋窩にのびる。小脳テントは頭

> ### 臨床関連事項
>
> #### 頭皮の損傷と感染
>
>
>
> 疎な結合組織層は，その中で膿や血液が容易に広がるため，**頭皮の危険な領域**である。この層の感染はまた，頭蓋冠を通って脳髄膜などの頭蓋内構造に達する**導出静脈**を通って，頭蓋骨に広がることがある。後頭筋が後頭骨と側頭骨の乳突部に付着するため，感染は頸部には広がらない。感染が頰骨弓を越えて外側に広がることもない。帽状腱膜が側頭筋膜とつながっており，これが頰骨弓に付着するからである。前頭筋は皮膚と皮下組織に停止し，骨には付着しないので，感染や液体（例えば膿や血液）は眼瞼と鼻根部に侵入することができる。そのため，頭皮や前頭部の損傷により「目の青あざ」が生じうる。眼瞼や周囲の領域の皮下組織と皮膚に血液が溢出する結果，**斑状出血**，つまり紫色の斑点が生じるのである。

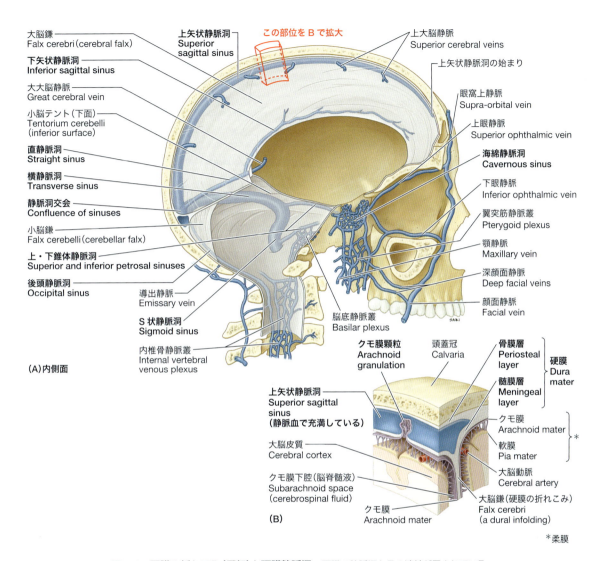

図7.6 硬膜の折れこみ（反転）と硬膜静脈洞 硬膜の静脈洞とその連結が示されている。

蓋腔を**テント上**と**テント下**の区画に分ける（図7.7B）。

小脳鎌 falx cerebelli は小脳テントの下方で後頭蓋窩の後部にある垂直な硬膜の折れこみである（図7.7A）。左右の小脳半球を部分的に分ける。

鞍隔膜 diaphragma sellae は最も小さな硬膜の折れこみで，前・後床突起間に張る硬膜の環状の突出部で，下垂体窩の天井の一部をつくる。鞍隔膜は下垂体窩の下垂体を覆い，漏斗（下垂体柄）と下垂体静脈が通る開口部がある（図7.7B，7.8B）。

硬膜静脈洞

硬膜静脈洞 dural venous sinus は，硬膜の骨膜層と髄膜層の間の，内皮で裏打ちされた空間である（図7.6AB）。おもに硬膜の折れこみが付着するところと中央の頭蓋底にある。脳の表面と板間層からの太い静脈はこの静脈洞に注ぎ，脳と板間層からの血液のほとんどが最終的にここを通って内頸静脈に注ぐ。

上矢状静脈洞 superior sagittal sinus は大脳鎌の付着する凸の（上）縁にある（図7.6，7.10）。鶏冠ではじまり，内後頭隆起の近くの**静脈洞交会** confluence of

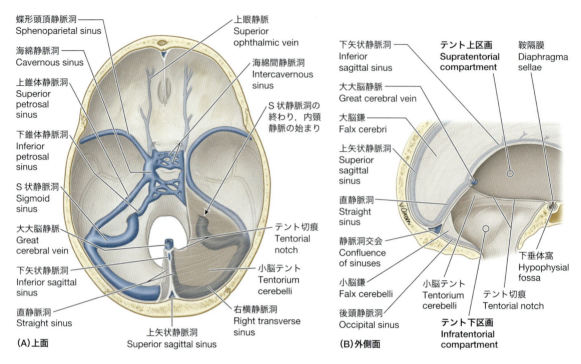

図 7.7 硬膜静脈洞 頭蓋底の内面の硬膜静脈洞。

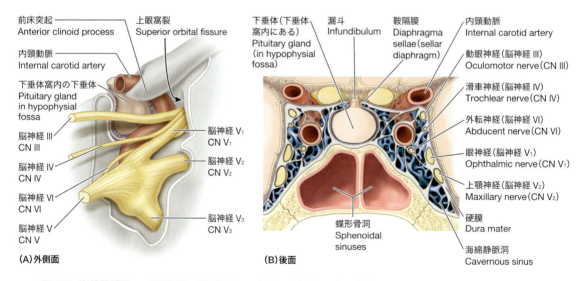

図 7.8 海綿静脈洞 A. 動眼神経，滑車神経，三叉神経，外転神経と内頸動脈の位置関係。B. 海綿静脈洞を通る冠状断。

sinusで終わる．上矢状静脈洞は上大脳静脈からの血液を受け，両側の細隙状の開口を通して，上矢状静脈洞の外側への延長である**外側裂孔** lateral lacunaeと交通する（図7.5）．

クモ膜顆粒 arachnoid granulation（クモ膜絨毛の集合）はクモ膜が束状になって硬膜の髄膜層を抜けて硬膜静脈洞と外側裂孔につきだしたもので，脳脊髄液を静脈系に回収する働きをする（図7.5）．

下矢状静脈洞 inferior sagittal sinusは上矢状静脈洞よりはるかに小さく，固定されていない大脳鎌の凹んだ下縁の中を走り，大大脳静脈と合流して，直静脈洞になって終わる（図7.6A，7.7B）．

直静脈洞 straight sinusは下矢状静脈洞と大大脳静脈が合流してできる．直静脈洞は大脳鎌が小脳テントに付着する線に沿って下後方に走り，**静脈洞交会**に注ぐ（図7.7B）．

横静脈洞 transverse sinusは静脈洞交会から外側に向かい，小脳テントの後方付着縁を通り，後頭骨と頭頂骨の後下角に溝をつくる（図7.7A）．横静脈洞は側頭骨の岩様部の後面で小脳テントから離れ，S状静脈洞になる．

S状静脈洞 sigmoid sinusは後頭蓋窩でS字形に走り，側頭骨と後頭骨に深い溝をつくる．左右のS状静脈洞は前方に曲がり，頸静脈孔を横切った後は内頸静脈として下方に続く．

後頭静脈洞 occipital sinusは小脳鎌の付着縁の中にあり，上方で静脈洞交会に終わる（図7.7B）．後頭静脈洞は下方で内椎骨静脈叢と交通する．

海綿静脈洞 cavernous sinusは蝶形骨体にあるトルコ鞍の両側に位置する（図7.6A，7.7A）．海綿静脈洞は薄壁の静脈叢からなり，前方の上眼窩裂から後方の側頭骨の錐体尖までのびる．海綿静脈洞は上・下眼静脈，浅中大脳静脈，蝶形頭頂静脈洞から血液を受ける．海綿静脈洞内の静脈は，下垂体漏斗の前後にある**海綿間静脈洞** intercavernous sinusにより互いにつながる．海綿静脈洞は後下方の上・下錐体静脈洞に，また導出静脈を通して**翼突筋静脈叢**に血液を送りだす（図7.6A，7.7B）．

内頸動脈 internal carotid artery（図7.8AB）は，伴行する**頸動脈の交感神経叢**に囲まれて海綿静脈洞を通って走行し，**外転神経（脳神経VI）**と交差する．左右の海綿静脈洞の外側壁は上から順に，**動眼神経（脳神経III）**，**滑車神経（脳神経IV）**，**三叉神経の第1，2枝（脳神経V_1とV_2）**を含む．

上錐体静脈洞 superior petrosal sinusは海綿静脈洞の後端からのびて横静脈洞に注ぎ，そこでこれら静脈洞は下方に曲がってS状静脈洞となる（図7.7A）．左右の上錐体静脈洞は小脳テントの前外側の付着縁が側頭骨の

臨床関連事項

大脳静脈と硬膜静脈洞の閉塞

血栓や血栓性静脈炎，腫瘍によって**大脳静脈と硬膜静脈洞が閉塞する**ことがある．顔面静脈は，上眼静脈を介して海綿静脈洞と臨床的に重要なつながりを有している（図7.6A）．内眼角，鼻，口唇からの血液は通常下方の顔面静脈に注ぐ．ただし，顔面静脈には弁がないので，血液は上方の上眼静脈に流れ，海綿静脈洞に入ることがある．**顔面静脈の血栓性静脈炎**患者は，感染した血栓の断片が海綿静脈洞に広がり，**海綿静脈洞の血栓性静脈炎**を生じる可能性がある．

腫瘍細胞の硬膜静脈洞への転移

脳底静脈叢や後頭静脈洞は大後頭孔を介して内椎骨静脈叢とつながっている（図7.6D）．これらの静脈には弁がないので，激しい咳やいきみなどで胸郭や腹部，骨盤が圧迫されると，これらの領域からの静脈血が内椎骨静脈系，さらに硬膜静脈洞へ押し進められることがある．その結果，この領域の膿瘍の中の膿や腫瘍細胞が脊椎と脳に広がる可能性がある．

頭蓋底の骨折

頭蓋底の骨折では，海綿静脈洞内で内頸動脈が引き裂かれ，**動静脈瘻**をつくることがある．動静脈瘻ができると，動脈血は海綿静脈洞に突進し，静脈洞を拡張させ，血液を静脈の支流，特に眼静脈に逆行させる．その結果，**眼球が突出し**，結膜が充血する（結膜浮腫）．突出した眼球は橈骨動脈の脈拍と同期して拍動し，この現象は**拍動性眼球突出**として知られる．脳神経III，IV，V_1，V_2，VIは海綿静脈洞の外側壁の中，あるいは近傍を通るので，海綿静脈洞が障害を受けるとそれらの神経も影響を受けることがある（図7.8AB）．

頭部の殴打により頭蓋冠骨折はないが，硬膜骨膜層が頭蓋冠からひきはがされることがある．しかしながら，頭蓋底では2つの硬膜層は骨にかたく付着していて分離することが難しい．その結果，頭蓋底骨折では通常硬膜が引き裂かれ，脳脊髄液が漏出する．

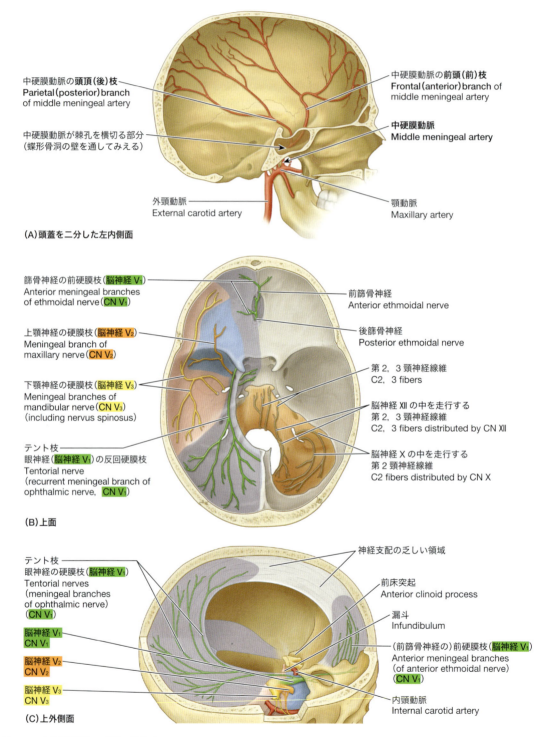

図 7.9 中硬膜動脈と硬膜の神経支配　**A**. 中硬膜動脈。**B**. 神経支配。頭蓋冠と脳の右側と脳神経Vを取り除いてある。**C**. 脳神経および脊髄神経による硬膜の神経支配を示す頭蓋底の内面図。

岩様部の上縁に付着するところにある。

下錐体静脈洞 inferior petrosal sinus は海綿静脈洞の後端からはじまり，海綿静脈洞からの血液を直接内頸静脈の起始部に排出する。**脳底静脈叢**は下錐体静脈洞をつなぎ，下方で内椎骨静脈叢と交通する（図7.6A）。**導出静脈** emissary vein は硬膜静脈洞を頭蓋外の静脈につなぐ（図7.6A）。導出静脈の太さと数は変異する。

硬膜の血管と神経支配

硬膜の動脈は硬膜よりも頭蓋冠により多く血液を送る。硬膜動脈のうち最大のものは**中硬膜動脈** middle meningeal artery で（図7.9A，7.10A），これは外頸動脈の終枝である顎動脈の枝である。中硬膜動脈は**棘孔**を通って中頭蓋窩に入り，中頭蓋窩の中を外側方に走り，上前方に曲がって蝶形骨の大翼の上を進み，そこで前枝と後枝に分かれる。**中硬膜動脈の前枝** frontal branch（前頭枝）は上方のプテリオンを横切り，そこで前頭蓋冠に枝を送る。**中硬膜動脈の頭頂枝** parietal branch は後上方に走り，枝分かれをして後頭蓋冠に枝を送る。**硬膜の静脈**は硬膜動脈に伴行する（図7.10A）。

硬膜の神経支配はおもに脳神経Ⅴの3本の枝による（図7.9BC）。感覚枝は迷走神経（脳神経Ⅹ）と舌下神経（脳神経Ⅻ）からもくるが，その線維はおそらく第1～3頸神経の感覚神経節からの末梢枝である。感覚（痛覚）神経終末は上矢状静脈洞の両側に沿った硬膜に豊富で，動脈と静脈が硬膜の中を走るところにも多い。頭蓋の床よりも小脳テントに豊富である。硬膜から生じる痛みは一般に，該当する頸神経や三叉神経の枝が分布する皮膚や粘膜から生じる頭痛として認識されるという。

クモ膜と軟膜

クモ膜 arachnoid mater と**軟膜** pia mater（合わせたものを**柔膜** leptomeninx とも呼ぶ）は，胎児の脳を囲む1層の間葉から発生する。この層の中に脳脊髄液を満たした腔ができ，合体して**クモ膜下腔** subarachnoid space がつくられる（図7.10AB）。クモの巣状の**クモ膜小柱** arachnoid trabecula がクモ膜と軟膜の間をつなぐ。血管のないクモ膜は，硬膜の髄膜層に密接に張りついているが，脳脊髄液の圧により硬膜の内面に押し付けられている。**軟膜**は薄い膜で，細い血管網が豊富に分布している。軟膜は脳の表面に付着し，その輪郭にそっている（図7.6B，7.10）。大脳動脈が大脳皮質を貫くところでは，軟膜はしばらく動脈にそって進入し，軟膜被覆と動脈周囲腔をつくる。

髄膜腔

脳髄膜と関連してよくいわれる3つの髄膜「腔」のうち，1つだけが病的な状態でなくても腔として存在するものである。

- **頭蓋骨と硬膜の境界面**（硬膜上腔）は，硬膜が頭蓋骨に付着しているので，頭蓋骨と硬膜外側の骨膜層の間には正常では空間はない。例えば，切れた硬膜血管からでた血液が骨膜を頭蓋から遠ざけてそこに貯留するような，病的な状態でのみ空間ができる。
- **硬膜とクモ膜の境界面**（硬膜下腔）も同様に，硬膜とクモ膜の間の自然なスペースではない。頭の叩打後など外傷の結果，硬膜辺縁細胞層に空間ができる（Haines, 2006）。
- **クモ膜下腔**はクモ膜と軟膜の間にある実空間で，脳脊髄液，小柱細胞，大脳動脈，上矢状静脈洞に注ぐ架橋上大脳静脈を含む（図7.10B）。

臨床関連事項

硬膜性頭痛

硬膜は痛みに敏感で，特に硬膜静脈洞と硬膜動脈に関係する部位で敏感である。頭痛の原因は無数にあるが，頭皮や硬膜血管の伸展（あるいは両者）は頭痛の原因の1つであると信じられている。脳脊髄液除去のための腰椎穿刺後に起こる頭痛など，多くの頭痛は硬膜に由来するようである。これらの頭痛は硬膜にある感覚神経終末の刺激によって生じると考えられている。脳脊髄液が除かれると，脳は少し下降し，硬膜を引っ張る。これが痛みと頭痛の原因となることがある。このため，患者は硬膜の牽引を最小限にして頭痛の起こる割合が低くなるように，腰椎穿刺後に頭を下げているように指示される。

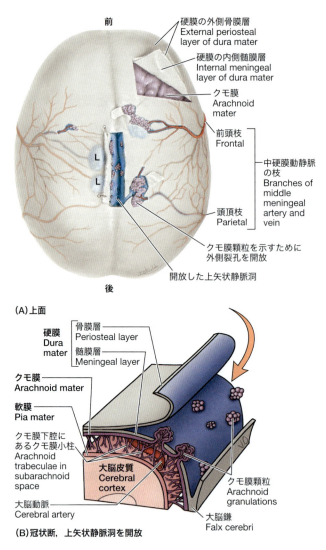

図7.10 脳髄膜の層，形成と位置関係　**A**. 原位置での髄膜の層と中硬膜血管の枝。**B**. クモ膜顆粒を示すために上矢状静脈洞を開放した図。L：外側裂孔

臨床関連事項

頭部外傷と頭蓋内出血

硬膜外出血は動脈由来である。通常頭部を強打した後に，引き裂かれた中硬膜動脈の枝からの血液が硬膜の外側骨膜層と頭蓋冠の間にたまる。その結果，**硬膜外血腫**がつくられる（図B7.2）。典型的には，短時間の脳震盪（意識消失）が起こり，続いて数時間の意識清明期がある。その後，嗜眠状態と昏睡に陥る。血液塊が増大すると脳が圧迫され，血液の排出と出血血管の止血縫合が必要となる。

硬膜縁血腫は古典的には硬膜下血腫と呼ばれる。しかしながら，硬膜‐クモ膜境界部には生理的な空間はないのでこの用語は誤称である。この境界部の血腫は通常，硬膜縁細胞層がパックリ裂けて，そこにたまった血液によって生じる（図B7.2）。血液は既存の空間にたまるのではなく，硬膜‐クモ膜境界部に新しい空間をつくるの

である(Haines, 2006)。硬膜縁出血は通常頭を打撲し，頭蓋内で脳がぶつかって損傷された後に起こる。引き金となる外傷は些細なものであったり忘れられていることもあるが，静脈からの出血が何週間もかけて血腫が成長することがある。硬膜縁出血は典型的には静脈由来で，通常上大脳静脈が上矢状静脈洞に注ぐ際の架橋静脈が引き裂かれて生じる。

クモ膜下出血は通常動脈からの血液がクモ膜下腔にたまったものである(図B7.2)。たいていのクモ膜下出血は嚢状動脈瘤(動脈の嚢状拡張)の破裂により生じる。クモ膜下出血の中には頭蓋骨折と脳裂傷を伴う頭部外傷に関係して起こるものもある。クモ膜下腔への出血の結果，髄膜刺激症状，重篤な頭痛，項部硬直が生じ，しばしば意識消失が起こる。

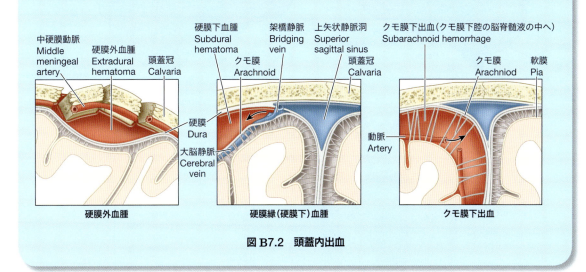

図 B7.2　頭蓋内出血

脳

　脳 brain は通常，神経科学の講義で学習するので，以下は脳，血管，脳室系の部分に関する簡潔な議論である。脳は**大脳，小脳，脳幹**(中脳，橋，延髄)からなっている(図7.11AB)。12対の脳神経のうち，**11対は脳から起こる**(図7.11C)。運動性，副交感神経性，感覚性機能をもつ。一般に，これらの神経頭蓋を離れるときに硬膜鞘に包まれる。硬膜鞘は神経上膜の結合組織とつながっている。脳神経については9章を参照。

脳の区分

　頭蓋冠と硬膜を取り除くと，大脳皮質の**回 gyrus** と**溝 sulcus** と**裂 fissure** が繊細な軟クモ膜層を通してみえる。脳の部分は以下のとおりである(図7.11AB)。

- **大脳 cerebrum** は**大脳半球 cerebral hemisphere** を含む。これは脳の最も大きな部分を占め，大脳縦裂によって分けられ，そこに向かって大脳鎌がのびる。それぞれの大脳半球は4つの葉(前頭葉，頭頂葉，側頭葉，後頭葉)に分けられる。前頭葉は前頭蓋窩を占め，側頭葉は中頭蓋窩の外側部を占め，後頭葉は後方の小脳テントの上にのびる(図7.3B)。
- **間脳 diencephalon** は視床上部，視床，視床下部からなり，脳の中心部分をなす(図7.11B)。
- **中脳 midbrain** は脳幹の吻側部で，中頭蓋窩と後頭蓋窩の境界部に位置する。脳神経IIIとIVが中脳と関係する。
- **橋 pons** は脳幹で吻側の中脳と尾側の延髄の間にあり，後頭蓋窩の前部にある。脳神経Vが橋と関係する。
- **延髄 medulla oblongata (medulla)** は脳幹の最も尾側部で，脊髄につながり，後頭蓋窩にある。脳神経IX，X，XIIが延髄と関係し，一方の脳神経VI～VIIIは橋と延髄の境界部に位置する。
- **小脳 cerebellum** は橋と延髄の後方，大脳後部の下方に位置する大きな脳塊である。後頭蓋窩で小脳テント

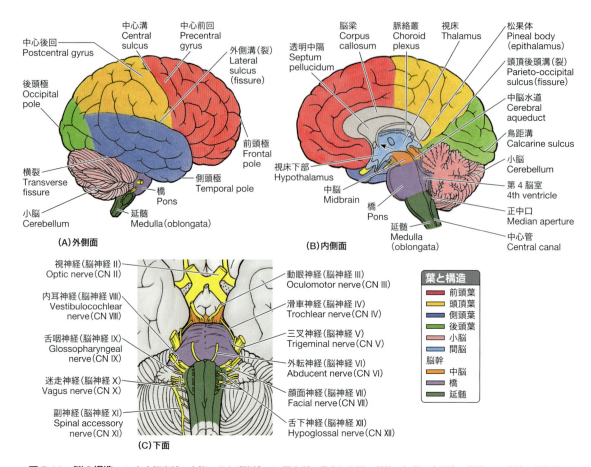

図 7.11 脳の構造　A. 右大脳半球，小脳，および脳幹。B. 正中断で見られる脳の部位。矢印は室間孔の位置。C. 脳幹と脳神経。

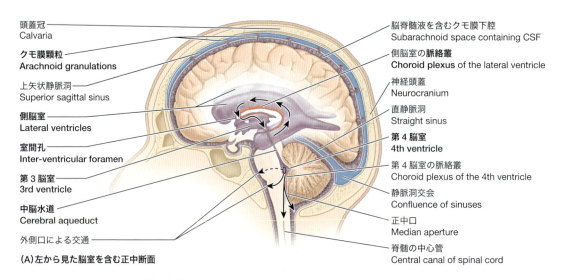

(A) 左から見た脳室を含む正中断面

図 7.12 脳の脳室系　A. 脳室。矢印は脳脊髄液の流れの方向。CSF：脳脊髄液（続く）

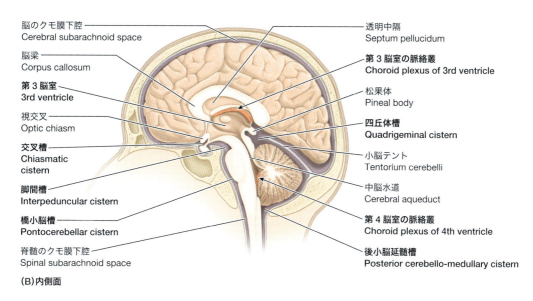

図 7.12 脳の脳室系（続き） B. クモ膜下槽。

臨床関連事項

大脳の損傷

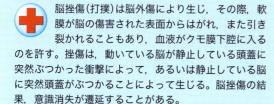

脳挫傷（打撲）は脳外傷により生じ，その際，軟膜が脳の傷害された表面からはがれ，また引き裂かれることもあり，血液がクモ膜下腔に入るのを許す。挫傷は，動いている脳が静止している頭蓋に突然ぶつかった衝撃によって，あるいは静止している脳に突然頭蓋がぶつかることによって生じる。脳挫傷の結果，意識消失が遷延することがある。

脳の裂傷はしばしば頭蓋陥没骨折や銃創に関係して起こる。脳の裂傷の結果，血管の破裂と脳内やクモ膜下腔への出血が生じ，頭蓋内圧亢進と脳圧迫をきたす。脳圧迫は以下の原因で生じうる。
- 頭蓋内血液貯留。
- 脳脊髄液の循環障害や吸収障害。
- 頭蓋内腫瘍や膿瘍。
- 脳浮腫（水とナトリウム含量増加の結果生じる脳の体積の増加）によって生じる脳の腫大。

水頭症

脳脊髄液の過剰産生や，流路の閉塞，吸収障害の結果，脳室内の脳脊髄液が過剰となる。乳幼児で起こると，頭部が拡大し，**水頭症**として知られる状態になる。過剰な脳脊髄液は脳室を拡張させ，周囲の脳を菲薄化し，幼児では縫合や泉門がまだ閉じていないので，頭蓋骨の解離が生じる（図 B7.3）。

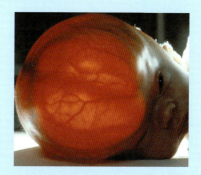

図 B7.3　水頭症

脳脊髄液の漏出

中頭蓋窩床の骨折では，中耳より上方の髄膜が引き裂かれ，鼓膜が破裂した場合に，外耳道から脳脊髄液が漏れることがある（髄液耳漏）。

前頭蓋窩床の骨折では，篩骨篩板を巻き込み，脳脊髄液が鼻から漏れることがある（髄液鼻漏）。

髄液耳漏や鼻漏は，頭蓋底骨折の存在を強く示唆し，感染が耳や鼻から髄膜へ広がる可能性があるので，髄膜炎のリスクが増す。

大槽穿刺

脳脊髄液が診断目的で，**大槽穿刺**として知られる手技を用いて後小脳延髄槽から採取されることがある（図7.12B）。クモ膜下腔や脳室系はまた，脳脊髄液の圧を測定・モニタリングしたり，抗菌薬を注入したり，造影剤を注入するために穿刺されることもある。

表7.2　大脳半球の動脈供給

動脈	起始	分布
内頸動脈	総頸動脈，甲状軟骨の上縁で	海綿静脈洞の壁，下垂体，三叉神経節への枝をだし，脳に血液を送る
前大脳動脈	内頸動脈	後頭葉を除く大脳半球
前交通動脈	前大脳動脈	脳底動脈輪
中大脳動脈	内頸動脈の延長，前大脳動脈よりも遠位	大脳半球の外側面の大部分
椎骨動脈	鎖骨下動脈	脳髄膜と小脳
脳底動脈	椎骨動脈が合流してできる	脳幹，小脳，大脳
後大脳動脈	脳底動脈の終枝	大脳半球の内側面と後頭葉
後交通動脈	後大脳動脈	視索，大脳脚，内包，視床

の下にあり，2つの半球からなり，両者は（小脳）**虫部** vermis という狭い中間部で連結する。

脳室系

脳室系は2つの側脳室と正中の第3脳室，第4脳室からなる（図7.12A）。**側脳室** lateral ventricle（第1，2脳室）は**室間孔** interventricular foramen（Monro孔）を通って**第3脳室**に開く。第3脳室は左右間脳の左右両半の間の細隙様の腔で，**中脳水道** cerebral aqueduct につながる。これは中脳にある狭い管で，第3脳室と第4脳室をつなぐ（図7.11B，7.12B）。**第4脳室**は橋と延髄の後部にあり，下方にのびる。下方では，細くなって狭い管となり，脊髄の中心管につながる。脳脊髄液は第4脳室から1つの**正中口** median aperture（Magendie孔）と，左右の**外側口** lateral aperture（Luschka孔）を通ってクモ膜下腔に排出される。これらの孔は脳脊髄液がクモ膜下腔に入る唯一の通路である。それらが遮断されると，脳室は拡大し，大脳半球を圧迫する。特定の領域，おもに脳底部では，軟膜とクモ膜は広く解離し，脳脊髄液の大きな貯蔵庫（脳槽）をなす（図7.12B）。おもな**クモ膜下槽** subarachnoid cistern は以下のとおりである。

- **小脳延髄槽** cerebellomedullary cistern は最も大きな槽で，小脳と延髄の間に位置する。第4脳室の開口部より脳脊髄液を受け取る。後小脳延髄槽（ラテン語では cisterna magna）（大槽）と外側小脳延髄槽に分けられる。

- **橋小脳槽** pontocerebellar cistern（橋槽）は橋の腹側

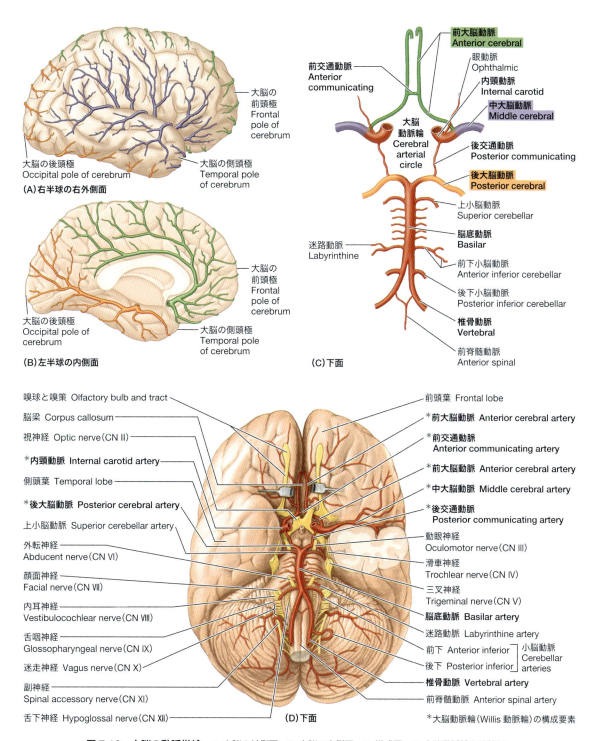

図 7.13　大脳の動脈供給　A. 大脳の外側面。B. 大脳の内側面。C. 模式図。D. 大脳動脈輪と脳神経。

にある広いスペースで，下方は脊髄のクモ膜下腔につながる。
- **脚間槽** interpeduncular cistern（脳底槽）は中脳の大脳脚の間の脚間窩にある。
- **交叉槽** chiasmatic cistern は視交叉の下前方にある。
- **四丘体槽** quadrigeminal cistern（大大脳静脈槽）は脳梁後部と小脳上面の間にある。

脳脊髄液は（1日400～500 mLの割合で）側脳室，第3脳室，第4脳室の**脈絡叢** choroid plexus の脈絡膜上皮細胞より分泌される（図7.12A）。これらの脈絡叢は立方上皮細胞に覆われた，軟膜の脈管縁（脈絡膜組織）からなる。脳脊髄液の一部は第4脳室をでて下方へ向かい脊髄周囲のクモ膜下腔に入り，一部は小脳の後上方のクモ膜下腔に入る。しかし，脳脊髄液の大部分は脚間槽と四丘体槽に流れ込む。さまざまな槽からの脳脊髄液は，大脳半球の内側面，上外側面の溝と裂を通って上方へ流れる。脳脊髄液はまた，脳神経周囲のクモ膜下腔延長部にも流れる。

脳脊髄液の静脈系へのおもな吸収部位はクモ膜顆粒である。これはクモ膜絨毛が硬膜静脈洞壁へ突出したもので，特に上矢状静脈洞とその外側裂孔に多い（図7.10，7.12A）。髄膜と頭蓋冠とともに，脳脊髄液は頭部への殴打に対して衝撃を和らげる働きをして脳を保護する。クモ膜下腔の脊髄液は脳の重さで脳神経根や血管が頭蓋内面に押し付けられるのを防ぐ浮力を提供する。

脳の血管

脳の重量は体重の約2.5%を占めるにすぎないが，脳は心拍出量の約1/6の血液と，安静時に身体が消費する酸素の1/5を受け取る。脳への血液は内頸動脈と椎骨動脈から供給される（図7.13，表7.2）。

内頸動脈 internal carotid artery は頸部で総頸動脈から起こり，頸動脈交感神経叢とともに頸動脈管を通って頭蓋腔に入る。内頸動脈の頭蓋内での走行は図7.14に示す。この動脈の頸部は側頭骨岩様部の頸動脈管の入り口まで上行する。内頸動脈の錐体部は頸動脈管の中を水平，内側方向に走り，破裂孔の上方に現れ，頭蓋腔に入る。内頸動脈の海綿静脈洞部は，海綿静脈洞を横切るときに頸動脈溝内の蝶形骨の外側面を走る。前床突起の下方で，頸動脈は180°回転し，大脳動脈輪に加わる。内頸動脈は海綿静脈洞を通って，外転神経（脳神経Ⅵ）に伴行し，動眼神経（脳神経Ⅲ）と滑車神経（脳神経Ⅳ）と近接して前方に走る。内頸動脈の終枝は**前大脳動脈** anterior cerebral artery と**中大脳動脈** middle cerebral artery である（図7.13CD，表7.2）。

椎骨動脈 vertebral artery は頸根部で鎖骨下動脈の第一部の枝としてはじまり，第1～6頸椎の横突孔を通って硬膜とクモ膜を貫き，大後頭孔を通る。椎骨動脈の頭蓋内部は，橋の尾側端で合わさって**脳底動脈** basilar artery となる。脳底動脈は橋小脳槽を通って（図7.12B）橋の上端に達し，そこで2本の**後大脳動脈** posterior cerebral artery に分かれて終わる。

各大脳動脈の皮質枝は，脳の深部に枝をだすだけでなく，大脳の表面と極も栄養する。皮質枝には以下のものがある。

- **前大脳動脈**は内側面と上面の大半および前頭極を栄養する。
- **中大脳動脈**は外側面と側頭極を栄養する。
- **後大脳動脈**は下面と後頭極を栄養する。

脳底にある**大脳動脈輪** cerebral arterial circle（Willis動脈輪）は脳を養う4本の動脈（2本の椎骨動脈と2本の内頸動脈）の間の重要な吻合である（図7.13CD）。この動脈輪は**後大脳動脈，後交通動脈，内頸動脈，前大脳動脈，前交通動脈**によりつくられる。大脳動脈輪の構成要素は脳に無数の小さな枝をだす。大脳動脈輪をなすこれら動脈の起始とサイズの変異は頻度が高く（例えば，後交通動脈が欠損している，前交通動脈が2本ある，など）。およそ3人に1人で，後大脳動脈の1本が内頸動脈の主要枝となっている。

壁が薄く，弁のない**大脳静脈** cerebral vein が脳からの血液を受けて硬膜のクモ膜と髄膜層を貫き，最も近傍の硬膜静脈洞に終わる。硬膜静脈洞は大部分，内頸静脈に注ぐ。脳の上外側面からの血液を受ける上大脳静脈は上矢状静脈洞に注ぐ（図7.6A）。大脳の後面や下面からの血液を受ける大脳静脈は直・横・上錐体静脈洞に注ぐ。**大大脳静脈** great cerebral vein（Galen静脈）は1本の正中にある静脈であるが，2本の内大脳静脈が合わさって脳の内部でつくられ，下矢状静脈洞と混じって直静脈洞をつくって終わる（図7.6A，7.7B）。

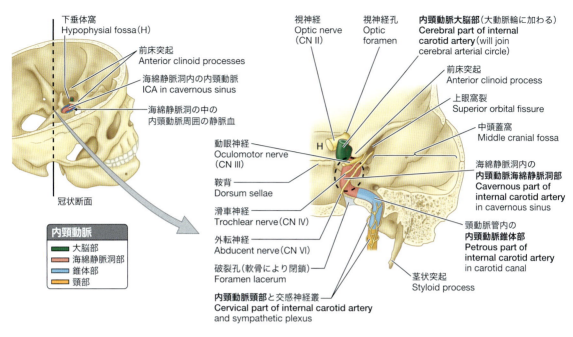

図 7.14 　内頸動脈の走行　方向を示す図（左）に，頸動脈管と交差する冠状断面（右）の位置を示す．ICA：内頸動脈

臨床関連事項

脳卒中

虚血性脳卒中は脳血流障害に関係する神経学的欠損の突然の発症をさす．最も頻度の高いものは，大脳塞栓，大脳血栓，大脳出血，クモ膜下出血といった，自然発症する脳血管障害である（Rowland, 2010）．大脳動脈輪は，動脈輪をつくる主要な動脈の 1 つが徐々に閉塞する場合の，重要な側副血行路である．突然の閉塞は，たとえそれが部分的であっても，神経学的欠損を生じる．高齢者では，大きな動脈（例えば内頸動脈など）が閉塞したときに，たとえ閉塞が徐々に起きたとしても吻合はしばしば不十分である（そのような場合，機能は少なくともある程度障害される）．

　出血性脳卒中は，動脈瘤や嚢状動脈瘤（動脈壁の脆弱な部分の嚢状拡張）の破裂に続いて起こる．最も頻度の高い型の嚢状動脈瘤はイチゴ状動脈瘤で，大脳動脈輪やその近傍の動脈，脳底の中型サイズの動脈に起こる（図 B7.4）．やがて，特に高血圧を有する人で，動脈壁の脆弱な部分が拡張して破裂し，血液がクモ膜下腔に入ることになる．

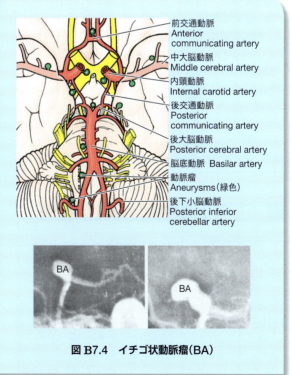

図 B7.4 　イチゴ状動脈瘤（BA）

> **一過性脳虚血発作**
>
>
> 一過性脳虚血発作とは，脳の虚血(血液供給不足)にもとづく神経学的な症状をさす。一過性脳虚血発作の症状は，ふらつき，めまい，立ちくらみ，失神，感覚異常(例えば，四肢のうずき感)など，曖昧なことがある。たいていの一過性脳虚血発作は数分でおさまるが，1時間程持続することもある。一過性脳虚血発作を起こした人は心筋梗塞や虚血性脳卒中を発症するリスクが高い(Brust, 2005)。一過性脳虚血発作と完成した脳卒中(完全脳卒中，脳組織の梗塞)の鑑別にはMRI検査が用いられる。

顔面

顔面 face は頭部の前面部で，額から顎まで，一方の耳から対側の耳までである。顔の基本的な形は下層の骨や顔面表情筋，皮下組織により規定される。顔面の皮膚は薄く柔軟で，下層にある外耳や鼻の軟骨にかたく付着している。

顔面の筋

顔面筋 facial muscle(顔面表情筋)は前後の頭皮，顔面，頸部の皮下組織の中にある(図7.15，表7.3)。大部分の筋は骨ないし筋膜に付着し，皮膚を引いて作用を及ぼす。また皮膚を動かし，顔の表情を変えて気分を伝える。顔面表情筋も口や眼や鼻の開口部の周りを取り囲み，開口部を開閉させる括約筋と散大筋として働く。

口輪筋 orbicularis oris は口の括約筋で，消化管の一連の括約筋の最初のものである。頰筋 buccinator(ラテン語でトランペット奏者を意味する)は微笑むときに働くが，また頰を緊張させて，咀嚼時に折れこんで怪我するのを防ぐためにも働く。口輪筋と頰筋は舌と共同して働き，咀嚼の際に食物を歯と歯の間に保つ。頰筋は乳を吸ったり，口笛を吹いたり，息を吹きかけたりするとき(管楽器を演奏するときなど)に働く。

眼輪筋 orbicularis oculi は眼瞼を閉じ，涙液(涙)の流れを補助する。そっと眼瞼を閉じる**眼瞼部**，涙囊の後部を通り涙の排泄を助ける**涙囊部**，眼球を閃光や埃から保護するために眼瞼を硬く閉じる**眼窩部**の3部からなる。

顔面の神経

顔面の皮膚(感覚)神経支配はおもに三叉神経によってなされ(脳神経V，図7.16)，一方，顔面の表情筋の運動神経支配は顔面神経(脳神経Ⅶ，図7.15B)によって，咀嚼筋の運動神経支配は三叉神経の運動根である**下顎神経**によってなされる。

頸部の皮神経は顔面のものと重なる(図7.16B)。**頸神経叢**からの皮神経は耳，頸部や頭皮の後面までのびる。**大耳介神経**は耳介の下面と下顎角を覆う領域の大部分を支配する。

三叉神経 trigeminal nerve(脳神経Ⅴ)は顔面の感覚神経と，咀嚼筋やいくつかの小筋の運動神経である(図7.16，表7.4)。三叉神経節 trigeminal ganglion(脳神経Ⅴの大きな感覚神経節)の神経細胞体から末梢にのびる3本の大きな軸索突起が，眼神経 ophthalmic nerve(脳神経V₁)，上顎神経 maxillary nerve(脳神経V₂)と下顎神経 mandibular nerve(脳神経V₃)の感覚成分を形成する。これらの神経は主要な分布域(それぞれ眼と上顎と下顎)に従って名づけられている。最初の2枝(脳神経V₁とV₂)は完全に感覚性である。脳神経V₃は大部分感覚性であるが脳神経Ⅴの運動根から運動線維(軸索)も受け取る。三叉神経のおもな皮枝(表7.4)は以下のとおりである。

- 眼神経(脳神経V₁)：涙腺神経，眼窩上神経，滑車上神経，滑車下神経，外鼻枝。

> **臨床関連事項**
>
> **顔面の外傷**
>
>
> 顔面には明瞭な深筋膜層がないので，顔面筋の付着の間の結合組織は疎で，**顔面の裂傷は大きく開きやすい**。そのために，皮膚は瘢痕を予防するために注意深く縫合しなければならない。皮下組織が疎であるためにまた，顔面を打撲すると，液体と血液が疎な結合組織にたまりやすい。顔面の炎症はかなりの腫脹を引き起こす。

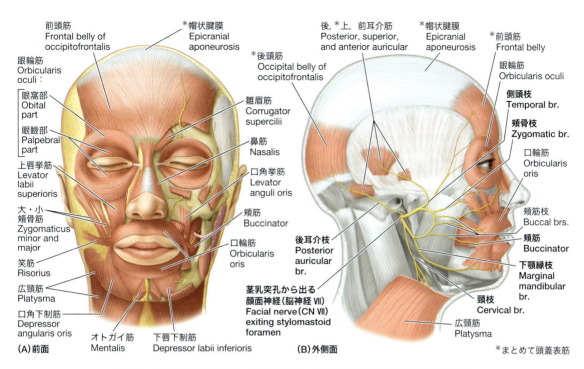

図 7.15 顔面と頭皮の筋肉 A. 顔面表情筋。B. 顔面神経の枝（脳神経Ⅶ）の神経支配。

表 7.3 顔面と頭皮のおもな筋

筋[a]	起始	停止	おもな作用
後頭前頭筋			
前頭筋	帽状腱膜	眉と前頭部の皮膚と皮下組織	眉を挙上し前頭部の皮膚に皺をよせる，頭皮を前方に引く（驚きや好奇心を示す）
後頭筋	上項線の外側 2/3	帽状腱膜	頭皮を後退させる。前頭筋の効率を高める
眼輪筋	眼窩の内側縁，内側眼瞼靭帯，涙骨	眼窩縁周囲の皮膚，上下瞼板	まぶたを閉じる。眼瞼部は眼瞼を優しく閉じ，眼窩部はきつく閉じる
口輪筋	上顎骨と下顎骨の内側部，口周囲の皮膚の深部，口角	口唇の粘膜	緊張すると口を閉じる，一過性収縮は唇を圧迫してつきだす（キスする）あるいは口をすぼめる（息を吹くとき）
頰筋	下顎骨，上顎骨と下顎骨の歯槽突起，翼突下顎縫線	口角，口輪筋	頰を臼歯に向かって押しつける，舌と共同で食物を咬合面に保ち，口腔前庭からだす，息を吹くときのように口をすぼめる
広頸筋	鎖骨下と鎖骨上部の皮下組織	下顎底，頰と下唇の皮膚，口角，口輪筋	（抵抗に対して）下顎を下制し，顔面下部と頸の皮膚を緊張させる（緊張と圧力を伝える）

[a] すべての顔面筋は顔面神経（脳神経Ⅶ），すなわち，耳下腺神経叢の後耳介神経，側頭枝，頰骨枝，頰筋枝，下顎縁枝，頸枝により支配される。

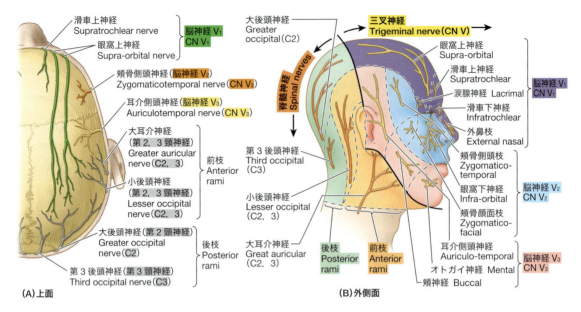

図 7.16　顔面と頭皮の皮神経

- 上顎神経(脳神経 V_2)：眼窩下神経，頬骨側頭枝，頬骨顔面枝．
- 下顎神経(脳神経 V_3)：耳介側頭神経，頬神経，オトガイ神経．

顔面の運動神経は顔面表情筋への**顔面神経**(脳神経VII)と，咀嚼筋(咬筋，側頭筋，内側および外側翼突筋)への下顎神経(脳神経 V_3)である．これらの神経はいくつかの深部の筋肉も支配する(口，中耳，頸部との関係で本章の後半で述べる)．顔面神経 facial nerve (脳神経VII)は**茎乳突孔**を通って頭蓋から現れる(図 7.15B，表 7.1，7.3)．その頭蓋外の枝(側頭枝，頬骨枝，頬筋枝，下顎縁枝，頸枝，後耳介神経)は頸部や顎の表層筋(広頸筋)や顔面表情筋，頬の筋(頬筋)，耳の筋(耳介)，頭皮の筋(後頭筋，前頭筋)を支配する．

耳介より前方の**頭皮の神経支配は三叉神経の 3 枝すべて**(脳神経 V_1，V_2，V_3)の枝による(図 7.16B，表 7.4)．耳介より後方では，頭皮の神経支配は脊髄神経の皮枝(第 2，3 頸神経)による．

顔面と頭皮の表在血管

顔面は表在性の動脈により豊富に栄養され，外静脈により血液が排出される．このことは赤面したり青ざめたりすることからも明らかである．動脈，静脈とも終枝は自由に吻合し，正中を越えて対側のパートナーと吻合することもある．顔面を栄養するほとんどの動脈は**外頸動脈**の枝である(図 7.17，表 7.5)．ほとんどの外顔面静脈は顔面の動脈に伴行する静脈によって排出される．たいていの表在性静脈のように変異が多く，吻合が発達していて，一時的に圧迫されたときにも別の経路を通って排出されるようになっている．別の経路には浅層の経路と深層の経路がある．

顔面動脈 facial artery は顔の表層に分布する主要な動脈である(図 7.17B，7.18，表 7.5)．これは外頸動脈から起こり，迂曲しながら下顎の下縁で咬筋の前縁に達する．そこから顔の表面を通り抜けて内眼角にいく．その途中で顔面動脈は，上唇と下唇(**上唇動脈** superior labial artery と**下唇動脈** inferior labial artery)に枝を送る．また，鼻の両横(**外側鼻動脈** lateral nasal artery)にも枝を送り，それから**眼角動脈** angular artery として終わり，内眼角に分布する．

浅側頭動脈 superficial temporal artery は外頸動脈の小さなほうの終枝である．もう 1 本の終枝は**顎動脈**である．浅側頭動脈は顎関節と耳の間で顔面に現れ，**前頭枝** frontal branch と**頭頂枝** parietal branch に分かれて頭皮内に終わる(図 7.18)．**顔面横動脈** transverse facial artery は浅側頭動脈から耳下腺内で起こり，顔を横

表 7.4　顔面と頭皮の皮神経

神経	起始	走行	分布
眼神経（脳神経 V₁）に由来する皮神経			
眼窩上神経	眼窩の天井のほぼ中央部で，前頭神経の分岐からの枝	眼窩の天井に沿って前方にのび，眼窩上切痕/孔を通って現れ，前頭部を上行し小枝に分かれる	前頭洞の粘膜。上眼瞼中部の皮膚と結膜。頭頂までの前外側の前頭部と頭皮の皮膚と骨膜
滑車上神経	眼窩の天井のほぼ中央部で，前頭神経の分岐からの枝	眼窩の天井に沿って前内方にのび，滑車の外側を通って前頭部を上行する	上眼瞼の内側面の皮膚と結膜。前内側の前頭部の皮膚と骨膜
涙腺神経	脳神経 V₁ の枝	眼窩を上外方に走り，頬骨側頭神経との交通枝から分泌運動線維を受け取る	涙腺（分泌運動線維）。上眼瞼の外側部の皮膚と結膜の小領域
滑車下神経	（前篩骨神経とともに）鼻毛様体神経の終枝	眼窩内側壁を通って滑車に向かって下方に走る	鼻根の横の皮膚。内眼角，涙嚢，涙丘のそばの眼瞼の皮膚と結膜
外鼻枝	前篩骨神経の終枝	鼻骨と外側鼻軟骨の間を通って鼻腔から現れる	鼻翼，鼻前庭，鼻背，鼻尖の皮膚
上顎神経（脳神経 V₂）に由来する皮神経			
眼窩下神経	脳神経 V₂ が下眼窩裂を通って眼窩に入った後の延長部	眼窩床の下眼窩溝・管を通り抜け，上歯槽枝をだす。それから眼窩下孔からでてきて，すぐに下眼瞼枝，内外鼻枝，上唇枝に分かれる	上顎洞の粘膜。上顎の小臼歯と犬歯，切歯。下眼瞼の皮膚と結膜。頬と鼻の外側部，鼻中隔の前下部の皮膚。上唇の皮膚と口腔粘膜
頬骨顔面枝	（頬骨側頭枝とともに）頬骨神経の終枝をなし，そのうちの小さいほうの枝	眼窩の下外側角で，頬骨の頬骨顔面管を通り抜ける	頬隆起の上の皮膚
頬骨側頭枝	（頬骨顔面枝とともに）頬骨神経の終枝をなし，そのうちの大きいほうの枝	眼窩内で涙腺神経に交通枝をだす。それから頬骨内の頬骨側頭管を通って側頭窩にのびる	側頭窩の前部を覆う皮膚
下顎神経（脳神経 V₃）に由来する皮神経			
耳介側頭神経	側頭下窩で，中硬膜動脈をとり囲む脳神経 V₃ 後幹の 2 つの根から	下顎枝と耳下腺上深部の深層を後方に走り，顎関節の後方からでてくる	耳介前方と側頭領域の後方 2/3 の皮膚。耳珠とそのそばの耳輪の皮膚。外耳道の天井の皮膚。鼓膜上部の皮膚
頬神経	側頭下窩で，脳神経 V₃ の前幹の感覚枝として	外側翼突筋の 2 部の間を通り，前方で下顎枝と咬筋の浅層にでてきて，顔面神経の頬筋枝と合流する	頬の皮膚と粘膜（頬筋前部の外表面と内面）。第 2，3 大臼歯の近くの頬側歯肉
オトガイ神経	下歯槽神経（V₃ の枝）の終枝	下顎体の前外側面にあるオトガイ孔を通って下顎管からでてくる	顎の皮膚，下唇の口腔粘膜
頸神経前枝に由来する皮神経			
大耳介神経	第 2，3 頸神経が頸神経叢を通って	外頸静脈の後方で胸鎖乳突筋を横切って垂直に上行する	下顎角と耳垂の下部を覆う皮膚，耳下腺鞘
小後頭神経		胸鎖乳突筋の後縁に沿い，それから耳介後方を上行する	耳介後方の頭皮
頸神経後枝に由来する皮神経			
大後頭神経	第 2 頸神経後枝の内側枝として	軸椎と下頭斜筋の間からでてきて僧帽筋を貫く	後頭部の頭皮
第 3 後頭神経	第 3 頸神経後枝の外側枝として	僧帽筋を貫く	下部後頭部と後頭下部の頭皮

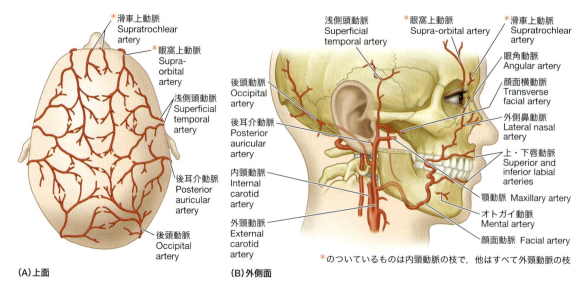

図 7.17　顔面と頭皮の浅動脈

表 7.5　顔面と頭皮の浅動脈

動脈	起始	走行	分布
顔面動脈	外頸動脈	顎下腺の深層を上行し，下顎骨縁を回って顔面に入る	表情筋と顔面
下唇動脈	顔面動脈，口角の近く	下唇を内側に	下唇
上唇動脈		上唇を内側に	上唇と鼻翼，鼻中隔
外側鼻動脈	顔面動脈，鼻に沿って上行する間に	鼻翼に向かう	鼻翼と鼻背の皮膚
眼角動脈	顔面動脈の終枝	内眼角に向かう	頬の上部と下眼瞼
後頭動脈	外頸動脈	顎二腹筋の後腹と乳様突起の内側を走り，後頭部では後頭神経に伴行する	頭頂までの後頭部の頭皮
後耳介動脈		乳様突起と耳の間の茎状突起に沿って，耳下腺の深部を後方に走る	耳介後方の耳介と頭皮
浅側頭動脈	外頸動脈の終枝の小さいほう	耳の前方を上行して側頭部に至り，頭皮に終わる	顔面筋と，前頭部および側頭部の皮膚
顔面横動脈	耳下腺内の浅側頭動脈	咬筋の浅層と頬骨弓の下方で顔面を横切る	耳下腺と耳下腺管，顔面の筋と皮膚
オトガイ動脈	下歯槽動脈の終枝	オトガイ孔からでてオトガイに向かう	顔面筋とオトガイの皮膚
眼窩上動脈	内頸動脈の枝である眼動脈の終枝	眼窩上孔から上方に向かう	前頭部と頭皮の筋と皮膚
滑車上動脈		滑車上切痕から上方に向かう	頭皮の筋と皮膚

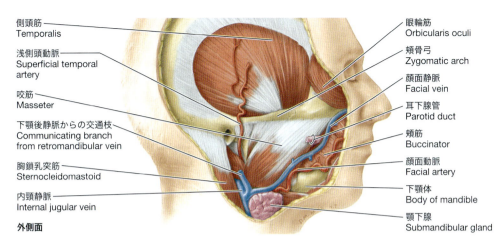

図7.18　顔面の血管　耳下腺は除いてある。

切って咬筋の浅層に至る。この動脈は多数の枝に分かれ，耳下腺と耳下腺管，咬筋，顔の皮膚に血液を送る。顔面横静脈は顔面動脈の枝と吻合する。

　頭皮の動脈は，皮膚と帽状腱膜の間の皮下結合組織層の中を走行する。それらは互いに自由に吻合する。動脈壁は周囲の密な結合組織に強固に付着し，切断されたときに収縮する能力が制限されている。その結果，頭皮の創傷からの出血は大量であることが多い。動脈の供給は**外頸動脈**から**後頭動脈** occipital artery，**後耳介動脈** posterior auricular artery，**浅側頭動脈** superficial temporal artery によって，また**内頸動脈**から**滑車上動脈** supratrochlear artery，**眼窩上動脈** supra-orbital artery によってなされる（図7.17A，表7.5）。頭皮の動脈はほとんど頭蓋に血液を送らず，頭蓋はおもに中硬膜動脈により養われる。

　顔面静脈 facial vein は顔面の主要な表在性静脈路である（図7.18，7.19）。この静脈は内眼角で**眼角静脈** angular vein としてはじまる。顔面静脈の支流には，側頭下窩の**翼突筋静脈叢**に注ぐ**深顔面静脈** deep facial vein がある（図7.19）。下顎縁の下方で，顔面静脈は下顎後静脈の前枝と合流する。顔面静脈は直接あるいは間接的に**内頸静脈** internal jugular vein に注ぐ（図7.19）。内眼角では，顔面静脈は**上眼静脈**と交通して，**海綿静脈洞**に注ぐ。

　浅側頭静脈 superficial temporal vein は前頭部と頭皮からの血液を受け，側頭部と顔面の静脈枝を受け取る。耳介の近くで浅側頭静脈は耳下腺に入る（図7.18）。**下顎後静脈** retromandibular vein は浅側頭静脈と顎静脈の合流によりつくられ，耳下腺内を下行し，外頸動脈の浅層で顔面神経の深層を通る深静脈である（図7.19）。下顎後静脈から分かれた前枝は顔面静脈と合流し，後枝は**後耳介静脈** posterior auricular vein と合流して**外頸静脈** external jugular vein をつくる。外頸静脈は胸鎖乳突筋の浅層を横切り，頸根部で鎖骨下静脈に注ぐ。

　頭皮浅部の静脈は，頭皮の動脈に同伴する静脈，すなわち**眼窩上静脈** supra-orbital vein，および**滑車上静脈** supratrochlear vein から排出され，これらの静脈は下行して内眼角で合流して眼角静脈となり，眼窩下縁で顔面静脈となる。浅側頭静脈および**後耳介静脈**はそれぞれ耳介の前方・後方の頭皮の血液を受ける。**後頭静脈** occipital vein は頭皮の後頭域の血液を受ける。側頭領域の頭皮の深部の静脈路は，側頭域においては翼突筋静脈叢の支流である**深側頭静脈** deep temporal vein を通る。

　頭皮や顔面には耳下腺と頬部を除いてリンパ節はない。頭皮，顔面，頸部からのリンパは，頭部と頸部の接合部に位置する**浅リンパ節環（頸周囲の襟）**，すなわち，**オトガイ下リンパ節，顎下リンパ節，耳下腺リンパ節，乳突リンパ節，後頭リンパ節**に注ぐ（図7.20）。浅リンパ節環からのリンパは，内頸静脈に沿った**深頸リンパ節** deep cervical lymph node に注ぐ。これらのリンパ節からのリンパは頸部リンパ本幹に注ぎ，それは左側では胸管に注ぎ，右側では内頸静脈や腕頭静脈に注ぐ。顔面のリンパ流出路のまとめは以下のとおりである。

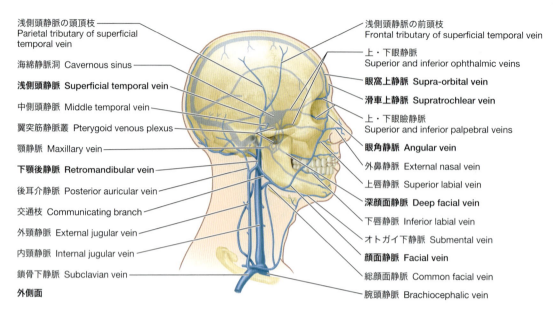

図7.19　顔面と頭皮の静脈路

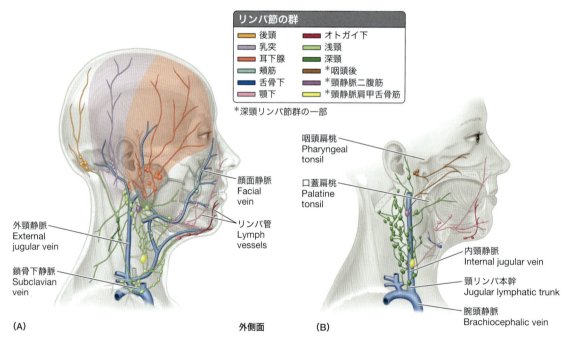

図7.20　顔面と頭皮のリンパ路　A. 浅リンパ路。B. 深リンパ路。頭頸部からのすべてのリンパ管は直接または間接的に，最終的には深頸リンパ節に注ぐ。

臨床関連事項

顔面の動脈の拍動

脈をとるとき，浅側頭動脈と顔面動脈の脈拍が使用される。例えば，麻酔科医は手術台の頭側でしばしば**浅側頭動脈の脈**をとる。脈をとる場所は，浅側頭動脈が頬骨弓を横切り頭皮を栄養する際に耳介の前方を通るところである。**顔面の脈**は顔面動脈が咬筋のすぐ前方で下顎骨下縁を横切るところでも触知できる。

顔面動脈の圧迫

顔面動脈は下顎骨を横切るところで下顎骨に押し付けられて閉鎖する可能性がある。顔面動脈の枝と顔面の他の動脈の間には無数の吻合があるので，顔面動脈が一側で圧迫されても，裂傷のある顔面動脈やその枝のすべての出血を止めることはできない。口唇の裂傷でも，出血を止めるためには切り口の両端を圧迫しなければならない。一般に，顔面の創傷は出血しやすいが，治りも早い。

- 顔面の外側部や頭皮からのリンパ管は**浅耳下腺リンパ節** superficial parotid lymph node に注ぐ。
- 深耳下腺リンパ節からのリンパは深頚リンパ節に注ぐ。
- 上唇と下唇の外側部のリンパ管は**顎下リンパ節** submandibular lymph node に注ぐ。
- オトガイと下唇中央部のリンパ管は**オトガイ下リンパ節** submental lymph node に注ぐ。

臨床関連事項

口唇の扁平上皮癌

口唇の扁平上皮癌は通常下口唇に生じる（図 B7.5）。長年にわたる日光への過剰曝露やパイプタバコによる刺激が要因となる。下口唇の中央部，口腔底，舌尖からの癌細胞はまずオトガイ下リンパ節に広がるが，下口唇の外側部からの癌細胞は顎下リンパ節に注ぐ。

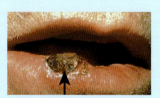

図 B7.5　下唇の扁平上皮癌

耳下腺

耳下腺 parotid gland は 3 大唾液腺の最大のもので，丈夫な**耳下腺筋膜** parotid sheath に包まれる。この筋膜は深頚筋膜の浅葉の続きである。耳下腺が不規則な形をしているのは，そのおさまる場所，すなわち**耳下腺床** parotid bed が外耳道の前下方にあり，下顎枝と乳様突起の間に楔状にはさまれているからである（図 7.21）。耳下腺の下方に向いた尖は下顎角の後方にあり，その底は頬骨弓に近接する。**耳下腺管** parotid duct は腺の前縁から水平に走る。咬筋の前縁で，耳下腺管は内方に曲がって頬筋を貫き，上顎の第 2 大臼歯の向かいの小さな開口部から口腔に入る。耳下腺の実質内に埋め込まれて，浅層から深層に向かって**顔面神経（脳神経Ⅶ）の耳下腺神経叢**とその枝，**下顎後静脈**と**外頚動脈**がある。耳下腺筋膜の表面と耳下腺の中には**耳下腺リンパ節**がある。

頚神経叢の枝である**大耳介神経** great auricular nerve（第 2，3 頚神経）は，耳下腺筋膜とそれを覆う皮膚に感覚線維を送り（図 7.16B，表 7.4），それから浅側頭血管とともに耳下腺の上方を通る（図 7.18）。**舌咽神経** glossopharyngeal nerve（脳神経Ⅸ）の副交感神経要素は耳神経節に節前線維を送る。節後線維は**耳神経節**から**耳介側頭神経** auriculotemporal nerve を通って耳下腺に運ばれてくる。副交感線維が刺激されると，薄い水溶性の唾液が産生される。交感神経線維は頚神経節から外頚動脈に沿って**外頚動脈神経叢** external carotid nerve plexus を通ってくる。この交感神経の血管運動活動は耳下腺からの分泌を減らすことがある。感覚神経線維は耳介側頭神経を通って腺に分布する。

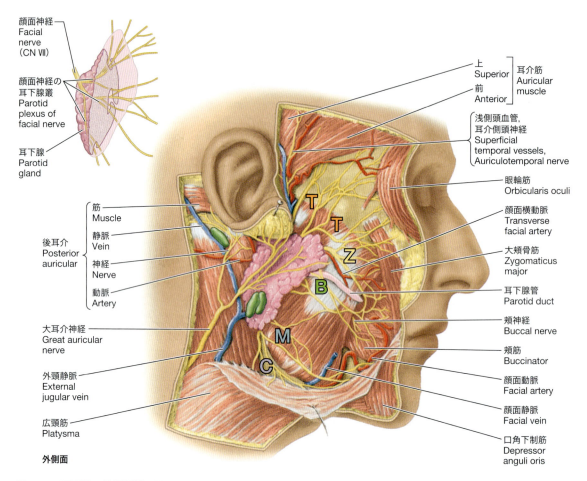

図 7.21　耳下腺の位置関係　挿入図，顔面神経の耳下腺叢．耳下腺は冠状面で切断した．顔面神経の枝．B：頬筋枝，C：頸枝，M：下顎縁枝，T：側頭枝，Z：頬骨枝

臨床関連事項

三叉神経痛

　三叉神経痛（疼痛性チック）は脳神経Ⅴの感覚根の感覚障害で，突然の稲妻のようなつき刺すような顔面の激痛発作が特徴である．**激痛発作**は15分以上続くこともある．しばしば上顎神経（脳神経V_2）が最もおかされ，ついで下顎神経（脳神経V_3）に多く，眼神経（脳神経V_1）は最も少ない．疼痛はしばしば皮膚の敏感な誘発帯に触れることによってはじまる．

　三叉神経痛の原因は不明であるが，患者のほとんどには脳神経Ⅴの感覚根を圧迫する異常な血管があると考える研究者がいる．その変異動脈を感覚根から取り除くと，症状は通常消える．一方，これは三叉神経核の神経がおかされる病気であると考える研究者もいる．三叉神経痛の症状を和らげるために感覚根の切断が必要となることもある．

臨床関連事項

耳下腺の感染

耳下腺は，急性伝染性ウイルス疾患である**おたふく風邪**のように，血流を介して運ばれる感染性病原体によって感染することがある．耳下腺の感染は，腺の炎症（**耳下腺炎**）を生じる．大耳介神経（図 7.21）により支配される頑丈な耳下腺筋膜が，腫脹により強く引きのばされるために，激しい痛みが起こる．疼痛は咀嚼運動により増悪することがある．それは，大きくなった腺が下顎枝の後縁によって包みこまれ，口を開けたときに乳様突起との間で圧迫されるからである．おたふく風邪のウイルスはまた**耳下腺管の炎症**を引き起こし，**耳下腺乳頭の発赤**を生じる．これは耳下腺管が上顎の第 2 大臼歯の向かいのところで口腔内に開口する部位である．おたふく風邪による痛みは歯痛と勘違いされることもあるから，耳下腺乳頭の発赤がしばしば，これが耳下腺の病気であって歯の疾患ではないことを示す初期の徴候となる．

耳下腺疾患はしばしば耳介や外耳道，側頭部，顎関節に痛みを生じる．耳下腺に感覚神経を送る耳介側頭神経が，側頭窩や耳介を覆う皮膚にも感覚線維を送るからである．

三叉神経の病変

三叉神経全体の病変は広範な感覚麻痺を生じ，その範囲は以下のとおりである．
- 対応する側の頭皮の前半分．
- 下顎角を覆う領域を除く顔面．
- 角膜と結膜．
- 鼻と副鼻腔，口腔，舌の前部の粘膜．咀嚼筋の麻痺も起こる．

Bell 麻痺

顔面神経（脳神経Ⅶ）やその枝の損傷は，傷害側の顔面筋の一部あるいはすべての麻痺をきたす（Bell 麻痺）．傷害領域は垂れ下がり，顔面の表情はゆがむ（図 B7.6）．眼輪筋の緊張が消失すると，下眼瞼が外にめくりかえる（眼球表面から離れる）．その

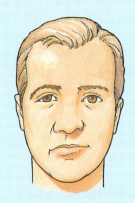

図 B7.6　Bell 麻痺

結果，涙液が角膜全体に広がらず，潤滑，保水が不足し，角膜の発赤が生じる．角膜は潰瘍を起こしやすくなる．損傷によって頬筋と口輪筋が弱くなったり麻痺すると，咀嚼時に食物が口腔前庭にたまり，たえず指で取り除く必要がでてくる．口の括約筋や拡張筋が障害されると，重力と対側の顔面筋の収縮に対抗できず，口の偏位（口角下垂）が生じ，患側の口から食物や唾液をこぼすようになる．口唇筋が弱まると発語にも影響する．患者は上手に口笛を吹いたり管楽器を吹いたりすることができない．しばしば目や口にハンカチをあて，下垂した眼瞼や口からでてくる液体（涙や唾液）を拭いとる．

耳下腺摘出術

唾液腺腫瘍の約 80％は耳下腺に起こる．耳下腺の外科的切除（**耳下腺摘出術**）はしばしば治療の一環として行われる．耳下腺には脳神経Ⅶの耳下腺神経叢が埋め込まれているので，手術の間，耳下腺神経叢とその枝は危険にさらされる．耳下腺摘出術の重要な一歩は顔面神経の同定と保存である．耳下腺腫瘍と，下顎後静脈（画像で確認できる）の近傍にある脳神経Ⅶ（CT や MRI では確認できない）の予想される位置の関係を確立する手術計画に，術前の CT や MRI 検査が使われる．

眼窩

眼窩 orbit は顔面頭蓋の中のピラミッド型の骨腔で，その底（**眼窩口**）が前外方に，頂点が後内方に向いている（図 7.22，図 7.33D も参照）．眼窩は**眼球**，その付属筋，神経，血管ならびに涙器の大半をおさめかつ保護する．眼窩の中で構造物のないところはすべて**眼窩脂肪体** retrobulbar fat（orbital fat body）で埋められている．

眼窩には 1 つの底と 4 つの壁と 1 つの尖がある．

- 眼窩の**上壁** superior wall（天蓋）はほぼ水平で，おもに**前頭骨の眼窩部** orbital part of frontal bone からなり，眼窩腔を前頭蓋窩から隔てる．尖の近くの上壁は

蝶形骨の小翼からなる。前外方で，涙腺は前頭骨の眼窩部の**涙腺窩** fossa for lacrimal gland におさまる。

- 眼窩の**内側壁** medial wall は**篩骨** ethmoidal bone ではに前頭骨，涙骨，蝶形骨が加わってできる。前方では内側壁は**涙嚢溝** lacrimal groove ないし**涙嚢窩** fossa for lacrimal sac によってくぼんでいる。内側壁をつくる骨は紙のように薄いため，乾燥させた頭蓋骨を通して篩骨蜂巣がしばしば透けてみえる。

- 眼窩の**外側壁** lateral wall は**頬骨の前頭突起** frontal process of zygomatic bone と**蝶形骨の大翼** greater wing of sphenoid からなる。外側壁は最も強靭で厚い。この部位は直接外傷に最もさらされやすく，脆弱な部位であることを考えると，頑丈なつくりであることは重要である。後方部は眼窩を脳の側頭葉と中頭蓋窩から隔てる。

- 眼窩の**下壁** inferior wall（眼窩床）はおもに**上顎骨** maxilla から，一部は**頬骨** zygomatic bone と**口蓋骨** palatine bone からできている。この薄い下壁は上方では眼窩の壁として，下方では上顎洞の壁として共有されている。下壁は眼窩尖から眼窩下縁に向かって下方に傾斜している。下壁は下眼窩裂によって外側壁から隔てられている。

- **眼窩尖** apex of orbit は，蝶形骨小翼にある視神経管のところで上眼窩裂のすぐ内側にある。

> **臨床関連事項**
>
>
> **眼窩の骨折**
> 殴打が十分強く，衝撃が直接骨縁に及ぶと，骨折は通常，眼窩をつくる骨の間の縫合部で起こる。眼窩の内側壁と下壁は薄いため，眼の殴打により，眼窩縁は無傷であるが，眼窩壁骨折を生じることがある。眼窩壁をずらす間接的な外傷性損傷は「吹き抜け」骨折と呼ばれる。内側壁の骨折では篩骨蜂巣と蝶形骨洞を巻き込み，一方，下壁の骨折では上顎洞を巻き込み，下直筋を絞扼して上方視を制限することがある。上壁は内側壁や下壁より頑丈であるが，透けてみえるほどに薄く，容易に貫通しうる。そのため，鋭利な物体はそこをつき抜けて脳の前頭葉に及ぶことがある。眼窩骨折はしばしば眼窩内出血を引き起こし，眼球に圧がかかり，**眼球突出**を生じる。
>
>
> **眼窩腫瘍**
> 視神経が蝶形骨洞や後篩骨洞に近接するために，これらの副鼻腔の悪性腫瘍は眼窩の薄い骨壁を侵食し，視神経や眼窩内容物を圧迫することがある。眼窩内腫瘍により眼球突出が生じる。中頭蓋窩の腫瘍は上眼窩裂を通って眼窩腔に広がることがある。

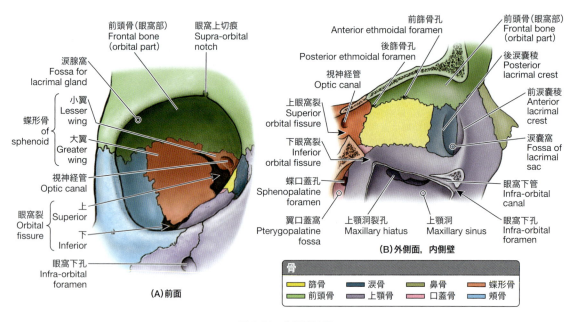

図 7.22　**右眼窩の骨**

眼窩をつくる骨は表面を**眼窩骨膜** periorbita に覆われている。眼窩骨膜は以下の構造物と連続している。

- 視神経管と上眼窩裂のところで硬膜の骨膜層とつながる。
- 眼窩縁で，また下眼窩裂を介して頭蓋の外表面を覆う骨膜（頭蓋骨膜）とつながる。
- 眼窩縁で眼窩隔膜とつながる。
- 外眼筋の筋膜鞘とつながる。
- 眼球の筋膜鞘をつくる眼窩筋膜とつながる。

眼瞼と涙器

眼瞼と涙腺から分泌される涙液は角膜と眼球を損傷と違和感から保護する。

眼瞼

眼瞼 eyelid（ラテン語では *palpebra*）は閉じたときに眼球の前面を覆い，外傷や過剰な光から保護する（図7.24）。眼瞼はまた涙液を広げて，角膜を湿潤に保つ。眼瞼は可動性のヒダで，外面を薄い皮膚によって，内面を透明な粘膜である**眼瞼結膜** palpebral conjunctiva によって覆われる。眼瞼結膜は眼球表面に折り返し，**眼球結膜** bulbar conjunctiva につながる（図7.23, 7.24A）。眼球結膜は緩く皺をつくりながら強膜を覆い，小血管を含む。眼球結膜は角膜の辺縁に付着する。眼瞼結膜から眼球への折り返し線は**上・下結膜円蓋** superior and inferior conjunctival fornix という深い陥凹をつくる。**結膜嚢** conjunctival sac は眼瞼結膜と眼球結膜にはさまれた空間である。この嚢は粘膜の「滑液包」の特殊型で，眼瞼を開閉するときに，眼瞼が眼球の表面を自由に動くことができるようにしている。

上下眼瞼は，**上・下瞼板** superior and inferior tarsus という密な結合組織の帯によって補強されている（図7.24CD）。眼輪筋の眼瞼部の線維は，瞼板の浅層で眼瞼の皮膚の深層の皮下組織内にある（図7.24AC）。瞼板の中には**瞼板腺** tarsal gland が埋め込まれており，その脂肪性の分泌物は眼瞼縁を潤し，眼瞼を閉じたときにくっつくのを防ぐ（図7.24C）。この分泌物はまた，涙液が正常量産生されているときにはこぼれ落ちないための障壁をなす。涙液が過剰に産生されたときには，障壁を越えて涙として頬にこぼれおちる。

睫毛 eyelash（ラテン語では *cilium*）は眼瞼の縁に生えている。睫毛に付属する大きな皮脂腺は**睫毛腺** ciliary gland である。上・下眼瞼の接合部は**内側・外側眼瞼交連** medial and lateral palpebral commissure をつくり，**眼角** angle of eye をなす（図7.23）。このようにそれぞれの眼には**内眼角**，**外眼角**がある。

内眼角 medial angle of eye には赤みを帯びた浅い涙の貯蔵部である**涙湖** lacrimal lake がある。涙湖の中に

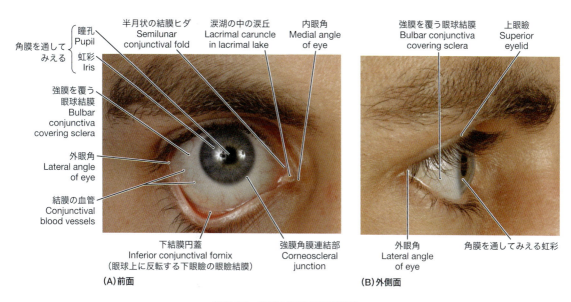

図7.23　眼球と眼瞼の体表解剖

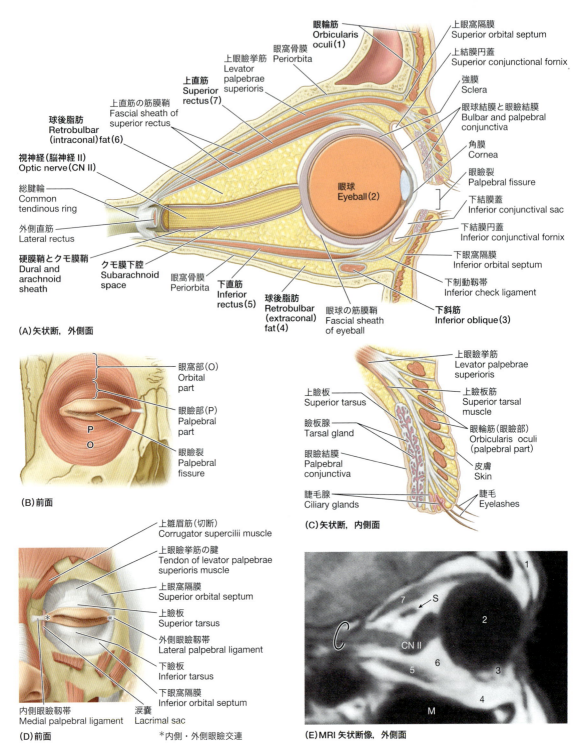

図7.24 眼窩，眼球，眼瞼　A. 眼窩の内容物。番号はEに記されている。B. 眼輪筋の一部。C. 上眼瞼。D. 眼瞼の骨格と眼窩隔膜。E. 眼窩の矢状断MRI。

は**涙丘** lacrimal caruncle という，皮膚が変形した湿った小さな盛りあがりがある（図7.23A，7.25AB）。涙丘の外側には**結膜半月ヒダ** plica semilunaris があり，わずかに眼球を覆う。眼瞼の縁を反転すると，**涙点** lacrimal punctum と呼ばれる小さな丸い開口部が**涙乳頭** lacrimal papilla と呼ばれる小さな隆起の頂点の内側端にみえる（図7.25B）。

鼻と内眼角の間には**内側眼瞼靱帯** medial palpebral ligament があり，瞼板を眼窩内側縁につなぐ。内側眼瞼靱帯は眼輪筋の起始，停止部位ともなる（図7.24D）。同様に，**外側眼瞼靱帯** lateral palpebral ligament は瞼板を眼窩外側縁につなぐ。**眼窩隔膜** orbital septum は瞼板を眼窩縁につなぐ弱い膜で，骨膜に移行する（図7.24D）。眼窩脂肪を保持し，眼窩と外の間の感染の拡大を制限する。

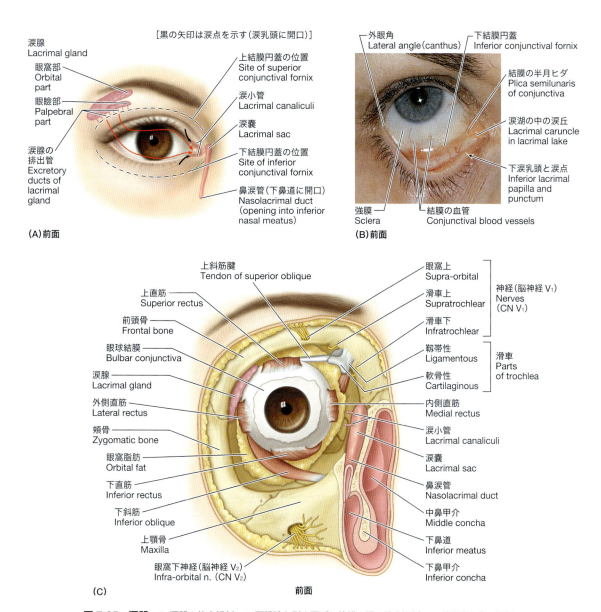

図 7.25 涙器 A. 涙器の体表解剖。B. 下眼瞼を引き下げた状態の眼の体表解剖。C. 前眼窩と鼻の解剖。

涙器

涙器 lacrimal apparatus は以下のものからなる(図7.25)。

- **涙腺** lacrimal gland は涙液(涙)を分泌する。
- **排出管** excretory duct は涙液を涙腺から結膜嚢に運ぶ。
- **涙小管** lacrimal canaliculus(ラテン語で小さな管を意味する)は内眼角近くの**涙乳頭**の**涙点**(開口部)からそれぞれはじまり(図7.25B)、**涙湖**にたまった涙液を鼻涙管の上部の拡張部である**涙嚢**に運ぶ(図7.25A)。
- **鼻涙管** nasolacrimal duct は涙液を鼻腔に運ぶ。

アーモンド形の**涙腺**は左右の眼窩の上外側部の**涙腺窩**の中にある。涙液の産生は脳神経VIIからの副交感刺激により刺激される。涙液は結膜嚢の**上結膜円蓋**に開く8〜12本の**排出管**を通って分泌される(図7.25A)。涙液は結膜嚢の中を、重力の影響により下方へ流れる。角膜が乾燥すると、眼瞼はまばたきをする。眼瞼が外側から内側へ向かって合わさると、涙液の薄層が角膜表面を内側へ広げられる。塵のような異物を含む涙液は内眼角に運ばれ、**涙湖**に貯められ、そこから毛細管現象により**涙点**と**涙小管**を通って**涙嚢**に排出される。涙液は涙嚢から**鼻涙管**を通って鼻腔に達する(図7.25C)。ここで涙液は後方の咽頭鼻部に流れ落ち、飲み込まれる。

涙腺の神経支配は交感神経性と副交感神経性の両方で

臨床関連事項

眼瞼を支配する神経の損傷

動眼神経(脳神経III)は上眼瞼挙筋への体性運動神経と、上瞼板筋への交感神経を送るので、この神経の損傷は筋の麻痺と上眼瞼の下垂(眼瞼下垂)を引き起こす。顔面神経(脳神経VII)の損傷では、眼輪筋の麻痺が生じ、眼瞼を完全に閉じることができなくなる。正常の迅速に起こる保護的なまばたきも失われる。下眼瞼の筋肉の緊張性が消失すると、眼瞼が眼球の表面から離れる(反転する)。その結果、角膜が乾燥し、埃や小粒子から保護されない。それゆえ、保護されていない眼球が刺激されると、過剰な、しかし非効率的な涙液産生が生じる。

瞼板腺の炎症

感染や導管の閉塞によって、眼瞼のいずれの腺も、炎症を起こし腫脹しうる。睫毛腺の管が閉塞すると、麦粒腫という痛みの強い赤い化膿性の腫脹が眼瞼に生じる。霰粒腫と呼ばれる眼瞼の皮脂腺の嚢胞がつくられることもある。

ある。分泌性の副交感神経節前線維は顔面神経からで、**大錐体神経**を通って**翼突管神経**に入り、**翼口蓋神経節**に達し、そこで節後線維の神経細胞体にシナプスをつくる(図7.64D 参照)。血管収縮性の交感神経節後線維は、**上頸神経節**から**内頸動脈神経叢**と**深錐体神経**を通

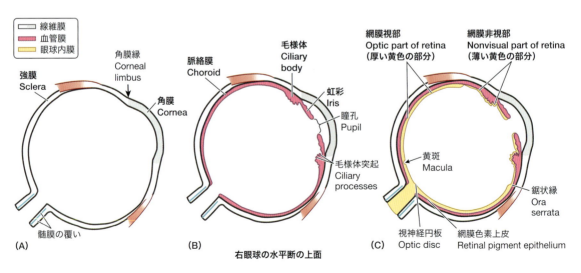

図7.26 眼球の3層　A. 外側の線維膜。B. 中央の血管膜。C. 内膜(網膜)。

り，副交感神経線維と混ざって翼突管神経をつくり，翼口蓋神経節を通り抜ける（図7.64E）。上顎神経からの**頬骨神経**の枝がそこから両方の線維を眼神経（脳神経 V₁）の涙腺神経まで運び，それを通って涙腺に達する。

眼球

眼球 eyeball は視覚系の光学装置を含む。眼窩前方の大部分を占め，その運動を制御する6本の外眼筋と**筋膜性の懸垂装置**につるされている。直径約25 mmである。眼球内のすべての解剖学的構造物は円形や球形に配置されている。

固有眼球は3層からなるが，それに加えて眼窩内でそれを支持する結合組織層がある。結合組織層は後方では眼球の実際のソケットを形成する**眼球鞘** fascial sheath of eyeball（眼球被膜または Tenon 囊）から，前方では眼球結膜からなる（図7.24A）。

眼球鞘は懸垂装置の中で最も実働的な部分である。**強膜外隙** episcleral space（潜在的な隙）という非常にゆるい結合組織層が，筋膜鞘と眼球外層の間にあり，筋膜鞘内で眼球が動きやすくしている。

眼球の3層は以下のとおりである（図7.26）。
1. 外側の**線維膜**（眼球外膜）：**強膜と角膜**からなる。
2. 中間の**血管膜**（眼球中膜）：**脈絡膜，毛様体と虹彩**からなる。
3. 内側の**内膜**（眼球内膜）：**網膜**からなり，視部と非視部とがある。

眼球線維膜

眼球線維膜 fibrous layer of eyeball は眼球の外側の線維性骨格で，形と抵抗性を与える。**強膜** sclera は眼球の線維層の強靱な不透明部で，眼球の後方 5/6 を覆い（図7.26A），外眼筋と内眼筋に付着部を提供する。強膜の前方部は透明な眼球結膜を通して「白目（しろめ）」としてみえる（図7.24B）。

角膜は眼球の線維層の前方 1/6 を覆う透明部である。角膜の凸度は強膜のそれより大きく（図7.26A, 7.27），そのため外側からみると角膜は眼球からつきだしているようにみえる。

線維膜の2つの部分（強膜と角膜）はコラーゲン線維の配列の規則性や水和度という観点から根本的に異なっている。強膜は比較的血管に乏しいのに対し，角膜は完全に血管がなく，周りを取り囲む毛細血管床や，外・内表面の液（**涙液**と**眼房水**）から栄養を受け取る（図7.27）。涙液はまた空気から取り込んだ酸素を供給する。

角膜 cornea は触覚に非常に敏感で，眼神経（脳神経 V₁）の支配を受ける。非常に小さな異物（埃粒子など）でもまばたき，流涙，ときに激しい痛みを生じる。角膜表面が乾燥すると潰瘍を生じうる。

角膜縁 corneoscleral junction（corneal limbus）は角膜強膜接合部のところで強膜と角膜の交差する弯曲でつくられる角である（図7.26A, 7.27）。接合部は 1 mm 幅で灰色で透明な円で，血管のない角膜を栄養するためのたくさんの毛細血管係蹄を含んでいる。

眼球血管膜

眼球血管膜 vascular layer of eyeball（**ブドウ膜**ともいう）は，脈絡膜，毛様体，虹彩からなる（図7.26B）。

脈絡膜 choroid は強膜と網膜の間の暗褐色の膜で，眼球血管膜の大部分を占め，強膜の大部分を裏打ちする（図7.27B）。この色素を含む高密度の血管床の中で，より大きな血管は外側（強膜付近）に位置する。最も細い血管（**脈絡毛細管板** capillary lamina）は最内層の，網膜の血管がない光感受性層に隣接しており，網膜に酸素と栄養を供給する。充血しており（身体のすべての血管床のなかで，組織グラムあたりの灌流率が最も高い），この膜はフラッシュをたいた写真で生じる「赤目（あかめ）」反射の原因である。脈絡膜は網膜色素上皮層に強固に付着するが，強膜からは容易に剥離することができる。脈絡膜は前方で毛様体と連続している。

毛様体 ciliary body は，角膜強膜接合部の後方の環状の肥厚部で，筋肉と血管を含む（図7.26B, 7.27B）。毛様体は脈絡膜と虹彩の周縁をつなぐ。毛様体は水晶体（レンズ）の付着部となる。毛様体の環状に配列した平滑筋の収縮・弛緩がレンズの厚さ，すなわち焦点を調節する。毛様体は内面に**毛様体突起** ciliary process というヒダがあり，**眼房水**を分泌する。眼房水は**眼球前区**，すなわち水晶体や提靱帯，毛様体の前方の眼球内部を満たす（図7.27B）。

虹彩 iris は文字通り水晶体の前面にあり，薄い収縮性の隔膜で，中央に**瞳孔** pupil という開口があり，光を透過させる（図7.26B, 7.27）。覚醒時には瞳孔の大きさはたえず変わり，眼に入る光量を調節する（図7.28）。2つの不随意筋が瞳孔の大きさを制御する。副交感神経刺激により環状に配列した**瞳孔括約筋** sphincter pupillae がその径を減少させ（**縮瞳**），交感神経刺激により放射状

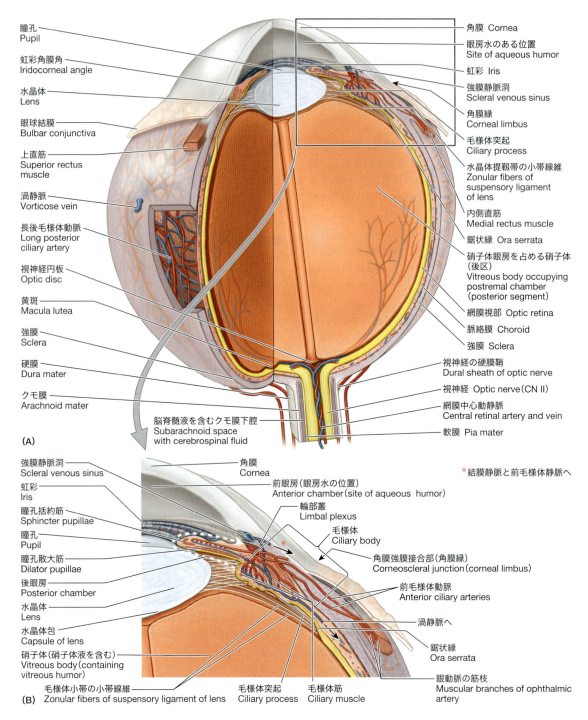

図7.27 4分の1を取り外した眼球　A. 眼球の構造。網膜視部の内面は網膜中心動脈によって栄養され，外側の光感受性部分は脈絡膜の毛細血管板によって栄養される。網膜中心動脈の枝は互いにあるいは他の血管と吻合しない終動脈である。B. 毛様体部の構造。毛様体は虹彩と同様に，筋肉と血管からなり，虹彩には瞳孔括約筋と瞳孔散大筋がある。この領域からの静脈血や前眼房からの眼房水は強膜静脈洞に注ぐ。

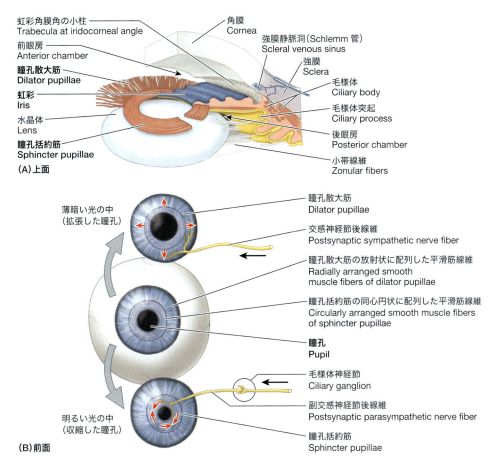

図7.28 虹彩の構造と機能 A．虹彩を原位置で解剖したもの。虹彩は瞳孔に結合する部分で，眼球の前区の前眼房と後眼房を分ける。B．瞳孔の散大と括約。薄明かりでは交感線維が瞳孔の拡張を刺激する。明るい光の中では副交感線維が瞳孔の収縮を刺激する。

に配列した**瞳孔散大筋** dilator pupillae がその径を増大させる（散瞳）。瞳孔の反応の性質は逆説的である。交感神経反応は通常速やかに起こるが，暗い劇場の中のように，暗い光に反応して瞳孔が散大するのに20分くらいかかることがある。副交感神経反応は典型的には交感神経反応より遅いが，副交感神経刺激された瞳孔の収縮は通常即座に起こる。異常に持続する瞳孔の散大（**散瞳**）がある種の疾患や外傷，特定の薬物使用によって生じる。

眼球内膜

眼球内膜は**網膜** retina である（図7.26C，7.27）。大まかに異なる位置の2つの機能的な部分（視部と盲部）からなる。**網膜視部** optic part of retina は視光線に感受性で，神経層と色素層の2つの層からなる。**神経層** neural layer は光を受容するところである。**色素（上皮）層** pigmented layer は1層の細胞からなり，脈絡膜の光吸収能を補強し，眼球内での光の散乱を減らす。**網膜盲部** nonvisual retina は色素層を前方に延長したものと，支持細胞層からなる。非視部網膜は毛様体（**網膜毛様体部** ciliary part of retina）や虹彩の後面（**網膜虹彩部** iridial part of retina）を越えて，瞳孔縁までのびている。

臨床的に，眼球の後部の内面は，眼球に入る光が集まるところだが，**眼球底（眼底）**と呼ばれる。眼底の網膜には，明瞭な円形の領域である**視神経円板** optic disc（視神経乳頭）があり，ここで視神経（脳神経Ⅱ）によって運ばれた感覚線維と血管が眼球に入り放散する（図7.26C，7.27A，7.29）。視神経円板には光受容器がない

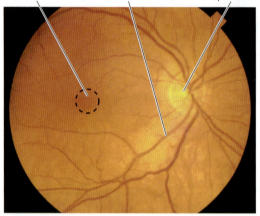

図 7.29　右眼底　網膜細静脈(太い)および網膜細動脈(細い)が卵円形の視神経円板の中心から放射状に広がる。視神経円板の横の暗い部分は黄斑である。網膜血管の枝はこの付近にのびるがその中心(中心窩，すなわち最も鮮明な視力が得られる部位)には到達しない。

ので，光を感じない。そのためよく**盲点**と呼ばれる。

視神経円板のすぐ外側には**黄斑 macula**(ラテン語で黄点を意味する)がある。黄斑の黄色は，赤色なしの光で網膜をみたときだけ現れる。黄斑は特殊光受容器の錐体をもつ網膜の卵形の小領域で，解像力が優れている。黄斑は通常，**眼底鏡**(瞳孔を通して眼球の内部を観察する装置)では観察されない。黄斑の中心は陥凹して**中心窩 fovea centralis**(ラテン語で中心の穴を意味する)をつくり，最も視覚の鋭敏な領域になっている。**中心小窩 foveola** は直径約 1.5 mm で，その中央の小窩には，他の部位では網膜深部に認められる毛細血管網がない。

網膜視部の前縁は**鋸状縁 ora serrata**(ラテン語でノコギリ状の端を意味する)という不規則な線で，毛様体のすぐ後方にある(図 7.26C, 7.27B)。神経層の錐体と桿体を除く網膜には眼動脈の枝の**網膜中心動脈 central retinal artery** が分布する。外側神経層の錐体と桿体は栄養を**脈絡毛細管板**から受け取る(本章の「眼窩の血管」で議論する)。その内面には脈絡膜の最も細い血管があり，そこに対して網膜は押し付けられている。対応する網膜静脈系は，合流して**網膜中心静脈 central retinal vein** となる(図 7.27A)。

眼球の屈折媒体と区画

網膜に達する途中で光波は眼球の屈折媒体を透過する。角膜，眼房水，水晶体，硝子体液である(図 7.27)。**角膜**は眼球のおもな屈折媒体である。すなわち，角膜は光を最も大きく曲げ，特に**眼底**の光感受性網膜に倒立像を結像させる。

眼房水 aqueous humor(臨床ではしばしば「aqueous(水)」と短縮される)は**眼球の前区**を占める(図 7.27B)。前区は虹彩と瞳孔によって分割される。**前眼房 anterior chamber** は前方の角膜と，後方の虹彩/瞳孔の間の空間である。**後眼房 posterior chamber** は前方の虹彩/瞳孔と，後方の水晶体と毛様体の間の空間である。眼房水は毛様体の毛様体突起によって後眼房でつくられる。この透明な水溶液は血管のない角膜と水晶体に栄養を与える。瞳孔を通って前眼房へでてから，眼房水は小柱網を通って**虹彩角膜角 iridocorneal angle** にある**強膜静脈洞 scleral venous sinus**(ラテン語では *sinus venosus sclerae*, Schlemm 管)に注ぐ(図 7.28A)。眼房水は**角膜結膜境界部 limbal plexus** の静脈叢により排出される。この静脈叢は角膜結膜境界部のそばの強膜静脈網で，**渦静脈**と**前毛様体静脈**の支流に注ぐ(図 7.27B)。眼圧は眼房水の産生と排泄のバランスによる。

水晶体 lens は虹彩の後方で，硝子体の硝子体液の前方にある(図 7.27, 7.28A)。透明で両凸面の構造で，**水晶体包 capsule of lens** に包まれる。非常に弾力性に富んだ水晶体包は**小帯線維 zonular fiber**(集合して**毛様体小帯**を構成する)によって取り囲む毛様体突起に固定される。屈曲の大部分は角膜によってなされるが，水晶体の弯曲，特に前面の弯曲は近方や遠方の物体を網膜に結像させるために，たえず変化し微調整する(図 7.30)。単離した何も付着していない水晶体はほぼ球形だと推測されている。言い換えると，外部からの付着や伸展がなければほぼ球形になる。

毛様体の**毛様体筋 ciliary muscle** が水晶体の形を変える。神経刺激のないときには，弛緩した筋肉環の径は大きい。環の中につるされた水晶体はその末端が引きのばされ緊張状態にあり，厚みが薄く(平坦に)なる。その結果，遠くのものに焦点が合うようになる(遠方視)。動眼神経(脳神経Ⅲ)を介する副交感神経性刺激は毛様体の輪状平滑筋を括約筋様に収縮させる。環は縮まり，水晶体は張力が減少し，弛緩した水晶体は丸みを増す(より凸になる)，近くのものに焦点が合うようになる(近方視)。近くをみる際に水晶体の形を変える能動的な過程

を**遠近調節**という。水晶体の厚さは加齢とともに増加し、調節能力は典型的には40歳以降には制限されるようになる。

硝子体液 vitreous humor は**硝子体** vitreous body の網目の中に閉じ込められている水様の液で，水晶体より後方の眼球の後方4/5（**眼球後区，最後野**あるいは**硝子体眼房**ともいう）にある透明なゼリー状の物質である（図7.27A）。光を伝達するほかに硝子体液は網膜をその場所に保持し，水晶体を支持する。

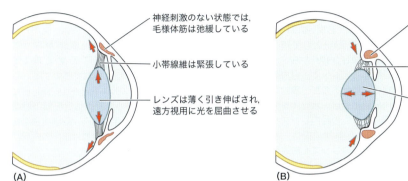

図7.30　遠方視および近方視のための水晶体の形状の変化（遠近調節）　**A**. 遠方視。**B**. 近方視。

臨床関連事項

眼底鏡検査

医師は眼底（後部の内面）を**眼底鏡**で観察する。網膜動静脈が視神経円板から眼底全体に放射状に広がる。網膜の眼底鏡画像では，青白い卵円形の視神経円板が内側にみえ，網膜血管がその中央から放射状に広がるのがみえる（図7.29）。網膜動脈の拍動が通常みえる。中央の，眼球の後極のところに，黄斑が，周囲の網膜領域の赤みがかった色調よりも暗くみえる。

網膜剥離

胎生期の発生中の網膜層は網膜内腔によって分離している。胎生初期にこの２つの層は融合し，内腔を塞ぐ。色素細胞層は脈絡膜にかたく固定されているが，神経層への付着はさほど強固でない。そのため，眼の打撲に引き続いて網膜剥離が起こることがある。**網膜剥離**は通常，網膜の神経層と色素層の間に液が滲出して起こり，それは眼の外傷の数日後，あるいは数週間後となることさえある（図B7.7）。網膜が剥離した患者は閃光や飛蚊症の症状を訴えることがある。

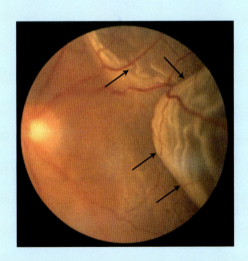

図B7.7　剥離した網膜（矢印：皺のよった網膜の剥離部）

乳頭浮腫

脳脊髄液の圧の増加は，網膜からの静脈還流を遅くし，**網膜の浮腫**（液体貯留）を生じる。浮腫は眼底鏡検査の際に，視神経円板の腫脹，すなわち**乳頭浮腫**と呼ばれる状態として観察される。

老眼と白内障

加齢にともない，水晶体が若いときよりかたく扁平になる。こうした変化は徐々に水晶体の焦点を合わせる能力を低下させ，**老視**（老眼）（ギリシア語では presbyos，古いという意味）として知られる状態になる。また，不透明な領域（**白内障**）から，水晶体の透明性の喪失（混濁）を経験する人もいる。**白内障摘出と眼内レンズ埋め込み**を組み合わせるのが一般的な手術法となっている。囊外白内障摘出術は，水晶体を除去するが水晶体囊はそのまま残し，人工の眼内レンズをそこに入れる（図 B7.8AB）。囊内水晶体摘出術は，水晶体と水晶体囊を除去して，人工の眼内レンズを前眼房に埋め込む（図 B7.8C）。

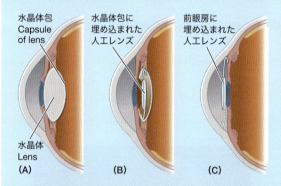

図 B7.8　白内障摘出術と眼内レンズ埋め込み術

緑内障

眼房水の強膜静脈洞，血液循環への流出は，眼房水が産生されるのと同じ速度で起こらなければならない。流出経路が遮断されて流出が有意に減少すると，前後眼房で眼内圧が増大し，**緑内障**という状態になる。正常な眼内圧を維持するために眼房水の産生を減らさないと，眼球内膜（網膜）と網膜動脈の圧迫によって失明しうる。

角膜潰瘍と角膜移植

脳神経 V_1 から角膜への感覚神経支配が障害されると，角膜は異物によって傷つきやすくなる。瘢痕化したあるいは不透明な角膜をもつ患者は臓器提供者から**角膜移植**を受ける。非反応性のプラスチック素材の角膜移植片も使われる。

網膜の発生

網膜と視神経は**眼杯** optic cup から発生する。眼杯は，胎児の前脳から外側へ突出したふくらみである**眼胞** optic vesicle からできる（図 B7.9A）。眼胞は前脳から陥入する際に（図 B7.9B），発生中の脳髄膜を引きつれて移動する。したがって，視神経は脳髄膜とクモ膜下腔の延長部に覆われている（図 B7.9C）。網膜中心動静脈はクモ膜下腔を横切って視神経の遠位部の中を走行する。網膜の色素性細胞層は眼杯の外層より発生し，神経層は眼杯の内層から発生する。

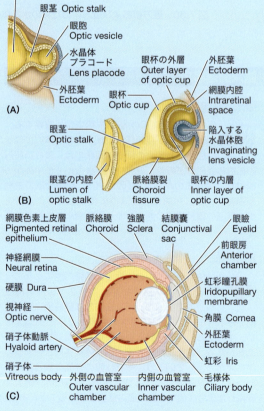

図 B7.9　網膜の発生

眼窩の外眼筋

眼窩の外眼筋には**上眼瞼挙筋**，4つの**直筋**(上，下，内側，外側)，2つの**斜筋**(上，下)がある。これらの筋は協調して上眼瞼と眼球とを動かす(図7.31～7.33，表7.6)。

上眼瞼挙筋

上眼瞼挙筋 levator palpebrae superioris は停止部に近づくにつれて幅広い2層の腱膜となる。浅層は上眼瞼の皮膚に停止し，深層は上瞼板に停止する(図7.24B)。この筋はほとんど常に重力に拮抗し，また眼瞼裂を閉じる眼輪筋の上半分に拮抗する。この筋の遠位(眼瞼)部の腱膜深層には**上瞼板筋** superior tarsal muscle という平滑筋層が含まれ，特に交感神経刺激時(恐怖時など)にさらに眼瞼裂が広げられる。しかしながら，交感神経支配が遮断されると常に眼瞼が**下垂**した状態になるので，上瞼板筋は(交感神経刺激自体がないときにも)常に働いているようである。

眼球運動

眼球運動は3つの**軸**つまり，**垂直軸，水平軸，前後軸**(図7.31)の周りの回転で表現することができ，また原位置からの瞳孔の運動方向や，中立位置からの眼球上極の運動方向に従って記述される。垂直軸の周りの眼球の回転は瞳孔を内側(正中方向へ，**内転**)ないし外側(正中から離れる方向へ，**外転**)に動かす。水平軸の周りの眼球の回転は瞳孔を上方(**挙上**)ないし下方(**下制**)に動かす。前後軸の周りの運動(第1眼位における視線の軸に相当)は眼球の上極を内側(**内旋**または内側方回転)ないし外側(**外旋**または外側方回転)に動かす。こうした回転性運動は頭の傾きの変化に順応するものである。神経病変のためにこうした運動が生じないと複視が生じる。

運動は3軸の周りに同時に起こり，原位置からの運動の方向を記述するのに3つの用語を要することもある(例えば，瞳孔が挙上，内転，内旋する，など)。

直筋と斜筋

4つの**直筋** straight muscle(ラテン語では *rectus*，直の)は線維性の**総腱輪** common tendinous ring から起こり，前方に眼球に向かって走る。総腱輪は眼窩尖のと

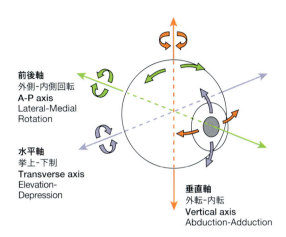

図7.31　眼球運動が起こる運動軸

ころで視神経管と上眼窩裂の一部を取り巻く(図7.32，7.33AB，表7.6)。視神経管や近傍の上眼窩裂を通って眼窩に入る構造は，最初のうち4直筋のつくる円錐の中を通る。4直筋は眼球との相対的位置により名づけられる。おもに前方に走って眼球の赤道面より前方で上面，下面，内側面，外側面に付着するので，これら4直筋が挙上，下制，内転，外転に果たす一次作用は比較的直観的である。

斜筋と上下直筋の二次的作用は，いくつかの要因により理解するのがさらに難しくなっている。

- **眼窩尖**は眼窩に対して内側に位置しているので，**眼窩の軸は光軸と一致しない**(図7.33D)。そのため，眼が第1眼位(原位置)にあるとき，上直筋と下直筋も眼球に内側から近づき，それらの牽引線は垂直軸の内側を通る(図7.33A，右側)。このため，両直筋は**内転**という二次作用を示す。上直筋と下直筋はまた外側にのび，それぞれ前後軸の上方，下方を通り，上直筋は**内旋**，下直筋は**外旋**という二次作用を示す(図7.33A，左側)。

- 視線が下直筋と上直筋の平面と一致するように，最初外側に向けられたら(外側直筋により外転される)，**上直筋は挙上のみを引き起こし**(挙上を起こすのは上直筋のみ)(図7.34A)，**下直筋は下制のみを引き起こす**(同様に下制を起こすのは下直筋のみ)(図7.34B)。身体診察の際に，医師は患者に，指を外側に追うように指示し(外側直筋と外転神経の検査)，それから上直筋と下直筋の機能を別々に検査し，両者を支配する動眼神経(脳神経Ⅲ)の完全性を調べるために，上方，下方

- 下斜筋は眼窩の前部(涙腺窩のすぐ外側)から起始する唯一の筋である(図7.32)。上斜筋は直筋のように眼窩尖領域(しかし総腱輪の上内側)から起始する。ただし、その腱は眼窩縁の上内側のちょうど内側で**滑車**を横切り、その牽引線の方向を変える(図7.33A)。このように、斜筋の停止腱は同一の斜めの垂直平面にある。眼球が第1眼位にある状態で、停止腱を前面からみると(図7.25C)、あるいは上方からみると(図7.33AB)、斜筋の腱はおもに外側に走って眼球の外半部で赤道面の後方に停止することがみてとれる。斜筋は外側に走行する際に前後軸の下方、上方を走るので、下斜筋は眼の一次性の**外旋**、上斜筋は一次性の**内旋**を引き起こす(図7.33A、左側)。
- 一方、第1眼位で、斜筋はまた水平軸を後方に横切り(図7.33B)、垂直軸の後方を走る(図7.33A、右側)。その結果、上斜筋は二次性の下制機能を、下斜筋は二次性の挙上機能を示し、両筋は二次性の外転機能を示す。
- 視線が上斜筋と下斜筋の停止腱の平面と一致するように、最初内側に向けられたら(内側直筋により内転される)、上斜筋は下制のみを引き起こし(下制を起こすのは上斜筋のみ)(図7.34C)、下斜筋は挙上のみを引き起こす(同様に挙上を起こすのは下斜筋のみ)(図7.34D)。身体診察の際に、医師は患者に、(医師の)指を内側に追うように指示し(内側直筋と動眼神経の検査)、それから上斜筋と下斜筋の機能を別々に検査し、上斜筋を支配する滑車神経(脳神経Ⅳ)と下斜筋を支配する動眼神経の下枝の完全性を調べるために、下方、上方に追うように指示する(図7.34E、7.35)。実際の筋のおもな作用を以下に記す。
- **上斜筋は内転位で瞳孔の下制を行う**〔例えば、読書のために両眼の視線を内側に向けている(**収束**)ときに、視線をページの下に向ける〕。
- **下斜筋は内転位で瞳孔の挙上を行う**(例えば、読書で両眼を内側に向けているときに、視線をページの上に向ける)。

外眼筋によって引き起こされる作用はこれまで個別に考えられてきたが、あらゆる動きは同じ眼のいくつかの筋の作用を必要とし、協調して互いに補助しあったり、互いに拮抗しあったりする。ある作用について協調的な筋が、別の作用に関しては拮抗的であることもある。例えば、第1眼位から1つの筋で直接瞳孔を挙上できるものはない(図7.33C)。2つの挙上筋(上直筋と下斜筋)が協調して瞳孔を挙上する(図7.35)。ただし、これらの筋は回転には拮抗的で、互いに中和して、両者が一緒に働いて瞳孔を挙上させる際に回転は起こらない。

同様に、第1眼位から1つの筋で直接瞳孔を下制できるものもない。2つの下制筋である上斜筋と下直筋はどちらも単独で作用するときに下制を引き起こすが、同時に内転-外転、内旋-外旋という点からは逆の作用を示す。しかし上斜筋と下直筋が同時に働くと、それらの協調作用は瞳孔を下制し、拮抗作用は互いに打ち消し合うので、結果として純粋な下制作用を示す。

視線を向けるためには、対になる対側のくびき筋(対側の協働筋)の作用により、両眼が協調して働かなければならない。例えば、右に視線を向けるとき、右の外側

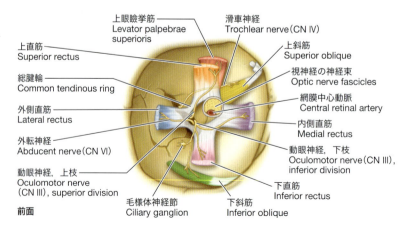

図7.32 眼窩尖での位置関係 眼球を摘出してある。

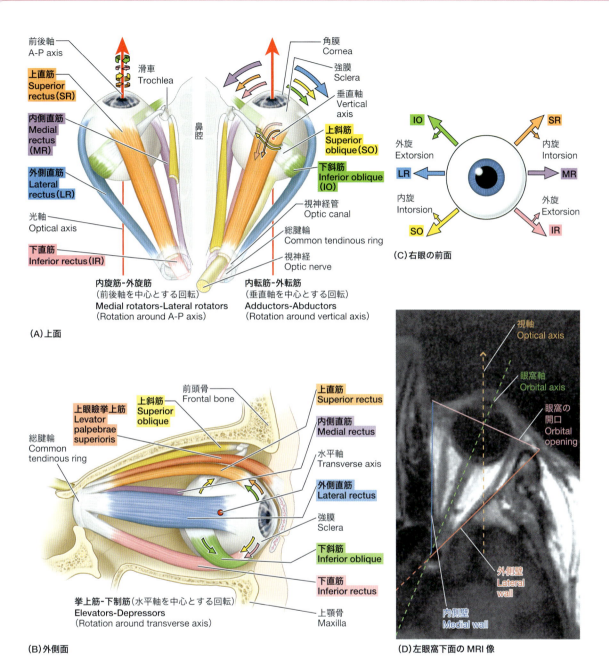

図7.33 外眼筋とそれらの運動　A. 内旋-外旋筋（左眼）と内転-外転筋（右眼）。矢印は左図では前後軸を中心とする眼球運動を，右図では垂直軸を中心とする眼球運動を示す。B. 挙上筋-下制筋。矢印は水平軸を中心とする眼球運動を示す。C. 第1眼位から始まる外眼筋作用の片側の略図。6つのおもな方向（大きな矢印）のいずれの運動でも，示した筋肉が原動力となる。大きな矢印の間の方向の運動には近傍の筋の協力作用が必要である。小さな矢印は前後軸を中心とする回転運動を生じる筋を示す。D. 眼窩軸と視軸。

表 7.6　眼窩の筋

筋	起始	停止	神経支配	おもな作用[a]
上眼瞼挙筋	蝶形骨の小翼と視神経管の上前部	上眼瞼の上瞼板と皮膚	動眼神経，深層（上瞼板筋）は交感神経支配	上眼瞼を挙上
上斜筋	蝶形骨体	腱は滑車を通り，上直筋の深層で強膜に停止	滑車神経（脳神経IV）	眼球を外転，下制，内旋
下斜筋	眼窩床の前方部	外側直筋の深層の強膜	動眼神経（脳神経III）	眼球を外転，挙上，外旋
上直筋	総腱輪	角膜強膜境界部のすぐ後方の強膜		眼球を挙上，内転，内旋
下直筋				眼球を下制，内転，外旋
内側直筋				眼球を内転
外側直筋			外転神経（脳神経VI）	眼球を外転

[a] すべての筋が眼球運動に連続的にかかわっていることを認識する必要がある．そのため，個々の作用は臨床的には通常検査されない．

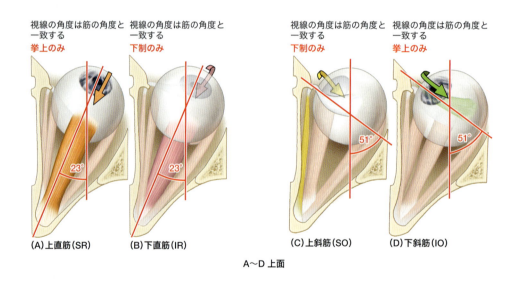

図7.34　**外眼筋の臨床検査**　右眼を示す．**AB**．眼が最初にLRによって外転位にあるとき，直筋のみが挙上と下制を起こすことができる．**CD**．眼がMRによって内転位にあるとき，斜筋だけがこれらの運動を起こすことができる．**E**．検者の指の運動に追って，個々の外眼筋をそれぞれ単独で検査し，またそれら神経の統合性を調べるために，瞳孔を大きなH型に動かす．LR：外側直筋，MR：内側直筋

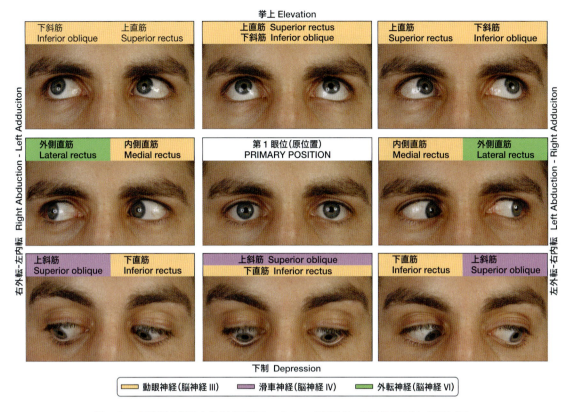

図7.35 両眼視の運動と作用する筋肉 すべての運動は第1眼位（原位置）から開始する。

直筋と左の内側直筋がくびき筋として働く。

眼球の支持装置

眼球鞘は眼球を包み，結膜円蓋から視神経へと後方にのび，眼球の実際のソケットをなしている（図7.36C）。カップのような眼球鞘は外眼筋の腱によって貫かれ，それぞれの筋の周りに折り返して管状の**筋鞘**となる。上眼瞼挙筋と上直筋の筋鞘は融合しているので，視線が上方に向けられると，上眼瞼は視線の高さ以上に挙上する。

内側直筋と外側直筋の鞘から，内側・外側**直筋制動靱帯** check ligamentという三角形のふくらみがそれぞれ涙骨と頬骨に付着する。これらの靱帯は外転と内転を制限する。制動靱帯は下直筋と下斜筋の筋膜と融合して，**眼球提靱帯** suspensory ligament of eyeball というハンモック様のヒモをつくる。下直筋の筋膜鞘からの同様の制動靱帯は，視線が下方に向けられたときに下眼瞼を下に引っ張る。総合すると，制動靱帯は斜筋と**眼窩脂肪体**とともに作用して，直筋によって引き起こされる眼球の後方牽引に抵抗する。眼窩脂肪体が減少する飢餓や病気によって，眼球は眼窩の中に後退する（**眼球陥入**）。

眼窩の神経

大きな**視神経** optic nerve（脳神経II，図7.36B）は純粋に感覚神経で，光刺激によってつくられる活動電位を伝達し，前脳からの一対の前方への延長として発生する。眼窩を通る間，視神経は**脳髄膜**と**クモ膜下腔**の延長によって取り囲まれる。クモ膜下腔の延長部は脳脊髄液の薄い層が存在する（図7.38A 挿入図）。脳硬膜とクモ膜の眼窩内の延長部は**視神経鞘**からなり，それは前方では眼球鞘と強膜と連続する。1層の脳軟膜が視神経鞘の中の視神経の表面を覆う。それらは視神経管を通って眼窩からでる。

視神経に加えて眼窩の神経には，**上眼窩裂**を通って入り眼筋を支配する**動眼神経**（脳神経III），滑車神経（脳神

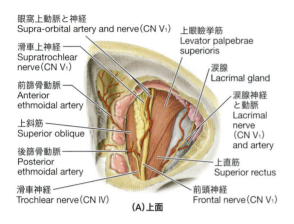
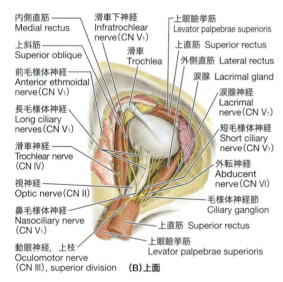
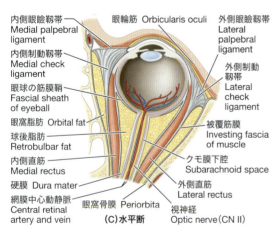

図7.36 眼窩の解剖 A. 右眼窩の浅層の解剖。B. 左眼窩の深層の解剖。C. 眼球の筋膜鞘と制動靱帯。

経Ⅳ)，外転神経(脳神経Ⅵ)がある(図7.35, 7.37AB)。眼球を動かす外眼筋の神経支配の覚え方として，化学式に似たものがある。$LR_6SO_4AO_3$(lateral rectus, 脳神経Ⅵ, superior oblique, 脳神経Ⅳ, all others, 脳神経Ⅲ)。滑車神経と外転神経はそれぞれが支配する単一の筋に直接のびる。動眼神経は上直筋と上眼瞼挙筋を支配する上枝，内側直筋と下直筋と下斜筋を支配する下枝に分かれ，副交感神経節前線維を毛様体神経節に運ぶ。

上眼窩裂を通って眼窩の構造を支配する**眼神経**(脳神経V_1)の3本の枝は以下のとおりである(図7.36A, 7.37AB)。

- **涙腺神経** lacrimal nerve は海綿静脈洞の外側壁で起こり，涙腺に向かい，上眼瞼の結膜と皮膚への感覚枝をだす。その遠位部はまた，頬骨神経(脳神経V_2の枝)からの分泌線維を運ぶ。
- **前頭神経** frontal nerve も上眼窩裂を通して眼窩に入り，眼窩上神経と滑車上神経に分かれ，上眼瞼，頭皮，前額部の感覚を支配する。
- **鼻毛様体神経** nasociliary nerve は眼球の感覚神経で，いくつかの枝を眼窩ならびに顔，副鼻腔，鼻腔，前頭蓋窩にだす。**滑車下神経** infratrochlear nerve は鼻毛様体神経の終枝で，眼瞼，結膜，鼻の皮膚，涙嚢を支配する。**前・後篩骨神経**も鼻毛様体神経の枝で，蝶形骨洞，篩骨蜂巣，鼻腔の粘膜と，前頭蓋窩の硬膜を支配する。**長毛様体神経** long ciliary nerve は鼻毛様体神経(脳神経V_1の枝)の枝である。**短毛様体神経** short ciliary nerve は毛様体神経節の枝である(図7.36B, 7.37C)。

毛様体神経節 ciliary ganglion は，脳神経V_1と関係する副交感神経節後線維の細胞体の小さな集まりである。それは視神経(脳神経Ⅱ)と外側直筋の間に位置し，眼窩の後端あたりにある。毛様体神経節は3種の神経線維を受け取る。

- 感覚線維は脳神経V_1の枝の鼻毛様体神経から。
- 副交感神経節前線維は脳神経Ⅲから。
- 交感神経節後線維は内頸動脈神経叢から。

短毛様体神経は毛様体神経節から生じ，毛様体神経節から起こる副交感神経節後線維と，鼻毛様体神経からの感覚線維と，毛様体神経節を通り抜ける交感神経節後線

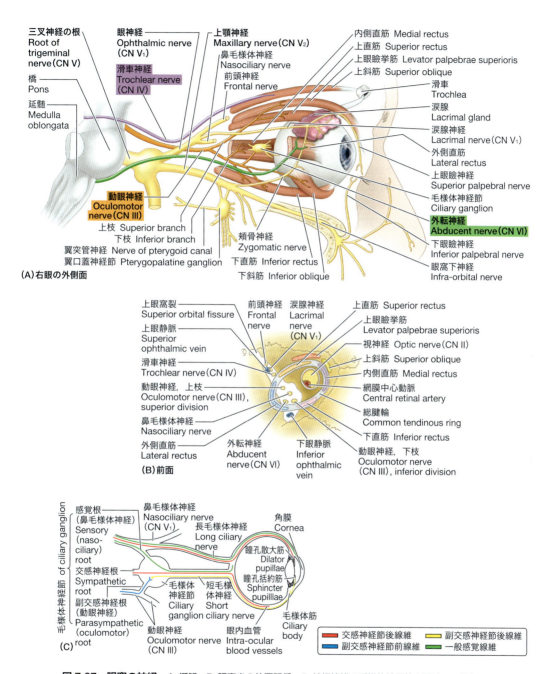

図7.37 眼窩の神経 A. 概観。B. 眼窩尖の位置関係。C. 神経線維の毛様体神経節と眼球への分布。

維を虹彩と角膜に運ぶ。**長毛様体神経**は眼球に分布するが、毛様体神経節をバイパスして、交感神経節後線維を瞳孔散大筋に送り、虹彩および角膜からの感覚線維を運ぶ。

眼窩の血管

眼窩の動脈はおもに内頸動脈の枝の**眼動脈** ophthalmic artery からくる（図7.38A、表7.7）。外頸動脈の枝である**眼窩下動脈** infra-orbital artery も眼窩の床や周囲の構造に血液を送る。網膜中心動脈は眼動脈の枝であるが、視神経の下方にあり、視神経の硬膜鞘を貫き、神経内を眼球まで走行し、視神経円板のところで現れる（図7.36C、7.38B）。この動脈の枝は網膜の内面に広がる。網膜中心動脈の終枝（細動脈）は**終動脈**で、網膜の内面に血液を送る唯一の動脈である。

網膜の外面は脈絡膜の**脈絡毛細管板** capillary lamina によっても養われる（図7.38B）。8本ほどの後毛様体動脈があり、これも眼動脈の枝であるが、そのうちの6本の**短後毛様体動脈** short posterior ciliary artery が脈絡膜に直接分布する。脈絡膜は網膜の血管のない外層を栄養する。2本の**長後毛様体動脈** long posterior ciliary artery が眼球の左右に1本ずつあり、強膜と脈絡膜の間を通って**前毛様体動脈** anterior ciliary artery（直筋を栄養する**眼動脈の筋枝**の延長）と吻合し、毛様体静脈叢に血液を送る（図7.27、7.38B）。

眼窩の静脈は**上・下眼静脈** superior and inferior ophthalmic vein の支流であり、上眼窩裂を通って海綿静脈洞に注ぐ。（図7.39）。下眼静脈は翼突筋静脈叢にも注ぐ。網膜中心静脈は通常、海綿静脈洞に直接注ぐが、1本の眼静脈と合流することがある（図7.36C）。眼球の血管層からの**渦静脈** vorticose vein はおもに眼静脈に注ぐ（図7.27A、7.38B、7.39）。**強膜静脈洞** scleral venous sinus は前眼房を包む血管構造であり、そこを通って眼房水が血液循環に戻る（図7.27B）。

表7.7　眼窩の動脈

動脈	起始	走行と分布
眼動脈	内頸動脈	視神経管をぬけて眼窩に達する
網膜中心動脈	眼動脈	視神経の硬膜鞘を貫き視神経内を走り、眼球に達する。視神経円板の中心で分岐する。網膜視部（錐体と杆体を除く）に分布
眼窩上動脈		眼窩上孔からでて上後方に走り、前頭部と頭皮に分布
滑車上動脈		眼窩上縁からでて前頭部と頭皮に至る
涙腺動脈		外側直筋の上縁を走り、涙腺、結膜、眼瞼に分布
鼻背動脈		鼻背に沿い、鼻背表面に分布
短後毛様体動脈		視神経の周縁で強膜を貫き、脈絡膜に分布し、網膜視部の錐体と杆体にも分布
長後毛様体動脈		強膜を貫き毛様体と虹彩に分布
後篩骨動脈		後篩骨孔を通り後篩骨洞に分布
前篩骨動脈		前篩骨孔を通り前頭蓋窩に向かう。前および中篩骨洞、前頭洞、鼻腔、鼻背の皮膚に分布
前毛様体動脈	眼動脈の筋枝	直筋群の付着部で強膜を貫き、虹彩と毛様体内に血管網をつくる
眼窩下動脈	顎動脈の第3部	眼窩下溝および孔を通り顔面に

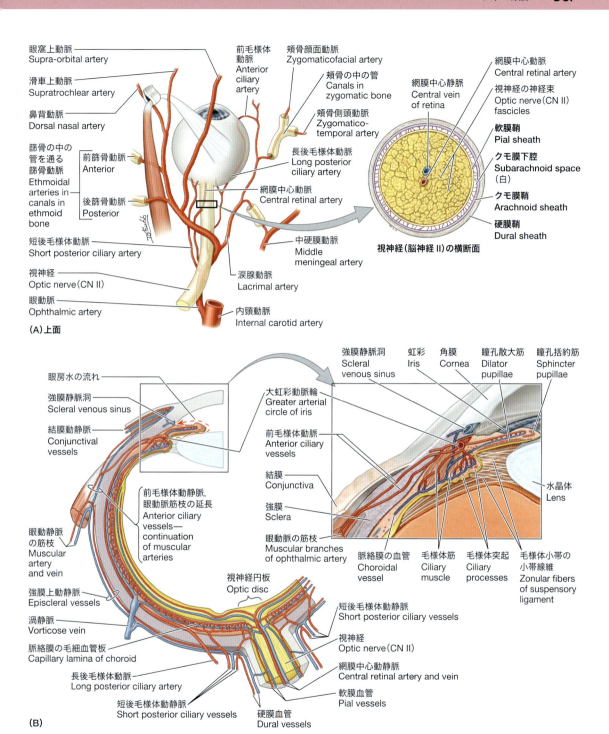

図7.38 眼窩と眼球の動脈　A. 眼動脈の枝。挿入図，視神経（脳神経Ⅱの横断面）。B. 右眼球の水平断の一部。網膜の内部を栄養する動脈（網膜中心動脈）と，網膜の外側の無血管層を栄養する脈絡膜を示す。渦静脈（4〜5本のうちの1本を示す）は脈絡膜からの静脈血を集めて，後毛様体静脈や眼静脈に送る。強膜静脈叢は毛様体突起によって前眼房に分泌された眼房水を回収し，静脈循環に戻す。

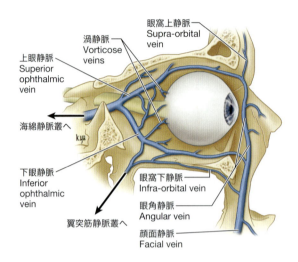

図7.39　眼静脈

臨床関連事項

網膜中心動脈の閉塞

網膜中心動脈の終枝は終動脈なので，塞栓によって閉塞すると即座に完全失明に至る。この動脈の閉塞は通常片側性で，高齢者に起こる。

網膜中心静脈の閉塞

網膜中心静脈は海綿静脈洞に注ぐので，海綿静脈洞の**血栓性静脈炎**により血栓が網膜中心静脈に広がると，網膜の小静脈の1つが閉塞する。網膜中心静脈の1枝の閉塞では，通常は緩徐に，無痛性に視力が失われる。

瞳孔の対光反射

瞳孔の対光反射 pupillary light reflex は，神経学的検査の際にペンライトを用いて検査される。この反射には脳神経Ⅱ（求心路）と脳神経Ⅲ（遠心路）がかかわり，光に応答して瞳孔が即座に縮瞳する反応である。光が片方の眼に入ると，左右の網膜はそれぞれ両側の視索に線維を送っているので，両側の瞳孔が縮瞳する。瞳孔括約筋は副交感神経線維に支配される。その結果，この線維が遮断されると，交感神経に支配される瞳孔散大筋の作用に対抗できず，瞳孔が散大する。**動眼神経圧迫**の最初の徴候は，同側の瞳孔の対光反射が遅延することである。

角膜反射

神経学的検査の際に，検者は綿束で角膜に触れる。正常な（陽性）反応はまばたきである。反射がみられないと，脳神経V_1の病変が示唆される。脳神経Ⅶ（眼輪筋への運動神経）の病変もこの反射を障害することがある。検者は，角膜反射を引き起こすために，確実に角膜（強膜ではなく）に触れなければならない。コンタクトレンズを装着していると，この反射が起きなかったり誘発されにくくなる。

外眼筋麻痺と眼窩神経の麻痺

脳幹の病変や頭部外傷によって，1つまたは複数の外眼筋が麻痺し，その結果，**複視**が出現することがある。ある筋の麻痺は，その筋の作用域で眼球運動が制限されていること，その筋を使おうとするときに複視が出現することによって判定できる。

動眼神経麻痺

完全な**動眼神経麻痺**では，ほとんどの眼筋と，上眼瞼挙筋，瞳孔括約筋が障害される。上眼瞼は下垂し，眼輪筋（顔面神経に支配される）の作用に対抗できず，随意的に挙上できない（図B7.10A）。また，瞳孔散大筋に対抗できず，瞳孔は完全に散大し，反応できない。瞳孔は，外側直筋と上斜筋の作用に対抗できず，完全に外転・下制している。

外転神経麻痺

外側直筋のみを支配する外転神経(脳神経Ⅵ)が麻痺すると，患者は患側の瞳孔を外転できない(図B7.10B)。瞳孔は，内側直筋の力に対抗できず，完全に内転する。

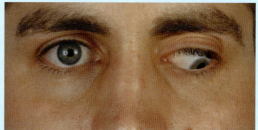

右眼　　　　　　　　左眼：下外方視。瞳孔散大，眼瞼下垂
(A)左動眼(脳神経Ⅲ)神経麻痺

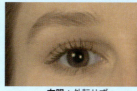

右眼：外転せず　　　左眼
　　　←　　注視の方向
(B)右外転(脳神経Ⅵ)神経麻痺

図B7.10　動眼神経麻痺と外転神経麻痺

側頭部

側頭部 temporal region には側頭窩と側頭下窩があり，両者はそれぞれ頬骨弓の上と下に位置する(図7.40)。

側頭窩

側頭窩 temporal fossa(図7.40AB)には側頭筋の大部分がおさまっており，その境界は以下のとおりである。

- 後方と上方：上・下側頭線。
- 前方：前頭骨と頬骨。
- 外側方：頬骨弓。
- 下方：側頭下稜。

側頭窩の床はプテリオンをなす4つの骨(前頭骨，頭頂骨，側頭骨，蝶形骨大翼)の部分からなる。扇形の**側頭筋** temporalis は側頭窩の床とそれを覆う**側頭筋膜** temporalis fascia から起こり，この筋膜は**側頭窩の天井**をなす(図7.41，表7.8)。側頭筋膜は**上側頭線**から頬骨弓までのびる。強力な咬筋は頬骨弓の下縁から起こるが，これが収縮すると頬骨弓を強力に下方に引き，側頭筋膜はこれに抵抗して支持する。

側頭下窩

側頭下窩 infratemporal fossa は不規則な形の空間で，頬骨弓の深層かつ下方で，下顎枝の深層，上顎骨の後方にある。**側頭下窩の境界は以下のとおりである**(図7.40B)。

- 外側方：下顎枝。
- 内側方：翼状突起の外側板。
- 前方：上顎骨の後面。
- 後方：側頭骨の鼓室板，乳様突起，茎状突起。
- 上方：蝶形骨の大翼の下面。
- 下方：内側翼突筋の下顎骨への停止部(下顎角付近)(表7.8)。

側頭下窩に含まれるものは以下である(図7.42)。

- 側頭筋の下部。

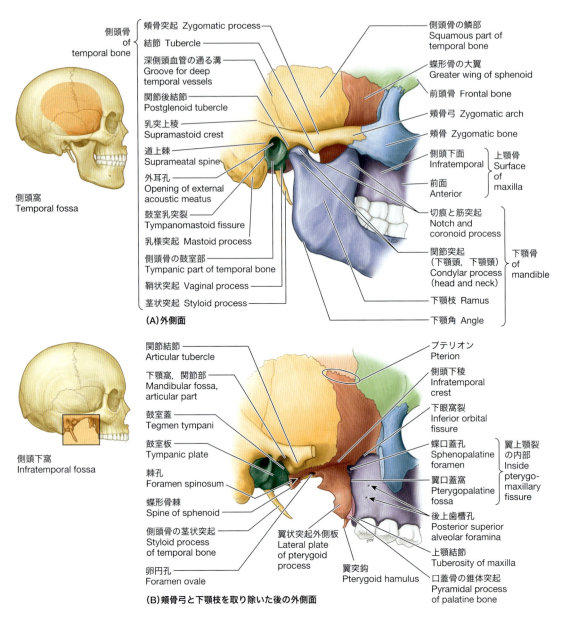

図 7.40　側頭窩と側頭下窩の骨性境界　A. 側頭下窩の外側壁は下顎枝によりつくられる。その空間は頬骨弓の深部にあり側頭筋と深側頭神経・血管が通る。この間隙を通して，側頭窩は側頭下窩と交通する。B. 側頭下窩。この窩は翼上顎裂を介して翼口蓋窩と交通する。

- 外側・内側翼突筋。
- 顎動脈。
- 翼突筋静脈叢。
- 下顎神経，下歯槽神経，舌神経，頬神経，鼓索神経，耳神経節。

側頭筋は側頭窩の床の広い領域から起こり，下顎枝の筋突起の内側面の先端と前縁とに停止する（図 7.41AB，表 7.8）。下顎を挙上して顎を閉じる。後部の線維は前凸した下顎骨を後方に引く。

2頭からなる**外側翼突筋** lateral pteryogoid が後方に

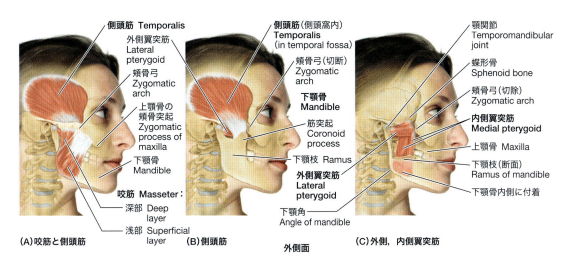

図7.41 咀嚼筋 A．側頭筋と咬筋。B．側頭筋。C．外側，内側翼突筋。

表7.8 顎関節で下顎骨に作用する咀嚼筋

筋	起始	停止	神経支配		下顎骨への作用
側頭筋	三角形の筋で，側頭窩の床と側頭筋膜の深層面の広い付着部から起こる	筋突起の先端と内側面，および下顎枝の前縁の狭い付着部	下顎神経（脳神経V₃）の前幹	深側頭神経を介する	下顎骨を挙上して顎を閉じる。後方の水平に走る筋線維は下顎骨を後退させる
咬筋	四角形の筋で，頬骨の上顎突起と頬骨弓の下縁，内側面より起こる	下顎枝の下顎角と外側面		咬筋神経を介する	下顎骨を挙上し，浅層の筋線維は下顎骨の前突に多少かかわる
外側翼突筋	三角形の2頭を持った筋で，(1)側頭下面と蝶形骨大翼稜，(2)翼状突起外側板の外側面，より起こる	上頭はおもに顎関節の関節包と関節円板に付着する。下頭はおもに下顎骨の関節突起の頸部の前内側面にある翼突筋窩		外側翼突筋神経を介する	両側の筋が働くと，下顎骨を前突しオトガイを下制する。片側の筋が働くと，顎を対側の方向に揺らす。交互に片側が収縮すると，より大きな側方咀嚼運動を引き起こす
内側翼突筋	四角形の2頭を持った筋で，(1)翼状突起外側板の内側面と，口蓋骨の錐体突起，(2)上顎結節，より起こる	下顎孔より下の下顎枝の内側面。本質的に同側の咬筋と，下顎枝を挟んで相対する位置にあり，鏡像関係にある		内側翼突筋神経を介する	咬筋と相乗的に働き下顎骨を挙上，前突する。交互に片側が収縮すると，より小さい粉砕運動を引き起こす

走り，その上頭が顎関節の関節包と関節円板に停止し，下頭がおもに下顎骨の関節突起の翼突筋窩に停止する。

内側翼突筋 medial pterygoid は下顎枝の内側面にある。その2頭は外側翼突筋の下頭を取り巻き，合体する（図7.42A）。内側翼突筋は下後方に走り，下顎骨の

内側面で下顎角の近くに停止する。翼突筋の起始停止，神経支配，作用については表7.8に記す。

顎動脈 maxillary artery は外頸動脈の2本の終枝の太いほうで，顔面深部への主要な動脈である。下顎頸の後方で起こり，前方に向かい，下顎関節突起の頸部の深

層を通り，それから外側翼突筋の浅層ないし深層を通る（図7.43，7.44A）。この動脈は側頭下窩から内側に向かい，**翼上顎裂** pterygomaxillary fissure を通って**翼口蓋窩** pterygopalatine fossa に入る（図7.40B）。顎動脈はこのように外側翼突筋との位置関係で3部に分かれる（図7.43）。

顎動脈の第1部は下顎部といい，以下の枝がでる。

- **深耳介動脈**は外耳道に向かう。
- **前鼓室動脈**は鼓膜に向かう。
- **中硬膜動脈**は硬膜と頭蓋冠に向かう。
- **副硬膜枝**は頭蓋腔に向かう。
- **下歯槽動脈**は下顎骨，歯肉，歯，口腔底に向かう。

顎動脈の第2部は翼突筋部といい，以下の枝がでる。

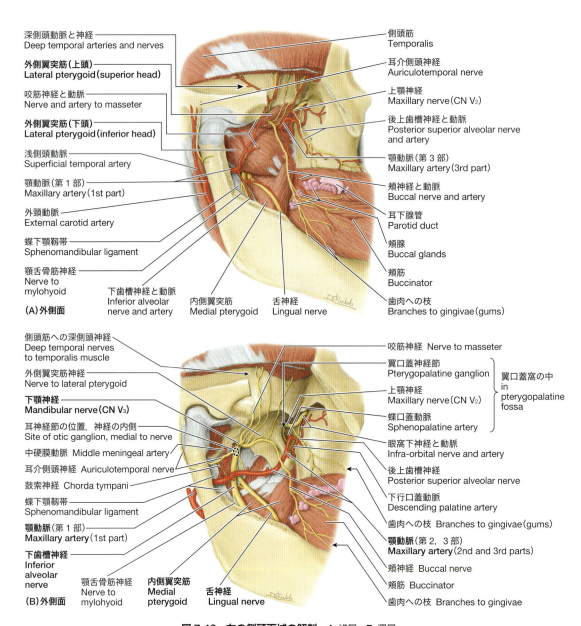

図7.42　右の側頭下域の解剖　A. 浅層。B. 深層。

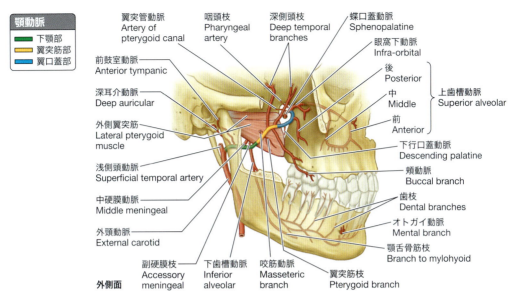

図7.43 顎動脈の枝

- **深側頭動脈**は前と後があり，上行して側頭筋に分布する。
- **翼突筋枝**は翼突筋に分布する。
- **咬筋動脈**は下顎切痕を越えて外側に向かい，咬筋に分布する。
- **頬動脈**は頬筋と頬粘膜に分布する。

顎動脈の第3部は翼口蓋部といい，以下の枝がでる。

- **後上歯槽動脈**は上顎の大臼歯と小臼歯，頬側の歯肉，上顎洞の粘膜に分布する。
- **眼窩下動脈**は下眼瞼，涙囊，顔の眼窩下域，鼻の両横，上唇に分布する。
- **下行口蓋動脈**は口蓋の粘膜と腺，および口蓋側の歯肉に分布する。
- **翼突管枝**は咽頭の上部，耳管，鼓室に分布する。
- **咽頭枝**は咽頭円蓋，蝶形骨洞，耳管の下部に分布する。
- **蝶口蓋動脈**は顎動脈の終枝で，鼻腔の外側壁，鼻中隔，隣接する副鼻腔に分布する。

翼突筋静脈叢 pterygoid venous plexus は側頭下窩の大部分を占める（図7.44B）。一部は側頭筋と翼突筋の間にも存在する。この静脈叢は前方では深顔面静脈を経由して，後方では顎静脈と下顎後静脈を経由して顔面静脈に注ぐ。

下顎神経（脳神経V₃）は三叉神経（脳神経V）の運動根からの線維を含み，卵円孔を抜けて下行して側頭下窩に入り，直後に前枝と後枝とに分かれる。大きいほうの後枝からは耳介側頭神経，下歯槽神経，舌神経が分かれる（図7.42, 7.45A）。小さいほうの前枝からは**頬神経** buccal nerve（図7.45C），4つの咀嚼筋（側頭筋，咬筋，内側外側翼突筋）への枝がでるが，頬筋は顔面神経（脳神経Ⅶ）支配なので，これには枝をださない。

耳神経節 otic ganglion（副交感神経性）は側頭下窩の中で（図7.45AB），卵円孔のすぐ下方で，下顎神経の内側，外側翼突筋の後方にある。副交感神経節前線維はおもに舌咽神経（脳神経Ⅸ）から由来し，耳神経節でシナプスをつくる。副交感神経節後線維は耳下腺の分泌線維で，この神経節から耳介側頭神経経由で，耳下腺に向かう。

耳介側頭神経は中硬膜動脈を取り巻く2根として起こり，合わさって単一の幹になる（図7.42, 7.45AC）。この幹は多数の枝に分かれるが，その最大のものは後方に向かい，下顎頸の内側を通り，耳介と側頭部に感覚枝を送る。耳介側頭神経はまた顎関節に関節枝を，耳下腺に副交感神経性の分泌線維を送る。

下歯神経と舌神経は外側・内側翼突筋の間を下行する。**下歯槽神経** inferior alveolar nerve は下顎孔から入って下顎管を通り，**下歯神経叢** inferior dental plex-

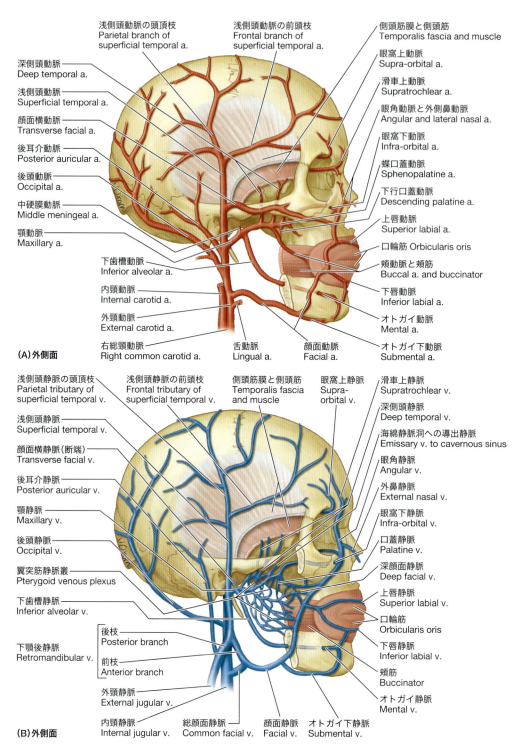

図 7.44　頭部の血管　**A**. 外頸動脈の枝。**B**. 顔面，頭皮，側頭下窩の静脈路。

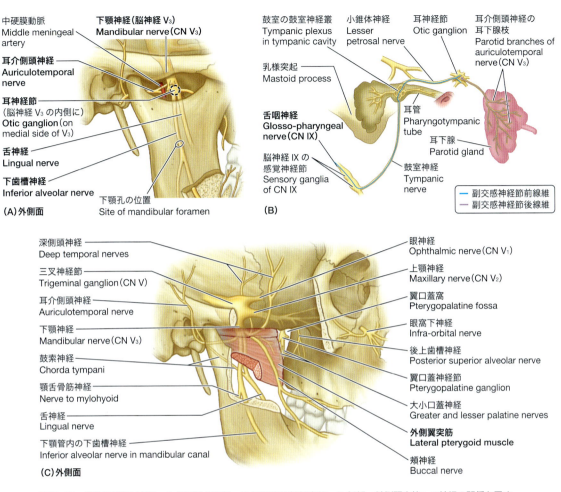

図7.45 側頭下窩の神経　A.卵円孔の部位。B.耳下腺の神経支配。C.概観。外側翼突筋への神経の関係を示す。

usをつくり，ここから下顎の片側のすべての歯に枝を送る。**顎舌骨筋神経**は下歯槽神経からの小枝で，下顎孔に入る直前に分かれる（図7.45C）。下顎神経叢の1本の枝である**オトガイ神経** mental nerve は，オトガイ孔をでて下唇の皮膚と粘膜，オトガイの皮膚，下顎切歯の前庭側の歯肉を支配する（図7.52A参照）。

舌神経 lingual nerve は下歯槽神経の前方にある（図7.42，7.52）。舌の前2/3，口腔底，舌側の歯肉の感覚を支配する。内側翼突筋と下顎枝の間で口腔に入り，口腔粘膜の下層を前方に向かい，第3大臼歯のすぐ内側下方を通る。

鼓索神経 chorda tympani は顔面神経（脳神経VII）の枝で（図7.45C），舌の前2/3からの味覚線維と，顎下腺と舌下腺の分泌を行う副交感神経節前線維とを通す。鼓索神経は側頭下窩で舌神経に合流する。

顎関節

顎関節 temporomandibular joint は変形した蝶番形の滑膜関節で，3つの平面内で運動を行う。関節面は**下顎骨の関節頭**と側頭骨の**関節結節** articular tubercle と**下顎窩** mandibular fossa である（図7.46）。顎関節の関節面は線維軟骨により覆われており，典型的な滑膜関節での硝子軟骨とは異なる。**関節円板** articular disc は関節腔を上下の区画に分ける。顎関節の**関節包** joint capsule は疎である。線維包は側頭骨の関節域の周縁と，下顎頸のあたりに付着する。関節包の肥厚部は内在性の

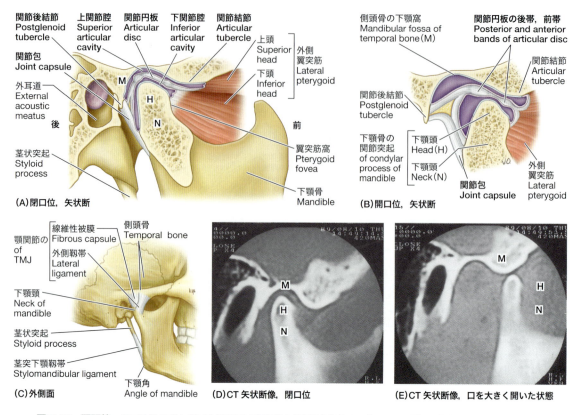

図 7.46　顎関節　閉口位（ACD）と開口位（BE）での顎関節の解剖学的像と CT 像。C. 顎関節の外側靱帯と茎突下顎靱帯。

外側靱帯 lateral ligament（側頭下顎靱帯）をつくり，顎関節の外側面を補強し，関節後結節 postglenoid tubercle とともに顎関節の後方脱臼を防ぐ（図 7.46AC）。

2 つの外在性の靱帯と外側靱帯が下顎骨を頭蓋につなぐ。茎突下顎靱帯 stylomandibular ligament は実際には耳下腺の線維包の肥厚で，茎状突起から下顎角まで走る（図 7.46，7.47）。顎関節の強度にはあまり貢献しない。蝶下顎靱帯 sphenomandibular ligament は蝶形骨棘から下顎骨の小舌まで走る（図 7.47）。これは受動的な支持組織で，下顎骨の「ゆれる縄」である。

下顎骨をはっきりと下制するためには，すなわち上下の歯を離すよりももっと広く口を開けるには，下顎頭と関節円板を関節面に対して前方に動かし，下顎頭を関節結節の下にもってくる必要がある（図 7.46BE）（この運動を歯科医は**平行移動**と呼ぶ）。この前方へのすべり運動が片側で起こると，後退側の下顎頭は関節円板の下面で回転し，単純な横すべりないしすり合わせ運動がわずかに起こる。下顎の前突と後退の際に，下顎頭と関節円板は側頭骨の関節面上で前後に，両側同時にすべる。顎関節の運動はおもに咀嚼筋により行われる。これらの筋の付着，神経支配，作用を表 7.8 と表 7.9 に記す。

口

口部 oral region には口腔，歯，歯肉，舌，口蓋，口蓋扁桃の領域が含まれる。口腔は食物を取り込んで胃や小腸での消化の準備をする場所である。食物を噛むときに，歯と唾液腺からの唾液が**食塊**（ラテン語でかたまりを意味する）の形成を助ける。

口腔

口腔 oral cavity は 2 つの部分からなる。**口腔前庭**と**固有口腔**である（図 7.48）。口腔前庭は外界と**口裂** oral fissure を通してつながる。開口部の大きさは口輪筋な

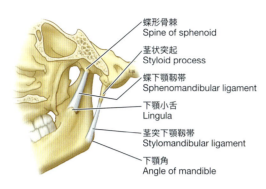

図 7.47　蝶下顎靱帯と茎突下顎靱帯

表 7.9　顎関節での運動

下顎の運動	筋
挙上 （口を閉じる）	側頭筋，咬筋，内側翼突筋
下制 （口を開く）	外側翼突筋，舌骨上筋群，舌骨下筋群[a]
前突（オトガイを突きだす）	外側翼突筋，咬筋，内側翼突筋[b]
後退（オトガイを後退させる）	側頭筋（後部の斜走する線維，ほとんど水平に近い線維），咬筋
外側運動 （粉砕，咀嚼運動）	同側の側頭筋，対側の翼突筋と咬筋

[a] 原動力は通常重力である。これらの筋はおもに抵抗力に対抗する働きをする。
[b] ここでは外側翼突筋が主動筋で，咬筋と内側翼突筋は補助的に働く。

臨床関連事項

下顎神経ブロック

下顎神経ブロックを行うには，下顎神経が側頭下窩に入る部位で，下顎神経の近傍に麻酔薬を注射する。このブロックにより通常，下顎神経の耳介側頭神経，下歯槽神経，舌神経，頬神経が麻酔される。

下歯槽神経ブロック

下歯槽神経ブロックは歯科医が下顎歯を治療するときによく用いるもので，脳神経 V_3 の枝である下歯槽神経を麻酔する。麻酔薬を，下顎枝の内側面にある**下顎管** mandibular canal の開口部である下顎孔のそばに注射する。下顎管を下歯槽神経，下歯槽動静脈が通る。この神経ブロックが成功すると，正中面までのすべての下顎歯が麻酔される。下口唇の皮膚と粘膜，唇側歯槽粘膜・歯肉，オトガイの皮膚も，下歯槽神経のオトガイ枝によって支配されるので麻酔される。

顎関節の脱臼

あくびをしたり，大きな口を開けてものをかじるとき，外側翼突筋の過剰な収縮が生じて，下顎頭が関節結節より前方に移動して，前方脱臼することがある（図 B7.11）。この位置では下顎骨は下制したままで，口を閉じることができない。最も頻度が高いのは，口を開けているときにオトガイに横向きの殴打を受け，打撃を受けた側の顎関節が脱臼するというものである。**下顎骨骨折**で顎関節脱臼を合併することもある。顔面神経と耳介側頭神経が顎関節に近接して存在す

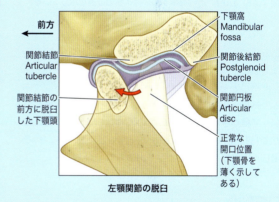

図 B7.11　顎関節の脱臼

るので，外科的処置の際には，顎関節の上を通る顔面神経の枝と，顎関節の後部に入る耳介側頭神経の関節枝の両者を保存するよう注意しなければならない。外傷性脱臼や，関節包と外側靱帯の破裂と関係した顎関節脱臼で，顎関節を支配する耳介側頭神経の関節枝が損傷されると，顎関節がゆるみ，不安定になる。

顎関節炎

顎関節は変形性関節炎により炎症を起こすことがある。顎関節の異常な機能の結果，咬合や関節のクリック音（**関節摩擦音**）などの構造的問題が生じうる。クリック音は下顎が下制，挙上する際の，関節円板の前方運動の遅延によると考えられている。

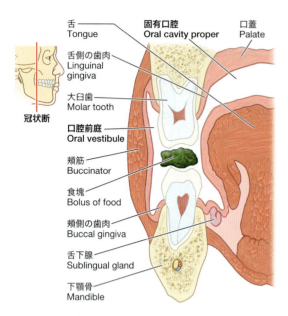

図7.48 口腔 方向を示す図は冠状断の位置を示している。

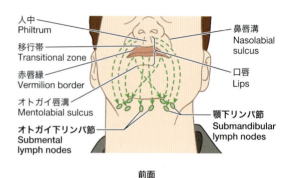

図7.49 頰，唇，オトガイの体表解剖とリンパ路

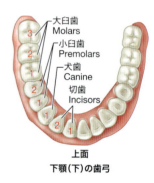

上面
下顎（下）の歯弓

図7.50 成人の下顎の歯列

どの筋により調節される。**固有口腔** oral cavity proper は上顎と下顎の**歯列弓** dental arch or arcade（上顎・下顎歯槽弓とそこに含まれる歯）の後方・内側の空間である。外側と前方は歯をおさめる上顎と下顎の歯槽弓によって境界される。**固有口腔の天井**は口蓋がつくる。後方では口腔は**咽頭口部** oropharynx と交通する。口を閉じた安静時には口腔は舌で占められている。

口腔前庭

口腔前庭 oral vestibule は浅部の唇と頰と，深部の歯と歯肉との間の隙間状の空間である。**口唇** lip は口唇を取り巻く可動性の筋肉のヒダで，口輪筋，上唇および下唇の筋，動静脈，神経を含む。外面は皮膚で，内面は粘膜で覆われる。上唇には**人中** philtrum という垂直な溝がある（図7.49）。口唇の皮膚が口に近づくと，色が急に赤く変わる。この口唇の赤い縁取りは**赤唇縁** vermilion border で，皮膚と粘膜の移行帯である。口唇の**移行帯**には毛がなく，皮膚が薄く下層の毛細血管床のために，赤くみえる。上唇には**顔面動脈** facial artery と**眼窩下動脈** infra-orbital artery の枝の上唇動脈が分布する。下唇には**顔面動脈**と**オトガイ動脈** mental artery の枝の下唇動脈が分布する。上唇は**眼窩下神経** infra-orbital nerve（脳神経 V_2 の枝）の上唇枝が支配し，下唇はオトガイ神経（脳神経 V_3 の枝）の下唇枝が支配する（図7.52A）。

上唇と下唇外側部からの**リンパ** lymph はおもに顎下リンパ節に向かい（図7.49），下唇正中部からのリンパはまずオトガイ下リンパ節に向かう。

頰 cheek（ラテン語では *buccae*）は伸展性のある口腔外側壁と，頰骨の表層の顔面隆起とを含む。頰は本質的に唇と構造が同じで，これとつながる。頰のおもな筋は頰筋である（図7.48）。口唇と頰は口の括約筋として作用し，食物を口腔前庭から固有口腔に押し出す。舌と頰筋は協力して働き，咀嚼の間，食物を臼歯の咬合面の間に保持する。**口唇腺** labial gland と**頰腺** buccal gland は小さな粘液腺で，粘膜と下層の口輪筋・頰筋との間にある（図7.42B）。

歯と歯肉

歯 teeth は硬い円錐形の構造で，上顎と下顎の**歯槽** dental alveoli の中におさまり，咀嚼に用いられ，発音

を助ける．幼児は20本の**乳歯** deciduous teeth をもつ．最初の歯は6〜8カ月で，最後の歯は20〜24カ月で萌出する．**永久歯** permanent teeth の萌出は正常では上下顎それぞれ16本で，左右に大臼歯3本，小臼歯2本，犬歯1本，切歯2本ずつ，通常は10歳代半ばまでに完結するが（図7.50），第3大臼歯（親知らず，智歯）は通常は10歳代後半ないし20歳代前半に萌出する．

歯は歯冠，歯頸，歯根を有する．歯のそれぞれの型は特徴的な外観を有する（図7.51，7.52）．**歯冠** crown は歯肉からつきだす．**歯頸** neck は歯冠と歯根の間の部分である．**歯根** root は歯槽の中に線維性の**歯周組織**で固定される．歯の大部分は**ゾウゲ（象牙）質** dentine（ラテン語では *dentinium*），からできており，歯冠は**エナメル質** enamel で，歯根は**セメント質** cement（ラテン語では *cementum*）で覆われる．**歯髄腔** pulp cavity は結合組織，血管，神経を含む．**歯根管** root canal の**歯根尖孔** apical foramen を通って歯髄腔に神経と血管が出入りする．

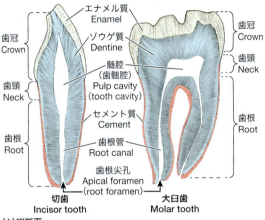

上歯槽動脈 superior alveolar artery と**下歯槽動脈** inferior alveolar artery は顎動脈の枝で，上顎と下顎の歯にそれぞれ血液を送る（図7.43，7.44A）．同名で分布域も同一の上・下歯槽静脈が動脈に伴行する（図7.44B）．歯と歯肉からの**リンパ管** lymphatic vessel はおもに顎下リンパ節に注ぐ（図7.49）．上・下**歯槽神経** alveolar nerve はそれぞれ脳神経 V_2 と V_3 の枝で，上・下**歯神経叢** dental plexus をつくり，上顎と下顎の歯を支配する（図7.52A）．

歯肉 gingiva は線維組織とそれを覆う粘膜からなり，上・下顎の歯槽突起と歯頸に強固に付着する．下顎の臼歯の頬側の歯肉（図7.48）は下顎神経の枝の頬神経によって支配される（図7.52C）．下顎のすべての歯の舌側の歯肉は舌神経により支配される．上顎の小臼歯と大臼歯の口蓋側の歯肉は**大口蓋神経** greater palatine nerve により，切歯の口蓋側の歯肉は**鼻口蓋神経** nasopalatine nerve により支配される．上顎の唇・頬側の歯肉は前・中・後**上歯槽神経** superior alveolar nerve により支配される（図7.52A）．

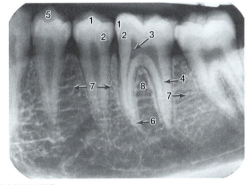

1	エナメル質	4	歯根管	7	槽間中隔（歯槽部）
2	ゾウゲ質	5	頬側咬頭	8	根間中隔（歯槽部）
3	歯髄腔	6	歯根尖		

図7.51 歯の部分 A. 切歯と大臼歯．**B**. 上顎骨の小臼歯と大臼歯の咬翼撮影法によるX線像．

臨床関連事項

う歯，歯髄炎，歯痛

歯の硬組織が崩壊すると，う歯をつくる．齲蝕病変が歯髄腔を侵食すると，歯髄腔における組織の感染と刺激を引き起こす．この状態は炎症（**歯髄炎**）を生じる．歯髄腔は硬い空間なので，腫脹した歯髄組織は痛みを引き起こす（**歯痛**）．

歯肉炎と歯周炎

口腔衛生が不適切であると，歯と歯肉溝に食物がたまり，それが歯肉の炎症（**歯肉炎**）を引き起こすことがある．治療しないと，この病気は他の支持構造（例えば歯槽骨）に広がり，**歯周炎**を起こし，結果として歯肉の炎症をきたす．そして歯槽骨の吸収と**歯肉の退縮**が生じ，歯の敏感なセメント質が露出される．

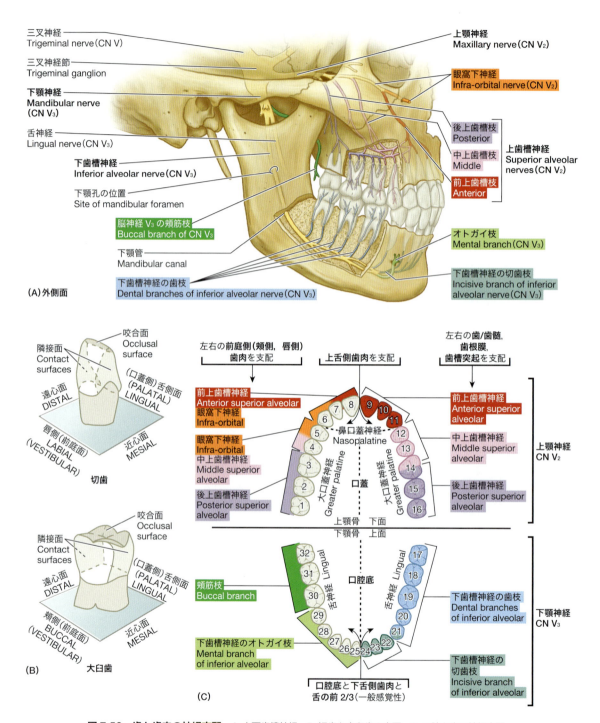

図7.52 歯と歯肉の神経支配　A. 上下歯槽神経。B. 切歯と大臼歯の表面。C. 口腔と歯の神経支配。

口蓋

口蓋 palate は固有口腔のアーチ状の天井と鼻腔の床をなす（図7.53）。口蓋は硬口蓋と軟口蓋からなる。硬口蓋が前方部で，軟口蓋が後方部である。硬口蓋は口腔前方部を鼻腔から隔て，軟口蓋は口腔後部を上方の咽頭鼻部から隔てる。

硬口蓋 hard palate は口蓋の前方2/3のアーチ状天井部である。その腔は安静時には舌で満たされる。硬口蓋は粘膜で覆われ，上顎骨の口蓋突起と口蓋骨水平板からなる（図7.54A）。3種類の孔が硬口蓋の口腔面に開く。切歯孔と大・小口蓋孔である。**切歯窩** incisive fossa は中切歯の後方の軽い陥凹である。鼻口蓋神経が鼻から，不定数の切歯管と切歯孔を通り，切歯窩に開く（図7.54AB）。第3大臼歯の内側で**大口蓋孔** greater palatine foramen が硬口蓋の外側縁を貫く。**大口蓋動静脈・神経**がこの孔からでて口蓋を前方に向かう。小口蓋孔を通る**小口蓋神経・動静脈**は軟口蓋と周辺構造に向かう。

軟口蓋 soft palate は口蓋の後方1/3の可動性のある部分で，硬口蓋の後縁に付着する（図7.54B，7.55A）。軟口蓋は後下方にのびて弯曲した自由縁となり，そこに**口蓋垂** uvula という円錐形の突起がぶら下がる。軟口蓋を補強する**口蓋腱膜** palatine aponeurosis は**口蓋帆張筋** tensor veli palatini の腱が広がってできている。口蓋腱膜は硬口蓋の後縁に付着し，前方で厚く後方で薄い。軟口蓋の前方部はおもに口蓋腱膜でできているが，後方部は筋性である。

嚥下をするときに，軟口蓋はまず緊張して，舌が軟口蓋を押せるようにし，食塊を固有口腔の奥に押し出す。その後，軟口蓋は後方の咽頭壁に向かって後上方に挙上し，食物が鼻腔に逆流するのを防ぐ。外側では軟口蓋は咽頭壁とつながり，舌および咽頭にそれぞれ**口蓋舌弓** palatoglossal arch および**口蓋咽頭弓** palatopharyngeal arch で結ばれている（図7.54B，7.55A）。**口蓋扁桃** palatine tonsil はしばしば「扁桃腺」と呼ばれるが，2つのリンパ組織の塊で，口腔咽頭部の両側に1つずつある（図7.55A）。左右の口蓋扁桃は口蓋舌弓，口蓋咽頭弓および舌に囲まれた**扁桃窩**の中にある。

口蓋の血管と神経支配

口蓋には豊富に血液が供給され，下行口蓋動脈の枝である両側の**大口蓋動脈** greater palatine artery からおも

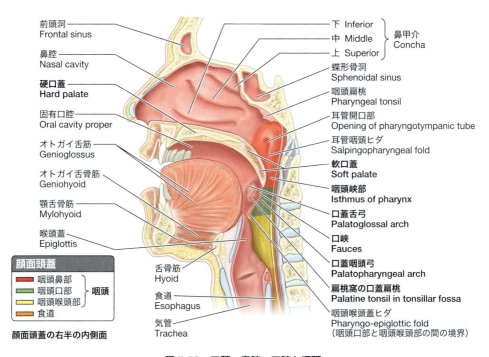

図7.53　口蓋，鼻腔，口腔と咽頭

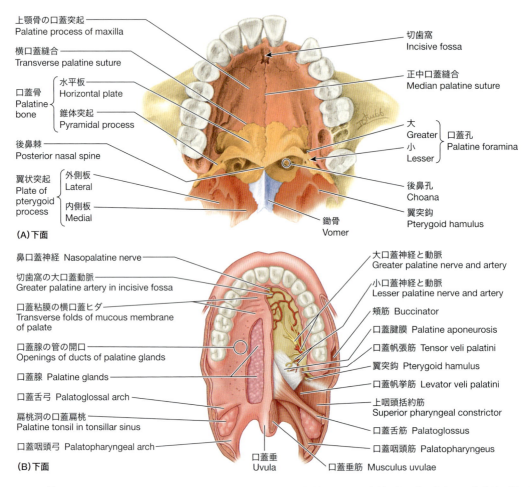

図 7.54　口蓋　A. 硬口蓋を作る骨. B. 右側の一部は口蓋腺を示すために解剖してある. 左側は軟口蓋の筋肉と口蓋動脈と神経を示すために解剖してある.

に送られる（図7.54B）. **小口蓋動脈** lesser palatine arteryは下行口蓋動脈の小枝で，**小口蓋孔** lesser palatine foraminaを抜けて口蓋に入り，顔面動脈の枝の上行口蓋動脈と吻合する. **口蓋の静脈路**は顎動脈の対応する枝に伴行し，翼突筋静脈叢に注ぐ（図7.44B）.

口蓋の感覚神経は翼口蓋神経節 pterygopalatine ganglionを通り抜けてきて，上顎神経の枝と考えられる. 大口蓋神経は歯肉，硬口蓋の大部分の粘膜と腺を支配する（図7.54B）. 鼻口蓋神経は硬口蓋前方部の粘膜を支配する. **小口蓋神経** lesser palatine nerveは軟口蓋を支配する. これらの神経は動脈に伴行してそれぞれ大・小口蓋孔を抜ける. 脳神経V_3に支配される口蓋帆張筋を除いて，軟口蓋のすべての筋は**咽頭神経叢に支配される**

（8章参照）. 咽頭神経叢は迷走神経（脳神経X）の咽頭枝からつくられる.

軟口蓋の筋

　軟口蓋の筋は頭蓋底から起こり，下行して口蓋に至る（図7.54B，7.55B）. 軟口蓋は挙上して咽頭の後壁に接触するようになり，口腔を咽頭鼻部から切り離す（例えば，嚥下や口で呼吸するとき）. 軟口蓋はまた下方に引かれて舌の後部と接触し，口腔を鼻腔から切り離す（例えば，鼻だけで息をしながら，口を開けておく）. 軟口蓋の5つの筋の付着，神経支配，作用については図7.55Bと表7.10を参照.

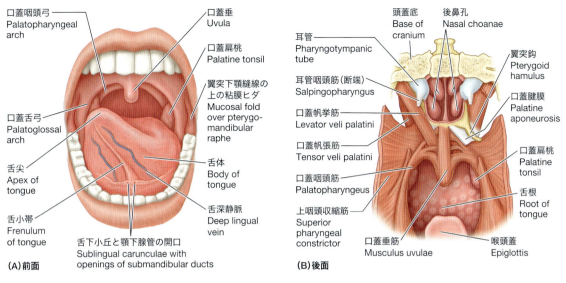

図7.55 軟口蓋　A．口腔と軟口蓋の体表解剖。B．軟口蓋の解剖により筋肉と舌後部との関係を示す。

- 口蓋帆挙筋 levator veli palatini は円筒形の筋で，下前方に走り，軟口蓋の中で広がって口蓋腱膜の上面に付着する。
- 口蓋帆張筋は三角形の腹をもつ筋で，下方に走る。頂点にあたる腱は翼状突起内側板の下端の**翼突鈎 pterygoid hamulus** にかかり，それから広がって**口蓋腱膜**になる。
- 口蓋舌筋 palatoglossus は細い帯状の筋で粘膜に覆われ，**口蓋舌弓**をつくる。他の「舌筋」と異なり，口蓋舌筋は機能的にも神経支配でも口蓋の筋であって，舌の筋ではない。
- 口蓋咽頭筋 palatopharyngeus は薄く平たい筋で，粘膜に覆われる。**口蓋咽頭弓**をつくり，下方では咽頭の縦走筋と混ざる。
- 口蓋垂筋 musculus uvulae は口蓋垂の粘膜に停止する。

舌

舌 tongue（ラテン語では lingua，ギリシア語では glossa）は可動性の筋性器官で，形と位置が大きく変わ

表7.10　軟口蓋の筋

筋	起始	停止	神経支配	おもな作用
口蓋帆張筋	蝶形骨の翼状突起内側板の後縁の付け根にある舟状窩，蝶形骨棘，耳管軟骨	口蓋腱膜（図7.54B）	内側翼突筋神経（脳神経V₃の枝）から耳神経節を経て分布	嚥下およびあくびの際に，軟口蓋を緊張させ，耳管の開口を開く
口蓋帆挙筋	耳管軟骨と側頭骨岩様部		脳神経Xの咽頭枝から咽頭神経叢を経て分布	嚥下およびあくびの際に，軟口蓋を挙上させる
口蓋舌筋	口蓋腱膜	舌の側面		舌の後部を挙上し，軟口蓋を舌の上に引く
口蓋咽頭筋	硬口蓋と口蓋腱膜	咽頭の外側壁		嚥下の際に，軟口蓋を緊張させ，咽頭壁を上方，前方，内方に引く
口蓋垂筋	後鼻棘と口蓋腱膜	口蓋垂の粘膜		口蓋垂を短縮し，上方に引く

る。舌は一部は固有口腔に、一部は咽頭口部にある（図7.53）。安静時には固有口腔の大部分を占める。舌はおもに筋と表面の粘膜からなり、咀嚼、味覚、嚥下、発声、口腔の清掃を助ける。舌には舌根、舌体、舌尖、盛りあがった舌背、下面がある（図7.56A）。V字形の**分界溝** terminal sulcus of tongue（ラテン語では *sulcus terminalis*）（図7.56B）が舌の**前部**と**後部**を分ける。

舌根 root of tongue は後部1/3で口腔底の上にのっている。舌の前2/3は**舌体** body of tongue をなす。舌体のつきだした前端は**舌尖** apex(tip) of tongue である。舌体と舌尖は非常によく動く。**舌背** dorsum of tongue は舌の後上面で、**分界溝**を含む。この溝の頂点に**舌盲孔** foramen caecum of tongue という小さな孔があり（図7.56B）、甲状腺が発生する源になる胎生期の甲状舌管の近位部の遺残で、機能はない。舌の前部の粘膜は多数の**舌乳頭** lingual papilla があるためにざらざらしている（図7.56B）。

- **有郭乳頭** vallate papilla は大型で、頂点が平らである。分界溝のすぐ前にあり、深い堀状の溝に囲まれ、その壁には**味蕾**が散らばっている。漿液性の**舌腺**（von Ebner腺）の導管がこの溝に開口する。
- **葉状乳頭** foliate papilla は舌の両横にある粘膜の小型のヒダである。ヒトでは発達が悪い。
- **糸状乳頭** filiform papilla は無数に存在する。長い糸状かつ鱗状の乳頭である。触覚を感じる求心性神経終末を含む。
- **茸状乳頭** fungiform papilla はキノコ状で、ピンクないし赤い点としてみえる。糸状乳頭の間に散在するが、舌尖と舌の両横に最も多い。

有郭乳頭、葉状乳頭、および大部分の茸状乳頭は味蕾に味覚受容体を含む。いくつかの**味蕾** taste bud は軟口蓋の口腔面、咽頭口部の後壁、喉頭蓋を覆う上皮にもある。

舌背の粘膜は舌の前部では薄く、下層の筋に密着する（図7.56A）舌背の正中線にある**舌正中溝** midline groove of tongue が舌を左右に分ける（図7.56B）。この溝はまた、胎生期の遠位舌原基が融合する場所である。

舌根は咽頭口部内で、**分界溝**や**口蓋舌弓**よりも後方に存在する（図7.56B）。その粘膜は厚く、自由に動く。ここには乳頭がなく、下層に**リンパ小節** lymphoid nodule（舌扁桃）があるために、舌のこの部は敷石状を呈する。

舌の下面は薄く透明な粘膜で覆われ、下層の**舌深静脈** deep lingual vein が透けてみえる。舌を持ち上げると、**舌小帯** frenulum of tongue（図7.57）という大きな正中線の粘膜ヒダが、前歯槽堤の舌側面を覆う歯肉から舌の後下面までのびるのを観察できる。舌小帯は舌を口腔底につなげ、舌の前部が自由に動くのを助ける。舌小帯の基部に顎下腺からの**顎下腺管の開口部**がある。

舌の筋

舌は本質的に筋の塊で、大部分が粘膜に覆われる。筋

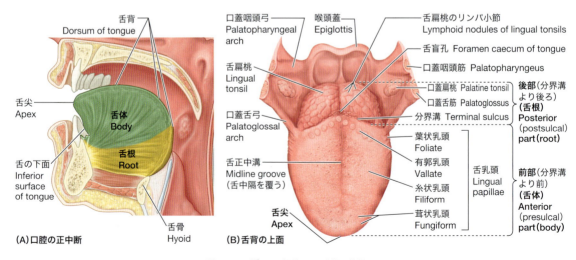

図7.56 舌 A. 部分。B. 舌背の特徴。

の記載法として伝統的に行われているように，特定の筋に1つの作用を与えることにより舌筋の作用を記載することは，舌の作用を極端に単純化しており，誤解を与える．舌の筋は個別に作用するのではなく，一部の筋は複数の作用を行って，同じ筋のある部分が独立に作用したり，異なる作用を生じたり，拮抗して作用することもある．しかし，**一般に外舌筋は舌の位置を変え，内舌筋は形を変える**（図7.58, 表7.11）．

4つの内舌筋と4つの外舌筋が舌の左右半それぞれにあり，舌の正中溝から垂直にのびる線維性の**舌中隔** lingual septum により隔てられる（図7.58C）．**内舌筋**（上・下縦舌筋，横舌筋，垂直舌筋）は舌内に限局し，骨に付着しない．**外舌筋**（オトガイ舌筋，舌骨舌筋，茎突舌筋，口蓋舌筋）は舌の外の骨から起こり，そこに付着する．

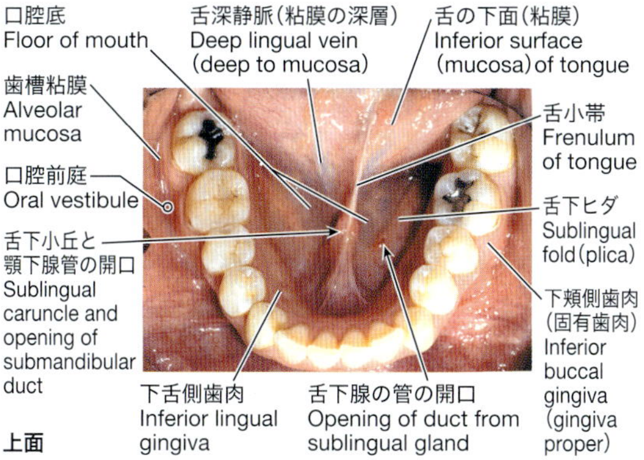

舌の神経支配

舌のほぼすべての筋は**舌下神経** hypoglossal nerve（脳神経XII）により支配される（図7.59A）．ただし口蓋舌筋は実際には口蓋の筋で，脳神経Xの運動線維からなる**咽頭神経叢**の支配を受ける．一般感覚（触覚と温覚）に

図7.57　口腔底と口腔前庭　舌は挙上し上方に牽引している（Dr. B. Liebgott, Professor, Division of Anatomy, Department of Surgery, University of Toronto, Ontario, Canada の厚意による）．

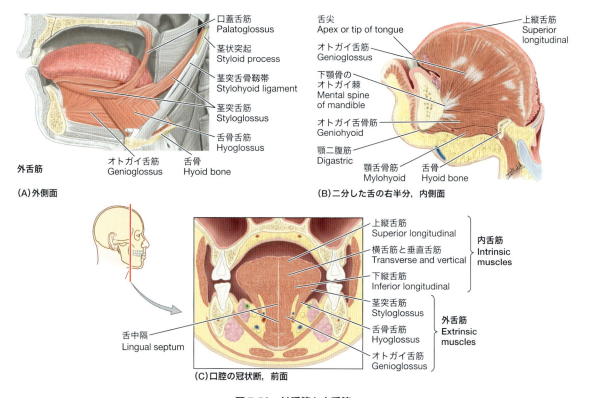

図7.58　外舌筋と内舌筋

表 7.11 舌筋

筋	形と位置	起始	停止	おもな作用
外舌筋				
オトガイ舌筋	扇形の筋。舌の大部分を占める	下顎骨のオトガイ棘の上部からの短い腱	舌背全体。最下部，最後部の筋線維は舌骨体に付着	両側の筋が作用すると舌，特に中心部を下制し，縦の溝をつくる。後部の筋は舌をつきだすときに前突させる[a]。最前部の筋はつきだした舌尖を引っ込める。片側の筋の収縮は舌を対側に変位させる
舌骨舌筋	薄い四角形の筋	舌骨体と舌骨大角	舌の外側部の下面	舌の下制，特に両側を下方に引く。舌の短縮(後退)を補助する
茎突舌筋	短く三角形の筋	茎状突起遠位の前縁。茎突舌骨靱帯	後方から舌の辺縁に付着，舌骨舌筋と互いにかみあう	舌を後退し，両側を巻き上げる(挙上する)，オトガイ舌筋と協調して嚥下の際に中心のくぼみをつくる
口蓋舌筋	狭い三日月形の口蓋の筋肉。口峡の後柱をなす	軟口蓋の口蓋腱膜	横方向から舌の後外側部に入り，内舌筋の横舌筋と混じる	舌後部を挙上し軟口蓋を下制する。口峡を狭める
内舌筋				
上縦舌筋	舌背粘膜の深層にある薄い層	粘膜下線維層と正中線維中隔	舌の辺縁と粘膜	舌を縦方向に巻き上げ，舌尖と舌の側面を挙上。舌の短縮(後退)
下縦舌筋	舌の下面に近い狭い帯	舌根と舌骨体	舌尖	舌を縦方向に巻き下げ，舌尖を下制。舌の短縮(後退)
横舌筋	上縦舌筋の深層	正中線維中隔	舌周縁の線維組織	舌を狭め伸ばす(突出させる)[a]
垂直舌筋	筋線維は横舌筋と交差する	舌背の粘膜下線維層	舌縁の下面	舌を平たくし広げる[a]

[a] 内舌筋の横舌筋と垂直舌筋は舌を突出させるために同時に働く。

ついては，舌の前 2/3 の粘膜は脳神経 V_3 の枝の舌神経により支配される。特殊感覚(味覚)については，舌のこの部は有郭乳頭を除いて脳神経Ⅶの枝の鼓索神経の支配を受ける。鼓索神経は舌神経に合流し，その鞘の中を前方に向かう(図 7.59B)。

舌の後 1/3 の粘膜と有郭乳頭は舌咽神経(脳神経Ⅸ)の舌枝により，一般体性感覚と特殊感覚(味覚)ともに支配される。迷走神経(脳神経Ⅹ)の枝の**上喉頭神経の内枝** internal branch of superior laryngeal nerve からの小さな枝が喉頭蓋のすぐ前方の舌の小域で，一般体性感覚の大部分と特殊感覚の一部を支配する。これらの神経は大部分感覚性だが，舌の漿液腺に向かう副交感神経の**分泌運動線維**も含む。これらの神経線維はおそらく舌神経からぶら下がる**顎下神経節** submandibular ganglion でシナプスをつくる(図 7.59B)。

基本的な味覚は甘い，塩辛い，酸っぱい，苦いである。甘さは舌尖で，塩辛さは外側縁で，酸味，苦味は舌の後部で感じる。美食家によって表現される他のすべての味覚は嗅覚性(匂いや香り)である。

舌の血管

舌の動脈は**外頸動脈**から起こる**舌動脈** lingual artery から分かれる(図 7.60A)。舌に入ると直ちに舌動脈は舌骨舌筋の深層(内側)を通る。**舌動脈のおもな枝は以下のとおりである。**

● **舌背動脈**は舌の後部，舌根に分布し，口蓋扁桃に扁桃

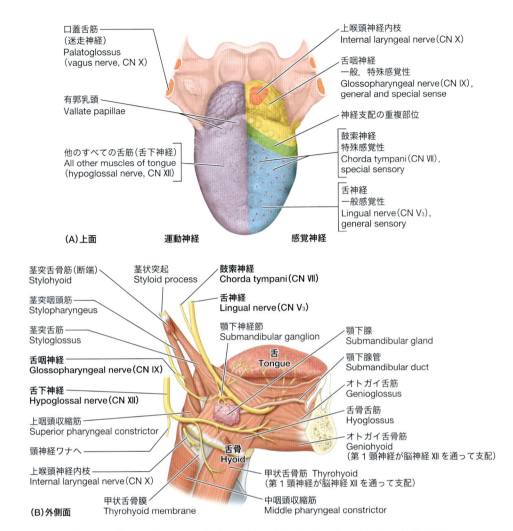

図7.59 舌の神経支配 A.感覚性，運動性神経支配の概観。B.舌神経と舌下神経の走行。

枝を送る。
- **舌深動脈**は舌の前部に分布する。舌背動脈と舌深動脈は舌尖の近くで交通する。
- **舌下動脈**は舌下腺と口腔底に分布する。

舌の静脈は以下のとおりである。

- **舌背静脈**は舌動脈に伴行する。
- **舌深静脈**(図7.57)は舌尖ではじまり，後方に向かって舌小帯の横を走り，**舌下静脈**に注ぐ。

舌のすべての静脈は直接ないし間接に内頸静脈に終わる。

舌からのリンパは以下の経路をとる(図7.60BC)。

- 舌の後1/3からのリンパは両側の**上深頸リンパ節**に注ぐ。
- 舌の前2/3の内側部からのリンパは**下深頸リンパ節**に注ぐ。
- 舌の前2/3の外側部からのリンパは**顎下リンパ節**に注ぐ。
- **舌尖と舌小帯**からのリンパは**オトガイ下リンパ節**に注ぐ。
- 舌の後1/3と正中溝近くからのリンパは両側にでていく。

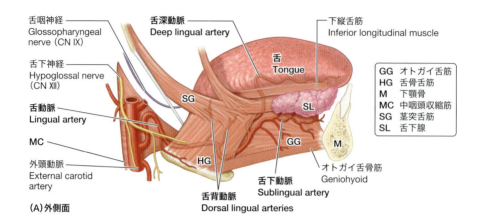

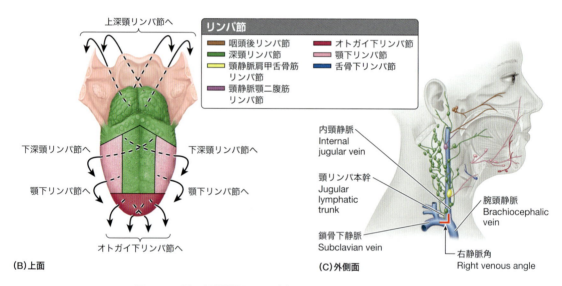

図7.60 舌の血液供給とリンパ路　**A**. 動脈供給。**BC**. リンパ路。

唾液腺

唾液腺 salivary gland には耳下腺，顎下腺，舌下腺がある（図7.61A）。唾液 saliva は透明で味も臭いもない粘稠な液で，これらの唾液腺と口腔の粘液腺から分泌される。

- 口腔粘膜を湿潤に保つ。
- 咀嚼の際に食物を潤滑する。
- でんぷんの消化をはじめる。
- 内因性の口腔洗浄剤として働く。
- 虫歯防止や味覚を助ける働きをする。

3種類の**大唾液腺** major salivary gland のほかに口蓋，口唇，頬，扁桃，舌に**小唾液腺**が散在している。

耳下腺 parotid gland は大唾液腺の中で最大のものである（図7.61A）。左右の耳下腺は不規則な形をしており，下顎枝と側頭骨の茎状突起・乳様突起の隙間にある。この腺の分泌液は純粘液性で，耳下腺管を通り，口腔前庭で上顎の第2大臼歯の向かいに放出される。消化機能に加えて，食物粒子を固有口腔に洗いだす。耳下腺と耳下腺管の**動脈**は**外頸動脈**と**浅側頭動脈**の枝である（図7.44A）。耳下腺からの静脈は**下顎後静脈**に注ぐ（図7.44B）。耳下腺からのリンパは**浅・深頸リンパ節**に終

わる（図7.61B）。耳下腺の神経支配については本章の神経支配の項ですでに述べた。

顎下腺 submandibular gland は下顎体に沿ってあり，下顎骨後部の上下にかかり，顎舌骨筋の浅層と深層にかかる（図7.61A）。**顎下腺管** submandibular duct は顎舌骨筋と舌骨舌筋にはさまれた腺の口腔内の部分から起こる。舌神経が外側から内側に向かい，前方に向かう顎下腺管の下をまわっており，顎下腺管は舌小帯の両側にある**舌下小丘**という小さな盛りあがりの上に1～3個の開口をつくる（図7.59B）。舌をあげて後ろに引くと，顎下腺管の開口がみえ，しばしばそこから唾液が吹きでてくる。

顎下腺への血液供給は**オトガイ下動脈** submental artery により行われる（図7.44A）。静脈は動脈に伴行する。顎下腺を支配する分泌運動の副交感神経節前線維は，顔面神経から**鼓索神経**を通して舌神経に運ばれ（図7.61A），その節後ニューロンは**顎下神経節**にある。節後線維は動脈に伴行し，上頸神経節からの血管収縮性の交感神経節後線維とともに腺に達する。顎下腺のリンパ管は**深頸リンパ節**，特に**頸静脈肩甲舌骨筋リンパ節**に注ぐ（図7.61B）。

舌下腺 sublingual gland は最小かつ最深部にある（図7.61A）。舌下腺は口腔底で下顎骨とオトガイ舌筋の間にある。左右の腺は合して馬蹄形の腺塊を舌小帯の周りにつくる。多数の小さな**舌下腺管** sublingual duct が舌下ヒダに沿って口腔底に開く。

舌下腺への血液供給は**舌下動脈**と**オトガイ下動脈**により行われる。これらは舌動脈と顔面動脈の枝である（図7.44A，7.60A）。舌下腺の**神経支配**は，顎下腺に記したのと同じである。

翼口蓋窩

翼口蓋窩 pterygo palatine fossa は小さな円錐形の空間で，眼窩尖の下方にある。後方の蝶形骨翼状突起と，前方の上顎骨後面の間にある（図7.62A）。口蓋骨の薄い垂直板が内側壁をつくる。不完全な**翼口蓋窩の天井**は**蝶形骨の大翼**でつくられる。**翼口蓋窩の床は口蓋骨の錐体突起**がつくる。翼口蓋窩の上端は大きくなっており，

臨床関連事項

唾液腺の画像化

耳下腺と顎下腺は，その導管に造影剤を注入後，X線撮影で検査することがある。この特別なX線撮影（唾液腺X線撮影）は，唾液管といくつかの分泌単位を示す。唾液管結石はCTでみえる。唾液腺腫瘍はCTあるいはMRIで評価される。

咽頭反射

舌の前部に触れても不快感を感じない。一方，舌や口腔の後部を触られると，通常咽頭反射が生じる。脳神経Ⅸと脳神経Ⅹが咽頭口部の各側の筋収縮を引き起こす。舌咽神経の枝（脳神経Ⅸ）は咽頭反射の求心線維を含む。

オトガイ舌筋麻痺

オトガイ舌筋が麻痺すると，舌塊は後方へ偏位し，気道を閉塞し，窒息の危険性が生じる。全身麻酔の際に，オトガイ舌筋の完全な弛緩が生じる。それゆえ，麻酔をかけている患者では人工気道を挿入することによって，舌による窒息を妨げなければならない。

舌下神経の損傷

下顎骨骨折などの外傷で舌下神経（脳神経Ⅻ）が損傷されると，一側の舌の麻痺と最終的な萎縮をきたすことがある。舌は，健側の障害されていないオトガイ舌筋の作用のために，舌をつきだしたときに，舌は麻痺側に偏位する（9章の図B9.7参照）。

薬物の舌下吸収

ある薬物を，経粘膜的に迅速に吸収させるためには〔例えば，狭心症（胸痛）患者にニトログリセリンを血管拡張薬として使用するとき〕，錠剤（またはスプレー）を舌の下におく。舌下では，粘膜が薄いため，吸収された薬物は1分以内に舌深静脈（図7.57）に入ることができる。

舌癌

舌の後部の悪性腫瘍は，両側の上深頸リンパ節に転移する。それに対して，舌尖と舌の前外側部の腫瘍は，通常病気が進行するまで下深頸リンパ節に転移しない。深頸リンパ節は内頸静脈に密接に関係するので，舌癌の転移はオトガイ下域，顎下域，内頸静脈に沿って頸部に広がることがある。

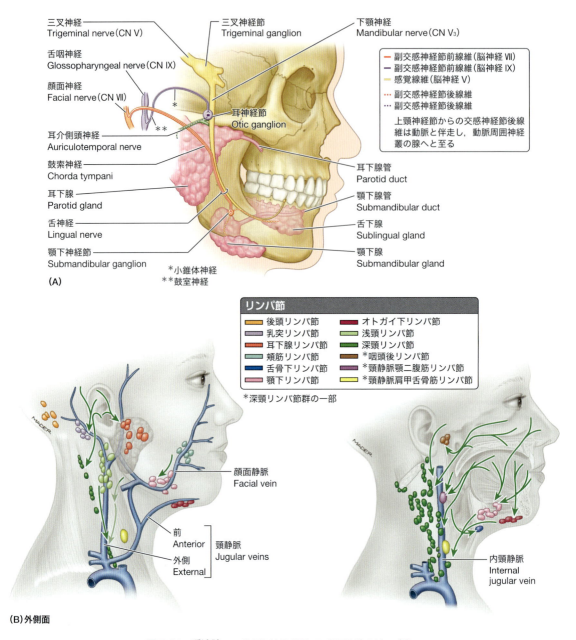

図7.61 唾液腺 A. 位置と神経支配。B. 顔面と腺のリンパ路。

下眼窩裂に開く。下端は口蓋孔を除いて閉じている。翼口蓋窩は周囲と以下のように交通する（図7.62B）。

- 外側では**翼上顎裂**を通して**側頭下窩**につながる。
- 内側では**蝶口蓋孔**を通して**鼻腔**に交通する。
- 前上方では**下眼窩裂**を通して**眼窩**に交通する。
- 後上方では**正円孔**と**翼突管**を通して**中頭蓋窩**に交通する。

翼口蓋窩は以下の内容を含む。

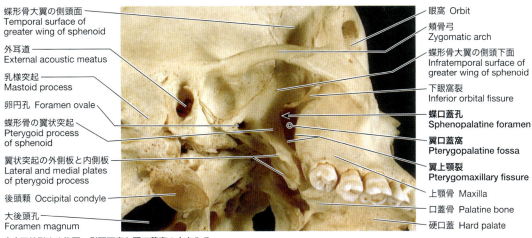

(A) 下外側やや後面，側頭下窩と翼口蓋窩の中をみる

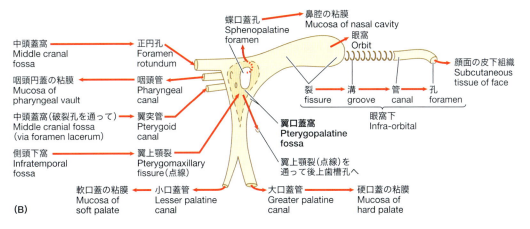

図7.62 翼口蓋窩：交通と内容物　翼口蓋窩は多くの経路(孔，列，管)により深部顔面のほとんどの区画と交通する．A. 写真．B. 略図 (Paff GH. *Anatomy of the Head and Neck*. Philadelphia: W. B. Saunders Company; 1973)．

- 上顎神経(脳神経 V_2)と翼突管神経，翼口蓋神経節(図7.63，7.64B)．
- 顎動脈の最終部(第3部)とその枝(図7.43，7.64A)，伴走する静脈は翼突筋静脈叢に注ぐ．

上顎神経(脳神経 V_2)は正円孔を通り，前外側に走って翼口蓋窩の後上部に入る(図7.63，7.64)．翼口蓋窩の中で上顎神経からは**頬骨神経**が分かれ，これはさらに**頬骨顔面枝**と**頬骨側頭枝**に分かれる(図7.63A)．これらの神経は同名の孔を通って頬骨からでて，頬の外側部と側頭部とを支配する．**頬骨側頭枝**からは交通枝がでて，分泌性の副交感神経線維を運び，脳神経 V_1 からの涙腺神経を経由して涙腺に送る．

翼口蓋窩の中で上顎神経からはさらに2本の**翼口蓋神経**が分かれるが，この神経によって副交感神経性の**翼口蓋神経節**が翼口蓋窩の上部から吊されている(図7.63AB)．神経節枝は上顎神経からの一般体性感覚神経線維を運び，これはシナプスをつくらずに翼口蓋神経節を通り抜け，鼻，口蓋，扁桃，歯肉を支配する(図7.64BE)．上顎神経は下眼窩裂を通って翼口蓋窩からでると，**眼窩下神経**と呼ばれる．

翼口蓋神経節への副交感神経線維 parasympathetic fiber は顔面神経からその第1枝の**大錐体神経**を通してやってくる(図7.64C)．この神経は破裂孔付近を通り抜ける際に，**深錐体神経**と合わさって**翼突管神経** nerve of pterygoid canal をつくる．この神経は翼突管を通って

前方に抜け，翼口蓋窩に至る。大錐体神経の副交感神経性線維は翼口蓋神経節でシナプスをつくる（図7.64D）。

深錐体神経 deep petrosal nerve は内頸動脈神経叢からくる交感神経である（図7.64CE）。その節後線維は交感神経幹の上頸神経節の細胞体からくる。この線維は翼口蓋神経節でシナプスをつくらず，直接に上顎神経の神経節枝に加わる。副交感神経および交感神経節後線維は涙腺，鼻腔，口蓋，咽頭上部の腺に分布する（図7.63C）。

顎動脈は外頸動脈の終枝で，前方に進み，側頭下窩を横断する。外側翼突筋を越えて翼口蓋窩に入る。**顎動脈の翼口蓋部** pterygopalatine part of maxillary artery は第3部であり，**翼上顎裂**を抜けて翼口蓋窩に入る（図7.64A），この動脈は翼口蓋窩にあるすべての神経に対し伴行する同名の枝をだす。**顎動脈第3部の翼口蓋部からは以下の枝がでる**（図7.64B）。

- 後上歯槽動脈。
- 下行口蓋動脈は大・小口蓋動脈に分かれる。
- 翼突管動脈。
- 蝶口蓋動脈は鼻腔外側壁と付属の副鼻腔に向かう外側後鼻枝と，中隔後鼻枝とに分かれる（図7.63C）。
- 眼窩下動脈は前上歯槽動脈をだし，下眼瞼，鼻，上唇への枝として終わる。

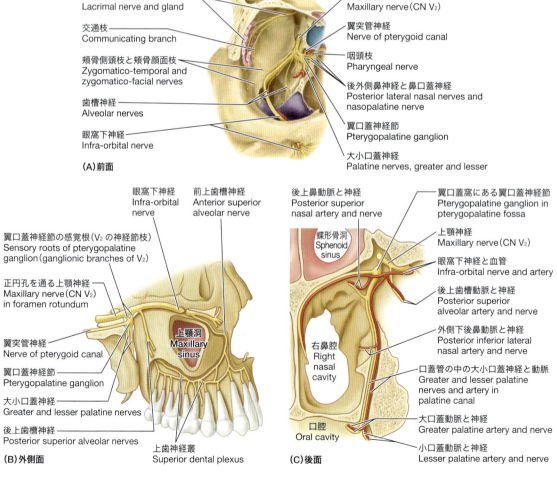

図7.63　翼口蓋窩の神経　**A**. 上顎神経（脳神経V₂）とその枝を示すために，眼窩の床を通して翼口蓋窩をみている。**B**. 翼口蓋窩の外側面。上顎洞の外側壁の一部を除いてある。**C**. この冠状断では，鼻口蓋神経と大小口蓋神経がみられる。

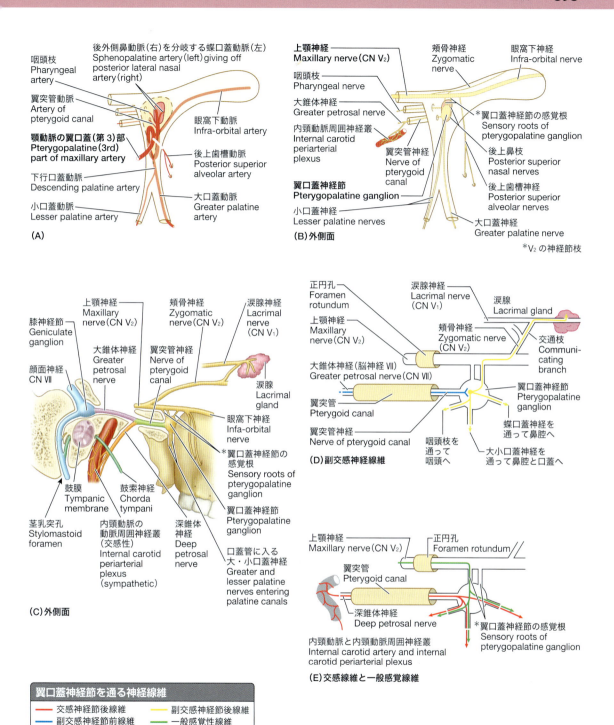

図7.64 翼口蓋窩の動脈と神経の略図 **A**. 顎動脈の翼口蓋部。**B**. 上顎神経の翼口蓋部。**C**. 原位置の翼口蓋神経節。**D**. 副交感線維の走行。**E**. 交感線維の走行(**AB**. Paff GH. *Anatomy of the Head and Neck*. Philadelphia: W. B. Saunders Company; 1973)。

鼻

鼻 nose は呼吸路の一部で，硬口蓋の上方にあり，嗅覚受容器を含む。外鼻と鼻腔からなり，**鼻中隔**によって左右の鼻腔に分かれている（図7.65A）。左右の鼻腔はそれぞれ**嗅部**と**呼吸部**とに分かれる。鼻と鼻腔の機能は以下のとおりである。

- 嗅覚。
- 呼吸。
- 塵の濾過。
- 吸気の加湿。
- 鼻粘膜，副鼻腔および鼻涙管からの分泌物の受容と除去。

外鼻

外鼻 external nose は大きさ，形がきわめて多様だが，それはおもに鼻軟骨の差違による。**鼻背** dorsum of nose は上端の**鼻根** root of nose（図7.65A）から鼻尖までのびる。鼻の下面には2つの梨型の開口すなわち**外鼻孔** nares があり，外側は**鼻翼** ala of nose により囲まれ，互いに鼻中隔によって隔てられている。外鼻は骨性部と軟骨性部からなる（図7.65B）。

鼻の骨性部は以下のものからなる。

- 鼻骨。
- 上顎骨の前頭突起。
- 前頭骨の鼻部とその鼻棘。
- 骨鼻中隔。

鼻の軟骨性部は5つのおもな軟骨からなる。2つの**外側鼻軟骨** lateral nasal cartilage，2つの**大鼻翼軟骨** major alar cartilage，1つの**鼻中隔軟骨** septal nasal cartilage である。U字型の大鼻翼軟骨は固定されておらず可動性がある。鼻に作用する筋肉が収縮すると，外鼻孔を拡張したり縮めたりする。

鼻腔

鼻腔 nasal cavity の入口は外鼻孔で（図7.65A），後方の**後鼻孔**を通して咽頭鼻部に開く。粘膜が鼻腔を覆うが，**鼻前庭**は皮膚で覆われる（図7.66）。**鼻粘膜** mucosa は鼻を支持する骨と軟骨の，骨膜と軟骨膜に強固に結合する（図7.67A）。粘膜は鼻腔に交通するすべての空間を覆う粘膜につながる。すなわち後方では咽頭鼻部，上方と外側では副鼻腔，上方では涙嚢と結膜である。鼻粘膜の下部の2/3は呼吸部で，上部の1/3は**嗅部** olfactory region である（図7.67B）。呼吸部 respiratory region を通過する空気は温められ湿気を与えられ，上気道の残りの部分を通って肺に至る。嗅部は嗅覚の末梢器官を含む特殊な粘膜である。嗅いだ空気がこの部に入る。嗅上皮にある嗅覚受容ニューロンの中枢への突起が合して神経束をつくり，篩板を通って（図7.67B），**嗅球** olfactory bulb に入る（9章の図9.5参照）。

鼻腔の境界は以下のとおりである（図7.67A）。

- 鼻腔の天井は後端部を除いて弯曲して狭くなっている。
- 鼻腔の床は天井よりも幅が広く，**硬口蓋**によってつく

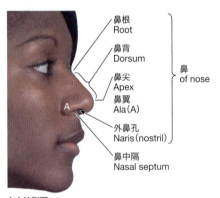

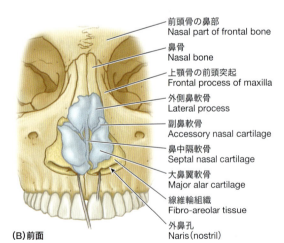

図7.65 **外鼻** **A**. 鼻の体表解剖。**B**. 鼻の骨と軟骨。軟骨は下方に牽引してある。

られる。
- 鼻腔の内側壁は鼻中隔によりつくられる。鼻中隔のおもな構成要素は**篩骨の垂直板，鋤骨，鼻中隔軟骨，上顎骨と口蓋骨の鼻甲介稜**である。
- 鼻腔の外側壁は不均一で，**上・中・下鼻甲介**という3つの隆起が渦巻き状に下方につきだしている。鼻甲介が下内側に曲がり，それぞれ**鼻道**，陥凹の天井と内側壁の一部をなす。

鼻甲介（ラテン語で貝殻を意味する）は鼻腔を4つの通路に分ける（図7.66, 7.67A）：蝶篩陥凹，上鼻道，中鼻道，下鼻道である。**蝶篩陥凹** spheno-ethmoidal recess は上鼻甲介の後上方にあり，**蝶形骨洞の口が開いている**。**上鼻道** superior nasal meatus は狭い通路で，上鼻甲介と中鼻甲介（篩骨の一部）の間にあり，後篩骨洞の1ないし複数の口が開いている。**中鼻道** middle nasal meatus は上鼻道よりも長く深い。この通路の前上部は**篩骨漏斗**と交通する。この開口部より**前頭鼻管** frontonasal duct を介して左右の前頭洞につながる。**半月裂孔** semilunar hiatus（ラテン語では hiatus semilunaris）は半円形のくぼみで，そこに鼻前頭管が開く。**篩骨胞** ethmoidal bulla（ラテン語で泡を意味する）は半月裂孔の上方にある円形の隆起で，中鼻甲介を取り除くとみえる。篩骨胞は**篩骨蜂巣**をなす**中篩骨洞**からつくられる（図7.66）。上顎洞も半月裂孔の後端に開く。**下鼻道** inferior nasal meatus は水平の通路で，下鼻甲介の下外側にある。下鼻甲介は独立した一対の骨である。涙嚢からの**鼻涙管** nasolacrimal duct が下鼻道の前方部に開く。

鼻腔の内側壁と外側壁に分布する動脈は蝶口蓋動脈 sphenopalatine artery，**前・後篩骨動脈** anterior and posterior ethmoidal artery，**大口蓋動脈** greater palatine artery，**上唇動脈** superior labial artery，**顔面動脈の外側鼻枝**からの枝である（図7.63C, 7.67C）。鼻中隔の前部に毛細血管の豊富な領域（**Kiesselbach部位**）があり，鼻中隔にくる5本の動脈すべてがここで吻合する。そのためこの部位では大量の鼻出血がしばしば起こる。豊富な**静脈叢**が鼻粘膜の深層で，蝶口蓋静脈，顔面静脈，眼静脈に注ぐ。

鼻粘膜の後下半から2/3を支配する神経はおもに上顎神経（脳神経V₂）から鼻口蓋神経経由で鼻中隔に，大口蓋神経の外側後鼻枝経由で外側壁に向かう（図7.67B）。鼻粘膜の前上部は（鼻中隔と外側壁ともに）脳神経V₁の枝の**前篩骨神経** anterior ethmoidal nerve に

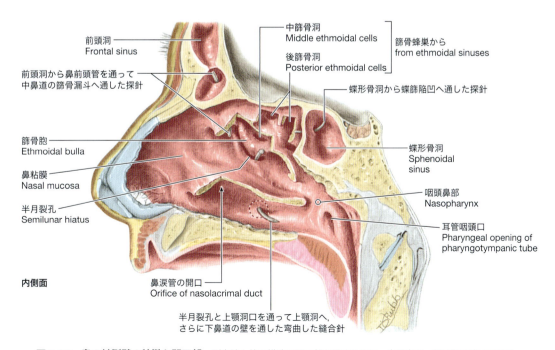

図7.66　鼻の外側壁の特徴と開口部　副鼻腔と他の構造の開口部を示すために，鼻甲介の一部は取り除いてある。

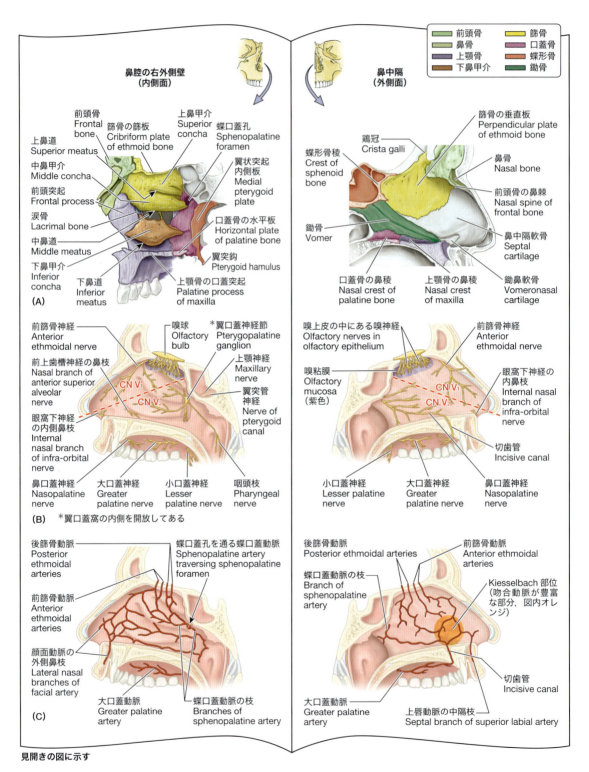

図7.67 鼻腔の外側壁と鼻中隔の骨，神経と動脈

支配される。

副鼻腔

副鼻腔 paranasal sinus は空気を含んだ空間が鼻腔の呼吸部から頭蓋の前頭骨，篩骨，蝶形骨，上顎骨の内部にのびだしたものである（図7.68）。副鼻腔はその位置する骨によって名前がつけられている。

前頭洞 frontal sinus は前頭骨の外板と内板の間にあり，眉弓と鼻根の後方にある。左右の前頭洞はそれぞれ，鼻前頭管を通して**篩骨漏斗**に開口し，これは中鼻道の**半月裂孔**に開く（図7.66）。前頭洞は**眼窩上神経**（脳神経 V_1 の枝）の枝によって支配される。

篩骨蜂巣 ethmoidal cell (sinus) は篩骨洞という複数の空間からできており，篩骨の外側部で，鼻腔と眼窩の間にある。**前篩骨洞** anterior ethmoidal cell は直接ないし篩骨漏斗を介して間接的に中鼻道に開く（図7.66）。**中篩骨洞** middle ethmoidal cell は中鼻道に直接開く。**後篩骨洞** posterior ethmoidal cell は篩骨胞をつくり，直接に上鼻道に開く。篩骨蜂巣は**鼻毛様体神経**（脳神経 V_1 の枝）からの前・後篩骨神経に支配される。

蝶形骨洞 sphenoidal sinus は骨性隔壁によって不均等に分かれ，蝶形骨体の中にある。高齢者ではその翼の中にものびることがある。これらの洞のために蝶形骨体は壊れやすい。薄い骨板のみによって蝶形骨洞は視神経と視交叉，下垂体，内頸動脈，海綿静脈洞といったいくつかの重要な構造から隔てられている。**後篩骨動脈**と**後篩骨神経**が蝶形骨洞を支配する。

上顎洞 maxillary sinus は最大の副鼻腔である（図7.68）。この大きなピラミッド形の空間は上顎骨体を占める。上顎洞の尖は外側にのび，しばしば頬骨の中に入り込む。上顎洞の底は鼻腔の外側壁の下部をなす。上顎洞の天蓋は眼窩の床がつくる。上顎洞の床部は上顎骨の歯槽部がつくる。上顎の歯根，特に前方の2本の大臼歯は上顎洞の床にしばしば円錐形の隆起をつくる。左右の上顎洞はそれぞれ**上顎洞口** maxillary ostium（図7.66，7.68）という開口によって，鼻腔の中鼻道の半月裂孔に開く。この開口が上部にあるため，頭を立ててい

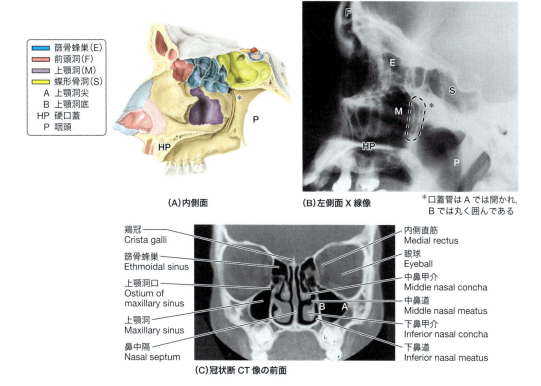

図 7.68 **副鼻腔** A. 右側の副鼻腔は鼻側を開放して色づけしてある。

ると上顎洞が充満するまで液が流れ出すことがない。上顎洞の動脈はおもに顎動脈の上歯槽枝によるが、大口蓋動脈の枝も上顎洞の床に血液を送る。上顎洞の粘膜の支配神経は前・中・後上歯槽神経（図7.63B）で、上顎神経（脳神経 V_2）の枝である。

臨床関連事項

鼻骨骨折

鼻は隆起しているので、鼻骨骨折は、自動車事故やスポーツ（マスクが装着されていない場合）での顔面骨折でよくみられる。骨折するとたいてい鼻が変形し、例えば誰かの肘がぶつかるなど、特に外側からの力がかかったときに起こる。鼻出血もよく起こる。重度の骨折では、骨と軟骨の破壊のために鼻が変位する。損傷が直接的な打撃によるときには、篩骨篩板も骨折することがあり、しばしば脳脊髄液鼻漏を伴う。

鼻中隔弯曲

鼻中隔は通常どちらかに弯曲（偏位）している（図B7.12）。これは出生時の損傷の結果であることもあるが、青年期や成人してからの外傷（例えば殴り合いのけんか）によることのほうが多い。ときには、弯曲がひどくて鼻中隔が鼻腔の外側壁と接触し、しばしば呼吸を妨げたりいびきを増悪させたりする。弯曲は外科的に修正することができる。

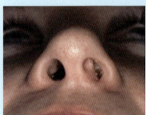
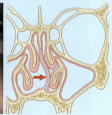

左に弯曲した鼻中隔

図 B7.12　鼻中隔の湾曲

鼻炎

鼻粘膜は、重症の上気道感染やアレルギー反応（例えば枯草熱）のときに、腫脹し炎症（鼻炎）を起こす。鼻粘膜は血管と分泌腺が多い性質から、容易に腫脹する。鼻腔の感染は下記へ広がることがある。
- 篩板を通って前頭蓋窩へ。
- 咽頭鼻部と咽頭後部の軟部組織へ。
- 鼓室と咽頭鼻部をつなぐ耳管を通って中耳へ。
- 副鼻腔へ。
- 涙器と結膜へ。

鼻出血

鼻出血は、鼻粘膜の血液供給が豊富なことから、よくみられる（図7.67C）。たいていの場合、原因は外傷で、出血は鼻の前方1/3の領域（Kiesselbach部位）から生じる。鼻出血はまた感染や高血圧と関係して起こる。鼻からの血液の噴出は動脈の破裂によって起こる。軽度の鼻出血は鼻ほじりにより鼻前庭の静脈を傷つけて生じる。

副鼻腔炎

副鼻腔は開口部を介して鼻腔とつながっているので、鼻腔の感染が副鼻腔に広がり、副鼻腔の粘膜の炎症と腫脹（**副鼻腔炎**）と局所の疼痛を引き起こすことがある。ときにはいくつかの副鼻腔が炎症を起こすこともあり（**汎副鼻腔炎**）、粘膜の腫脹によって副鼻腔の鼻腔への開口部が1つ以上閉塞することもある。

篩骨蜂巣の感染

鼻の流出路が閉塞されると、眼窩の脆弱な内側壁を通って、篩骨蜂巣の感染が生じることがある。篩骨蜂巣の重篤な感染により失明することがある。後篩骨洞の一部が、視神経や眼動脈が通る視神経管のそばにあるためである。篩骨蜂巣からの炎症は、視神経の硬膜神経鞘に広がり、**視神経炎**をきたすことがある。

上顎洞の感染

上顎洞は、おそらくその開口部がたいてい小さく、上内側壁の高い位置にあるため、最も感染を起こしやすい。上顎洞の粘膜がうっ血すると、上顎洞開口部はしばしば閉塞する。上顎洞開口部は高い位置にあるため、頭を垂直にしているときには、上顎洞内が液で満たされてはじめて排液される。左右上顎洞開口部が内側にあるため（すなわち、互いに向き合っている）、側臥位で横たわっているときには上にある上顎洞（例えば、左側臥位のときには右の上顎洞）のみが排液される。風邪やアレルギーで両側の上顎洞に感染が及ぶと、上顎洞内の液を排液しようと、夜間左右に寝返り

をうち続けることがある。上顎洞にカニューレを鼻孔から上顎洞開口部を介して上顎洞に挿入し，排液することができる。

歯と上顎洞との関係

3本の上顎の大臼歯が上顎洞床に近接していることから，深刻な問題が生じうる。大臼歯を抜歯する際に，歯根骨折が起こることがある。適切な除去処置をとらないと，歯根片が上方の上顎洞内に入ってしまうことがある。その結果，口腔と上顎洞の間に交通ができ，感染が引き起こされることもある。

耳

耳 ear は**外耳**，**中耳**，**内耳**に分かれる（図7.69A）。外耳と中耳はおもに内耳への音の伝導にかかわり，内耳には平衡感覚の器官と聴覚の器官とがある。**鼓膜**が外耳を

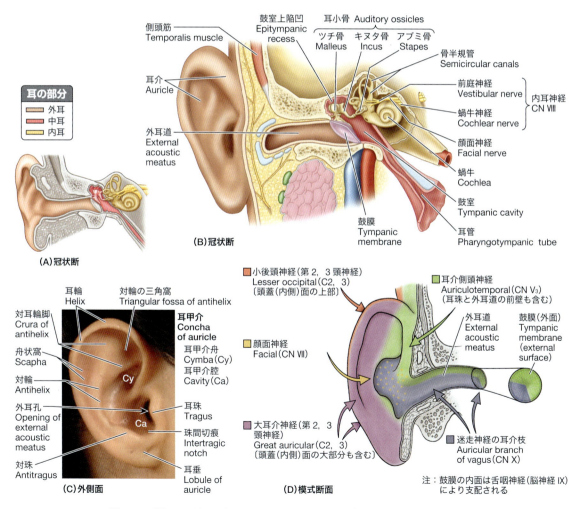

図 7.69 耳　**AB**. 外耳と内耳と中耳の構造を詳しく示す。**C**. 体表解剖。**D**. 神経支配。

中耳から分ける（図7.69A）。**耳管**が中耳を咽頭鼻部につなぐ。

外耳

外耳 external ear は，音を集める**耳介**と，音を鼓膜に伝える**外耳道**からなる（図7.69A）。

耳介 auricle（ラテン語では *auricula*）は薄い皮膚で覆われた弾性軟骨からなる。耳介にはいくつかの陥凹と隆起がある。**耳甲介** concha of auricle は最も深い窪みで，耳介の隆起した辺縁は**耳輪** helix である（図7.69C）。非軟骨性の**耳垂** lobule of auricle は線維組織，脂肪，血管からなる。少量の血液採取やピアス挿入のために容易に孔を開けられる。**耳珠** tragus は外耳道開口部に重ね合わさる舌様の突出部である。耳介への動脈はおもに**後耳介動脈**と**浅側頭動脈**からくる（図7.70）。耳介の皮膚への神経はおもに**大耳介神経**と**耳介側頭神経**で（図7.69D），一部に顔面神経（脳神経Ⅶ）と迷走神経（脳神経Ⅹ）も寄与する。

耳介上半の外側面からの**リンパ路**は浅耳下腺リンパ節に向かう。耳介上半の頭蓋面からのリンパは**乳突リンパ節**と**深頸リンパ節**に向かう（図7.71）。耳垂を含め耳介の残りの部分からのリンパは浅頸リンパ節に注ぐ。

外耳道は耳介から鼓膜までのびる，成人では2～3 cmの通路である（図7.69A）。このやややS字形の通路の外側1/3は軟骨性で皮膚に覆われ，耳介の皮膚につながる。内側2/3は骨性で，鼓膜の外層につながる薄

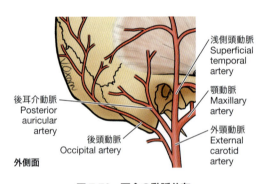

図7.70　耳介の動脈分布

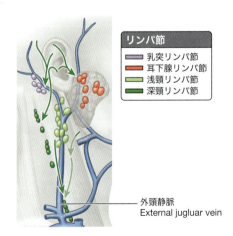

図7.71　耳介のリンパ路

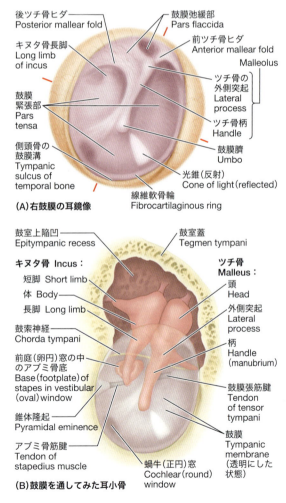

図7.72　鼓膜と鼓室への外側からのアプローチ　**A**. 右鼓膜の耳鏡像。光錐は耳鏡の照明の反射である。**B**. 耳小骨を原位置で示すために，鼓膜を半透明に変えて，鼓室上陥凹を除いてある。

い皮膚に覆われる。耳垢腺と皮脂腺が**耳垢**を分泌する。

鼓膜 tympanic membrane は径約 1 cm で薄く楕円形の半透明の膜で、外耳道の内側端にある（図 7.72）。鼓膜は外耳道と中耳の**鼓室**の仕切りとなる。鼓膜の固有弾性板は、外側を薄い皮膚で、内側を中耳の粘膜で覆われる。

耳鏡で観察すると、鼓膜は通常透明で真珠のような灰色である。外耳道側に対して凹面をもち、浅い円錐様の中心陥凹があり、その頂点が**鼓膜臍** umbo of tympanic membrane である（図 7.72）。ツチ骨柄（中耳にある耳小骨の 1 つ）の柄がふつう鼓膜臍のそばにみえる。ツチ骨柄の下端の鼓膜臍から、**光錐**という明るい領域が耳鏡

の照明器から照らしだされる。この光の反射は健康な耳では前下方に放射状に広がるのがみえる。ツチ骨の外側突起の付着部より上方では鼓膜は薄く、**弛緩部** flaccid part（ラテン語では *pars flaccida*）と呼ばれる。そこには**緊張部** tense part（ラテン語では *pars tensa*）と呼ばれる鼓膜の他の部分に存在するような放射状・輪状弾性線維がない。

鼓膜は外耳道を通ってきた空気の振動に反応して振動する。鼓膜の振動は**耳小骨** auditory ossicle（ツチ骨、キヌタ骨、アブミ骨）を経て中耳を通過し、内耳に至る（図 7.73）。鼓膜の外表面はおもに**耳介側頭神経**という三叉神経の下顎神経（脳神経 V₃）の枝に支配される（図

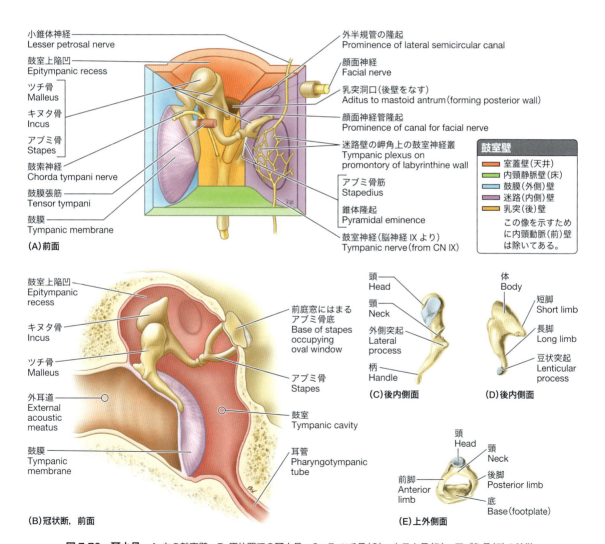

図 7.73　**耳小骨**　A. 右の鼓室壁。B. 原位置での耳小骨。C〜E. ツチ骨(C)、キヌタ骨(D)、アブミ骨(E)の特徴。

7.69D)。迷走神経(脳神経Ⅹ)の小さな**耳介枝**からも支配される。鼓膜の内表面は舌咽神経(脳神経Ⅺ)に支配される。

中耳

中耳腔，すなわち**鼓室** tympanic cavity は側頭骨の岩様部に位置する，狭い空気で満たされた部屋である。2つの部分からなり，鼓膜のすぐ内側の**固有鼓室** tympanic cavity proper という空間，および**鼓室上陥凹** epitympanic recess という鼓膜の上方の空間からなる(図7.73AB)。鼓室は前内方で，**耳管** pharyngotympanic tube によって咽頭鼻部につながる。後上方では鼓室は乳突洞につながる。鼓室を覆う粘膜は耳管，乳突蜂巣，乳突洞につながる。

中耳 middle ear は以下の内容を含む。

- 耳小骨のツチ骨，キヌタ骨，アブミ骨。
- アブミ骨筋の腱と鼓膜張筋の腱。
- 脳神経Ⅶの枝の鼓索神経。
- 鼓室神経叢。

鼓室壁

中耳は，壁のくぼんだのど飴ないし赤血球のような形で，6つの壁がある(図7.73)。

- **室蓋壁** tegmental wall(**天井** roof)は**鼓室蓋**という側頭骨の薄い骨板でできており，鼓室を中頭蓋窩の床の硬膜から分けている。
- **頸静脈壁** jugular wall(**床** floor)をつくる骨層は鼓室を内頸静脈の頸静脈上球から分ける。
- **鼓膜壁** membranous wall(**外側壁** lateral wall)はほとんどすべてつきだした**鼓膜**からなる。ツチ骨柄は鼓膜に付着し，その頭は鼓室上陥凹にのびだし，鼓室の一部は鼓膜の上方にのびている。
- **迷路壁** labyrinthine wall(**内側壁** medial wall)は鼓室を内耳から隔てる。蝸牛の起始部(基底回転)と**前庭窓，蝸牛窓(正円窓)**によりつくられる**迷路壁の岬角**が特徴になっている。
- **頸動脈壁** carotid wall(**前壁** anterior wall)は鼓室を，内頸動脈をおさめる頸動脈管から隔てる。頸動脈壁の上部には**耳管開口部**と**鼓膜張筋半管** canal for tensor tympani がある。

- **乳突壁** mastoid wall(**後壁** posterior wall)は上部にある**乳突洞口** aditus to mastoid antrum によって鼓室鼓室上陥凹を乳突蜂巣につなげる。顔面神経管が乳突壁と乳突洞口の内側にある乳突洞との間を下行する。**アブミ骨筋** stapedius の腱は**錐体隆起**の尖端からでるが，これはアブミ骨筋を包む骨性で中空の円錐である。

乳突洞は乳突蜂巣が開く側頭骨の乳様突起の中の腔である(図7.74)。乳突洞と乳突蜂巣を覆う粘膜は中耳の粘膜につながる。

耳小骨

耳小骨 auditory ossicle(ツチ骨，キヌタ骨，アブミ骨)は鼓室を横切って鼓膜から前庭窓までをつなぐ可動性のあるひとつながりの骨である。**前庭窓** oval window(ラテン語では *fenestra vestibuli*)(卵円窓)は骨迷路の前庭に続く鼓室迷路壁の卵円形の開口部である(図7.73B)。耳小骨は鼓室を覆う粘膜に包まれるが，身体の他の骨と異なり，骨膜に直接覆われることはない。

ツチ骨 malleus(ラテン語で金づちを意味する)は鼓膜に接する(図7.73C)。丸い形の**ツチ骨頭** head of malleus は上方の鼓室上陥凹の中にある。頸は鼓膜の弛緩部にあり，**ツチ骨頸** neck of malleus は鼓膜緊張部に埋め込まれ，尖端は鼓膜臍に位置する。ツチ骨の頭はキヌタ骨と関節する。鼓膜張筋腱は**ツチ骨柄** handle of malleus に停止する。

キヌタ骨 incus(ラテン語で金床を意味する)はツチ骨とアブミ骨をつなぐ(図7.73BD)。**キヌタ骨体** body of incus は鼓室上陥凹の中にあり，ツチ骨頭と関節する。**長脚**はツチ骨柄と平行で，その下端は**豆状突起** lenticular process を介してアブミ骨と関節する。**短脚**は靱帯によって鼓室の後壁につながれている。

アブミ骨 stapes は最も小さな耳小骨である(図7.73E)。**アブミ骨底** base of stapes は迷路壁の前庭窓縁に付着する。アブミ骨底は鼓膜に比べてかなり小さい。その結果，アブミ骨の振動力は鼓膜の約10倍になる。こうして耳小骨は鼓膜から伝えられる振動の力を増すが，振幅は減らす。

2つの筋が耳小骨の運動を減弱ないし制限する。一方は鼓膜の運動も減弱する。**鼓膜張筋** tensor tympani は短い筋で，耳管の軟骨性部の上面，蝶形骨の大翼，側頭骨の岩様部から起こる(図7.73A)。鼓膜張筋はツチ骨柄に停止する。鼓膜張筋は下顎神経(脳神経 V_3)に支配

され，ツチ骨柄を内側に引き，鼓膜を緊張させて振動の振幅を減らす．この作用は大きな音がきたときに，内耳が損傷するのを防ぐ．**アブミ骨筋** stapedius は小さな筋で(体内で最小)，それをおさめる**錐体隆起** pyramidal eminence は中空の円錐形の隆起で，鼓室の後壁にある(図7.73A)．腱は錐体隆起の先端の小孔からでて鼓室に入り，アブミ骨の頸に停止する．アブミ骨筋への神経は顔面神経(脳神経VII)から分かれる．アブミ骨筋はアブミ骨を後方に引き，**前庭窓**にはまったアブミ骨の底を傾け，それにより輪状靱帯をきつくしめ，振動範囲を狭める．この筋はまたアブミ骨の過剰な動きを抑える．

耳管

耳管(pharyngotympanic tube)は鼓室を咽頭鼻部につなぎ(図7.74)，そこで下鼻道の後方に開く．耳管の後外側1/3は骨性で，残りは軟骨性である．耳管を覆う粘膜は後方では鼓室の粘膜につながり，前方では咽頭鼻部の粘膜につながる．耳管の機能は中耳の気圧を外気圧と平衡させることであり，それにより鼓膜の自由な動きが可能となる．空気が鼓室に出入りするのを許すことで，鼓膜の両側の圧のバランスがとれる．耳管の軟骨性部の壁は正常では接触しており，積極的に開く必要がある．耳管を開くには縦方向に収縮した**口蓋帆挙筋**の筋腹が拡大して一方の壁を押し，**口蓋帆張筋**がもう一方の壁を引く(図7.74)．これらは軟口蓋の筋なので，「鼓膜がポンと音を立て」，圧を平衡化するのは通常，あくびや嚥下の運動に伴って起こる．

耳管の動脈は**上行咽頭動脈**という外頸動脈の枝，および**中硬膜動脈**と**翼突管動脈**という顎動脈の枝から起こる(図7.43参照)．耳管の静脈は**翼突筋静脈叢**に注ぐ．**耳管の神経**は**鼓室神経叢**から起こるが(図7.73A)，これは舌咽神経(脳神経IX)の線維からつくられる．耳管の前部はまた**翼口蓋神経節**からの神経線維を受ける．

内耳

内耳 internal ear は**平衡聴覚器** vestibulocochlear organ を含み，音の受容と平衡の維持を行う．内耳は側頭骨の岩様部に埋め込まれ(図7.75，7.76A)，**膜迷路**の袋と管からなる．膜迷路は**内リンパ**を含み，繊細な線維によって外リンパに満たされた骨迷路の中に浮かんでいる．この線維はクモ膜腔とラセン靱帯を横切るクモ膜線維に似たものである．両者の液はそれぞれ平衡と聴覚の末端器官を刺激する役割をし，感覚器官にイオン差を提供する．

骨迷路

骨迷路 bony labyrinth は一連の空間で，蝸牛，前庭，半規管の3部からなる．側頭骨の岩様部の耳胞内に存在する(図7.75，7.76B)．**耳殻** otic capsule は側頭骨岩様部のほかの部分よりも緻密な骨からなり，歯科用ドリルを用いて周囲の骨質から彫りだすことができる．耳胞はしばしば誤って骨迷路として図示される．しかし骨迷路は**液体を満たした空間**であって，耳胞に囲まれるものである．正確に表現すると，周囲の骨を除くと耳胞の型がでてくるということになる(図7.76C)．

蝸牛 cochlea は骨迷路の貝殻形の腔で，**蝸牛管** cochlear duct を含み，聴覚にかかわる内耳の部分である(図7.75，7.76B)．**蝸牛ラセン管** spiral canal of cochlea は前庭ではじまり，**蝸牛軸** modiolus という骨の芯の周りを2.5回転する(図7.77)．蝸牛軸には血管と蝸牛神経の末梢線維を通す管がある．蝸牛基底部の大きな回転部には蝸牛窓があるのが特徴で，二次性鼓膜によって閉じられ，**鼓室の迷路壁に岬角をつくる**．基底部

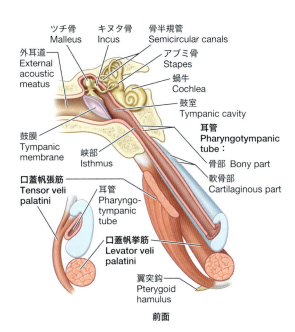

図7.74　右耳管　耳管は全長にわたりその膜性壁と骨性壁の外側部を取り除き開放してある．

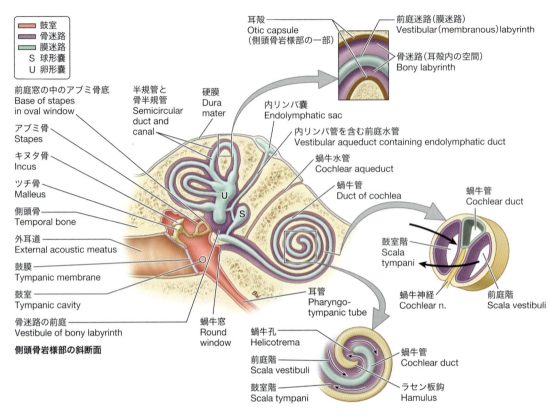

図 7.75 内耳 原位置での骨迷路と膜迷路の略図。

の回転では，骨迷路は**蝸牛水管** cochlear aqueduct（図 7.75）を介して頸静脈孔の上方のクモ膜腔と交通する。**骨迷路の前庭**は小さな楕円形の小室で（約 5 mm 長），**卵形嚢** utricle と**球形嚢** saccule と平衡器官の一部（前庭迷路）を含む。前庭は外側壁に**前庭窓**があるのが特徴で，ここにアブミ骨底がはまる。前庭は前方で骨性蝸牛とつながり，後方で半規管とつながり，**前庭水管** vestibular aqueduct により後頭蓋窩とつながる。この水管は側頭骨岩様部の後表面にのび，**内耳道**の後外側に開く。水管には**内リンパ管** endolymphatic duct と 2 本の小血管が含まれる。

骨半規管 semicircular canal（前骨半規管，後骨半規管，外側骨半規管）は前庭の後上方にあってここに開く。それらは空間内の 3 平面を占め，3 本が互いに直角をなす（図 7.75, 7.76）。各骨半規管は円のほぼ 2/3 をなし，直径約 1.5 mm で，一端には**骨膨大部** bony ampulla がある。骨半規管の前庭への開口は 5 つだけだが，それは前と後の骨半規管が 1 本の総脚を共有する

ためである。骨半規管の中には膜迷路の**半規管**がある（図 7.76CD）。

膜迷路

膜迷路 membranous labyrinth は互いにつながる嚢と管からなり，骨迷路の中に浮かんでいる（図 7.75, 7.76CD）。膜迷路は**内リンパ** endolymph という水様液を含むが，その成分は細胞内液の組成に近く，膜迷路の外側で骨迷路の残りの部分を満たす**外リンパ** perilymph（細胞外液の組成に近い）とは異なる。膜迷路は**前庭迷路**と**蝸牛迷路**の 2 部に分けられ，骨迷路より多くの部分からなる。

- **前庭迷路** vestibular labyrinth：卵形嚢と球形嚢という互いにつながる小さな 2 つの袋が骨迷路の前庭の中にあり，3 つの**半規管** semicircular duct が骨半規管の中にある。

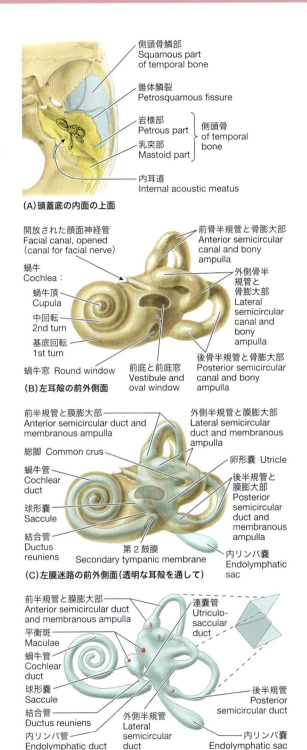

図 7.76　内耳の骨迷路と膜迷路

● **蝸牛迷路** cochlear labyrinth：蝸牛管は蝸牛の中にある。

ラセン靱帯 spiral ligament は蝸牛管のラセン状の肥厚で，蝸牛管を蝸牛のラセン路に安定させる（図 7.77）。
半規管 semicircular duct は 5 つの開口部を通して**卵形嚢**に開き，周囲の骨半規管が前庭に開くのと対応している。卵形嚢は球形嚢との間を**連嚢管** utriculosaccular duct によってつながれ，この管から**内リンパ管**が起こる（図 7.75）。**球形嚢**は蝸牛管との間を**結合管** ductus reuniens という管によってつながれる（図 7.76B）。卵形嚢と球形嚢にはどちらも**平衡斑** maculae という感覚上皮の特殊領域があり，これは重力と直線加速度に感受性である。**卵形嚢斑** macula of utricle（ラテン語では *macula utriculi*）は頭蓋底に平行に卵形嚢の床に（図 7.76D），**球形嚢斑** macula of saccule（ラテン語では *macula sacculi*）は球形嚢の内側壁に垂直に位置する。平衡斑の有毛細胞は**内耳神経** vestibulocochlear nerve（脳神経Ⅷ）の枝の前庭神経の線維によって支配される。感覚ニューロンの細胞体は**前庭神経節** vestibular ganglion にあり，これは内耳道内に位置する（図 7.78）。

内リンパ管は骨迷路の前庭水管を通って後頭蓋窩の骨を貫いて顔をだし，そこで**内リンパ嚢** endolymphatic sac という盲嚢となって終わる。側頭骨の岩様部の後面を覆う硬膜の下にある（図 7.76AD）。内リンパ嚢は膜迷路の毛細血管からつくられる過剰な内リンパの量と圧の変化に適応するための容器である。

それぞれの半規管は一端に**膨大部** ampulla があり，そこに**膨大部稜** ampullary crest（ラテン語では *crista ampullaris*）という感覚器官がある（図 7.76，7.78）。膨大部稜は膨大部のうちリンパの動きを記録するセンサーで，管の平面内での頭の回転や回転加速度を感知する。膨大部稜の有毛細胞は平衡斑の有毛細胞と同様に，**前庭神経節**に細胞体のある一次感覚神経を刺激する。

蝸牛管はラセン状の盲管で，一端が閉じており，断面は三角形である（図 7.75）。蝸牛管外側壁の**ラセン靱帯**と蝸牛軸の**骨ラセン板** osseous spiral lamina との間にしっかりとぶら下げられている（図 7.77）。ラセン管をこのように橋渡しさせることにより，内リンパを満たした蝸牛管は外リンパを満たしたラセン管を 2 つの階に分け，両者は蝸牛の頂点にある**蝸牛孔** helicotrema で交通する（図 7.75）。

水圧の波がアブミ骨底の振動により前庭の外リンパ内につくられ，**前庭階** scala vestibuli という一方の管を

通って蝸牛の頂点までのぼる（図7.79）。そこで圧波は蝸牛孔を通り，**鼓室階** scala tympani というもう一方の階を逆向きに下る。圧波はここでふたたび蝸牛窓に張る**第2鼓膜**の振動になる。こうして最初に（第1）鼓膜で受けたエネルギーは，最終的に鼓室の空気中に放散する。

蝸牛管の天井をつくるのは**前庭膜** vestibular membrane である（図7.77）。蝸牛管の床は蝸牛管の一部である**基底板** basilar membrane と骨ラセン板の外側縁がつくる。聴覚刺激の受容器は**ラセン器** spiral organ (Corti器) で，基底膜の上に位置している。その上にはゼラチン状の**蓋膜** tectorial membrane が被さっている。ラセン器には有毛細胞があり，その先端は蓋膜に埋め込まれている。ラセン器は蝸牛管の変形に反応して刺激されるが，これを起こす水圧波は周囲の前庭階と鼓室階を上行・下行する外リンパによりつくられる（図7.79）。

内耳道

内耳道 internal acoustic meatus は側頭骨の岩様部の中を後頭蓋窩から外側に向かって約1cmほど走る細い管である（図7.76A）。内耳道は外耳道の延長にある。内耳道の外側端は孔のあいた薄い骨板で閉じられ，内耳と隔てられている。この骨板の小さな開口部を，顔面神経（脳神経Ⅶ），内耳神経（脳神経Ⅷ）と血管が通り抜ける。内耳神経は内耳道の外側端近くで2部に分かれ，**蝸牛神経** cochlear nerve と**前庭神経** vestibular nerve になる（図7.78）。音が耳を通って伝わるしくみを図7.79にまとめた。

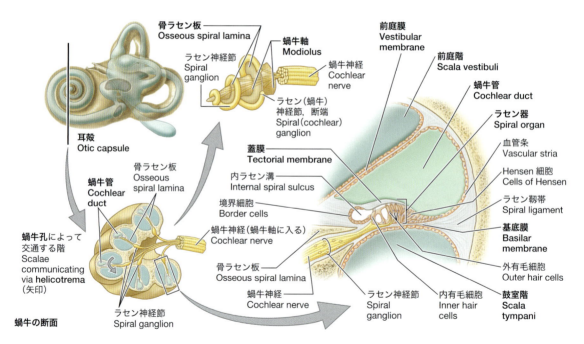

図7.77　蝸牛の構造　蝸牛を，それが巻き付く軸に沿って切断する（左上部の方向を示す図を参照）。単離した錐体状の蝸牛の骨芯，すなわち蝸牛軸を，ねじに巻き付く糸のようにラセン板のみを残して，蝸牛の回転を取り去ってから示している。四角で囲んだ領域の詳細も示している。

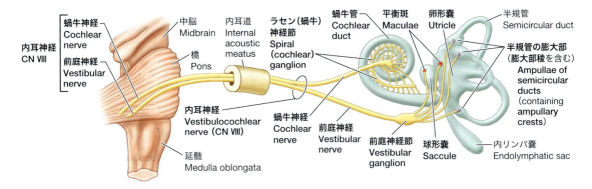

図7.78　内耳神経（脳神経Ⅷ）

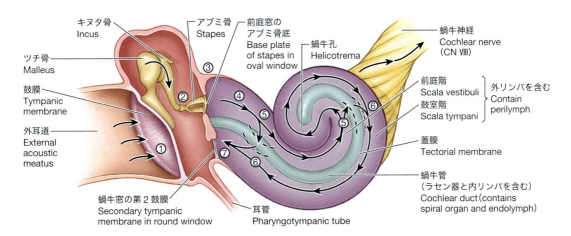

図7.79　耳による音の伝達　耳を介する音刺激の伝達を示すために，蝸牛がまるで単一のコイルからなるかのように概略的に示されている。①外耳に入る音波は鼓膜を叩き，それを振動させる。②鼓膜の所で始まる振動は中耳の耳小骨とそれらの関節を介して伝達する。③アブミ骨底は前庭窓の中で振動の強度を増し，振幅を減らす。④アブミ骨底の振動は前庭階の外リンパに圧波を生じる。⑤前庭階の圧波は蝸牛管の基底膜の変位を引き起こす。短波（高音）は前庭窓の近くで変位を起こし，長波（低音）は蝸牛の頂点にある蝸牛孔に近い遠位部で変位をきたす。基底膜の動きはラセン器の有毛細胞を曲げる。神経伝達物質が放出され，活動電位を刺激して蝸牛神経によって脳に伝えられる。⑥振動は蝸牛管を通って蝸牛階の外リンパに伝えられる。⑦外リンパの圧波は蝸牛窓の第2鼓膜によって鼓室の空気の中に放散される。

臨床関連事項

外耳の損傷

外傷による耳介内の出血は，**耳介血腫**をつくることがある。軟骨膜と耳介軟骨の間に血液が局所にたまってでき，耳介の輪郭がゆがむ。血腫が増大すると，軟骨への血液供給を損なう。治療（例えば血液の吸引）を行わないと，上を覆う皮膚の線維化が生じ，耳介が変形する（例えば，プロボクサーのカリフラワー耳もしくはボクサー耳）。

耳鏡検査

外耳道と鼓膜の検査は，耳道を直線化することからはじまる。成人では，耳輪をつかんで後上方に引きあげる（上，外，後）。この運動により外耳道の弯曲を減らし，**耳鏡**を挿入しやすくする（図B7.13A）。

耳道は幼児では比較的短い。それゆえ鼓膜を傷つけないように十分注意を払う必要がある。耳道は幼児では，耳介を下後方に引っ張ることで真っすぐになる（下，

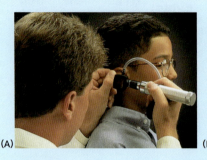 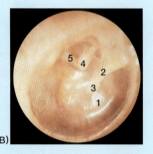

図 B7.13　耳鏡検査　1：光錐，2：ツチ骨柄，3：鼓膜臍，4：キヌタ骨の長脚，5：アブミ骨の後脚

後）。この検査でまた，耳介や耳道の炎症を示すことができ，痛みの原因の糸口が得られる。

鼓膜は正常では半透明で，真珠のような灰白色である（図 B7.13B）。ツチ骨柄がふつう鼓膜の中央近くにみえる（鼓膜臍）。柄の下縁から，明るい**光錐**が耳鏡の照明から反射する。この**光反射**は，健康な耳で前下方に放射するのがみえる。

急性外耳炎

外耳炎は外耳道の炎症である。感染は泳いだ後に耳道を乾かさない，あるいは点耳薬を使用している水泳選手にしばしば生じる。耳道を覆う皮膚の細菌感染の結果である場合もある。罹患した患者は外耳にかゆみと疼痛を訴える。耳介を引っ張ったり耳珠に圧を加えると疼痛が増す。

中耳炎

耳痛と盛りあがって赤い鼓膜は，中耳内の膿と液体を示し，**中耳炎の徴候である**（図 B7.14A）。中耳の感染はしばしば上気道感染に続発して起こる。

鼓膜を覆う粘膜の炎症と腫脹は，耳管を部分的あるいは完全に閉塞することがある。鼓膜は赤く盛りあがり，患者は「耳鳴り」を訴えることがある。黄色がかった血液様の液体が鼓膜を通して観察されることがある。治療しないと，中耳炎は耳小骨の瘢痕化の結果，音に反応して動く能力が制限され，聴力障害をきたす。

鼓膜穿孔

鼓膜穿孔は中耳炎から起こることがあり，難聴の中耳性原因の１つである。穿孔はまた，外耳道の異物，外傷，過剰な圧（例えばスキューバダイビング）で生じることもある。

鼓膜の小さな破裂はしばしば自然治癒する。大きな破裂はふつう外科的修復を要する。鼓膜の上半は下半に比べてはるかに血管が多いので，例えば中耳の膿瘍から膿を排出するための切開（**鼓膜切開**）は，鼓膜の後下方で行う（図 B7.14B）。この部位に切開を加えると，鼓索神経と耳小骨も傷つけずにすむ。慢性中耳感染の患者では，鼓膜切開術に続いて**中耳腔換気用チューブないし均圧チューブ**を切開部に挿入して，排液・換気することがある（図 B7.14C）。

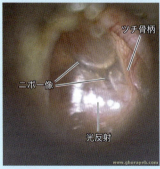 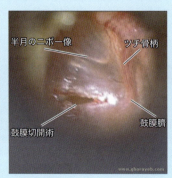 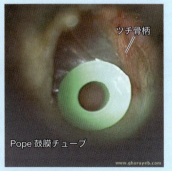

(A) 中耳炎　　(B) 鼓膜切開　　(C) 中耳腔換気用チューブの挿入

図 B7.14　中耳炎，鼓膜切開術，鼓膜チューブ挿入

画像診断

頭部

X線撮影は，たいてい CT や MRI にとって代わられているが，頭蓋の検査にときどき用いられる。頭蓋の形はかなり変化するので，異常の判定にはX線写真を注意深く調べなければならない（図 7.80AB）。脳の動脈を可視化するために，頸動脈や椎骨動脈に造影剤を注射し，X線写真をとって**動脈造影画像**を得る（図 7.80C）。この動脈造影画像は脳動脈瘤と動静脈奇形を検出するために用いられる。

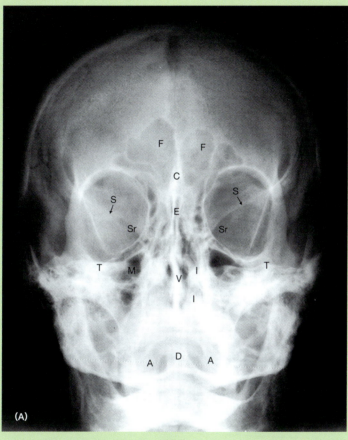

前後像

図7.80　頭蓋骨のX線像　**A**. 環椎（A）の外側塊と軸椎の歯状突起（D）が顔面骨格（顔面頭蓋）に重なってみえる。また以下の構造が認められる。鶏冠（C）と篩骨（E）の垂直板によってつくられる鼻中隔と鋤骨（V），前頭洞（F），鼻腔の外側壁の下・中鼻甲介（I），上顎洞（M），蝶形骨小翼（S），上眼窩裂（Sr），側頭骨（T）の岩様部の上面。（続く）

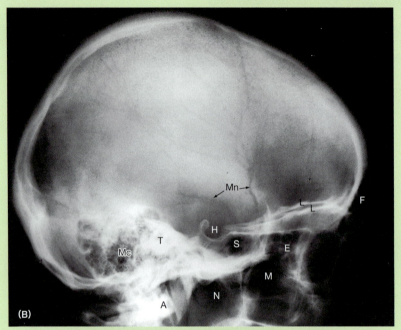
側面像

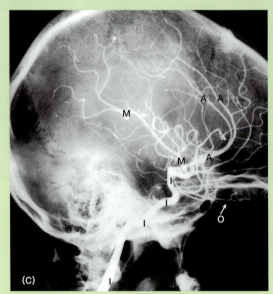
血管造影側面像

図 7.80 頭蓋骨のX線像（続き） **B**. 環椎の前弓(A)。篩骨蜂巣(E), 前頭洞(F), 上顎洞(M), 蝶形骨洞(S), 乳突蜂巣(Mc)といった副鼻腔。下垂体が入る下垂体窩(H), 中硬膜血管の枝が通る骨性溝(Mn), 咽頭鼻部(N), 側頭骨(T)の岩様部が同定される。前頭骨の左右の眼窩部は重なっていない，そのため前頭蓋窩の床は2本の線(L)としてみえる(Dr. E. Becker, Associate Professor of Diagnostic Imaging, University of Toronto, Ontario, Canadaの厚意による)。**C**. 椎骨脳底動脈造影像。前大脳動脈(A), 内頸動脈(I), 中大脳動脈(M), 眼動脈(O)が同定される。

MRI は CT よりも撮像がゆっくりで（画像取得に時間がかかる），高価であるが，CT よりも軟部組織を詳しく示す（図 7.81）。MRI は頭蓋内病変と脊髄病変を検出し描像するゴールドスタンダードで，正常と病的構造の軟部組織によいコントラストを与える。多重断層能ももっており，CT では得られない三次元情報と位置関係を提供する。MRI は血液や脳脊髄液の流れも示すことができる。磁気共鳴血管造影（MRA）は脳動脈輪の血管の開存性を決めるのに有用である。

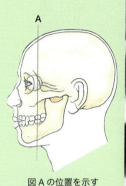

図 A の位置を示す

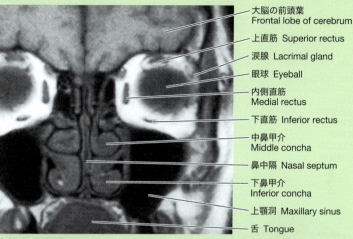

大脳の前頭葉 Frontal lobe of cerebrum
上直筋 Superior rectus
涙腺 Lacrimal gland
眼球 Eyeball
内側直筋 Medial rectus
下直筋 Inferior rectus
中鼻甲介 Middle concha
鼻中隔 Nasal septum
下鼻甲介 Inferior concha
上顎洞 Maxillary sinus
舌 Tongue

(A) MRI 冠状断像

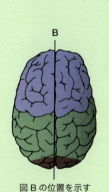

図 B の位置を示す

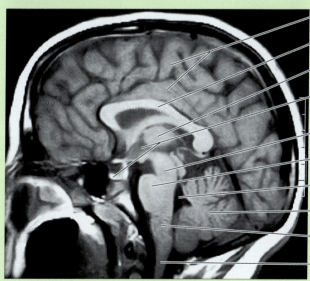

大脳半球 Cerebral hemisphere
脳梁 Corpus callosum
視床 Thalamus
視床下部と下垂体 Hypothalamus and pituitary gland
中脳 Midbrain
橋 Pons
第 4 脳室 Fourth ventricle
小脳 Cerebellum
延髄 Medulla oblongata
脊髄 Spinal cord

(B) MRI 矢状断像

図 7.81　頭部 MRI 像（続く）

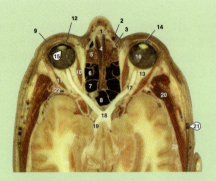

(C) 解剖体の頭部の水平断　　(D) MRI 水平断像

1	鼻骨	7	後篩骨洞	13	球後脂肪
2	眼角動脈	8	蝶形骨洞	14	前眼房
3	上顎骨の前頭突起	9	眼輪筋	15	水晶体
4	鼻中隔	10	内側直筋	16	硝子体
5	前篩骨洞	11	外側直筋	17	視神経
6	中篩骨洞	12	角膜	18	視交叉
19	視神経管				
20	側頭筋				
21	浅側頭動静脈				
22	蝶形骨大翼				
23	側頭骨鱗部				

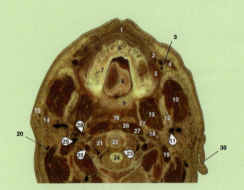

(E) 解剖体の頭部の水平断　　(F) MRI 水平断像

1	口輪筋	12	下顎枝	23	環椎の横靭帯
2	口角挙筋	13	外側翼突筋	24	脊髄
3	顔面動静脈	14	耳下腺	25	横突孔の中の椎骨動脈
4	大頬骨筋	15	浅側頭動静脈	26	頸長筋
5	頬筋	16	咽頭結節の領域	27	頭長筋
6	上顎骨	17	蝶形骨	28	内頸動脈
7	上顎骨の歯槽突起	18	茎突舌骨靭帯と筋	29	内頸静脈
8	舌背	19	顎二腹筋の後腹	30	耳介耳輪の下部
9	軟口蓋	20	後頭動脈	a	硬口蓋
10	咬筋	21	第1頸椎(環椎)	b	口蓋舌筋
11	下顎後静脈	22	歯突起(軸椎)	c	口蓋咽頭筋

図7.81　頭部MRI像(続き)

8章 頸部

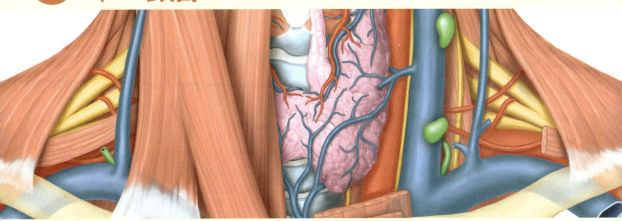

頸の筋膜 614
　頸の皮下組織と広頸筋 614
　深頸筋膜 614
頸の浅層の構造：頸の部位 616
　外側頸三角部 619
　前頸部 624

　体表解剖：頸の部位と三角 630
頸の深部の構造 631
　椎前筋 631
　頸根部 631
頸の内臓 637
　頸部内臓の内分泌腺層 638

頸部内臓の呼吸器層 641
　体表解剖：喉頭 641
　頸部内臓の消化器層 649
頸のリンパ管 655
画像診断：頸部 657

 解剖学的変異　　 ライフサイクル　　 外傷
 診断手技　　 外科手技　　 病理

頸部(ラテン語ではcollum, cervix)は頭部，体幹，上肢をつなぐ部位で，これらの領域をつなぐ構造物が通る主要な通路である。また，頸部には喉頭，甲状腺，上皮小体(副甲状腺)など，独特な機能をもつ重要な器官がいくつか存在する。

頸部の骨格には頸椎(C1〜C7)，**舌骨** hyoid bone，胸骨柄，鎖骨がある(図8.1A)。可動性の舌骨は頸部の前方，第3頸椎の高さで下顎と甲状軟骨の間にある。舌骨は他の骨と関節接合せず，機能的に前頸部の筋肉に付着しており，気道がつぶれないための支えとなる(図8.1BC)。

頸の筋膜

頸部の構造物は1層の脂肪の多い皮下組織(浅筋膜)で囲まれ，深頸筋膜の各葉によって区画される。筋膜面によって頸部の感染の広がる方向が規定される。

頸の皮下組織と広頸筋

頸の皮下組織(浅頸筋膜)は真皮と深頸筋膜の浅葉との間にある結合組織層である(図8.2)。ここには皮神経，血管，リンパ管，表在リンパ節，さまざまな量の脂肪が含まれる。前外側には広頸筋がある。

広頸筋 platysma は顔面表情筋の一種で，起始は三角筋や大胸筋の上部を覆う皮下組織で，上内側へ向かい鎖骨を越えて下顎骨の下縁に達する(図8.2C)。幅広く薄いシート状の筋肉である。

深頸筋膜

深頸筋膜 deep cervical fascia は**浅葉**，**気管前葉**，**椎前葉**の3葉からなる(図8.2)。これらの葉は内臓，筋，血管，深リンパ節を支える。筋膜の葉によって頸部の構造は，例えば嚥下や頭頸部の向きを変えるときなどに，互いに困難なく動き，位置を変えられるよう滑りやすくなっている。筋膜の葉はまた**自然な分離面**をなし，外科手術の際に組織を分けることができる。

深頸筋膜の浅葉

深頸筋膜の浅葉 investing layer of deep cervical fascia は深頸筋膜の最も浅い層で，皮膚と皮下組織の深層にあり頸全体を取り巻く(図8.2)。頸の「四隅」と呼ばれるところで，浅葉は浅・深の2葉に分かれ，左右の**胸鎖乳突筋**と**僧帽筋**を包みこむ。上方で深頸筋膜の浅葉は後頭骨の上項線，側頭骨の乳様突起，頰骨弓，下顎骨の下縁，舌骨，頸椎の棘突起に付着する。下顎骨への付着の下方で，深頸筋膜の浅葉は浅・深に分かれて顎下腺

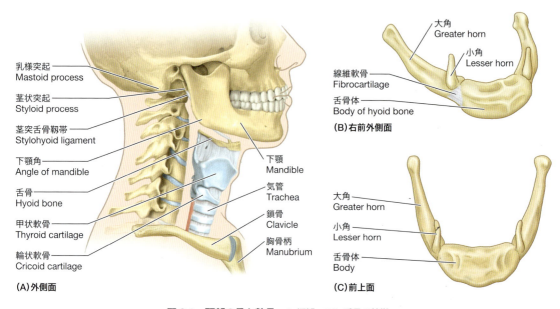

図8.1　頸部の骨と軟骨　**A**. 概観。**BC**. 舌骨の特徴。

を取り巻く（図8.6A）。下顎骨の後方では，浅・深に分かれて耳下腺の線維包をなす。

下方で深頸筋膜の浅葉は胸骨柄，鎖骨，肩甲骨の肩峰と肩甲棘に付着する。後方で第7頸椎の棘突起を覆う骨膜と項靱帯（ラテン語では *ligamentum nuchae*）に連続する（図8.2BC）。胸骨柄のすぐ上方で筋膜は浅・深に分かれたまま胸鎖乳突筋を包む。浅・深の2葉は胸骨柄の前面と後面にそれぞれ付着する。**胸骨上隙**がこの2葉の間にあり，前頸静脈の下端部，頸静脈弓，脂肪，数個の深リンパ節を含む（図8.2A）。

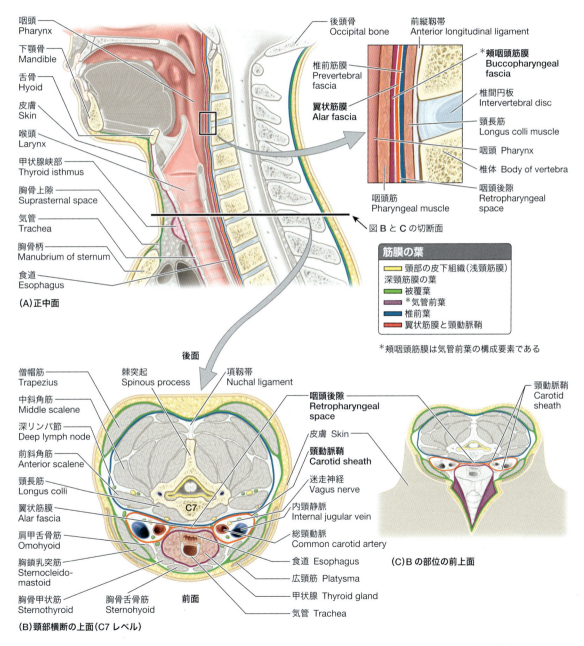

図8.2　頸筋膜　A. 咽頭後隙の筋膜。B. 甲状腺の高さでの頸部の正中断。C. 甲状腺への前正中アプローチを示す頸筋膜の区画。

深頸筋膜の気管前葉

深頸筋膜の気管前葉 pretracheal layer of deep cervical fascia は薄く，頸前部に限局している（図 8.2）。この葉は下方では舌骨から胸郭内にのび，心臓を覆う線維性心膜に混ざりこむ。この葉は 2 つに分かれ，**筋部**は薄く，舌骨下筋群（肩甲舌骨筋，胸骨甲状筋，胸骨舌骨筋，甲状舌骨筋）を包み，**内臓部**は甲状腺，気管，食道を包む。気管前葉は後方と上方で**頰咽頭筋膜**につながり，外側で**頸動脈鞘**と混ざり合う。

頸動脈鞘 carotid sheath は管状の筋膜性の覆いで，頭蓋底から頸根部までのびる。この鞘は前方では深頸筋膜の浅葉および気管前葉と，後方では椎前葉と混ざり合う。頸動脈鞘には以下の主要な構造が含まれる（図 8.2BC）。

- 総頸動脈と内頸動脈。
- 内頸静脈。
- 迷走神経（脳神経 X）。
- 深頸リンパ節（数個）。
- 頸動脈洞神経。
- 交感神経線維（頸動脈周囲神経叢）。

頸動脈鞘と深頸筋膜の気管前葉は下方で胸部の縦隔と，上方で頭蓋腔と交通する。この交通は感染や血管外にでた血液が広がる経路となりうる。

深頸筋膜の椎前葉

深頸筋膜の椎前葉 prevertebral layer of deep cervical fascia は脊柱と付属する筋（前方の**頸長筋**や**頭長筋**，外側の**斜角筋**，後方の**深頸筋**など）に対する管状の鞘をなす（図 8.2）。この葉は頭蓋底から第 3 胸椎までのび，そこで**前縦靱帯**と融合する。椎前葉は外側にのびて**腋窩鞘**（6 章参照）になり，腋窩動静脈と腕神経叢を囲む。

咽頭後隙

咽頭後隙 retropharyngeal space は，嚥下の際に咽頭，食道，喉頭，気管が脊柱に対して動くことを可能にする。この隙は頸部において最大の筋膜間隙で，頸部から胸部に感染が広がる主要な経路であるので臨床的にも最重要である（図 8.2A）。咽頭後隙は潜在的な間隙で，深頸筋膜の椎前葉の内臓部と**頰咽頭筋膜**の間の疎性結合

> **臨床関連事項**
>
> #### 頸部での感染の広がり
>
>
>
> 深頸筋膜の浅葉は膿瘍（膿の集まり）が広がるのを抑える働きがある。たとえ感染が深頸筋膜の浅葉と舌骨下筋群を包む気管前葉の筋部の間に起こっても，感染が胸骨柄の上縁を越えて広がることは通常はない。しかし，感染が浅葉と気管前葉の内臓部の間に起こると，感染は胸腔内に広がり，心膜に達する。
>
> 深頸筋膜の椎前葉の後方にある膿瘍からの膿は，頸の外側に広がり，胸鎖乳突筋の後方に腫脹をつくることがある。膿は椎前葉を貫き，咽頭後隙に入り，咽頭内に膨れ出すこともある（**咽頭後膿瘍**）。この腫脹により嚥下や発語が困難となる。同様に，穿孔した気管，気管支や食道からの空気（**気縦隔**）が上方へ広がり頸部に及ぶこともある。

組織からなる。頰咽頭筋膜は下方で深頸筋膜の気管前葉につながる。両側頸動脈鞘をつなぐ**翼状筋膜**が咽頭後隙を横切る。翼状筋膜は薄く，頭蓋から第 7 頸椎の高さまで頰咽頭筋膜の正中に付着する。咽頭後隙は，上方は頭蓋底により，側方は頸動脈鞘により閉鎖される。

頸の浅層の構造：頸の部位

頸部は 4 つの部位（胸鎖乳突筋部，後頸部，外側頸三角部，前頸部）に分けられる。各部位はさらに三角に分けられる。各部位の境界と内容物を図 8.3 と表 8.1，8.2 に記す。

胸鎖乳突筋 sternocleidomastoid は頸を**前頸部**と**外側頸三角部**に分ける。胸鎖乳突筋には丸い腱の**胸骨頭** sternal head と厚い**鎖骨頭** clavicular head の 2 頭がある。下方で 2 頭の間には**小鎖骨上窩** lesser supraclavicular fossa がある。胸鎖乳突筋の付着，神経支配，おもな作用を図 8.4 と表 8.3 に記す。

僧帽筋の下行部は後頸部の目印である（図 8.3，表 8.2）。後頭下部は後頸部上部の深層にある（4 章の固有背筋の項，p.310 を参照）。

臨床関連事項

先天性斜頸

斜頸とは，頸部筋が収縮し，首がねじれて頭が斜めに傾く状態である（図B8.1）。最も頻度の高いタイプは**胸鎖乳突筋**内に生じる線維組織の腫瘍（ラテン語では *fibromatosis colli*）によるもので，出生前ないし出生直後に発症する。ときに難産の際に，新生児の頭部が過剰に引っ張られ，胸鎖乳突筋の線維が引きちぎられ損傷することがある（**筋性斜頸**）。この損傷により血腫が生じ，線維性腫瘤となって副神経（CN XI）を巻き込み，胸鎖乳突筋の一部が神経支配を失うこともある。手術によって部分的に線維化を起こした胸鎖乳突筋を胸骨柄と鎖骨への付着から切り離すことが必要なこともある。

一般に**痙性斜頸**として知られる頸部ジストニア（頸部筋の異常な緊張）は，通常，成人期にはじまる。これは外側頸筋（特に胸鎖乳突筋と僧帽筋）の両側性の組み合わせで生じうる。

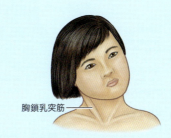

図 B8.1　先天性斜頸

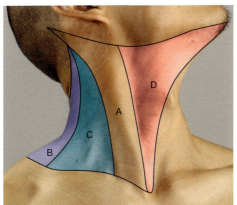

(A) 前外側面

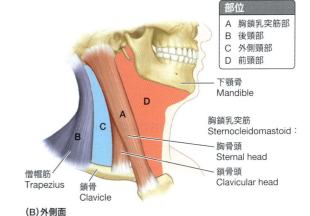

(B) 外側面

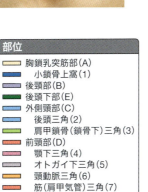

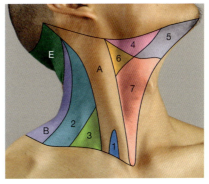

(C) 前外側面

図 8.3　頸の部位と三角　**AB**. 部位。**C**. 三角。（続く）

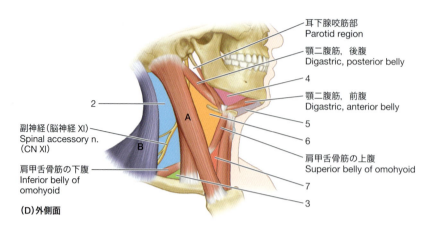

図 8.3 頸の部位と三角　D. 三角。（続き）

表 8.1 頸の部位の境界のまとめ

部位	前方	後方	上方	下方	天井	床
外側頸部[a]	SCM の後縁	僧帽筋の前縁	SCM と僧帽筋の合流部	鎖骨（SCM と僧帽筋の間）	深頸筋膜の被覆葉，広頸筋	深頸筋膜の椎前葉に覆われた筋肉
前頸部[b]	頸部の正中線	SCM の前縁	下顎骨の下縁	胸骨の上部	皮下組織，広頸筋	咽頭，喉頭，甲状腺

[a] 肩甲舌骨筋の下腹により後頭三角(2)と肩甲鎖骨三角(3)に分割される。
[b] 顎二腹筋と肩甲舌骨筋により顎下三角(4)，オトガイ下三角(5)，頸動脈三角(6)，筋三角(7)に分割される。
SCM：胸鎖乳突筋

表 8.2 頸の部位および三角の内容物のまとめ

部位[a]	おもな内容物とその根底にある構造物
胸鎖乳突筋部（A）	胸鎖乳突筋（SCM），外頸静脈の上部，大耳介神経，頸横神経
小鎖骨上窩（1）	内頸静脈の下部
後頸部（B）	僧帽筋の下行部，頸部脊髄神経後枝の皮枝，後頭下部（E）がこの部位の上部の深層にある
外側頸部（後頸三角）（C）	
後頭三角（2）	外頸静脈の一部，頸神経叢後枝，副神経，腕神経叢の神経幹，浅頸動脈と肩甲背動脈の共通幹にあたる頸横動脈，頸リンパ節
肩甲鎖骨（鎖骨下）三角（3）	鎖骨下動脈（第 3 部），鎖骨下静脈の一部（ときどき），肩甲上動脈，鎖骨上リンパ節
前頸部（前頸三角）（D）	
顎下（顎二腹筋）三角（4）	顎下腺がほぼこの三角をうめる。顎下リンパ節，舌下神経，顎舌骨筋神経，顔面動静脈の一部
オトガイ下三角（5）	オトガイ下リンパ節および前頸静脈を形成する小静脈
頸動脈三角（6）	総頸動脈とその枝，内頸静脈とその支流，迷走神経，外頸動脈とその枝の一部，舌下神経と頸神経ワナ上根，副神経，甲状腺，喉頭，咽頭，深頸リンパ節，頸神経叢の枝
筋（肩甲気管）三角（7）	胸骨甲状筋と胸骨舌骨筋，甲状腺と副甲状腺

[a] 括弧内の文字と数字は図 8.3BC に対応している。

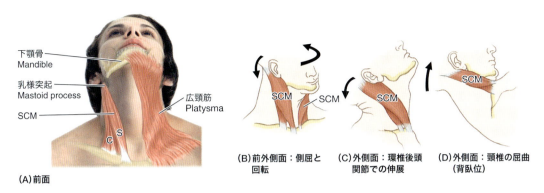

図8.4 広頸筋と胸鎖乳突筋　A. 概観。B～D. 胸鎖乳突筋の作用。C：鎖骨頭，S：胸骨頭，SCM：胸鎖乳突筋

表8.3　頸部の皮膚と浅層の筋肉

筋肉*	上位付着	下位付着	神経支配	おもな作用
広頸筋	下顎骨の下縁，顔面下部の皮膚と皮下組織	大胸筋と三角筋の上部を覆う筋膜	顔面神経の頸枝(CN VII)	口角を下方に引き下げ，広げ，悲しみと恐怖の表情をつくる。首の皮膚を上方に引き上げ，歯をくいしばったときの緊張を示す
胸鎖乳突筋	側頭骨の乳様突起の外側面と，上項線の外半部	胸骨頭：胸骨柄の前面 鎖骨頭：鎖骨の内側1/3の上面	副神経(CN XI, 運動)，第2，3頸神経(痛覚と固有覚)	片側収縮時：同側に頭を傾け(首の側屈)，顔が反対側の上方を向くように回転させる
				両側収縮時：(1)環椎後頭関節で首を伸展させる。(2)顎が胸骨柄に近づくように頸椎を屈曲させる。(3)上位頸椎を伸展させ，下位頸椎を屈曲させ頭の位置を動かさずに顎を前方につきだす
				頸椎を固定した状態で，胸骨柄と鎖骨の内側端を挙上し，深呼吸時のポンプハンドル運動を助ける

* 僧帽筋に関しては p.440 参照

外側頸三角部

外側頸三角部の筋

外側頸三角部の床は頭板状筋，肩甲挙筋，中斜角筋(ラテン語では *scalenus medius*)，後斜角筋(ラテン語では *scalenus posterior*)という4つの筋肉を覆う椎前筋膜によってつくられる(図8.5AC)。ときどき，前斜角筋(ラテン語では *scalenus anterior*)下部の一部も外側頸三角部の下内側角にみえることがある。

外側頸三角部の神経

副神経脊髄根 spinal accessory nerve は胸鎖乳突筋の深層を通り，この筋に分布した後，胸鎖乳突筋の後縁の上から1/3かそれより下で外側頸三角部に入る(図8.5ACD)。深頸筋膜浅葉の中あるいはその深層を通って外側頸部を後下方に横切り，さらに肩甲挙筋を覆う深頸筋膜椎前葉の上を走る。僧帽筋の前縁の下から1/3あたりで深層に隠れ，僧帽筋に分布する。

腕神経叢の根 root of brachial plexus (第5～8頸神経，第1胸神経の前枝)は前・中斜角筋の間に現れる(図8.5DE)。5本の前枝が合わさって**3本の腕神経叢の神経幹(上，中，下)**をつくり(図8.5E)，外側頸三角部を下外方に下行する。そこから神経叢は第1肋骨と鎖骨と肩甲骨上縁の間(**頸腋窩管**)を通って腋窩に入り，上肢全体を支配する。

肩甲上神経 suprascapular nerve は腕神経叢の上神経

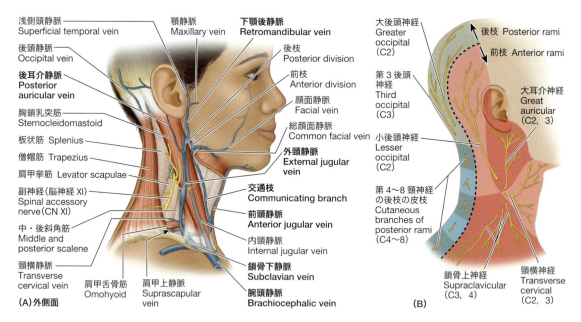

図 8.5　外側頸部　A．頸部の浅静脈。B．感覚神経の分布。（続く）

幹から起こり，外側頸三角部を横切って肩甲骨後面の棘上筋と棘下筋を支配する（図 8.5E）。この神経はまた肩関節への関節枝もだす。

第 1～4 頸神経の前枝が合わさって**頸神経叢** cervical plexus の神経根ができ，一連の神経ループを形成する。頸神経叢は肩甲挙筋と中斜角筋の前内方，胸鎖乳突筋の深層にある。頸神経叢から最初後方に走る浅層枝は皮枝である（図 8.5C）。前内方に走る深層枝は運動枝で，横隔神経と**頸神経ワナ** ansa cervicalis が含まれる（図 8.5E，8.8AB）。

頸神経叢の皮枝は，しばしば**頸部の神経点**といわれる胸鎖乳突筋の後縁の中央付近で現れ，前外側頸部の皮膚，上外側胸壁，耳介と外後頭隆起の間の頭皮を支配する（図 8.5C）。頸神経叢の神経は，その起始部近くで頸の上部にある**上頸神経節**からの交通枝（ラテン語では ramus communicans）を受ける。

第 2，3 頸神経前枝間の神経ループから生じる頸神経叢の枝には以下のものがある（図 8.5A～D）。

- **小後頭神経** lesser occipital nerve（第 2 頸神経）は頸部の皮膚と耳介の後上方の頭皮を支配する。
- **大耳介神経** great auricular nerve（第 2，3 頸神経）は胸鎖乳突筋を斜めに横切って上行し，耳下腺の表面で分岐して耳下腺を覆う皮膚や鞘，耳介後面，下顎角から乳様突起にかけての皮膚を支配する。
- **頸横神経** transverse cervical nerve（第 2，3 頸神経）は前頸部を覆う皮膚を支配する。この神経は胸鎖乳突筋の後縁の中央あたりにまわりこみ，外頸静脈や広頸筋の深層で胸鎖乳突筋を前へ向かって水平方向に横切る。

第 3，4 頸神経前枝の間にできた神経ループから起こる頸神経叢の枝は**鎖骨上神経** supraclavicular nerve（第 3，4 頸神経）で，胸鎖乳突筋の深層から共通幹として現れ，小枝を頸部の皮膚に送り，また鎖骨を横切り肩の皮膚にも分布する（図 8.5BC）。頸神経前枝の深層の運動枝は菱形筋（肩甲背神経，第 4～5 頸神経），前鋸筋（長胸神経，第 5～7 頸神経）と近傍の椎前筋群を支配する（図 8.5D）。

横隔神経 phrenic nerve はおもに第 4 頸神経から起こるが，第 3，5 頸神経も加わる。運動性，感覚性，交感神経性の神経線維を含む。左右の横隔神経が横隔膜の運動神経支配のすべてと，中央部の感覚神経支配を行う。胸郭では横隔神経は縦隔胸膜と心膜を支配する。頸部のさまざまな交通枝や頸交感神経節ないしその枝からの線維を受け取り，横隔神経は甲状軟骨の上縁の高さで前斜角筋の上でつくられる（図 8.5E）。

横隔神経は胸郭に入る際，鎖骨下動脈の前方，鎖骨下

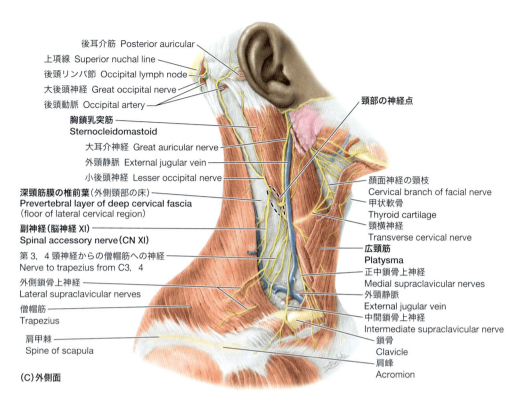

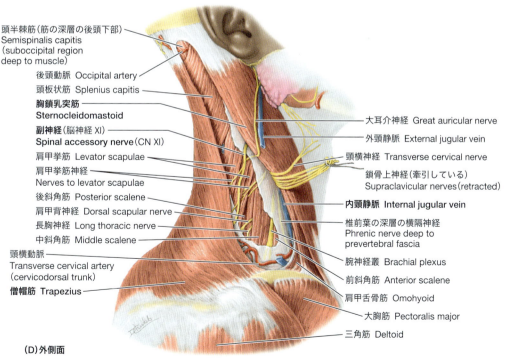

図 8.5　外側頸部（続き）　C. 浅層の解剖。D. 深層の解剖。

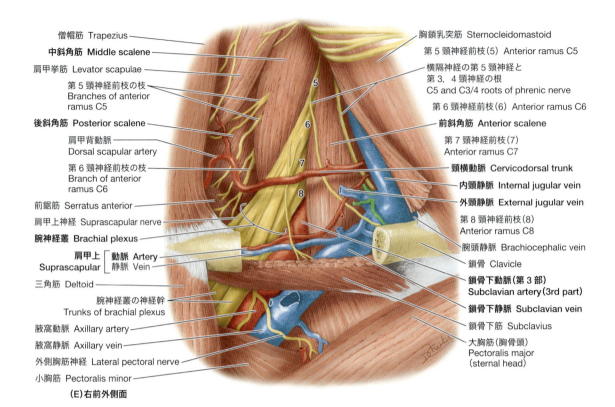

図 8.5 外側頸部（続き） E. 外側頸部下部のさらに深層の解剖。

静脈の後方に位置する（図 8.5E）。第 5 頸神経から横隔神経に加わる線維は**副横隔神経** accessory phrenic nerve から由来することがあり，これはしばしば鎖骨下筋神経の枝である。副横隔神経が存在する場合には横隔神経の外側にあり，鎖骨下静脈の後方，ときに前方を下行する。副横隔神経は頸根部ないし胸部で横隔神経と合流する。

外側頸三角部の静脈

外頸静脈 external jugular vein は下顎角の近く（耳介のすぐ下）で**下顎後静脈**の後枝と**耳介後静脈**の合流によってはじまる（図 8.5A）。外頸静脈は広頸筋の深層で胸鎖乳突筋の表層を斜めに走り，そこから胸鎖乳突筋の後縁でこの部位の天井をなす深頸筋膜の浅葉を貫く（図 8.5C）。外頸静脈は外側頸三角部の下部まで下行し，鎖骨下静脈に注ぐ。

鎖骨下静脈 subclavian vein は上肢からの血液が注ぐ主要な静脈路で，外側頸三角部の下部で，前斜角筋と横隔神経の前方を通る（図 8.5E）。鎖骨下静脈は鎖骨の内側端の後方で内頸静脈と合流し，**腕頭静脈** brachiocephalic vein となる（図 8.5AE）。鎖骨のすぐ上で外頸静脈には**頸横静脈**と**肩甲上静脈**，**前頸静脈**が注ぐ。

外側頸三角部の動脈

外側頸三角部には頸横動脈，肩甲上動脈，鎖骨下動脈の第 3 部，後頭動脈の一部がある（図 8.5CE）。

頸横動脈 transverse cervical artery（cervicodorsal trunk）は通常，**甲状頸動脈**（鎖骨下動脈の枝）から起こり，浅頸動脈と肩甲背動脈に分岐する。頸横動脈は表層を外側に向かい，鎖骨の 2〜3 cm 上方で横隔神経と前斜角筋を横切る。さらに**腕神経叢の神経幹**と交差し，**神経の血管**に枝をだし，僧帽筋の深層に入る（図 8.5E）。浅頸動脈は脳神経XIと伴行して僧帽筋の前面（深層）を走る。肩甲背動脈は肩甲背神経に伴行して菱形筋の骨付着

臨床関連事項

外側頸三角部の神経ブロック

局所麻酔は頸や上肢の外科的処置の際にしばしば用いられる。**頸神経叢ブロック**では、麻酔薬を胸鎖乳突筋の後縁に沿った数個所、おもに頸部の神経点と呼ばれる胸鎖乳突筋の上から1/3の点に注射する(図B8.2)。上肢の麻酔には、**鎖骨上部での腕神経叢ブロック**を行うが、麻酔薬は腕神経叢の鎖骨上部の周囲に注入される。おもな注射部位は鎖骨の中点の上方である。

鎖骨下静脈穿刺

右または左の鎖骨下静脈は、しばしば**中心静脈カテーテル設置**のための刺入点として用いられる(図B8.3)。非経口の(静脈栄養)液や薬物を投与するために、また中心静脈圧を測定するために、中心静脈カテーテルが挿入される。この手技の最中、胸膜や鎖骨下動脈を穿刺してしまう危険性がある。中心静脈カテーテル設置の鎖骨下静脈にとって代わる別の部位は、内頸静脈と大腿静脈である。

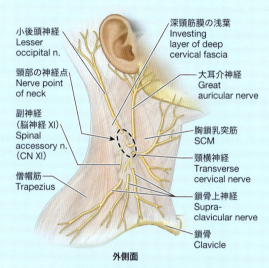

図 B8.2　頸部の神経点

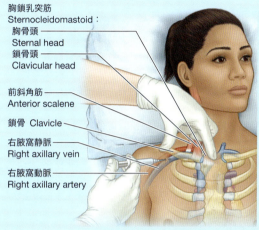

図 B8.3　鎖骨下静脈穿刺

横隔神経切断と横隔神経のブロック

横隔神経の切断は対応する半側の横隔膜の麻痺を生じる。横隔神経のブロックは片側の横隔膜を短期間麻痺させる(例えば肺手術の際)。この神経が前斜角筋の前面にあるところで神経の周囲に麻酔薬を注入する。

外頸静脈の怒張

外頸静脈は「体内のバロメーター」として働くことがある。静脈圧が正常範囲にある場合には、外頸静脈は通常、鎖骨の上方にほんのわずかしかみることができない。しかし、静脈圧が(例えば心不全のときのように)上昇すると、静脈は頸の側面に沿って静脈の全長にわたって怒張する。そのため、診察の際に外頸静脈の張り具合をルーチンで観察すると、心不全や上大静脈の閉塞、鎖骨上リンパ節腫脹、胸腔内圧増大などの診断のための徴候が得られることがある。

部の前面を走る。肩甲背動脈は直接鎖骨下動脈から分岐することもある。

　肩甲上動脈 suprascapular artery は頸横動脈から分岐、ないし鎖骨下動脈から直接分岐して下外側へ向かい、前斜角筋や横隔神経を横切る。そこで鎖骨下動脈(第3部)と腕神経叢の神経束とも交差し、さらに鎖骨の後ろを通って肩甲骨後面の筋肉を栄養する(図8.5E)。

　後頭動脈 occipital artery は外頸動脈の枝で(図8.5C)、外側頸三角部の頂部を横切り、上行して頭皮の後側に分布する。

　鎖骨下動脈の第3部は上肢に血液を供給する。これは鎖骨のおよそ1横指上で、前斜角筋の外側縁のとこ

ろからはじまる。鎖骨下動脈第3部は外側頸三角部の下部で、鎖骨下静脈の後上方にある（図8.5E）。鎖骨のちょうど上にある肩甲鎖骨三角を強く押すと、動脈の拍動を触れることができる（図8.3）。鎖骨下動脈第3部は前斜角筋の後方を通過すると第1肋骨と接する。そのため、鎖骨下動脈を第1肋骨に押しつけることにより、上肢の出血を制御することができる。

前頸部

前頸部の筋

頸の前外側部で、**舌骨**は舌骨上筋群と舌骨下筋群に筋付着部を与える（図8.6〜8.8）。これらの**舌骨筋群** hyoid muscle は舌骨と喉頭を安定化したり動かしたりする。舌骨上筋群と舌骨下筋群の筋付着、神経支配、おもな作用を表8.4に示す。

舌骨上筋群 suprahyoid muscle は舌骨の上方にあり、舌骨を頭蓋につなぐ。舌骨上筋群には顎舌骨筋、オトガイ舌骨筋、茎突舌骨筋、顎二腹筋が含まれる。このグループは口腔底を構成し、舌が機能するための土台を提供し、嚥下や発語の際に舌骨や喉頭が挙上するのをサポートする。**顎二腹筋** digastric muscle は舌骨に向かって下行する前腹、後腹をもち、両者は**中間腱** intermediate tendon で連結する。顎二腹筋の**線維性の滑車** fibrous sling はこの腱を舌骨体と大角に結合し、中間腱が前後に滑るようにする（図8.8AB）。

舌骨下筋群 infrahyoid muscle は舌骨の下方にある。これら4つの筋は舌骨、胸骨、鎖骨、肩甲骨を固定し、嚥下と発語の際に舌骨と喉頭を下制する（図8.7、表8.4）。これらはまた舌骨上筋群とともに舌骨を安定させ、舌にしっかりした土台を与える。舌骨下筋群は2つの平面に配置されている。**浅層面**は胸骨舌骨筋と肩甲舌骨筋からなり、**深層面**は胸骨甲状筋と甲状舌骨筋からなる。**肩甲舌骨筋** omohyoid は2腹をもち、両者をつなぐ中間腱が筋膜性滑車により鎖骨につながっている（図8.7C）。**胸骨甲状筋** sternothyroid は**胸骨舌骨筋** sternohyoid よりも幅が広く、その深層にある。胸骨甲状筋は甲状腺の外側葉を覆い、その上方で甲状軟骨板の斜線に停止する。この筋は甲状腺の上方への広がりを制限する。**甲状舌骨筋** thyrohyoid は甲状軟骨の斜線から上方に向かい、舌骨に停止し、胸骨甲状筋の続きのようにみえる。

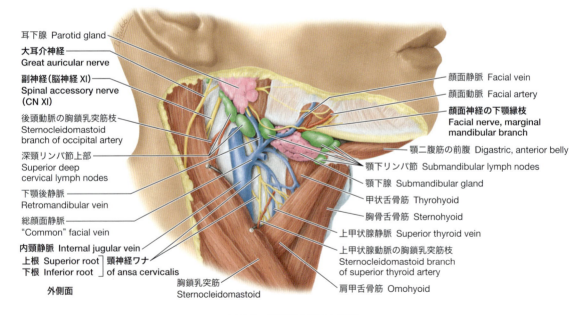

図8.6　前頸部の浅層の解剖

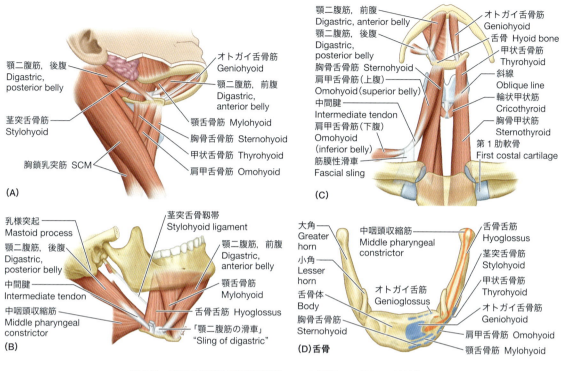

図 8.7　舌骨上筋群と舌骨下筋群　A〜C. 概観。D. 舌骨への筋付着。

表 8.4　前頸部の筋（喉頭の外因性筋）

筋	起始	停止	神経支配	おもな作用
舌骨上筋群				
顎舌骨筋	下顎骨の顎舌骨筋線	舌骨体，舌骨筋縫線	下歯槽神経の枝である顎舌骨筋神経（脳神経 V_3 の下顎神経）	嚥下，発声時の舌骨・口腔底・舌の挙上
オトガイ舌骨筋	下顎骨の下オトガイ棘	舌骨体	第1頸神経から舌下神経を介して（脳神経XII）	舌骨を前上方に引き，口腔底を狭め，咽頭を広げる
茎突舌骨筋	側頭骨の茎状突起		顔面神経の茎突舌骨筋枝（脳神経VII）	舌骨を挙上および後退して，口腔底を伸ばす
顎二腹筋	前腹：下顎骨の顎二腹筋窩　　後腹：側頭骨の乳突切痕	中間腱で舌骨体と大角	前腹：顎舌骨筋神経で，下歯槽神経の枝　　後腹：顔面神経の顎二腹筋枝（脳神経VII）	下顎骨を下げる，舌骨を挙上して嚥下と発声の際に固定する
舌骨下筋群				
胸骨舌骨筋	胸骨柄と鎖骨の内側端	舌骨体	頸神経ワナの枝により第1〜3頸神経	嚥下の際に挙上した舌骨を下げる
肩甲舌骨筋	肩甲切痕のそばの肩甲骨の上縁	舌骨の下縁		舌骨を下げ，後退させ，固定する
胸骨甲状筋	胸骨柄の後面	甲状軟骨の斜線	頸神経ワナの枝により第2, 3神経	舌骨と喉頭を下げる
甲状舌骨筋	甲状軟骨の斜線	舌骨体と大角の下縁	舌下神経を経て第1頸神経	舌骨を下げて喉頭を挙上

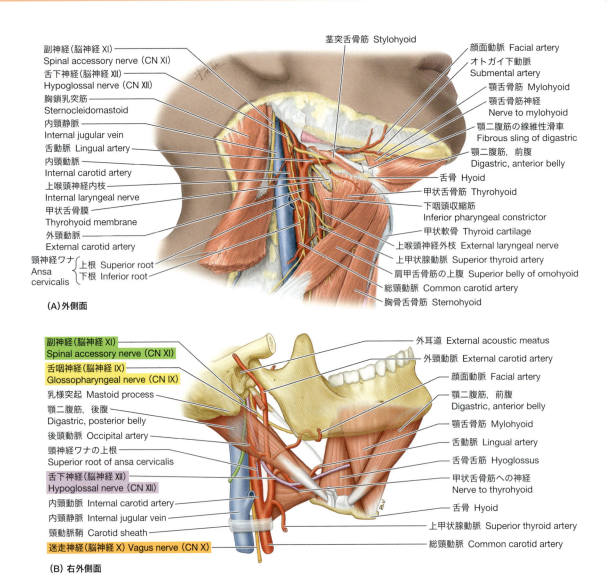

図 8.8　前頸部と舌骨上筋群　A. 深層の解剖。B. 神経。血管と舌骨上筋群との位置関係。（続く）

前頸部の動脈

前頸部には**頸動脈系の動脈**，すなわち総頸動脈とその終枝である内頸動脈と外頸動脈が含まれる（図8.8A，8.9C）。この領域はまた，内頸静脈とその枝，および前頸静脈を含む。総頸動脈とその終枝の1つの**外頸動脈**は頸動脈三角の主要な動脈である。

左右の**総頸動脈** common carotid artery は**頸動脈鞘**の中を内頸静脈と迷走神経とともに甲状軟骨の上縁の高さまで上行する。そこで各総頸動脈は内・外頸動脈に分枝して終わる。**右総頸動脈** right common carotid artery は腕頭動脈の分岐点からはじまる。それに対し**左総頸動脈** left common carotid artery は大動脈弓から起こり，頸を上行する（図8.9A）。

総頸動脈は上行して頸動脈三角に入る（図8.8AB）。総頸動脈の脈拍を，動脈を頸椎の横突起に軽く押し付けることにより聴診，触診することができる。

総頸動脈の外・内頸動脈への分岐部で，内頸動脈の近

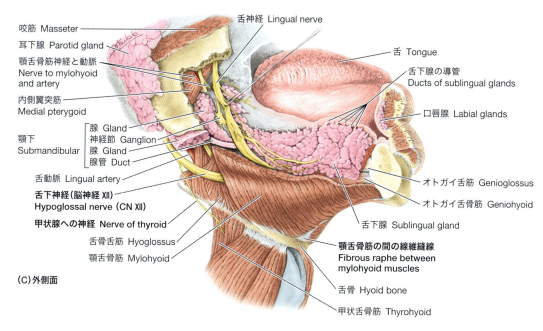

図 8.8　前頸部と舌骨上筋群(続き)　**C**. 舌骨上筋群の解剖。下顎骨の右半分と顎舌骨筋の上半分は除去してある。

位部はわずかに拡張し，**頸動脈洞** carotid sinus をなす（図 8.9C）。頸動脈洞はおもに舌咽神経（脳神経IX）の**頸動脈洞枝** carotid branch および迷走神経により支配され，頸動脈洞は動脈血圧が上昇すると刺激される**圧受容器**である。

頸動脈小体 carotid body は楕円形の組織塊で，総頸動脈分岐部の内側（深層）で頸動脈洞のすぐ近くに位置する（図 8.9C）。おもに脳神経IXと脳神経Xにより支配され，頸動脈小体は血液中の酸素分圧（pO_2）を感知する**化学受容器**である。酸素分圧の低下により刺激され，反射を起こし，呼吸の回数と深さ，心拍数，血圧を増加させる。

内頸動脈 internal carotid artery は総頸動脈の直接の続きで，頸部では枝をださない。**頸動脈管**を通って頭蓋に入り，脳と眼窩内の構造の主要な動脈になる。

外頸動脈 external carotid artery の大部分は頭蓋外の構造に分布する。ただし，眼窩上動脈が分布する眼窩と前額と頭皮の一部はおもな例外である（図 8.8AB，8.9C）。左右の外頸動脈は後上方に向かい，下顎頭と耳介の間に達し，そこで耳下腺の中に埋まる。ここで2本の終枝に分かれ，**顎動脈**と浅側頭動脈になる（図 8.9C）。その前に6本の動脈が外頸動脈から分枝する

（図 8.8AB，8.9C）。

- 外頸動脈の第1ないし第2の枝である**上行咽頭動脈** ascending pharyngeal artery は内側から起こる唯一の枝で，咽頭に沿って上行し，咽頭，椎前筋，中耳，脳髄膜に枝を送る。

- **後頭動脈** occipital artery は外頸動脈の後面から顔面動脈の起始の上方で起こる。顎二腹筋の後腹の付着部のすぐ内側に沿って後方に走り，頭皮の後方部で終わる。走行中に内頸動脈および脳神経IXと脳神経XIの浅層を通る。

- **後耳介動脈** posterior auricular artery は外頸動脈から後方にでる小さな枝で，外耳道と乳様突起の間を後方に上行し，近傍の筋，耳下腺，顔面神経，側頭骨の構造，耳介，頭皮に血液を送る。

- **上甲状腺動脈** superior thyroid artery は外頸動脈から前方への3本の枝で最も下にあり，前下方に向かって舌骨下筋群の深層を通り，甲状腺に達する。この腺に分布する以外に舌骨下筋群と胸鎖乳突筋に筋枝を送る。また**上喉頭動脈**をだし，喉頭に血液を送る。

- **舌動脈** lingual artery も外頸動脈の前面から中咽頭収縮筋の近くで起こる（図 7.60A 参照）。上前方に曲が

り，舌下神経（脳神経XII），茎突舌骨筋，顎二腹筋の後腹の深層を通り，舌骨舌筋の深層に消える。舌動脈は後舌に**舌背動脈**をだした後，分岐して**舌深動脈**と**舌下動脈**になる（p.586参照）。

- **顔面動脈** facial artery は外頸動脈の前面から起こる第3の枝で，舌動脈と共通幹をもって分岐することもあるし，舌動脈のすぐ上方から起こることもある。顔面動脈は**上行口蓋動脈**と**扁桃枝**をだした後，顎二腹筋と茎突舌骨筋と下顎角に覆われて上方に向かう。顎下腺を栄養した後，口腔底を養う**オトガイ下動脈**をだす。それから下顎骨の下縁の中央付近を回って（そこで脈が触知できる）顔に入る。

前頸部の静脈

前頸部の静脈の大部分は，通常，頸で最大の**内頸静脈**

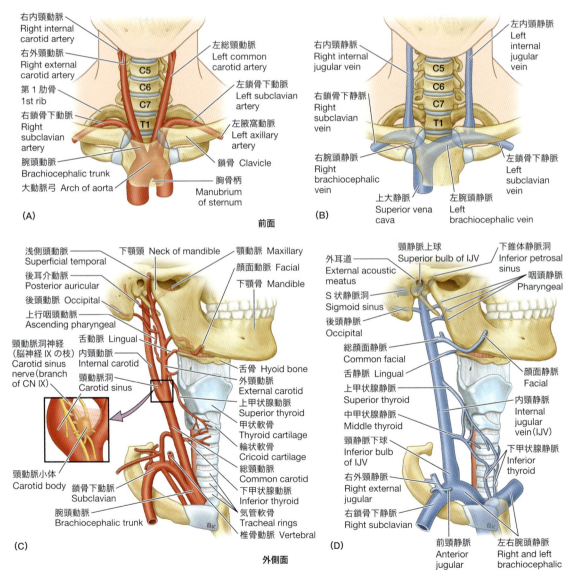

図8.9 **頸部の動脈と静脈** A．鎖骨下動脈と頸動脈。B．内頸静脈と鎖骨下静脈。C．鎖骨下動脈と外頸動脈の枝。D．内頸静脈の枝。

internal jugular vein の支流である（図 8.6，8.8AB，8.9B）。**内頸静脈**には脳，前顔部，頸部内臓，頸部深層筋からの血液が注ぐ。内頸静脈は後頭蓋窩の頸静脈孔のところで S 状静脈洞の直接の延長としてはじまる（7 章を参照）。その起始の拡張部である**頸静脈上球** superior bulb of jugular vein から（図 8.9D），静脈は頸部を下方に向かって**頸動脈鞘**の中を内頸動脈ないし総頸動脈と迷走神経（脳神経 X）とともに走る（図 8.8B）。頸動脈鞘の中では静脈は外側，神経は後方にある。**頸部交感神経幹**は頸動脈鞘の後ろに位置し，深頸筋膜の椎前葉に埋め込まれている。内頸静脈は前頸部をでて，胸鎖乳突筋の深層に潜る。

鎖骨の胸骨端の後方で内頸静脈は鎖骨下静脈と合流し，**腕頭静脈**となる。内頸静脈の下端も拡張して**頸静脈下球** inferior bulb of jugular vein となる（図 8.9D）。

頸静脈下球には二尖弁があり，血液を心臓の方向に流すが，静脈側への逆流を防いでいる。内頸静脈に注ぐ枝には下錐体静脈洞，顔面静脈，舌静脈，咽頭静脈，上・中甲状腺静脈がある。

前頸部の神経

頸横神経（第 2，3 頸神経）は前頸部の皮膚を支配する（図 8.8A）。**舌下神経** hypoglossal nerve（脳神経 XII）は舌の運動神経で，顎下三角で顎二腹筋後腹の深層に潜り，舌筋を支配する（図 8.8A〜C）。**舌咽神経** glossopharyngeal nerve（脳神経 IX）と**迷走神経** vagus nerve（脳神経 X）の枝は顎下三角および頸動脈三角に位置する（図 8.8B）。

臨床関連事項

外頸動脈の結紮

ときどき，外頸動脈を結紮して，到達の難しい枝からの出血を抑えなければならないことがある。これにより外頸動脈とその枝の血流は減少するが，完全にはなくならない。血液は，対側の外頸動脈から両者の間の交通枝（例えば顔面と頭皮の枝）を通って正中を越えて逆流する。外頸動脈ないし鎖骨下動脈を結紮すると，後頭動脈の下行枝が主要な側副血行路になり，椎骨動脈を深頸動脈につなぐ。

頸動脈三角の外科解剖

頸動脈三角は外科的に頸動脈系，内頸静脈，迷走神経，舌下神経および頸交感神経幹に到達するための重要な部位である。頸動脈三角の外科手術の際に迷走神経，あるいはその反回喉頭枝を損傷ないし圧迫すると，これらが喉頭筋を支配するので声が変わる。

頸動脈閉塞と血管内膜切除術

内頸動脈の動脈硬化性内膜肥厚は血液の流れを妨げることがある。内頸動脈閉塞により生じる症状は，閉塞の程度と他の動脈から脳への側副血流の量によって異なる。部分的な閉塞は，神経学的機能の巣状の喪失（例えば，めまいや見当識障害）が突然出現し 24 時間以内に消失する，**一過性脳虚血発作（TIA）**を引き起こすこともある。動脈閉塞は脳卒中を引き起こすこともある。

頸動脈閉塞は狭窄（狭小化）を引き起こすが，動脈を起始部で開いて動脈硬化性プラークを内膜とともに剥離することによって緩和することができる。この手技は**頸動脈の血管内膜切除術**と呼ばれる。内頸動脈との位置関係から，脳神経 IX，X（またはその枝である上喉頭神経），XI，XII を巻き込む手技の際には脳神経損傷の危険性がある。

p.101 に記載した冠状動脈形成術の手技と同様の，頸動脈形成術やステント留置術の使用が増えている。

頸動脈の拍動

頸動脈の拍動は頸の横で総頸動脈に触れると容易に触知できる。総頸動脈は気管と舌骨下筋群の間の溝に位置する。通常は胸鎖乳突筋の前縁の深層で，甲状軟骨の上縁の高さで容易に触れる。**心肺蘇生術（CPR）**の際に触知することになる。頸動脈拍動がないのは心停止を意味する。

内頸静脈の拍動

内頸静脈の拍動からは，心電図（ECG）記録に対応した心臓の活動性や右房圧に関する情報が得られる。静脈の拍動は周囲の組織を通して伝わり，鎖骨の内側端の上方の，胸鎖乳突筋の深層で観察できることがある。腕頭静脈および上大静脈には弁がないので，収縮波がこれらの静脈を通って内頸静脈に達する。拍動は特に頭を足より下げたときに観察しやすい（**Trendelenburg 体位**）。内頸静脈の拍動は，僧帽弁膜症など，肺循環系や右心系の圧が上昇するような病態で増加する。

内頸静脈穿刺

診断や治療の目的で注射針やカテーテルを内頸静脈に刺入することがある。右内頸静脈のほうがより太くまっすぐなので，右側が用いられることが多い。この処置の際に，臨床医は総頸動脈の脈拍を触知し，注射針をそのすぐ外側に位置する内頸静脈に30°の角度で，胸鎖乳突筋の胸骨頭と鎖骨頭の間の三角の頂点を狙って刺入する。注射針はそれから下外側へ，同側の乳頭に向ける（図B8.4）。

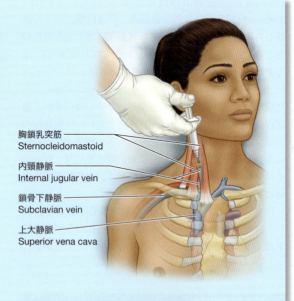

図 B8.4　内頸静脈穿刺

体表解剖

頸の部位と三角

頸の皮膚は薄くて柔軟である。皮下結合組織には薄いシート状の横紋筋で顔面までのびる広頸筋がある（図SA8.1A, 8.4A）。

胸鎖乳突筋 sternocleidomastoid は頸部の重要な筋肉の標識で，**胸鎖乳突筋部**をなし，前頸部と外側頸三角部を分ける（図SA8.1C）。この筋は，鎖骨と胸骨柄から上外側に向かって側頭骨の乳様突起に達するまでの全長を，容易に観察し触知できる。胸鎖乳突筋は，顔を反対側に回転し，顎をあげると際立つ。

外頸静脈 external jugular vein は胸鎖乳突筋の上を垂直に横切り下顎角に向かう（図SA8.1C）。外頸静脈は拡張するとめだち，深く息を吸い込むとみえるようになる（**Valsalva 手技**）。胸骨柄の**頸切痕** jugular notch は左右の胸鎖乳突筋の胸骨頭の間のくぼみである。胸鎖乳突筋の胸骨頭と鎖骨頭の間の小鎖骨上窩の深層には内頸静脈の下端がある。胸鎖乳突筋の上半の深層には頸神経叢があり，胸鎖乳突筋の下半の深層には内頸静脈，総頸動脈，迷走神経が頸動脈鞘に包まれている。

僧帽筋 trapezius の前縁は後頸部の境界をなす。抵抗に抗して肩を持ち上げるとこの筋を観察・触知できる（図SA8.1B）。

肩甲舌骨筋の筋腹のすぐ下方には大鎖骨上窩という，肩甲鎖骨三角を覆うくぼみがある（図SA8.1D）。たいていは，ここで鎖骨下動脈の脈拍を触れることができる。

後頭三角 occipital triangle には**副神経脊髄根** spinal accessory nerve（脳神経XI）が含まれる。その脆弱性，および医原性に損傷してしまう頻度が高いことから，副神経の位置を推測できるようにしておくことは重要である（図SA8.1B）。その走行は，胸鎖乳突筋の下縁の上から1/3の点と，僧帽筋の前縁の下から1/3の点を結ぶラインとして見積もることができる。

顎下腺 submandibular gland は顎下三角をほぼ埋める（図8.6, 8.8C）。下顎体の下方に軟らかい塊として触れ，特に舌を上顎の切歯に押しあてると触れやすい。**顎下リンパ節** submandibular lymph node は顎下腺の浅層にあり，腫脹すると，指を下顎角から下顎の下縁に沿って動かすと触れることができる（図SA8.1D）。さらに指を正中まで進めると，**オトガイ下三角** submental triangle に腫脹した**オトガイ下リンパ節** submental lymph node を触れることができる。

頸動脈系は**頸動脈三角** carotid triangle に位置する。頸動脈鞘は乳様突起と下顎角の中点と胸鎖関節を結ぶ線として描くことができる（図SA8.1C）。**頸動脈の脈拍**は，第2, 3指を甲状軟骨の上にのせ，気管と胸鎖乳突

筋の間で後外側を向けると触知できる。脈拍は胸鎖乳突筋のすぐ内側で触れることができる。

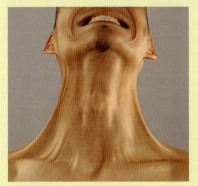

(A)前面

(B)外側面
- 副神経（脳神経XI）のおおよその走行
- 喉頭隆起 Laryngeal prominence
- 僧帽筋の前縁 Anterior border of trapezius
- 大鎖骨上窩 Greater supraclavicular fossa
- 鎖骨 Clavicle
- 頸切痕 Jugular notch

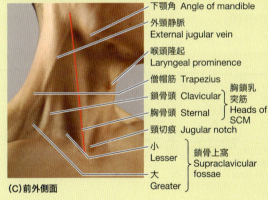

(C)前外側面
- 下顎角 Angle of mandible
- 外頸静脈 External jugular vein
- 喉頭隆起 Laryngeal prominence
- 僧帽筋 Trapezius
- 鎖骨頭 Clavicular ┐ 胸鎖乳突筋 Heads of SCM
- 胸骨頭 Sternal ┘
- 頸切痕 Jugular notch
- 小 Lesser ┐ 鎖骨上窩 Supraclavicular fossae
- 大 Greater ┘

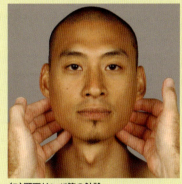

(D)顎下リンパ節の触診

図 SA8.1　頸部の体表解剖

頸の深部の構造

頸の深部の構造として，頸部内臓の後方，脊柱の前外側に位置する椎前筋と，胸郭上口の頸部側に位置する構造である頸根部がある（図8.10）。

椎前筋

前・外側椎骨筋 anterior and lateral vertebral muscle あるいは椎前筋 prevertebral muscle は頸長筋，頭長筋，前頭直筋，前斜角筋からなり，咽頭後隙のすぐ後方に位置する（図8.2）。外側椎骨筋は外側頭直筋，頭板状筋，肩甲挙筋，中・後斜角筋からなり，頸神経叢，腕神経叢と鎖骨下動脈の神経血管平面の後ろに位置する。外側頭直筋は例外で，外側頸三角部の床に位置する。椎前筋については図8.10AB，表8.5にまとめる。

頸根部

頸根部 root of neck は胸部と頸の境界部である（図8.11C）。頸根部の下の境界を構成するのは，外側は第1肋骨と第1肋軟骨，前方は胸骨柄，後方は第1胸椎体である。ここでは頸根部の神経血管のみ記載する。頸根

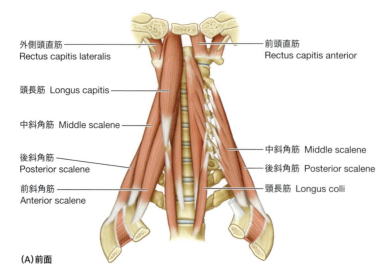

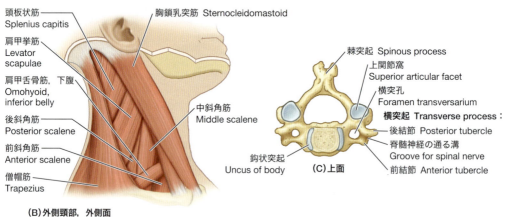

図 8.10　椎前筋　AB. 概観。C. 頸椎への筋付着。

部の内臓については本章の後半で述べる。

頸根部の動脈

　腕頭動脈 brachiocephalic trunk は前方を胸骨舌骨筋と胸骨甲状筋に覆われており，大動脈弓の最大の枝である。正中線で胸骨柄の後方で起こり，上右側に進み，右胸鎖関節の後方で右総頸動脈と右鎖骨下動脈とに分かれる（図 8.11A〜D）。

　鎖骨下動脈 subclavian artery は上肢に血液を送るが，頸と脳に向かう枝もだす。右鎖骨下動脈 right subclavian artery は腕頭動脈から，左鎖骨下動脈 left subclavian artery は大動脈弓から起こる（図 8.11A〜D）。頸部で左右鎖骨下動脈は左右胸鎖関節の後方で起始し，胸郭上口を上行する。アーチ状に上外側に向かい，起始から前斜角筋の内側縁までのびる。そこから下方に向かい，鎖骨中央部の深層を通って第1肋骨の上面を横切る。第1肋骨の外縁で名称を腋窩動脈に変える。

　記述の便のために前斜角筋により左右の鎖骨下動脈を3部に分ける。第1部はこの筋の内側，第2部は後方，第3部は外側である（図 8.11AC）。肺尖を覆う胸膜頂や交感神経幹が鎖骨下動脈の後方にある（図 8.11C）。鎖骨下動脈の枝には以下のものがある（図 8.11A〜C）。

表 8.5 椎前筋

筋	上位付着	下位付着	神経支配	おもな作用
前椎骨筋				
頸長筋	第1頸椎(環椎)の前結節, 第1～3頸椎の椎体, 第3～6頸椎の横突起	第5頸椎～第3胸椎の椎体, 第3～5頸椎の横突起	第2～6頸神経の前枝	頸を曲げる(第2～7頸椎の前方ないし側方への屈曲)
頭長筋	後頭骨の頭蓋底部	第3～6頸椎横突起の前結節	第1～3頸神経の前枝	頭部を頸部の上に屈曲(環椎後頭関節で脊柱に対して相対的に頭部を前屈ないし側屈させる)
前頭直筋	後頭顆のすぐ前方の頭蓋底	環椎(第1頸椎)の外側塊の前面	第1, 2頸神経間ループからの枝	
前斜角筋	第3～6頸椎横突起の前結節	第1肋骨	第4～6頸神経	頸部を側屈, 強制吸気時に第1肋骨を挙上[a]
外側椎骨筋				
外側頭直筋	後頭骨の頸静脈突起	環椎(第1頸椎)の横突起	第1～2頸神経間ループからの枝	頭部を屈曲し, 頭の安定を助ける[b]
頭板状筋	項靱帯の下半分と上位6胸椎の棘突起	乳様突起の外側面と上項線の外側1/3	中位頸神経の後枝	頭と頸を筋と同側へ側屈, 回転する, 両側が作用すると頭と頸を伸ばす[c]
肩甲挙筋	第1～4頸椎横突起の後結節	肩甲骨の内側縁の上部	肩甲背神経(頸神経5)と頸神経3, 4	肩甲骨を挙上・回転させ, 肩関節窩を下方に傾ける
中斜角筋	第4～7頸椎横突起の後結節	第1肋骨の上面, 鎖骨下動脈溝の後方	頸神経の前枝	頸部を側屈, 強制吸気時に第1肋骨を挙上[a]
後斜角筋	第4～6頸椎横突起の後結節	第2肋骨の外側縁	第7, 8頸神経の前枝	頸部を側屈, 強制吸気時に第2肋骨を挙上[a]

[a] 頸部の屈曲=第2～7頸椎の前屈(ないし側屈)。
[b] 頭部の屈曲=環椎後頭関節で脊柱に対して相対的に頭部を前屈(ないし側屈)させる。
[c] 頭部の回転は環軸関節で起こる。

- 椎骨動脈, 内胸動脈, 甲状頸動脈が鎖骨下動脈の第1部からでる。
- 肋頸動脈が鎖骨下動脈の第2部からでる。
- 肩甲背動脈はしばしば鎖骨下動脈の第3部から起こる。

椎骨動脈の頸部は鎖骨下動脈の第1部から起こり, 斜角筋と長筋群の間の円錐形空間を上行する(図8.10A)。そして第1～6頸椎の横突孔を通って上行する。この椎骨動脈の横突部は第6頸椎より上で横突孔に入ることもある。椎骨動脈の環椎部は環椎の後弓の溝の中を走り, 大後頭孔を通って頭蓋腔に入る。大後頭孔が椎骨動脈の頭蓋内部の起始の境界となる。

内胸動脈 internal thoracic artery は鎖骨下動脈の前下面から起こり, 下内方に向かって胸郭に入る(図8.11A～C)。内胸動脈は頸部では枝をださない。この動脈の胸部での分布については1章で述べた。

甲状頸動脈 thyrocervical trunk は鎖骨下動脈の第1部の前上面から, 前斜角筋のすぐ内側で起こる。この動脈には肩甲上動脈(肩甲骨後面の筋に血液を送る)と頸横動脈という2本の側枝がある(図8.11A～C)。頸横動脈からは肩甲背動脈と浅頸動脈が分岐し, 外側頸三角の筋と僧帽筋, 肩甲骨内側の筋に枝を送る。甲状頸動脈の終枝は下甲状腺動脈(頸部内臓の主要な動脈)と上行頸動

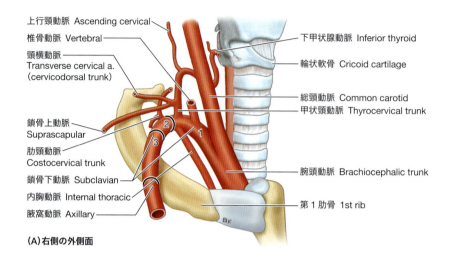

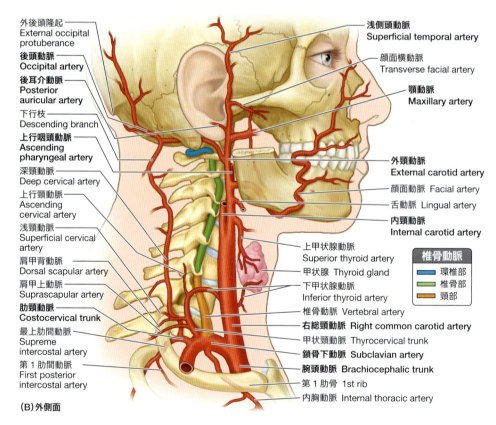

図 8.11 頸根部と椎骨前部　A. 鎖骨下動脈の枝。鎖骨下動脈は前斜角筋により（1）内側，（2）後方，（3）外側の 3 部にわけられる。
B. 頭頸部の動脈の概観。（続く）

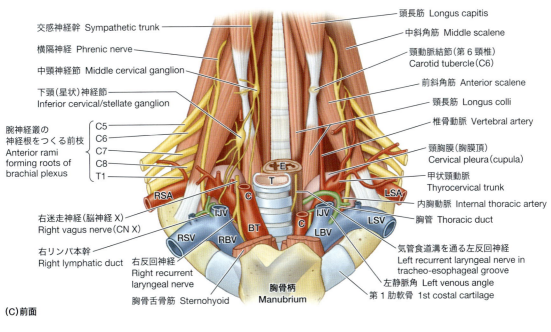

(C) 前面

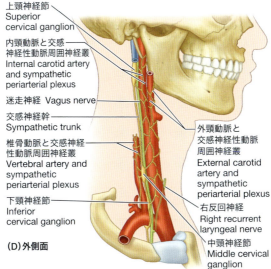

(D) 外側面

図 8.11 頸根部と椎骨前部（続き） C．頸根部の解剖。BT：腕頭動脈，C：左右総頸動脈，E：食道，IJV：内頸静脈，LBV：左腕頭静脈，LSA：左鎖骨下動脈，LSV：左鎖骨下静脈，RBV：右腕頭静脈，RSA：右鎖骨下動脈，RSV：右鎖骨下静脈，T：気管。D．頸部交感神経幹と動脈周囲神経叢。

脈（上頸部の外側筋を栄養）である．

肋頸動脈 costocervical trunk は鎖骨下動脈の第 2 部の後面から起こる（起始部は右側では前斜角筋の後方，左側では通常この筋のちょうど内側である）．この動脈は後上方に向かい，最上肋間動脈と深頸動脈とに分かれ，それぞれ上位の 2 肋間隙と深頸部の後部の筋とに血液を送る（図 8.11AB）．

肩甲背動脈 dorsal scapular artery はしばしば頸横動

脈から起こるが，鎖骨下動脈の第2部ないし第3部からの，独立した枝であることもある。この動脈は深層にのびて肩甲挙筋や菱形筋を栄養し，肩甲骨周囲の動脈吻合に寄与する（6章参照）。

頸根部の静脈

2本の大きな静脈が頸根部で終わる。おもに頭皮と顔からの血液を受け取って流す外頸静脈と**前頸静脈** anterior jugular vein である（図8.5A）。前頸静脈は典型的には舌骨の近くで浅顎下静脈が合流してはじまる。頸根部で前頸静脈は外側に向かい，胸鎖乳突筋の後方を通って外頸静脈の終末部ないし鎖骨下静脈に注ぐ。胸骨柄より上で，左右の前頸静脈はつながって**頸静脈弓** jugular venous arch を胸骨上隙につくることがよくある。

鎖骨下静脈は腋窩静脈の続きで，第1肋骨の外側縁ではじまり，前斜角筋の内側縁で鎖骨の内側端の後方で内頸静脈と合流して腕頭静脈になって終わる（図8.11C）。この合流部はよく**静脈角** venous angle と呼ばれ，**胸管**（左側）と**右リンパ本幹**（右側）が全身から集めたリンパを静脈循環に戻す場所である。その走行中，内頸静脈は**頸動脈鞘**に包まれている（図8.8B）。

頸根部の神経

頸根部には3対の主要な神経がある。(1)迷走神経，(2)横隔神経（頸静脈叢の項で既出），(3)交感神経幹である（図8.11D）。

迷走神経（脳神経Ⅹ）

頸静脈孔をでた後（図7.3AD参照），迷走神経（脳神経Ⅹ）は頸動脈鞘の中の後部で，内頸静脈と総頸動脈の間に位置して頸部を下行する（図8.2B，8.8B）。右の迷走神経は，鎖骨下動脈の第1部の前面で腕頭静脈と胸鎖関節の後方を通り，胸郭に入る（図8.11CD）。左の迷走神経は，左の総頸動脈と鎖骨下動脈の間で胸鎖関節の後方を通って胸郭に入る。

反回神経 recurrent laryngeal nerve は下頸部で迷走神経から分かれて生じる。左右の神経の分布は本質的に同一である。しかし起始および反転部位の構造と高さが左右で異なる。**右反回神経** right recurrent laryngeal nerve は右鎖骨下動脈の下で反回するのに対し（図8.11C），**左反回神経** left recurrent laryngeal nerve は大動脈弓の下で反転する（図8.13B）。反回後，両側の反回神経は甲状腺の後内側面の**気管食道溝** tracheo-esophageal groove（図8.13A）を上行し，気管と食道と輪状甲状筋を除くすべての固有喉頭筋を支配する。

脳神経Ⅹの心臓枝は頸ならびに胸部で起こり，副交感神経節前線維と内臓求心性線維を心臓神経叢に伝える。

交感神経幹

頸部の交感神経幹 cervical portion of sympathetic trunk は脊柱の前外側にあり，第1頸椎の高さではじまる（図8.11CD）。交感神経幹は頸部では白交通枝をもたない。頸部の交感神経幹には3つの**頸神経節** cervical sympathetic ganglion（上・中・下頸部交感神経節）がある。これら頸椎神経節が受け取る節前線維は，上位胸神経と付属する白交通枝から胸神経節に運ばれた節前線維が，節間枝を介して交感神経幹を上行して頸部神経節に達したものである。そこで節後神経とシナプスした後，各節後神経は線維を下記へ送る。

- 灰白交通枝を介して頸神経へ。
- 心肺内臓神経を介して胸部内臓へ。
- 頭部の動脈（椎骨・内頸・外頸動脈）の枝に沿って走る神経を介して頭部および頸部内臓へ（**交感神経性動脈周囲神経叢**）。

下頸神経節 inferior cervical ganglion は通常第1胸神経節と合体し，**頸胸神経節** cervicothoracic ganglion（星状神経節 stellate ganglion）をつくる。この星形（ラテン語では *stella*，星を意味する）の神経節は第7頸椎横突起の前面で，両側の第1肋骨頸のすぐ上方で，椎骨動脈の起始の後方にある。この神経節からの節後線維の一部は，灰白交通枝を通って第7，8頸神経の前枝に入る。このほかに，**下頸心臓神経** inferior cervical cardiac nerve（心肺内臓神経）に至る線維もあり，これは気管に沿って深**心臓神経叢**までのびる。椎骨動脈やその枝に沿って走る交感神経性動脈周囲神経叢を通って頭蓋腔にのびる節後線維もある。

中頸神経節 middle cervical ganglion は通常小さく欠如することもあるが，下甲状腺動脈の前面で，輪状軟骨と第6頸椎横突起の高さにあり，椎骨動脈のすぐ前方にある。神経節からの節後線維は灰白交通枝を介して第5，6頸神経へ，中頸心臓神経（心肺内臓神経）を通って心臓へ，動脈の枝に沿った動脈周囲神経叢を介して甲状腺に至る。

上頸神経節 superior cervical ganglion は第1，2頸椎の高さにある。この神経節は大きいため，交感神経幹をみつけるよい目印になっている。節後線維を含む頭部

臨床関連事項

頸胸神経節ブロック

頸胸神経節の周りに注射した麻酔薬は，頸神経節および上位の胸神経節を通る刺激の伝達を抑える。この神経節ブロックにより，脳と上肢が関係する血管攣縮を緩和できることがある。一側の上肢の過剰な血管収縮のある患者に，同側の神経節の外科的切除が有効かどうかを決めるのにも役立つ。

頸部交感神経幹の病変

頸部の交感神経幹の病変は，**Horner 症候群**として知られる交感神経障害を起こし，以下のような症状を起こす。

- 縮瞳：瞳孔を広げる瞳孔散大筋の麻痺による。
- 眼瞼下垂：上眼瞼挙筋（横紋筋）の中に混じる平滑筋の麻痺による。
- 眼球陥入：おそらく眼窩底の平滑筋（眼窩筋）の麻痺による。
- 顔と頸の血管拡張ならびに無汗：血管と汗腺への交感神経支配（血管収縮に働く）がなくなることによる。

動脈枝は内頸動脈神経叢をつくり，頭蓋腔に入る（図 8.11D）。この神経節はまた，外頸動脈に沿う動脈枝と第 1～4 頸神経への灰白交通枝を送る。**上頸心臓神経 superior cervical cardiac nerve**（心肺内臓神経）を介して心臓神経叢に送られる節後線維もある（1 章参照）。

頸の内臓

頸部内臓は 3 層に配置されている（図 8.12）。層の名称は機能を示す。浅層から深層に向かって**内分泌腺層**（甲状腺と上皮小体），**呼吸器層**（喉頭と気管），**消化器層**（咽頭と食道）である。

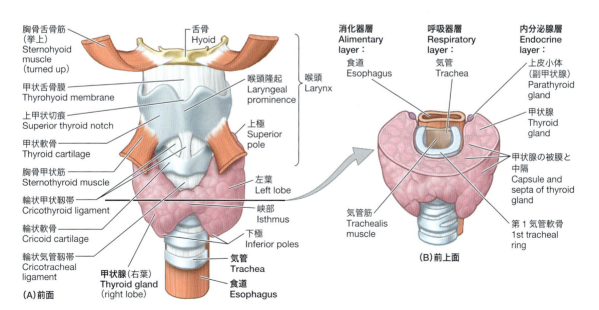

図 8.12　頸部内臓の機能層

頸部内臓の内分泌腺層

内分泌腺層 endocrine layer の内臓は，導管をもたずホルモンを分泌する内分泌系の一部である。甲状腺は代謝速度を調節する**甲状腺ホルモン**とカルシウム代謝を調節する**カルシトニン**を産生する。上皮小体は血液中のリンとカルシウムの代謝を調節する**副甲状腺ホルモン（PTH）**を産生する。

甲状腺

甲状腺 thyroid gland は頸部の前面にある。胸骨甲状筋と胸骨舌骨筋の深層で，第5頸椎から第1胸椎の高さにある（図8.2AB）。おもに左右の**葉 lobe** からなり，喉頭と気管の前外側にある。比較的薄い**峡部 isthmus** が気管の表面，通例は第2，3気管軟骨の前で，左右の葉をつなぐ（図8.12）。甲状腺は薄い**線維被膜 fibrous capsule** に包まれ，ここから腺の内部に中隔がのびる。密な結合組織が線維被膜を輪状軟骨と上位の気管軟骨につなぐ。線維被膜の外側には深頸筋膜の気管前葉の内臓部でつくられる疎な**筋膜鞘**がある。

甲状腺の豊富な血液供給は両側の**上甲状腺動脈 superior thyroid artery** と**下甲状腺動脈 inferior thyroid artery** から送られる（図8.13，8.14）。これらの血管は線維被膜と疎な筋膜鞘の間を通る。通常，外頸動脈の第1の枝である**上甲状腺動脈**は下行して甲状腺の上極に達し，深頸筋膜の気管前葉を貫いて前枝と後枝に分かれる。下甲状腺動脈は鎖骨下動脈から分岐する甲状頸動脈の最大の枝で，上内側に向かって頸動脈鞘の後方を走り，甲状腺の後面に達する。左右の上・下甲状腺動脈は甲状腺内で互いに広範に吻合し，血流を確保するとともに，潜在的に鎖骨下動脈と外頸動脈の間の側副循環となりうる。

約10%の人で**最下甲状腺動脈 thyroid ima artery**（ラテン語では arteria thyroidea ima）が腕頭動脈や大動脈弓，右総頸動脈，鎖骨下動脈，内胸動脈から起こる（図8.13B）。この小さな動脈は気管の前面を上行し，ここにも枝をだしながら甲状腺峡部まで続く。峡部より下の頸部中央での処置をする際には，出血源となりうるのでこの動脈が存在する可能性を考慮しなければならない。

通常は3対の甲状腺静脈が甲状腺と気管の前面の**甲状腺静脈叢 thyroid plexus of vein** からの血液を受ける（図8.13B）。**上甲状腺静脈 superior thyroid vein** は上甲状腺動脈に伴行して腺の上極から血液を運ぶ。**中甲状腺静脈 middle thyroid vein** は左右の葉の中部から，**下甲状腺静脈 inferior thyroid vein** は下極から血液を運ぶ。上および中甲状腺静脈は内頸静脈に注ぎ，下甲状腺静脈は胸骨柄の後ろで腕頭静脈に注ぐ。

甲状腺のリンパ管は被膜のリンパ管網と交通する。このリンパ管網から，リンパ管ははじめに**喉頭前リンパ節，気管前リンパ節，気管傍リンパ節 prelaryngeal, pretracheal, and paratracheal lymph node** へと向かい，これらはさらに**上・下深頸リンパ節 superior and inferior deep cervical lymph node** へと向かう（図8.14B）。甲状腺の下方ではリンパ管は直接**下深頸リンパ節**へと向かう。リンパ管の一部は**腕頭リンパ節**ないし**胸管**に注ぐ。

甲状腺の神経は上・中・下頸神経節から由来する（図8.13A）。これらの神経は**心臓神経叢**，および甲状腺動脈に沿う**上・下甲状腺動脈周囲神経叢**を通って甲状腺に入る。これらの線維は血管運動性で血管を収縮させる。甲状腺からの内分泌は下垂体ホルモンによって制御される。

上皮小体（副甲状腺）

小さな，扁平で卵円形の**上皮小体 parathyroid gland** は，線維被膜の外で甲状腺の各葉の後面の内側半にあるが，甲状腺の後面に埋め込まれている（図8.14A）。たいていの人は4個の上皮小体をもつ。約5%の人は4個より多く，また2個しかない人もいる。2個の**上上皮小体 superior parathyroid gland** は通常，輪状軟骨の下縁の高さにある。**下上皮小体 inferior parathyroid gland** は通常，甲状腺の下極付近に存在するが，さまざまな部位に存在しうる。

通常は**下甲状腺動脈**が上下の上皮小体に血液を送る。しかし上甲状腺動脈や最下甲状腺動脈，後頭，気管，食道動脈からの枝を受けることもある。**上皮小体静脈 parathyroid vein** は甲状腺と気管の**甲状腺静脈叢**に注ぐ。上皮小体からのリンパ管は甲状腺のリンパ管とともに，深頸リンパ節と気管傍リンパ節に注ぐ（図8.14B）。

上皮小体の神経は頸神経節の甲状腺枝から起こる。上皮小体はホルモンによって制御されているので，上皮小体の神経は血管運動性であり，分泌運動性ではない。

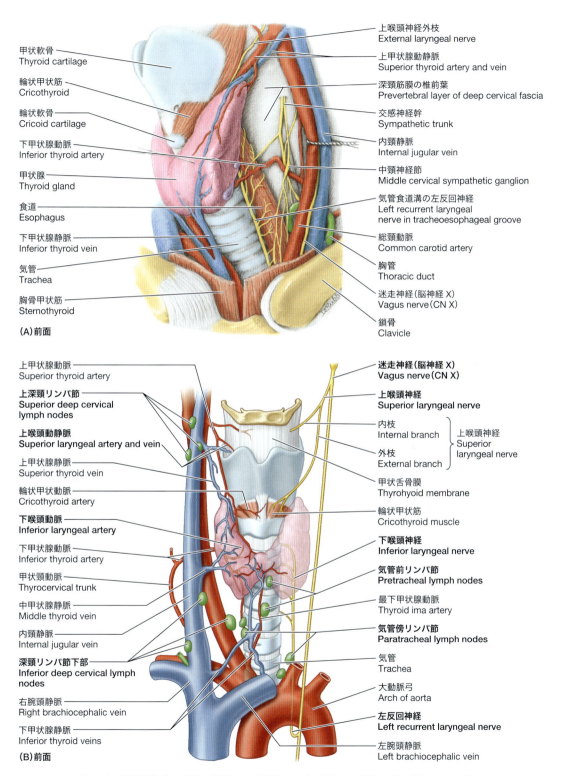

図 8.13　甲状腺と上皮小体と喉頭　A. 頸根部の左側の解剖。B. 喉頭の血管, 神経とリンパ節。

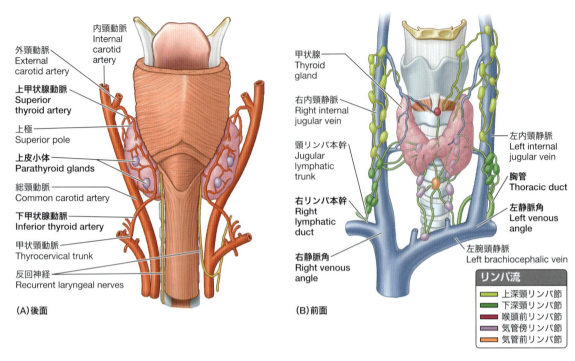

図 8.14 甲状腺と上皮小体　A. 動脈分布。B. 静脈路とリンパ流。

臨床関連事項

甲状腺切除術

甲状腺切除術（甲状腺の悪性腫瘍の切除など）の際，上皮小体を不注意に傷つけたり除去したりする危険がある。しかし，**甲状腺亜全切除術**では通常，甲状腺の後部の大半が温存されるので安全である。上皮小体の位置の変異は特に下上皮小体で著しいが，甲状腺の手術の際に摘除される危険をもたらす。上皮小体を手術の際に不注意に取り除くと，患者は**テタニー**になり，激しい痙攣におそわれる。全身の痙攣性筋攣縮は血液中のカルシウム濃度の低下により起こる。ホルモン補充療法が必要となる。

甲状副腺組織

過剰な甲状腺が，頸部で甲状軟骨の外側に出現することがある（図 B8.5）。通常は甲状舌骨筋に接している。甲状腺組織が峡部上面からのびた**錐体葉**と，それに続く結合組織も甲状腺組織を含むことがある。過剰な甲状腺組織は錐体葉と同様に，**甲状舌管の遺残から生じたものである**。この管は内胚葉性で一過性に出現する管で，胎児の舌後部域からのび，その下行する遠位端に甲状腺組織を発生させる。甲状腺副組織は機能はしているが，通常は小さすぎて，甲状腺組織を除去したときに正常機能を維持するには不十分である。

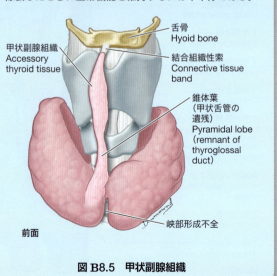

図 B8.5　甲状副腺組織

頸部内臓の呼吸器層

呼吸器層 respiratory layer の内臓である喉頭と気管は身体の呼吸機能に寄与する（図8.12）。呼吸器層の内臓のおもな機能は以下のとおりである。

- 空気と食物を呼吸路と食道とに振り分ける。
- 開放気道と能動弁を提供し，一時的に気道を閉鎖できるようにする。
- 口（舌，歯，唇）に対して音色をつくり，声にする。

喉頭

喉頭 larynx は声をつくるための複雑な発声器官であり，頸の前部で第3〜6頸椎体の高さにある（図8.1）。咽頭下部（口部）を気管につなぐ。声をつくる発音機能が最もよく知られているが，その最も重要な機能は特に嚥下時に空気の通り道を保護し，下気道の括約筋ないし弁として働き，気道の開きを保つことである。

喉頭の骨格 喉頭の骨格は9個の軟骨が靱帯と膜でつながってできている（図8.15）。軟骨のうちの3個は無対で（甲状軟骨，輪状軟骨，喉頭蓋軟骨），3個は有対である（披裂軟骨，小角軟骨，楔状軟骨）。

甲状軟骨 thyroid cartilage は最大の軟骨である。その上縁は第4頸椎の反対側に位置する。平板な2枚の喉頭板 lamina の下 2/3 は正中前方で融合し，**喉頭隆起** laryngeal prominence をつくる（男性では「アダムのリンゴ」という）。この隆起の上で甲状軟骨の板は開いて，V字形の**上甲状切痕** superior thyroid notch をつくる（図8.12A）。小さな**下甲状切痕** inferior thyroid notch はこの軟骨の下縁の中央の浅いくぼみである。左右の板の後縁は上方にのびて**上角** superior horn，下方にのびて**下角** inferior horn となる（図8.15A）。上縁と上角は**甲状舌骨膜** thyrohyoid membrane によって舌骨とつながる。この膜の正中の肥厚部は**正中甲状舌骨靱帯** median thyrohyoid ligament で，外側の肥厚部は**外側甲状舌骨靱帯** lateral thyrohyoid ligament である。甲状軟骨の下角は輪状軟骨の外側面との間に**輪状甲状関節** cricothyroid joint をつくる（図8.15）。この関節のおもな運動は甲状軟骨の回旋と滑りで，これにより声帯の長さと張力が変わる。

輪状軟骨 cricoid cartilage は気道の周りに完全な環をなしており，この軟骨だけの特徴である。印鑑つき指輪のような形をしており，輪の部分が前を向く。輪状軟骨の後部（印鑑部）が**板**で，前部（輪部）が**弓**である。輪状軟骨は甲状軟骨と比べて小さいが，分厚くて丈夫である。輪状軟骨は，甲状軟骨の下縁とは**正中輪状甲状靱帯**

体表解剖

喉頭

U字形をした舌骨は第4，5頸椎の高さの甲状軟骨の上方にある（図SA8.2）。喉頭隆起は**甲状軟骨の左右の板**が正中面で合わさってできている。輪状軟骨は喉頭隆起の下に触れることができ，第6頸椎の高さにある。**気管軟骨輪** tracheal ring は頸の下部に触れることができる。第2〜4の気管軟骨は甲状腺の左右の葉をつなぐ**峡部** isthmus が表面を覆っていて，触れることができない。第1気管軟骨は峡部のすぐ上にある。

C 輪状軟骨	RL 甲状腺の右葉
H 舌骨	S 峡部
IP 甲状腺の下極	SP 甲状腺の上極
LL 甲状腺の左葉	T 甲状軟骨
P 喉頭隆起	* 気管軟骨輪

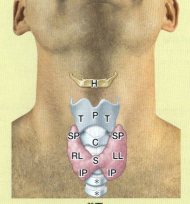

前面

図SA8.2 喉頭と甲状腺の体表解剖

median cricothyroid ligamentによって，第1気管軟骨とは**輪状気管靱帯** cricotracheal ligamentによってつながれている（図8.15）。喉頭が皮膚に最も近く最も到達しやすいのは，正中輪状甲状靱帯が甲状軟骨の下方で柔らかい点として触れるところである。

披裂軟骨 arytenoid cartilageは一対の三角錐の形の軟骨で，輪状軟骨板の上縁の外側部と関節する。左右の披裂軟骨は尖が上方に，声帯突起が前方に，大きな筋突起が外側に，軟骨の底からつきだしている（図8.15B）。左右の披裂軟骨の**尖** apexには小角軟骨が乗り，披裂喉頭蓋ヒダに付着を与える。披裂軟骨の**声帯突起** vocal processは声帯靱帯の後方の付着部になり（図8.17，8.18A），**筋突起** muscular processは後・外側輪状披裂筋が付着して，てこの働きをする。

輪状披裂関節 crico-arytenoid jointは披裂軟骨底と輪状軟骨板の上外面の間にあり，披裂軟骨が互いに近づいたり離れたり，前方・後方に傾いたり，回転したりという運動を行う。これらの運動は声帯を近づけたり，緊張させたり緩めたりするのに重要である。弾性線維性の**声帯靱帯** vocal ligamentは前方の甲状軟骨の左右の板の境目から，後方の披裂軟骨の声帯突起までのびる（図8.16, 8.17）。声帯靱帯は声帯ヒダの粘膜下骨格をな

す。声帯靱帯は**弾性円錐** conus elasticusあるいは**輪状声帯膜** cricovocal membraneの自由な上縁の肥厚である（図8.18A）。輪状声帯膜の部分は声帯ヒダの間で外側にのび，輪状軟骨の上縁は**外側輪状甲状靱帯** lateral cricothyroid ligamentである。弾性線維性の弾性円錐は前方で**正中輪状甲状靱帯**と混ざり合う。**弾性円錐**とそれを覆う粘膜は中央の**声門裂** rima glottidis以外のところで気管の入り口を閉じる。

喉頭蓋軟骨 epiglottic cartilageは弾性軟骨からなり，**喉頭蓋** epiglottisに弾力性を与える（図8.17, 8.18A）。喉頭蓋軟骨はハート型の軟骨で，粘膜に覆われる。舌根と舌骨の後方で，**喉頭口** laryngeal inletの前方にあり，喉頭口の前壁上部と上縁をつくる。喉頭蓋軟骨の幅広い上端は固定されておらず，細くなった下端（喉頭蓋茎 stalk of epiglottis）は甲状軟骨板と**甲状喉頭蓋靱帯** thyro-epiglottic ligamentによりつくられる角に付着する（図8.18A）。

舌骨喉頭蓋靱帯 hyo-epiglottic ligamentは喉頭蓋軟骨の前面を舌骨に付着する。**四角膜** quadrangular membraneは粘膜下の薄い結合組織の層で，披裂軟骨の外側面から喉頭蓋軟骨までのびる（図8.17）。その自由な下縁は**前庭靱帯** vestibular ligamentをなし，粘膜

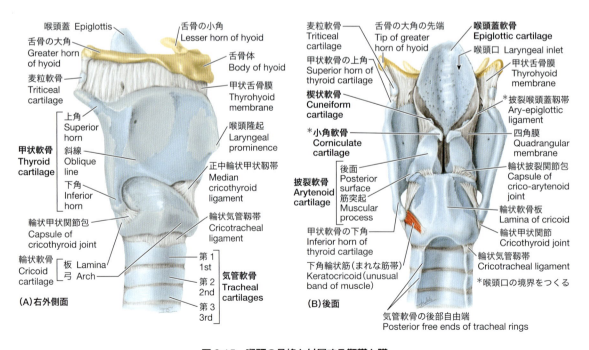

図8.15　喉頭の骨格と付属する靱帯と膜

に緩く覆われ**前庭ヒダ** vestibular fold をつくる（図8.16，8.17）。このヒダは声帯ヒダの上方にあり，甲状軟骨から披裂軟骨までのびる。四角膜の自由な上縁は**披裂喉頭蓋靱帯** ary-epiglottic ligament をなし，粘膜に覆われ**披裂喉頭蓋ヒダ** ary-epiglottic fold をつくる。

小角軟骨 corniculate cartilage と**楔状軟骨** cuneiform cartilage は小さな粒で，披裂喉頭蓋ヒダの後部にある（図8.15，8.17）。小角軟骨は披裂軟骨の尖に付着する。楔状軟骨は他の軟骨に直接付着しない。

喉頭の内壁
喉頭腔 laryngeal cavity は**咽頭喉頭部**につながる**喉頭口**から，輪状軟骨の下縁の高さまでのびる。ここでは喉頭腔は気管の内腔に連続している。喉頭腔は以下の4部に分かれる（図8.16）。

- **喉頭前庭** laryngeal vestibule：喉頭口と前庭ヒダの間にある。
- **喉頭腔中部** middle part of laryngeal cavity：前庭ヒダと声帯ヒダの間の，中央の内腔（気道）である。
- **喉頭室** laryngeal ventricle：前庭ヒダと声帯ヒダの間で，喉頭腔の中央部から外側にのびるくぼみである。**喉頭小嚢** laryngeal saccule は粘膜腺を裏打ちし，左右の喉頭室に開く盲端のポケットである。
- **声門下腔** infraglottic cavity：声帯ヒダと輪状軟骨下縁の間の喉頭下部の内腔で，気管腔につながる。

声帯ヒダ vocal fold（真声帯）は，発声を制御する。楔形をした左右の声帯ヒダの頂は内側の喉頭腔に向かってのびる（図8.16〜8.18）。声帯ヒダは以下の構造を含む。

- **声帯靱帯**は肥厚した弾性組織からなり，弾性円錐の内側の自由縁である。
- **声帯筋**は例外的に細い筋線維からなり，声帯靱帯のすぐ外側に位置し，声帯靱帯の長さと同じ間隔で終わる（表8.6）。

声帯ヒダは喉頭からでる音源である。声帯ヒダは耳に聞こえる振動を発し，発音の際にその自由縁を互いに密接（密着ではなく）させ，空気が間欠的に強制的に押し出される。声帯ヒダはまた，かたく閉じられたときには喉頭のおもな吸気括約筋として働く。ヒダを完全に内転させると効果的な括約筋となり，空気の出入りを抑える。

声門 glottis は声帯ヒダと声帯突起，**声門裂**からなる。声門裂（ラテン語で「隙間」を意味する）の形は声帯ヒダの位置によって変わる。正常の呼吸の際には狭く楔形である（図8.18B）。強い呼吸の際には広く凧形である（図8.18C）。声門裂は発声の際には声帯ヒダを密に接近させて細隙状になる（図8.18D）。声帯ヒダの緊張と長さ，声門裂の幅，および息を吐き出す強さにより声の高さが変わる。思春期以降の男性の声の高さが低いのは，喉頭隆起が大きくなり，声帯ヒダが長くなるためである。

前庭ヒダ（仮声帯）は喉頭隆起と披裂軟骨の間に伸び

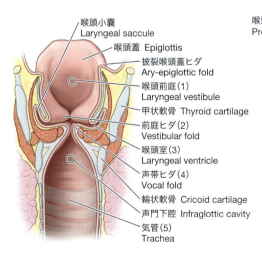

図8.16　**喉頭の内部と区画**　A．冠状断。B．冠状断 MRI。B の番号は A の番号に対応。

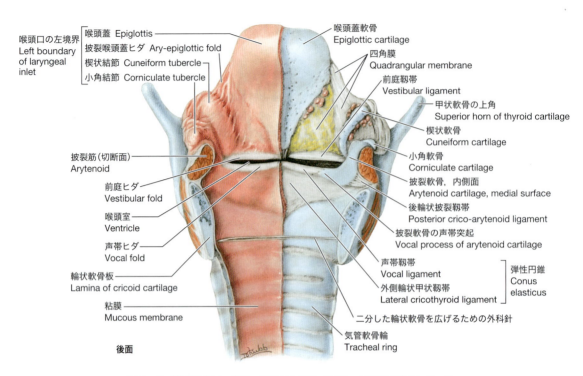

図8.17 喉頭の内面　喉頭の後壁を正中面で分割し，両側が分けられている。

（図8.16，8.17），声の生成にはほとんど関係しない。また，保護する働きがある。前庭ヒダは**前庭靭帯**を包む2枚の厚い粘膜のヒダからなる。これらの靭帯の間の空間が**前庭裂**である。声帯ヒダと前庭ヒダの間の外側のくぼみが喉頭室である。

喉頭の筋

喉頭筋は外喉頭筋と内喉頭筋に大別される。

- **外喉頭筋** extrinsic laryngeal muscle は喉頭全体を動かす（表8.4）。**舌骨下筋群**は舌骨と喉頭を下制し，**舌骨上筋群と茎突咽頭筋**は舌骨と喉頭を挙上する。
- **内喉頭筋** intrinsic laryngeal muscle は喉頭の部分を動かし，声帯ヒダの長さと緊張および声門裂のサイズと形を変える。内喉頭筋のうち1つを除いては脳神経Xの枝の**反回神経**に支配される（図8.19）。輪状甲状筋は**上喉頭神経**の外枝により支配される（図8.19）。内喉頭筋の作用を図8.20と表8.6に記す。

喉頭の脈管

喉頭動脈は上・下甲状腺動脈の枝で，喉頭に血液を送る（図8.13B）。上喉頭動脈は上喉頭神経の内枝に伴行し，甲状舌骨膜を貫いて，分かれて喉頭の内表面に血液を送る。下喉頭動脈は下甲状腺動脈の枝であるが，下喉頭神経（反回神経の終枝）に伴行し，喉頭の下面の粘膜と筋に血液を送る。

喉頭静脈は喉頭動脈に伴行する（図8.13B）。**上喉頭静脈** superior laryngeal vein は通常，上甲状腺静脈に注ぎ，そこから内頚静脈に注ぐ。**下喉頭静脈** inferior laryngeal vein は下甲状腺静脈あるいは気管の前面の甲状腺静脈叢に注ぎ，そこから左腕頭静脈に注ぐ。

声帯ヒダよりも上方の**喉頭のリンパ管**は上喉頭動脈に伴行し，甲状舌骨膜を抜けて**上深頚リンパ節**に注ぐ（図8.14B）。声帯ヒダより下方のリンパ管は**気管前リンパ節**ないし**気管傍リンパ節**に注ぎ，ここから深頚リンパ節の下部に注ぐ。

喉頭の神経

喉頭の神経は迷走神経からの上下の枝である（図8.19）。上喉頭神経は迷走神経下神経節から起こり，頚動脈鞘内で2本の終枝に分かれる。内枝は感覚性と自律神経性，外枝は運動性である。

上喉頭神経の内枝 internal laryngeal nerve は大きい方の枝で，甲状舌骨膜を上喉頭動脈とともに貫き，声帯ヒダの上面を含む喉頭前庭と中喉頭腔の喉頭粘膜に感覚

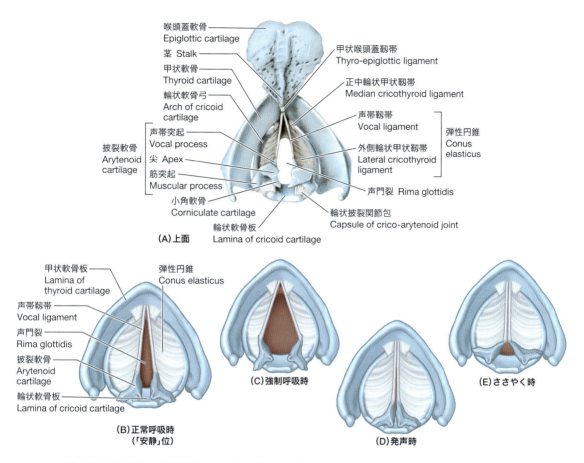

図 8.18　声門裂　A. 弾性円錐。B～E. 声門裂の形の変位。声門裂の形は声帯ヒダの位置に応じて変化する。

表 8.6　喉頭の筋

筋	起始	停止	神経支配	おもな作用
輪状甲状筋	輪状軟骨の前外側部	甲状軟骨の下縁と下角	上喉頭神経の外枝（脳神経Ⅹの枝）	声帯ヒダを引っ張り緊張させる
甲状披裂筋[a]	甲状軟骨板と輪状甲状靱帯の交点の後面の下半分	披裂軟骨の前外側面	下喉頭神経（脳神経Ⅹの枝の反回喉頭神経の終枝）	声門ヒダを弛緩
後輪状披裂筋	輪状軟骨板の後面	披裂軟骨の声帯突起		声帯ヒダを外転
外側輪状披裂筋	輪状軟骨弓			声帯ヒダ（靱帯間部）を内転
横披裂筋と斜披裂筋[b]	披裂軟骨	対側の披裂軟骨		披裂軟骨を内転（声帯ヒダの軟骨間部を内転し，声門裂後部を閉じる）
声帯筋[c]	披裂軟骨の声帯突起の外側面	同側の声帯靱帯		後声帯靱帯をゆるめ，前部の緊張を維持（ないし増加）

[a] 甲状披裂筋の上部の線維は披裂喉頭蓋ヒダに入り，その一部は喉頭蓋軟骨に達する。その線維は甲状喉頭蓋筋であり，喉頭口を広げる。
[b] 斜披裂筋の線維の一部は披裂喉頭蓋筋になる。
[c] この細い筋束は甲状披裂筋の正中にあり，甲状披裂筋より細い線維からなる。

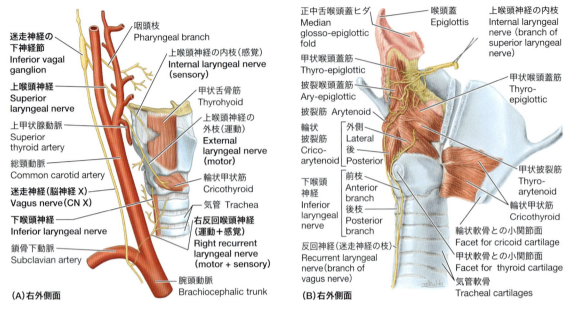

図 8.19 喉頭の筋と神経　A. 右迷走神経の喉頭岐。B. 筋と神経。右甲状軟骨板を(本を開くように)前方にめくりかえしている。

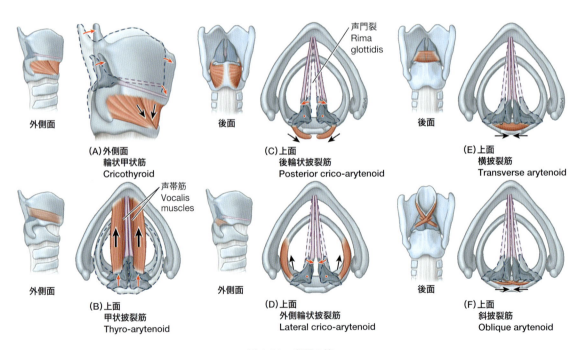

図 8.20 喉頭の筋

線維を送る。

　上喉頭神経の外枝 external laryngeal nerve は胸骨甲状筋の後方を上甲状腺動脈とともに下行する。はじめのうちは下咽頭収縮筋に沿って走るが，それを貫いて（咽頭神経叢とともに）下咽頭収縮筋ならびに輪状甲状筋を支配する。

　反回神経（迷走神経の枝）の続きである**下喉頭神経** inferior laryngeal nerve は，ほとんどの内喉頭筋を支配するが，輪状甲状筋は上喉頭神経の外枝に支配される。下喉頭神経はまた声門下腔の粘膜に感覚線維を送る。下喉頭神経は下咽頭収縮筋の下縁からその深層に潜って喉頭に入る。前枝と後枝に分かれ，下喉頭動脈に伴行して喉頭に入る。

気管

　気管は**喉頭** trachea の下端から胸腔にのび，胸骨角で終わり，そこで左右の主気管支に分岐する（図 8.13）。気管が正中線から偏位している場合，しばしば病気の存在を示している。成人では気管の径は約 2.5 cm で，幼児では鉛筆の太さである。

　気管は線維軟骨性の管で，不完全な気管軟骨で囲まれている。気管の後方には軟骨はなく，そこでは食道とすぐ接している（図 8.12B）。気管軟骨により気管はつぶれずに開いている。後方の気管軟骨欠損部には不随意筋の**気管筋** trachealis という平滑筋があり，両端をつないでいる。

　気管の側方には総頸動脈と甲状腺の左右の葉がある（図 8.13B）。甲状腺峡部の下方には頸静脈弓と下甲状腺

臨床関連事項

喉頭神経の損傷

　下喉頭神経は**甲状腺切除術**など前頸三角の外科手術の際に傷害されやすい。下喉頭神経は声帯ヒダを動かす筋を支配するので，これが傷害されると**声帯ヒダの麻痺**を起こす。声帯ヒダが麻痺して，声帯を正常に向き合わせるように内転することができないので，はじめはしわがれ声になる。両側の声帯ヒダが麻痺すると，声帯ヒダは通常の吸気と呼気の中間の位置より少し狭い位置で動かなくなり，声がほとんどでなくなる。発声時に内転させて発語したり，外転させて呼吸を増やすことができず，喘鳴（高音で騒がしい呼吸）とパニックを起こす。上喉頭神経外枝が損傷を受けると，麻痺した輪状甲状筋が声帯ヒダの長さや張力を変えることができず単調な声となる。

　嗄声 hoarseness は喉頭の重い障害（例えば声帯癌）で最もよく起こる症状である。

喉頭骨格の骨折

　喉頭骨折はキックボクシングやホッケーなどの競技での強打や，交通事故の際にシートベルトでの圧迫により起こる。喉頭骨折は粘膜下の出血と浮腫，気道閉塞，嗄声，ときには一時的な発語不能を引き起こす。甲状軟骨，輪状軟骨，披裂軟骨の大半は高齢になるとしばしば石灰化する。甲状軟骨の石灰化はほぼ 25 歳からはじまる。

異物の吸引

　ステーキ片のような食物が異物として，誤って喉頭口から喉頭前庭に入り，前庭ヒダの上に引っかかることがある。異物が喉頭前庭に入ると喉頭筋は痙攣し，声帯ヒダが緊張する。声門裂が閉じ，気管に空気が入らなくなる。閉塞が取り除かれなければ患者は窒息し，およそ 5 分のうちに酸素欠乏により死亡する。救急処置によって気道を開く必要がある。

　とるべき処置は患者の状態，使用できる器具，応急手当をする者の経験に依存する。肺はまだ空気を含んでいるので腹部を急激に圧迫する（Heimlich 操作）と横隔膜が挙上し，肺を圧迫し，空気を気管から喉頭に追い出す（図 B8.6）。この操作により通常は，食物ないし他の異物が喉頭からでていく。

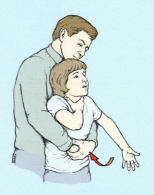

図 B8.6　Heimlich 操作

臨床関連事項

気管切開術

頸の皮膚と気管の前壁に横切開（気管切開術）を行い，上気道閉塞や呼吸不全の患者において気道を確保するすることができる。舌骨下筋群を外側にずらし，甲状腺峡部は左右に分けるか上方にずらす。開口部を，第1と第2気管軟骨の間ないし第2〜4気管軟骨の間の気管につくる。それから**気管カニューレ**を気管に挿入し絆創膏で固定する（図B8.7）。気管切開術の際の事故を防ぐために，以下の解剖学的な位置関係に留意する必要がある。

- 下甲状腺静脈が甲状腺静脈叢から起こり，気管の前面を下行する。
- 小さな最下甲状腺動脈が約10％の人にみられ，腕頭動脈ないし大動脈弓から甲状腺峡部まで上行する。
- 特に幼児と小児では左腕頭静脈，頸静脈弓，胸膜に遭遇することがある。
- 幼児と小児では，胸腺が気管の下部を覆う。
- 幼児の気管は小さく，動きやすく，軟らかいので，後壁をつき抜けて食道を傷つけやすい。

喉頭鏡

喉頭鏡は喉頭の内面を調べるのに用いられる。喉頭は喉頭鏡を用いる**間接喉頭鏡検査**や，**喉頭内視鏡**を用いる**直接喉頭鏡検査**で視覚的に検査することがある。前庭ヒダや声帯ヒダが観察できる（図B8.8）。

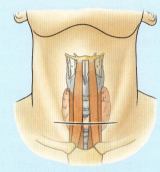

気管切開術のための皮膚切開

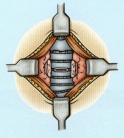

舌骨下筋群をよけて甲状腺峡部を切開してから気管を切開する

前面

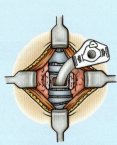

気管の開口部からカニューレを挿入する

図 B8.7　気管切開術

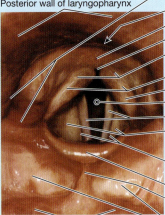

咽頭喉頭部後壁 Posterior wall of laryngopharynx
梨状窩 Piriform fossa
食道へ
輪状軟骨を覆う粘膜
披裂間切痕 Interarytenoid notch
小角軟骨の位置 Site of corniculate cartilages
楔状軟骨の位置 Site of cuneiform cartilages
披裂喉頭蓋ヒダ Ary-epiglottic fold
声門裂 Rima glottidis
声帯ヒダ Vocal folds
喉頭前庭の外側壁 Lateral walls of laryngeal vestibule（四角膜を覆う粘膜）
前庭ヒダ（内側縁）Vestibular folds（medial edge）
喉頭蓋 Epiglottis
正中舌喉頭蓋ヒダ Median glosso-epiglottic fold
左右喉頭蓋谷 Right and left valleculae
舌背 Dorsum of tongue

図 B8.8　喉頭鏡検査

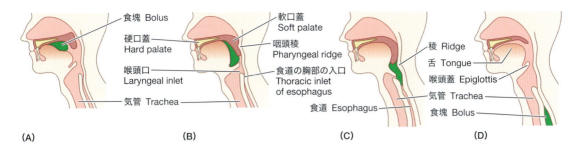

図 8.21 嚥下 A.食塊は舌を口蓋に押し付けて口腔後部に押し出される。B.咽頭鼻部は遮断され，喉頭は挙上し，咽頭が広がって食物を受け入れる。C.咽頭括約筋が順次収縮し，食物を食道に絞り出す。D.食塊は，蠕動収縮により食道を下る。

静脈がある。

頸部内臓の消化器層

消化器層 alimentary layer の内臓は身体の消化機能に関与する。咽頭は呼吸活動と消化活動の両方を行う。咽頭は空気を喉頭・気管・肺に運ぶが，その収縮筋は喉頭蓋と協力して食物を食道に向ける（図 8.21）。食道は蠕動運動により食物を下方へ送る，**消化管**のはじまりの部分である。

咽頭

咽頭 pharynx は消化器系の上部の拡張した部分で，鼻腔，口腔，喉頭腔の後方にある（図 8.22A）。咽頭は頭蓋底から下方にのび，その下端の前方には輪状軟骨の下縁が，後方には第 6 頸椎の下縁がある。舌骨のあたりで最も幅が広く，下端で最も幅が狭く，ここで食道につながる。咽頭の平坦な後壁は深頸筋膜の椎前葉に接する（図 8.2A）。

咽頭の内面 咽頭は以下の 3 部に分かれる。

- 咽頭鼻部：鼻の後方で，軟口蓋より上方にある。
- 咽頭口部：口腔の後方にある。
- 咽頭喉頭部：喉頭の後方にある。

咽頭鼻部 nasopharynx は鼻腔の後方への延長で，呼吸機能を行う（図 8.22）。鼻は 2 つの**後鼻孔** choana（鼻腔と咽頭鼻部との間の 1 対の開口部）を通して咽頭鼻部に開く。咽頭鼻部の天井と後壁は連続面をなし，蝶形骨体や後頭骨頭底板の下方に位置する。

咽頭扁桃 pharyngeal tonsil（肥大するとしばしばアデノイドと呼ばれる）は，咽頭鼻部の天井と後壁の粘膜内にあるリンパ組織の集まりである（図 8.22B）。

耳管の内側端から下方にのびる垂直の粘膜ヒダが**耳管咽頭ヒダ** salpingopharyngeal fold である（図 8.23B）。このヒダの中にある耳管咽頭筋（図 8.22C）は嚥下の際に耳管咽頭口を開く。耳管咽頭口近くの咽頭の粘膜下にあるリンパ組織の集まりは**耳管扁桃** tubal tonsil である（図 8.23C）。**耳管隆起** torus tubarius と耳管咽頭ヒダの後方で，咽頭が側方に隙間状に拡張して**咽頭陥凹** pharyngeal recess をつくり，外側と後方にのびている（図 8.22B）。

咽頭口部 oropharynx は消化機能をもつ。上方を軟口蓋により，下方を舌根により，外側を口蓋舌弓と口蓋咽頭弓により境される（図 8.22, 8.23）。軟口蓋から喉頭蓋の上縁まで広がる。

嚥下 deglutition は食塊（咀嚼された食物片）が口から咽頭と食道を通して胃に運ばれる過程である。硬い食物は咀嚼の間に噛み潰され，唾液と混ぜられて，飲み込みやすい柔らかい食塊となる。嚥下は 3 段階を経て起こる（図 8.21）。

- 第 1 段階は随意的で，食塊はおもに舌と軟口蓋の筋の協調運動によって口蓋に押し付けられ，口腔から咽頭口部に押し出される。
- 第 2 段階は不随意，自律的で急速に進む。軟口蓋が挙上して，咽頭鼻部を咽頭口部と咽頭喉頭部から遮断する。咽頭は舌骨上筋群と縦走する咽頭筋が収縮して喉頭を挙上し，幅広く短くなって食物を受け入れる。
- 第 3 段階も不随意的である。3 つの咽頭収縮筋が順次収縮し，食塊を下方の食道に押し出す。

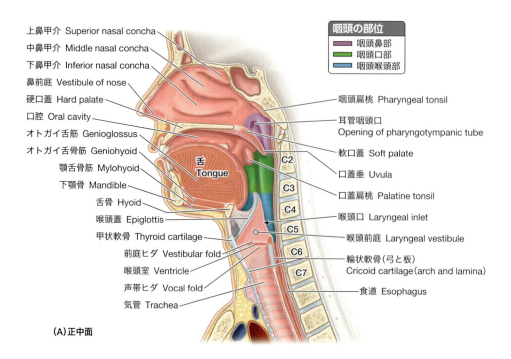

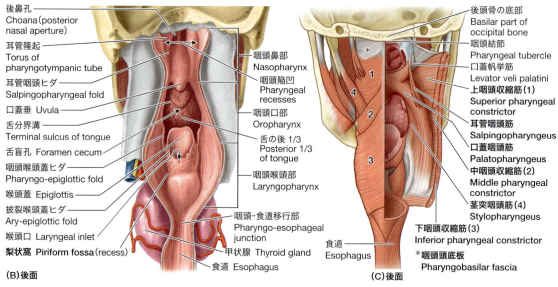

図 8.22　咽頭鼻部，咽頭口部および咽頭喉頭部　A. 咽頭の部分．B. 咽頭の前壁．後壁を正中線で切開し，左右に分離．C. 筋肉．咽頭後壁を正中線で切り開き，外方に反転し，粘膜を右側から除去．

口蓋扁桃 palatine tonsil はリンパ組織の集塊で，咽頭口部の両側で扁桃洞 tonsillar sinus にある．扁桃洞は口蓋舌弓 palatoglossal arch と口蓋咽頭弓 palatopharyngeal arch の間にある（図 8.23）．扁桃床は上咽頭収縮筋と薄いシート状の咽頭頭底板 pharyngobasilar fascia という筋膜からなる（図 8.22C）．この筋膜は頭蓋底の骨膜と混ざり合い，咽頭壁の上端をなす．

咽頭喉頭部 laryngopharynx（下咽頭）は喉頭の後方に

あり，喉頭蓋と咽頭喉頭蓋ヒダの上端から輪状軟骨の下端まで広がっている。そこで狭まり，連続的に食道に移行する（図 8.22）。咽頭喉頭部は後方で第 4〜6 頸椎体と近接する。後壁および側壁は**中・下咽頭収縮筋**によりつくられる。内面では壁は**口蓋咽頭筋と茎突咽頭筋**によってつくられる（図 8.22C）。咽頭喉頭部は前壁に位置する**喉頭口**を介して喉頭につながる（図 8.22A）。

梨状陥凹 piriform fossa は喉頭口の両側にある咽頭喉頭部の小さなくぼみである（図 8.22B）。粘膜で覆われたこのくぼみは**披裂喉頭蓋ヒダ**によって喉頭口から隔てられている。梨状陥凹の外側は，甲状軟骨と甲状舌骨膜の内側面によって境される。上喉頭神経の内枝と反回神経は梨状陥凹の粘膜の深層を通る。

咽頭筋 咽頭の壁には完全に随意筋からなる筋層があり，おもに外側に輪走筋が，内側に縦走筋が配置されている。**消化管** alimentary canal の他のほとんどの部分では，筋層は平滑筋によりつくられている。外層は**上・中・下の咽頭収縮筋** superior, middle, and inferior constrictor からなる（図 8.24, 8.25）。内層のおもに縦走する筋層は，**口蓋咽頭筋** palatopharyngeus, **茎突咽頭筋** stylopharyngeus, **耳管咽頭筋** salpingopharyngeus からなる。これらの筋肉は嚥下時や発声時に喉頭を挙上し，喉頭を短縮する。咽頭筋の起始・停止，神経支配，作用を表 8.7 に記す。

咽頭収縮筋の内面は強靱な筋膜である**咽頭頭底板**で，外面は薄い筋膜である**頬咽頭筋膜**で裏うちされている。咽頭収縮筋は反射的に収縮し，その収縮は咽頭の上端から下端へと順次起こる。この作用により食物が食道に送

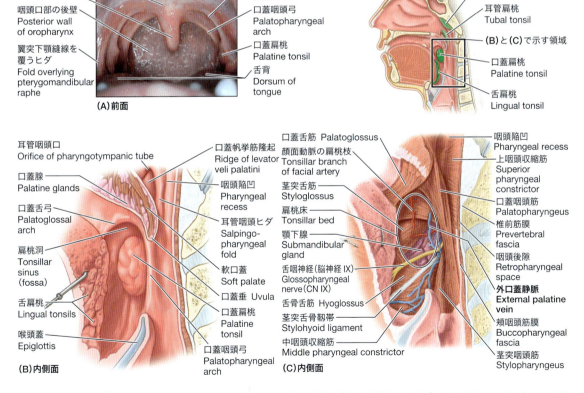

図 8.23 口腔と扁桃　A. 口腔の構造。成人男性の写真で，口を大きく開き舌をつきだしたところ（Dr. B. Liebgott, Professor, Division of Anatomy, Department of Surgery, University of Toronto, Ontario, Canada の厚意による）。**B**. 咽頭外側壁の内面。口蓋扁桃と周囲の構造との位置関係を示す。**C**. 扁桃床の深層解剖。

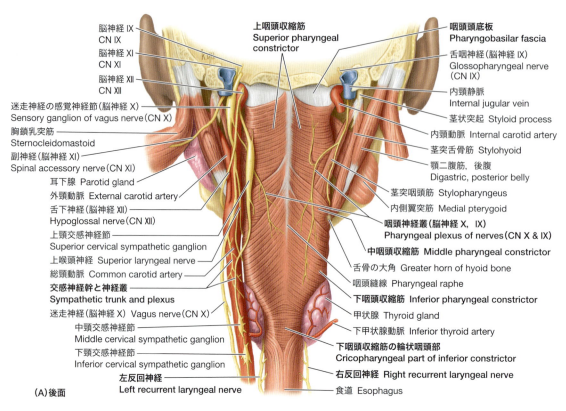

図 8.24　咽頭と脳神経　A. 概観。（続く）

り込まれる。これら3つの咽頭収縮筋はすべて**咽頭神経叢**に支配されており、この神経叢は咽頭の外側壁、おもに中咽頭収縮筋のところにある（図8.24A）。咽頭収縮筋は互いに重なるが、以下の4つの隙間が筋の間にあり、咽頭に出入りする構造物が通る（図8.25A、表8.7）。

1. 上咽頭収縮筋の上方では口蓋帆挙筋、耳管、上行口蓋動脈が**上咽頭収縮筋と頭蓋との間の間隙**を通る。ここで咽頭頭底板が頬咽頭筋膜と混ざり合い、粘膜とともに咽頭陥凹という薄い壁をつくる（図8.24B）。
2. 上・中咽頭収縮筋の間にできる**間隙**を茎突咽頭筋、舌咽神経、茎骨舌骨靱帯が通り、咽頭壁の内面へ至る。
3. 中・下咽頭収縮筋の間にできる間隙を上喉頭神経内枝と上喉頭動静脈が通り、咽頭へ至る。
4. **下咽頭収縮筋の下方にある間隙**を反回神経と下喉頭神経が通り、上行して喉頭へ至る。

咽頭の脈管　顔面動脈の枝の**扁桃動脈** tonsillar artery（図8.23C）は、上咽頭収縮筋を通り抜けて扁桃の下極に入る。この扁桃はまた上行口蓋動脈、舌動脈、下行口蓋動脈、上行咽頭動脈からの枝も受ける。太い**外口蓋静脈** external palatine vein は軟口蓋から下行して扁桃の外側面の近くを通り、咽頭静脈叢に入る。

口蓋扁桃のリンパ管 tonsillar lymphatic vessel は外側および下方に向かい、下顎角の近くのリンパ節と**頸静脈二腹筋リンパ節** jugulodigastric lymph node とに注ぐ（図8.26B）。頸静脈二腹筋リンパ節は**扁桃リンパ節**とも呼ばれるが、それは扁桃に炎症が起こったとき（扁桃炎）にしばしば腫れるからである。口蓋扁桃、舌扁桃と咽頭扁桃は、咽頭上部を不完全に取り巻く（Waldeyerの）**咽頭扁桃輪** tonsillar ring というリンパ組織の輪状の帯をつくる。扁桃輪の前下部をなす**舌扁桃** lingual tonsil は、舌後部のリンパ組織の集まりである（図8.23）。外側部は**口蓋扁桃**と**耳管扁桃**が、後部と上部は**咽頭扁桃**がつくる。

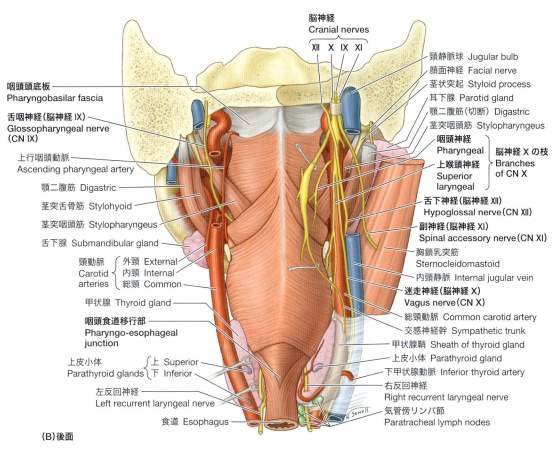

(B)後面

図8.24 咽頭と脳神経(続き) B. 血管と神経の位置関係。A, Bとも, 後頭骨の大きな楔(大後頭孔を含む)とそれと関節する頸椎を咽頭後隙で頭頸部内臓の残り(前方部分)から分離し, 除去してある。

咽頭の神経 咽頭の神経支配(運動神経と大部分の感覚神経)は咽頭神経叢の枝からくる(図8.24)。この神経叢の運動線維は, 迷走神経(脳神経X)の咽頭枝に由来する。それらは咽頭と軟口蓋のほとんどの筋に至るが, ただし茎突咽頭筋(脳神経IX支配)と口蓋帆張筋(脳神経V₃支配)は異なる。下咽頭収縮筋も一部運動線維を迷走神経の上喉頭神経外枝と反回枝から受けている。咽頭神経叢の感覚線維は舌咽神経(脳神経IX)からくる。この神経は咽頭の3部すべての粘膜をほとんど支配する。咽頭鼻部の前部と上部の粘膜の感覚神経支配はおもに上顎神経(脳神経V₂)からくる。**扁桃神経** tonsillar nerve は舌咽神経と迷走神経の枝でつくる扁桃神経叢からくる。

食道

食道 esophagus は筋の発達した管で, 咽頭後頭部にある咽頭食道移行部 pharyngo-esophageal junction から胃の噴門口までのびる(図8.22A)。食道の上部1/3は横紋筋(随意筋)から, 下部1/3は平滑筋(不随意筋)からなり, 中間の1/3は横紋筋と平滑筋が混じっている。最初の部分である**食道頸部** cervical esophagus は, 輪状軟骨の下縁(第6頸椎の高さ)の正中ではじまる。

外方では, 咽頭食道移行部は**下咽頭収縮筋の輪状咽頭部** cricopharyngeal part of inferior constrictor (上食道括約筋)によってつくられる狭窄部としてみえる。食道頸部は気管と頸椎体の間にあり, 頸根部の胸膜頂に接している(図8.11C)。胸管が食道頸部の左側に密着し,

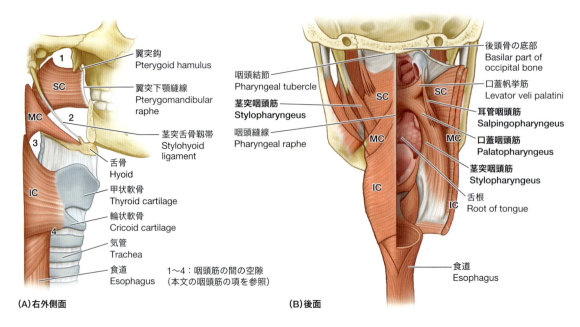

図 8.25 咽頭の筋

表 8.7 咽頭の筋

筋	起始	停止	神経支配	おもな作用
外層				
上咽頭収縮筋 (SC)	翼突鈎，翼突下顎縫線。下顎骨の顎舌骨筋線の後端と舌の外側部	後頭骨頭底板の咽頭結節	迷走神経（脳神経Ⅹ）の咽頭枝と咽頭神経叢	嚥下の際に咽頭壁を収縮
中咽頭収縮筋 (MC)	茎突舌骨靱帯と舌骨の大角と小角	（正中）咽頭縫線	迷走神経（脳神経Ⅹ）の咽頭枝と咽頭神経叢，および迷走神経の外枝と反回神経	
下咽頭収縮筋 (IC)	甲状軟骨の斜線と輪状軟骨の外側部	輪状咽頭部が縫線を形成せずに咽頭食道移行部を取り囲む		
内層				
口蓋咽頭筋	硬口蓋と口蓋腱膜	甲状軟骨板の後縁と咽頭と食道の外側部	迷走神経（脳神経Ⅹ）の咽頭枝と咽頭神経叢	嚥下と発声の際に咽頭と喉頭を挙上（短縮と拡張）
耳管咽頭筋	耳管の軟骨部	口蓋咽頭筋とつながる		
茎突咽頭筋	側頭骨の茎状突起	甲状軟骨の後および上縁と口蓋咽頭筋	舌咽神経（脳神経Ⅸ）	

胸膜と食道の間にある。

食道頸部の動脈は**下甲状腺動脈**の枝である（図8.13A）。左右の動脈は上行枝と下行枝をだし，正中線を越えて互いに吻合する。食道頸部の静脈は**下甲状腺静脈**の支流である。食道頸部のリンパ管は**気管傍リンパ節**と**深頸リンパ節の下部**に注ぐ（図8.13B，8.26B）。

食道への神経支配は上半部では体性運動性と感覚性で，下半部では副交感神経性（迷走神経），交感神経性，内臓感覚性である。食道頸部は体性線維を**反回神経**の枝から，血管運動線維を**頸部交感神経幹**から下甲状腺動脈周囲の神経叢経由で受け取る（図8.13A）。

頸のリンパ管

頸部浅層のほとんどの組織からのリンパ管は**浅頸リンパ節**に注ぐ。これらのリンパ節は外頸静脈に沿っている（図8.26A）。浅頸リンパ節からのリンパは**下深頸リンパ節**に注ぐ（図8.26BC）。これにかかわる深頸リンパ節下部の特定の群は，副神経（脳神経XI）とともに外側頸三角部を横切り下行する。6～8個のリンパ節があり，そのほとんどは頸横動脈と伴走して**鎖骨上リンパ節**にリンパを送る。深頸リンパ節の主要群は鎖状に内頸静脈に沿い，大部分が胸鎖乳突筋の深層にある。

深頸リンパ節の他の群として喉頭前リンパ節，気管前リンパ節，気管傍リンパ節，咽頭後リンパ節がある（図8.26C）。深頸リンパ節からの輸出リンパ管は合流して**頸リンパ本幹** jugular lymphatic trunk をつくり，その左側のものは通常，胸管と合流する。右側のものは内頸静脈と鎖骨下静脈の合流部（**右静脈角**）に直接入る場合

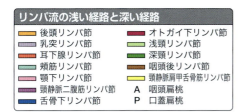

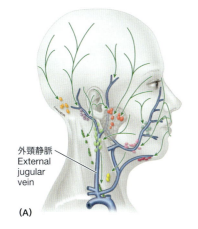

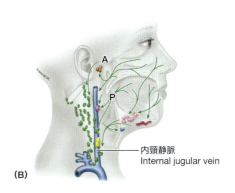

図8.26　頭頸部のリンパ流　A. 浅リンパ節。**B**. 深リンパ節。**C**. 胸管と右リンパ本幹の静脈角への流入部。

と，短い右リンパ本幹経由で入る場合がある。

胸管 thoracic duct は食道の左縁に沿って胸郭上口を通る。頸根部で外側に曲がり，頸動脈鞘の後方，交感神経幹および椎骨動脈と鎖骨下動脈の前方を通る（図8.11C）。胸管は鎖骨下静脈と内頸静脈の合流点（**左静脈角**）のところで左腕頭静脈に注ぐ（図8.26C）。胸管は身体の右上部 1/4（頭頸部の右側，右上肢，胸郭の右上部1/4）を除く全身からのリンパを集め，残りの部分はすべて**右リンパ本幹**に注ぐ（Introduction の図 I.18 を参照）。左頸リンパ節，鎖骨下リンパ節，気管支縦隔リンパ本幹は通常，合流して胸管となり，左静脈角に注ぐ。しかしながら，これらのリンパ本幹は合流せずに独立して右静脈角で静脈系に注ぐことがしばしばある。

臨床関連事項

根治的頸部郭清術

癌がリンパ管に浸潤している際には，根治的頸部郭清術が行われる。手術の間に，深頸リンパ節と周囲の組織を可能な限り完全に除去する。主要な動脈や腕神経叢，脳神経X，横隔神経は保存されるが，頸神経叢のほとんどの皮枝は取り除かれる。郭清術の目的は，リンパ節を含むすべての組織を一塊として除去することである。深頸リンパ節，特に頸横動脈に沿った位置にあるものは，胸部と腹部からの癌の拡散に関与する可能性がある。リンパ節腫脹はこれらの領域の癌への最初の手がかりを与える可能性があるので，それらはしばしば**頸部センチネル（見張り）リンパ節**と呼ばれる。

アデノイド扁桃炎

咽頭扁桃（アデノイド）の炎症はアデノイド扁桃炎と呼ばれる。この状態では鼻腔から後鼻孔を通って咽頭鼻部に至る空気の通路を塞ぐことがあり，口で呼吸しなければならなくなる。腫大した咽頭扁桃からの感染が耳管扁桃に広がって，耳管の腫脹と閉塞を起こすことがある。聴覚障害が，鼻のつまりと耳管の閉塞から起こることがある。咽頭鼻部から中耳に広がった感染が**中耳炎**を起こし，それにより一時的にあるいは恒久的に難聴となることがある。

咽喉頭部の異物

咽頭に入った異物は梨状陥凹にとどまることがある。異物（例えばチキンの骨）が鋭いと粘膜を貫き，上喉頭神経の内枝を傷つけることがある。同様に，異物を器具で取り除こうとして誤って粘膜を貫き，上喉頭神経やその内枝を傷つけることがある。この神経を傷つけると，下方の声帯ヒダまでの喉頭粘膜が無感覚になる。幼児はさまざまなものを飲み込むが，その大半は胃に達し，問題なく胃腸を通り抜ける。ときには異物がその最も細い部分である咽喉頭部下端で止まることがある。X線撮影やCTで，放射線を通さない異物の存在を示すことができる。咽頭の異物は咽頭鏡で直接見ながら取り除くことが多い。

扁桃摘出術

扁桃摘出術（口蓋扁桃の摘出）は扁桃を扁桃洞から切り取ったりギロチン（扁桃腺を切除する器具）やスネア手術により行われる。各手術では扁桃洞を覆う扁桃と筋膜を取り除く。扁桃は血管が豊富なので太い**外口蓋静脈**からよく出血し，扁桃動脈や他の動脈枝から出血することもある（図 8.23C）。舌咽神経は咽頭の外側壁で扁桃動脈に伴行し，この壁が薄いので傷つきやすい。内頸動脈は扁桃の外側に密接して迂曲していると特に傷害されやすい（図 B8.9）。

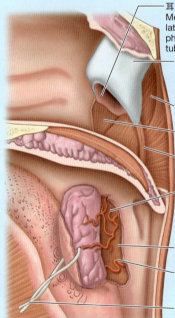

図 B8.9 扁桃摘出術

貫通創の区域

3つの区域が頸部外傷の重症度を判断する手がかりとして臨床的によく用いられる（図B8.10）。区域化すると頸の貫通創によって危険にさらされる構造が理解できる。

- **区域Ⅰ**：頸根部で，鎖骨と胸骨柄から，輪状軟骨の下縁まで広がる。危険にさらされる構造は胸膜頂，肺尖，甲状腺と副甲状腺，気管，食道，総頸動脈，頸静脈，脊柱の頸部である。
- **区域Ⅱ**：輪状軟骨から下顎角までである。危険にさらされる構造は甲状腺の上極，甲状軟骨と輪状軟骨，喉頭，咽喉頭部，頸動脈，頸静脈，食道，脊柱の頸部である。
- **区域Ⅲ**：下顎角より上方である。危険にさらされる構造は唾液腺，口腔と鼻腔，咽頭口部，咽頭鼻部である。

区域ⅠとⅢの損傷は気道を閉塞し，（外科的処置や他の治療の後の）**合併症**の危険と**死亡率**（致死的な転帰）が最大である。それは損傷された構造をみて修復するのが難しいのと，血管損傷を制御するのが難しいことによる。区域Ⅱの損傷が最も多い。しかし合併症と死亡率は低く，それは医師が血管損傷を直接抑えて制御することができ，外科医が損傷した構造をみて治療することができるからである。

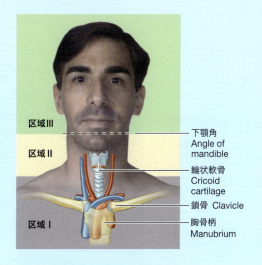

図 B8.10　頸部の貫通創の区域

画像診断

頸部

頸部の画像診断において，**X線検査**は限られた特殊な用途でのみ使用される。副鼻腔の立位X線撮影は，化膿性副鼻腔炎の際に air-fluid level（ニボー像）を評価するために使用することができる。頸部の軟部組織X線撮影は（頸椎X線撮影とは異なるX線撮影技術である）（図8.27），アデノイドの肥大を探すために，またクループ（声門下気管のウイルス感染）における気道の輪郭を検査するために使用される。急性喉頭蓋炎（生命を脅かす喉頭蓋の細菌感染）が疑われる例では，1枚の軟部組織頸部X線写真側面像により喉頭蓋の腫大を迅速に同定することができ，気道障害を有する患者の人命救助につながる。

CT は炎症性副鼻腔疾患や重症顔面骨折の診断，頸部の水平断画像を得るために用いられる（図8.28A）。CTは軸平面において取得され，データセットはその後，矢状面および冠状面における画像を再構成するために使用することができる。CTがX線撮影より優れている点として，軟部組織間や軟部組織内部の（例えば唾液腺内）X線密度の違いを示せることがあげられる。CT血管造影では動脈を三次元再構成できる（図8.28C）。

MRI では頸の水平断像，矢状断像，冠状断像を構築し，X線を用いないという利点がある（図8.28B）。頸部のMRI検査は軟部組織の詳細を示すのにCT検査より優れているが，骨に関する情報はほとんど得られない。

超音波も頸部の軟組織の検査に有益なイメージング技術である。超音波では多くの異常状態の像が侵襲なく，比較的低費用で最小限の苦痛で得られる。超音波は，例えば，充実性腫瘤と空胞性腫瘤の違いといった身体診察では見分けにくいものを区別するのに役立つ。超音波は甲状腺の形態変化を評価するのに用いられる主要な画像診断法である（機能的な甲状腺疾患は核医学検査と血液検査所見を組み合わせて評価する）。頸部の動静脈の血管イメージングは血管内超音波を用いることで可能である（図8.29AB）。この像を撮像するには血管内にトランスデューサーを留置する。**Doppler 超音波検査**は，（例えば頸動脈の狭窄を検出するために）ある血管を通る血流を評価するのに役立つ。

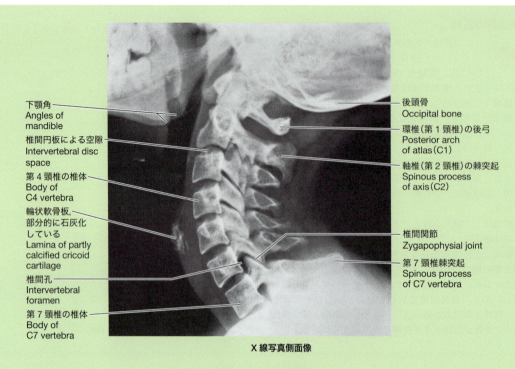

X線写真側面像

図 8.27　脊柱の頸部

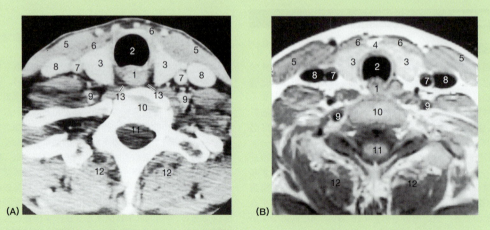

図 8.28　甲状腺の高さの頸部スキャン　頸部の構造を示す CT(A) と MRI(B) による横断像。1：食道，2：気管，3：甲状腺の葉，4：甲状腺峡部，5：胸鎖乳突筋，6：胸骨舌骨筋，7：総頸動脈，8：内頸静脈，9：椎骨動脈，10：椎体，11：脳脊髄液中の脊髄，12：深背筋，13：咽頭後隙（Dr. M. Keller, Assistant Professor of Medical Imaging, University of Toronto, Ontario, Canada の厚意による）（続く）

8章 頸部 **659**

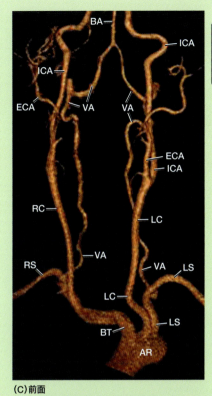

AR	大動脈弓	LC	左総頸動脈
BA	脳底動脈	LS	左鎖骨下動脈
BT	腕頭動脈	RC	右総頸動脈
ECA	外頸動脈	RS	右鎖骨下動脈
ICA	内頸動脈	VA	椎骨動脈

(C)前面

図8.28 甲状腺の高さの頸部スキャン（続き） C. 頭頸部の動脈のCT血管造影。

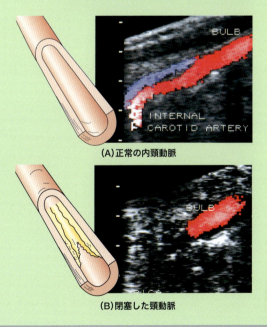

(A)正常の内頸動脈

(B)閉塞した頸動脈

図8.29 内頸動脈のカラーDoppler超音波による血流検査 A. 正常。B. 閉塞動脈。

---

thePoint USMLE形式の質問，症例問題，画像など，さらなる助けとなる学習ツールはthePoint.lww.comへアクセスを！

9章　脳神経

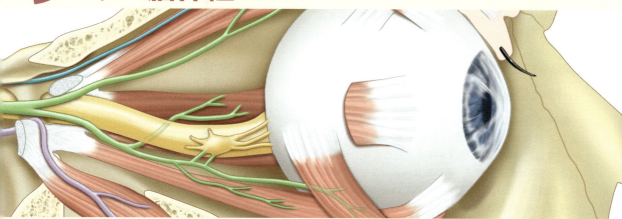

脳神経の概観　662
嗅神経（脳神経Ⅰ）　669
視神経（脳神経Ⅱ）　670
動眼神経（脳神経Ⅲ）　673
滑車神経（脳神経Ⅳ）　677
外転神経（脳神経Ⅵ）　677
三叉神経（脳神経Ⅴ）　677
顔面神経（脳神経Ⅶ）　677

体性（鰓弓）運動　680
内臓性（副交感神経性）運動　680
体性（一般）感覚　680
特殊感覚（味覚）　680
内耳神経（脳神経Ⅷ）　682
舌咽神経（脳神経Ⅸ）　682
体性（鰓弓）運動　685
内臓性（副交感神経性）運動　685
体性（一般）感覚　685
特殊感覚（味覚）　685

内臓感覚　685
迷走神経（脳神経Ⅹ）　688
体性（鰓弓）運動　689
内臓性（副交感神経性）運動　689
体性（一般）感覚　690
特殊感覚（味覚）　690
内臓感覚　690
副神経（脳神経Ⅺ）　690
舌下神経（脳神経Ⅻ）　691

 解剖学的変異
 診断手技
 ライフサイクル
 外科手技
 外傷
 病理

脳神経の局所解剖，特に頭部，頸部，胸部の脳神経はこれまでの章で述べた。本章では，おもに図表を使って，脳神経と自律神経系についてまとめる。脳神経の損傷についても，病変の型や部位と異常所見についてまとめる。

脳神経の概観

脳神経 cranial nerve は，脊髄神経のように，感覚線維か運動線維か両者の組み合わせを含んでいる（図9.1, 9.2）。脳神経は，筋肉や腺を支配したり，感覚受容器から神経刺激を運ぶ。それらは頭蓋の孔や裂から現れ，脳脊髄膜由来の管状の鞘に覆われているので，脳神経と呼ばれる（図9.3）。12対の脳神経があり，脳への付着部に従って，吻側から尾側へⅠ～Ⅻの番号がついている（図9.1, 表9.1）。それらの名前は一般的な分布や機能を反映している。脳神経は以下の5つのおもな機能成分の1つ以上を運ぶ（図9.2）。

- **運動（遠心性）線維**
  1. **随意（骨格）筋を支配する運動性線維**。体性運動性（一般体性遠心性）ニューロンの軸索は，顔面，口蓋，咽頭，喉頭のみならず，眼窩，舌，頸部外面の筋（胸鎖乳突筋と僧帽筋）の骨格筋を支配する。顔面，口蓋，咽頭，喉頭の骨格筋は咽頭弓に由来し，それらの体性運動性神経支配は，より特異的に**鰓弓運動性**ということができる。
  2. **腺と不随意（平滑）筋（例えば，内臓や血管）を支配する運動線維**。このなかには，頭部副交感神経性出力路をなす**内臓運動性**（一般内臓遠心性）の軸索が含まれる。脳からでる節前線維は，中枢神経系外の副交感神経節でシナプスを形成する。節後線

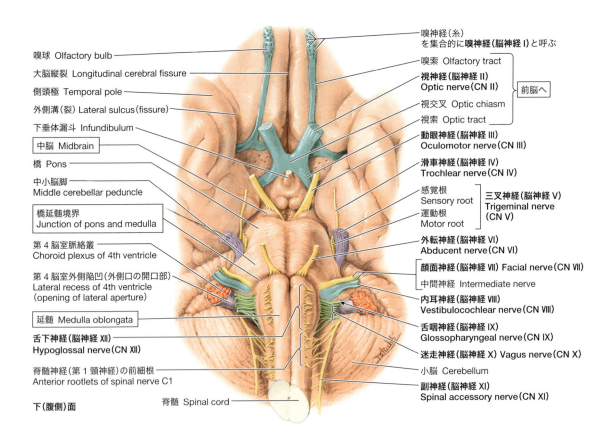

図9.1　脳神経の表面の起始

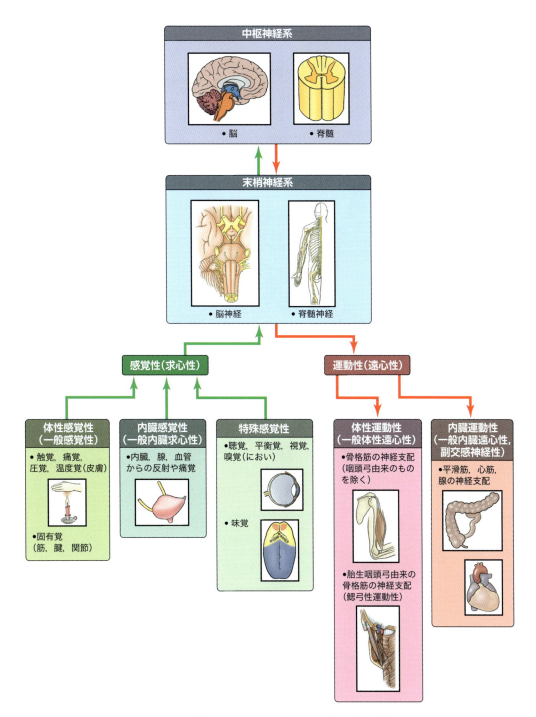

図9.2 脳神経と脊髄神経の感覚性，運動性成分の概観

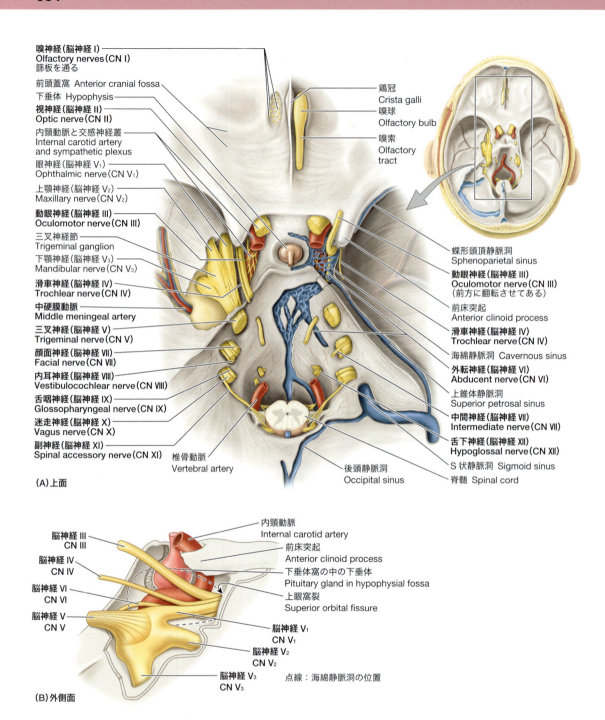

図9.3 脳神経と頭蓋底内面との関係 **A**. 小脳テントを除去し，右側で静脈洞を開いている。左側で三叉神経腔の硬膜の天井を除去し，海綿静脈洞の外側壁から脳神経V，脳神経III，脳神経IVを解離させてある。**B**. 海綿静脈洞の神経。

表9.1 脳神経のまとめ（続く）

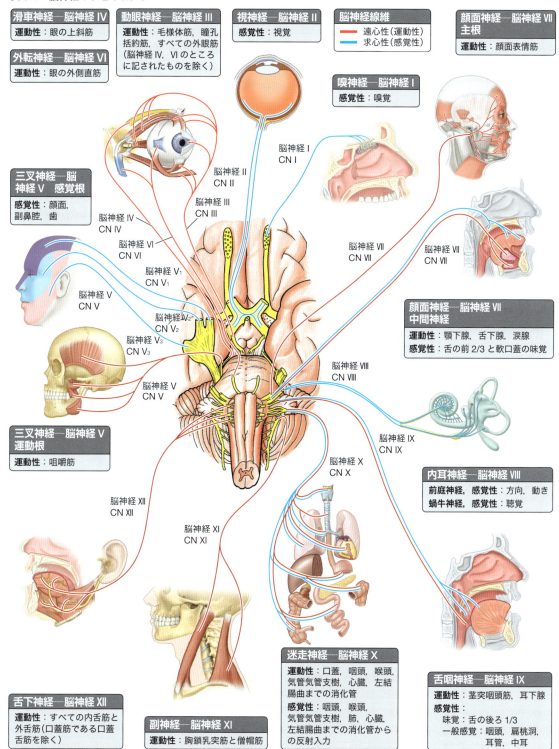

表 9.1 脳神経のまとめ（続き）

神経	成分	神経細胞体の位置	頭蓋からの出口	おもな作用
嗅神経（脳神経Ⅰ）	特殊感覚性（嗅覚）	嗅上皮（嗅細胞）	篩骨篩板の孔	左右の鼻腔の天井，鼻中隔の上部，上鼻甲介の鼻粘膜からの嗅覚
視神経（脳神経Ⅱ）	特殊感覚性（視覚）	網膜（神経節細胞）	視神経管	網膜からの視覚
動眼神経（脳神経Ⅲ）	体性運動性	中脳（動眼神経核）	上眼窩裂	上直筋，下直筋，内側直筋，下斜筋，上眼瞼挙筋の運動 上眼瞼を挙上 眼球を上方，下方，内側に向ける
	内臓運動性	節前：中脳（Edinger-Westphal核） 節後：毛様体神経節		瞳孔括約筋と毛様体筋の副交感神経性支配 瞳孔を収縮し水晶体による遠近調節を行う
滑車神経（脳神経Ⅳ）	体性運動性	中脳（滑車神経核）		眼球を下外方に（または内転位で下方に）向けるのを補助する上斜筋の運動
三叉神経（脳神経Ⅴ）				
眼神経（脳神経V₁）	体性（一般）感覚性	三叉神経節 シナプス：三叉神経主感覚核	上眼窩裂	角膜，前頭部・頭皮・眼瞼・鼻の皮膚，鼻腔と副鼻腔の粘膜からの感覚
上顎神経（脳神経V₂）		三叉神経節 シナプス：三叉神経主感覚核	正円孔	上唇を含む上顎部の顔の皮膚，上顎の歯，鼻粘膜，上顎洞，口蓋からの感覚
下顎神経（脳神経V₃）		三叉神経節 シナプス：三叉神経主感覚核	卵円孔	下唇を含む下顎と顔の外側部の皮膚，下顎の歯，顎関節，口の粘膜，舌の前2/3の感覚
	体性（鰓弓）運動性	橋（三叉神経運動核）		咀嚼筋，顎舌骨筋，顎二腹筋の前腹，口蓋帆張筋，鼓膜張筋の運動
外転神経（脳神経Ⅵ）	体性運動性	橋（外転神経核）	上眼窩裂	眼球を外側に向ける外側直筋の運動
顔面神経（脳神経Ⅶ）	体性（鰓弓）運動性	橋（顔面神経運動核）	内耳道 顔面神経管 茎乳突孔	顔面表情筋と頭皮の運動，中耳のアブミ骨筋，茎突舌骨筋，顎二腹筋の後腹も支配する
	特殊感覚性（味覚）	膝神経節 シナプス：孤束核		舌の前2/3，口蓋の味覚
	体性（一般）感覚性	膝神経節 シナプス：三叉神経主感覚核		外耳道の皮膚からの感覚
	内臓運動性	節前：橋（上唾液核） 節後：翼口蓋神経節，顎下神経節		顎下腺，舌下腺，涙腺，鼻と口蓋の腺の副交感神経性支配

表 9.1　脳神経のまとめ (続き)

神経	成分	神経細胞体の位置	頭蓋からの出口	おもな作用
内耳神経 (脳神経VIII)				
前庭神経	特殊感覚性 (平衡感覚)	前庭神経節 シナプス：前庭核	内耳道	半規管，球形囊，卵形囊からの前庭感覚で，頭の動きに関係する
蝸牛神経	特殊感覚性 (聴覚)	ラセン神経節 シナプス：蝸牛核		ラセン器からの聴覚
舌咽神経 (脳神経IX)	体性(鰓弓) 運動性	延髄(疑核)	頸静脈孔	嚥下を助ける茎突咽頭筋の運動
	内臓運動性	節前：延髄(下唾液核) 節後：耳神経節		耳下腺の副交感神経性支配
	特殊感覚性 (味覚)	感覚神経節(孤束核)		舌の後1/3からの味覚
	体性(一般) 感覚性	感覚神経節 シナプス：三叉神経主感覚核		外耳，咽頭，中耳からの感覚
	内臓感覚性	感覚神経節(孤束核)		頸動脈小体，頸動脈洞からの内臓感覚
迷走神経 (脳神経X)	体性(鰓弓) 運動性	延髄(疑核)	頸静脈孔	咽頭収縮筋(茎突咽頭筋を除く)，内喉頭筋，口蓋筋(口蓋帆張筋を除く)，食道の上部2/3の横紋筋の運動
	内臓運動性	節前：延髄 節後：内臓の中・上・近傍の神経		気管，気管支，消化管の平滑筋，心臓の心筋の副交感神経性支配
	内臓感覚性	下神経節 シナプス：孤束核		舌底，咽頭，喉頭，気管，気管支，心臓，食道，胃，腸の内臓感覚
	特殊感覚性 (味覚)	下神経節 シナプス：孤束核		喉頭蓋と口蓋の味覚
	体性(一般) 感覚性	上神経節 シナプス：三叉神経主感覚核		耳介，外耳道，後頭蓋窩の髄膜からの感覚
副神経 (脳神経XI)	体性運動性	脊髄		胸鎖乳突筋と僧帽筋の運動
舌下神経 (脳神経XII)	体性運動性	延髄	舌下神経管	内舌筋・外舌筋(口蓋舌筋を除く)の運動

維は全身の腺と平滑筋を支配する。

● 感覚性（求心性）線維

3. **内臓からの感覚を伝える線維**。このなかには，頸動脈小体と頸動脈洞，咽頭，喉頭，気管，気管支，肺，心臓，消化管からの情報を伝える内臓感覚性（一般内臓求心性）線維が含まれる。

4. **皮膚や粘膜からの一般感覚**（例えば，触，圧，温冷覚など）**を伝える線維**。このなかには体性（一般）感覚性線維が含まれ，おもに脳神経Vにより，また脳神経VII，IX，Xによっても運ばれる。

5. **特殊感覚を伝える線維**。このなかには，味覚や嗅覚を伝えたり，視覚，聴覚，平衡覚を特別に感知する**特殊感覚線維**が含まれる。

脳神経の線維は中枢で**脳神経核** nucleus of cranial nerve という，ニューロンの集合体につながる。そこで感覚性（求心性）線維は終わり，またそこから運動性（遠心性）線維がはじまる（図9.4）。前脳の延長である脳神経I，IIを除き，脳神経核の核は脳幹にある。類似の機能成分の核は，概して脳幹の機能円柱の中で一列に並ぶ。

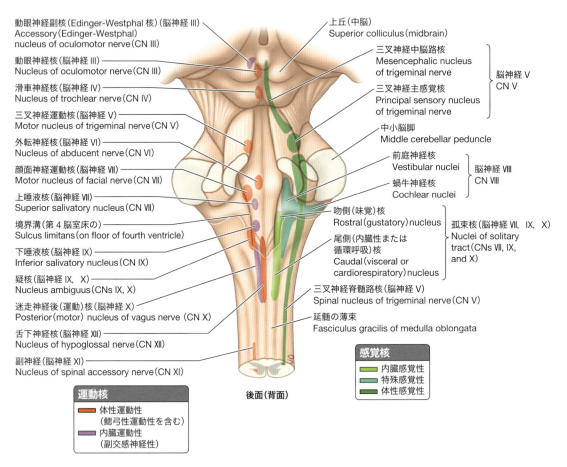

図 9.4 脳神経核 運動核は脳幹の左側に，感覚核は右側に示してある。感覚核と運動核はすべて両側性である，すなわち脳幹の左右両側にある。

嗅神経（脳神経Ⅰ）

嗅神経 olfactory nerve（脳神経Ⅰ）は嗅覚を伝える（図9.5）。**嗅覚受容ニューロン** olfactory receptor neuron の細胞体は，鼻腔の天井や，鼻中隔や上鼻甲介の内側壁に沿った嗅領域の，鼻粘膜の嗅上皮の中に存在する（図9.5B）。双極性の嗅神経の中枢側の突起は束状に集まり，左右それぞれ約20本の嗅神経をつくり，合わさって左右の嗅神経をつくる（図9.5C）。神経線維は篩骨の**篩板** cribriform plate の小さな孔を通り，硬膜とクモ膜のそでによって囲まれ，前頭蓋窩の**嗅球** olfactory bulb に入る。嗅神経線維は嗅球の**僧帽細胞** mitral cell とシナプスをつくる。僧帽細胞の軸索は**嗅索** olfactory tract をなし，神経刺激を脳に伝える（図9.5AC）。嗅球と嗅索は，正確にいうと前脳の前方への延長部である。

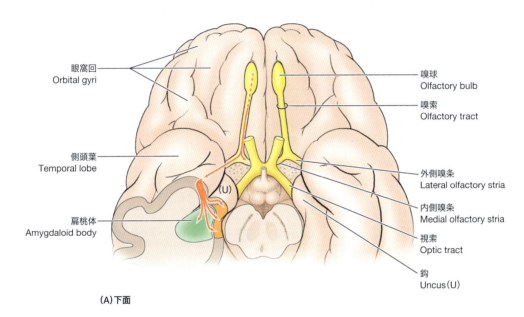

(A)下面

図9.5 嗅覚系　A. 嗅球，嗅索，内側・外側嗅条。（続く）

臨床関連事項

嗅覚脱失

嗅覚の喪失や減弱は通常加齢とともに起こる。また，過剰な喫煙やコカイン使用によって起こることもある。多くの**嗅覚脱失**患者の主訴は味覚の消失や変化である。しかしながら，臨床研究で，大部分の患者において，障害が嗅覚系にあることが示されている（Simpson & Sweazey, 2006）。ウイルス性鼻炎やアレルギー性鼻炎（鼻粘膜の炎症）の結果，一時的な嗅覚障害が生じる。

鼻粘膜や嗅神経線維，嗅球，嗅索への損傷によっても嗅覚が障害されることがある。激しい頭部外傷では，嗅球が嗅神経から引きはがされたり，一部の嗅神経線維が**骨折した篩骨篩板**を通るところで裂けたりすることがある。片側の嗅神経束がすべて裂けてしまったら，その側の完全な嗅覚脱失が生じる。そのため，嗅覚消失は，**脳脊髄液鼻漏**（脳脊髄液のクモ膜下腔から鼻への漏出）とともに，頭蓋底骨折の手がかりとなることがある。嗅覚障害はまた，精神疾患（例えば統合失調症）やてんかんと結び付くこともある。これらの患者は嗅覚のゆがみ（嗅覚錯誤）や，匂いがしないのに感知する（幻嗅）を経験することがある。

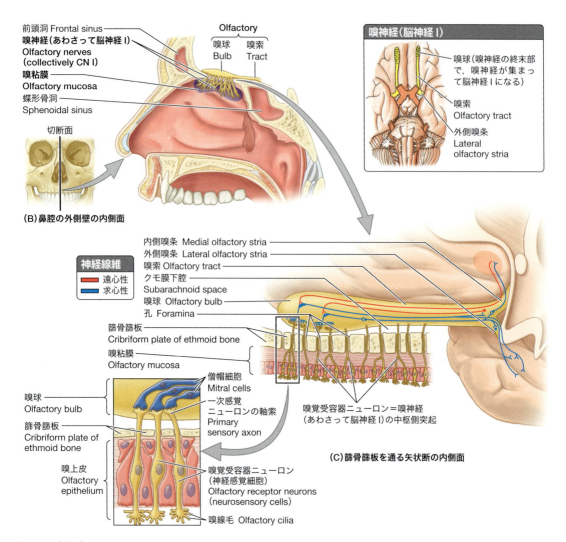

図9.5　嗅覚系（続き）　B. 鼻腔を通る矢状断で，嗅領域と嗅球の関係を示す。C. 嗅覚受容器神経の細胞体は嗅上皮の中にある。これらの軸索の束はあわさって嗅神経（脳神経Ⅰ）と呼ばれる。

視神経（脳神経Ⅱ）

　視神経 optic nerve（脳神経Ⅱ）は視覚情報を伝える。視神経は前脳（間脳）の前方への一対の延長部で，それゆえ網膜の神経節細胞の軸索によってつくられる中枢神経系線維束である。脳神経Ⅱは脳髄膜と，脳脊髄液を含むクモ膜下腔の延長により取り囲まれる。脳神経Ⅱは，視神経円板 optic disc の深部で，網膜の神経節細胞の無髄軸索が強膜を貫き有髄性になるところではじまる。視神経は眼窩を後内側に走り，視神経管 optic canal を通って眼窩をでて中頭蓋窩に入り，そこで視交叉 optic chiasm をつくる（図9.6）。ここで，各網膜の鼻側（内側）半からの線維はＸ字型に交わり，網膜の側頭側（外側）半からの交叉しない線維に加わり視索 optic tract を形成する。視交叉での視神経線維の半交叉は両眼視（立体視）に必要で，視野の深さを認知すること（三次元視）が可能となる。このように，両側の網膜の右半からの線維は右視索を形成し，左半からのものは左視索をつくる。視交叉での神経線維のＸ字型交叉の結果，右の視

索は左視野からの神経刺激を伝え，逆も同様である。**視野** visual field は，両目を広く開けて前方をまっすぐみつめる人によってみえるところである。視索のほとんどの線維は視床の**外側膝状体（核）** lateral geniculate body (nucleus) に終わる。この核からでた軸索は，脳の後頭葉の視覚野に中継される。

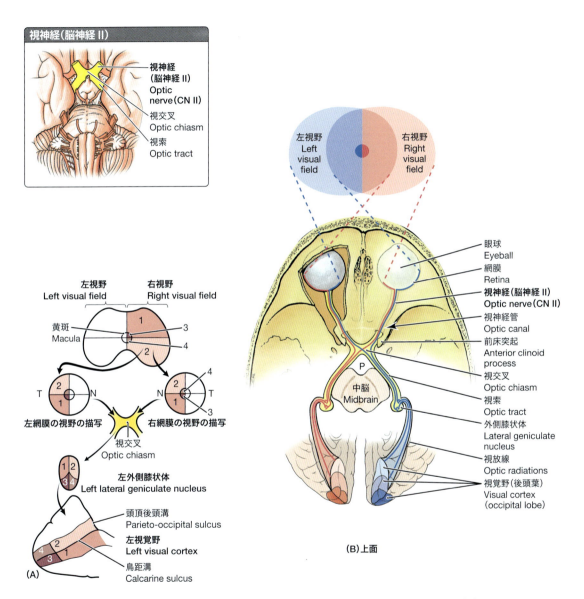

図 9.6　視覚系　A．網膜の右視野の描写と，左外側膝状体と，左視覚野。B．視覚経路の概観。

臨床関連事項

視野欠損

視野欠損はたくさんの神経学的疾患の結果生じることがある。視野の欠損と病変の起こっていそうな部位を結び付けられることは臨床的に重要である（図B9.1）。

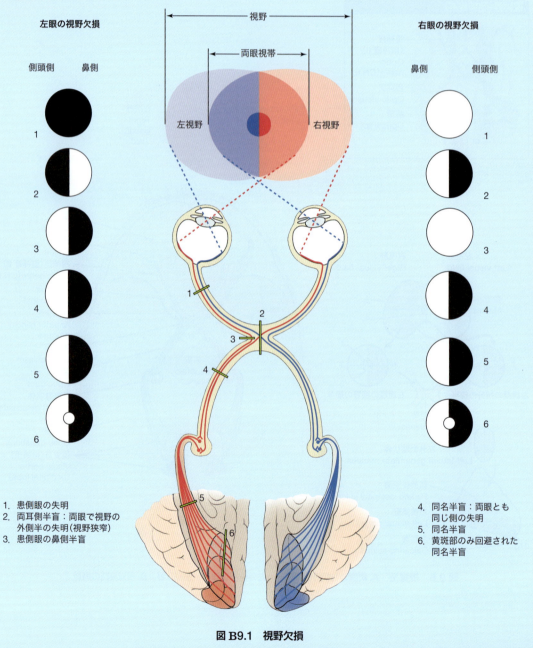

1. 患側眼の失明
2. 両耳側半盲：両眼で視野の外側半の失明（視野狭窄）
3. 患側眼の鼻側半盲
4. 同名半盲：両眼とも同じ側の失明
5. 同名半盲
6. 黄斑部のみ回避された同名半盲

図 B9.1　視野欠損

臨床関連事項

脱髄疾患と視神経

視神経は実際に中枢神経路であるので，強膜貫通部位以降の神経線維を囲む髄鞘は，神経線維鞘（Schwann 細胞）よりもむしろ乏突起膠細胞（グリア細胞）によってつくられる。そのため，視神経は多発性硬化症のような，中枢神経系の脱髄疾患の影響を受けやすい。

動眼神経（脳神経Ⅲ）

動眼神経 oculomotor nerve（脳神経Ⅲ）は以下の働きをする（図 9.7，9.8）。

- 6つの外眼筋のうち4つの筋（上・内側・下直筋，下斜筋）と上眼瞼挙筋の体性運動性神経支配。
- 上記筋肉の固有感覚支配。
- 毛様体神経節を介する内臓性（副交感神経性）神経支配。瞳孔括約筋の平滑筋に作用して瞳孔を縮瞳させ，毛様体筋に作用して近方視用に遠近調節（水晶体を

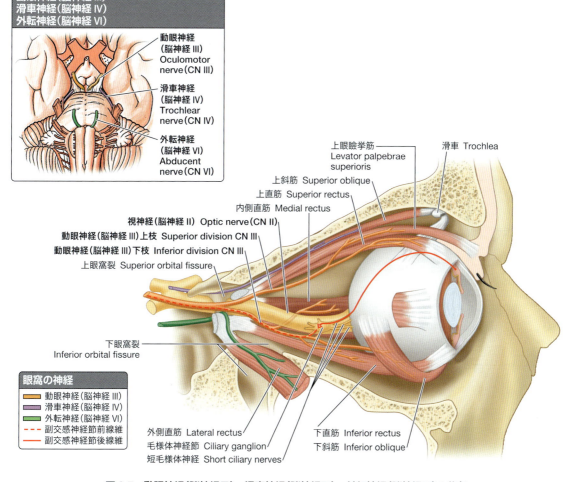

図 9.7　動眼神経（脳神経Ⅲ），滑車神経（脳神経Ⅳ），外転神経（脳神経Ⅵ）の分布

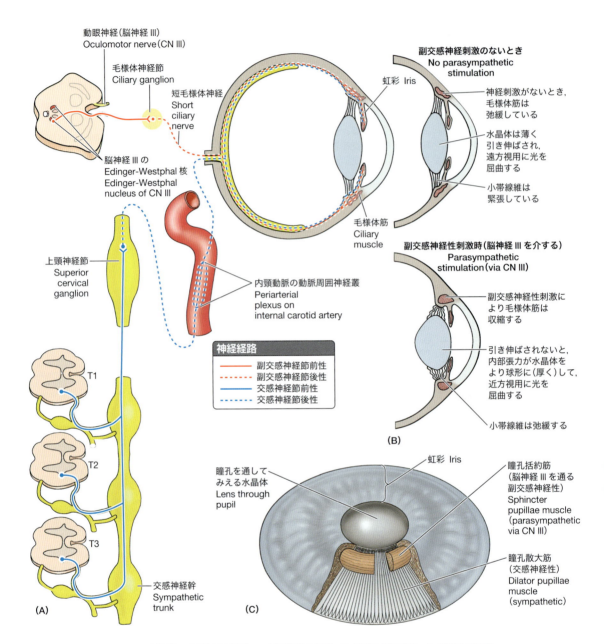

図9.8 **内眼筋の自律神経支配** **A**. 神経経路の概観。**B**. 毛様体筋の機能。**C**. 虹彩と虹彩筋。

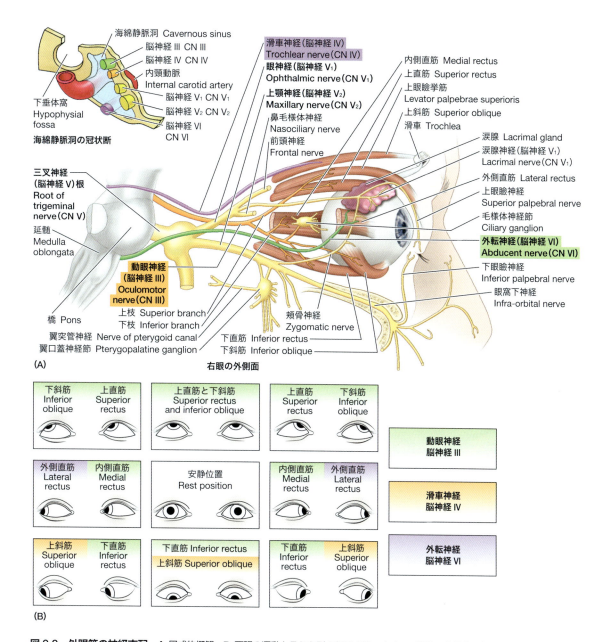

図 9.9　外眼筋の神経支配　A. 図式的概観。B. 両眼の運動とそれを引き起こす筋。すべての運動は安静位置（第1眼位）から開始する。

臨床関連事項

眼筋麻痺

動眼神経（脳神経Ⅲ），滑車神経（脳神経Ⅳ），外転神経（脳神経Ⅵ）は，神経疾患や腫瘍，動脈瘤などにより，頭蓋内性，頭蓋外性に圧迫され，それらが支配する筋が完全に麻痺することがある。

動眼神経（脳神経Ⅲ）
脳神経Ⅲの完全麻痺

脳神経Ⅲの完全麻痺の特徴的所見は下記のとおりである（図 B9.2）。
- 上眼瞼の下垂が，上眼瞼挙筋の麻痺により生じる。
- 眼球（瞳孔）が外転しやや下方に向く（下，外）。外側直筋と上斜筋の作用に対抗できないために生じる。
- 患側の眼の瞳孔（対光）反射（明るい光に対する縮瞳）の消失。
- 瞳孔散大は，瞳孔括約筋に対する副交感神経線維支配が遮断される結果，瞳孔散大作用に対抗できず起こる。
- 水晶体の調節（近方視のときの水晶体の弯曲を増すような調節）が生じない。これは毛様体筋の麻痺による。

部に押し付ける。脳神経Ⅲの中の副交感神経線維は浅層にあるので，最初に障害される（内眼筋麻痺）。外眼筋麻痺は体性運動性線維の選択的障害により生じる。

後大脳動脈や上小脳動脈の動脈瘤は，脳神経Ⅲがこれらの動脈の間を走行するときに圧迫されることがある。脳神経Ⅲは海綿静脈洞の外側壁にあるので，海綿静脈洞の損傷，感染や腫瘍によりこの神経が障害されることもある。

滑車神経（脳神経Ⅳ）

脳神経Ⅳは単独で障害されることはほとんどない。滑車神経障害の特徴的徴候は，下方視（例えば階段を降りるとき）に伴う複視である。瞳孔を下制する（視線を下方に向ける）とき，通常上斜筋は下直筋を補助して働く。特に瞳孔を内転させているときに協力する唯一の筋である。

外転神経（脳神経Ⅵ）

脳神経Ⅵは頭蓋内を長く走行するため，頭蓋内圧が亢進するとしばしば引きのばされる。それには，硬膜に入ってから側頭骨の岩様部の稜の上で急に屈曲することが一因となっている。脳腫瘍など脳の占拠性病変では，脳神経Ⅵを圧迫し，外直筋麻痺を引き起こすことがある。脳神経Ⅵが完全に麻痺すると，患側の眼球は内側に偏位する。すなわち，内側直筋の作用に対抗できないために，安静時に完全に内転し，患者は眼を外転させることができない（図 B9.3）。

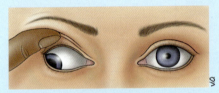

右眼：視線が下外側を向き，瞳孔が散大し，眼瞼下垂のため眼瞼を手で持ち上げる　　左眼：正常

図 B9.2　動眼神経（脳神経Ⅲ）の病変

脳神経Ⅲの不全麻痺

急速に増大する頭蓋内圧亢進（例えば，急性硬膜外血腫や硬膜下血腫）は，しばしば脳神経Ⅲを側頭骨の岩様

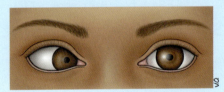

右眼：正常　　左眼：外転しない

視線の方向 →

図 B9.3　外転神経（脳神経Ⅵ）の病変

丸く)する(図9.8B)。

脳神経IIIは眼筋と外眼筋の主要な運動神経である。中脳からでて硬膜を貫通し，**海綿静脈洞**の天井と外側壁を通る。脳神経IIIは**上眼窩裂**を通って頭蓋腔をでて眼窩に入る。上眼窩裂の中で脳神経IIIは**上枝**と**下枝**に分かれ，上枝は上直筋と上眼瞼挙筋を支配し，下枝は下直筋と内側直筋と下斜筋を支配する(図9.7，9.9)。下枝は**毛様体神経節** ciliary ganglion への副交感神経節前(内臓遠心性)線維も含み，そこでシナプスをつくる。毛様体神経節からの節後線維は，**短毛様体神経**を通って眼球までのび，毛様体筋と瞳孔括約筋を支配する(図9.8C)。

滑車神経(脳神経IV)

滑車神経 trochlear nerve(脳神経IV)は，対側の**上斜筋** superior oblique の体性運動性支配と固有感覚支配を担当する。滑車神経は脳神経の中で最も小さく，滑車神経核から起こり，正中を横切ってから中脳後面の下丘の下より現れる。それから脳幹の周りを前方に進み，小脳テントの縁で硬膜を貫き，海綿静脈洞の外側壁を前方に進む。上眼窩裂を通って眼窩に入り，上斜筋という外眼筋を支配する(図9.7，9.9)。

外転神経(脳神経VI)

外転神経 abducent nerve(脳神経VI)は外眼筋の1つ(**外側直筋** lateral rectus)の体性運動性，固有感覚性支配を担当する。外転神経は橋と延髄の間の脳幹から現れ，クモ膜下腔の橋槽を横切る。それから硬膜を貫き，すべての脳神経の中で頭蓋腔内を最も長い距離走行する。その途中で，側頭骨の岩様部の稜の上で鋭く曲がり，海綿静脈洞の中を，内頸動脈とともに静脈血に囲まれて走行する。脳神経VIはそれから上眼窩裂を通って眼窩に入り，前方にのびて外側直筋を支配し，眼を外転させる(図9.7，9.9)。
安静位置(第1眼位)からの外眼筋の神経支配と運動を図9.9Bにまとめる。

三叉神経(脳神経V)

三叉神経 trigeminal nerve(脳神経V)は大きな感覚根と小さな運動根として橋の外側面から現れる(図9.1)。脳神経Vは，頭部(顔面，歯，口，鼻腔，頭蓋腔の硬膜)のおもな一般感覚神経である(図9.10)。**三叉神経感覚根** sensory root of CN V はおもに**三叉神経節** trigeminal ganglion のニューロンの中枢側の突起からなる(図9.10B)。神経節ニューロンの末梢側の突起は，3本の神経枝，すなわち**眼神経** ophthalmic nerve(脳神経V_1)，**上顎神経** maxillary nerve(脳神経V_2)，**下顎神経** mandibular nerve の感覚成分(脳神経V_3)をつくる。脳神経Vのまとめは図9.10と表9.2を参照のこと。**三叉神経運動根** motor root of CN V の線維は下顎神経(脳神経V_3)のみを経由して，咀嚼筋，顎舌骨筋，顎二腹筋の前腹，口蓋帆張筋，鼓膜張筋に分布する。

臨床関連事項

三叉神経の損傷

脳神経Vは外傷や腫瘍，動脈瘤，髄膜の感染などで障害され，以下の症状を引き起こす。

- 咀嚼筋の麻痺により，下顎骨が患側に偏位する。
- 顔面の触覚，温度覚，痛覚の感知力の喪失。
- 角膜反射(角膜の触刺激に対するまばたき反応)やくしゃみ反射の喪失。

三叉神経痛(疼痛性チック)は脳神経Vの感覚根が障害されるおもな疾患で，患者をひどく苦しめる激痛発作で，通常脳神経Vの上顎神経枝や下顎神経枝に支配される領域に限局して起こる。

顔面神経(脳神経VII)

顔面神経 facial nerve(脳神経VII)は橋と延髄の境界部より2本の枝として現れる。運動根と中間神経(ラテン語で *nervus intermedius*)である(図9.1)。大きいほうの**運動根** motor root(固有顔面神経)は顔面表情筋を支配し，小さいほうの**中間神経** intermediate nerve は味覚と副交感神経性，体性感覚性線維を運ぶ(図9.11)。

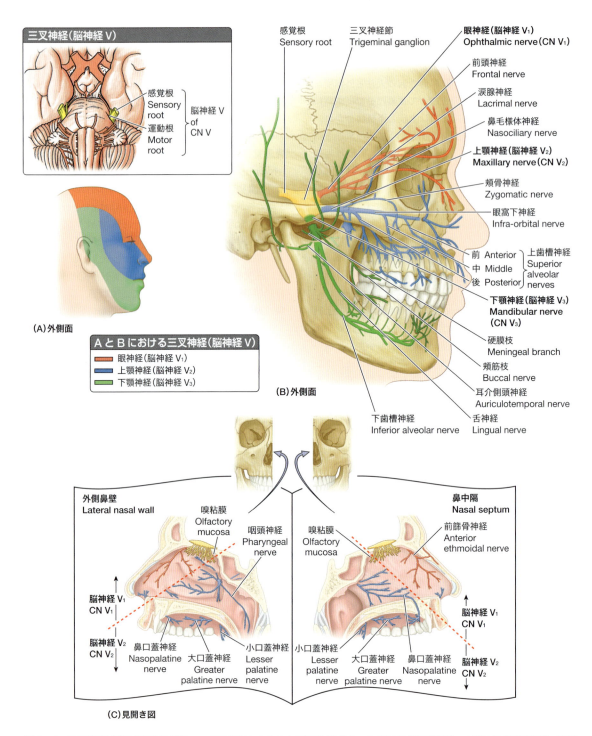

図9.10 三叉神経（脳神経V）の分布　A．三叉神経の3枝の皮膚（感覚性）分布．B．眼神経（脳神経V_1），上顎神経（脳神経V_2），下顎神経（脳神経V_3）の枝．C．口蓋と鼻腔の外側壁と中隔の脳神経V_1，V_2の分布．

表9.2 三叉神経(脳神経V)の主枝のまとめ

主枝／分布	枝
眼神経（脳神経 V₁） 体性感覚神経のみ 上眼窩裂を通る 角膜，上結膜，鼻腔の前上部の粘膜，前頭洞と篩骨蜂巣，前硬膜とテント上硬膜，外鼻背，上眼瞼，前頭部，頭皮の皮膚を支配する 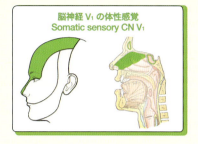	テント神経（硬膜枝） 涙腺神経 　頬骨神経からの交通枝 前頭神経 　眼窩上神経 　滑車上神経 鼻毛様体神経 　毛様体神経節の感覚根 　短毛様体神経 　長毛様体神経 　前および後篩骨神経 　滑車下神経
上顎神経（脳神経 V₂） 体性感覚神経のみ 正円孔を通る 中頭蓋窩前部の硬膜，下眼瞼の結膜，鼻腔の後下部の粘膜，上顎洞，口蓋，上口腔前庭の前部，上顎歯，外鼻外側の皮膚，下眼瞼，前頬，上唇を支配する 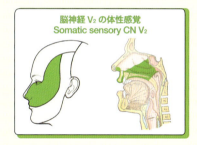	硬膜枝 頬骨神経 　頬骨顔面枝 　頬骨側頭枝 　涙腺神経への交通枝 翼口蓋神経節(の感覚根)への神経節枝 後上歯槽枝 眼窩下神経 　前および中上歯槽枝 　上唇枝 　下眼瞼枝 　外鼻枝 大口蓋神経 　外側下後鼻枝 小口蓋神経 　外側上後鼻枝 鼻口蓋神経 咽頭神経
下顎神経（脳神経 V₃） 体性感覚性と体性（鰓弓）運動性 卵円孔を通る 舌の前2/3の粘膜，口腔底，下口腔前庭の後部と前部，下顎歯，下唇・頬・耳下腺・顔の外側部の皮膚，外耳（耳介，外耳道上部，鼓膜）の感覚を支配する 咀嚼筋，顎舌骨筋，顎二腹筋前腹，鼓膜張筋，口蓋帆張筋の運動を支配する 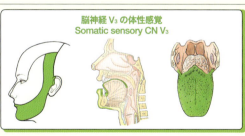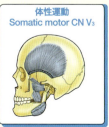	体性感覚枝 　硬膜枝（脊髄神経） 　頬筋神経 　耳介側頭神経 　舌神経 　下歯槽神経 　下歯神経叢 　オトガイ神経 体性（鰓弓）運動枝 　咬筋 　側頭筋 　内側および外側翼突筋 　顎舌骨筋 　顎二腹筋の前腹 　鼓膜張筋 　口蓋帆張筋

走行中，脳神経VIIは後頭蓋窩，側頭骨の内耳道，顔面神経管，茎乳突孔，耳下腺を横切る。内耳道を横切った後，側頭骨の中を前方に少し走行し，それから突然後方に曲がり，鼓室の内側壁に沿って走る。突然屈曲するところを**顔面神経膝** geniculum of facial nerve という（図9.11A），そこに**膝神経節** geniculate ganglion（脳神経VIIの感覚神経節）がある。顔面神経管の中で，脳神経VIIは大錐体神経，アブミ骨筋神経，鼓索神経を分岐する。脳神経の中で骨の中を走行する距離が最も長く，それから**茎乳突孔**を通って頭蓋から現れ，後耳介枝をだし，耳下腺に入って**耳下腺神経叢** parotid plexus をつくり，5本の運動性終枝（側頭枝，頬骨枝，頬筋枝，下顎縁枝，頸枝）をだす。

体性（鰓弓）運動

第2鰓弓の神経として，顔面神経は第2鰓弓中胚葉由来の骨格筋（顔面表情筋と耳介筋，顎二腹筋の後腹，茎突舌骨筋，アブミ骨筋）を支配する。

内臓性（副交感神経性）運動

顔面神経の副交感神経線維の分布については図9.12に詳しく示す。脳神経VIIは副交感神経節前線維を**翼口蓋神経節** pterygopalatine ganglion に送って涙腺，鼻腺，咽頭腺，口蓋腺を支配し，また**顎下神経節** submandibular ganglion に送って舌下腺，顎下腺の支配をする。顔面神経や他の脳神経と関係する副交感神経性神経節のおもな特徴を，本章の終わりの表9.4にまとめた。副交感神経線維はこれらの神経節でシナプスをつくり，交感神経線維や他の線維はシナプスせずに通過する。

体性（一般）感覚

膝神経節からの線維のなかには，外耳道のそばの皮膚の小領域を支配するものがある（図9.11）。

特殊感覚（味覚）

鼓索神経によって運ばれる線維は，**舌神経** lingual nerve（脳神経 V_3）に加わって，舌の前2/3と軟口蓋の味覚を伝える（図9.11）。

臨床関連事項

顔面神経の損傷

脳神経VIIの起始部付近ないし膝神経節付近の病変は，運動，味覚，自律神経機能の喪失を生じる。顔面筋の運動性麻痺では，患側の顔面の上下部が障害される（Bell麻痺）。

脳神経VIIの中枢性病変では，対側の下部顔面の顔面筋麻痺が生じる。しかしながら，額の皺寄せは両側性神経支配を受けるため，めだった異常がみられない。膝神経節と鼓索神経起始部の間の病変では，膝神経節付近の病変の場合と同じ影響がでるが，涙液分泌が障害されない点のみ異なる。顔面神経は顔面神経管を通るので，ウイルス感染で神経炎が生じると，顔面神経の圧迫症状がでやすい。

臨床関連事項

角膜反射

角膜反射の消失は，眼神経（脳神経 V_1）あるいは顔面神経（脳神経VII）が障害されたときに生じることがある。角膜反射は，角膜を綿束で触れて検査する。両側性のまばたき反応が生じるはずである。角膜反射の求心路と遠心路について，図B9.4に要点を記載する。

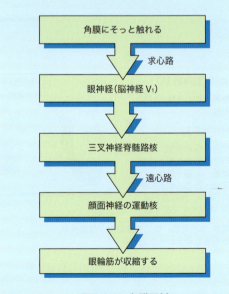

図B9.4　角膜反射

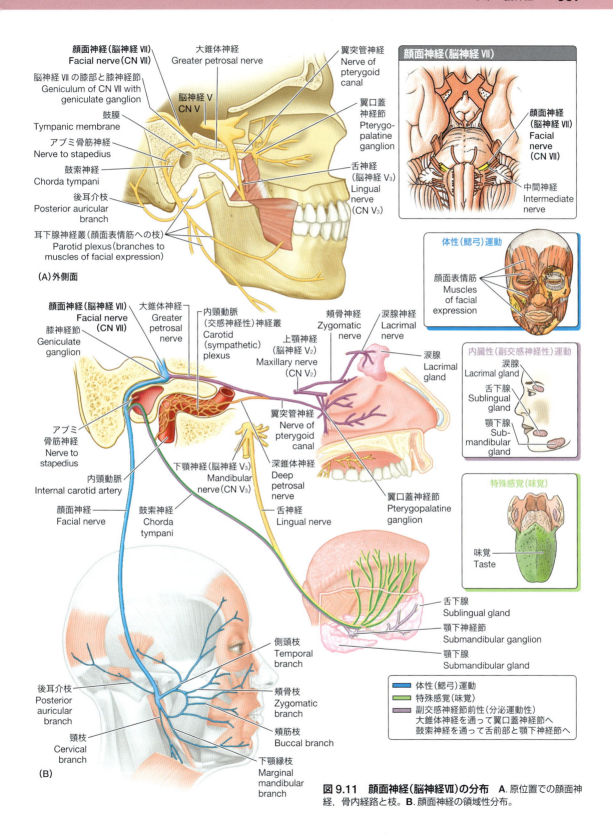

図9.11 顔面神経(脳神経Ⅶ)の分布　A. 原位置での顔面神経，骨内経路と枝。B. 顔面神経の領域性分布。

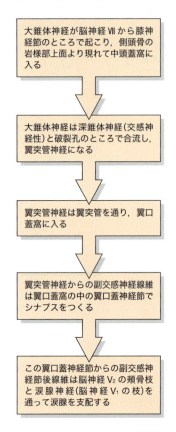
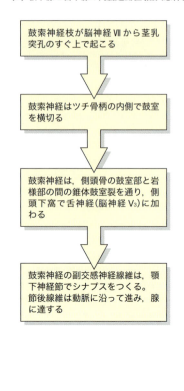

(A) 涙腺の内臓運動性（副交感神経性）支配

(B) 顎下腺と舌下腺の内臓運動性（副交感神経性）支配

図9.12　顔面神経（脳神経Ⅶ）が関与する副交感神経性支配

内耳神経（脳神経Ⅷ）

内耳神経 vestibulocochlear nerve（脳神経Ⅷ）は聴覚と平衡覚の特殊感覚神経である。この神経は橋と延髄の境界部から現れ，**内耳道**に入る（図9.1）。ここで前庭神経と蝸牛神経に分かれる（図9.13）。

- **前庭神経** vestibular nerve は**平衡覚**をつかさどる。前庭神経節 vestibular ganglion の双極性ニューロンの中枢側突起からなり，末梢側突起は球形嚢，卵形嚢の**平衡斑** maculae（頭の位置に対する直線加速度に感受性）と，半規管の膨大部 ampulla（回転加速度に感受性）に分布する。
- **蝸牛神経** cochlear nerve は**聴覚**にかかわる。ラセン神経節 spiral ganglion の双極性ニューロンの中枢側突起からなり，末梢側突起はラセン器に分布する。

舌咽神経（脳神経Ⅸ）

舌咽神経 glossopharyngeal nerve（脳神経Ⅸ）は延髄の外側面から現れ，前外側に走り，頸静脈孔を通って頭蓋からでる。**頸静脈孔**のところに上・下神経節があり，そこに舌咽神経の求心性（感覚性）成分の細胞体が含まれる（図9.14）。脳神経Ⅸは，その唯一の支配筋である茎突咽頭筋に沿って走行し，上咽頭収縮筋と中咽頭収縮筋の間を通って咽頭口部と舌に達する。**咽頭神経叢**の感覚線維に加わる。舌咽神経は名前のように，舌と咽頭からの求心性線維であり，また茎突咽頭筋と耳下腺への遠心性線維を含む。

9章 脳神経

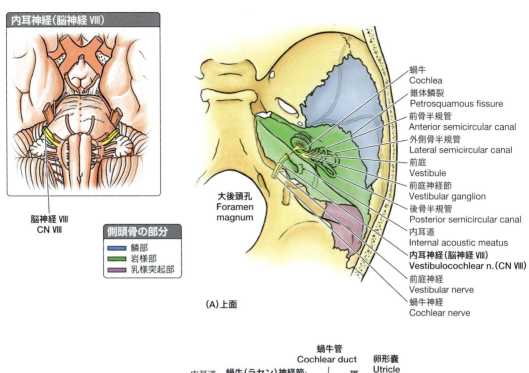

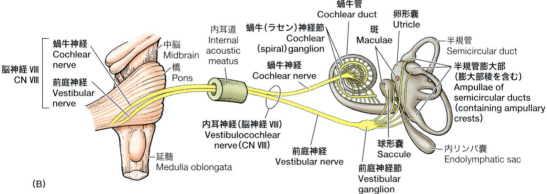

図9.13 内耳神経（脳神経Ⅷ）の分布 A. 頭蓋底の内面で，側頭骨の中の内耳の骨迷路と脳神経Ⅷが通る内耳道の位置を示す。B. 模式図。

臨床関連事項

内耳神経の損傷

前庭神経と蝸牛神経は本質的には独立しているが，両者は近接しているので，末梢病変によりしばしば同時に臨床症状を生じる。そのため，脳神経Ⅷの病変は**耳鳴り**，めまい，聴力低下・消失を生じる。中枢性病変では脳神経Ⅷの蝸牛枝のみ，または前庭枝のみが障害されることがある。

難聴

難聴には2種類ある。外耳や中耳が障害（例えば，**中耳炎**，中耳の炎症）されて生じる**伝音難聴**と，蝸牛や蝸牛から脳への経路の病気による**感音難聴**がある。

聴神経腫瘍

聴神経腫瘍は神経線維鞘（Schwann細胞）の良性腫瘍である。腫瘍は内耳道内の前庭神経に起こる。腫瘍は小脳橋角に存在し，初期には脳神経Ⅷ障害の症状（すなわち聴覚消失，前庭性運動失調（平衡感覚と協調運動の喪失））を呈する。腫瘍が大きくなるにつれて脳神経ⅦやⅤも巻き込まれ，顔面麻痺や三叉神経性感覚喪失をきたす。腫瘍がさらに進展すると脳神経Ⅸや小脳や脳幹を圧迫することがある。

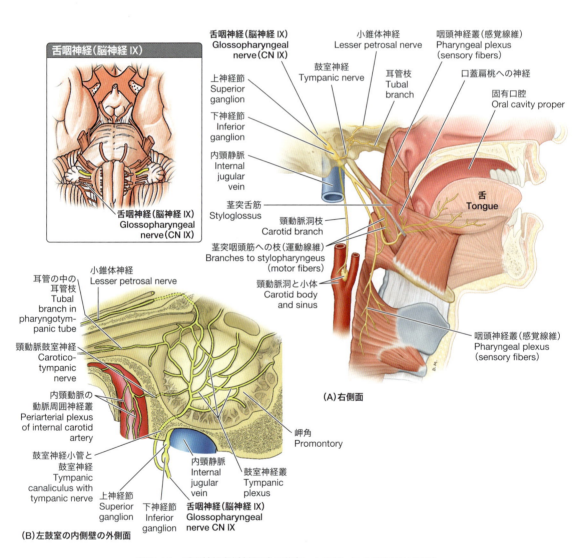

図9.14 舌咽神経（脳神経Ⅸ）の分布　A. 咽頭。B. 中耳（鼓室と耳管）。

体性(鰓弓)運動

運動線維が第3鰓弓由来の茎突咽頭筋に分布する。

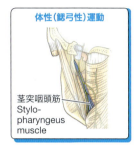

内臓性(副交感神経性)運動

最初に鼓室神経からはじまり，遠回りの道を通った後，副交感神経節前線維は耳神経節に送られ，耳下腺を支配する(図9.15)。

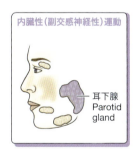

体性(一般)感覚

舌咽神経の**咽頭枝，扁桃枝，舌枝**が咽頭口部と口峡の粘膜(口蓋扁桃，軟口蓋，舌の後1/3を含む)を支配する。ここで異常ないし不快ととらえられた刺激は，咽頭反射や嘔吐を引き起こす。鼓室神経叢を介して，脳神経IXは鼓室，耳管，鼓膜内面の粘膜を支配する。

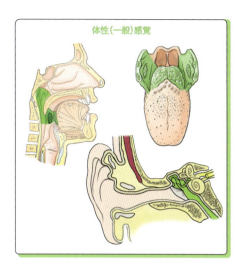

特殊感覚(味覚)

味覚線維は舌の後ろ1/3から感覚神経節に伝わる。

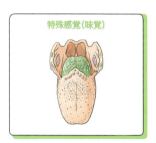

内臓感覚

頸動脈洞神経は，血圧の変化に敏感な圧受容体である頸動脈洞と，血液中のガス(酸素，二酸化炭素)濃度に敏感な化学受容体である頸動脈小体を支配する。

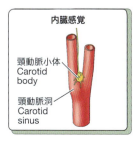

臨床関連事項

舌咽神経の病変

脳神経IXやその核の単独の病変はまれである。感染や腫瘍による脳神経IXの傷害は，通常，巻き込まれた近接する神経の症状を伴う。脳神経IX，X，XIは頸静脈孔を通るので，この領域の腫瘍は多数の脳神経の麻痺（頸静脈孔症候群）を生じる。

単独の病変により，舌の後方1/3での味覚消失，嚥下変化，病変側での咽頭反射の欠如，口蓋の健常側への偏位などがみられる（図B9.5）。咽頭反射の求心路（感覚性）は舌咽神経（脳神経IX）で，遠心路（運動性）は迷走神経（脳神経X）である。咽頭反射は正常人の37%で欠如する（Davies et al., 1995）。

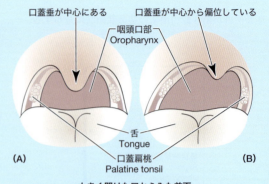

図 B9.5 咽頭反射　B．咽頭反射が起こると，口蓋と咽頭後壁が左側に偏位することに注目すること。これは右脳神経IXとXの病変によって生じ，「カーテン徴候」と呼ばれる。

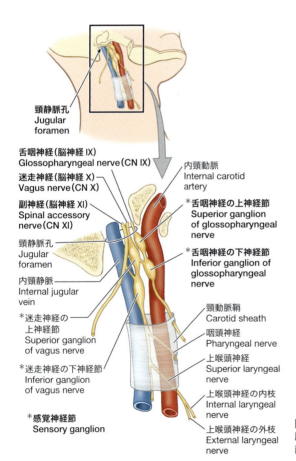

図 9.15 頸静脈孔を通る構造の位置関係
脳神経IX，X，XIは数の順に並んでおり，内頸静脈の前方に位置する。

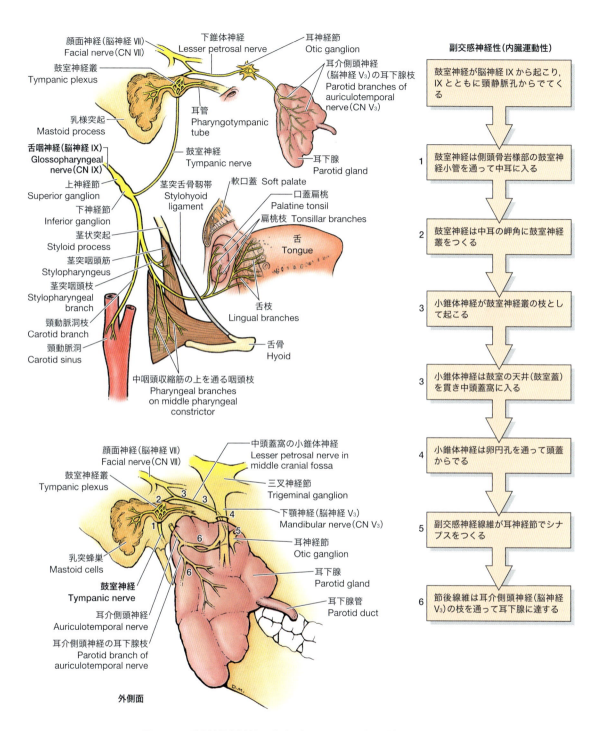

図 9.16　舌咽神経（脳神経IX）が関与する，耳下腺の副交感神経性支配

迷走神経（脳神経Ⅹ）

迷走神経は延髄の外側面からでる一連の細根から起こり，それが合わさって脳神経ⅨとⅪの間に位置する頸静脈孔を通って頭蓋をでる（図9.16）。以前「副神経の延髄根」といわれていたものは，実際には脳神経Ⅹの一部である（図9.1）。頸静脈孔の中に **上神経節** superior ganglion があり，一般感覚性成分に関与する。頸静脈孔の下方には，**下神経節** inferior ganglion（節状神経節）があり，内臓感覚性成分にかかわる。上神経節の領域には，脳神経Ⅸと上頸神経節（交感神経性）との交通がある。脳神経Ⅹは頸動脈鞘の中を頸根部まで下行し，口蓋，咽頭，喉頭に枝をだす（図9.17，表9.3）。

脳神経Ⅹの胸腔内での走行は左右で異なる（表9.3参照）。脳神経Ⅹは心臓，気管支，肺に枝をだす。また食道周囲の **食道神経叢** に加わるが，これは迷走神経と交感神経幹の枝でつくられる。この神経叢は食道に沿って横隔膜を通り腹部へ向かい，そこで **前迷走神経幹** anterior vagal trunk と **後迷走神経幹** posterior vagal trunk から食道，胃，左結腸曲までの腸を支配する枝を分岐する（図9.17）。

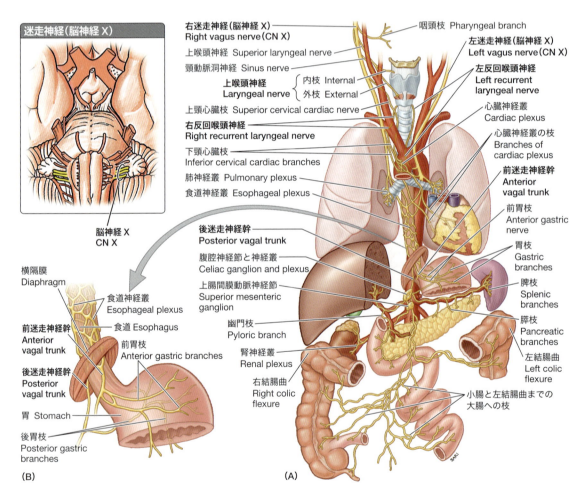

図9.17　迷走神経（脳神経Ⅹ）の分布　A．迷走神経の頸部，胸部，腹部での走行。B．前後迷走神経幹。

臨床関連事項

迷走神経の病変

脳神経Xの単独の病変はまれである。脳神経Xの咽頭枝の傷害は**嚥下障害**をきたす。上喉頭神経の病変は喉頭上部の感覚脱失と輪状甲状筋の麻痺を生じる。声は弱く、簡単に疲れる。反回神経の傷害は大動脈弓の動脈瘤や頸部手術の最中などに起こることがある。反回神経損傷は声帯麻痺のために**嗄声**と**発声障害**をきたす。両側の反回神経麻痺で**失声**と**吸気性喘鳴**（耳障りな高音の呼吸音）を生じる。左反回神経は走行距離がより長いため、右に比べて病変が起こりやすい。脳神経Xの近位病変も咽頭神経や上喉頭神経に影響して、嚥下困難や発語困難をきたす。**頻脈**や**不整脈**も起こりうる。

表9.3 迷走神経（脳神経X）のまとめ

分布（領域）	枝
頭部 迷走神経は延髄からでる一連の細根から起こる（従来の脳神経XIの延髄根も含む）	硬膜枝：硬膜を支配（感覚性：実際には第2頸神経節からの神経線維で、迷走神経に「たまたま合流」している） 耳介枝
頸部 頸静脈孔を通って頭蓋をでて頸部に入る 左右の迷走神経は頸動脈鞘に入り、頸根部まで下行する	咽頭枝：咽頭神経叢へ（運動性） 頸心臓枝：（副交感神経性、内臓求心性） 上喉頭神経（混合性）とその内枝（感覚性）と外枝（運動性） 右反回喉頭神経（混合性）
胸部 迷走神経は胸郭上口を通って胸部に入る 左迷走神経は前食道神経叢を、右迷走神経は後食道神経叢をつくる 前後迷走神経幹をつくる	左反回喉頭神経（混合性）：すべての遠位枝は反射性刺激に対する副交感神経性および内臓求心性線維を運ぶ 胸心臓枝 肺枝 食道神経叢
腹部 前後迷走神経幹は横隔膜の食道裂孔を通って腹部に入る	食道枝 胃枝 肝枝 腹腔枝（後迷走神経幹より） 幽門枝（前迷走神経幹より） 腎枝 腸枝（左結腸曲まで）

体性（鰓弓）運動

疑核からの線維が以下を支配する。

- 咽頭神経叢（舌咽神経の感覚線維とともに形成される）を介して咽頭筋（茎突咽頭筋を除く）を支配。
- 軟口蓋の筋。
- 喉頭のすべての筋。

内臓性（副交感神経性）運動

迷走神経後核（背側核）からの線維は、左結腸曲までの胸腹部内臓を支配する。

体性（一般）感覚

以下より感覚神経を受け取る。

- 後頭蓋窩の硬膜。
- 耳後部の皮膚。
- 外耳道。

特殊感覚（味覚）

舌根と喉頭蓋の味蕾からの味覚を伝える。

内臓感覚

以下からの感覚神経を伝える。

- 食道接合部付近の下咽頭，喉頭蓋，披裂喉頭蓋ヒダの粘膜。
- 喉頭の粘膜。
- 大動脈弓の圧受容器。
- 大動脈小体の化学受容器。
- 胸腹部内臓。

副神経（脳神経XI）

副神経 spinal accessory nerve（脳神経XI）は体性運動性神経で，胸鎖乳突筋と僧帽筋を支配する（図9.18）。これまでいわれてきた脳神経XIの「延髄根」は実際には脳神経Xの一部である（Lachman et al., 2002）。脳神経XIは一連の細根として脊髄の上位5～6頸髄から現れ，頸静脈孔を通るときに一時的に脳神経Xに加わり，孔を抜けたらふたたび離れる（図9.16）。脳神経XIは内頸動脈に沿って下行し，胸鎖乳突筋を貫きこの筋を支配し，その後縁の中央付近で筋から現れる。後頸部を横切り，僧帽筋の上縁の深層を通り，この筋を支配する。第2～4頸神経からの感覚線維を伝える頸神経叢の枝が，後頸部で副神経に合流し，これらの筋肉に痛覚と固有覚の線維を送る。

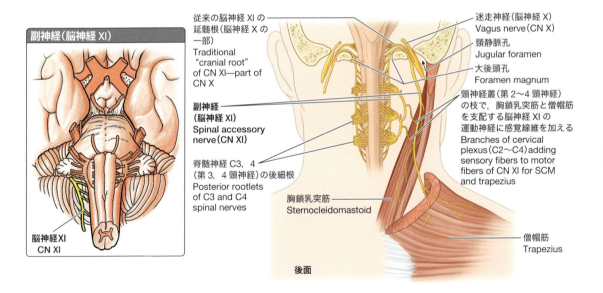

図9.18 副神経（脳神経XI）の分布

臨床関連事項

副神経の損傷

後頸部で皮下組織にほぼ近いところを通るため，脳神経XIはリンパ節生検，内頸静脈カニューレ挿入，頸動脈内膜切除術（総頸動脈分岐部からの動脈硬化性プラークの外科的除去）などの外科的処置の際に損傷されやすい．脳神経XIの病変は僧帽筋の萎縮と筋力低下のため，肩を挙上する（すくめる）力が弱くなる．また，胸鎖乳突筋の筋力低下により頸とオトガイを対側に向ける回旋運動が障害される（図B9.6）．

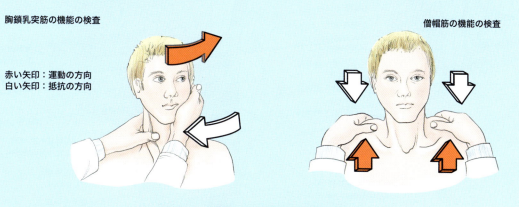

図B9.6　胸鎖乳突筋と僧帽筋の筋力検査

舌下神経（脳神経XII）

舌下神経 hypoglossal nerve（脳神経XII）は内舌筋，外舌筋（茎突舌筋，舌骨舌筋，オトガイ舌筋）を支配する体性運動性神経である．舌下神経は純運動神経として，延髄からでるいくつかの細根より生じ，**舌下神経管**を通って頭蓋をでる（図9.1）．頭蓋腔をでた後，舌下神経は頸神経叢の枝と合わさって（図9.19），第1，2頸神経の一般体性運動性線維と，第2頸神経の一般体性感覚性線維を伝える．これらの脊髄神経線維は脳神経XIIに，いわば「たまたま合流」し，舌骨筋群に達する．また感覚線維の一部は舌下神経に沿って頭蓋内へ逆行し，後頭蓋窩の硬膜に達する．脳神経XIIは下顎角の内側を下方に走り，それから前方へ曲がって舌に入る．

脳神経XIIは多くの枝をだして終わり，口蓋舌筋（実際には口蓋筋である）以外の，すべての外舌筋を支配する．脳神経XIIは以下の枝をだす．

● **硬膜枝** meningeal branch が舌下神経管を通って頭蓋に戻り，後頭蓋窩の床と後壁の硬膜を支配する．これは脳神経XII由来ではなく，第2脊髄神経の感覚脊髄神経節由来の神経線維によって伝えられる．

● **頸神経ワナの上根** superior root of ansa cervicalis が脳神経XIIから分岐し，舌骨下筋群（胸骨舌骨筋，胸骨甲状筋，肩甲舌骨筋）を支配する．この枝は，頭蓋外で舌下神経に加わり，実際には頸神経叢（第1頸神経前枝と第2頸神経前枝の間のループ）からの線維だけを伝える．甲状舌骨筋を支配する線維もある．

● 終枝の**舌枝** lingual branch が，茎突舌筋，舌骨舌筋，オトガイ舌筋，内舌筋を支配する．

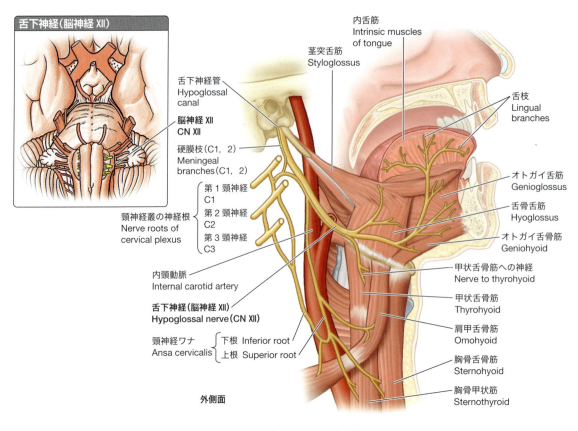

図 9.19 舌下神経（脳神経XII）の分布

臨床関連事項

舌下神経の損傷

脳神経XIIの損傷は患側半の舌の麻痺を生じる。時間がたつと舌は萎縮し，縮んで皺がよってみえる。舌をつきださせると，健側のオトガイ舌筋の作用に対抗できないために，舌尖が麻痺側に偏位する（図B9.7）。

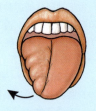

図 B9.7 舌下神経（脳神経XII）の病変

表 9.4 頭部副交感神経節のまとめ

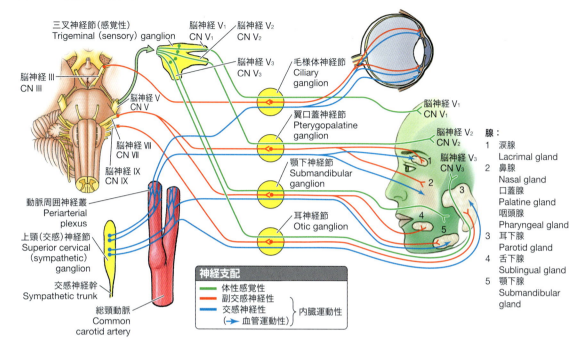

神経節	位置	副交感神経根	交感神経根	おもな分布域
毛様体神経節	視神経と外側直筋の間で，眼窩尖の近く	動眼神経（脳神経Ⅲ）の下枝	海綿静脈洞の中の内頸動脈の動脈周囲神経叢からの枝	毛様体神経節からの副交感神経節後線維は毛様体筋と虹彩の瞳孔括約筋に至る。上頸神経節からの交感神経節後線維は瞳孔散大筋と眼球の血管を支配する
翼口蓋神経節	翼口蓋窩にあり，上顎神経の神経節枝からぶらさがる（翼口蓋神経節の感覚根である）。翼突管開口部のすぐ前方で，脳神経 V_2 の下方にある	顔面神経（脳神経Ⅶ）からの大錐体神経，翼突間神経を介する	内頸動脈の動脈周囲神経叢の枝である深錐体神経で，頸交感神経幹の節後線維の続きである。上頸神経節からの線維は翼口蓋神経節を通って，脳神経 V_2 の枝に入る	翼口蓋神経節からの副交感神経節後線維（分泌運動性）は脳神経 V_2 の枝の頬骨神経を通って涙腺を支配。上頸神経節からの交感神経節後線維は翼口蓋神経の枝に入って，鼻腔，口蓋，咽頭上部の血管に分布
耳神経節	口蓋帆張筋と下顎神経（脳神経 V_3）の間にある。蝶形骨の卵円孔の下方にある	舌咽神経（脳神経Ⅸ）からの鼓室神経。鼓室神経叢から鼓室神経は小錐体神経として続く	上頸神経節からの線維は中硬膜動脈周囲の神経叢からくる	耳神経節からの副交感神経節後線維は耳介側頭神経（脳神経 V_3 の枝）を通って耳下腺に分布。上頸神経節からの交感神経節後線維は耳下腺に向かい，その血管を支配する
顎下神経節	舌神経から2本の神経節枝（感覚根）によってぶら下がる。舌骨舌筋の表面で，顎下腺管の下方にある	副交感神経線維は顔面神経（脳神経Ⅶ）に含まれ，そこから離れて鼓索神経を通り，舌神経に加わる	上頸神経節からの交感神経線維は，顔面動脈周囲の神経叢を通ってくる	顎下神経節からの副交感神経節後線維（分泌運動性）は舌下腺と顎下腺に分布する。交感神経線維は舌下腺と顎下腺を支配し，分泌運動性と考えられる

thePoint USMLE 形式の質問，症例問題，画像など，さらなる助けとなる学習ツールは thePoint.lww.com へアクセスを！

索引

和文索引

あ
アブミ骨　602
アブミ骨筋　602, 603
アブミ骨底　602
鞍隔膜　525
鞍結節　520
鞍背　522

い
胃　148
胃横隔間膜　138
胃管　148
胃結腸間膜　138
胃十二指腸動脈　153, 175
胃床　149
胃体　148
胃大網動脈　148
胃大網リンパ節　148
胃底　148, 152
胃動脈　148
胃脾間膜　138
胃リンパ節　148
一次骨化中心　13
一次弯曲　281
咽頭　649
咽頭陥凹　649
咽頭口部　578, 649
咽頭後隙　616
咽頭喉頭部　650
咽頭食道移行部　653
咽頭頭底板　650
咽頭鼻部　649
咽頭扁桃　649
咽頭扁桃輪　652
陰核　272
陰核海綿体　272
陰核亀頭　272
陰核脚　272
陰核小帯　272
陰核背神経　262
陰核背動脈　262
陰核包皮　272
陰茎　265
陰茎海綿体　265
陰茎亀頭　267
陰茎脚　267
陰茎根　266
陰茎体　267
陰茎提靱帯　267
陰茎背神経　262
陰茎背動脈　262
陰茎縫線　265
陰茎ワナ靱帯　267
陰唇小帯　272
陰嚢　131, 265
陰嚢中隔　265
陰嚢縫線　265
陰部枝　130, 133
陰部神経　219, 359
陰部神経管　262
陰部大腿神経　130, 133, 196, 274
陰門　272
陰裂　272

う
右縁枝　94
右横隔神経　102, 176, 192
右下横隔静脈　192
右肝管　174
右肝静脈　172
右肝動脈　175
右冠状動脈　94
右脚　89, 97
右結腸曲　160
右結腸静脈　161
右結腸動脈　161
右結腸傍溝　161
右鎖骨下動脈　632
右矢状裂　171
右主気管支　73
右静脈角　28, 102, 448
右心耳　87
右心室　89
右心房　87
右腎動脈　182
右精巣静脈　130
右総頸動脈　626
右大動脈弓　113
右大動脈洞　94
右中間結腸リンパ節　161
右肺面　87
右反回神経　103, 636
右副腎静脈　182
右房室口　87
右迷走神経　103
右卵巣静脈　246
右リンパ本幹　28, 76, 448
右腕頭静脈　102
羽状筋　19
烏口肩峰アーチ　496
烏口肩峰靱帯　496
烏口鎖骨靱帯　493
烏口上腕靱帯　496
烏口突起　424
烏口腕筋　456
運動単位　21

え
エナメル質　579
会陰　208, 254
会陰筋膜　257
会陰枝　133
会陰神経　262
会陰体　254
会陰動脈　131, 262
会陰部　208, 254
会陰縫線　265
会陰膜　254
永久歯　579
栄養管　330
栄養孔　14, 330
栄養動脈　14
腋窩　432, 445
腋窩筋膜　432
腋窩静脈　58, 446
腋窩提靱帯　432
腋窩動脈　64, 446
腋窩尾部　56
腋窩リンパ節　58, 127
円回内筋　464
円錐靱帯　493
延髄　302, 531
遠位　4
遠位指節皮線　486
嚥下　649

お
オトガイ下三角　630
オトガイ下動脈　589
オトガイ下リンパ節　545, 630
オトガイ孔　516
オトガイ神経　575
オトガイ動脈　578
オトガイ隆起　516
黄色靱帯　296
黄斑　556
横隔下陥凹　168
横隔結腸間膜　161

横隔神経　106，193，620
横隔膜　149，189
　　脚　191
　　孔　191
　　動脈　192
横隔リンパ節　173，192
横筋間中隔　338，371
横筋筋膜　119
横行結腸　161
横行結腸間膜　138
横行結腸間膜根　161
横手根靱帯　432
横静脈洞　527
横足弓　412
横足根関節　409
横突間筋　313
横突起　282
横突棘筋　313

か

下咽頭収縮筋　651
下横隔動脈　192
下横隔リンパ節　58
下下腹神経叢　188，222
下外側小葉　238
下外側上腕皮神経　434
下顎窩　519，575
下顎管　577
下顎結合　516
下顎後静脈　543
下顎骨　516
下顎枝　516
下顎歯　516
下顎神経　538，677
下顎体　516
下陥凹　138
下関節突起　283
下眼窩裂　516
下眼静脈　566
下気管気管支リンパ節　97
下脛腓横靱帯　401
下頸心臓神経　636
下頸神経節　636
下結膜円蓋　549
下瞼板　549
下甲状切痕　641
下甲状腺静脈　638
下甲状腺動脈　638
下行胸リンパ本幹　199
下行結腸　161
下行大動脈　103

下後小葉　237
下喉頭静脈　644
下喉頭神経　647
下項線　518
下矢状静脈洞　527
下肢　324
下肢帯　208，324
下歯神経叢　573
下歯槽神経　573
下歯槽動脈　579
下尺側側副動脈　459
下十二指腸動脈　167
下縦隔　81
下上皮小体　638
下伸筋支帯　365
下神経幹　448
下唇動脈　540
下深頸リンパ節　638
下垂体窩　520
下膵十二指腸動脈　153
下錐体静脈洞　529
下双子筋　355
下側頭線　516
下腿　365
　　外側区画　367
　　後区画　371
　　前区画　365
下腿筋膜　337
下腿三頭筋　371
下腿部　324
下恥骨靱帯　212
下腸間膜静脈　161
下腸間膜動脈　162
下腸間膜動脈神経節　162
下腸間膜動脈神経叢　161，187
下腸間膜リンパ節　161，198，252
下直腸静脈　264
下直腸神経　262
下直腸動脈　250，262
下殿静脈　361
下殿神経　219，359
下殿動脈　361
下殿皮神経　359
下頭斜筋　315
下橈尺関節　503
下内側　4
下鼻道　595
下部食道括約筋　144
下副腎動脈　182
下腹鞘　218

下腹神経　188，222
下腹神経叢　222
下腹壁静脈　122
下腹壁動脈　127，197
下膀胱動脈　230
仮肋　48
渦静脈　566
蝸牛　603
蝸牛管　603
蝸牛孔　605
蝸牛軸　603
蝸牛神経　606，682
蝸牛水管　604
蝸牛迷路　605
蝸牛ラセン管　603
顆上稜　424
灰白交通枝　37
灰白質　29
回　531
回外　503
回外筋窩　425
回外筋稜　425
回結腸静脈　160，161
回結腸動脈　160，161
回結腸リンパ節　155，161
回旋筋　313
回旋筋腱板　495
回旋腱板筋　443
回旋枝　96
回腸　155
回内　503
回盲移行部　155
回盲口　158
海綿間静脈洞　527
海綿質　10
海綿静脈洞　527
解剖学的嗅ぎタバコ入れ　430
解剖頸　424
外陰部，女性　272
外陰部動脈　265
外果　330
外脚　128
外頸静脈　543，622，630
外頸動脈　627
外頸動脈神経叢　545
外口蓋静脈　652
外肛門括約筋　263
外後頭隆起　518
外喉頭筋　644
外子宮口　242
外耳　600

外耳孔 518	外椎骨静脈叢 299, 307	無漿膜野 170
外耳道 518	外転神経 677	リンパ管 172
外終糸 306	外尿道括約筋 241, 258	肝動脈 171
外精筋膜 129	外尿道口 233, 265	肝門 170
外鼠径輪 128	外鼻 594	肝門脈 153, 164
外側腋窩リンパ節 437	外鼻孔 594	肝リンパ節 167
外側下膝動脈 363	外部背筋 310	肝類洞 177
外側顆 329, 336	外腹斜筋 120, 125	冠状静脈口 87
外側環軸関節 296	外閉鎖筋 347	冠状静脈洞 87, 96
外側眼瞼交連 549	外膜 22	冠状靱帯 397
外側眼瞼靱帯 551	外リンパ 604	冠状動脈 94
外側弓状靱帯 191	外肋間筋 60	冠状縫合 519
外側胸動脈 58	外肋間膜 60	冠状面 3
外側口 534	蓋膜 298, 606	貫通枝, 足底 385
外側広筋 344	角 29	貫通静脈 339, 436
外側甲状舌骨靱帯 641	角切痕 148, 152	貫通動脈 352
外側臍ヒダ 122	角膜 553	間脳 531
外側膝蓋支帯 346	角膜縁 553	寛骨 208, 325
外側膝状体 671	角膜結膜境界部 556	寛骨臼 209, 325
外側種子骨 337	角膜反射 680	寛骨臼横靱帯 388
外側縦足弓 412	顎下神経節 586, 680	寛骨臼窩 390
外側上顆 424, 429	顎下腺 589, 630	寛骨臼唇 388
外側上膝動脈 363	顎下腺管 589	寛骨部 324
外側上腕筋間中隔 432	顎下リンパ節 545, 630	関節円板 492, 503, 575
外側靱帯 406, 576	顎関節 575	関節窩 424
外側線維中隔 479	顎動脈 571	関節結節 575
外側前腕皮神経 434	翼口蓋部 592	関節後結節 576
外側鼠径窩 123	顎二腹筋 624	関節上腕靱帯 496
外側束 467	滑液鞘 466	関節唇 495
外側足根動脈 381	滑液包 9, 497	関節突起 283
外側足底神経 381	滑車 406	関節軟骨 10, 388
外側足底動脈 385	滑車下神経 564	関節半月 397
外側側副靱帯 397	滑車上静脈 543	関節包 294, 395, 492, 575
肘関節 499	滑車上動脈 543	関節面 283, 329, 394
外側大腿回旋動脈 352, 391	滑車神経 677	関節面関節 294
外側大腿筋間中隔 337	滑車切痕 425	環椎横靱帯 296
外側直筋 677	滑膜, 股関節 390	環椎後頭関節 296
外側直腸靱帯 219	滑膜下支帯動脈 390	環椎十字靱帯 296
外側頭 457	滑膜性結合 17	眼窩 547
外側半月 397	滑膜ヒダ 390	眼窩下孔 516
外側板 519	鎌状縁 337	眼窩下神経 578
外側皮枝 62	肝胃間膜 138	眼窩下動脈 566, 578
外側腓腹皮神経 363	肝円索 171	眼窩隔膜 551
外側鼻動脈 540	肝円索裂 171	眼窩骨膜 549
外側鼻軟骨 594	肝鎌状間膜 168	眼窩脂肪体 547
外側翼突筋 570	肝区域 171	眼窩上縁 516
外側輪状甲状靱帯 642	肝十二指腸間膜 138	眼窩上孔 516
外側裂孔 527	肝神経叢 173	眼窩上静脈 543
外腸骨動脈 197	肝腎陥凹 168	眼窩上切痕 516
外腸骨リンパ節 226, 340, 361	肝臓 168	眼窩上動脈 543
外直腸静脈叢 250	神経 173	眼窩尖 548

眼角　549
眼角静脈　543
眼角動脈　540
眼球　553
眼球結膜　549
眼球血管膜　553
眼球鞘　553
眼球線維膜　553
眼球提靭帯　563
眼瞼　549
眼瞼結膜　549
眼神経　538, 677
眼動脈　566
眼杯　558
眼房水　556
眼胞　558
眼輪筋　538
顔面　538
顔面横動脈　540
顔面筋　538
顔面静脈　543
顔面神経　540
　　　　運動根　677
顔面神経膝　680
顔面頭蓋　516
顔面動脈　540, 578, 628

き

キヌタ骨　602
キヌタ骨体　602
気管　106
気管気管支リンパ節　76
気管筋　647
気管支樹　73
気管支縦隔リンパ本幹　58, 76
気管支静脈　73
気管支動脈　73
気管支肺区域　73
気管支肺リンパ節　75
気管食道溝　636
気管前葉，深頸筋膜　616
気管前リンパ節　638
気管軟骨輪　641
気管分岐部　73
気管傍リンパ節　638
気管竜骨　80
奇静脈　73, 111, 177
奇静脈系　111
基靭帯　218
基節骨　426
基節骨頭　430

基底板　606
亀頭冠　267
亀頭頸　267
亀背　281
脚間線維　128
脚間槽　536
弓状膝窩靭帯　397
弓状線　121, 208
球海綿体筋　241, 266
球形嚢　604
球形嚢斑　605
嗅覚受容ニューロン　669
嗅覚脱失　669
嗅球　594, 669
嗅索　669
嗅神経　669
嗅部　594
距骨　332
距骨下関節　409
距骨滑車　332
距骨体　336
距骨頭　332, 336
距腿関節　406
距腿部　324
鋸状縁　556
協力筋　21
峡部，甲状腺　638, 641
胸郭　48
胸郭下口　48
胸郭上口　48, 80
胸管　28, 110, 198, 448, 656
胸筋筋膜　56, 432
胸筋リンパ節　448
胸腔　48
胸肩峰動脈　58
胸骨　50, 67
胸骨柄　50, 421
胸骨柄結合　50
胸骨下角　68
胸骨角　53, 67
胸骨剣結合　53, 68
胸骨甲状筋　624
胸骨上切痕　50, 429
胸骨心膜靭帯　81
胸骨舌骨筋　624
胸骨体　53, 68
胸骨端　421
胸骨中線　66
胸骨頭　616
胸骨傍線　67
胸骨傍リンパ節　58

胸鎖関節　492
胸鎖乳突筋　616, 630
胸腺　28, 102
胸大動脈　64, 103, 108
胸大動脈神経叢　108
胸椎　50
胸内筋膜　68
胸内臓神経　112, 187
胸半棘筋　313
胸部横断面　80
胸部交感神経幹　112, 145
胸腹壁静脈　127
胸壁　48
胸膜　70
胸膜腔　70
胸膜頂　70
胸膜洞　70
胸膜反転線　70
胸腰筋膜　193, 310
胸肋三角　192
胸肋部　437
強膜　553
強膜外隙　553
強膜静脈洞　556, 566
頬　578
頬筋　538
頬骨　516, 548
頬骨顔面孔　516
頬骨弓　516
頬骨突起，側頭骨　516
頬神経　573
頬腺　578
橋　531
橋小脳槽　534
局所解剖学　2
棘下窩　421
棘下筋　442
棘間筋　313
棘間靭帯　296
棘孔　522
棘上窩　421
棘上筋　442
棘上靭帯　296
棘突起　282
近位　4
近位指節皮線　486
筋横隔静脈　192
筋横隔動脈　192
筋間中隔　8
筋区画，大腿筋群　337
筋周膜　21

筋上膜　21
筋性動脈　25
筋線維　21
筋突起　642
筋内膜　21
筋皮神経　460
筋分節　34, 63
筋膜面　9
緊張部, 鼓膜　601

く

クモ膜　30, 524, 529
クモ膜下腔　307, 529
クモ膜下槽　534
クモ膜顆粒　527
クモ膜小柱　306, 529
グラベラ　516
区域気管支　73
区域動脈　73, 182
空腸　155
屈筋支帯　432

け

外科頸　424
系統解剖学　2
茎状突起　425, 518
茎突咽頭筋　651
茎突下顎靱帯　576
茎乳突孔　520
脛骨　324, 330
脛骨栄養動脈　374
脛骨神経　363, 373
脛骨粗面　336
脛舟部　407
脛踵部　407
脛腓靱帯結合　401
頸腋窩管　445
頸横神経　620
頸横動脈　622
頸胸神経節　636
頸根部　631
頸静脈下球　629
頸静脈弓　636
頸静脈孔　519, 522
頸静脈上球　629
頸静脈二腹筋リンパ節　652
頸静脈壁　602
頸神経節　636
頸神経叢　434, 620
頸神経ワナ　620
　──の上根　691

頸切痕　50, 429, 630
頸体角, 大腿骨　329
頸動脈管外口　520
頸動脈三角　630
頸動脈小体　627
頸動脈鞘　616
頸動脈洞　627
頸動脈洞枝　627
頸動脈壁　602
頸半棘筋　313
頸板状筋　310
頸部肋骨　54
頸部弯曲　281
頸膨大　305
頸リンパ本幹　655
鶏冠　520
結合管　605
結合腱　129
結節間溝　424, 429
結節間平面　118
結腸　160
　下区画　138
　上区画　138
結腸静脈　177
結腸ヒモ　157
結腸壁在リンパ節　161
結腸傍溝　138
結腸傍リンパ節　161
結腸膨起　157
結膜嚢　549
結膜半月ヒダ　551
楔状軟骨　643
月状骨　425
月状面, 寛骨臼　388
肩　420
肩関節　495
肩甲下窩　421
肩甲下筋　442
　──の腱下包　497
肩甲下リンパ節　448
肩甲挙筋　442
肩甲棘　421
肩甲棘稜　429
肩甲頸　424
肩甲骨　421
肩甲骨烏口突起　429
肩甲上神経　619
肩甲上動脈　623
肩甲上腕筋群　442
肩甲切痕　424
肩甲舌骨筋　624

肩甲線　67
肩甲背動脈　635
肩鎖関節　429, 492
肩鎖靱帯　492
肩峰　424, 429
肩峰下包　497
肩峰角　429
肩峰端　421
剣状突起　53, 68, 125
腱画, 腹直筋　121, 125
腱間結合　467
腱交叉　483
腱索　89
腱中心　190
腱膜　120
瞼板腺　549

こ

呼吸器層　641
呼吸細気管支　73
呼吸部　594
固定筋　21
固有鼓室　602
固有口腔　578
固有掌側指動脈　484
固有頭皮　523
固有背筋　310
固有卵巣索　243
股関節　388
鼓索神経　575
鼓室　602
鼓室階　606
鼓室上陥凹　602
鼓膜　601
鼓膜臍　601
鼓膜張筋　602
鼓膜張筋半管　602
鼓膜壁　602
口蓋　581
口蓋咽頭弓　581, 650
口蓋咽頭筋　583, 651
口蓋腱膜　581
口蓋骨　548
口蓋垂　581
口蓋垂筋　583
口蓋舌弓　581, 650
口蓋舌筋　583
口蓋突起　519
口蓋扁桃　581, 650
　リンパ管　652
口蓋帆挙筋　583

口蓋帆張筋　581	後筋間中隔　338	鈎突窩　424
口腔　576	後脛距部　407	喉頭　641, 647
口腔前庭　578	後脛骨筋　373	喉頭蓋　642
口唇　578	後脛骨動脈　363, 374	喉頭蓋茎　642
口唇腺　578	後脛腓靱帯　401	喉頭蓋軟骨　642
口部　576	後根動脈　307	喉頭腔　643
口輪筋　538	後支帯動脈　352	喉頭腔中部　643
口裂　576	後枝　33	喉頭口　642
広頸筋　614	脊髄神経　305	喉頭室　643
広背筋　442	後篩骨洞　597	喉頭小嚢　643
甲状頸動脈　633	後篩骨動脈　595	喉頭前庭　643
甲状喉頭蓋靱帯　642	後耳介静脈　543	喉頭前リンパ節　638
甲状舌骨筋　624	後耳介動脈　543, 627	喉頭板　641
甲状舌骨膜　641	後室間枝　95	喉頭隆起　641
甲状腺　638	後十字靱帯　397	硬口蓋　581
峡部　638, 641	後十二指腸動脈　175	硬膜　30, 524
葉　638	後縦隔　108	――の折れこみ　524
甲状腺静脈叢　638	後縦隔リンパ節　112, 173	硬膜－クモ膜界面　306
甲状軟骨　641	後縦靱帯　294	硬膜根鞘　306
交感神経幹　63	後床突起　520	硬膜枝　300, 691
頸部　636	後上膵十二指腸動脈　175	硬膜静脈洞　525
交感神経系　35, 148	後上腕皮神経　434	硬膜嚢　306
交感神経節　63	後正中溝　291	項靱帯　296
交感神経線維　130	後正中線　66	溝　531
節後線維　37	後脊髄静脈　307	骨格筋　18
節前線維　37, 155	後脊髄動脈　307	骨間距踵靱帯　409
交叉槽　536	後脊柱管枝　299	骨間脛腓靱帯　401
交通枝　63	後仙腸靱帯　212	骨間仙腸靱帯　212
肛門　263	後前腕皮神経　434	骨間膜　330
肛門会陰曲　250	後足部　379	骨幹　13
肛門管　250, 263	後体幹上肢筋群　442	骨幹端　13
肛門挙筋腱弓　214	後大腿皮神経　133, 274, 359	骨幹端動脈　14
肛門三角　254	後大動脈洞　90	骨髄性組織　28
肛門柱　263	後大脳動脈　536	骨端　13
肛門洞　263	後頭　518	骨端線　13
肛門尾骨神経　219	後頭下三角　315	骨端動脈　14
肛門尾骨靱帯　214, 263	後頭下神経　315	骨端板　13
肛門弁　263	後頭下部　315	骨端輪　282
虹彩　553	後頭顆　519	骨半規管　604
虹彩角膜角　556	後頭蓋窩　522	骨盤　208
後陰唇交連　272	後頭骨　519	骨盤下口　208
後陰唇神経　274	後頭三角　630	骨盤隔膜　214
後陰嚢枝　131, 265	後頭静脈　543	骨盤筋膜　218
後陰嚢神経　133, 265	後頭静脈洞　527	骨盤筋膜腱弓　218
後腋窩線　66	後頭動脈　543, 623, 627	骨盤腔　208
後腋窩ヒダ　445	後半月大腿靱帯　397	骨盤上口　208
後角　29	後腓骨頭靱帯　401	骨盤静脈叢　225
後環椎後頭膜　296	後鼻孔　519, 649	骨盤直腸隙　219
後眼房　556	後迷走神経幹　148, 187, 688	骨盤痛線　223
後距腓靱帯　406	後弯　281	骨盤底　214
後胸鎖靱帯　492	鈎状突起　166, 425	骨盤内筋膜　218

骨盤内臓　226
骨盤内臓神経　162, 222, 245
骨盤部の弯曲　281
骨鼻中隔　516
骨膨大部　604
骨膜　10
骨膜枝　299
骨膜神経　14
骨膜性骨芽　13
骨膜層　524
骨膜動脈　14
骨迷路　603
骨ラセン板　605
根静脈　307

さ

左胃静脈　145
左胃動脈　145
左胃リンパ節　145
左縁枝　96
左横隔神経　106, 192
左下横隔静脈　192
左下横隔動脈　145
左肝管　174
左肝静脈　172
左冠状動脈　96
左脚　97
左結腸曲　161
左結腸動脈　161
左結腸傍溝　161
左鎖骨下静脈　199
左鎖骨下動脈　103, 632
左矢状裂　171
左主気管支　73
左静脈角　28, 102
左心室　90
左心室後静脈　96
左心房　89
左腎静脈　197
左精巣静脈　130, 197
左総頸動脈　103, 626
左大動脈洞　96
左内頸静脈　199
左肺面　87
左反回神経　106, 636
左副腎静脈　182
左辺縁静脈　96
左迷走神経　106
左卵巣静脈　197, 246
左腕頭静脈　102
作動筋　21

鎖胸三角　437, 443
鎖骨　67, 421
鎖骨下筋　437
鎖骨下静脈　446, 622
鎖骨下動脈　64, 632
鎖骨下リンパ節　448
鎖骨下リンパ本幹　58, 448
鎖骨間靱帯　492
鎖骨胸筋筋膜　432
鎖骨上神経　434, 620
鎖骨上リンパ節　448
鎖骨切痕　50
鎖骨中央面　118
鎖骨中線　66
鎖骨頭　616
鎖骨部　437, 443
鎖骨リンパ節　448
坐骨　209, 325
坐骨海綿体筋　266
坐骨棘　209
坐骨結節　209, 336
坐骨肛門窩　261
坐骨肛門窩脂肪体　261
坐骨枝　209, 325
坐骨神経　219, 359
坐骨神経伴行動脈　359
坐骨体　209
坐骨大腿靱帯　390
坐骨恥骨枝　209, 325
坐骨包　356
細小心臓静脈　96
細静脈　22
細動脈　22, 25
細胞体　29
最下甲状腺動脈　638
最下内臓神経　187
最内肋間筋　60
載距突起　332
臍　125
臍平面　118
臍傍静脈　177
三角筋　442, 463
三角筋胸筋三角　437, 443
三角筋胸筋リンパ節　437
三角筋粗面　424
三角筋大胸筋溝　437
三角筋膜　432
三角骨　425
三角靱帯　407
三叉神経　538, 677
　　運動根　677

　　下顎神経　538, 677
　　感覚根　677
　　眼神経　538, 677
　　上顎神経　538, 677
三叉神経節　538, 677
三叉軟骨　325
三尖弁　89

し

シナプス　29
子宮　242
子宮円索　243
子宮外膜　242
子宮角　242
子宮間膜　243
子宮峡部　242
子宮筋層　243
子宮頸　242
子宮頸横靱帯　218
子宮頸管　241
子宮広間膜　243
子宮静脈　244
子宮静脈叢　244
子宮仙骨靱帯　243
子宮体　242
子宮腟静脈叢　241
子宮腟神経叢　245
子宮底　242
子宮動脈　227
子宮内膜　243
子宮部　246
支持細胞　29
支帯　9
支帯靱帯　467
四角膜　642
四丘体槽　536
矢状縫合　519
矢状面　3
糸状乳頭　584
弛緩部, 鼓膜　601
刺激伝導系　97
指
　　――の滑液鞘　483
　　――の線維鞘　479
指屈筋の総腱鞘　483
指節皮線　486
指背腱膜　467
脂肪被膜, 腎臓　178
視交叉　670
視索　670
視神経　563, 670

視神経円板　555, 670
視神経管　516, 670
視野　671
趾　325
趾骨　332
趾節骨　332
歯　578
歯冠　579
歯頸　579
歯根　579
歯根管　579
歯根尖孔　579
歯状靱帯　306
歯神経叢　579
歯髄腔　579
歯槽　578
歯槽弓，上顎骨　519
歯槽神経　579
歯槽突起　516
歯肉　579
歯列弓　578
篩骨　548
篩骨篩板　520, 669
篩骨胞　595
篩骨蜂巣　597
篩状筋膜　337
示指伸筋　467
耳　599
耳下腺　545, 588
耳下腺管　545
耳下腺筋膜　545
耳下腺床　545
耳下腺神経叢　680
耳介　600
耳介側頭神経　545
耳殻　603
耳管　602, 603
耳管咽頭筋　651
耳管咽頭ヒダ　649
耳管扁桃　649
耳管隆起　649
耳眼平面　516
耳甲介　600
耳珠　600
耳小骨　602
耳神経節　573
耳垂　600
耳輪　600
自律神経系　34, 183
茸状乳頭　584
色素層　555

軸索　29
室蓋壁　602
室間孔　534
室上稜　89
膝横靱帯　397
膝窩　363
膝窩筋　373
膝窩筋膜　363
膝窩静脈　363
膝窩動脈　363
膝窩リンパ節　340
膝蓋下脂肪体　396
膝蓋骨　329, 336
膝蓋骨尖　329
膝蓋上包　396, 400
膝蓋靱帯　345
膝蓋前皮下包　400
膝関節　394
膝関節筋　345
膝関節動脈網　363
膝神経節　680
膝部　324
櫛状筋　87
櫛状線　263
射精管　236
斜膝窩靱帯　397
斜台　522
斜裂　71
尺骨　424
尺骨後縁　429
尺骨神経　459
尺骨切痕　425
尺骨粗面　425
尺骨体　425
尺骨頭　425
尺骨動脈　472
尺側手根屈筋　464
尺側手根屈筋腱　489
尺側皮静脈　436
手　420, 478
手根間関節　505
手根管　432, 485
手根骨　425
手根部　425
手掌腱膜　432, 479
手掌中手動脈　484
手背静脈網　436
主気管支　73
主膵管　166
主動筋　21
種子骨　11

樹状突起　29
収束筋　19
舟状骨　332, 425
舟状骨結節　425, 430
舟状骨粗面　332, 337
終末細気管支　73
十字靱帯　397
十二指腸　151
　　　動脈　153
十二指腸回腸移行部　151
十二指腸空腸曲　152
十二指腸提筋　152
十二指腸膨大部　153
柔膜　524, 529
重複大動脈弓　113
縦隔　68, 80
縦隔枝　108
縦束　296
縦足弓　412
循環系　22
処女膜　273
処女膜痕　273
鋤骨　519
小陰唇　272
小円筋　442
小角軟骨　643
小胸筋　437
小結節　424, 429
小口蓋孔　519, 582
小口蓋神経　582
小口蓋動脈　582
小後頭神経　620
小後頭直筋　315
小骨盤　210
小鎖骨上窩　616
小坐骨孔　219, 355
小坐骨切痕　262
小指球　478
小指球筋群　482
小趾　379
小十二指腸乳頭　167
小心臓静脈　96
小腎杯　179
小舌　71
小前庭腺　273
小帯線維　556
小腸　151
小腸傍リンパ節　155
小転子　329
小殿筋　355
小内臓神経　153

和文索引

小脳　531
小脳延髄槽　534
小脳窩　522
小脳鎌　525
小脳テント　524
小伏在静脈　339
小網　138
小翼　519
小菱形筋　442
小菱形骨　426
小弯　148, 152
消化管　143, 651
消化器層　649
掌側　4
掌側骨間筋　482
掌側手根靱帯　464
掌側靱帯　467
硝子体　557
硝子体液　557
睫毛　549
睫毛腺　549
漿膜下筋膜　9
漿膜性心膜　81
踵　379
踵骨　332
踵骨腱　371
踵骨隆起　332
踵骨隆起内側突起　337
踵腓靱帯　406
踵部　379
踵立方関節　409
上胃部　68
上咽頭収縮筋　651
上腋窩リンパ節　437
上横隔動脈　108, 192
上下腹神経叢　187
上外側　4
上外側上腕皮神経　434
上顎間縫合　516
上顎骨　516, 548
　　口蓋突起　519
　　歯槽弓　519
上顎歯　516
上顎神経　538, 677
上顎洞　597
上顎洞口　597
上陥凹　138
上関節突起　283
上眼窩裂　516, 522
上眼瞼挙筋　559
上眼静脈　566

上脛腓関節　401
上頸心臓神経　637
上頸神経節　36, 636
上結膜円蓋　549
上瞼板　549
上瞼板筋　559
上甲状切痕　641
上甲状腺静脈　638
上甲状腺動脈　627, 638
上行咽頭動脈　627
上行結腸　160
　　神経支配　161
上行大動脈　90
上後腸骨棘　209, 336
上喉頭静脈　644
上喉頭神経外枝　647
上喉頭神経内枝　586, 644
上項線　518
上矢状静脈洞　525
上肢帯　420
上歯槽神経　579
上歯槽動脈　579
上斜筋　677
上尺側側副動脈　459
上十二指腸動脈　167
上縦隔　80, 102
上上皮小体　638
上伸筋支帯　365
上神経幹　448
上唇動脈　540, 595
上深頸リンパ節　638
上膵十二指腸動脈　153
上錐体静脈洞　527
上前腸骨棘　125, 209, 335
上双子筋　355
上側頭線　516
上大静脈　68, 102
上恥骨靱帯　212
上腸間膜静脈　161
上腸間膜動脈神経叢　153, 160
上腸間膜リンパ節　153, 161
上直腸静脈　264
上直腸動脈　223, 250
上殿静脈　361
上殿神経　219, 359
上殿動脈　361
上殿皮神経　359
上頭斜筋　315
上橈尺関節　503
上内側小葉　238
上皮小体　638

上皮小体静脈　638
上鼻道　595
上副腎動脈　182
上腹壁動脈　126
上膀胱動脈　230
上リンパ節　448
上腕　420, 456
上腕横靱帯　496
上腕筋　456
上腕筋膜　432
上腕骨　424
上腕骨顆　424
上腕骨滑車　424
上腕骨小頭　424
上腕骨体　424
上腕骨頭　424
上腕三頭筋　457
上腕三頭筋腱　463
上腕静脈　459
上腕深動脈　459
上腕動脈　459, 472
上腕二頭筋　456
上腕二頭筋腱　464
上腕二頭筋腱膜　456
上腕二頭筋溝　464
上腕リンパ節　437, 448
静脈　14, 25
静脈角　636
静脈管索　171
静脈管索裂　171
静脈洞　87
静脈洞交会　525
食道　108, 110, 144, 653
食道胃移行部　144
食道頸部　653
食道枝　145
食道静脈　145
食道神経叢　103
食道動脈　108
食道裂孔　110, 144, 191
心横紋筋　18
心外膜　82, 85
心外膜下リンパ管叢　97
心筋層　21, 85
心血管系　22
心交叉　94
心室　87
心室中隔　89
心室中隔枝　95
心周期　97
心切痕　71

心尖　87
心尖拍動　87
心臓　85
　　　骨格　100
心臓神経叢　98, 103
心底　87
心内膜　85
心内膜下枝　97
心房　87
心房中隔　87
心膜　81
心膜横隔静脈　192
心膜横隔動脈　82, 192
心膜横洞　82
心膜腔　82
心膜枝　108
心膜斜洞　82
心膜嚢　81
伸筋腱膜　467
伸筋支帯　337, 432, 466
神経　14
神経核　29
神経根　33
神経根糸　33
神経周膜　30
神経上膜　30
神経節　30
神経線維鞘　30
神経層　555
神経頭蓋　516
神経内膜　30
真結合線　212
真皮　8
真肋　48
深陰茎背静脈　269
深会陰筋膜　257
深会陰隙　257
深会陰神経　263
深外陰部動脈　131
深顔面静脈　543
深筋膜　8, 56, 337
　　　陰茎　265
深頸筋膜　614
深頸リンパ節　543
深指屈筋　465
深膝窩リンパ節　363
深膝蓋下包　400
深掌動脈弓　484
深静脈　340
深錐体神経　592
深鼠径リンパ節　265, 340

深鼠径輪　128
深層筋群　465
深足底動脈　385
深足底動脈弓　385
深側頭静脈　543
深腸骨回旋動脈　197
深腓骨神経　365, 381
深膜様層　119
深リンパ管　127, 340, 437
深リンパ管叢　75
人中　578
靱帯　57
靱帯結合　16
腎盂　179
腎筋膜　178
腎周囲脂肪組織　178
腎静脈　179
腎神経叢　183
腎錐体　179
腎臓　178
　　区域　182
　　リンパ管　182
腎洞　179
腎動脈　179, 182
腎乳頭　179
腎盤　179
腎傍脂肪体　178
腎門　179

す

水晶体　556
水晶体包　556
水平板　519
水平面　3
水平裂　71
膵管括約筋　167
膵頸　166
膵十二指腸リンパ節　148
膵静脈　167
膵臓　149, 166
膵体　166
膵頭　166
膵動脈　167
膵脾リンパ節　148, 164, 167
膵尾　166
錐体筋　121
錐体隆起　603
髄核　293
髄腔　11
髄節静脈　307
髄節動脈　307

髄膜　30, 523
髄膜層　524

せ

セメント質　579
正円孔　522
正中環軸関節　296
正中弓状靱帯　191
正中口　534
正中甲状舌骨靱帯　641
正中臍索　122
正中臍ヒダ　122
正中矢状面　3
正中神経　459
正中仙骨動脈　197, 223
正中束　467
正中面　3, 118
正中輪状甲状靱帯　641
声帯靱帯　642
声帯突起　642
声帯ヒダ　643
声門　643
声門下腔　643
声門裂　642
星状神経節　636
精管　130, 236
精管動脈　130, 236
精管膨大部　236
精丘　238
精細管　130
精索　129
精巣　130
精巣挙筋　129
精巣挙筋動脈　130, 131
精巣挙筋膜　129
精巣縦隔　130
精巣鞘膜　130
精巣上体　130
精巣上体管　130
精巣静脈　130
精巣神経叢　130
精巣動脈　130
精巣網　130
精巣輸出管　130
精嚢　236
赤唇縁　578
赤道枝　299
脊髄　29, 302
脊髄円錐　302
脊髄灰白質前角　305
脊髄クモ膜　306

脊髄硬膜　306
脊髄硬膜嚢　306
脊髄枝　299
脊髄神経　30, 305
　　　後根　33
　　　前根　33
脊髄神経節　305
脊髄髄膜　306
脊髄節　305
脊髄軟膜　306
脊柱管　282
脊柱起立筋　310
切歯窩　519, 581
舌　583
舌咽神経　545, 629, 682
舌下神経　585, 629, 691
舌下神経管　522
舌下腺　589
舌下腺管　589
舌骨　614
舌骨下筋群　624
舌骨筋群　624
舌骨喉頭蓋靱帯　642
舌骨上筋群　624
舌根　584
舌小帯　584
舌神経　575, 680
舌深静脈　584
舌正中溝　584
舌尖　584
舌体　584
舌中隔　585
舌動脈　586, 627
舌乳頭　584
舌背　584
舌扁桃　652
舌盲孔　584
仙棘靱帯　212, 355
仙結節靱帯　212, 355
仙骨　208, 280
仙骨曲　250
仙骨交感神経叢　222
仙骨岬角　208
仙骨神経　219
仙骨神経叢　214, 219
仙骨部弯曲　281
仙骨リンパ節　226
仙骨裂孔　306
仙腸関節　208, 212
仙尾関節　213
仙尾靱帯　213

浅陰茎背静脈　269
浅会陰横筋　267
浅会陰筋膜　257
浅会陰隙　257
浅会陰神経　263
浅横中手靱帯　432
浅筋膜　337
浅指屈筋　465
浅指屈筋腱　489
浅脂肪層　119
浅耳下腺リンパ節　545
浅膝窩リンパ節　363
浅掌動脈弓　483
浅静脈　339, 385, 459
浅鼠径リンパ節　127, 245, 340
浅鼠径輪　128
浅層筋群　464
浅側頭静脈　543
浅側頭動脈　540, 543
浅背筋　310
浅腓骨神経　367
浅腹壁静脈　177
浅葉, 深頸筋膜　614
浅リンパ管　127, 340, 436
浅リンパ管叢　73
潜在性二分脊椎　289
線維三角　100
線維鞘　483
線維性結合　16
線維性心膜　81
線維性の滑車　624
線維層　390
線維被膜　638
線維輪　100, 293
前陰唇交連　272
前陰嚢枝　131, 265
前陰嚢神経　133, 265
前腋窩線　66
前腋窩ヒダ　445
前角　29, 305
前環椎後頭膜　296
前眼房　556
前距腓靱帯　406
前鋸筋　125, 437
前胸鎖靱帯　492
前筋間中隔　338
前脛距部　407
前脛骨動脈　363, 367
前脛腓靱帯　401
前頸静脈　636
前骨間神経　472

前根動脈　307
前枝　33
　　脊髄神経　305
前視交叉溝　522
前篩骨神経　595
前篩骨洞　597
前篩骨動脈　595
前室間枝　96
前斜角筋結節　50
前十字靱帯　397
前縦隔　81
前縦靱帯　294
前床突起　520
前心臓静脈　96
前正中線　66
前脊髄静脈　307
前脊髄動脈　307
前脊柱管枝　299
前仙腸靱帯　212
前足部　379
前体幹上肢筋群　437
前大腿筋群　344
前大脳動脈　536
前庭階　606
前庭球　273
前庭神経　606, 682
前庭神経節　605, 682
前庭靱帯　642
前庭水管　604
前庭窓　602
前庭ヒダ　643
前庭膜　606
前庭迷路　604
前頭蓋窩　520
前頭骨　516
　　眼窩板　520
　　眼窩部　547
前頭神経　564
前頭洞　597
前頭突起, 頬骨　548
前頭鼻管　595
前頭縫合　516
前頭面　3
前頭稜　520
前内側小葉　238
前捻角, 大腿骨　329
前皮枝　62
前腓骨頭靱帯　401
前迷走神経幹　148, 187, 688
前毛様体動脈　566
前立腺　236

前立腺管　238
前立腺峡部　237
前立腺静脈叢　230，238
前立腺神経叢　235
前立腺前部　234
前立腺洞　238
前立腺被膜　236
前弯　281
前腕　420，464
前腕筋膜　432
前腕正中皮静脈　436

そ

ゾウゲ質　579
鼡径鎌　129
鼡径管　128
鼡径溝　125
鼡径三角　123
鼡径靱帯　120
　　中点　118
鼡径靱帯後隙　128，348
粗線　329
僧帽筋　442，630
僧帽細胞　669
僧帽弁　90
総肝管　174
総頸動脈　626
総腱輪　559
総指伸筋腱　486
総指伸筋・示指伸筋の腱鞘　467
総掌側指動脈　483
総胆管　166，175
総腸骨動脈　197
総腸骨リンパ節　182，226
総腓骨神経　363
臓側胸膜　70
臓側骨盤筋膜　218
臓側板，精巣鞘膜　130
臓側腹膜　119，136
足　379
足根　324
足根関節　406
足根骨　332
足底　325，379
足底筋　371
足底筋膜　379
足底腱膜　379
足底静脈網　385
足底中足動脈　385
足底部　325，379
足背　325，379

足背静脈弓　25，339
足背静脈網　385
足背動脈　367，381
足背部　379
足部　325
足部母趾球　379
側角　36
側頭下窩　569
側頭窩　516，569
側頭筋　569
側頭筋膜　569
側頭骨岩様部　519
側頭骨鱗部　519
側頭突起，頬骨　516
側頭部　569
側脳室　534
側副靱帯　499
側弯　282

た

多裂筋　313
唾液　588
唾液腺　588
体幹上肢筋群　421
体性運動線維　33
体性感覚線維　33
体性神経系　28，30
対抗筋　21
対側　4
大陰唇　272
大円筋　442
大胸筋　437
大結節　424，429
大口蓋孔　519，581
大口蓋神経　579
大口蓋動脈　581，595
大後頭孔　519
大後頭直筋　315
大骨盤　210
大坐骨孔　214，219，355
大耳介神経　545，620
大十二指腸乳頭　167
大静脈孔　191
大静脈洞　87
大心臓静脈　96
大腎杯　179
大前髄節動脈　307
大前庭腺　273
大唾液腺　588
大腿外側皮神経　196
大腿管　350

大腿筋膜　257，337
大腿筋膜張筋　355
大腿脛骨関節　394
大腿骨　324，329
大腿骨頸　329
大腿骨頸靱帯　390
大腿骨体　329，336
大腿骨頭　329
大腿骨頭窩　329
大腿三角　348
大腿四頭筋　344
大腿四頭筋腱　345
大腿膝蓋関節　394
大腿鞘　350
大腿静脈　339，353
大腿神経　196，349
大腿深動脈　352
大腿前区画　344
大腿直筋　344
大腿動脈　352
大腿二頭筋短頭　357
大腿二頭筋長頭　357
大腿部　324
大腿方形筋　355
大腿方形筋枝　359
大腿輪　351
大腿輪中隔　351
大大脳静脈　536
大腸　157
大転子　329，336
大殿筋　355
大殿リンパ節　361
大動脈弓　102，108
大動脈口　90
大動脈前庭　90
大動脈前リンパ節　130
大動脈洞　90
大動脈弁　90
大動脈裂孔　108，191
大内臓神経　145，153，187
大内転筋　347
大脳　531
大脳鎌　524
大脳縦裂　524
大脳静脈　536
大脳動脈輪　536
大脳半球　531
大嚢　138
大鼻翼軟骨　594
大伏在静脈　337，339
大網　137

大腰筋　194	恥骨体　209	中足骨　332
大翼　519	恥骨大腿靭帯　390	中足骨体　337
大菱形筋　442	恥骨腟　241	中足部　379
大菱形骨　426，430	恥骨直腸筋　214	中大脳動脈　536
大弯　148，152	恥骨尾骨筋　214	中直腸静脈　264
第1中足骨　332	恥骨膀胱靭帯　218	中直腸動脈　250
第1中足骨頭　337	恥骨稜　209	中殿筋　355
第1背側中足動脈　385	緻密質　10	中殿皮神経　359
第2中足骨　332	腟　241	中頭蓋窩　520
第2背側中足動脈　385	腟円蓋　241	中脳　531
第3背側中足動脈　385	腟口　273	中脳水道　534
第4背側中足動脈　385	腟静脈叢　241	中鼻道　595
第5中足骨粗面　332	腟前庭　241，273	中副腎動脈　182
胆管　166，175	腟動脈　230	中膜　22
胆管括約筋　167	中咽頭収縮筋　651	虫垂　160
胆膵管膨大部　167	中腋窩線　66	虫垂間膜　160
胆嚢　175	中隔縁柱　89	虫垂動脈　160
胆嚢窩　175	中肝静脈　172	虫部　534
胆嚢肝三角　176	中間外側核　36	虫様筋　482
胆嚢管　174	中間結腸リンパ節　161	肘窩　462
胆嚢静脈　176	中間腱　624	肘関節　499
胆嚢動脈　175	中間広筋　345	肘筋　458
短後毛様体動脈　566	中間指節皮線　486	肘正中皮静脈　436
短骨　11	中間神経　677	肘頭　425
短趾伸筋　381	中間層筋，前腕　465	肘頭窩　424
短掌筋　482	中間背筋　310	肘頭腱下包　501
短足底靭帯　410	中頸神経節　636	肘頭腱内包　501
短内転筋　347	中結腸動脈　161	肘頭皮下包　501
短腓骨筋　367	中結腸リンパ節　161	肘リンパ節　437
短母指外転筋　479	中甲状腺静脈　638	長後毛様体動脈　566
短母指屈筋　482	中硬膜動脈　529	長骨　11
短母趾伸筋　381	中篩骨洞　597	長指屈筋　465
短毛様体神経　564	中耳　602	長趾屈筋　373
弾性円錐　642	中軸骨格　9	長掌筋　464
弾性動脈　24	中軸線　341	長掌筋腱　489
	中膝動脈　363	長足底靭帯　409
ち	中手　426	長内転筋　347
恥骨　209，325	中手球隙　479	長腓骨筋　367
恥骨下角　210	中手骨　426，430	長母指外転筋　479
恥骨下枝　209	中手骨底　426	長母指屈筋　465，479
恥骨間円板　212	中手骨頭　426	長母指伸筋　467
恥骨弓　209	中縦隔　81	長母趾屈筋　373
恥骨筋　344	中心窩　556	長毛様体神経　564
恥骨結合　125，212，324	中心小窩　556	腸間膜　137
恥骨結節　125，209	中心上腸間膜リンパ節　155	腸間膜根　155
恥骨後隙　218	中心臓静脈　96	腸間膜動脈間神経叢　187，222
恥骨枝　325	中心リンパ節　448	腸間膜リンパ節　155
恥骨櫛　209	中神経幹　448	腸脛靭帯　337
恥骨櫛靭帯　128	中枢神経系　28，29	腸骨　208，325
恥骨上枝　209	中節骨　426	腸骨下腹神経　196
恥骨前立腺靭帯　218	中節骨頭　430	腸骨窩　209

腸骨筋　194
腸骨鼡径神経　196，274
腸骨体　209，325
腸骨大腿靱帯　390
腸骨恥骨靱帯　127，128
腸骨尾骨筋　214
腸骨翼　208，325
腸骨リンパ節　182，361
腸骨稜　125，209，325
腸腰筋　194，344
腸腰靱帯　212
腸リンパ本幹　198
跳躍靱帯　409
蝶下顎靱帯　576
蝶形骨　519
　　　大翼　548
蝶形骨棘　519
蝶形骨洞　597
蝶形骨稜　522
蝶口蓋動脈　595
蝶篩陥凹　595
直筋　559
直筋制動靱帯　563
直静脈洞　527
直精細管　130
直腸　162，250
直腸横ヒダ　250
直腸肛門結合　263
直腸後隙　218
直腸子宮窩　241，250
直腸静脈　177，250
直腸静脈叢　250
直腸傍陥凹　250
直腸傍リンパ節　226，250
直腸膀胱窩　250
直腸膀胱中隔　218，250
直腸膨大部　250
直動脈　155

つ

ツチ骨　602
ツチ骨柄　602
ツチ骨頸　602
ツチ骨頭　602
椎間円板　280，293
椎間関節　212，294
椎間結合　212
椎間孔　282
椎間静脈　299
椎弓　282
椎弓根　282

椎弓板　282
椎孔　282
椎骨　280
椎骨中線　66
椎骨動脈　536，633
椎切痕　282
椎前筋　631
椎前神経節　36，187
椎前葉，深頸筋膜　616
椎体　282
椎体鈎状関節　294
椎体静脈　299
椎傍神経節　36
蔓状静脈叢　130，246

て

テント切痕　524
手くび　425，478
底側　4
底側踵舟靱帯　409
底側踵立方靱帯　410
釘植　17
転子間線　329
転子間稜　329
転子包　356
伝導路　29
殿筋大腿包　356
殿溝　336
殿部　324，355
殿部滑液包　356

と

トルコ鞍　520
豆状骨　425，430
豆状突起　602
頭蓋　516
頭蓋冠　516
頭蓋底　516
頭頂　519
頭頂結節　519
頭半棘筋　313
頭板状筋　310
頭皮　523
頭部　516
橈骨　425
橈骨窩　424
橈骨頸　425
橈骨神経　460
橈骨神経溝　424
橈骨切痕　425
橈骨粗面　425

橈骨体　425
橈骨頭　425
橈骨動脈　472
橈骨輪状靱帯　499，503
橈側手根屈筋　464
橈側手根屈筋腱　489
橈側縦皮線　486
橈側皮静脈　436
同側　4
洞房結節　97
洞房結節枝　94
動眼神経　673
動静脈吻合　26
動脈　24
動脈アーケード　155
動脈円錐　89
動脈管索　103
動脈周囲神経叢　37，145，155，
　　　162，223
導出静脈　529
瞳孔　553
瞳孔括約筋　553
瞳孔散大筋　555

な

ナジオン　516
内陰部静脈　274，361
内陰部動脈　274，361
内果　330
内眼角　549
内脚　128
内胸動脈　58，82，633
内頸静脈　543，628
内頸動脈　527，536，627
内肛門括約筋　263
内後頭隆起　522
内後頭稜　522
内喉頭筋　644
内耳　603
内耳神経　605，682
内耳道　522，606
内終糸　306
内精筋膜　129
内鼡径輪　128
内臓運動線維　34
内臓遠心性線維　34
内臓感覚線維　34
内臓求心性線維　34，223
内臓神経　37
内側下膝動脈　363
内側顆　329，336

内側眼瞼交連　549
内側眼瞼靱帯　551
内側弓状靱帯　191, 193
内側楔状骨　337
内側広筋　345
内側臍ヒダ　122
内側膝蓋支帯　346
内側種子骨　337
内側縦足弓　412
内側上顆　424, 429
内側上膝動脈　363
内側上腕筋間中隔　432
内側上腕皮神経　434
内側靱帯　406
内側線維中隔　479
内側前腕皮神経　434
内側鼡径窩　123
内側足底神経　381
内側足底動脈　385
内側側副靱帯　397
　　　肘関節　499
内側大腿回旋動脈　352, 391
内側頭　457
内側二頭筋溝　459
内側半月　397
内側板　519
内側腓腹皮神経　363
内側翼突筋　571
内腸骨静脈　223
内腸骨動脈　197, 223, 230
内腸骨リンパ節　226
内直腸静脈叢　250
内椎骨静脈叢　299, 307
内転筋管　348
内転筋結節　336
内転筋腱裂孔　347
内頭蓋底　520
内尿道括約筋　229
内尿道口　229, 232
内腹斜筋　120
内分泌腺層　638
内閉鎖筋　214, 355
内閉鎖筋枝　359
内膜　22
内リンパ　604
内リンパ管　604
内リンパ嚢　605
内肋間筋　60
内肋間膜　60
軟口蓋　581
軟骨　10

軟骨性結合　17
軟骨内骨化　12
軟骨膜　10
軟膜　30, 524, 529

に

ニューロン　29
　　　節後　35
　　　節前　35
二次骨化中心　13
二次弯曲　281
二頭筋腱溝　424, 429
二腹筋　19
肉柱　89
肉様筋　129, 131
肉様膜　131
乳管　57
乳管洞　57
乳歯　579
乳腺　56
乳腺小葉　57
乳頭　57, 68
乳頭筋　89
乳突洞口　602
乳突壁　602
乳ビ管　155
乳ビ槽　28, 110, 172, 198
乳房　56, 68
乳房間溝　68
乳房後隙　56
乳房提靱帯　57
乳様突起　518
乳輪　57, 68
乳輪下リンパ管叢　58
尿管　179, 226
　　　静脈　182
　　　動脈　182
尿管口　230
尿管周囲被膜　178
尿生殖三角　254
尿道　232, 234
尿道圧迫筋　259
尿道海綿体　265
尿道海綿体部　265
尿道隔膜部　234, 265
尿道球　267
尿道球腺　239
尿道球腺管　239
尿道球内窩　265
尿道舟状窩　265
尿道腺　265

尿道前立腺部　234
尿道腔括約筋　241, 259
尿道傍腺　233

の

脳　29, 531
脳神経　30, 662
脳神経 I →嗅神経
脳神経 II →視神経
脳神経 III →動眼神経
脳神経 IV →滑車神経
脳神経 V →三叉神経
脳神経 V_1 →眼神経
脳神経 V_2 →上顎神経
脳神経 V_3 →下顎神経
脳神経 VI →外転神経
脳神経 VII →顔面神経
脳神経 VIII →内耳神経
脳神経 IX →舌咽神経
脳神経 X →迷走神経
脳神経 XI →副神経
脳神経 XII →舌下神経
脳神経核　668
脳脊髄液　30, 524
脳底動脈　536
嚢状陥凹　503

は

ハムストリング　357
破裂孔　522
馬尾　305
背側　4
背側角　29
背側結節　425
背側骨間筋　483
背側根　33
背側趾静脈　339
背側趾動脈　385
背側中足静脈　385
背側中足動脈　385
肺　71
肺間膜　70
肺胸膜　70
肺腔　68
肺根　70, 72
肺静脈　73, 89
肺神経叢　76, 103
肺尖　71
肺動脈　73
肺動脈幹　73
肺動脈弁　89

肺胞　73
肺胞管　73
肺胞嚢　73
肺門　73
肺リンパ節　75
排出管　552
排尿筋　229
白交通枝　36
白質　29
白線　120
白膜　130, 265
薄筋　347
反回神経　636
反転鼡径靱帯　128
半奇静脈　111
半規管　604
半棘筋　313
半月線　125
半月弁尖　89
半月裂孔　595
半腱様筋　357
半膜様筋　357
伴行静脈　459
板状筋　310

ひ

ヒラメ筋　371
ヒラメ筋腱弓　371
皮下組織　8
　　下肢　337
皮膚支帯　8
皮膚分節　33, 63, 341, 434
披裂喉頭蓋靱帯　643
披裂軟骨　642
被覆筋膜　8, 119
脾静脈　164
脾腎ヒダ　164
脾臓　28, 166
　　神経　164
脾動脈　164
脾門　164
腓骨　324, 330
腓骨頸　336
腓骨頭　330, 336
腓骨動脈　367, 374
腓側交通枝　363
腓腹　324
腓腹筋　371
腓腹交通枝　363
腓腹神経　363, 374
尾骨　280

尾骨神経　219
尾骨神経叢　219
尾状葉　171
眉弓　516
鼻　594
鼻腔　594
鼻口蓋神経　579
鼻甲介　516
鼻根　594
鼻中隔軟骨　594
鼻粘膜　594
鼻背　594
鼻毛様体神経　564
鼻翼　594
鼻涙管　552, 595
表皮　8

ふ

ブドウ膜　553
ブレグマ　519
プテリオン　518
ふくらはぎ　324
不規則骨　11
不対神経節　36, 222
付属骨格　9
付属肢骨格　421
浮遊肋　48
伏在神経　349
伏在裂孔　337
副横隔神経　622
副交感神経(系)　35, 148, 168, 223
副交感神経線維　157, 160, 591
副交感仙骨部出力路　40
副交感頭部出力路　40
副神経　690
副神経脊髄根　619, 630
副腎　182
副腎静脈　182
副腎髄質　37, 182
副腎動脈　182
副腎皮質　182
副膵管　167
副半奇静脈　73, 112
副鼻腔　597
腹横筋　120
腹腔　118
腹腔神経節　36
腹腔神経叢　148, 153, 176
腹腔動脈　153
腹腔リンパ節　145

腹骨盤腔　118
腹骨盤内臓神経　161, 167, 183
腹側角　29
腹側根　33
腹大動脈　196
腹直筋　121
腹直筋鞘　120
腹部自律神経叢　187
腹膜　136, 214, 244
腹膜液　136
腹膜下器官　136
腹膜外器官　136
腹膜外脂肪　120
腹膜陥凹　138
腹膜間膜　137
腹膜腔　136
腹膜後器官　136
腹膜垂　157
腹膜内器官　136
腹膜ヒダ　138
噴門　148
噴門口　148, 152
噴門切痕　148
分界溝　87, 584
分界線　208
分界稜　87

へ

平滑筋　18
平行筋　19
平衡聴覚器　603
平衡斑　605, 682
閉鎖管　221
閉鎖筋膜　214
閉鎖孔　209
閉鎖神経　196, 219, 353
閉鎖動脈　353
閉鎖膜　214
壁側胸膜　70
壁側筋膜　119
壁側骨盤筋膜　218
壁側板，精巣鞘膜　130
壁側腹膜　136
片側　4
辺縁動脈　161
扁桃神経　653
扁桃洞　650
扁桃動脈　652
扁平骨　11

ほ

歩行周期　386
母指球　430, 478
母指球筋群　479
母指球隙　479
母指対立筋　482
母指内転筋　479
母趾　379
方形回内筋　465, 466
方形葉　171
包皮　267
包皮小帯　267
縫工筋　344
房室結節　97
房室結節枝　94
房室束　97
紡錘状筋　19
膀胱　229
膀胱外側靱帯　218
膀胱頸　229
膀胱三角　229
膀胱子宮窩　244
膀胱床　229
膀胱上窩　122
膀胱静脈叢　230
膀胱垂　230
膀胱尖　229
膀胱体　229
膀胱底　229
膨大部　682
　　　半規管　605
膨大部稜　605

ま

膜内骨化　12
膜迷路　604
末梢神経系　30
末節骨　427

み

ミエリン　29
ミエリン鞘　29
味蕾　584
眉間　516
脈絡叢　536
脈絡膜　553
脈絡毛細管板　553, 566

む

無漿膜野　138
無髄神経線維　30

め

迷走神経　103, 153, 160, 167, 629
　　下神経節　688
　　上神経節　688
迷走神経幹　145
迷路壁　602

も

毛細血管　26
毛細血管床　26
毛細胆管　174
毛様体　553
毛様体筋　556
毛様体神経節　564, 677
毛様体突起　553
盲孔　520
盲腸　158
網　137
網嚢　138, 149
網嚢孔　138
網膜　555
網膜虹彩部　555
網膜視部　555
網膜中心静脈　556
網膜中心動脈　556
網膜毛様体部　555
網膜盲部　555
門静脈系　177
門脈大循環吻合　177
門脈三つ組　171

ゆ

有郭乳頭　584
有鈎骨　426
有鈎骨鈎　426
有髄神経線維　30
有頭骨　426
幽門　148, 152
幽門管　148
幽門口　148
幽門洞　148
幽門部　148, 152
幽門リンパ節　148, 153
遊脚相　386

よ

葉気管支　73
葉状乳頭　584
葉動脈　73
腰筋筋膜　193

腰神経　195
腰神経叢　196
腰仙角　280
腰仙関節　212
腰仙骨神経幹　196, 219
腰仙膨大　305
腰椎槽　306
腰動脈　197
腰内臓神経　161, 245
腰内臓神経叢　187
腰部肋骨　54
腰部弯曲　281
腰方形筋　194
腰リンパ節　136, 245, 361
腰リンパ本幹　198
翼口蓋窩　572, 589
翼口蓋神経節　582, 680
翼上顎裂　572
翼状靱帯　298
翼状突起　519
翼突管神経　591
翼突筋静脈叢　573
翼突鈎　583

ら

ラセン器　606
ラセン神経節　682
ラセン靱帯　605
ラセンヒダ　175
ラムダ　518
ラムダ縫合　519
卵円窩　87
卵円孔　522
卵管　245
卵管間膜　243
卵管峡部　246
卵管采　246
卵管子宮口　246
卵管腹腔口　246
卵管膨大部　246
卵管漏斗　246
卵形嚢　604
卵形嚢斑　605
卵巣　246
卵巣間膜　243
卵巣采　246
卵巣静脈　246
卵巣提索　243
卵巣動脈　223, 246

り

リンパ　26, 578
リンパ管　14, 28, 579
　　肝臓　172
　　口蓋扁桃　652
　　腎臓　182
　　副腎　182
リンパ管叢　28, 192, 436
リンパ球　28
リンパ小節　584
リンパ節　28
リンパ組織　28
梨状陥凹　651
梨状筋　214, 355
梨状口　516
立脚相　386
立方骨　332
立方骨粗面　332
立毛筋　8
両側　4
菱形靱帯　493
輪筋　19
輪状咽頭部　653
輪状気管靱帯　642
輪状甲状関節　641
輪状声帯膜　642
輪状軟骨　641
輪状披裂関節　642
輪帯　390

る

涙器　552
涙丘　551
涙湖　549
涙小管　552
涙腺　552
涙腺窩　548
涙腺神経　564
涙点　551
涙乳頭　551
涙囊窩　548
涙囊溝　548

れ

裂　531
裂孔靱帯　128
連結　16
連嚢管　605

ろ

肋下隙　50
肋下神経　62, 192
肋下動脈　108, 196
肋間隙　48, 50, 60
肋間上腕神経　434
肋間静脈　111
肋間神経　62, 192
肋間動脈　108
肋頸動脈　635
肋骨　48
肋骨烏口膜　432
肋骨横隔洞　70, 164
肋骨下平面　118
肋骨弓　68
肋骨挙筋　313
肋骨溝　48, 62
肋骨縦隔洞　70
肋骨切痕　53
肋骨面　421
肋鎖靱帯　492
肋軟骨　48, 50

わ

腕神経叢　434, 448
　　──の根　619
腕頭静脈　102, 622
腕頭動脈　103, 632

欧文索引

A

Adamkiewicz 動脈　307
Auerbach 神経叢　188
abdminopelvic cavity　118
abdominal aorta　196
abdominal autonomic plexus　187
abdominal cavity　118
abdominal ostium　246
abdominopelvic splanchnic nerve　161, 167, 183
abducent nerve　677
abductor pollicis brevis　479
abductor pollicis longus　479
accessory hemi-azygos vein　73, 112
accessory pancreatic duct　167
accessory phrenic nerve　622
acetabular fossa　390
acetabular labrum　388
acetabulum　209, 325
acromial angle　429
acromial end　421
acromioclavicular joint　429, 492
acromioclavicular ligament　492
acromion　424
adductor brevis　347
adductor canal　348
adductor hiatus　347
adductor longus　347
adductor magnus　347
adductor pollicis　479
adductor tubercle　336
aditus to mastoid antrum　602
agonist　21
ala
　── of ilium　208, 325
　── of nose　594
alar ligament　298
alimentary canal　651
alimentary layer　649
alveolar arch of maxilla　519
alveolar duct　73
alveolar nerve　579
alveolar process　516
alveolar sac　73
ampulla　153, 246, 605, 682
　── of ductus deferens　236
ampullary crest　605

anal canal　250, 263
anal column　263
anal sinus　263
anal triangle　254
anal valve　263
anatomical neck of humerus　424
anatomical snuff box　430
anconeus　458
angle
　── of declination　329
　── of eye　549
　── of inclination　329
angular artery　540
angular incisure　148, 152
angular vein　543
ankle　324
ankle joint　406
anococcygeal body　214, 263
anococcygeal nerve　219
anorectal flexure　250
anorectal junction　263
ansa cervicalis　620
antagonist　21
antebrachial fascia　432
anterior atlanto-occipital membrane　296
anterior axillary fold　445
anterior axillary line　66
anterior axio-appendicular muscle　437
anterior cardiac vein　96
anterior cerebral artery　536
anterior chamber　556
anterior ciliary artery　566
anterior clinoid process　520
anterior commissure　272
anterior compartment
　── of arm　432
　── of leg　365
　── of thigh　344
anterior cranial fossa　520
anterior cruciate ligament　397
anterior cutaneous branch　62
anterior ethmoidal artery　595
anterior ethmoidal cell　597
anterior ethmoidal nerve　595
anterior gray horn　29
anterior intermuscular septum　338
anterior interosseous nerve　472

anterior interventricular branch　96
anterior jugular vein　636
anterior ligaments of head of fibula　401
anterior longitudinal ligament　294
anterior median line　66
anterior mediastinum　81
anterior radicular artery　307
anterior ramus　33, 305
anterior root　33
anterior sacro-iliac ligament　212
anterior scrotal branch　131, 265
anterior scrotal nerve　133, 265
anterior spinal artery　307
anterior spinal vein　307
anterior sternoclavicular ligament　492
anterior superior iliac spine　125, 209, 335
anterior surface　237
anterior talofibular ligament　406
anterior thigh muscle　344
anterior tibial artery　363, 367
anterior tibiofibular ligament　401
anterior tibiotalar part　407
anterior vagal trunk　148, 187, 688
anterior vertebral canal branch　299
anterior vertebral muscle　631
anteromedial lobule　238
anular ligament of radius　499, 503
anulus fibrosus　293
anus　263
aortic hiatus　108, 191
aortic orifice　90
aortic sinus　90
aortic valve　90
aortic vestibule　90
apex
　── of bladder　229
　── of heart　87
　── of lung　71
　── of orbit　548
　── of patella　329
　── of tongue　584
apex beat　87
apical foramen　579

apical lymph node 437, 448
aponeurosis 120
appendicular artery 160
appendicular skeleton 9
aqueous humor 556
arachnoid granulation 527
arachnoid mater 30, 524, 529
arachnoid trabeculae 306, 529
arch of aorta 102, 108
arcuate line 121, 208
arcuate popliteal ligament 397
areola 57, 68
arm 420, 456
arrector muscle of hairs 8
arterial arcade 155
arteriole 22, 25
arteriovenous anastomosis 26
artery 24
　　—— of diaphragm 192
　　—— of ductus deferens
　　　　130, 236
　　—— to sciatic nerve 359
　　—— to ureter 182
articular capsule 294
articular cartilage 10, 388
articular disc 492, 503, 575
articular facet 283
articular process 283
articular surface 283, 329
　　—— of knee joint 394
articular tubercle 575
articularis genus 345
ary-epiglottic ligament 643
arytenoid cartilage 642
ascending aorta 90
ascending colon 160
ascending pharyngeal artery 627
atlanto-occipital joint 296
atrioventricular bundle 97
atrioventricular nodal branch 94
atrioventricular node 97
atrium 87
auditory ossicle 602
auricle 600
auriculotemporal nerve 545
autonomic nervous system 34,
　　183
axial line 341
axial skeleton 9
axilla 445
axillary artery 64, 446

axillary fascia 432
axillary fossa 432, 445
axillary lymph node 58, 127,
　　437
axillary process 56
axillary vein 58, 446
axio-appendicular muscle 421
axon 29
azygos vein 73, 111, 177

B
bare area 138
　　—— of liver 170
base
　　—— of heart 87
　　—— of metacarpal bone 426
　　—— of phalanx 427
　　—— of stapes 602
basilar artery 536
basilar membrane 606
basilic vein 436
basivertebral vein 299
biceps brachii 456
biceps brachii tendon 464
bicipital aponeurosis 456
bicipital groove 424, 429, 464
bifurcation of trachea 73
bilateral 4
bile canaliculi 174
bile duct 166, 175
bladder bed 229
body
　　—— of bladder 229
　　—— of femur 329
　　—— of ilium 209, 325
　　—— of incus 602
　　—— of ischium 209
　　—— of pancreas 166
　　—— of penis 267
　　—— of phalanx 427
　　—— of pubis 209
　　—— of sternum 53, 68
　　—— of stomach 148
　　—— of talus 336
　　—— of tongue 584
　　—— of uterus 242
bony ampulla 604
bony labyrinth 603
brachial artery 459, 472
brachial fascia 432
brachial plexus 434, 448

brachial vein 459
brachialis 456
brachiocephalic trunk 103, 632
brachiocephalic vein 102, 622
brain 29, 531
breast 56, 68
bregma 519
broad ligament of uterus 243
bronchial branch 73
bronchial tree 73
bronchial vein 73
bronchomediastinal lymphatic
　　trunk 58, 76
bronchopulmonary lymph node
　　75
bronchopulmonary segment 73
buccal gland 578
buccal nerve 573
buccinator 538
bulb
　　—— of penis 267
　　—— of vestibule 273
bulbar conjunctiva 549
bulbo-urethral gland 239
bulbospongiosus 241, 266
bursa 9
buttocks 324

C
Calot 三角 176
calcaneal tendon 371
calcaneal tuberosity 332, 337
calcaneocuboid joint 409
calcaneofibular ligament 406
calcaneus 332
calf 324
calvaria 516
canal for tensor tympani 602
capillary 26
capillary bed 26
capillary lamina 553, 566
capitate 426
capitulum of humerus 424
capsule
　　—— of lens 556
　　—— of prostate 236
cardia 148
cardiac cycle 97
cardiac notch 71
cardiac orifice 152
cardiac plexus 98, 103

cardiac striated muscle　18
cardial notch　148
cardial orifice　148
cardinal ligament　218
cardiovascular system　22
carina of trachea　80
carotid body　627
carotid branch　627
carotid sheath　616
carotid sinus　627
carotid triangle　630
carotid wall　602
carpal bone　425
carpal tunnel　432，485
cartilage　10
cartilaginous joint　17
cauda equina　305
caudate lobe　171
caval opening　191
cavernous sinus　527
cecum　158
celiac ganglion　36
celiac lymph node　145
celiac plexus　148，153，176
celiac trunk　153
cell body　29
cement　579
central lymph node　448
central nervous system　28，29
central retinal artery　556
central retinal vein　556
central superior mesenteric lymph node　155
central tendon　190
cephalic arterial branch　37
cephalic vein　436
cerebellar fossa　522
cerebellomedullary cistern　534
cerebellum　531
cerebral aqueduct　534
cerebral arterial circle　536
cerebral hemisphere　531
cerebral vein　536
cerebrospinal fluid　30，524
cerebrum　531
cervical canal　240
cervical curvature　281
cervical enlargement　305
cervical esophagus　653
cervical pleura　70
cervical plexus　434，620

cervical portion of sympathetic trunk　636
cervical rib　54
cervical sympathetic ganglion　636
cervicoaxillary canal　445
cervicodorsal trunk　622
cervicothoracic ganglion　636
cervix of uterus　242
check ligament　563
cheek　578
chiasmatic cistern　536
choana　519，649
chorda tympani　575
choroid　553
choroid plexus　536
ciliary body　553
ciliary ganglion　564，677
ciliary gland　549
ciliary muscle　556
ciliary part of retina　555
ciliary process　553
circular muscle　19
circulatory system　22
circumflex branch　96
cisterna chyli　28，110，172，198
clavicle　67，421
clavicular head　437，443，616
clavicular lymph node　448
clavicular notch　50
clavipectoral fascia　432
clavipectoral triangle　437，443
clitoris　272
clivus　522
coccygeal nerve　219
coccygeal plexus　219
coccyx　280
cochlea　603
cochlear aqueduct　604
cochlear duct　603
cochlear labyrinth　605
cochlear nerve　606，682
colic vein　177
collar bone　421
collateral ligament　499
colon　160
common carotid artery　626
common fibular nerve　363
common flexor sheath　483
common hepatic duct　174

common iliac artery　197
common iliac lymph node　182，226
common palmar digital artery　483
common peroneal nerve　363
common tendinous ring　559
compact bone　10
compressor urethrae　259
concentric contraction　21
concha of auricle　600
conducting system of heart　97
condyle of humerus　424
confluence of sinus　525
conjoint tendon　129
conjunctival sac　549
conoid ligament　493
contralateral　4
conus arteriosus　89
conus elasticus　642
conus medullaris　302
convergent muscle　19
coraco-acromial arch　496
coraco-acromial ligament　496
coracobrachialis　456
coracoclavicular ligament　493
coracohumeral ligament　496
coracoid process　424，429
cornea　553
corneal limbus　553
corneoscleral junction　553
corniculate cartilage　643
corona of gland　267
coronal plane　3
coronal suture　519
coronary artery　94
coronary ligament　397
coronary sinus　87，96
coronoid fossa　424
coronoid process　425
corpus cavernosum of clitoris　272
corpus cavernosum penis　265
corpus of clitoris　272
corpus spongiosum penis　265
costal cartilage　48，50
costal groove　48，62
costal margin　68
costal notch　53
costal surface　421
costocervical trunk　635
costoclavicular ligament　492

costocoracoid membrane 432
costodiaphragmatic recess 70, 164
costomediastinal recess 70
cranial base 516
cranial nerve 30, 662
cranial parasympathetic outflow 40
craniosacral division 35
cranium 516
cremaster muscle 129
cremasteric artery 130, 131
cremasteric fascia 129
crest of spine of scapula 429
cribriform fascia 337
cribriform plate 669
—— of ethmoidal bone 520
crico-arytenoid joint 642
cricoid cartilage 641
cricopharyngeal part 653
cricothyroid joint 641
cricotracheal ligament 642
cricovocal membrane 642
crista galli 520
crista terminalis 87
crown 579
cruciate ligament 397
—— of atlas 296
crura of diaphragm 191
crural fascia 337
crus of penis 267
crux of heart 94
cubital fossa 462
cubital lymph node 437
cuboid 332
cuneiform cartilage 643
cystic artery 175
cystic duct 174
cystic vein 176
cystohepatic triangle 176

D

dartos fascia 131
dartos muscle 129, 131
deciduous teeth 579
deep artery
—— of arm 459
—— of thigh 352
deep cervical fascia 614
deep cervical lymph node 543
deep dorsal vein of penis 269

deep external pudendal artery 131
deep facial vein 543
deep fascia 8, 337
—— of leg 337
—— of penis 265
deep fibular nerve 365, 381
deep iliac circumflex artery 197
deep infrapatellar bursa 400
deep inguinal lymph node 265, 340
deep inguinal ring 128
deep layer 465
deep lingual vein 584
deep lymphatic plexus 75
deep lymphatic vessel 127, 340, 437
deep membranous layer 119
deep palmar arch 484
deep pectoral fascia 56
deep perineal fascia 257
deep perineal nerve 263
deep perineal pouch 257
deep peroneal nerve 365, 381
deep petrosal nerve 592
deep plantar arch 385
deep plantar artery 385
deep popliteal lymph node 363
deep temporal vein 543
deep vein 340
deglutition 649
deltoid 442
deltoid fascia 432
deltopectoral groove 437
deltopectoral lymph node 437
deltopectoral triangle 437, 443
dendrite 29
dental alveoli 578
dental arch or arcade 578
dental plexus 579
denticulate ligament 306
dentine 579
dermatome 33, 63, 341
dermis 8
descending aorta 103
descending colon 161
descending thoracic lymphatic trunk 199
detrusor 229
diaphragm 149, 189
diaphragma sellae 525

diaphragmatic aperture 191
diaphragmatic lymph node 192
diaphysis 13
diencephalon 531
digastric muscle 19, 624
dilator pupillae 555
distal 4
distal digital crease 486
distal phalanx 427
distal radio-ulnar joint 503
dorsal artery
—— of clitoris 262
—— of foot 381
—— of penis 262
dorsal digital artery 385
dorsal digital vein 339
dorsal gray horn 29
dorsal interossei 482
dorsal metatarsal artery 385
dorsal metatarsal vein 385
dorsal nerve
—— of clitoris 262
—— of penis 262
dorsal ramus 305
dorsal region of foot 379
dorsal root 33
dorsal scapular artery 635
dorsal tubercle 425
dorsal venous arch of foot 25, 339
dorsal venous network 385
—— of hand 436
dorsalis pedis artery 367, 381
dorsum 4
—— of foot 325, 379
—— of nose 594
—— of tongue 584
dorsum sellae 522
double arch of aorta 113
duct
—— of bulbo-urethral gland 239
—— of epididymis 130
ductus deferens 130, 236
ductus reuniens 605
duodenal artery 153
duodenal cap 153
duodenojejunal flexure 152
duodenojejunal junction 151
duodenum 151
dura mater 30, 524

dura-arachnoid interface 306
dural infolding 524
dural root sheath 306
dural sac 306
dural venous sinus 525

E

ear 599
eccentric contraction 21
efferent ductule 130
ejaculatory duct 236
elastic artery 24
elbow joint 499
emissary vein 529
enamel 579
endo-abdominal fascia 119
endocardium 85
endochondral ossification 12
endocrine layer 638
endolymph 604
endolymphatic duct 604
endolymphatic sac 605
endometrium 243
endomysium 21
endoneurium 30
endopelvic fascia 218
endothoracic fascia 68
epicardium 82, 85
epicolic lymph node 161
epidermis 8
epididymis 130
epigastric fossa 68
epiglottic cartilage 642
epiglottis 642
epimysium 21
epineurium 30
epiphysial artery 14
epiphysial line 13
epiphysial plate 13
epiphysial rim 282
epiphysis 13
episcleral space 553
epitympanic recess 602
equatorial branch 299
erector spinae 310
esophageal branch 145
esophageal hiatus 110, 144, 191
esophageal plexus 103
esophageal vein 145
esophagogastric junction 144

esophagus 108, 110, 144, 653
ethmoidal bone 548
ethmoidal bulla 595
ethmoidal cell 597
excretory duct 552
extensor compartment of arm 432
extensor digitorum brevis 381
extensor expansion 467
extensor hallucis brevis 381
extensor indicis 467
extensor pollicis longus 467
extensor retinaculum 337, 432, 466
external acoustic meatus 518
external acoustic opening 518
external anal sphincter 263
external carotid artery 627
external carotid nerve plexus 545
external ear 600
external iliac artery 197
external iliac lymph node 226, 340, 361
external inguinal ring 128
external intercostal membrane 60
external intercostal muscle 60
external jugular vein 543, 622, 630
external laryngeal nerve 647
external nose 594
external oblique 120, 125
external occipital protuberance 518
external opening of carotid canal 520
external os of uterus 242
external palatine vein 652
external periosteal layer of dura mater 524
external pudendal artery 265
external rectal venous plexus 250
external spermatic fascia 129
external urethral orifice 233, 265
external urethral sphincter 241, 258
external vertebral venous plexus 299, 307
extraperitoneal fat 120

extraperitoneal organ 136
extrinsic back muscle 310
extrinsic laryngeal muscle 644
eyeball 553
eyelash 549
eyelid 549

F

face 538
facet joint 294
facial artery 540, 578, 628
facial muscle 538
facial nerve 540, 677
facial vein 543
falciform ligament 168
falciform margin 337
false rib 48
falx cerebelli 525
falx cerebri 524
fascia lata 257, 337
fascial compartment 337
fascial plane 9
fascial sheath of eyeball 553
fat body of ischio-anal fossa 261
femoral artery 352
femoral canal 350
femoral nerve 196, 349
femoral region 324
femoral ring 351
femoral septum 351
femoral sheath 350
femoral triangle 348
femoral vein 339, 353
femoropatellar articulation 395
femorotibial articulation 394
femur 324, 329
fibrous capsule 638
fibrous joint 16
fibrous layer 390
——— of eyeball 553
fibrous pericardium 81
fibrous ring 100
fibrous sheath of digit of hand 479
fibrous skeleton of heart 100
fibrous sling 624
fibrous trigone 100
fibula 324, 330
fibular artery 367, 374
fibular collateral ligament 397
fibularis brevis 367

fibularis longus   367
filiform papilla   584
filum terminale externum   306
filum terminale internum   306
fimbria   246
fissure   531
　　——for ligamentum venosum   171
　　——for round ligament   171
fixator   21
flaccid part   601
flat bone   11
flexor carpi radialis   464
flexor carpi ulnaris   464
flexor compartment of arm   432
flexor digitorum longus   373, 465
flexor digitorum profundus   465
flexor digitorum superficialis   465
flexor hallucis longus   373
flexor pollicis brevis   479
flexor pollicis longus   479
flexor retinaculum   432
floating rib   48
foliate papilla   584
foot   379
foot region   325
foramen caecum   520
foramen caecum of tongue   584
foramen lacerum   522
foramen magnum   519
foramen ovale   522
foramen rotundum   522
foramen spinosum   522
forearm   420, 464
forefoot   379
foreskin   267
fossa
　　——for lacrimal gland   548
　　——for lacrimal sac   548
fovea centralis   556
fovea for ligament of head   329
foveola   556
frenulum
　　——of clitoris   272
　　——of labia minora   272
　　——of prepuce   267
　　——of tongue   584
frontal bone   516
frontal crest   520
frontal nerve   564

frontal plane   3
frontal process of zygomatic bone   548
frontal sinus   597
frontal suture   516
frontonasal duct   595
fundiform ligament of penis   267
fundus   148
　　——of bladder   229
　　——of stomach   152
　　——of uterus   242
fungiform papilla   584
fusiform muscle   19

G
Galen 静脉   536
Guyon 管   485
gait cycle   386
gallbladder   175
gallbladder fossa   175
ganglion   30
ganglion impar   36, 222
gastric artery   148
gastric canal   148
gastric lymph node   148
gastro-omental artery   148
gastro-omental lymph node   148
gastrocnemius   371
gastrocolic ligament   138
gastroduodenal artery   153, 175
gastrointestinal tract   143
gastrophrenic ligament   138
gastrosplenic ligament   138
gemellus inferior   355
gemellus superior   355
genicular anastomosis   363
geniculate ganglion   680
geniculum of facial nerve   680
genital branch   130, 133
genitofemoral nerve   130, 133, 196, 274
gingiva   579
glabella   516
glans of clitoris   272
glans penis   267
glenohumeral joint   495
glenohumeral ligament   496
glenoid cavity   424
glenoid labrum   495
glossopharyngeal nerve   545, 629, 682

glottis   643
gluteal bursa   356
gluteal fold   336
gluteal lymph node   361
gluteal region   324, 355
gluteofemoral bursa   356
gluteus maximus   355
gluteus medius   355
gluteus minimus   355
gomphosis   17
gracilis   347
gray matter   29
gray ramus communicans   37
great anterior segmental medullary artery   307
great auricular nerve   545, 620
great cardiac vein   96
great cerebral vein   536
great saphenous vein   337, 339
great toe   379
greater curvature   148, 152
greater omentum   137
greater palatine artery   581, 595
greater palatine foramen   519, 581
greater palatine nerve   579
greater pelvis   210
greater sac   138
greater sciatic foramen   214, 219, 355
greater splanchnic nerve   145, 153, 187
greater trochanter   329, 336
greater tubercle   424, 429
greater vestibular gland   273
greater wing   519
　　——of sphenoid   548
groove for radial nerve   424
gyrus   531

H
Hesselbach 三角   123
Hunter 管   348
hamate   426
hamstrings   357
hand   420, 478
handle of malleus   602
hard palate   581
haustra   157
head   516
　　——of femur   329
　　——of fibula   330, 336

―― of humerus   424
―― of malleus   602
―― of metacarpal bone   426
―― of middle phalanx   430
―― of pancreas   166
―― of phalanx   427
―― of proximal phalanx   430
―― of radius   425
―― of talus   332, 336
―― of ulna   425
heart   85
heel   379
heel region   379
heel strike   386
helicotrema   605
helix   600
hemi-azygos vein   111
hepatic artery   171
hepatic lymph node   167
hepatic nerve plexus   173
hepatic portal vein   153, 164
hepatic segment   171
hepatoduodenal ligament   138
hepatogastric ligament   138
hepatopancreatic ampulla   167
hepatorenal recess   168
hilum   164
―― of lung   73
―― of spleen   164
hindfoot   379
hip
hip bone   208, 325
hip joint   388
hip region   324
hook of hamate   426
horizontal fissure   71
horizontal plate of palatine bone   519
horn   29
humeral lymph node   437, 448
humerus   424
hymen   273
hymenal caruncle   273
hyo-epiglottic ligament   642
hyoid bone   614
hyoid muscle   624
hypogastric nerve   188, 222
hypogastric plexus   222
hypogastric sheath   218
hypoglossal canal   522

hypoglossal nerve   585, 629, 691
hypophysial fossa   520
hypothenar eminence   478
hypothenar muscle   482

I
ileal orifice   158
ileocecal junction   155
ileocolic artery   160, 161
ileocolic lymph node   155, 161
ileocolic vein   160, 161
ileum   155
iliac
iliac crest   125, 209, 325
iliac fossa   209
iliac lymph node   182, 361
iliacus   194
ilio-inguinal nerve   196, 274
iliococcygeus   214
iliofemoral ligament   390
iliohypogastric nerve   196
iliolumbar ligament   212
iliopsoas   194, 344
iliopubic tract   127, 128
iliotibial tract   337
ilium   208, 325
incisive fossa   519, 581
incus   602
inferior alveolar artery   579
inferior alveolar nerve   573
inferior articular process   283
inferior bulb of jugular vein   629
inferior cervical cardiac nerve   636
inferior cervical ganglion   636
inferior clunial nerve   359
inferior conjunctival fornix   549
inferior constrictor   651
inferior deep cervical lymph node   638
inferior dental plexus   573
inferior epigastric artery   127, 197
inferior esophageal sphincter   144
inferior extensor retinaculum   365
inferior ganglion   688
inferior gluteal artery   361
inferior gluteal nerve   219, 359
inferior gluteal vein   361
inferior hypogastric nerve   188
inferior hypogastric plexus   222

inferior labial artery   540
inferior laryngeal nerve   647
inferior laryngeal vein   644
inferior lateral cutaneous nerve of arm   434
inferior lateral genicular artery   363
inferior medial genicular artery   363
inferior mediastinum   81
inferior mesenteric artery   162
inferior mesenteric ganglion   162
inferior mesenteric lymph node   161, 198, 252
inferior mesenteric plexus   161, 187
inferior mesenteric vein   161
inferior nasal meatus   595
inferior nuchal line   518
inferior ophthalmic vein   566
inferior orbital fissure   516
inferior pancreaticoduodenal artery   153, 167
inferior parathyroid gland   638
inferior petrosal sinus   529
inferior phrenic artery   192
inferior phrenic lymph node   58
inferior pubic ligament   212
inferior pubic ramus   209
inferior radio-ulnar joint   503
inferior recess   138
inferior rectal artery   250, 262
inferior rectal nerve   262
inferior rectal vein   264
inferior sagittal sinus   527
inferior suprarenal artery   182
inferior tarsus   549
inferior temporal line   516
inferior thoracic aperture   48
inferior thyroid artery   638
inferior thyroid notch   641
inferior thyroid vein   638
inferior tibiofibular ligament   401
inferior tracheobronchial lymph node   97
inferior transverse ligament   401
inferior trunk   448
inferior ulnar collateral artery   459
inferior vesical artery   230
inferolateral lobule   238

inferolateral surface   237
inferomedial   4
inferoposterior lobule   237
infra-orbital artery   566, 578
infra-orbital foramen   516
infra-orbital nerve   578
infraclavicular lymph node   437, 448
infracolic compartment   138
infraglottic cavity   643
infrahyoid muscle   624
infrapatellar fat pad   396
infraspinatus   442
infraspinous fossa   421
infrasternal angle   68
infratemporal fossa   569
infratrochlear nerve   564
infundibulum   246
inguinal canal   128
inguinal falx   129
inguinal groove   125
inguinal ligament   120
inguinal triangle   123
innermost intercostal muscle   60
interatrial septum   87
intercarpal joint   505
intercavernous sinus   527
interclavicular ligament   492
intercostal nerve   62, 192
intercostal space   48, 50, 60
intercostobrachial nerve   434
intercrural fiber   128
intermammary cleft   68
intermaxillary suture   516
intermediate   234
intermediate colic lymph node   161
intermediate extrinsic back muscle   310
intermediate hepatic vein   172
intermediate layer   465
intermediate nerve   677
intermediate part of urethra   265
intermediate right colic lymph node   161
intermediate tendon   624
intermediolateral cell column   36
intermesenteric plexus   187, 222
intermuscular septa   8
internal acoustic meatus   522, 606

internal anal sphincter   263
internal branch of superior laryngeal nerve   586
internal carotid artery   527, 536, 627
internal ear   603
internal iliac artery   197, 223, 230
internal iliac lymph node   226
internal iliac vein   223
internal inguinal ring   128
internal intercostal membrane   60
internal intercostal muscle   60
internal jugular vein   543, 629
internal laryngeal nerve   644
internal meningeal layer of dura mater   524
internal oblique   120
internal occipital crest   522
internal occipital protuberance   522
internal pudendal artery   274, 361
internal pudendal vein   274, 361
internal rectal venous plexus   250
internal spermatic fascia   129
internal surface of cranial base   520
internal thoracic artery   58, 82, 633
internal urethral orifice   229, 232
internal urethral sphincter   229
internal vertebral venous plexus   299, 307
interosseous membrane   330
interosseous sacro-iliac ligament   212
interosseous talocalcaneal ligament   409
interosseous tibiofibular ligament   401
interpeduncular cistern   536
interpubic disc   212
interspinal   313
interspinous ligament   296
intertendinous connection   467
intertransversarii   313
intertrochanteric crest   329
intertrochanteric line   329
intertubercular sulcus   424, 429
interventricular foramen   534

interventricular septal branch   95
interventricular septum   89
intervertebral disc   280, 293
intervertebral foramen   282
intervertebral joint   212
intervertebral vein   299
intestinal lymphatic trunk   198
intrabulbar fossa   265
intramembranous ossification   12
intraperitoneal organ   136
intratendinous olecranon bursa   501
intrinsic back muscle   310
intrinsic laryngeal muscle   644
investing fascia   8, 119
investing layer of deep cervical fascia   614
ipsilateral   4
iridial part of retina   555
iridocorneal angle   556
iris   553
irregular bone   11
ischial bursa   356
ischial spine   209
ischial tuberosity   209, 336
ischio-anal fossa   261
ischiocavernosus   266
ischiofemoral ligament   390
ischiopubic ramus   209, 325
ischium   209, 325
isometric contraction   20
isotonic contraction   21
isthmus   246, 638, 641
—— of prostate   237
—— of uterus   242

J

jejunum   155
joint   16
joint capsule   294, 395, 492, 575
jugular foramen   519, 522
jugular lymphatic trunk   655
jugular notch   50, 429, 630
jugular venous arch   636
jugular wall   602
jugulodigastric lymph node   652
juxta-intestinal lymph node   155

K

kidney   178
knee joint   394

knee region 324
kyphosis 281

L

Louis 角 53
Luschka 孔 534
labial gland 578
labium majus 272
labium minus 272
labyrinthine wall 602
lacrimal apparatus 552
lacrimal canaliculus 552
lacrimal caruncle 551
lacrimal gland 552
lacrimal groove 548
lacrimal lake 549
lacrimal nerve 564
lacrimal papilla 551
lacrimal punctum 551
lacteal 155
lactiferous duct 57
lactiferous sinus 57
lacunar ligament 128
lambda 518
lambdoid suture 519
lamina 282, 641
large intestine 157
laryngeal cavity 643
laryngeal inlet 642
laryngeal prominence 641
laryngeal saccule 643
laryngeal ventricle 643
laryngeal vestibule 643
laryngopharynx 650
larynx 641
lateral aperture 534
lateral arcuate ligament 191
lateral atlanto-axial joint 296
lateral axillary lymph node 437
lateral band 467
lateral circumflex femoral artery 352, 391
lateral compartment of leg 367
lateral condyle 329, 336
lateral cricothyroid ligament 642
lateral crura 128
lateral cutaneous branch 62
lateral cutaneous nerve
 —— of forearm 434
 —— of thigh 196
lateral epicondyle 424, 429

lateral femoral intermuscular septum 337
lateral fibrous septum 479
lateral geniculate body 671
lateral head 457
lateral horn 36
lateral inguinal fossa 123
lateral intermuscular septum of arm 432
lateral lacunae 527
lateral ligament 406, 576
 —— of bladder 218
 —— of rectum 219
lateral longitudinal arch 412
lateral malleolus 330
lateral meniscus 397
lateral nasal artery 540
lateral nasal cartilage 594
lateral palpebral commissure 549
lateral palpebral ligament 551
lateral patellar retinaculum 346
lateral plantar artery 385
lateral plantar nerve 381
lateral pterygoid 570
lateral pterygoid plate 519
lateral rectus 677
lateral sesamoid bone 337
lateral sural cutaneous nerve 363
lateral tarsal artery 381
lateral thoracic artery 58
lateral thyrohyoid ligament 641
lateral umbilical fold 122
lateral ventricle 534
lateral vertebral muscle 631
latissimus dorsi 442
least splanchnic nerve 187
left aortic sinus 96
left atrium 89
left brachiocephalic vein 102
left bundle 97
left colic artery 161
left colic flexure 161
left common carotid artery 103, 626
left coronary artery 96
left gastric artery 145
left gastric lymph node 145
left gastric vein 145
left hepatic duct 174
left hepatic vein 172
left inferior phrenic artery 145

left inferior phrenic vein 192
left internal jugular vein 199
left main bronchus 73
left marginal artery 96
left marginal vein 96
left ovarian vein 197, 246
left paracolic gutter 161
left phrenic nerve 106, 192
left pulmonary surface 87
left recurrent laryngeal nerve 106, 636
left renal vein 197
left sagittal fissure 171
left subclavian artery 103, 632
left subclavian vein 199
left suprarenal vein 182
left testicular 197
left testicular vein 130
left vagus nerve 106
left venous angle 28, 102
left ventricle 90
leg 365
leg region 324
lens 556
lenticular process 602
leptomeninx 524, 529
lesser curvature 148, 152
lesser occipital nerve 620
lesser omentum 138
lesser palatine artery 582
lesser palatine foramina 519, 582
lesser palatine nerve 582
lesser pelvis 210
lesser sciatic foramen 219, 355
lesser sciatic notch 262
lesser splanchnic nerve 153
lesser supraclavicular fossa 616
lesser trochanter 329
lesser tubercle 424, 429
lesser vestibular gland 273
lesser wing 519
levator palpebrae superioris 559
levator scapulae 442
levator veli palatini 583
levatores costarum 313
lexor pollicis longus 465
ligament
 —— of head of femur 390
 —— of ovary 243
ligamenta flava 296
ligamentum arteriosum 103

ligamentum venosum　171
limbal plexus　556
linea alba　120
linea aspera　329
linea terminalis　208
lingual artery　586, 627
lingual branch　691
lingual nerve　575, 680
lingual papilla　584
lingual septum　585
lingual tonsil　652
lingula　71
lip　578
little toe　379
liver　168
lobar artery　73
lobar bronchus　73
lobe　638
lobule
　——of auricle　600
　——of mammary gland　57
long bone　11
long ciliary nerve　564
long head　456, 457
　——of biceps femoris　357
long plantar ligament　409
long posterior ciliary artery　566
longitudinal arch of foot　412
longitudinal band　296
longitudinal cerebral fissure　524
lordosis　281
lower limb　324
lower thoracic splanchnic nerve　112, 187
lumbar artery　197
lumbar cistern　306
lumbar curvature　281
lumbar lymph node　136, 245, 361
lumbar lymphatic trunk　198
lumbar plexus of nerve　196
lumbar rib　54
lumbar spinal nerve　195
lumbar splanchnic nerve　161, 245
lumbar splanchnic plexus　187
lumbosacral angle　280
lumbosacral enlargement　305
lumbosacral joint　212
lumbosacral trunk　196, 219
lumbrical　482

lunate　425
lunate surface　388
lung　71
lymph　26, 578
lymph node　28
lymphatic plexus　28, 192, 436
lymphatic vessel　28, 579
　——of liver　172
lymphocyte　28
lymphoid nodule　584
lymphoid organ　28

M

Magendie 孔　534
Monro 孔　534
Morrison 窩　168
macula　556
　——of saccule　605
　——of utricle　605
maculae　605, 682
main bronchus　73
main pancreatic duct　166
major alar cartilage　594
major calice　179
major duodenal papilla　167
major salivary gland　588
malleus　602
mammary gland　56
mandible　516
mandibular canal　577
mandibular fossa　519, 575
mandibular nerve　538, 677
mandibular symphysis　516
mandibular tooth　516
manubriosternal joint　50
manubrium　50
　——of sternum　421
marginal artery　161
mastoid process　518
mastoid wall　602
maxilla　516, 548
maxillary artery　571
maxillary nerve　538, 677
maxillary ostium　597
maxillary sinus　597
maxillary tooth　516
medial angle of eye　549
medial arcuate ligament　191, 193
medial bicipital groove　459
medial circumflex femoral artery　352, 391

medial condyle　329, 336
medial crura　128
medial cuneiform　337
medial cutaneous nerve
　——of arm　434
　——of forearm　434
medial epicondyle　424, 429
medial fibrous septum　479
medial head　457
medial inguinal fossa　123
medial intermuscular septum of arm　432
medial ligament　407
medial longitudinal arch　412
medial malleolus　330
medial meniscus　397
medial palpebral commissure　549
medial palpebral ligament　551
medial patellar retinaculum　346
medial plantar artery　385
medial plantar nerve　381
medial pterygoid　571
medial pterygoid plate　519
medial sesamoid bone　337
medial sural cutaneous nerve　363
medial umbilical fold　122
median antebrachial vein　436
median aperture　534
median arcuate ligament　191
median atlanto-axial joint　296
median band　467
median cricothyroid ligament　642
median cubital vein　436
median nerve　459
median plane　3, 118
median sacral artery　197, 223
median sagittal plane　3
median thyrohyoid ligament　641
median umbilical fold　122
median umbilical ligament　122
median vein of forearm　436
mediastinal branch　108
mediastinum　68, 80
　——of testis　130
medulla oblongata　302, 531
membranous labyrinth　604
membranous wall　602
meningeal branch　691
　——of spinal nerve　300
meninges　30

meniscus of knee joint   397
mental artery   578
mental foramen   516
mental nerve   575
mental protuberance   516
mesenteric lymph node   155
mesentery   137
meso-appendix   160
mesometrium   243
mesosalpinx   243
mesovarium   243
metacarpal   426, 430
metacarpus   426
metaphysial artery   14
metaphysis   13
metatarsal   332
metopic suture   516
midaxillary line   66
midbrain   531
midclavicular line   66
midclavicular plane   118
middle cardiac vein   96
middle cerebral artery   536
middle cervical ganglion   636
middle clunial nerve   359
middle colic artery   161
middle colic lymph node   161
middle constrictor   651
middle cranial fossa   520
middle digital crease   486
middle ear   602
middle ethmoidal cell   597
middle genicular artery   363
middle mediastinum   81
middle meningeal artery   529
middle nasal meatus   595
middle part of laryngeal cavity   643
middle phalanx   427
middle rectal artery   250
middle rectal vein   264
middle suprarenal artery   182
middle thyroid vein   638
middle trunk   448
midfoot   379
midinguinal point   118
midline groove of tongue   584
midsternal line   66
midvertebral line   66
minor calice   179
minor duodenal papilla   167

mitral cell   669
mitral valve   90
modiolus   603
motor unit   21
mucosa   594
multifidus   313
muscle fiber   21
muscle tone   20
muscular artery   25
muscular process   642
musculocutaneous nerve   460
musculophrenic artery   192
musculophrenic vein   192
musculus uvulae   583
myelin   29
myelin sheath   29
myelinated nerve fiber   30
myeloid tissue   28
myocardium   21, 85
myometrium   243
myotome   34, 63

N

nares   594
nasal cavity   594
nasal concha   516
nasal septum   516
nasion   516
nasociliary nerve   564
nasolacrimal duct   552, 595
nasopalatine nerve   579
nasopharynx   649
navicular   332
navicular fossa   265
neck   579
―― of bladder   229
―― of femur   329
―― of fibula   336
―― of glans   267
―― of malleus   602
―― of pancreas   166
―― of radius   425
―― of scapula   424
nerve   14
―― of liver   173
―― of pterygoid canal   591
―― of spleen   164
―― to ascending colon   161
―― to obturator internus   359

―― to quadratus femoris   359
nerve root   33
nerve rootlet   33
neural layer   555
neurocranium   516
neuroglia   29
neurolemma   30
neuron   29
nipple   57, 68
nonvisual retina   555
nose   594
nuchal ligament   296
nucleus   29
―― of cranial nerve   668
nucleus pulposus   293
nutrient artery   14
nutrient canal   330
nutrient foramen   14, 330

O

Oddi 括約筋   167
oblique fissure   71
oblique pericardial sinus   82
oblique popliteal ligament   397
obliquus capitis inferior   315
obliquus capitis superior   315
obturator artery   353
obturator canal   221
obturator externus   347
obturator fascia   214
obturator foramen   209
obturator internus   214, 355
obturator membrane   214
obturator nerve   196, 219, 353
occipital artery   543, 623, 627
occipital bone   519
occipital condyle   519
occipital sinus   527
occipital triangle   630
occipital vein   543
occiput   518
oculomotor nerve   673
olecranon   425
olecranon fossa   424
olfactory bulb   594, 669
olfactory nerve   669
olfactory receptor neuron   669
olfactory region   594
olfactory tract   669
omental appendices   157

omental bursa 138, 149
omental foramen 138
omentum 137
omohyoid 624
opening of coronary sinus 87
ophthalmic artery 566
ophthalmic nerve 538, 677
opponens pollicis 482
optic canal 516, 670
optic chiasm 670
optic cup 558
optic disc 555, 670
optic nerve 563, 670
optic part of retina 555
optic tract 670
optic vesicle 558
ora serrata 556
oral cavity 576
oral cavity proper 578
oral fissure 576
oral region 576
oral vestibule 578
orbicularis oculi 538
orbicularis oris 538
orbit 547
orbital part of frontal bone 547
orbital plate of frontal bone 520
orbital septum 551
orbitomeatal plane 516
oropharynx 578, 649
osseous spiral lamina 605
otic capsule 603
otic ganglion 573
oval fossa 87
oval window 602
ovarian artery 223, 246
ovarian fimbria 246
ovarian vein 246
ovary 246

P

Purkinje 線維 97
palate 581
palatine aponeurosis 581
palatine bone 548
palatine process of maxilla 519
palatine tonsil 581, 650
palatoglossal arch 581, 650
palatoglossus 583
palatopharyngeal arch 581, 650
palatopharyngeus 583, 651

palm 4
palmar aponeurosis 432, 479
palmar carpal ligament 464
palmar interossei 483
palmar ligament 467
palmar metacarpal artery 484
palmaris brevis 482
palmaris longus 464
palpebral conjunctiva 549
pampiniform plexus 130, 246
pancreas 149, 166
pancreatic artery 167
pancreatic vein 167
pancreaticoduodenal lymph node 148
pancreaticosplenic lymph node 148, 164, 167
papillary muscle 89
para-umbilical vein 177
para-urethral gland 233
paracolic gutter 138
paracolic lymph node 161
parallel muscle 19
paranasal sinus 597
paranephric fat 178
pararectal fossa 250
pararectal lymph node 226, 250
parasternal line 67
parasternal lymph node 58
parasympathetic division 35
parasympathetic fiber 157, 223, 591
parasympathetic nerve 168
parasympathetic nerve fiber 160
parasympathetic nerve supply 148
parathyroid gland 638
parathyroid vein 638
paratracheal lymph node 638
paravertebral ganglion 36
parietal eminence 519
parietal layer of tunica vaginalis 130
parietal pelvic fascia 218
parietal peritoneum 119, 136
parietal pleura 70
parotid bed 545
parotid duct 545
parotid gland 545, 588
parotid plexus 680
parotid sheath 545

patella 329, 336
patellar ligament 345
pecten pubis 209
pectinate line 263
pectinate muscle 87
pectineal ligament 128
pectineus 344
pectoral fascia 432
pectoral girdle 420
pectoral lymph node 448
pectoralis major 437
pectoralis minor 437
pedicle 282
pelvic cavity 208
pelvic diaphragm 214
pelvic fascia 218
pelvic floor 214
pelvic girdle 208, 324
pelvic inlet 208
pelvic outlet 208
pelvic pain line 223
pelvic splanchnic nerve 162, 222, 245
pelvic venous plexus 225
pelvic viscera 226
pelvirectal space 219
pelvis 208
penis 265
pennate muscle 19
perforating artery 352
perforating branch 385
perforating vein 339, 436
peri-uretic fascia 178
periarterial plexus 37, 145, 155, 162, 223
pericardiacophrenic artery 82, 192
pericardiacophrenic vein 192
pericardial artery 108
pericardial cavity 82
pericardial sac 81
pericardium 81
perichondrium 10
perilymph 604
perimetrium 242
perimysium 21
perineal artery 131, 262
perineal body 254
perineal branch 133
perineal fascia 257
perineal membrane 254

perineal nerve   262
perineal raphe   265
perineal region   208, 254
perinephric fat   178
perineum   208, 254
perineurium   30
periorbita   549
periosteal branch   299
periosteal bud   13
periosteal nerve   14
periosteum   10
peripheral nerve   30
peripheral nervous system   30
perirenal fat capsule   178
peristalsis   21
peritoneal cavity   136
peritoneal fluid   136
peritoneal fold   138
peritoneal ligament   137
peritoneal recess   138
peritoneum   136, 214, 244
permanent teeth   579
peroneal artery   374
petrous part   519
phalange   332
phalanx   332
pharyngeal recess   649
pharyngeal tonsil   649
pharyngo-esophageal junction   653
pharyngobasilar fascia   650
pharyngotympanic tube   602, 603
pharynx   649
phasic contraction   20
philtrum   578
phrenic lymph node   173
phrenic nerve   106, 620
phrenicocolic ligament   161
pia mater   30, 524, 529
pigmented layer   555
piriform aperture   516
piriform fossa   651
piriformis   214, 355
pisiform   425, 430
plantar aponeurosis   379
plantar calcaneocuboid ligament   410
plantar calcaneonavicular ligament   409
plantar fascia   379

plantar metatarsal artery   385
plantar region   325, 379
plantar venous network   385
plantaris   371
platysma   614
pleura   70
pleural cavity   70
pleural recess   70
pleural reflection   70
plica semilunaris   551
pons   531
pontocerebellar cistern   534
popliteal artery   363
popliteal fascia   363
popliteal fossa   363
popliteal lymph node   340
popliteal vein   363
popliteus   373
porta hepatis   170
portal triad   171
portal venous system   177
portosystemic anastomose   177
posterior aortic sinus   90
posterior atlanto-occipital membrane   296
posterior auricular artery   543, 627
posterior auricular vein   543
posterior axillary fold   445
posterior axillary line   66
posterior axio-appendicular muscle   442
posterior border of ulna   429
posterior cerebral artery   536
posterior chamber   556
posterior clinoid process   520
posterior commissure   272
posterior compartment
—— of arm   432
—— of leg   371
posterior cranial fossa   522
posterior cruciate ligament   397
posterior cutaneous nerve
—— of arm   434
—— of forearm   434
—— of thigh   133, 274, 359
posterior ethmoidal artery   595
posterior ethmoidal cell   597
posterior gray horn   29
posterior intercostal artery   108
posterior intercostal vein   111

posterior intermuscular septum   338
posterior interventricular brach   95
posterior labial nerve   274
posterior ligament of head of fibula   401
posterior longitudinal ligament   294
posterior median furrow   291
posterior median line   66
posterior mediastinal lymph node   112, 173
posterior mediastinum   108
posterior meniscofemoral ligament   397
posterior nasal aperture   519
posterior radicular artery   307
posterior ramus   33, 305
posterior retinacular artery   352
posterior root   33
posterior sacro-iliac ligament   212
posterior scrotal branch   131, 265
posterior scrotal nerve   133, 265
posterior spinal artery   307
posterior spinal vein   307
posterior sternoclavicular ligament   492
posterior superior iliac spine   209, 336
posterior superior pancreatico-duodenal artery   175
posterior superior pancreatico-duodenal vein   175
posterior surface   237
posterior talofibular ligament   406
posterior tibial artery   363, 374
posterior tibiofibular ligament   401
posterior tibiotalar part   407
posterior vagal trunk   148, 187, 688
posterior vein of left ventricle   96
posterior vertebral canal branch   299
postganglionic neuron   35
postglenoid tubercle   576
postsynaptic neuron   35
postsynaptic sympathetic fiber   37

pre-aortic lymph node   130
prechiasmatic sulcus   522
preganglionic neuron   35
prelaryngeal lymph node   638
preprostatic urethra   234
prepuce   267
—— of clitoris   272
presynaptic neuron   35
presynaptic sympathetic fiber   37, 155
pretracheal layer of deep cervical fascia   616
pretracheal lymph node   638
prevertebral ganglion   36
prevertebral layer of deep cervical fascia   616
prevertebral muscle   631
prevertebral sympathetic ganglia   187
primary curvature   281
primary ossification center   13
prime mover   21
profunda brachii artery   459
pronation   503
pronator quadratus   465, 466
pronator teres   464
proper palmar digital artery   484
prostate   236
prostatic duct   238
prostatic plexus   235
prostatic sinus   238
prostatic urethra   234
prostatic venous plexus   230, 238
proximal   4
proximal digital crease   486
proximal phalanx   426
proximal radio-ulnar joint   503
psoas fascia   193
psoas major   194
pterion   518
pterygoid hamulus   583
pterygoid process   519
pterygoid venous plexus   573
pterygomaxillary fissure   572
pterygopalatine fossa   572, 589
pterygopalatine ganglion   582, 680
pterygopalatine part of maxillary artery   592
pubic arch   209
pubic branch   325

pubic crest   209
pubic symphysis   125, 212, 324
pubic tubercle   125, 209
pubis   209, 325
pubococcygeus   214
pubofemoral ligament   390
puboprostatic ligament   218
puborectalis   214
pubovaginalis   241
pubovesical ligament   218
pudendal canal   262
pudendal cleft   272
pudendal nerve   219, 359
pudendum   272
pulmonary alveolus   73
pulmonary artery   73
pulmonary cavity   68
pulmonary ligament   70
pulmonary lymph node   75
pulmonary pleura   70
pulmonary plexus   76, 103
pulmonary trunk   73
pulmonary valve   89
pulmonary vein   73, 89
pulp cavity   579
pupil   553
pyloric antrum   148
pyloric canal   148
pyloric lymph node   148, 153
pyloric orifice   148
pyloric part   148, 152
pylorus   148, 152
pyramidal eminence   603
pyramidalis   121

Q

quadrangular membrane   642
quadrate lobe   171
quadratus femoris   355
quadratus lumborum   194
quadriceps femoris   344
quadriceps tendon   345
quadrigeminal cistern   536

R

radial artery   472
radial collateral ligament   499
radial fossa   424
radial groove   424
radial longitudinal crease   486
radial nerve   460

radial notch   425
radial styloid process   425
radial tuberosity   425
radicular vein   307
radius   425
ramus   209
—— of ischium   325
ramus communicans   63
raphe
—— of penis   265
—— of scrotum   265
rectal ampulla   250
rectal vein   177, 250
rectal venous plexus   250
rectosigmoid junction   250
recto-uterine pouch   241, 250
rectovesical pouch   250
rectovesical septum   218, 250
rectum   162, 250
rectus abdominis   121
rectus capitis posterior major   315
rectus capitis posterior minor   315
rectus femoris   344
rectus sheath   120
recurrent laryngeal nerve   636
reflected inguinal ligament   128
reflexive contraction   20
regional anatomy   2
renal artery   179, 182
renal fascia   178
renal hilum   179
renal lymphatic vessel   182
renal nerve plexus   183
renal papilla   179
renal pelvis   179
renal pyramid   179
renal sinus   179
renal vein   179
respiratory region   594
respiratory bronchiole   73
respiratory layer   641
rete testis   130
retina   555
retinaculum   9
retinacular artery   390
retinacular ligament   467
retro-inguinal space   128, 348
retrobulbar fat   547
retromammary space   56
retromandibular vein   543

retroperitoneal organ   136
retropharyngeal space   616
retropubic space   218
retrorectal space   218
rhomboid major   442
rhomboid minor   442
rib   48
right aortic sinus   94
right arch of aorta   113
right atrioventricular orifice   87
right atrium   87
right auricle   87
right brachiocephalic vein   102
right branch   89
right bundle   97
right colic artery   161
right colic flexure   160
right colic vein   161
right common carotid artery   626
right coronary artery   94
right hepatic artery   175
right hepatic duct   174
right hepatic vein   172
right inferior phrenic vein   192
right lymphatic duct   28, 76, 448
right main bronchus   73
right marginal branch   94
right ovarian vein   246
right paracolic gutter   161
right phrenic nerve   102, 176, 192
right pulmonary surface   87
right recurrent laryngeal nerve   103, 636
right renal artery   182
right sagittal fissure   171
right subclavian artery   632
right suprarenal vein   182
right testicular vein   130
right vagus nerve   103
right venous angle   28, 102, 448
right ventricle   89
rima glottidis   642
root   579
—— of brachial plexus   619
—— of lung   70, 72
—— of mesentery   155
—— of neck   631
—— of nose   594

—— of penis   266
—— of sigmoid mesocolon   161
—— of transverse mesocolon   161
—— of tongue   584
root canal   579
rotator cuff   495
rotator cuff muscle   443
rotatores   313
round ligament
—— of liver   171
—— of uterus   243

S
S 状結腸   161
S 状結腸間膜根   161
S 状結腸直腸移行部   250
S 状結腸動脈   161
S 状静脈洞   527
sacciform recess
—— of distal radio-ulnar joint   503
—— of proximal radio-ulnar joint   503
saccule   604
sacral curvature   281
sacral flexure   250
sacral hiatus   306
sacral lymph node   226
sacral nerve   219
sacral parasympathetic outflow   40
sacral plexus   214, 219
sacral promontory   208
sacral sympathetic trunk   222
sacro-iliac joint   208, 212
sacrococcygeal joint   213
sacrococcygeal ligament   213
sacrospinous ligament   212, 355
sacrotuberous ligament   212, 355
sacrum   208, 280
sagittal plane   3
sagittal suture   519
saliva   588
salivary gland   588
salpingopharyngeal fold   649
salpingopharyngeus   651
saphenous nerve   350
saphenous opening   337
sartorius   344

scala tympani   606
scala vestibuli   606
scalene tubercle   50
scalp   523
scalp proper   523
scaphoid   425
scapula   421, 429
scapular line   67
scapulohumeral muscle   442
sciatic nerve   219, 359
sclera   553
scleral venous sinus   556, 566
scrotum   131, 265
secondary curvature   281
secondary ossification center   13
segment of kidney   182
segmental artery   73, 182
segmental bronchus   73
segmental medullary artery   307
segmental medullary vein   307
sella turcia   520
semicircular canal   604
semicircular duct   604
semilunar cusp   89
semilunar hiatus   595
semilunar lines   125
semimembranosus   357
seminal colliculus   238
seminal gland   236
seminiferous tubule   130
semispinalis   313
semispinalis capitis   313
semispinalis cervicis   313
semispinalis thoracis   313
semitendinosus   357
septal nasal cartilage   594
septomarginal trabecula   89
septum of scrotum   265
serous pericardium   81
serratus anterior   125, 437
sesamoid bone   11
shaft
—— of femur   329, 336
—— of humerus   424
—— of metatarsal   337
—— of phalanx   427
—— of radius   425
—— of ulna   425
short bone   11
short ciliary nerve   564

short head   456
—— of biceps femoris   357
short plantar ligament   410
short posterior ciliary artery   566
shoulder   420
shoulder blade   421
shoulder joint   495
sigmoid artery   161
sigmoid sinus   527
sinu-atrial nodal branch   94
sinu-atrial node   97
sinus venarum   87
sinus venosus   87
skeletal muscle   18
skin ligament   8
small cardiac vein   96
small intestine   151
small saphenous vein   339
smallest cardiac vein   96
smooth muscle   18
soft palate   581
sole   4, 325, 379
soleus   371
somatic motor fiber   33
somatic nervous system   28, 30
somatic sensory fiber   33
spheno-ethmoidal recess   595
sphenoid   519
sphenoidal crest   522
sphenoidal sinus   597
sphenomandibular ligament   576
sphenopalatine artery   595
sphincter
—— of bile duct   167
—— of pancreatic duct   167
sphincter pupillae   553
sphincter urethrovaginalis   241
spinal accessory nerve   619, 630, 690
spinal arachnoid mater   306
spinal branch   299
spinal cord   29, 302
spinal dura mater   306
spinal dural sac   306
spinal ganglion   305
spinal meninge   306
spinal nerve   30, 305
spinal pia mater   306
spine
—— of scapula   421
—— of sphenoid bone   519

spinous process   282
spiral canal of cochlea   603
spiral fold   175
spiral ganglion   682
spiral groove   424
spiral ligament   605
spiral organ   606
splanchnic nerve   37
spleen   28, 164, 166
splenic artery   164
splenic vein   164
splenius capitis   310
splenius cervicis   310
splenius muscle   310
splenorenal ligament   164
spongy bone   10
spongy urethra of urethra   265
spring ligament   409
squamous part   519
stalk of epiglottis   642
stance phase   386
stapedius   602, 603
stapes   602
stellate ganglion   636
sternal angle   53, 67
sternal end   421
sternal head   616
sternoclavicular joint   492
sternocleidomastoid   616, 630
sternocostal head   437
sternocostal triangle   192
sternohyoid   624
sternopericardial ligament   81
sternothyroid   624
sternum   50, 67
stomach   148
stomach bed   149
straight muscle   559
straight sinus   527
straight tubule   130
styloid process   518
stylomandibular ligament   576
stylomastoid foramen   520
stylopharyngeus   651
subacromial bursa   497
subarachnoid cistern   534
subarachnoid space   307, 529
subareolar lymphatic plexus   58
subclavian artery   64, 632
subclavian lymphatic trunk   58, 448

subclavian vein   446, 622
subclavius   437
subcostal artery   108, 196
subcostal nerve   62, 192
subcostal plane   118
subcostal space   50
subcutaneous olecranon bursa   501
subcutaneous prepatellar bursa   400
subcutaneous tissue   8, 337
subendocardial branch   97
subepicardial lymphatic plexus   97
sublingual duct   589
sublingual gland   589
submandibular duct   589
submandibular ganglion   586, 680
submandibular gland   589, 630
submandibular lymph node   545, 630
submental artery   589
submental lymph node   545, 630
submental triangle   630
suboccipital nerve   315
suboccipital region   315
suboccipital triangle   315
subperitoneal organ   136
subphrenic recesses   168
subpubic angle   210
subscapular fossa   421
subscapular lymph node   448
subscapularis   442
subserous fascia   9
subtalar joint   409
subtendinous bursa of subscapularis   497
subtendinous olecranon bursa   501
sulcus   531
sulcus terminalis cordis   87
superciliary arch   516
superficial dorsal vein of penis   269
superficial epigastric vein   177
superficial extrinsic back muscle   310
superficial fascia   337
superficial fatty layer   119
superficial fibular nerve   367

superficial inguinal lymph node　127, 245, 340
superficial inguinal ring　128
superficial investing fascia of perineum　257
superficial layer　464
superficial lymphatic plexus　73
superficial lymphatic vessel　127, 340, 436
superficial palmar arch　483
superficial parotid lymph node　545
superficial perineal nerve　263
superficial perineal pouch　257
superficial peroneal nerve　367
superficial popliteal lymph node　363
superficial temporal artery　540, 543
superficial temporal vein　543
superficial transverse metacarpal ligament　432
superficial transverse perineal muscle　267
superficial vein　339, 385, 459
superior alveolar artery　579
superior alveolar nerve　579
superior appendicular skeleton　421
superior articular process　283
superior bulb of jugular vein　629
superior cervical cardiac nerve　637
superior cervical ganglion　36, 636
superior clunial nerve　359
superior conjunctival fornix　549
superior constrictor　651
superior deep cervical lymph node　638
superior epigastric artery　126
superior extensor retinaculum　365
superior ganglion　688
superior gluteal artery　361
superior gluteal nerve　219, 359
superior gluteal vein　361
superior hypogastric plexus　187, 222
superior labial artery　540, 595
superior laryngeal vein　644

superior lateral cutaneous nerve of arm　434
superior lateral genicular artery　363
superior medial genicular artery　363
superior mediastinum　80, 102
superior mesenteric lymph node　153, 161
superior mesenteric plexus　153, 160
superior mesenteric vein　161
superior nasal meatus　595
superior nuchal line　518
superior oblique　677
superior ophthalmic vein　566
superior orbital fissure　516, 522
superior pancreaticoduodenal artery　153, 167
superior parathyroid gland　638
superior petrosal sinus　527
superior phrenic artery　108, 192
superior pubic ligament　212
superior pubic ramus　209
superior radio-ulnar joint　503
superior recess　138
superior rectal artery　223, 250
superior rectal vein　264
superior root of ansa cervicalis　691
superior sagittal sinus　525
superior suprarenal artery　182
superior tarsal muscle　559
superior tarsus　549
superior temporal line　516
superior thoracic aperture　48, 80
superior thyroid artery　627, 638
superior thyroid notch　641
superior thyroid vein　638
superior tibiofibular joint　401
superior trunk　448
superior ulnar collateral artery　459
superior vena cava　68, 102
superior vesical artery　230
superolateral　4
superomedial lobule　238
supination　503
supinator crest　425
supinator fossa　425
supra-orbital artery　543

supra-orbital foramen　516
supra-orbital margin　516
supra-orbital notch　516
supra-orbital vein　543
supraclavicular lymph node　448
supraclavicular nerve　434, 620
supracolic compartment　138
supraepicondylar ridge　424
suprahyoid muscle　624
suprapatellar bursa　396, 400
suprarenal artery　182
suprarenal cortex　182
suprarenal gland　182
suprarenal lymphatic vessel　182
suprarenal medulla　37, 182
suprarenal vein　182
suprascapular artery　623
suprascapular nerve　619
suprascapular notch　424
supraspinatus　442
supraspinous fosssa　421
supraspinous ligament　296
suprasternal notch　50, 429
supratrochlear artery　543
supratrochlear vein　543
supraventricular crest　89
supravesical fossa　122
sural communicating branch　363
sural nerve　363, 374
surgical neck of humerus　424
suspensory ligament　57
　―― of axilla　432
　―― of ovary　243
　―― of penis　267
suspensory muscle of duodenum　152
sustentaculum tali　332
swing phase　386
sympathetic division　35
sympathetic ganglion　63
sympathetic nerve fiber　130
sympathetic nerve supply　148
sympathetic trunk　63
synapse　29
syndesmosis　17
synergist　21
synovial bursa　497
synovial fold　390
synovial joint　17
synovial membrane　390
　―― of hip joint　390

synovial sheath of digit of hand　483
synovial tendon sheath　466
systemic anatomy　2

T

Treitz 韧带　152
taeniae coli　157
tail of pancreas　166
talocalcaneal joint　409
talocrural region　324
talus　332
tarsal gland　549
tarsus　332
taste bud　584
tectorial membrane　298, 606
teeth　578
tegmental wall　602
temporal fossa　516, 569
temporal process of zygomatic bone　516
temporal region　569
temporalis　569
temporalis fascia　569
temporomandibular joint　575
tendinous arch
　　—— of levator ani　214
　　—— of pelvic fascia　218
　　—— of soleus　371
tendinous cord　89
tendinous intersection　121, 125
tendinous sheath
　　—— of extensor digitorum and extensor indicis　467
tendon
　　—— of extensor digitorum　486
　　—— of flexor carpi radialis　489
　　—— of flexor carpi ulnaris　489
　　—— of flexor digitorum superficialis　489
　　—— of palmaris longus　489
tense part　601
tensor fasciae latae　355
tensor tympani　602
tensor veli palatini　581
tentorial notch　524
tentorium cerebelli　524

teres major　442
teres minor　442
terminal bronchiole　73
terminal sulcus of tongue　584
testicular artery　130
testicular plexus of nerve　130
testicular vein　130
testis　130
thenar eminence　430, 478
thenar muscle　479
thoracic curvature　281
thoracic aorta　64, 103, 108
thoracic aortic plexus　108
thoracic cage　48
thoracic cavity　48
thoracic duct　28, 110, 198, 448, 656
thoracic sympathetic trunk　112, 145
thoracic vertebrae　50
thoracic wall　48
thoraco-acromial artery　58
thoraco-epigastric vein　127
thoracolumbar division　35
thoracolumbar fascia　193, 310
thymus　28, 102
thyro-epiglottic ligament　642
thyrocervical trunk　633
thyrohyoid　624
thyrohyoid membrane　641
thyroid cartilage　641
thyroid gland　638
thyroid ima artery　638
thyroid plexus of vein　638
tibia　324, 330
tibial collateral ligament　397
tibial nerve　363, 373
tibial nutrient artery　374
tibial tuberosity　336
tibialis posterior　373
tibiocalcaneal part　407
tibiofibular syndesmosis　401
tibionavicular part　407
tip of tongue　584
toe　325
tongue　583
tonic contraction　20
tonsillar artery　652
tonsillar lymphatic vessel　652
tonsillar nerve　653
tonsillar ring　652

tonsillar sinus　650
torsion angle　329
torus tubarius　649
trabeculae carneae　89
trachea　106, 647
tracheal ring　641
trachealis　647
tracheobronchial lymph node　76
tracheoesophageal groove　636
tract　29
tragus　600
transtubercular plane　118
transumbilical plane　118
transversalis fascia　119
transverse acetabular ligament　388
transverse arch of foot　412
transverse carpal ligament　432
transverse cervical artery　622
transverse cervical ligament　218
transverse cervical nerve　620
transverse colon　161
transverse facial artery　540
transverse fold of rectum　250
transverse humeral ligament　496
transverse intermuscular septum　338, 371
transverse ligament
　　—— of atlas　296
　　—— of knee　397
transverse mesocolon　138
transverse pericardial sinus　82
transverse plane　3
transverse process　282
transverse sinus　527
transverse tarsal joint　409
transverse thoracic plane　80
transversospinales　313
transversus abdominis　120
trapezium　426, 430
trapezius　442, 630
trapezoid　426
trapezoid ligament　493
triceps brachii　457
triceps brachii tendon　463
triceps surae　371
tricuspid valve　89
trigeminal ganglion　538, 677
trigeminal nerve　538, 677
trigone of bladder　229
triquetrum　425

triradiate cartilage 325
trochanteric bursa 356
trochlea 406
　　　—— of humerus 424
　　　—— of talus 332
trochlear nerve 677
trochlear notch 425
true conjugate 212
true rib 48
tubal tonsil 649
tubercle of scaphoid 425, 430
tuberculum sellae 520
tuberosity
　　　—— of cuboid 332
　　　—— of fifth metatarsal bone 332
　　　—— of navicular 332, 337
　　　—— of ulna 425
tunica adventitia 22
tunica albuginea 130, 265
tunica intima 22
tunica media 22
tunica vaginalis 130
tympanic cavity 602
tympanic cavity proper 602
tympanic membrane 601

U

ulna 424
ulnar artery 472
ulnar collateral ligament 499
ulnar nerve 459
ulnar notch 425
ulnar styloid process 425
umbilicus 125
umbo of tympanic membrane 601
uncinate process 166
unilateral 4
unmyelinated nerve fiber 30
ureter 179, 226
ureteric orifice 230
urethral gland 265
urethrovaginal sphincter 259
urinary bladder 229
urogenital triangle 254
uterine artery 227
uterine horn 242
uterine ostium 246
uterine part 246
uterine tube 245

uterine vein 244
uterine venous plexus 244
uterosacral ligament 243
uterovaginal plexus 245
uterovaginal venous plexus 241
uterus 242
utricle 604
utriculosaccular duct 605
uvula 581
　　　—— of bladder 230

V

vagal trunk 145
vagina 240
vaginal artery 230
vaginal fornix 241
vaginal orifice 273
vaginal venous plexus 241
vagus nerve 103, 153, 160, 167, 629
vallate papilla 584
vas deferens 130
vasa nervorum 34
vasa recta 155
vascular layer of eyeball 553
vastus intermedius 345
vastus lateralis 344
vastus medialis 345
vein 14, 25
　　　—— of ureter 182
venous angle 636
venous sinusoid of liver 177
ventral gray horn 29
ventral ramus 305
ventral root 33
ventricle 87
venule 22
vermiform appendix 160
vermillion border 578
vermis 534
vertebra 280
vertebral arch 282
vertebral artery 536
vertebral body 282
vertebral canal 282
vertebral foramen 282
vertebral notch 282
vertex 519
vesical venous plexus 230
vesico-uterine pouch 244
vestibular aqueduct 604

vestibular fold 643
vestibular ganglion 605, 682
vestibular labyrinth 604
vestibular ligament 642
vestibular membrane 606
vestibular nerve 606, 682
vestibule 273
　　　—— of vagina 240
vestibulocochlear nerve 605, 682
vestibulocochlear organ 603
visceral afferent fiber 34, 223
visceral efferent fiber 34
visceral layer of tunica vaginalis 130
visceral motor fiber 34
visceral pelvic fascia 218
visceral peritoneum 136
visceral pleura 70
visceral sensory fiber 34
viscerocranium 516
visual field 671
vitreous body 557
vitreous humor 557
vocal fold 643
vocal ligament 642
vocal process 642
vomer 519
vorticose vein 566
vulva 272

W

Willis 動脈輪 536
white matter 29
white ramus communicans 36
wrist 425, 478

X

xiphisternal joint 53, 68
xiphoid process 53, 68, 125

Z

zona orbicularis 390
zonular fiber 556
zygapophysial joint 212, 294
zygomatic arch 516
zygomatic bone 516, 548
zygomatic process of temporal bone 516
zygomaticofacial foramen 516

ムーア臨床解剖学 第3版　　定価：本体8,000円＋税

1997年9月 1 日発行　　第1版第1刷
2004年3月24日発行　　第2版第1刷
2016年5月26日発行　　第3版第1刷Ⓒ

著　者　キース L. ムーア
　　　　アン M. R. アガー
　　　　アーサー F. デイリー

監訳者　坂井建雄
　　　　（さかいたつお）

発行者　株式会社 メディカル・サイエンス・インターナショナル
　　　　代表取締役　若松　博
　　　　東京都文京区本郷1-28-36
　　　　郵便番号113-0033　電話(03)5804-6050

印刷：アイワード／装丁・本文デザイン：岩崎邦好デザイン事務所

ISBN 978-4-89592-841-0　C3047

本書の複製権・翻訳権・上映権・譲渡権・公衆送信権(送信可能化権を含む)は(株)メディカル・サイエンス・インターナショナルが保有します。
本書を無断で複製する行為(複写，スキャン，デジタルデータ化など)は，「私的使用のための複製」など著作権法上の限られた例外を除き禁じられています。大学，病院，診療所，企業などにおいて，業務上使用する目的(診療，研究活動を含む)で上記の行為を行うことは，その使用範囲が内部的であっても，私的使用には該当せず，違法です。また私的使用に該当する場合であっても，代行業者等の第三者に依頼して上記の行為を行うことは違法となります。

JCOPY〈(社)出版者著作権管理機構 委託出版物〉
本書の無断複写は著作権法上での例外を除き禁じられています。複写される場合は，そのつど事前に，(社)出版者著作権管理機構（電話 03-3513-6969，FAX 03-3513-6979，info@jcopy.or.jp）の許諾を得てください。